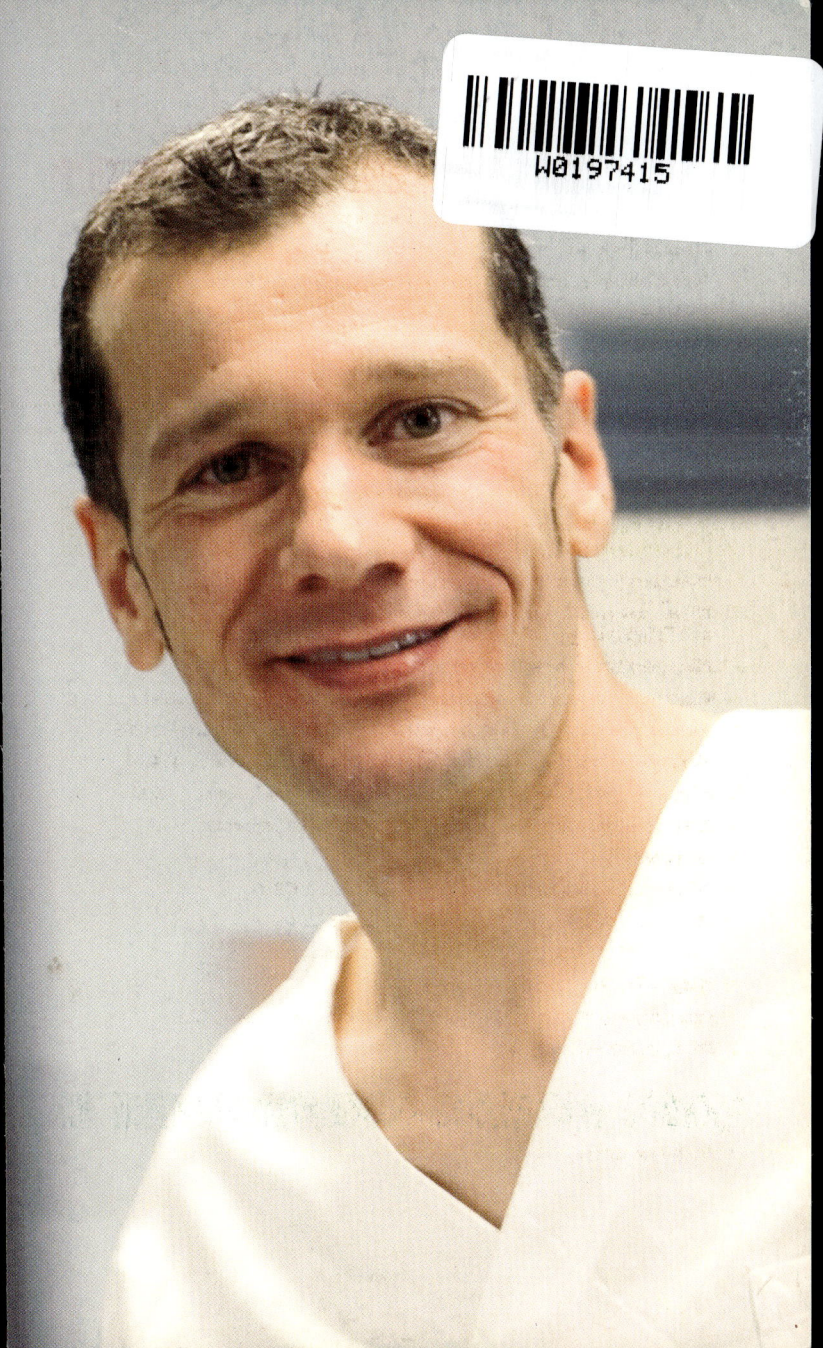

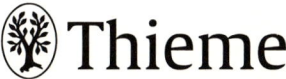

EXPRESS Pflegewissen

Gesundheits- und Krankenpflege

92 Abbildungen
140 Tabellen

Georg Thieme Verlag
Stuttgart · New York

Bibliografische Information der
Deutschen Nationalbibliothek

Die Deutsche Nationalbibliothek
verzeichnet diese Publikation in der
Deutschen Nationalbibliografie; detaillierte
bibliografische Daten sind im Internet
über http://dnb.d-nb.de abrufbar.

Layout: Melanie Erlewein, Stuttgart

Zeichnungen:
Martin Hoffmann, Elchingen
Christine Lackner-Hawighorst

Fotografen:
Paavo Bläfield, Kassel
Alexander Fischer, Sinzheim-Winden

Wichtiger Hinweis: Wie jede Wissenschaft ist die Medizin ständigen Entwicklungen unterworfen. Forschung und klinische Erfahrung erweitern unsere Erkenntnisse, insbesondere was Behandlung und medikamentöse Therapie anbelangt. Soweit in diesem Werk eine Dosierung oder eine Applikation erwähnt wird, darf der Leser zwar darauf vertrauen, dass Autoren, Herausgeber und Verlag große Sorgfalt darauf verwandt haben, dass diese Angabe **dem Wissensstand bei Fertigstellung des Werkes** entspricht.
Für Angaben über Dosierungsanweisungen und Applikationsformen kann vom Verlag jedoch keine Gewähr übernommen werden. **Jeder Benutzer ist angehalten,** durch sorgfältige Prüfung der Beipackzettel der verwendeten Präparate und gegebenenfalls nach Konsultation eines Spezialisten festzustellen, ob die dort gegebene Empfehlung für Dosierungen oder die Beachtung von Kontraindikationen gegenüber der Angabe in diesem Buch abweicht. Eine solche Prüfung ist besonders wichtig bei selten verwendeten Präparaten oder solchen, die neu auf den Markt gebracht worden sind. **Jede Dosierung oder Applikation erfolgt auf eigene Gefahr des Benutzers.** Autoren und Verlag appellieren an jeden Benutzer, ihm etwa auffallende Ungenauigkeiten dem Verlag mitzuteilen.
Geschützte Warennamen (Warenzeichen) werden **nicht** besonders kenntlich gemacht. Aus dem Fehlen eines solchen Hinweises kann also nicht geschlossen werden, dass es sich um einen freien Warennamen handelt.

© 2009 Georg Thieme Verlag KG
Rüdigerstraße 14
D-70469 Stuttgart
Unsere Homepage: http://www.thieme.de

Printed in Germany

Umschlaggestaltung: Thieme Verlagsgruppe
Umschlagfoto: Alexander Fischer,
Sinzheim-Winden
Satz: Mitterweger & Partner GmbH,
Plankstadt
Gesetzt auf 3B2
Druck: Offizin Andersen Nexö Leipzig GmbH,
Zwenkau

Das Werk, einschließlich aller seiner Teile, ist urheberrechtlich geschützt. Jede Verwertung außerhalb der engen Grenzen des Urheberrechtsgesetzes ist ohne Zustimmung des Verlages unzulässig und strafbar. Das gilt insbesondere für Vervielfältigungen, Übersetzungen, Mikroverfilmungen und die Einspeicherung und Verarbeitung in elektronischen Systemen.

ISBN 978-3-13-149811-3   1 2 3 4 5 6

Liebe Leserinnen, liebe Leser,

schnell finden, schnell lesen, schnell verstehen. Das ist das Grundkonzept der Reihe **Express Pflegewissen**. Wenn Sie wenig Zeit auf Station haben, ist die schnelle, übersichtliche Antwort der absolute Trumpf. Die Reihe bietet Ihnen gebündelt Information, die Sie sich durch den Charakter des raschen Nachschlagewerks ganz einfach erschließen können.

Als Erinnerungsstütze finden Sie zu jeder Thematik kurz gefasste Grundlagen und darauf aufbauend spezifische pflegerische und medizinische Fachinformationen, die präzise und praxisorientiert Ihre Fragen beantworten. Ideal für Wiedereinsteiger nach der Elternzeit oder für Pflegende, die den Fachbereich wechseln.

Bewusst haben wir das Format klein und handlich gehalten. Das Buch ist robust und hält jede Menge Wasser- und Desinfektionsmittelspritzer aus. Es ist der ideale Begleiter auf Station. Setzen Sie es dort ein, wo die Fragen entstehen, in der Praxis.

Es werden immer die gleichen Gliederungspunkte verwendet. So finden Sie sich ebenso mühelos in jedem Kapitel zurecht, wie in jedem Band der Reihe. Nicht zuletzt trägt ein schönes Erscheinungsbild des Buches dazu bei, es gerne aufzuschlagen und darin zu blättern.

Wir wünschen Ihnen häufige und schnelle Verwendung und viel Freude am Besitz dieses hochwertigen Buches.

Ihr Thieme-Redaktionsteam

Mitarbeiterverzeichnis

Dr. Susanne Andreae
Fachärztin für Allgemeinmedizin
Dozentin an Krankenpflegeschulen,
Lehrbeauftragte für Allgemeinmedizin an der
Universität Freiburg
Lärchenweg 26
78713 Schramberg

Christiane Becker
Lehrerin für Pflegeberufe
Hamelmannstr. 12
44141 Dortmund

Dr. Ingo Blank
Arzt, Dozent, Journalist
Burgenstraße 33
71116 Gärtingen
info@ingoblank.de;
http://www.ingoblank.de

Carmen Boczkowski
Krankenschwester, Pflegedienstleitung
Parkinson-Zentrum
Gertrudis Klinik Biskirchen
Karl-Ferdinand-Broll Str. 2-4
35638 Leun-Biskirchen

Privatdozent Dr. R. Brehler
Universitätsklinik Münster
Klinik und Poliklinik für Hautkrankheiten
Von Esmarch-Str. 58
48129 Münster

Dr. Olaf Anselm Brinkmann
Chefarzt, Klinik für Urologie und Kinderurologie
Wilhelmstr. 13
49808 Lingen (Ems)

Dr. Bettina Brinkmann
Chefärztin, Klinik für Urologie und
Kinderurologie
Wilhelmstr. 13
49808 Lingen (Ems)

Dr. Annelie Burk
Ärztin für Augenheilkunde
Max-Cahnbley-Str. 22
33604 Bielefeld

Angelika Cerkus-Roßmeißl
Lehrerin für Pflegeberufe
Kepserstr. 46
85356 Freising

Ina Citron
Ltd. Ausbilderin
Deutsche Gesellschaft für Kinästhetik und
Kommunikation e.V.
Althoffstr. 20
12169 Berlin

Dr. Ilona Csoti
Chefärztin
Parkinson-Zentrum Gertrudis-Klinik Biskirchen
Karl-Ferdinand-Broll Str. 2-4
35638 Leun-Biskirchen

Marcus Eck
Krankenpfleger und Praxisanleiter
Klinikum Region Hannover
Krankenhaus Hannover Nordstadt
Haltenhoffstr. 41
30167 Hannover

Angelika Eil
Fachkrankenschwester für Intensivpflege,
Praxisanleiterin, Stellv. Stationsleitung
Klinikum Stuttgart
Katharinenhospital
Kriegsbergstr. 60
70174 Stuttgart

Patricia Fischer
Pflegedienstleitung
Klinik am Eichert
Zentrum Operative Medizin
Eichertstr. 3
73035 Göppingen

Dr. Ferenc Fornadi
Ärztlicher Direktor
Gertrudis-Klinik Biskirchen
Karl-Ferdinand-Broll-Str. 2-4
35638 Leun-Biskirchen

Michaela Friedhoff
Pflegeinstruktorin Bobath BIKA®
Kursleiterin für Basale Stimulation,
Pflegedienstleitung
HELIOS-Klinik Holthausen
Am Hagen 20
45527 Hattingen/Ruhr

Privatdozent Dr. Gert Gabriëls
Arzt für Innere Medizin, Nephrologie,
Diabetologie, Hypertensiologie
Leitender Oberarzt, Medizinische Klinik und
Poliklinik D
Universitätsklinikum Münster
Albert-Schweitzer-Str. 33
48149 Münster

Mitarbeiterverzeichnis

Elke Goldhammer
Pflegewissenschaftlerin (FH),
Fachkrankenschwester für die Pflege
in der Onkologie
Kursleitung Palliative Care,
Kursleitung Weiterbildung Pflege in der
Onkologie
Universitätsklinikum Münster
Weiterbildungsstätte für Intensivpflege,
Anästhesie u. Pflege in der Onkologie
Schmeddingstr. 56
48129 Münster

Stefan Grossmann-Haller
Lehrkraft
Schule für Physiotherapie
Orthopädische Univ.-Klinik
Schlierbacher Landstr. 200a
69118 Heidelberg

Felicitas Grundmann
Gesundheits- und Krankenpflegerin
Breite Straße 86a
58452 Witten

Matthias Grünewald
Dipl. Pflegepädagoge
Fachkrankenpfleger für Intensivpflege und Anästhesie
Universitätsklinikum Düsseldorf
Bildungszentrum
Moorenstr. 5
40225 Düsseldorf

Walter Hell
Richter am Amtsgericht
Am alten Einlaß 1
86150 Augsburg

Dr. Edwin Hermann
Klinik und Poliklinik für Urologie
Universitätsklinikum Münster
Albert-Schweitzer-Str. 33
48149 Münster

Susanne Herzog
Pflegewissenschaftlerin (MScN)
Weißer Weg 132a
32657 Lemgo

Reemt Hinkelammert
Klinik und Poliklinik für Urologie
Universitätsklinikum Münster
Albert-Schweitzer-Str. 33
48149 Münster

Eva Hokenbecker-Belke
Dipl. Pflegewirtin (FH), Fachkrankenschwester
für Intensivpflege und Anästhesie
Case Managerin (DGCC), Qualitätsmanagementbeauftragte (QMB-TÜV)
Lippstädter Str. 34
59510 Lippetal
ehokenbecker@web.de

Peter Jacobs
Pflegedirektor
Klinikum der Universität München
Marchioninistr. 15
81377 München

Dr. Mette Kaeder
Neurologin, Sozialmedizinerin
Ltd. Oberärztin der Neurologischen Klinik
Helios Klinik Ambrock
Ambrocker Weg 60
58091 Hagen-Ambrock

Dr. Sebastian Kemper
Klinik und Poliklinik für Urologie
Universitätsklinikum Münster
Albert-Schweitzer-Str. 33
48149 Münster

Olaf Kirschnick
Leiter der Berufsfachschule für Pflegeberufe
am Kreiskrankenhaus Tauberbischofsheim
Albert-Schweitzer-Str. 35
97941 Tauberbischofsheim

Henry Kieschnick
Diplom-Pflegewirt (FH)
Referent für pflegefachliche Beratung
Stuckestr. 4
30659 Hannover

Prof. Dr. Sabine Kliesch
Chefärztin, Klinische Andrologie
Centrum für Reproduktionsmedizin und
Andrologie
Universitätsklinikum Münster
Domagkstraße 11
48149 Münster

Elke Kobbert
Projektverantwortliche im Bildungszentrum
des Robert-Bosch-Krankenhauses Stuttgart
Franz-Knauff-Str. 15
69115 Heidelberg

Mitarbeiterverzeichnis

Ralf Krämer
Fachkrankenpfleger AN/INT
Bereichsleitung -Casa Vitae-
Einrichtung zur neurologischen Langzeit-
rehabilitation Phase F
Klarastift gGmbH
Andreas-Hofer-Str. 70-72
48145 Münster

Dr. Dr. Heidemarie Kremer
University of Miami
Department of Psychology
Dickinson Drive, 37D
Coral Gables, FL 33124
USA

Vera Kuhlmann
Gemeinschaftskrankenhaus
Gerhard-Kienle-Weg 18
58313 Herdecke

Andreas Kutschke
Pflegewissenschaftler BCsN,
Krankenpfleger für geriatrische Rehabilitation
Hochstr. 23
41189 Mönchengladbach

Elke Kuno
Lehrerin für Pflegeberufe
Ladenburger Str. 37
69120 Heidelberg

Susanne Lehmann
Dipl. Pflegepädagogin (FH)
St. Marien-Hospital,
Contilia Akademie GmbH
Kaiserstr. 50
45468 Mülheim an der Ruhr

Michael Löhr
Krankenpfleger, cand. Diplompflegewirt
LWL-Klinik Gütersloh
Psychiatrie, Psychotherapie,
Psychosomatik
Neurologie, Innere Medizin im
LWL-Psychiatrie-Verbund Westfalen
Hermann-Simon-Str. 7
33334 Gütersloh

Anke Marks
Lehrkraft für Pflege
Asseburgstr. 7
30451 Hannover

Dr. Torsten B. Möller
Radiologe am Caritas-Krankenhaus
66763 Dillingen/Saar

Dorothea Mört
Fachgesundheits- und Krankenpflegerin für In-
tensivpflege und Anästhesie
Praxisanleiterin, Studentin Pflege- und Gesund-
heitsmanagement (BA)
Universitätsklinikum Münster
Weiterbildungsstätte für Intensivpflege, Anäs-
thesie u. Pflege in der Onkologie
Schmeddingstr. 56
48129 Münster

Nadja Nestler
Dipl.-Pflegewissenschaftlerin (FH)
Berufsgenossenschaftliches Universitätsklinikum
Bergmannsheil GmbH
Bürkle-de-la-Camp-Platz 1
44789 Bochum

Christoph Sebastian Nies
Dipl. Pflegepädagoge (FH)
Lehrer in den Bereichen Gesundheits- und
Krankenpflege/Kinderkrankenpflege,
Gesundheits- und Krankenpflegeassistenz
Ausbildungszentrum für Pflegeberufe
Universitätsklinikum Bonn
Sigmund-Freud-Str. 25k
53105 Bonn

Ricky Nusser-Müller-Busch
MSC (Neureha)
Ltd. Logopädin, F.O.T.T.-Instruktorin
Unfallkrankenhaus Berlin
Abteilung Logopädie
Warener Str. 7
12683 Berlin

Jürgen Ohms
Dipl. Pflegepädagoge (FH)
Leitung Contilia Akademie GmbH
St.-Marien-Hospital
Kaiserstr. 50
45468 Mülheim an der Ruhr

Thomas Olschewski
Fachkrankenpfleger für Intensivpflege und An-
ästhesie
Einrichtung zur Neurologischen
Langzeitrehabilitation – Phase F
Casa Vitae
Andreas-Hofer-Str. 70
48145 Münster

Dr. Brigitte Osterbrink
Leiterin der Akademie für Gesundheitsberufe
Mathias-Spital Rheine
Frankenburgstr. 31
48431 Rheine

Mitarbeiterverzeichnis

Dr. Klaus Maria Perrar
Ltd. Oberarzt der Abteilung für
Gerontopsychiatrie
Rheinische Kliniken Düren
Meckerstr. 15
52353 Düren
KM.Perrar@t-online.de

Dr. Andreas Portsteffen
Leiter der Krankenhausapotheke
Gemeinschaftskrankenhaus Herdecke
Gerhard-Kienle-Weg 18
58313 Herdecke

Privatdozentin Dr. Claudia Rössig
Oberärztin
Universitätskinderklinik Münster
Pädiatrische Hämatologie und Onkologie
Albert-Schweitzer-Str. 33
48149 Münster

Brigitte Sachsenmaier
Freiberufliche Dozentin für Pflegethemen,
Lehrerin für Pflege
Stomatherapeutin, Mentorin,
Hygienebeauftragte in Einrichtungen
der Altenpflege
Ziegelstr. 42
73084 Salach

Priv.-Dozent Dr. Andreas Schwarzkopf
Facharzt für Mikrobiologie und
Infektionsepidemiologie
Mangelsfeld 16
97708 Bad Bocklet

Dr. Christof Schnürer
Facharzt für Innere Medizin
Facharzt für Allgemeinmedizin
Römerstr. 6
79410 Badenweiler

Dr. Michael Schulz
Krankenpfleger, Pflege- und Gesundheits-
wissenschaftler
Evangelisches Krankenhaus Bielefeld
Klinik für Psychiatrie und Psychotherapie Bethel
Abt. Forschung, Qualitätssicherung u.
Dokumentation
Remterweg 69/71
33617 Bielefeld

Franz Sitzmann
Fachkrankenpfleger für Krankenhaushygiene,
tätig in verschiedenen Krankenhäusern,
Altenpflegeheimen, heilpädagogischen
Einrichtungen
Weg zum Poethen 87
58313 Herdecke/Ruhr

Ursula Skrotzki
Fachkrankenschwester für Intensiv-
und Anästhesiepflege
Klinikum Dortmund gGmbH
Klinikzentrum Nord, Zentrum für
Schwerbrandverletzte
Münsterstr. 240
44145 Dortmund

Annegret Sow
Diplom-Pflegepädagogin (Univ.)
Klinikum Region Hannover GmbH
Schulzentrum
Roesebeckstr. 15
30449 Hannover

Annette Stade
Stellvertretende Pflegedienstleitung
Martin-Luther-Krankenhaus gGmbH
Voedestr. 79
44866 Bochum

Dietmar Stolecki
Dipl.-Berufspädagoge
Referat Fort- und Weiterbildung
St. Johannes-Hospital
Johannesstr. 9-17
44137 Dortmund

Heiner Terodde
Praxisanleiter, Fachkrankenpfleger für
Intensivpflege u. Anästhesie
Oberschwabenklinik gGmbH
Elisabethenstraße 15
88212 Ravensburg

Lothar Ullrich
Ltd. Lehrer für Pflegeberufe, Supervisor,
Fachkrankenpfleger
Weiterbildungsstätte für
Intensivpflege & Anästhesie und Pflege
in der Onkologie
Universitätsklinikum Münster
Schmeddingstr. 56
48129 Münster

Maike Unger
Stationsleitung
Gemeinschaftskrankenhaus
Gerhard-Kienle-Weg 4
58313 Herdecke

Christa van Leeuwen
Hausgeburtshebamme
Praxis für Systhemische Familien- und
Paartherapie
Am Berge 3
58313 Herdecke

Mitarbeiterverzeichnis

Susanne Werschmöller
Krankenschwester
Gemeinschaftskrankenhaus Herdecke
Gerhard-Kienle-Weg 4
58313 Herdecke

Ina Welk
Pflegerische Zentrumsleitung
Universitätsklinikum Schleswig-Holstein
Klinik für Anästhesiologie und Operative
Intensivmedizin
Schwanenweg 21
24105 Kiel

Andreas Wendl
Krankenpfleger
Berufsgenossenschaftliche Unfallklinik Tübingen
Schnarrenbergstr. 95
72076 Tübingen

Thomas Werschmöller
Krankenpfleger im intensivmedizinischen
Bereich, Primary Nurse, Stationsleitung
Gemeinschaftskrankenhaus Herdecke
Gerhard-Kienle-Weg 4
58313 Herdecke

Stefan Wilpsbäumer (M.A.)
Fachgesundheits- und Krankenpfleger für Intensivpflege und Anästhesie
Universitätsklinikum Münster
Weiterbildungsstätte für Intensivpflege,
Anästhesie u. Pflege in der Onkologie
Schmeddingstr. 56
48129 Münster

Privatdozent Dr. Christian Wülfing
Klinik und Poliklinik für Urologie
Universitätsklinikum Münster
Albert-Schweitzer-Str. 33
48129 Münster

Dr. Dietmar Zinßer
Internist, Diabetologe DDG
Marktstr. 54
71364 Winnenden

Inhaltsverzeichnis

Teil 1: Grundlagen der stationären Pflege

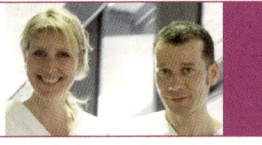

1 Handlungsfelder in der Pflege, Qualitätsmanagement ... 2

1.1 Delegation ärztlicher Tätigkeiten ... 3
1.2 Typisches Arbeitsfeld: Krankenhaus ... 4
1.3 Qualitätsmanagement und -sicherung ... 6

2 Pflegemaßnahmen planen und organisieren ... 11

2.1 Pflegesysteme ... 12
2.2 Pflegeprozess ... 15
2.3 (Pflege-)Standards ... 20
2.4 Pflegeüberleitung ... 22

3 Ökonomische, rechtliche und hygienische Aspekte in der Pflege ... 23

3.1 DRG-System ... 24
3.2 Versorgungspfade ... 26
3.3 Einwilligung und Aufklärung des Patienten ... 27
3.4 Haftungsrecht ... 28
3.5 Dokumentation in der Pflege ... 28
3.6 Delegation von Aufgaben ... 30
3.7 Betreuungsrecht ... 31
3.8 Unterbringung ... 32
3.9 Das Testament im Krankenhaus ... 32
3.11 Freiheitsberaubung ... 34
3.12 Arzneimittel – und Betäubungsmittelgesetz ... 35
3.13 Infektionsschutzgesetz ... 35
3.14 Medizinproduktegesetz ... 35
3.15 Strahlenschutz ... 36
3.16 Standardhygiene ... 36
3.17 Desinfektionsverfahren ... 38
3.18 Sterilisation ... 40
3.19 Isolierung ... 41

Teil 2: Pflegerische Interventionen bei den ATLs und bei medizinischer Diagnostik und Therapie

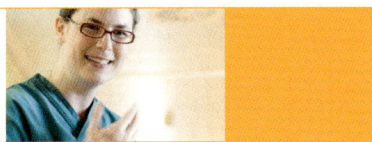

4 Pflegerische Interventionen bei den Aktivitäten des täglichen Lebens (ATL) ... 44

4.1 Wach sein und Schlafen ... 45
4.2 Sich bewegen ... 50
4.3 Sich waschen und kleiden ... 65
4.4 Essen und Trinken ... 89
4.5 Ausscheiden ... 102
4.6 Körpertemperatur regulieren ... 126
4.7 Atmen, Puls und Blutdruck ... 135
4.8 ATL Sich sicher fühlen und verhalten ... 163
4.9 ATL Raum und Zeit gestalten – arbeiten und spielen ... 165
4.10 ATL Kommunizieren ... 167
4.11 ATL Kind, Frau, Mann sein ... 169
4.12 Sinn finden im Werden – Sein – Vergehen ... 171

5 Pflegerische Interventionen bei der medizinischen Diagnostik und Therapie ... 176

5.1 Sicherer Umgang mit Arzneimitteln ... 177
5.2 Verbände ... 179
5.3 Mikrobiologische Probeentnahmen und Monitoring ... 184
5.4 Punktionen und Biopsien ... 191
5.5 Injektionen ... 199
5.6 Infusionen ... 203
5.7 Transfusion ... 206
5.8 Katheter und Sonden ... 209
5.9 Pflegerisch relevante Laborparameter ... 221
5.10 Bildgebende Verfahren ... 227
5.11 Nichtinvasive diagnostische Maßnahmen ... 232
5.12 Invasive diagnostische Maßnahmen ... 237

Inhaltsverzeichnis

Teil 3: Gesundheits- und Krankenpflege bei bestimmten Patientengruppen

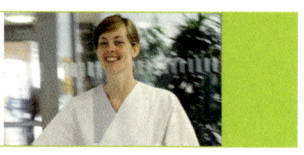

6 Pflege von Patienten mit Erkrankungen des Atmungssystems ... 248

6.1 Akute Bronchitis ... 249
6.2 Chronisch obstruktive Lungenerkrankung (COPD) ... 250
6.3 Asthma bronchiale ... 251
6.4 Lungen- und Bronchialtumoren ... 256
6.5 Pneumonie ... 257
6.6 Lungenembolie ... 260
6.7 Pleuraerguss ... 261
6.8 Pneumothorax ... 264
6.9 Umgang mit Thoraxdrainagen ... 265
6.10 Absaugen ... 267
6.11 Pflege bei beatmeten Patienten ... 270

7 Pflege von Patienten mit Erkrankungen des Herz-Kreislauf- und Gefäßsystems ... 274

7.1 Koronare Herzkrankheit ... 275
7.2 Pflege von Patienten vor und nach einer Linksherzkatheterisierung ... 279
7.3 Herzinfarkt ... 282
7.4 Hypertonie ... 288
7.5 Herzinsuffizienz ... 291
7.6 Herzrhythmusstörungen ... 296
7.7 Operativer Eingriff am offenen Herzen ... 303
7.8 Akuter Herz-Kreislauf-Stillstand ... 308
7.9 Periphere arterielle Verschlusskrankheit ... 313
7.10 Akuter Arterienverschluss ... 315
7.11 Erkrankungen der venösen Gefäße ... 317

8 Pflege von Patienten mit Erkrankungen des Harnsystems ... 321

8.1 Harnsteinleiden ... 322
8.2 Harnwegsinfektion ... 325
8.3 Akute Glomerulonephritis ... 328
8.4 Urologische Operationen ... 330
8.5 Dialysepflichtige Patienten ... 332
8.6 Nierentransplantation ... 337

9 Pflege von Patienten mit Erkrankungen des Verdauungssystems ... 343

9.1 Erkrankungen des Ösophagus ... 344
9.2 Erkrankungen des Magens und Duodenums ... 351
9.3 Chronisch-entzündliche Darmerkrankungen ... 356

9.4 Ileus ... 359
9.5 Erkrankungen des Dickdarms ... 361
9.6 Stoma ... 368
9.7 Erkrankungen der Leber, Gallenblase und Gallenwege ... 372
9.8 Lebertransplantation ... 377
9.9 Erkrankungen des Pankreas ... 378

10 Betreuung von Frauen in der Geburtshilfe und Neugeborenenpflege ... 383

10.1 Drohende Frühgeburt ... 384
10.2 Hypertensive Erkrankungen in der Schwangerschaft ... 388
10.3 Kaiserschnittentbindungen ... 393
10.4 Geburt ... 397
10.5 Versorgung des Neugeborenen ... 397

11 Pflege von Patienten mit Erkrankungen der Geschlechtsorgane ... 404

11.1 Uterusoperationen ... 405
11.2 Descensus genitalis ... 408
11.3 Brustkrebs ... 411
11.4 Sekundäres Armlymphödem ... 414
11.5 Prostataerkrankungen ... 416

12 Pflege von Patienten mit Erkrankungen des endokrinen Systems ... 421

12.1 Diabetes mellitus ... 422
12.2 Krankheiten der Thyreoidea (Schilddrüse) ... 435

13 Pflege von Patienten mit Erkrankungen des Bewegungssystems ... 441

13.1 Osteoporose ... 442
13.2 Rheumatische und degenerative Gelenkerkrankungen ... 445
13.3 Erkrankungen der Bandscheiben ... 449
13.4 Frakturen ... 453
13.5 Amputationen ... 463

14 Pflege von Patienten mit Erkrankungen der Haut ... 468

14.1 Ekzemerkrankungen ... 469
14.2 Psoriasis ... 471
14.3 Erysipel (Wundrose) ... 472
14.4 Verbrennungen ... 473

Inhaltsverzeichnis

15 Pflege von Patienten mit Infektionskrankheiten ... 479

15.1 HIV/AIDS ... 480
15.2 Clostridium-difficile-assoziierte Diarrhö (CDAD) ... 484
15.3 Meningitis ... 487
15.4 Atemwegs-Tuberkulose ... 489

16 Pflege von Patienten mit Erkrankungen des ZNS ... 492

16.1 Erworbene Hirnschädigungen ... 493
16.2 Querschnittlähmung ... 506
16.3 Multiple Sklerose ... 512
16.4 Morbus Parkinson ... 516
16.5 Zerebraler Krampfanfall/Epilepsie ... 523

17 Pflege von Patienten mit psychiatrischen Erkrankungen ... 527

17.1 Psychose – Beispiel Schizophrenie ... 528
17.2 Affektive Erkrankungen – Beispiel Depression ... 530
17.3 Suizid ... 532
17.4 Abhängigkeitserkrankungen – Beispiel Alkoholabhängigkeit ... 534
17.5 Demenzielle Erkrankungen ... 536

18 Pflege von Patienten mit Schmerzen ... 543

19 Prinzipien der Pflege und Therapie onkologischer Patienten ... 561

19.1 Onkologische Grundlagen ... 562
19.2 Pflege bei therapiebedingten Nebenwirkungen ... 566

20 Perioperative Pflege ... 580

20.1 Pflege in der präoperativen Phase ... 581
20.2 Pflege in der intraoperativen Phase ... 583
20.3 Pflege in der postoperativen Phase ... 586

Teil 4: Anhang

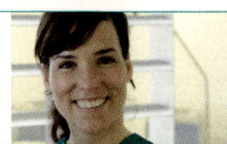

21 Notfallmaßnahmen ... 590

21.1 Sicherstellen der Atmung ... 591
21.2 Stabile Seitenlagerung ... 593
21.3 Kardiopulmonale Reanimation ... 594
21.4 Defibrillation ... 598
21.5 Intoxikation ... 599
Literatur ... 604
Sachregister ... 610

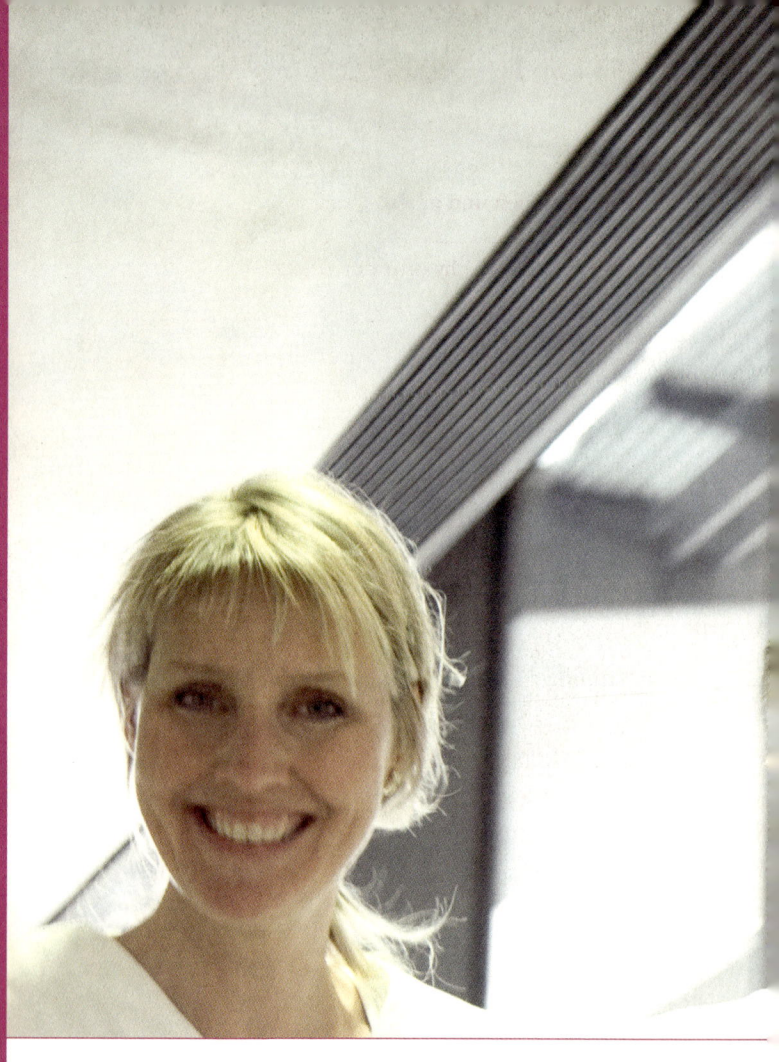

Teil 1:
Grundlagen der stationären Pflege

Handlungsfelder in der Pflege, Qualitätsmanagement	Seite 2	**1**
Pflegemaßnahmen planen und organisieren	Seite 11	**2**
Ökonomische, rechtliche und hygienische Aspekte in der Pflege	Seite 23	**3**

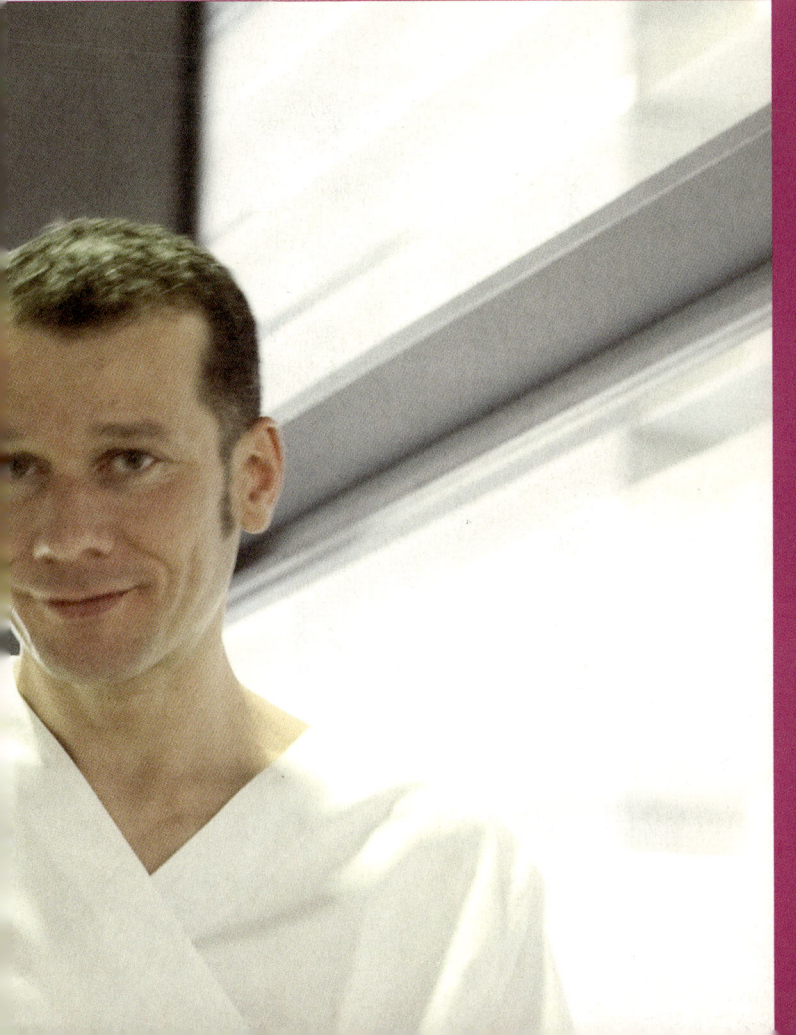

1 Handlungsfelder in der Pflege, Qualitätsmanagement

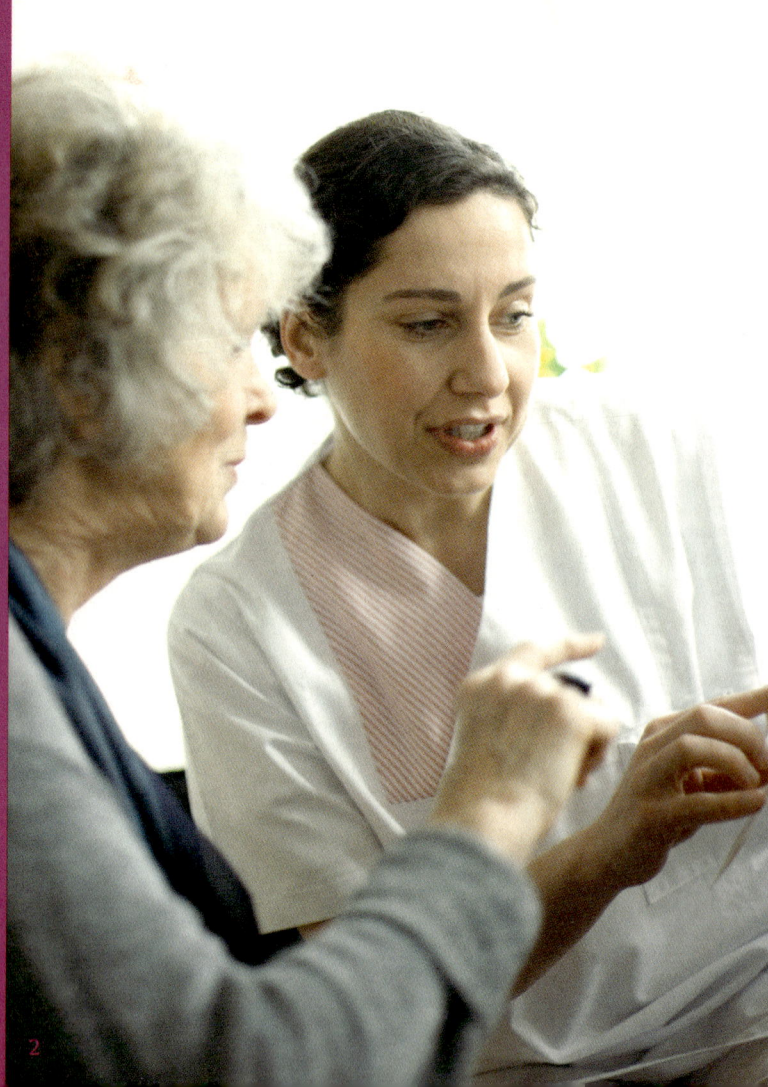

1.1 Delegation ärztlicher Tätigkeiten

Die Jahrzehnte alte Diskussion um die Arbeitsteilung zwischen Medizin und Pflege hat im Jahr 2006 eine unerwartete Wendung genommen. Ausgelöst durch den Streik der Ärzte und die hohen Einkommensverbesserungen dieser Berufsgruppe interessierten sich plötzlich die kaufmännischen Direktoren für die Verteilung der Tätigkeiten zwischen Ärzten und Pflegepersonal. Ziel war dabei, bisher ärztliche Tätigkeiten auf Pflegepersonal zu übertragen, um letztlich teure Arztstellen gegen preiswertere Pflegestellen auszutauschen.

Damit gewann die bisher unter der Bezeichnung „Delegation ärztlicher Aufgaben an Pflegepersonal" geführte Diskussion eine neue Dimension. Zumal die Pflege bereit ist, Aufgaben zu übernehmen, aber nicht mehr nach dem Prinzip der Delegation, also der Arzt entscheidet, wann wer welche Tätigkeiten durchführt, sondern die Pflege übernimmt Tätigkeiten eigenverantwortlich und erhält dafür die entsprechende Personalausstattung. Um dieser neuen Entwicklung gerecht zu werden, müssen die Begriffe Delegation – Übernahme – Allokation neu definiert werden (Jacobs 2007a; Abb. 1.1).

Neben der Frage, wie die Arbeit zwischen Ärzten und Pflegenden in Zukunft aufgeteilt wird, entstehen inner- und außerhalb der Pflege neue Berufsbilder.

Operationstechnischer Assistent (OTA). Innerhalb der Pflege ist in erster Linie der Operationstechnische Assistent (OTA) zu nennen. Auslöser für diese Entwicklung ist die schwierige Personalgewinnung im Operationsbereich. Der Weg bis zur Fachschwester für den Operationsdienst erscheint vielen als zu lang, darüber hinaus wird in den meisten Krankenpflegeschulen kein Einsatz im OP während der Ausbildung angeboten. Damit wird der OP nicht mehr als Arbeitsfeld für die Pflege identifiziert. Die Ausbildungsstätten für OTA hingegen haben ausreichend Bewerbungen. Hier wird es also zu einer Verschiebung kommen. Noch gehören die OTA in den meisten Krankenhäusern zum Geschäftsbereich der Pflege. Es ist aber absehbar, dass sie in Zukunft ähnlich wie RTA und die MTA zum ärztlichen Bereich gehören werden.

Gerade am Beispiel der Operationsabteilungen wird sich zeigen, dass die Pflege nicht nur neue Arbeitsfelder hinzugewinnen wird, sondern auch bisher pflegerische Berufsgruppen verlieren wird. So gibt es bereits Modelle, in denen der gesamte pflegerische Funktionsdienst im OP, also Anästhesie- und Operationspflegepersonal einem ärztlichen OP-Manager und nicht mehr der Pflegedienstleitung unterstellt sind.

Physician Assistant. Ein weiteres neues Arbeitsfeld zeichnet sich durch die Weiterbildung von erfahrenem OP-Pflegepersonal zu Physician Assistants ab. Auch hier ist der Auslöser eine Mangelsituation, diesmal im ärztlichen Dienst. In diesem Fall wird erfahrenes OP-Pflegepersonal so weitergebildet, dass im Rahmen von Operationen ärztliche Tätigkeiten erfolgen können. Entsprechende Modelle kommen aus dem Ausland. Die so weitergebildeten Physician Assistants wechseln dann auf eine Arzt-

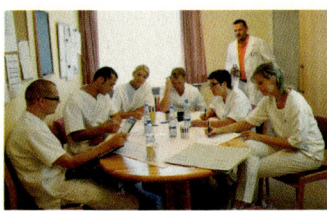

Abb. 1.1 In Zukunft werden nur die Krankenhäuser überleben, in denen Teamarbeit gelebt wird.

1 Handlungsfelder in der Pflege, Qualitätsmanagement

stelle und gehören nicht mehr dem Pflegedienst an (Jacobs 2007 b), was unter Umständen den Mangel an qualifiziertem OP-Pflegepersonal verschärfen wird.

1.2 Typisches Arbeitsfeld: Krankenhaus

> **Definition: Krankenhäuser** sind „Einrichtungen, die mithilfe von jederzeit verfügbarem ärztlichem, Pflege-, Funktions- und medizinisch-technischem Personal darauf ausgerichtet sind, vorwiegend durch ärztliche und pflegerische Hilfeleistungen Krankheiten der Patienten zu erkennen, zu heilen, ihre Verschlimmerung zu verhüten, Krankheitsbeschwerden zu lindern oder Geburtshilfe zu leisten, und in denen die Patienten untergebracht und verpflegt werden können" (SGB V, § 107, 1. Abs.).

Die meisten deutschen Krankenhäuser sind nach der sog. 3-Säulen-Theorie aufgebaut. Dies führte in der Vergangenheit dazu, dass es zwischen den drei Gruppen Verwaltung, Medizin und Pflege zu Schnittstellenproblemen kam (Abb. 1.2). Die Einführung der Diagnosis Related Groups (DRG) und damit der Zwang, wirtschaftlicher zu werden, hat diese Struktur infrage gestellt.

Eine verbesserte Zusammenarbeit, eine lückenlose Informationskultur und eine Neubewertung der z.T. Jahrzehnte alten Arbeitsprozesse zwischen den Berufsgruppen im Gesundheitswesen – und hier v.a. in den Krankenhäusern – führen zu einer Veränderung klassischer Arbeitsfelder und sogar zur Entstehung neuer Berufsbilder.

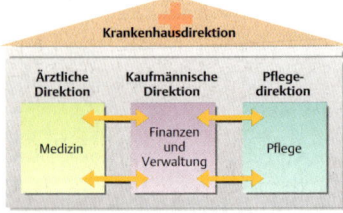

Abb. 1.2 Die drei Säulen der Berufsgruppen im Krankenhaus müssen in Zukunft besser kommunizieren und die Arbeitsabläufe aufeinander abstimmen.

Diagnostik. Eine Funktion der Krankenhausbehandlung besteht darin, Krankheiten festzustellen (Diagnostik). Patienten suchen ein Krankenhaus v.a. dann auf, wenn die Diagnostik sowohl vom Zeitaufwand als auch von den notwendigen Verfahren und Geräten her sehr aufwendig ist. Der Aufenthalt ist außerdem bei Untersuchungen sinnvoll und notwendig, die für den Patienten mit hohen körperlichen, aber auch emotionalen Belastungen verbunden sind, z.B. die Entnahme von Körpergewebe oder die Herzkatheteruntersuchung.

Behandlung. Dies betrifft v.a. Erkrankungen im Akutstadium bzw. Krankheiten, die eine umfassende und/oder eingreifende Therapie notwendig machen. Darüber hinaus bieten die meisten Krankenhäuser Geburtshilfe an.

Fachbereiche.
- Innere Medizin (z.B. Behandlung von Herz-/Kreislauf-, Nieren-, Magen-/Darmerkrankungen)
- Chirurgie (operative Behandlung von Krankheiten)
- Hals-, Nasen-, Ohrenheilkunde
- Gynäkologie (Behandlung von Erkrankungen der weiblichen Geschlechtsorgane) und Geburtshilfe

1.2 Typisches Arbeitsfeld: Krankenhaus

- Dermatologie (Behandlung von Hauterkrankungen)
- Onkologie (Behandlung von Krebserkrankungen)
- Neurologie (Behandlung von Erkrankungen des Nervensystems)
- Psychiatrie (Behandlung von psychischen Erkrankungen)
- Pädiatrie (Kinderheilkunde)
- Geriatrie (Behandlung von Erkrankungen im Alter)

Stationen. Eine Abteilung kann in mehrere Stationen eines Fachbereichs untergliedert sein. Sie kann aber auch aus Stationen bestehen, die unterschiedliche fachlich/medizinische Schwerpunkte eines Fachgebiets abdecken (z. B. Chirurgie: Abdominal-, Neurochirurgie und Orthopädie).

Bestimmte Krankenhäuser verfügen über Möglichkeiten der Diagnostik und Behandlung spezieller Krankheitsbilder (z. B. Versorgung von Brandverletzten, Lungenkranken).

Multidisziplinäre Stationen. In einigen Krankenhäusern bestehen sog. multidisziplinäre Abteilungen oder Stationen, in denen Spezialisten unterschiedlicher Fachgebiete zusammenarbeiten. Ansatz dabei ist, multimorbide Patienten (mit mehreren parallel auftretenden Krankheiten) aus Sicht verschiedener Fachgebiete zu diagnostizieren und zu therapieren.

Spezielle Einsatzgebiete von Pflegepersonen im Krankenhaus sind z. B.
- Intensivstationen, onkologische Stationen, psychiatrische Stationen,
- pädiatrische Stationen und Ambulanzen.

Aufgrund der spezifischen Anforderungen in der Intensivmedizin, Onkologie und Psychiatrie ist es sinnvoll und notwendig, in diesen Bereichen zumindest anteilmäßig speziell ausgebildete Pflegepersonen zu beschäftigen. Die entsprechende Qualifikation können Pflegende mithilfe einer Fachweiterbildung erwerben. Im Rahmen ihrer Administrations- und Koordinationsaufgaben arbeitet die Pflegeperson mit einer Vielzahl von Abteilungen bzw. deren Mitarbeitern zusammen. In Abb. 1.3 ist in Form eines Organigrammbeispiels dargestellt, welche einzelnen Bereiche in einem Krankenhaus zusammenwirken.

Im Gegensatz zum ambulanten Bereich muss im Krankenhaus die medizinische, pflegerische und andere Hilfe rund um die Uhr und an allen Tagen der Woche sichergestellt werden. Viele Krankenhäuser verfügen aber zusätzlich über Bereiche, die der teilstationären bzw. ambulanten Versorgung dienen.

***Abb. 1.3** In einem Krankenhaus arbeiten viele verschiedene Leistungsbereiche zusammen.*

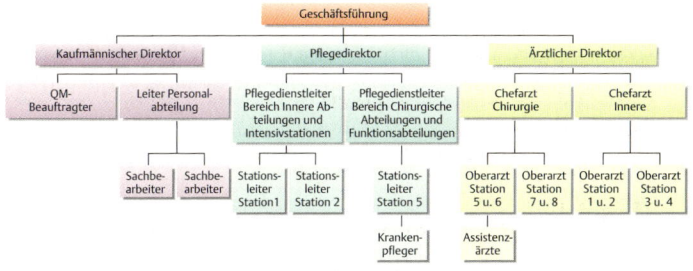

1 Handlungsfelder in der Pflege, Qualitätsmanagement

1.3 Qualitätsmanagement und -sicherung

> **Definition: Qualitätsmanagement** (QM) bezeichnet die Zusammenfassung aller Maßnahmen innerhalb einer Einrichtung, die darauf abzielen, die Qualität der angebotenen Dienstleistung zu **verbessern**. Die Gesamtheit aller qualitätsbezogenen Tätigkeiten und Zielsetzungen bilden das Qualitätsmanagementsystem (QMS) einer Einrichtung.

Dies gilt sowohl für Krankenhäuser, Heim- und Pflegeeinrichtungen als auch für ambulante Pflegedienste u. ä. Jeder dieser Dienstleistungserbringer hat ein eigenes internes Qualitätsmanagementsystem, das die Qualität der Dienstleistungen definiert, beschreibt und überprüft. Für einige Einrichtungen geschieht dies auf freiwilliger Basis. Krankenhäuser sind aber z. B. im Rahmen der DRG-Einführung zu internem Qualitätsmanagement gesetzlich verpflichtet.

Ziele.
- Verbesserung und Sicherung der Qualität
- Erhalt der Wettbewerbsfähigkeit
- Kundenorientierung, Mitarbeiterorientierung

1.3.1 Qualitätsebenen
Bezogen auf das Qualitätsmanagement werden drei Ebenen von Qualität betrachtet:

Strukturqualität
Rahmenbedingungen werden beschrieben, also
- die Ausstattung einer Einrichtung,
- die Organisation (z. B. Anwendung des Bezugspflegesystems) und
- die Qualifikation des Personals (Fachwissen, Fort- und Weiterbildungen).

Prozessqualität
Alle intern stattfindenden Prozesse werden beschrieben und definiert, z. B.
- die Pflegeprozessplanung, Pflegedokumentation, Pflegestandards,
- die Zusammenarbeit innerhalb eines (Pflege-)Teams und
- die Zusammenarbeit innerhalb der verschiedenen Berufsgruppen („interdisziplinäre Zusammenarbeit").

Ergebnisqualität
Es werden Methoden zur Überprüfung der (Pflege-) Qualität während der Versorgung erbrachten Leistungen angewendet. Die Kundenzufriedenheit innerhalb der Einrichtung wird ebenso überprüft wie die Unterstützung des Patienten und seiner Angehörigen bei der Weiterversorgung und die Einbeziehung sozialer Netzwerke. Zudem wird die Arbeitszufriedenheit bzw. -unzufriedenheit der Pflegenden bzw. der Mitarbeiter insgesamt untersucht.

1.3.2 Qualitätssicherungsmaßnahmen

> **Definition:** Die Deutsche Gesellschaft für Qualität e. V. (DGQ) beschreibt, dass **Qualitätssicherung** alle Maßnahmen eines Unternehmens umfasst, die der Schaffung, Sicherung und Verbesserung der Qualität dienen. Rahmenbedingungen und Zielsetzungen werden durch die Faktoren Kundenzufriedenheit, Rentabilität, Umweltverträglichkeit und Gesetzeskonformität vorgegeben (http://www.dgq.de).

1.3 Qualitätsmanagement und -sicherung

Folgende Maßnahmen werden u.a. zur Qualitätssicherung genutzt:
- Entwicklung von Standards (S. 20)
- Einführung von Versorgungspfaden (S. 26)
- Erstellung von Verbundnetzwerken in der Integrierten Versorgung mit lückenloser Informationsweitergabe und einheitlichen Qualitätsstandards
- Einführung eines Entlassungsmanagements
- Einführung eines Versorgungsmanagements

1.3.3 Risikomanagement

> **Definition:** Das **Risikomanagement** ist Bestandteil des Qualitätsmanagements. Es dient der Risiko- und Fehlerprävention in der Gesundheitsversorgung und bezieht sich auf direkte medizinisch-pflegerische Risiken.

Im Sinne positiver Öffentlichkeitsarbeit, aber auch Fehlerkostenvermeidung dient Risikomanagement also der Patientensicherheit und soll unerwünschte Ereignisse vermeiden, z. B.
- Komplikationen bei Operationen,
- Fehler bei diagnostischen und/oder therapeutischen Maßnahmen,
- Entstehung eines Dekubitus,
- Vertauschen von Medikamenten, Blutkonserven usw.,
- Unfälle/Stürze,
- fehlerhafte/mangelnde Dokumentation,
- unzureichende Patienteninformation.

Diese unerwünschten Ereignisse ziehen schlimmstenfalls Schadenersatzklagen und hohe Kosten der Schadensbehebung nach sich, zudem auch immens steigende Versicherungsprämien für die Einrichtung. Daher gehen heutzutage bereits viele Einrichtungen dazu über „Beinahe-Fehler", also verhinderte unerwünschte Ereignisse für ihr internes Qualitätsmanagement zu dokumentieren und (extern) den Versicherungsunternehmen mitzuteilen.

1.3.4 Instrumente des Qualitäts- und Risikomanagements

Eingeflochten in das Qualitätsmanagement basiert das Risikomanagement auf der systematischen Gestaltung von Prozessen. Folgende Instrumente dienen zur Verbesserung der internen Qualität und zur Vermeidung von Risiken:
- Kundenbefragungen
- Beschwerdemanagement (Grundsatz: „Jede Beschwerde ist gut, da sie Probleme offenlegt")
- Komplikations- und Infektionserfassung
- Qualitätsberichterstattung
- Erstellung von Behandlungspfaden
- Erstellung (und das Handeln nach) Leitlinien, Standards und Verfahrensanweisungen
- Risikoanalysen und die Vermittlung der Ergebnisse an die Mitarbeiter
- Fort- und Weiterbildungen (z. B. Infektionsprophylaxe, Dekubitusprävention und -behandlung, Geräteeinweisungen, Reanimationstrainings)

1 Handlungsfelder in der Pflege, Qualitätsmanagement

1.3.5 Qualitätsmanagementsysteme

> **Definition:** Ein **Qualitätsmanagementsystem** (QM-System, QMS) ist das Werkzeug zur Umsetzung der Qualitätspolitik und zur Erreichung der Qualitätsziele. Es systematisiert alle qualitätsbezogenen Tätigkeiten und Zielsetzungen.

Anforderungen

Jede Einrichtung des Gesundheitswesens entscheidet selbst, welches System den eigenen Strukturen am ehesten entspricht. Das QM-System dient der Qualitätssicherung im medizinischen und pflegerischen Bereich und muss folgende Anforderungen erfüllen:
- Kundenorientierung, Mitarbeiterorientierung
- Fehlerprävention und -reduktion
- berufsgruppen- und hierarchieübergreifend
- Förderung der Wirtschaftlichkeit
- praktisch anwendbar und praxisbezogen

Total Quality Management (TQM)

TQM bedeutet „Total Quality Management", also umfassendes Qualitätsmanagement. Die einzelnen Buchstaben stehen für die Handlungsfelder:
- **T = Total**: Dies betrifft alle Kunden, Mitarbeiter, Abteilungen, Funktionen, alle Ebenen, Nachsorger, Zulieferer und die Gesellschaft.
- **Q = Quality**: Die Qualität steht im Mittelpunkt von Führung, Prozessen und Produkten.
- **M = Management**: Dies betrifft die Führung und Philosophie des Unternehmens, strategische Ziele, lang- und kurzfristige Planungen und Ziele und die Handlungs- und Vorgehensweise, um diese Ziele zu erreichen.

Das TQM-System wurde von dem Amerikaner William Edwards Deming entwickelt und zuerst in Japan umgesetzt. TQM legt die Mitwirkung aller Mitglieder des Unternehmens zugrunde, stellt die Qualität in den Mittelpunkt und zielt durch Zufriedenstellung der Kunden auf langfristigen Geschäftserfolg sowie auf Nutzen für die Mitarbeiter und die Gesellschaft ab. Qualität ist demnach als Aufgabe jedes Mitarbeiters zu betrachten, sie ist das wesentliche Unternehmensziel.

Das Total Quality Management basiert auf folgenden 4 Säulen (Abb. 1.4).

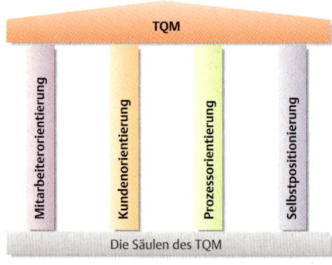

Abb. 1.4 Die Säulen des Total Quality Managements (nach TÜV Akademie 2001).

1.3 Qualitätsmanagement und -sicherung

1.3.6 Qualitätsmanagementinstrumente

Qualitätsmanagementinstrumente sind Werkzeuge zur internen und externen Qualitätssicherung. Hierzu gehören

- (Pflege-)Standards, (Pflege-)Dokumentation,
- (Pflege-)Diagnosen, (Pflege-)Visite,
- Risikoeinschätzungen (Bradenskala, Sturzerfassung usw.),
- Dekubitusstatistiken,
- Datenerhebungen über Wiedereinweisungen, nosokomiale Infekte und
- Hygienebegehungen usw.

In Abb. 1.5 sind einzelne Qualitätsmanagementinstrumente in ihrer organisatorischen Einordnung dargestellt.

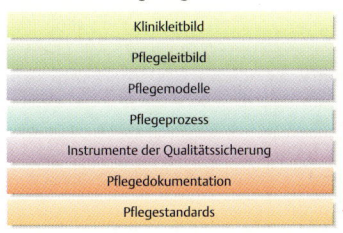

Abb. 1.5 Instrumente der Qualitätssicherung im organisatorischen Kontext.

1.3.7 Kompetenz der Mitarbeiter im Qualitätsmanagement

Definition: Kurz gesagt bedeutet Qualität, die *Bemühungen* des Leistungsanbieters bzw. -erbringers (Krankenhaus, ambulanter Pflegedienst, Senioren-/Heimeinrichtung usw.), die der Kunde erkennt und wahrnimmt.

Fortbildungsverpflichtung

Alle sich auf die Qualität einer Einrichtung auswirkenden Tätigkeiten erfordern kompetente Mitarbeiter. In den Stellenbeschreibungen und Tätigkeitsprofilen wird für jeden Arbeitsplatz und Tätigkeitsbereich die notwendige Personalqualifizierung festgelegt, d.h. die erforderliche Ausbildung, notwendige Erfahrung und speziellen Fähigkeiten und Fertigkeiten. Defizite müssen durch Schulungen und Weiterbildungen aufgefangen werden.

Freiwillige Registrierung

In den anglo-amerikanischen Ländern ist es üblich, dass Pflegende sich an offizieller Stelle registrieren und durch Nachweise kontinuierlicher Fort- und Weiterbildungsmaßnahmen diese Registrierung alle zwei Jahre erneuern lassen müssen. Ansonsten würden sie von der Pflegekammer ihre Zertifizierung nicht erhalten und dürften ihren Beruf nicht weiter ausüben.

Auch in Deutschland unterliegt der medizinisch-pflegerische Bereich Veränderungen, stetigen Entwicklungen und Neuerungen. Daher ist es für jeden Mitarbeiter unerlässlich, fachlich kompetent und immer auf dem neuesten wissenschaftlichen Stand zu sein, um eine optimale Patientenversorgung zu ermöglichen und zu gewährleisten.

Zudem wird durch diese Maßnahmen das Ansehen des Berufsstandes der Pflegenden im Blickfeld der Gesellschaft und im Umgang mit anderen Berufsgruppen des Gesundheitswesens (hier im Besonderen der Ärzte) langfristig auf eine höhere Ebene gesetzt („Professionalisierung der Pflege").

1 Handlungsfelder in der Pflege, Qualitätsmanagement

Interne Bildungsbereiche.
Innerhalb einer Einrichtung kann man drei Bildungsbereiche unterscheiden :
- Einarbeitung neuer Mitarbeiter
- Weiterbildung der Mitarbeiter
- spezielle Ausbildungen

Fachgebiete, auf denen Mitarbeiter sich spezialisieren können, sind z.B. Wundmanagement, Mentor/Praxisanleitung, Schmerzmanagement, Case Management.

Eine umfassende und funktionierende Qualitätspolitik, inkl. der systematischen Mitarbeiterförderung, stärkt die Marktposition der Einrichtung im Konkurrenzkampf am Markt.

Pflegemaßnahmen planen und organisieren 2

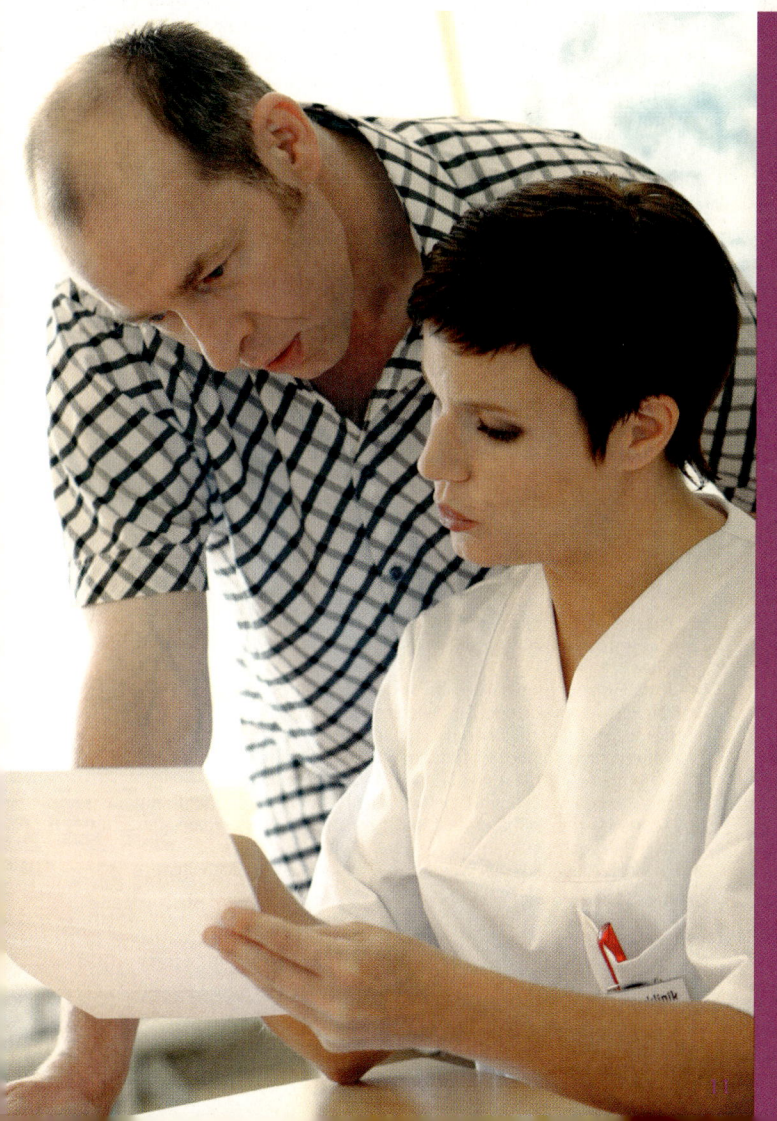

2 Pflegemaßnahmen planen und organisieren

2.1 Pflegesysteme

> **Definition: Pflegesysteme** beschreiben die „... Arbeitsorganisation für pflegerische Dienstleistungen, also die Bedarfseinschätzung, Planung, Koordination, Durchführung und Bewertung von Pflegeangeboten. Je nach Organisationsform orientieren sich Pflegesysteme stärker an den Betriebsabläufen der Institution (...) oder am Gesundungsprozess des Patienten (...)" (Georg u. Frowein 2001).

Grundsätzlich liegen der pflegerischen Organisation zwei Denkansätze (Pflegeprinzipien) zugrunde:
- das funktionsorientierte Pflegeprinzip
- das ganzheitlich/patientenorientierte Pflegeprinzip

2.1.1 Funktionspflege

> **Definition: Funktionspflege** wird auch als „funktionelle Pflege" oder „Stationspflege" bezeichnet. Hierbei werden (Pflege-)Handlungen am Patienten in einzelne Arbeitsschritte eingeteilt, die dann von den zuständigen Mitarbeitern je nach Qualifikation ausgeführt und umgesetzt werden.

Diese Arbeitsorganisationsform orientiert sich stärker an den Betriebsabläufen als an den Patienten. Die Funktionspflege ist eine tätigkeitsorientierte und streng arbeitsteilige Form der Arbeitsorganisation, wobei die Stationsleitung die Aufgaben und Verantwortung delegiert.

Vorteile
- relativ hohe Effektivität und Arbeitsbewältigung
- qualifikationsbezogene Aufgaben/Aufgabenverteilung

Nachteile
- Unterteilung in „höherwertige" und „niedrige" Aufgaben
- keine feste Bezugsperson für den Patienten, Informationen können leicht verloren gehen
- wenig Entfaltungsmöglichkeiten in den Tätigkeitsbereichen der Pflegenden
- fehlende Verantwortung der Pflegepersonen
- mangelhafter Informationsfluss und monotone Arbeitsabläufe
- Auftreten von Burnout-Symptomatik bei den Mitarbeitern
- Entfremdung im Team und bei den Patienten/Bewohnern
- fehlende Berücksichtigung von fachlichen Normen in der Berufsausübung
- Pflege wird zur Fließbandarbeit und der Patient/Bewohner verkommt zum neutralen Pflegeobjekt
- Ergebnis: Pflegepersonen werden zu funktionellen „Hilfsarbeitern"

2.1 Pflegesysteme

2.1.2 Bereichspflege

> **Definition:** Bei der **Bereichspflege** wird die Station in Einzelbereiche unterteilt, unabhängig von den Krankheitsbildern. Jedem Bereich wird ein Pflegeteam bzw. eine Pflegeperson zugeordnet, die Einteilung erfolgt durch die Stationsleitung. Formen der Bereichspflege sind die sogenannte Zimmerpflege (die Einteilung erfolgt nach Zimmern) oder die Gruppenpflege (bestimmte Patienten bilden die Gruppe für die Pflegenden).

Das Pflegeteam plant alle Maßnahmen, Handlungen und Arbeitsschritte und legt fest, welches Teammitglied welche Aufgaben und Tätigkeiten übernimmt. Sie sind für diesen Bereich verantwortlich und führen alle notwendigen Pflegetätigkeiten durch. Alle Beobachtungen und Dokumentationen werden gemeinsam besprochen.

Vorteile

- Patientengruppe ist überschaubar, Patienten werden stärker wahrgenommen als in der Funktionspflege.
- Intensive Beziehung zwischen Patient/Angehörigem und Pflegeperson.
- Umfassender Informationsaustausch und geringe Gefahr von Informationsverlusten.
- Pflegende haben mehr Handlungs- und Entscheidungsfreiraum und geringere Wegzeiten.

Nachteile

- Das Pflegeteam eines Bereichs ist evtl. nicht ausreichend über Belange und Patienten eines anderen Bereichs auf seiner Station informiert.
- In der „Gruppenbildung" kann die Kollegialität sowie Hilfsbereitschaft unter den Gruppen abnehmen.

2.1.3 Bezugspflege

> **Definition:** Zielsetzung der **Bezugspflege** ist die individuell ganzheitliche Betreuung des Patienten/Klienten/Bewohners usw. Sie wird mittels Bezugspflegepersonen umgesetzt. Es handelt sich um ein dezentral-egalitäres Organisationsprinzip, d.h. dass alle Bezugspflegenden gleichgestellt sind und niemand übergeordnete Tätigkeiten delegiert.

Merkmale

- Jeder Patient/Bewohner wird *einer* Bezugspflegeperson zugeordnet, die für alle pflegerischen Belange von der Aufnahme bis zur Entlassung/zum Tod im Rahmen der gesetzlichen Bedingungen entscheidungsbefugt und für die Planung der Pflege verantwortlich ist.
- Sie ist für diesen bestimmten Patienten/Bewohner zuständig und kann diese Zuständigkeit nicht von sich weisen; sie ist verpflichtet, sich allen pflegerelevanten Problemen anzunehmen und die entsprechenden Schritte zu planen und einzuleiten; eine Delegation für unterstützende Handlungen ist jedoch möglich.
- Alle anderen Pflegepersonen sind ihr bezüglich dieses Patienten/Bewohners rechenschaftspflichtig, keine andere Pflegeperson darf ohne ihre Einwilligung die Pflegeplanung oder -maßnahmen ändern.

- Planung und Evaluation der Pflege obliegt der Bezugspflegeperson, Durchführung der Pflege auch anderen Pflegepersonen – jedoch nur dann, wenn die Bezugspflegeperson nicht anwesend ist.
- In Abwesenheit der Bezugspflegeperson orientieren sich die Mitarbeiter an deren Anweisungen/Pflegeplanung.

Vorteile und Nachteile

- Eine feste Bezugspflegekraft schafft Vertrauen für den Patienten.
- Die Bezugspflegeperson kann eine sinnvolle Ablauforganisation der Tätigkeiten umsetzen.
- Sie besitzt Eigenverantwortung und Gestaltungsspielraum.
- Ihre umfassende Zuständigkeit erfordern Verantwortungsgefühl und umfangreiches Wissen über den einzelnen Patienten.
- Nachteil: Bei Konflikten und Konfrontationen gibt es kaum Ausweichmöglichkeiten.

2.1.4 Primary Nursing

> **Definition:** **Primary Nursing** (PN) gilt als Sonderform der Bezugspflege. Es ist eine Organisationsform der Pflege, die (nach Manthey 1980) dazu dient,
> 1. die Rund-um-die-Uhr-Verantwortung für die Versorgung eines Patienten einer bestimmten Pflegenden zu übertragen **und**
> 2. dass diese Pflegende, wenn immer möglich, auch tatsächlich die Pflege des Patienten übernimmt.

Zielsetzungen

- PN verfolgt eine individuelle, umfassende und kontinuierliche Pflege.
- Eindeutige Zuständigkeit, Verantwortung und Rechenschaft verleihen der Pflegenden eine größtmögliche Autonomie.
- Die Behandlungs- und Betreuungsprozesse werden durch intraprofessionelle und interdisziplinäre Kooperation sowie direkte, klare Kommunikationswege optimiert (Schippers 2007).
- Die Primary Nurse erhält eine umfassende Verantwortung für die Pflege eines Patienten. Voraussetzung ist, dass ihre Zuständigkeiten in ihrer Stellenbeschreibung schriftlich fixiert und formal festgelegt sind.

Aufgaben

- praktische Anwendung des Pflegeprozesses, pflegerische Anamnese
- Pflegeplanung und Durchführung der Pflege inkl. Evaluation
- Schlüsselperson für die patientenbezogene Kommunikation
- Beziehungsgestaltung, Kontaktpflege mit Angehörigen/Bezugspersonen
- Entlassungsmanagement für den entsprechenden Patienten
- ggf. Erstellung/Überprüfung von Pflegediagnosen

2.2 Pflegeprozess

> **Definition:** Der **Pflegeprozess** ist eine Arbeitsmethode, die systematisch die Planungs- und Handlungsabläufe der professionellen Pflege beschreibt und strukturiert. Er ist aus der Notwendigkeit heraus entstanden, pflegerische Handlungen zielgerichtet und methodisch zu planen und durchzuführen.

2.2.1 Schritt 1: Pflegeanamnese

Die Informationssammlung („Pflegeanamnese") erfasst systematisch die Ausgangsdaten, also Name, Anschrift, Bezugsperson(en) sowie Probleme, Gewohnheiten, Fähigkeiten/Ressourcen und Wünsche/Bedürfnisse des Pflegebedürftigen (Patienten, Kunden, Bewohners usw.). Dies geschieht meist durch ein persönliches Gespräch des Pflegenden mit dem Pflegebedürftigen und/oder seinen Angehörigen. Die Informationssammlung wird mit dem Ziel durchgeführt, alle wichtigen Informationen zusammenzutragen, die Einfluss auf mögliche vorhandene Pflegeprobleme und deren Lösungen haben. Sie dient als Grundlage für die individuelle Planung der Pflege. Hierbei wird auch berücksichtigt, inwieweit die Selbstständigkeit des zu Pflegenden in Bezug auf seine Krankheitsbewältigung und seine Mithilfe beim Genesungsprozess erhalten sind.

Berücksichtigung der Selbsteinschätzung

Die Selbsteinschätzung des Pflegebedürftigen sollte mit der Fremdeinschätzung des Pflegenden (und gegebenenfalls der Angehörigen) verglichen werden, um hieraus gemeinsam eine realistische und erreichbare Zielsetzung zu formulieren. Die Berücksichtigung der Selbsteinschätzung des Pflegebedürftigen ist daher besonders wichtig, da er aus seiner eigenen Perspektive evtl. ein anderes Bild von seiner Erkrankung hat, als der Pflegende von außen wahrnimmt. Zudem beschäftigt er sich dabei gedanklich mit seiner Pflegesituation, versteht die Hintergründe von Pflegemaßnahmen und -handlungen und kann in Bezug auf die Zielerreichung aktiv mitwirken.

Krankenbeobachtung

Bei diesem ersten Kontakt mit dem Pflegebedürftigen setzt die erfahrene Pflegeperson ihre Fähigkeiten zur Krankenbeobachtung ein. Sie hat den Hautzustand im Blick, den Allgemeinzustand des Patienten, die Mobilität, die Färbung der Haut, die Atmung usw., woraus sie weitere Schlüsse für die Versorgungsplanung ableiten und weitere diagnostische Maßnahmen einleiten kann.

Dokumentation der Daten

Zur Dokumentation aller notwendigen Informationen werden standardisierte Formulare genutzt (z. B. ein Formular zur Erhebung der biografischen Daten, welches der Betroffene bzw. die Angehörigen im Verlauf der ersten Woche ausfüllen, oder Skalen zur Einschätzung von Risiken wie Dekubitus- oder Sturzgefahr). Aus den gesammelten Informationen wird die individuelle Pflegeplanung erstellt. Alle weiteren Schritte des Pflegeprozesses basieren auf dieser umfassenden Datenerhebung.

2.2.2 Schritt 2: Pflegediagnose

Im nächsten Schritt werden die Probleme und Ressourcen des zu Pflegenden erfasst.

> **Definition: Pflegeprobleme** werden als gesundheitliche Beeinträchtigungen eines Menschen definiert, die er nicht selbst in seinem alltäglichen Leben bewältigen kann und die durch pflegerisches Handeln erfasst und positiv beeinflusst werden können (Grünewald 2004). Es handelt sich somit um pflegerische Probleme und nicht um medizinische Diagnosen.

In der Dokumentation werden die in Schritt 1 gesammelten Informationen zusammengefasst und zu Einzelbereichen und Problemthemen gebündelt. Einzelne Pflegeprobleme werden kurz, übersichtlich, anschaulich und individuell beschrieben. Aus den Inhalten der Problembeschreibungen gehen die Pflegeziele, Pflegemaßnahmen und -handlungen hervor. Die Problembeschreibung

- strukturiert die Auswahl der Pflegemaßnahmen nach Ursache/Wirkung,
- legt die Inhalte der Pflegeevaluation (Schritt 6) fest,
- enthält die Anteile Bereich, Art der Beeinträchtigung, Qualität, Quantität, Umfang und Ursachen, Erklärungen und Zusammenhänge,
- ist so kurz und knapp wie möglich zu gestalten und soll so exakt und individuell wie möglich und objektiv sein (wertfrei).

PESR-Schema

Die Formulierung der Pflegeprobleme kann unter Zuhilfenahme des PESR-Schemas erleichtert und strukturiert werden. Auch beim PESR-Schema orientiert man sich an einzelnen Schritten. Laut des PESR-Schemas gehören folgende Elemente zu einer vollständigen Problembeschreibung (Tab. 2.1):

- P: Problem
- E: Einflussfaktoren
- S: Symptome
- R: Ressourcen

Tab. 2.1 Vollständige Problembeschreibung mithilfe des PESR-Schemas (MDS 2005).

Schema	Fragestellung
P: Problem	■ Was hat der Pflegebedürftige? ■ Was ist das Problem?
E: Einflussfaktoren/Ursachen	■ Warum hat er es? ■ Was sind die Einflussfaktoren und die Ursachen für dieses Problem?
S: Symptome	■ Wie zeigt es sich? ■ Wie zeigt bzw. äußert sich das Problem konkret? Eigene Beobachtungen und Aussagen des Pflegebedürftigen?
R: Ressourcen	■ Welche Fähigkeiten, Potenziale hat der Pflegebedürftige? ■ Welche Ressourcen sind beim Pflegebedürftigen und seiner sozialen Umgebung vorhanden?

Die Pflegeprobleme sollten grundsätzlich mit dem Pflegebedürftigen und/oder seinen Angehörigen bzw. mit pflegerischen Kollegen auf Relevanz überprüft und besprochen werden. Dies dient zum einen der Verdeutlichung der eigenen Einschätzung, zum anderen jedoch der Einbeziehung des Betroffenen und somit der Erhöhung seiner Compliance (Mitarbeit/Kooperation).

2.2.3 Schritt 3: Pflegeziele

In der Zielformulierung werden die gewünschten Ergebnisse als ein zu einem bestimmten Zeitpunkt in der Zukunft liegender, zu erreichender Gesundheitszustand des Pflegebedürftigen beschrieben. Die Formulierung des Ziels dient zudem als Maßstab, um später in der Evaluation die Wirksamkeit der angewendeten Maßnahmen zu beurteilen (Unterschied zwischen Ausgangspunkt und Resultat). Zu jedem, im zweiten Schritt des Pflegeprozesses beschriebenen Problem wird hierbei ein Pflegeziel definiert; die konkrete Festlegung der Pflegeziele findet in Absprache mit dem zu Pflegenden und seinen Angehörigen statt.

Dabei wird unterschieden in
- Nahziele (sie sind kurzfristig erreichbar, d.h. in Stunden oder Tagen) und
- Fernziele (sie beziehen sich auf einen Zeitraum von Wochen, Monaten oder Jahren).

„Das Pflegeziel beschreibt
- das **spezifische Verhalten/erwartete Ergebnis**, das anzeigt, dass der Pflegebedürftige und dessen Bezugsperson ein geplantes Ziel erreicht haben,
- **Kriterien zur Bemessung** dieses Verhaltens (z.B. drückt aus, was und wie viel der Pflegebedürftige und dessen Bezugsperson erreichen sollen, unter welchen Bedingungen oder mit welchen Hilfsmitteln etwas getan werden soll oder welche Veränderungen auftreten sollen),
- **Bedingungen**, unter denen das Verhalten eintreten soll und
- einen **Zeitraum** (Zieldatum oder Zeitpunkt), innerhalb dessen das Resultat erreicht werden soll.

Bereiche, auf die sich Pflegeziele beziehen, sind
- der **Zustand** des Pflegebedürftigen (intakte Haut, Reduzierung des Wunddurchmessers um 1 cm bis zum ...),
- das **Können** des Pflegebedürftigen (kann Gesicht und Oberkörper selbst waschen),
- das **Wissen** des Pflegebedürftigen (kennt die Wirkung des Insulins),
- das **Verhalten** und der Entwicklungsprozess des Pflegebedürftigen (kann Ängste äußern),
- das **Wollen** des Pflegebedürftigen (mobilisiert sich 3-mal täglich und läuft im Zimmer umher)" (MDS 2005, S.28).

Pflegeziele müssen
- messbar und klientenbezogen (d.h. aus Sicht der Wünsche und Erwartungen des Pflegebedürftigen formuliert werden, nicht aus Sicht der Pflegekraft),
- realistisch und (in einem vorgegebenen Zeitrahmen) erreichbar und überprüfbar sein.

Merke: Die Pflegeziele sind der Maßstab für den Erfolg der Pflege.

2 Pflegemaßnahmen planen und organisieren

2.2.4 Schritt 4: Pflegemaßnahmen planen

Die in schriftlicher Form festgelegte Pflegeplanung setzt sich aus den Anteilen „Pflegeproblem", „Pflegeziele" und „Pflegemaßnahmen" zusammen. Bei der Ausarbeitung der Pflegeplanung setzt sich die zuständige Pflegeperson gedanklich mit der zukünftigen Entwicklung auseinander und bereitet Entscheidungen und Handlungen vor. „Die Planung der Interventionen beschreibt, in welcher Art und Weise die Pflege durchgeführt wird. Es muss ersichtlich sein

- wer, was (Art),
- wann (Bedingungen),
- wie oft (zeitliche Abstände),
- wo und
- wie (Qualität) durchführen soll." (MDS 2005, S. 30)

> **Merke:** „Die Pflegemaßnahmen sind präzise, kurz und verständlich zu formulieren; sie beschreiben keine medizinische Therapie." (MDS 2005, S. 30)

„Pflegemaßnahmen können als vollständige Übernahme, teilweise Übernahme, Unterstützung, Beratung, Anleitung und Beaufsichtigung durchgeführt werden." (MDS 2005, S. 30)

2.2.5 Schritt 5: Durchführung der Pflege

Bei der Durchführung des ausgearbeiteten Pflegeplans werden die geplanten Pflegemaßnahmen in die Praxis umgesetzt. Die Vorgaben des Pflegeplans sind für alle weiteren pflegerischen Handlungen verbindlich, egal von welcher Person sie ausgeführt werden. Die Anwendung muss einheitlich, konstant und zielorientiert erfolgen; die Maßnahmen müssen regelmäßig auf ihre Wirksamkeit hin überprüft und eventuell neu angepasst werden. In der Umsetzung muss der Pflegebedürftige auch hinsichtlich seiner Reaktion auf die angewandten Maßnahmen beobachtet werden.

2.2.6 Schritt 6: Pflegeevaluation

In der Evaluationsphase werden die durchgeführten Maßnahmen und deren Auswirkungen beurteilt (Erfolgskontrolle). Es wird deutlich, ob die Maßnahmen den gewünschten Effekt erbracht haben und das geplante Ziel erreicht worden ist; notwendige Verbesserungen der Planungen werden offensichtlich. Die Evaluationsphase orientiert sich am derzeitigen Gesundheitszustand des Pflegebedürftigen, seinen aktuellen Problemen/Ressourcen und Wünschen/Bedürfnissen. Unter Umständen muss der Pflegeplan an den aktuellen/veränderten Gesundheitszustand des zu Pflegenden angepasst werden.

Zeitpunkt der Evaluation

In der Praxis wird schon mit der ersten konkreten Aufstellung von Pflegeproblemen und Ressourcen (bei Aufnahme/Übernahme des Pflegebedürftigen) sowie der daraus abgeleiteten Pflegeziele die Evaluation vorbereitet. Der Zeitpunkt der ersten geplanten Ergebniskontrolle muss hier festgelegt werden – er ist jedoch immer abhängig vom Verlauf der pflegerischen Versorgung.

Unvorhersehbare Veränderungen sind ebenso ein Grund für eine Neueinschätzung der Problemlage/Ressourcen wie die stetige Verschlechterung eines Pflegeproblems.

Hilfreiche Fragen

- Wie ist der aktuelle Zustand des Pflegebedürftigen?
- Sind Fortschritte bzgl. der gesetzten Pflegeziele erkennbar?
- Welche Wirkung haben die Pflegemaßnahmen?
- Hat sich der Zustand verbessert oder verschlechtert?
- Wie fühlen sich der Pflegebedürftige und/oder dessen Bezugsperson derzeit?
- Hat der Pflegebedürftige Aussagen über seine Befindlichkeit gemacht?
- Sind Veränderungen in den Problemen, Bedürfnissen und Fähigkeiten des Pflegebedürftigen aufgetreten?
- Warum konnten die Pflegemaßnahmen evtl. nicht wie geplant durchgeführt werden?
- Sind unvorhergesehene Ereignisse oder Komplikationen aufgetreten?" (MDS 2005, S. 33)

Grundlage der Evaluation bildet die im nachfolgenden Kapitel beschriebene Dokumentation.

2.2.7 (Pflege-)Dokumentation

Systematisch und lückenlos. In der Dokumentation werden die im Pflegeprozess geplanten und durchgeführten Maßnahmen, weitere Beobachtungen, Besonderheiten und Veränderungen lückenlos schriftlich fixiert. Alle Handlungen, Entwicklungen und Beobachtungen sollen so beschrieben und dokumentiert sein, dass die erbrachte Versorgung und alle Vorgänge transparent werden, um Verbesserungsmöglichkeiten zu erkennen und die gesetzlichen Normen der Leistungsnachweisung zu erfüllen.

Übersichtlich und linear. Ein Dokumentationssystem, das sich an den Schritten des Pflegeprozesses orientiert, strukturiert die Dokumentation übersichtlich und linear und macht den Versorgungsverlauf deutlich. Es gilt als Nachweis der professionellen, systematisch geplanten und durchgeführten, aktuell und individuell auf den Pflegebedürftigen bezogenen Pflege.

Zeitnah und individuell. Die Dokumentation erfolgt zeitnah zum aufgetretenen Ereignis und ist individuell für jeden Pflegebedürftigen. Jeder Patient/Kunde/Bewohner hat eine eigene Dokumentationsmappe (handschriftlich oder edv-gestützt), in der alle Anamnesen, Diagnosen, Operationen, Untersuchungen, Therapien, Leistungsnachweise, Pflegeplanungen, -berichte usw. zusammengefügt sind.

Objektiv und professionell formuliert. Die Dokumentation sollte professionell erfolgen, unter Anwendung pflegerisch und medizinisch definierter Begriffe. Dabei sollen die Formulierungen auf den Pflegebedürftigen bezogen sein (wertfrei und objektiv), eindeutig, transparent und überprüfbar.

Überprüfbar und qualitätssichernd. Alle beschriebenen und vorgestellten Elemente der Dokumentationsakte müssen jeweils zeitnah schriftlich niedergelegt werden und immer mit Datum, ggf. Uhrzeit und Handzeichen des Durchführenden abgezeichnet werden. Aus der Dokumentation lassen sich Daten für Erhebungen, Statistiken und Informationen für das Qualitätsmanagement ableiten.

Sicherung kontinuierlicher interdisziplinärer Pflege. Die systematische und lückenlose Dokumentation soll die Sicherung und Kontinuität der Pflegeorganisation gewährleisten sowie eine übersichtliche und vollständige Verlaufsdarstellung der Betreuung des Pflegebedürftigen bieten.

Basisformulare der Pflegedokumentation
Der Aufbau des Dokumentationssystems konzentriert sich im Wesentlichen auf folgende Formulare, die alle für die Pflege notwendigen Informationen aus dem Pflegeprozess erfassen:
- Stammblatt und Formular zur Informationssammlung
- Pflegeplanung, Durchführungsnachweis und Pflegebericht

Weitere Formulare
Dem Dokumentationssystem können bei Bedarf weitere Formulare zugefügt werden:
- Vitalzeichen-, Blutzucker- und Gewichtskontrollen
- Ernährungs-/Flüssigkeitsbilanzierung und Lagerungs-/Mobilisationsplan
- ärztliche Verordnungen (Medikamente, Infusionen)
- Risikoerfassung (Bradenskala, Erfassung des Sturzrisikos)
- Wunddokumentation/-verlaufsbögen und Überleitungsbögen (bei Verlegungen, Schnittstellenmanagement)
- Erfassungsbögen zur Therapie, Besonderheiten, Betreuungen (Ergotherapie, Aktivitäten)

2.3 (Pflege-)Standards

> **Definition:** Ein **Standard** ist ein professionell abgestimmtes Leistungsniveau, das den Bedürfnissen der damit angesprochenen Bevölkerung entspricht. Es ist beobachtbar, erreichbar, messbar und wünschenswert. Einen Standard betrachtet man als Werkzeug der Pflegekräfte bei der Beurteilung des für den Patienten oder Klienten Geleisteten (WHO 1987). Demnach beschreibt ein Standard die nach derzeitigem wissenschaftlichen Stand bestmögliche Lösung eines Problems.

2.3.1 Zielsetzungen
- einheitliche Durchführung von Pflegetätigkeiten
- Handlungsabläufe, die alle Pflegenden gleichartig anwenden
- (Leistungs-)Transparenz der Pflege
- Vereinfachung/Vereinheitlichung der Dokumentation
- Hinterfragen alter Vorgehensweisen
- Offenlegen und Optimieren von Schnittstellen
- Abstimmung von Theorie und Praxis

Ebenen der Standards.
- Expertenstandards (national)
- Standards auf Organisationsebene
- interne Standards (innerhalb einer Einrichtung, z. B. Pflegestandards)

Expertenstandards
Momentan liegen Expertenstandards mit den Thematiken chronische Wunden, Dekubitusprophylaxe, Sturzprophylaxe, Kontinenzförderung, Schmerzmanagement und Entlassungsmanagement vor. Experten nationaler Pflegeorganisationen und pflegewissenschaftlicher Fachbereiche haben diese Werke auf Basis fundierter Untersuchungen entwickelt und arbeiten derzeit an weiteren Themenbereichen.

2.3 (Pflege-)Standards

Standards auf Organisationsebene

Standards auf Organisationsebene sind Richtlinienstandards, die allgemeine Aussagen über Management, Organisation oder Qualifikation enthalten. Sie gelten z.B. einrichtungsübergreifend in einem Klinikverbund.

Interne Standards (Pflegestandards)

Praxis-Standards oder Pflegestandards sind handlungsorientiert und legen bestimmte Abläufe allgemeingültig und individuell für die Einrichtung bzw. die Abteilung/Station/den Bereich fest. Sie sind konkret formuliert und beinhalten Thema, Zweck, Hinweise, Material und Durchführung einer Pflegehandlung. Zudem ordnen sie jeder Handlung bzw. Tätigkeit die notwendige Qualifikation des Durchführenden (z.B. „examinierte Pflegekraft") zu.

Trotz dieser standardisierten Handlungsanweisung und Vorgehensweise muss die Individualität des Patienten/Bewohners berücksichtigt werden (z.B. bei der Ganzkörperwaschung seine eigenen Pflegeutensilien verwenden und seine Bedürfnisse und Gewohnheiten berücksichtigen).

Aufbau und Inhalte der Pflegestandards

- Thema und Problembeschreibung
- Zielsetzung
- angestrebtes Qualitätsniveau
- Strukturkriterien:
  - Rahmenbedingungen, die zur Durchführung der Pflegeleistungen erforderlich sind
  - Qualifikation der Pflegeperson (Wissensstand, Aus-, Fort- und Weiterbildung)
  - notwendiges (Pflege-)Material
  - Räumlichkeiten

- Prozesskriterien:
  - Art und Umfang der Pflege (auf Grundlage des angewandten pflegetheoretischen Modells)
  - Beschreibung der Tätigkeiten, Handlungsanweisungen
  - Maßnahmen zur Erreichung der Ziele

- Ergebniskriterien:
  - Resultat der durchgeführten Leistungen

- Datum der Erstellung, Geltungsdatum und -zeitraum, Urheber, Literaturangaben

> **Merke:** Pflegestandards dienen der Qualitätsplanung, da sie pflegerische Werte, Normen und Ziele beinhalten. Sie dienen auch der Qualitätsprüfung, da sie aufgrund der detaillierten Beschreibung eine Beurteilung der pflegerischen Leistung ermöglichen und die Effektivität der durchgeführten Maßnahmen nachweisbar machen. Weiterhin dienen sie der Qualitätslenkung, da sie zur Anleitung und Handlungsvorgabe eingesetzt werden.

2.4 Pflegeüberleitung

Durchlaufen die kranken und/oder alten Menschen mehrere Einrichtungen, ist es wichtig, dass die einzelnen Institutionen effektiv zusammenarbeiten. Einige typische Versorgungsketten sind in Abb. 2.1 dargestellt. Eine Form der Zusammenarbeit ist die sog. Pflegeüberleitung.

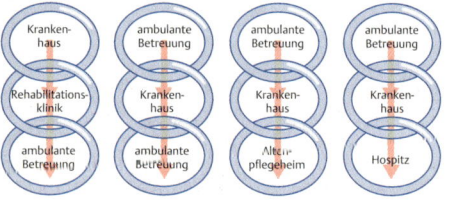

Abb. 2.1 Einige typische Versorgungsketten im Gesundheitssystem

> **Merke:** Ziel der Pflegeüberleitung ist es, die Versorgung durch die einzelnen Gesundheitsdienste aufeinander abzustimmen. Der Übergang in die Folgeeinrichtung ist so zu gestalten, dass der größtmögliche Grad an Betreuungskontinuität und ein hohes Maß an Zufriedenheit und Lebensqualität gewährleistet werden. Darüber hinaus kann Doppelarbeit vermieden werden. Jede Einrichtung kann die eigenen Ressourcen optimal nutzen.

Die Maßnahmen der Pflegeüberleitung umfassen
- die Entlassungsvorbereitung in der verlegenden Einrichtung und
- die Abstimmung mit der Folgeeinrichtung.

Folgende Fragen müssen für eine gute Zusammenarbeit aller beteiligten Berufsgruppen geklärt sein:
- Wer informiert wen und wann worüber?
- Welche konkreten Vorbereitungen müssen getroffen werden?

Der Arzt informiert über Anlass und Zeitpunkt der Verlegung/Entlassung, den Stand der Therapie und die medizinische Weiterbehandlung.

Die Information und Beratung hinsichtlich pflegerischer Belange (z. B. zum richtigen Einsatz von Hilfsmitteln) sowie die unmittelbaren Vorbereitungsarbeiten (z. B. das Helfen beim Packen) obliegen den Pflegepersonen. Außerdem sind Therapeuten und andere Fachpersonen einzubeziehen (z. B. Ernährungsberater). Die notwendigen Maßnahmen/Termine sind von der Pflegeperson zu koordinieren.

Die Auswahl einer geeigneten Folgeeinrichtung und die Klärung der notwendigen finanziellen und sozialen Aspekte übernimmt gewöhnlich der Sozialdienst. Da die Pflegeüberleitung ein sehr komplexes Aufgabenfeld umfasst, wurden besonders im Krankenhausbereich spezielle Stellen für die Pflegeüberleitung geschaffen.

Die Aufgaben des Pflegepersonals bei der Überleitung sind
- Verlegungsorganisation (z. B. Vereinbaren eines Termins, Klären der Notwendigkeit einer Begleitperson beim Transport) und
- Erstellung des Überleitungsberichtes.

Die Kontinuität der Betreuung kann nur gewährleistet werden, wenn Informationen über den Patienten umfassend und möglichst zeitnah der Folgeeinrichtung verfügbar gemacht werden.

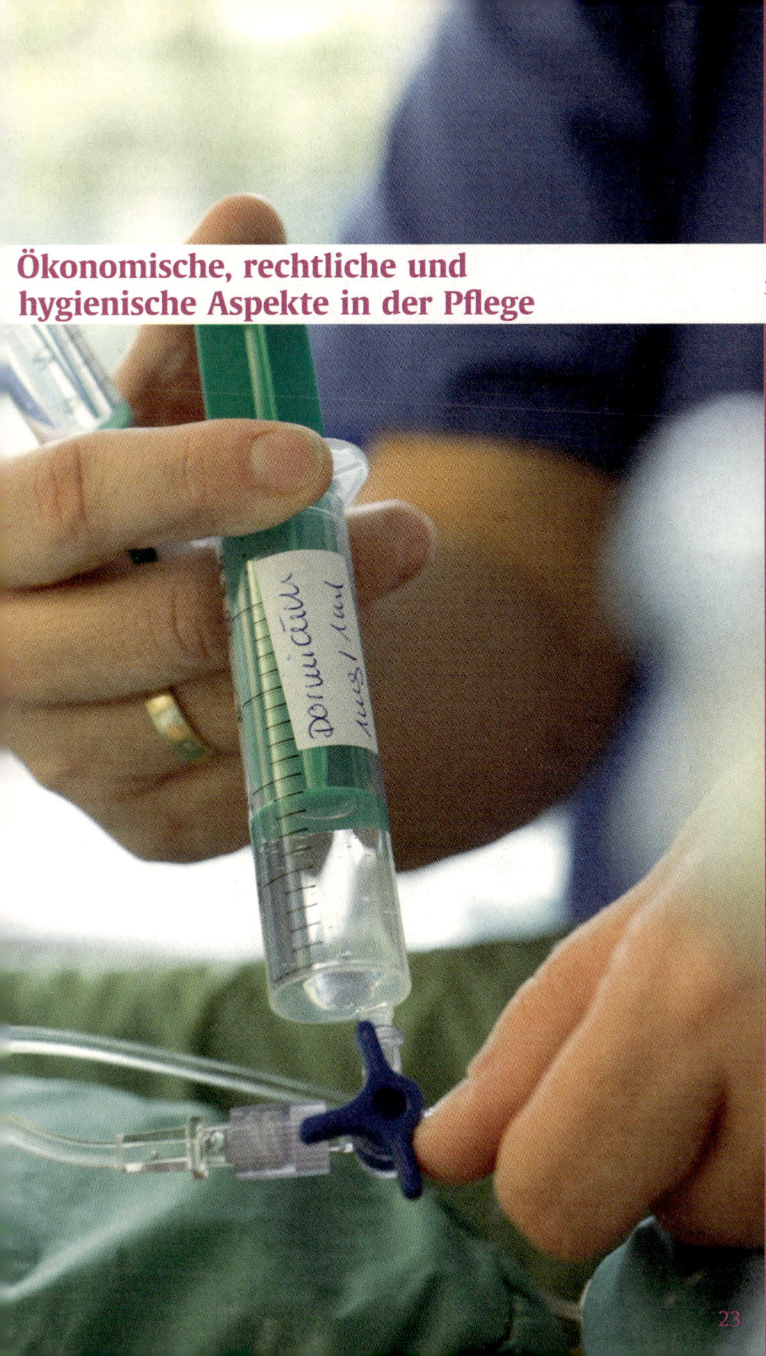

Ökonomische, rechtliche und hygienische Aspekte in der Pflege

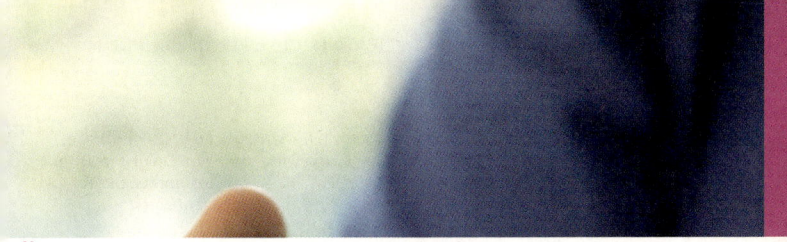

3 Ökonomische, rechtliche und hygienische Aspekte in der Pflege

3.1 DRG-System

> **Definition:** Bei der Finanzierungsform des **DRG-Vergütungssystems** werden Patienten in **diagnose**bezogenen Fallgruppen zusammengefasst. Dabei spielt nicht nur die Hauptdiagnose eine Rolle, sondern auch Krankheitsschweregrade, Begleiterkrankungen, Nebendiagnosen und Komplikationen, denn sie können den Behandlungsverlauf gravierend beeinflussen und verändern.

Das Krankenhaus erhält für einen Patienten je nach der Fall-Gruppierung vom Kostenträger einen Pauschalbetrag, durch den alle Leistungen des stationären Aufenthalts gedeckt werden müssen, von der Aufnahme bis zur Entlassung. Fallgruppen können in diesem System nicht nur für den operativen Bereich gebildet werden, sondern auch für den konservativen und diagnostischen. Zielsetzung dieser Abrechnungsform ist, dass Kosten und Erlöse für die Behandlung von Patienten leistungsgerecht zugeordnet werden.

3.1.1 Diagnosis Related Groups (DRGs)

> **Merke:** Bei den DRGs handelt es sich um ein leistungsbezogenes und pauschalisiertes Vergütungssystem.

Bei der teilstationären Versorgung ist die Aufenthaltsdauer des Patienten pro Tag zeitlich begrenzt, dennoch müssen die Merkmale einer stationären Krankenhausbehandlung erfüllt sein. Dabei muss die medizinische und organisatorische Infrastruktur des Hauses genutzt werden.

Aufbau der DRG-Struktur
Die DRGs beziehen sich in erster Linie auf die Hauptdiagnose, durch Nebendiagnosen steigt zudem die Möglichkeit der Abrechnung bei Pflege- und Versorgungsaufwand. Dies kann z.B. vorkommen, wenn ein Patient mit der Hauptdiagnose Herzinfarkt aufgenommen wird und als Nebendiagnose an Demenz mit Weglauftendenz und Inkontinenz leidet.

Klassifizierungsschema
Im DRG-System tauchen häufig englische Bezeichnungen auf, da das deutsche Abrechnungssystem aus dem australischen DRG-System heraus entwickelt und aufgebaut worden ist. Mit dem Begriff „Major Diagnostic Category (MDC)", der den Ausgangspunkt des Entscheidungsbaums bildet, ist die Hauptdiagnose gemeint. Im Anschluss an die Bestimmung der Hauptdiagnose erfolgt die nächste Unterteilung bezüglich des Kriteriums, ob eine Operation durchgeführt wird oder nicht. Wenn ja, wird in der nächsten Verzweigung die Art der chirurgischen Behandlung näher spezifiziert. Anhand der Felder des Entscheidungsbaums wird deutlich, nach welchen Gesichtspunkten die weitere Verzweigung erfolgt.

Zusammensetzung der DRGs
Hauptdiagnosen (MDCs). Für das Ausgangsfeld (MDCs) gibt es 23 organbezogene Gruppen. Sie orientieren sich an der Anatomie des Körpers z.B. „Niere", „Herz" oder „Auge".

3.1 DRG-System

Subkategorien (Einteilung nach Partizipation/Fachbereich).
- **01–39:** chirurgischer Fachbereich (Operation mit Nutzung des Operationssaals)
- **40–59:** diagnostische Eingriffe ohne Operation (diagnostische Verfahren oder endoskopische Untersuchungen, für die der Operationssaal nicht benötigt wird, z.B. Magen- oder Darmspiegelung)
- **60–99:** medizinische Behandlungen, die konservativ erfolgen (ohne Operation bzw. diagnostische Eingriffe)

Aus diesen verzweigten Klassifikationen, die Schritt für Schritt erfolgen, ergeben sich letztlich 409 Basis-DRGs, die anhand der Hauptdiagnose erkannt werden können.

Pflege im DRG-System

Für pflegerische Handlungen und Maßnahmen haben v.a. die Nebendiagnosen eine besondere Bedeutung. Es sind 13 pflegerelevante Nebendiagnosen definiert, die unter bestimmten Voraussetzungen kodierfähig nach ICD 10 und damit abrechnungsfähig sind. Sie können somit den Erlös des Krankenhauses für einen Behandlungsfall steigern. Hierzu gehören:

1. Diarrhö
2. Flüssigkeitsüberschuss
3. Essstörung
4. Funktionsstörung eines Tracheostomas
5. Dekubitalgeschwür
6. Ulcus cruris
7. sonstige näher bezeichnete Harninkontinenz
8. Stuhlinkontinenz
9. nicht näher bezeichnete Harninkontinenz
10. Harnverhalt
11. Ernährungsprobleme durch unsachgemäße Ernährung
12. sonstige Komplikationen bei Eingriffen
13. Versorgung eines Tracheostomas

Richtlinien zur Dokumentation

Enorm wichtig ist eine sach- und fachkompetente, umfassende Dokumentation der Sachverhalte. Abrechnungsfähig sind die Nebendiagnosen nur, wenn sie die Vorgaben der Kodierrichtlinien nach ICD 10 erfüllen. Dabei muss die Diagnose ausdrücklich benannt sein und der Fachterminus verwendet werden.

Einige Diagnosen müssen länger als 7 Tage oder am Entlassungstag bestehen, mit einem Ressourcenverbrauch einhergehen und im Rahmen der Behandlung nicht als „normal" angesehen werden, um kodier- und damit abrechnungsfähig zu sein.

Die pflegerelevanten Nebendiagnosen müssen den Ärzten mitgeteilt werden, da sie häufig aus dem Blickfeld des ärztlichen Tätigkeitsbereiches fallen und somit bei der Aufstellung der Abrechnungsdatensätze verloren gehen (Fiedler u. Devrient u. Schrödter 2005).

> **Merke:** Nebendiagnosen sind nur dann abrechnungsfähig, wenn sie die Vorgaben der Kodierrichtlinien nach ICD 10 erfüllen. Dabei muss die Diagnose ausdrücklich benannt sein und der Fachterminus verwendet werden.

3 Ökonomische, rechtliche und hygienische Aspekte in der Pflege

3.2 Versorgungspfade

> **Definition: Versorgungspfade** werden u.a. auch als „Clinical Pathways", „Critical Pathways" oder als „Behandlungspfade" bezeichnet. Sie beschreiben die Versorgung und Behandlung eines Patienten mit einem bestimmten Krankheitsbild im gesamten Verlauf.

3.2.1 Ziele
Innerhalb des Krankenhauses sollen durch diese Versorgungspfade Abläufe bei bestimmten Krankheitsbildern „automatisiert" werden, Prozesse sollen insbesondere an Schnittstellen optimiert und verbessert werden und dadurch Kosten und Zeit eingespart werden.

3.2.2 Darstellung der Versorgungspfade
Darstellungsform (neben schriftlichen Aufzeichnungen) für Versorgungspfade sind sogenannte „Flussdiagramme", die jeden Prozessschritt als Vorgehensweise bei Patienten mit einer bestimmten Erkrankung bzgl. Beteiligten, Merkmalen, Verantwortlichen und Besonderheiten grafisch darstellen. Bereits bei der Erstellung der Flussdiagramme werden häufig Schnittstellenprobleme, meist bedingt durch fehlende Verantwortungszuständigkeit, deutlich.

Abb. 3.1 zeigt beispielhaft den Anfang (Aufnahmetag) eines Prozessablaufs bei der Versorgung von Patienten mit Prostata-Karzinom im Flussdiagramm.

Abb. 3.1 *Prozessdarstellung des Versorgungspfades eines Patienten mit Prostata-Karzinom am Aufnahmetag (nach Hokenbecker et al 2004).*

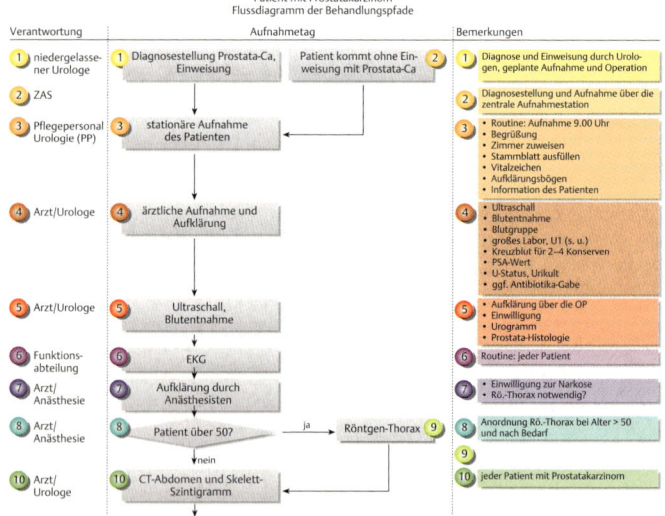

Inhalte eines Versorgungspfades

- Aufnahme (Verwaltungsangestellte, Arzt, Pflegeperson usw.)
- Diagnostik (Röntgenabteilung, Funktionsabteilung EKG usw.)
- Patientenaufklärung (Arzt, Facharzt, Anästhesist usw.)
- Therapie, Pflege, Visiten
- Ernährung (Arzt, Ökotrophologe, Pflegeperson usw.)
- Mobilisation (Physiotherapeut, Pflegeperson usw.)
- Entlassung (Sozialdienst, Arzt, Pflegeperson usw.)

Vorteile der Versorgungspfade

Die Anwendung von Versorgungspfaden ermöglicht eine berufsgruppenübergreifende, ausführliche, sorgfältige und vollständige Dokumentation und dient der Qualitätssicherung durch Standardisierung auf hohem Niveau, da sie die definierte Versorgung homogener Patientengruppen beschreibt und somit den gesamten Behandlungsverlauf nachvollziehbar macht.

Dies geschieht dadurch, dass die wesentlichen therapeutischen Maßnahmen indikations- und fallbezogen für ein bestimmtes Krankheitsbild einheitlich festgelegt, beschrieben und gemessen werden. Sie sollen einerseits die optimale Behandlung fördern und auf der anderen Seite Diagnostik und Therapie wirtschaftlich gestalten. Durch die Visualisierung im Prozessablauf können Abweichungen und Komplikationen sofort erkannt werden, Schnittstellen werden offensichtlich und Unwirtschaftlichkeiten an diesen Nahtstellen können aufgespürt werden.

3.3 Einwilligung und Aufklärung des Patienten

Jede ärztliche und pflegerische Maßnahme, soweit sie die körperliche Integrität des Patienten verletzt, erfüllt den Tatbestand der Körperverletzung. Bei der Frage, ob dieser Eingriff auch rechtswidrig ist, was die zwingende Folge hätte, dass eine strafbare Tat vorliegt, kommt in erster Linie als Rechtfertigungsgrund die Einwilligung des Patienten in Betracht.

3.3.1 Einwilligungsfähigkeit und Vertretung

Grundsätzlich ist davon auszugehen, dass der Patient selbst in den medizinischen Eingriff einwilligt. Dies setzt jedoch voraus, dass er einwilligungsfähig ist, d.h., dass er die Aufklärung versteht und die Bedeutung und Reichweite seiner Einwilligung erkennt.

Fehlt es an dieser Einwilligungsfähigkeit, ist die Einwilligung seines Vertreters oder in bestimmten Ausnahmefällen eine mutmaßliche Einwilligung erforderlich. Bei Kindern bis zum Alter von ca. 14 Jahren kann man wohl generell von Einwilligungsunfähigkeit ausgehen. In diesem Fall sind die Erziehungsberechtigten (i.d.R. die Eltern, ausnahmsweise Pfleger oder Vormund) als gesetzliche Vertreter diejenigen, die einwilligen müssen. Bei Patienten im Alter zwischen ca. 14 und 18 Jahren kommt es entscheidend darauf an, ob sie die Bedeutung des Eingriffs und seine Folgen und die damit zusammenhängende Reichweite ihrer Einwilligung erkennen.

Menschen über 18 Jahre sind grundsätzlich immer selbst einwilligungsfähig. Bestehen diesbezüglich Bedenken aufgrund eines geistigen Zustandes, demzufolge der Patient die Bedeutung der Maßnahme und Reichweite seiner Einwilligung nicht abschätzen kann, muss sein Vertreter einwilligen. Vertreter sind hierbei keinesfalls nahe Angehörige oder Ehepartner. Als Vertreter kommt hier nur ein Betreuer als vom Vormundschaftsgericht bestellter gesetzlicher Vertreter in Betracht oder eine Person mit entsprechender Vollmacht (Vorsorgevollmacht).

Form und Zeitpunkt der Einwilligung

Die Einwilligung, die jederzeit und in jeder Form widerrufbar ist, kann schriftlich, mündlich oder auch durch eine eindeutige Gestik erklärt werden (ausdrückliche Einwilligung).

Liegt keine ausdrückliche Einwilligung vor, kann und darf in Notfällen, wenn das Einholen einer ausdrücklichen Einwilligung aus zeitlichen Gründen unmöglich ist, von einer mutmaßlichen Einwilligung ausgegangen werden. Diese liegt vor, wenn vermutet werden darf, dass der Patient, würde er sämtliche Umstände kennen, in die durchzuführende Maßnahme einwilligen würde.

Die Einwilligung ist selbstverständlich vor der betreffenden Maßnahme einzuholen. Sie muss im Zeitpunkt der Maßnahme vorliegen und kann nicht nachträglich beschafft werden.

3.3.2 Aufklärung

Mit ihr soll der Patient über den Eingriff bzw. die Maßnahme und deren Folgen informiert werden. Auch die mit dem Eingriff verbundenen Risiken sind ihm zu erklären, sodass er sich frei entscheiden kann, ob er diese inkauf nimmt bzw. ob er gewillt ist, die Folgen des Eingriffs zu tragen oder ob er lieber ohne den Eingriff weiterleben will. Die Entscheidung trifft alleine der einwilligungsfähige Patient.

3.4 Haftungsrecht

Bei der Haftung im Krankenhausbereich stellt sich die Frage, unter welchen Umständen ein Patient wegen eines von ihm erlittenen Schadens während des Aufenthalts im Krankenhaus von wem Schadensersatz erhalten kann. Zunächst muss beim Patienten ein Schaden entstanden sein. Die Haftungsfrage stellt sich dort nicht, wo zwar Fehlverhalten vorliegt (z. B. fehlerhafte Dokumentation), aber dieses Fehlverhalten zu keinem konkreten Schaden geführt hat. Schaden in diesem Sinn ist dabei jede Einbuße, die jemand infolge eines bestimmten Ereignisses an seinen Rechtsgütern wie Gesundheit, Ehre oder Eigentum erleidet. Dabei kann eine erhebliche psychische Beeinträchtigung auch als Gesundheitsschaden gewertet werden.

Als Verschuldensformen kommen hier Vorsatz und Fahrlässigkeit in Betracht.

Vorsatz. Vorsätzlich handelt ein Mensch dann, wenn er die genauen Umstände seines Handelns kennt und die Herbeiführung des eingetretenen Erfolges auch will.

Fahrlässigkeit. Fahrlässig handelt, wer die im Verkehr erforderliche Sorgfalt außer Acht lässt. Abweichend vom Strafrecht gilt im Zivilrecht kein individueller, sondern ein auf die allgemeinen Verkehrsbedürfnisse ausgerichteter objektiver Sorgfaltsmaßstab. Im Rechtsverkehr muss jeder grundsätzlich darauf vertrauen dürfen, dass der andere die für die Erfüllung seiner Pflichten erforderlichen Fähigkeiten und Kenntnisse besitzt. Der Schädiger kann sich daher nicht auf fehlende Fachkenntnisse, Verstandeskräfte, Geschicklichkeit oder Körperkraft berufen.

3.5 Dokumentation in der Pflege

Der Arzt und das Pflegepersonal sind zur Dokumentation ihrer Tätigkeiten verpflichtet. Diese Pflicht ergibt sich zum einen aus dem Krankenhausaufnahmevertrag, aber auch aufgrund einer tatsächlichen Übernahme und Durchführung der Behandlung. Für die Pflegenden kann sich zusätzlich die Pflicht zur Dokumentation aus dem Arbeitsvertrag bzw. aus der zulässigen arbeitsrechtlichen Weisung ergeben.

3.5 Dokumentation in der Pflege

> **Merke:** Die Dokumentation muss ausführlich, sorgfältig und vollständig durchgeführt werden.

Dokumentationszweck.
- Sicherung der Therapie.
- Beweissicherung und Rechenschaftspflicht.
- Absicherung der ausführenden Person.
- Information des Patienten.

Inhalt und Umfang. Die Dokumentation ist so zu führen, dass die Behandlung und Pflege von jeder anderen nicht eingeweihten Fachperson anhand der Dokumentation eigenständig weitergeführt werden kann. Dies bedeutet, dass Sie bestimmte Fachbegriffe und Abkürzungen verwenden dürfen, wenn sie ohne weiteres nachvollziehbar und eindeutig sind.

Im Wesentlichen zu dokumentieren sind:
- Anamnese, Diagnose, Therapie, Krankheitsverlauf
- getroffene Maßnahmen und deren Wirkungen (geplante, angeordnete und durchgeführte Maßnahmen und Tätigkeiten) sowie deren Zeitpunkt
- Inhalt und Name der Person, die diese Maßnahme durchgeführt hat
- Pflegevorfälle (z. B. Patientenverweigerungen)
- sämtliche Auffälligkeiten, die Bedeutung für die Behandlung haben

Verantwortlicher. In erster Linie muss die Person dokumentieren, die die Maßnahme durchgeführt hat. Diese ist dann auch zu bezeichnen bzw. mit einem Namenskürzel zu kennzeichnen. Allerdings kann die Dokumentation auch im zulässigen Rahmen delegiert werden.

Abänderungen. Abänderungen der Dokumentation dürfen nur in engem Rahmen durchgeführt werden. Unproblematisch ist dies, wenn nur offensichtliche Schreibfehler oder vergleichbare Unwichtigkeiten korrigiert werden. Eine Abänderung der Dokumentation ist jedenfalls dann nicht mehr zulässig, wenn jemand solche Daten in den Unterlagen verändert, die nicht von ihm selbst verfasst wurden oder jemand die von ihm selbst aufgenommenen Daten verändert, nachdem die vorliegenden Unterlagen bereits Grundlage einer weiteren Krankenbehandlung geworden sind. In diesen beiden Fällen läge bei nachträglicher Veränderung sogar eine strafbare Urkundenfälschung vor.

Zeitpunkt. Die Dokumentation ist im unmittelbaren zeitlichen Zusammenhang mit der zu dokumentierenden Maßnahme durchzuführen. Dies bedeutet nicht, dass dies sofort geschehen muss, aber sie sollte ohne schuldhaftes Zögern erledigt werden, allein schon um sicherzustellen, dass keine wesentlichen Details vergessen werden.

Dokumentationsmängel. Eine fehlerhafte Dokumentation stellt einen Sorgfaltspflichtverstoß dar. Kommt es zu einem Schaden am Patienten und beruht dieser auf der fehlerhaften Dokumentation, ergeben sich Haftungsansprüche. Darüber hinaus führt eine nicht ordnungsgemäße Dokumentation zu Beweiserleichterungen bis hin zur Beweislastumkehr.

3 Ökonomische, rechtliche und hygienische Aspekte in der Pflege

3.6 Delegation von Aufgaben

Ist eine Person zur Durchführung einer ganz konkreten Maßnahme aufgrund Gesetzes oder aus Vertrag verpflichtet, so kann sie u.U. die Durchführung auf eine andere Person übertragen (Delegation).

3.6.1 Übertragung ärztlicher Aufgaben

Im Krankenhaus kommt insbesondere die Übertragung von ärztlichen Aufgaben auf das Pflegepersonal in Betracht. Eine solche Delegation ist jedoch nur dann zulässig, wenn diejenige Person, auf die delegiert werden soll, fachlich qualifiziert ist, d.h. über ausreichendes Wissen und hinlängliche Erfahrung verfügt. Hiervon muss sich diejenige Person überzeugen, die für die Durchführung der Aufgabe verantwortlich ist und diese delegiert.

Injektionen

Grundsätzlich kann nicht gesagt werden, welche Arten von Injektionen (subkutan, intravenös, intramuskulär) vom Pflegepersonal durchgeführt werden dürfen oder nicht. Entscheidend sind immer der Wissensstand und die praktische Fertigkeit dieser Person. So kann durchaus eine langjährig tätige, verantwortungsbewusste und sorgfältig arbeitende Pflegende, die die erforderlichen Kenntnisse und Fertigkeiten hat, Injektionen verabreichen. Dabei ist jedoch zu beachten, dass diese Injektion eine ärztliche Aufgabe bleibt, was bedeutet, dass sie vom Arzt angeordnet werden muss und auch unter seiner Verantwortung durchzuführen ist. So hängt es auch vom Grad der Gefährlichkeit einer Injektion ab, inwieweit der anordnende Arzt dies überwachen muss und erreichbar zu sein hat.

3.6.2 Verantwortungsbereiche der Delegation

Anordnungsverantwortung. Die Anordnungsverantwortung trifft die Person, die delegiert, i.d.R. den Arzt. Er hat die erforderliche Diagnose, die Indikation und die entsprechende Anordnung zu treffen. Dabei muss er auch die richtige Person auswählen, auf die er die Durchführung dieser Maßnahme überträgt. Kommt es hier zu einem Fehler, fällt dieser eindeutig und ausschließlich in den Verantwortungsbereich des Arztes.

Übernahmeverantwortung. Die Übernahmeverantwortung trifft diejenige Person, auf die die Durchführung der Aufgabe übertragen wird. Die Pflegeperson muss daher eigenständig überprüfen, ob sie die Durchführung dieser Maßnahme aufgrund eigener Qualifikation verantworten kann. Liegen Umstände vor, die dies nicht ermöglichen – und mögen es auch nur Umstände sein, die nur zu diesem konkreten Zeitpunkt vorliegen – so ist die Pflegeperson verpflichtet, diese Umstände dem anderen mitzuteilen. Dies geht soweit, dass im konkreten Fall die Übernahme einer bestimmten Maßnahme nicht nur verweigert werden kann, sondern verweigert werden muss.

Durchführungsverantwortung. Die Durchführungsverantwortung trifft ausschließlich diejenige Person, die die angeordnete Maßnahme durchführt. Es bedeutet, dass die Pflegeperson bei Durchführung einer Injektion eigenständig und selbstverantwortlich alle Maßnahmen zu treffen hat, die zur sorgfältigen Ausführung einer Injektion gehören. Dazu gehören natürlich auch Folgemaßnahmen wie Überwachung des Patienten, soweit dies aufgrund der Injektion eines bestimmten Medikaments erforderlich ist.

3.7 Betreuungsrecht

Kann eine volljährige Person aufgrund einer psychischen Krankheit oder einer Behinderung ihre Angelegenheiten nicht mehr vollständig besorgen, so bestellt das Vormundschaftsgericht für sie einen Betreuer (§ 1896 BGB). Diese Anordnung bedarf nur dann eines Antrages des Betroffenen, wenn er lediglich körperlich behindert ist, es sei denn, dass er seinen Willen nicht mehr kundtun kann.

3.7.1 Voraussetzungen einer Betreuung

Beim Betroffenen muss eine psychische Krankheit oder eine körperlich, geistige oder seelische Behinderung vorliegen. Diese muss durch ein ärztliches Gutachten nachgewiesen werden. Diese Erkrankung oder Behinderung muss die Ursache dafür sein, dass der Betroffene seine Angelegenheiten ganz oder teilweise nicht besorgen kann.

Die Einwilligung des Betroffenen ist nur dann erforderlich, wenn er seinen Willen frei bestimmen kann. Ist seine Willensbildung und Steuerungsfähigkeit krankheitsbedingt beeinträchtigt, kommt es nicht auf sein Einverständnis an. In diesem Fall muss auch gegen seinen Willen eine Betreuung bestimmt werden.

Der Anordnung einer Betreuung bedarf es auch dann nicht, wenn für den Betroffenen anderweitig Hilfe zur Verfügung steht. Anderweitige Hilfe ist z.B. möglich, wenn in ausreichendem Umfang private Hilfen zur Verfügung stehen oder der Betroffene vor Eintritt seiner Betreuungsbedürftigkeit und damit noch im Vollbesitz seiner geistigen Kräfte durch eine eigene Vorsorgevollmacht einen Bevollmächtigten bestellt hat. Dieser ist dann je nach Inhalt der Vollmacht berechtigt, für den Betroffenen zu handeln. Insoweit bedarf es keiner Betreuung.

3.7.2 Unterbringung des Betreuten

> **Merke:** Die Unterbringung des Betreuten ist eine freiheitsentziehende Maßnahme.

Eine solche Unterbringung darf nur durch den Betreuer angeordnet werden, wenn und solange sie zum Wohl des Betreuten erforderlich ist, weil
- entweder die Gefahr besteht, dass der Betreute aufgrund einer psychischen Krankheit oder geistigen/seelischen Behinderung sich selbst tötet oder erheblich gesundheitlich schädigt (Selbstgefährdung) oder
- eine Untersuchung des Gesundheitszustandes, eine Heilbehandlung oder ein ärztlicher Eingriff beim Betroffenen notwendig ist, die ohne Unterbringung des Betreuten nicht durchgeführt werden kann und der Betreute die Notwendigkeit der Unterbringung aufgrund seines Geisteszustandes nicht erkennt.

Auch die Unterbringung ist nur mit Genehmigung durch das Vormundschaftsgericht zulässig. In Eilfällen kann diese Genehmigung nachträglich erholt werden.

3.7.3 Fixierung des Betreuten

> **Merke:** Die Fixierung eines Betreuten stellt eine freiheitsentziehende Maßnahme dar.

Dies bedeutet zunächst, dass sie der Einwilligung des Betreuten oder bei seiner Einwilligungsunfähigkeit der Einwilligung des Betreuers bedarf.

Erfolgt diese Fixierung über einen längeren Zeitraum oder regelmäßig, ist darüber hinaus die Genehmigung des Vormundschaftsgerichts erforderlich. Eine längere oder regelmäßig durchgeführte Fixierung ist jedoch nur möglich, wenn die Vorraussetzungen einer Unterbringung wie oben erwähnt vorliegen. Das heißt, es muss entweder eine Selbstgefährdung bestehen oder die Fixierung notwendig sein, um eine Untersuchung, Heilbehandlung oder einen ärztlichen Eingriff zu ermöglichen, der ohne Fixierung nicht durchgeführt werden könnte und der Betreute aufgrund seiner psychischen Krankheit oder geistigen Behinderung die Notwendigkeit der Fixierung nicht erkennt.

3.8 Unterbringung

> **Merke:** Patienten dürfen nicht gegen ihren Willen behandelt werden. Insbesondere können sie nicht zwangsweise in ein Krankenhaus gebracht werden.

Es gibt jedoch Fälle, in denen dies zum Schutz der Öffentlichkeit oder zum Wohle eines Menschen erforderlich ist.

Privatrechtliche Unterbringung. Geht es nur um den Schutz des Patienten, ist eine zwangsweise Verbringung des Patienten in ein Krankenhaus nur unter den Voraussetzungen der privatrechtlichen Unterbringung, d.h. mit Einwilligung eines Betreuers und Genehmigung dieser Einwilligung durch ein Vormundschaftsgericht zulässig.

Öffentlich-rechtliche Unterbringung. Darüber hinaus ist die Verwahrung eines Menschen in einem Krankenhaus gegen seinen Willen nur möglich, wenn dieser psychisch krank oder infolge Geistesschwäche oder Sucht psychisch gestört ist und eine erhebliche Gefährdung der öffentlichen Sicherheit und Ordnung oder Selbstgefährdung droht (öffentlich-rechtliche Unterbringung).

3.9 Das Testament im Krankenhaus

Nach dem Tode eines Menschen gehen seine Rechte und Pflichten auf den Rechtsnachfolger, d.h. seine Erben über. Diese Erben kann der Erblasser zu seinen Lebzeiten selbst bestimmen (testamentarische Erbfolge). Ist dies nicht der Fall, bestimmt das Gesetz, wer Erbe wird (gesetzliche Erbfolge).

Testierfähigkeit. Voraussetzung ist zunächst, dass Testierfähigkeit vorliegt. Sie ist gegeben ab Vollendung des 16. Lebensjahres und setzt voraus, dass jemand im Vollbesitz seiner geistigen Kräfte die Bedeutung einer Willenserklärung und damit seiner Testamenterrichtung einsieht.

3.9.1 Eigenhändiges Testament

Das Testament muss handschriftlich verfasst und unterschrieben sein. Diese Formerfordernis – Handschrift und Unterschrift – kann nicht ersetzt werden. Ist daher ein Patient nicht mehr in der Lage, mit seiner eigenen Hand ein Schriftstück zu verfassen, kann er kein eigenhändiges Testament herstellen.

3.9.2 Notarielles Testament

Diese Form des Testaments kann bereits ab dem 16. Lebensjahr gewählt werden. Erforderlich ist hier nur, dass der Erblasser seinen letzten Willen dem Notar gegenüber erklärt und dieser eine Niederschrift hierüber errichtet. An diese Form des Testamentes sind alle diejenigen gebunden, die – aus welchen Gründen auch immer – ihren Willen nicht handschriftlich festlegen können.

3.9.3 Drei-Zeugen-Testament

Voraussetzung. Voraussetzung ist hier, dass derjenige, der das Testament errichten will, sich in einer nahen Todesgefahr befindet und ein notarielles Testament aus Zeitgründen nicht mehr möglich ist. Zumindest muss die konkrete Befürchtung bestehen, dass er alsbald in einen Zustand der fortdauernden Testierunfähigkeit gerät.

Mündliche Erklärung vor 3 Zeugen. Ist er darüber hinaus testierfähig, kann er sein Testament durch mündliche Erklärung vor 3 Zeugen errichten. Diese Zeugen müssen während des gesamten Errichtungsvorganges anwesend sein. Zeuge kann jedoch nicht sein
- der Ehegatte des Erblassers,
- mit ihm in gerader Linie Verwandte sowie
- Personen, die als Erben in Betracht kommen.

Niederschrift. Zu Lebzeiten des Erblassers muss über diese mündliche Erklärung eine Niederschrift angefertigt werden. Daraufhin ist die Niederschrift dem Erblasser vorzulesen und muss von ihm genehmigt und im Falle seiner Schreibfähigkeit unterschrieben werden. Kann er nicht mehr unterschreiben, ist dies ebenfalls in der Niederschrift festzustellen. Es genügt dann für die Genehmigung z. B. ein Kopfnicken.

> **Merke:** Nach Ablauf von drei Monaten wird das 3-Zeugen-Testament unwirksam, wenn zu diesem Zeitpunkt der Erblasser noch lebt und zur Errichtung eines Testamentes vor einem Notar in der Lage ist. Hierüber ist der Patient aufzuklären!

3.10 Schweigepflicht

3.10.1 Schweigepflichtige Personen

Zum Kreis der schweigepflichtigen Personen gehören u.a. der Arzt und Angehörige eines anderen Heilberufes (wie Gesundheits- und Krankenpfleger), die für die Berufsausübung oder die Führung der Berufsbezeichnung eine staatlich geregelte Ausbildung erfordern. Die Schweigepflicht erstreckt sich darüber hinaus auf die berufsmäßig tätigen Gehilfen und die Personen, die bei den Schweigepflichtigen zur Vorbereitung auf ihren Beruf tätig sind (z. B. Auszubildende in der Krankenpflege).

3.10.2 Geheimnisse

Schützenswert sind Geheimnisse, die dem Schweigepflichtigen anvertraut wurden. Geheimnisse sind Tatsachen, die nur einem beschränkten Personenkreis bekannt sind und an deren Geheimhaltung derjenige, den sie betreffen, ein von seinem Standpunkt aus sachlich begründetes Interesse hat. Im Krankenhausbereich kommen hier alle möglichen Tatsachen in Betracht und nicht nur solche, die mit der Krankheit im Zusammenhang stehen. Anvertraut ist ein Geheimnis, wenn es dem Schweigepflichtigen in seiner Eigenschaft als Angehöriger dieser Berufsgruppe mündlich, schriftlich oder auf sonstige Art und Weise mitgeteilt wurde. Dies bedeutet, dass die Mitteilung des Geheimnisses nicht auf die Arbeitszeiten beschränkt ist und sich auch auf solche Informationen bezieht, die in keinem unmittelbaren Zusammenhang mit der beruflichen Tätigkeit des Schweigepflichtigen stehen.

3 Ökonomische, rechtliche und hygienische Aspekte in der Pflege

„Drittgeheimnisse". Auch die sogenannten „Drittgeheimnisse" fallen unter die Schweigepflicht. Hierbei handelt es sich um Tatsachen, die dem Schweigepflichtigen bekannt geworden sind, während er seinen Beruf ausgeübt hat und sich auf andere Personen beziehen (bei einer Untersuchung eines Patienten werden z.B. Erkenntnisse über dessen Eltern getroffen).

3.10.3 Entbindung von der Schweigepflicht

Als Rechtfertigungsgrund kommt in erster Linie die Einwilligung des Betroffenen (Entbindung von der Schweigepflicht) in Betracht. Liegt eine ausdrückliche Einwilligung nicht vor, kann unter bestimmten Umständen auf eine mutmaßliche Einwilligung zurückgegriffen werden.

Wahrung eigener Interessen. Auch zur „Wahrung eigener Interessen" kann ein Schweigepflichtiger ein Geheimnis offenbaren, wenn und soweit es erforderlich ist, um von sich selbst die Gefahr einer unbegründeten strafrechtlichen Verfolgung abzuwenden oder eigene zivilrechtliche Ansprüche durchzusetzen.

3.11 Freiheitsberaubung

> **Definition:** Wer einen Menschen einsperrt oder auf andere Weise des Gebrauchs der persönlichen Freiheit beraubt, macht sich strafbar. Der Straftatbestand **Freiheitsberaubung** schützt die potenzielle persönliche Fortbewegungsfreiheit, d.h., die Freiheit, sich von einem Ort zu einem anderen Ort zu bewegen.

3.11.1 Fixierung eines Patienten

Das „Fixieren" eines Patienten ist dann Freiheitsberaubung, wenn sich der Patient entgegen seines Willens nicht mehr fortbewegen kann. Dies kann auf mechanische Weise geschehen, indem er z.B. in einem Zimmer eingesperrt oder mit Fesseln oder Gurten an das Bett gebunden ist (Fuß-, Körper-, oder Handfesseln, -gurte) oder durch die Verabreichung von Medikamenten, wenn diese zum Zwecke der Ruhigstellung gegeben werden und es dem Patienten in diesem Zustand nicht mehr möglich ist, sich fortzubewegen. Auch durch psychische massive Einwirkungen auf geeignete Patienten, die aus Angst einen bestimmten Ort nicht mehr verlassen, kann ihnen die Fortbewegungsfreiheit genommen werden.

Anbringen eines Bettgitters

Beim Anbringen eines Bettgitters am Patientenbett liegt immer dann eine Fixierung und damit eine Freiheitsberaubung vor, wenn es dem Patienten durch das Gitter unmöglich ist, das Bett zu verlassen. Solange er durch die Art des Gitters zwischen den Stäben hindurch kann oder aufgrund seiner persönlichen Verfassung über das Gitter steigen kann, liegt keine Freiheitsberaubung vor.

Rechtfertigungsgrund

Als Rechtfertigungsgrund kommt wieder die Einwilligung des Patienten bzw. seines Vertreters in Betracht. Ist der Patient nicht mehr einwilligungsfähig, kommt im Notfall eine mutmaßliche Einwilligung in Betracht. Die Einwilligung des Betreuers bedarf der Genehmigung durch das Vormundschaftsgericht, wenn die Fixierung über einen längeren Zeitraum andauert oder regelmäßig wiederkehrend ist.

3.12 Arzneimittel – und Betäubungsmittelgesetz

Das Arzneimittelgesetz enthält Vorschriften über die Qualität, die Zulassung und Prüfung der Arzneimittel, über eine ausreichende Information des Verbrauchers sowie einen Anspruch auf Schadenersatz bei Schäden durch Arzneimittel. Es wird insbesondere der Begriff des Arzneimittels definiert. Es gibt drei Anlagen zum Betäubungsmittelgesetz, in denen Stoffe aufgeführt sind, die wegen ihrer Wirkungsweise eine Abhängigkeit hervorrufen können. Die in diesen Anlagen enthaltenen Stoffe sind Kraft Gesetzes Betäubungsmittel. Das Gesetz regelt den Umgang mit diesen Stoffen und stellt den illegalen Umgang mit Betäubungsmitteln unter Strafe.

Betäubungsmittelverschreibungsverordnung. Bei der Verschreibung ist insbesondere die Betäubungsmittelverschreibungsverordnung zu beachten. Danach dürfen Betäubungsmittel nur von Ärzten, Zahnärzten oder Tierärzten verschrieben werden, wobei hierzu ein Betäubungsmittelrezept zu verwenden ist.

Aufbewahrung von Betäubungsmitteln. Gerade im Krankenhaus ist auch die Aufbewahrung von dort befindlichen Betäubungsmitteln vorgeschrieben. So muss jeder Zugang und Abgang von Betäubungsmitteln genau schriftlich festgehalten werden. Hierzu sind die vorgesehenen Formblätter oder das Betäubungsmittelbuch zu verwenden. Die Aufbewahrung der Betäubungsmittel muss getrennt von den übrigen Arzneimitteln erfolgen. Eine unbefugte Entnahme muss verhindert werden.

3.13 Infektionsschutzgesetz

Der Zweck dieses Gesetzes ist es, Leben und Gesundheit des Einzelnen sowie der Gemeinschaft vor den Gefahren durch Infektionskrankheiten zu schützen. Neben der Heilung sollen v.a. die Entstehung dieser Krankheiten und deren Ausbreitung durch Vorbeugung/Prävention verhindert werden.

Meldepflicht. Um diese Zwecke des Gesetzes zu erfüllen, sieht das Gesetz ein fein abgestuftes Meldewesen vor. Die zuständigen Behörden können ihrer Aufgabe nur dann entsprechen, wenn sie möglichst frühzeitig Kenntnis über das Vorliegen übertragbarer Krankheiten haben. Dementsprechend müssen bestimmte Krankheiten (meldepflichtige Krankheiten) den zuständigen Behörden gemeldet werden.

Bei diesen Meldungen von Krankheiten und Krankheitserregern ist zu unterscheiden zwischen
- der namentlichen und
- der nicht namentlichen Mitteilung.

Dabei stellt die namentliche Meldung eine Durchbrechung der Schweigepflicht dar. Mitzuteilen ist in diesen Fällen nicht nur die Krankheit bzw. der Krankheitserreger, sondern auch der Name des Patienten sowie bestimmte nähere Umstände, die erforderlich sind, damit von den zuständigen Behörden Schutzmaßnahmen getroffen werden können.

3.14 Medizinproduktegesetz

Medizinprodukte unterscheiden sich von Arzneimitteln dadurch, dass sie auf vorwiegend physikalischem Wege zum Einsatz kommen. Sie werden in 4 Risikoklassen eingeteilt (Klasse I = niedriges Risiko, II a, II b, III). Es handelt sich insbesondere um Instrumente, Apparate, Vorrichtungen, Stoffe und Software, die zur Anwendung für den Menschen bestimmt sind.

Zweck. Der Zweck des Gesetzes liegt darin, die Sicherheit dieser Medizinprodukte zu gewährleisten. Dabei sollen die Medizinprodukte selbst medizinisch und technisch unbedenklich sein, geeignet sein zur Erfüllung des medizinischen Zwecks, den es nach Angaben des Herstellers besitzen soll und Patienten, Anwender und Dritte schützen.

Weitere Gesetze. Neben dem Gesetz über Medizinprodukte gibt es mehrere Verordnungen, die beim Umgang mit Medizinprodukten zu beachten sind. Hierzu gehören z. B.
- die Medizinprodukte-Betreiberverordnung,
- die Medizinprodukte-Verordnung,
- die Verordnung über Vertriebswege für Medizinprodukte,
- die Verordnung über die Verschreibungspflicht von Medizinprodukten oder
- die Verordnung über die Erfassung, Bewertung und Abwehr von Risiken bei Medizinprodukten.

3.15 Strahlenschutz

Röntgenverordnung. Die Röntgenverordnung sieht zum Strahlenschutz besondere Bestimmungen vor, die die Röntgenanlage als solche betreffen (Genehmigungs- oder Anzeigepflicht), aber auch Personen und deren Aufgaben benennen, die für den Umgang dieser Schutzvorschriften besondere Verantwortung treffen (z. B. der Strahlenschutzverantwortliche, Strahlenschutzbeauftragte).

Nach der Intensität der Strahlung unterscheiden sich bestimmte räumliche Bereiche, wie:
- Kontrollbereich
- Überwachungsbereich
- Röntgenraum
- Bestrahlungsraum

Strahlenschutzverordnung. Um den besonderen Gefahren im medizinischen Bereich, die v. a. in der Nuklearmedizin oder in der Strahlentherapie von radioaktiven Stoffen ausgehen, zu begegnen, sieht auch die Strahlenschutzverordnung bestimmte Schutzmaßnahmen vor. So dürfen sich u. a. Personen unter 18 Jahren sowie schwangere Frauen nicht im Kontrollbereich aufhalten. Schwangere oder stillende Frauen dürfen nicht mit offenen radioaktiven Stoffen umgehen.

3.16 Standardhygiene

Sie ist die Basis der Infektionsprävention aller mit dem Patienten arbeitenden Berufsgruppen. Zu den Maßnahmen der Standardhygiene zählen (Abb. 3.2)
- Händewaschen und Händedesinfektion,
- Benutzen und rechtzeitiges Wechseln von Schutzhandschuhen und Schutzkleidung, in speziellen Fällen Mund-Nasenschutz oder Schutzbrille,
- gezielte Reinigung, Desinfektion und Sterilisation,
- konsequenter Schutz vor Stich- und Schnittverletzungen.

Eine sorgfältige Beachtung der Standard-Hygienemaßnahmen in der täglichen Praxis bei allen Patienten würde Übertragungen potenziell pathogener Keime bei der Patientenversorgung erheblich einschränken; spezielle aufwendige Isolierungsmaßnahmen würden sich damit häufig erübrigen. Die Aufmerksamkeit könnte dann weg von der strikten Isolierung im Einzelzimmer hin auf die herausragende Bedeutung der Standard-Hygiene für die Prävention nahezu aller Keimübertragungen gelenkt werden (Kappstein 2006).

3.16 Standardhygiene

Abb. 3.2 Maßnahmen der Standardhygiene (nach Sitzmann 2007).

Schutzschürze/Schutzkittel
- bei zu erwartender Kontamination der Kleidung mit potenziell infektiösem Material (bei der Körperpflege sowie Umgang z.B. mit Stuhl, Urin, Blut, Sekreten)
- Schutzkittel bei speziellen Isolierungsmaßnahmen (MRSA, Infektionskrankheiten)

→ vor dem Ausziehen: hygienische Händedesinfektion

Mund-Nasenschutz
(normal: chirurgischer Mundnasenschutz, ggf. FFP2 oder FFP 3-Halbmaske) mit Schutzbrille, wenn die Gefahr besteht, dass sich Tröpfchen/Aerosole bilden
- endotracheales Absaugen, Influenza – Mitarbeiterschutz
- bei Atemwegsinfektionen der Mitarbeiter – Patientenschutz
- im Rahmen spezieller Isolierungsmaßnahmen (z.B. aerogene Übertragung von TBC)

Hygienische Händedesinfektion
- vor „invasiven" Tätigkeiten am Patienten, z.B. Legen von Venenkathetern oder Manipulationen daran, Injektionen (auch in Infusionssystem), Blutentnahmen
- Legen von Harnwegskathetern oder Manipulationen daran
- Absaugen, Manipulationen an Tubus und Beatmungsschläuchen
- Manipulationen an allen Arten von Drainagen (z.B. Liquor-, Wunddrainagen)
- vor dem Richten von Injektionen, Medikamenten, Infusionen
- immer, wenn eine Berührung mit potenziell infektiösem Material erfolgt ist (z.B. Stuhl, Urin, Blut, Sekrete)
- nach jedem direktem Kontakt mit Patienten bei speziellen Isolierungsmaßnahmen (z.B. Kontaktisolierung bei MRSA, Isolierung bei Übertragung durch Tröpfchen bei Influenza, Meningokokken)
- nach dem Ausziehen von Handschuhen und vor dem Ausziehen von Schutzkitteln

Schutzhandschuhe
- bei zu erwartendem Kontakt mit potenziell infektiösem Material (z.B. Stuhl, Urin, Sekrete) zum Mitarbeiterschutz
- vor Berühren von Schleimhäuten und nicht intakter Haut (zum Patientenschutz ggf. sterile Handschuhe)
- im Rahmen spezieller Isolierungsmaßnahmen
- begrenzt sind Schutzhandschuhe desinfektionsfähig!

→ nach dem Ausziehen: hygienische Händedesinfektion

Flächendesinfektion
- Desinfektion der Arbeitsfläche vor dem Aufziehen von i.v.-Medikamenten und Infusionen, vor Richten einer sterilen Arbeitsfläche
- Desinfektion aller Flächen bei Kontamination mit potenziell infektiösem Material (Blut, Sekret, Ausscheidungen), sichtbare Verschmutzungen sind vorher zu entfernen

→ 70% Alkohol + Einmaltuch für kleine (1-2 qm) Flächen

Schutz vor Stichverletzungen
- beim Umgang mit spitzen oder scharfen Gegenständen, Abwurfgefäß patientennah nutzen
- Ordnung auf Spritzen- und Blutentnahmetablett

3.16.1 Hygienische Händedesinfektion

Die hygienische Händedesinfektion ist eine der effektivsten Methoden der Prävention nosokomialer Infektionen.

Durchführung

- ausreichend alkoholisches Händedesinfektionsmittel aus dem Spender (oder der „Kittelflasche") in die trockenen Hände geben (mind. 3–5 ml),
- gründlich über mindestens 30 Sek. bis zu den Handgelenken verreiben, bis die Hände trocken sind,
- für die Einwirkzeit müssen die Hände feucht bleiben, d.h. es muss evtl. erneut Substanz auf die Hände gegeben werden,
- entscheidend ist neben der Einwirkzeit die Technik, d.h. Hygieneschwachstellen wie Fingerkuppen, Zwischenräume der Finger, Falten der Handinnenflächen und die Daumen sind gründlich mit einzubeziehen.

3.16.2 Chirurgische Händedesinfektion

Es können zwei Methoden angewendet werden: Waschmethode (mit mikrobiziden Waschpräparaten, z.B. PVP-Iod) und Einreibemethode mit Alkohol (wird häufiger angewendet).

Einreibemethode

- vor der ersten Desinfektion eines Tages Händewaschen (im Idealfall > 10 Min. vor der Desinfektion, also auf Station oder im Umkleideraum des OP; eine 1-minütige Waschung der Hände erhöht die Hautfeuchtigkeit signifikant für bis zu 10 Min. und setzt damit die Alkoholwirkung herab,
- ausreichende Menge des Desinfektionsmittel (ca. 10–15ml) auf die Hände geben und auf Händen und Unterarmen verreiben,
- Desinfektionsmittel einreiben, bis die Hände trocken sind (je nach Herstellerangabe).

3 Ökonomische, rechtliche und hygienische Aspekte in der Pflege

Zwischen den Operationen sollen die Handschuhe ausgezogen werden, um eine Verbreitung von Blut (auch winzigster Mengen) zu vermeiden und die Haut nicht zu sehr zu belasten.

Vor der nächsten OP bei kurz aufeinander folgenden Eingriffen muss Folgendes beachtet werden:
- letzte chirurgische Händedesinfektion vor < 60 Min.: Desinfektion 1 Min. lang durchführen,
- letzte chirurgische Händedesinfektion vor > 60 Min.: Desinfektion in üblicher Dauer vornehmen.

3.17 Desinfektionsverfahren

> **Definition: Desinfektion** ist die Abtötung, Reduzierung und Inaktivierung von Mikroorganismen. Ausgenommen sind bakterielle Sporen.

Desinfektionsverfahren und -mittel können nicht zwischen pathogen und apathogen unterscheiden. Möglicherweise krankmachende Keime müssen nicht unbedingt abgetötet, aber zumindest so geschädigt werden, dass sie keine Infektionen mehr verursachen. Man unterscheidet physikalische und chemische Desinfektionsverfahren.

3.17.1 Physikalische Desinfektion

Die physikalischen Methoden der Desinfektion beruhen auf der Einwirkung von Energie auf den Mikroorganismus, er stirbt ab. Es gibt fließende Übergänge zur Sterilisation, da in Abhängigkeit von Energiemenge und Einwirkungszeit auch ein Sterilisationseffekt erreicht werden kann. Zu den wichtigsten physikalischen Desinfektionsverfahren, zählen
- thermische Desinfektion (trockene und feuchte Hitze) und
- Desinfektion mittels Strahlen.

Trockene Hitze
- **Verbrennen:** bei relativ wertlosen Materialien (z. B. Abfällen) angewendet.
- **Ausglühen:** Hitzestabile Gegenstände (z. B. Metallösen in bakteriologischen Labors) werden kurzzeitig in die Flamme eines Bunsenbrenners gehalten, um das infektiöse Material zu vernichten.

Feuchte Hitze
- **Auskochen:** Davor Schmutzreste weitgehend auflösen, um auch Keime zu erreichen, die durch den Schmutz vor dem direkten Angriff geschützt sind.
- **Desinfektion durch strömenden Dampf:** Textilien wie Matratzen, Decken oder Kopfkissen lassen sich sicher und zuverlässig desinfizieren.

Desinfektion mittels Strahlen
Kurzwellige UV-C-Strahlen werden erzeugt, um Bakterien zu inaktivieren. Anwendung finden sie z. B. bei Trinkwasser und Warmwasser. Es wird bestrahlt, um es zu desinfizieren. Das letzte Spülwasser in Endoskopreinigungs- und Desinfektionsautomaten einzelner Hersteller kann ebenfalls durch Strahlen desinfiziert werden.

3.17 Desinfektionsverfahren

Vorteile

Im Vergleich zur chemischen Desinfektion haben die physikalisch-thermischen Desinfektionsverfahren wichtige Vorteile:
- geringere Kosten, geringere Umweltbelastung
- höhere Sicherheit bei der Aufbereitung
- Möglichkeiten zur Automation
- keine Toxizität, keine Allergisierung

Thermo-chemische Desinfektion

Bei der Kombination von Hitzeenergie und chemischen Reinigungswirkstoffen spricht man von thermo-chemischer Desinfektion. Sie wird angewendet in vollautomatischen Reinigungs- und Desinfektionsmaschinen für Instrumente, Endoskope usw.

3.17.2 Chemische Desinfektion

Chemische Substanzen können Mikroorganismen abtöten (Mikrobizidie). Dazu müssen jedoch bestimmte Konzentrationen, Temperaturen und Einwirkzeiten eingehalten werden. Es werden verschiedene Anforderungen an chemische Wirkstoffe gestellt:
- breites Wirkungsspektrum gegen Bakterien, Pilze und Viren
- rasche Wirkung und niedrige Anwendungskonzentrationen
- möglichst keine Beeinflussung durch unspezifische Eiweiße (Sputum, Blut, Eiter, Wundsekret)
- farblos, geruchlos und atoxisch
- keine Schleimhautreizungen
- keine Materialschädigung (wirtschaftlicher Aspekt)
- keine Umweltbelastung

Merke: Kein Desinfektionswirkstoff kann alle Anforderungen erfüllen. Deshalb sind physikalische Desinfektionsverfahren chemischen Verfahren vorzuziehen.

Methoden

Einlegemethode

Gegenstände (Nassentsorgung) werden vollständig in Desinfektionslösung eingelegt. Spitze und/oder scharfe Instrumente müssen laut Unfallverhütungsvorschrift auf diese Art eingelegt werden, wenn keine thermische Desinfektion in vollautomatischen Reinigungs- und Desinfektionsmaschinen erfolgen. Voraussetzung für die volle Wirksamkeit ist die gründliche Reinigung der Instrumente (maschinell oder manuell). Die Lösung muss kalt angesetzt werden, um toxische Dampfentwicklung zu reduzieren. Schläuche und Hohlräume sorgfältig mit der Lösung füllen. Die Tauchgefäße müssen zum Mitarbeiterschutz abgedeckt sein.

Wisch-Methode

Nass bzw. feucht abwischen. Vorteil: Verschmutzung wird gelöst und entfernt. Die Wirksamkeit der routinemäßigen Desinfektion großer Flächen, z.B. des Fußbodens, als Infektionsprophylaxe ist umstritten.

3 Ökonomische, rechtliche und hygienische Aspekte in der Pflege

Sprühen
Nur für kleine, schlecht zugängliche Flächen geeignet. Es besteht Allergiegefahr. Da die Fläche nicht voll benetzt werden kann, ist die desinfizierende Wirkung fraglich. Es legt sich lediglich ein Nebel auf den keimhaltigen Schmutz. Im Schmutz bleiben die Mikroorganismen am Leben, sind evtl. nur teilweise geschädigt und können Resistenzen entwickeln (Daschner 2004).

Umgang mit chemischen Desinfektionswirkstoffen
Viele Reinigungs- und Desinfektionswirkstoffe sind Gefahrstoffe, d.h. sie wirken gesundheitsgefährdend beim Berühren, Einatmen oder Verschlucken. Einige sind aufgrund eines niedrigen Flammpunktes leicht entzündbar.

Reinigungs- und Desinfektionsmittel können reizend, ätzend oder giftig wirken. Der Hautkontakt mit Lösungen, die nicht am Menschen angewendet werden, ist zu vermeiden. Betriebsanweisungen und Kennzeichnung der Wirkstoffe weisen darauf hin, welche Gefährdung besteht und wie sie sicher angewendet werden. Die Betriebsanweisungen nach § 20 der Gefahrstoffverordnung (GefStoffVO) und die technische Richtlinie für Gefahrstoffe (TRGS 555) müssen beachtet werden.

3.18 Sterilisation

> **Definition:** Mit **Sterilisation** soll erreicht werden, dass alle vermehrungsfähigen Mikroorganismen einschließlich bakterieller Sporen am oder im Sterilisiergut abgetötet sind. Um die definitorische Kontaminationswahrscheinlichkeit von 1:1 000 000 zu erreichen, ist zumindest sorgfältige Vorreinigung Voraussetzung.

Die Wahl des Verfahrens hängt von der Beschaffenheit des zu sterilisierenden Materials ab:
- am häufigsten wird die Dampfsterilisation (physikalische Sterilisation) und
- für thermolabile Güter die Formaldehydsterilisation (chemische Sterilisation) eingesetzt.

Dampfsterilisation. Die Abtötung der Keime durch Hitze erfolgt durch Koagulation (Ausflockung) der Proteine. Geforderte Bedingungen im Autoklaven bzw. am Sterilgut sind:
- 121°C bei 15–20 Min. Abtötungszeit oder
- 134°C bei 5 Min. Abtötungszeit.

Es wird gespannter, d.h. unter Druck stehender Wasserdampf, eingesetzt. Zu den eigentlichen Abtötungszeiten werden noch addiert:
- **Entlüftungszeit**: Da Luft ein schlechter Wärmeleiter ist, wird sie mit Vakuumpumpen möglichst vollständig aus der Sterilisierkammer abgesaugt.
- **Steigezeit**: Zeit, die zur Erreichung der Betriebstemperatur (121°C bzw. 134°C) notwendig ist.

Die Dampfsterilisation kann angewandt werden für Textilien, Papier, Glas, Metall, Gummi. Die Sicherheit, die Keime abzutöten, ist sehr groß. Außerdem ist es auch das wirtschaftlichste und umweltschonendste Verfahren.

3.19 Isolierung

Die Isolierung ist die einschneidendste prophylaktische Hygienemaßnahme, um die Verbreitung pathogener Keime zu verhindern. Mitpatienten, Mitarbeiter, Besucher und Umgebung sollen vor der Infektion oder Keimquelle geschützt werden.

Gründsätze.
- Nicht der Patient soll isoliert werden, sondern die pathogenen Mikroben (Kappstein 2002).
- Isolierungsmaßnahmen orientieren sich am Übertragungsweg des Mikroorganismus.
- Isolierung umfasst alle Maßnahmen, durch die es zur Unterbrechung von Übertragungswegen kommt (z.B. durch das Anlegen eines Wundverbandes).
- Der Isolierungsumfang ist auf den aktuellen Zustand des Patienten abzustimmen.

Zusätzlich zu den Maßnahmen der Standardhygiene sind bei Patienten mit bestimmten Infektionskrankheiten im Stadium der Infektiosität weitere Schutzmaßnahmen erforderlich:
- Kontaktisolierung
- Tröpfchenisolierung
- aerogene Isolierung

Protektive Isolierung (Schutzisolierung). Während mit den vorgenannten Isolierungsmaßnahmen eine Keimübertragung von Infektionskranken oder kolonisierten Patienten verhindert werden soll, kommt es bei sehr abwehrgeschwächten Patienten auf den Schutz vor dem Kontakt mit potenziell pathogenen Mikroben an (Schutzisolierung). Sie dient dem Schutz eines abwehrgeschwächten und daher stark infektionsgefährdeten Patienten. Vor pathogenen Mikroorganismen protektiv isoliert werden z.B.
- Patienten mit AIDS,
- Leukopenie im Rahmen einer Tumorbehandlung, Knochenmarktransplantation,
- großflächiger Verbrennung.

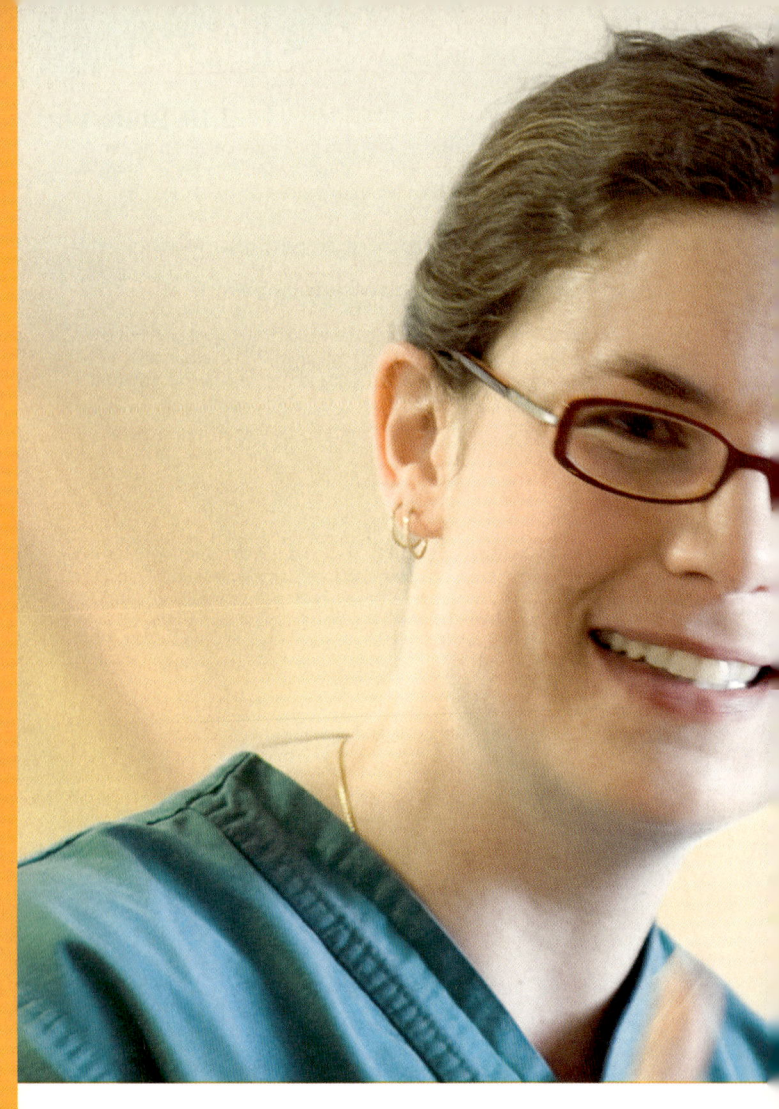

Teil 2: Pflegerische Interventionen bei den ATLs und bei medizinischer Diagnostik und Therapie

| Pflegerische Interventionen bei den Aktivitäten des täglichen Lebens (ATL) | Seite 44 | 4 |
| Pflegerische Interventionen bei der medizinischen Diagnostik und Therapie | Seite 176 | 5 |

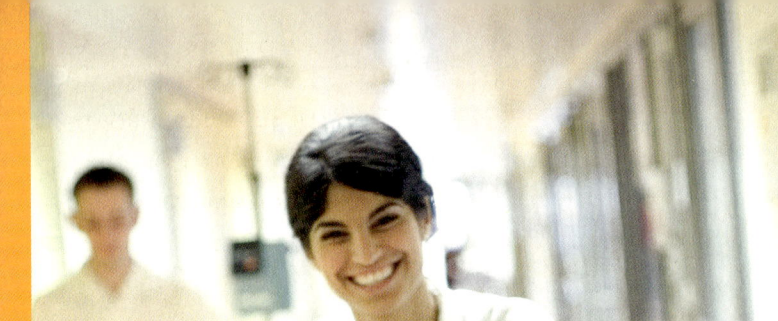

4 Pflegerische Interventionen bei den Aktivitäten des täglichen Lebens (ATL)

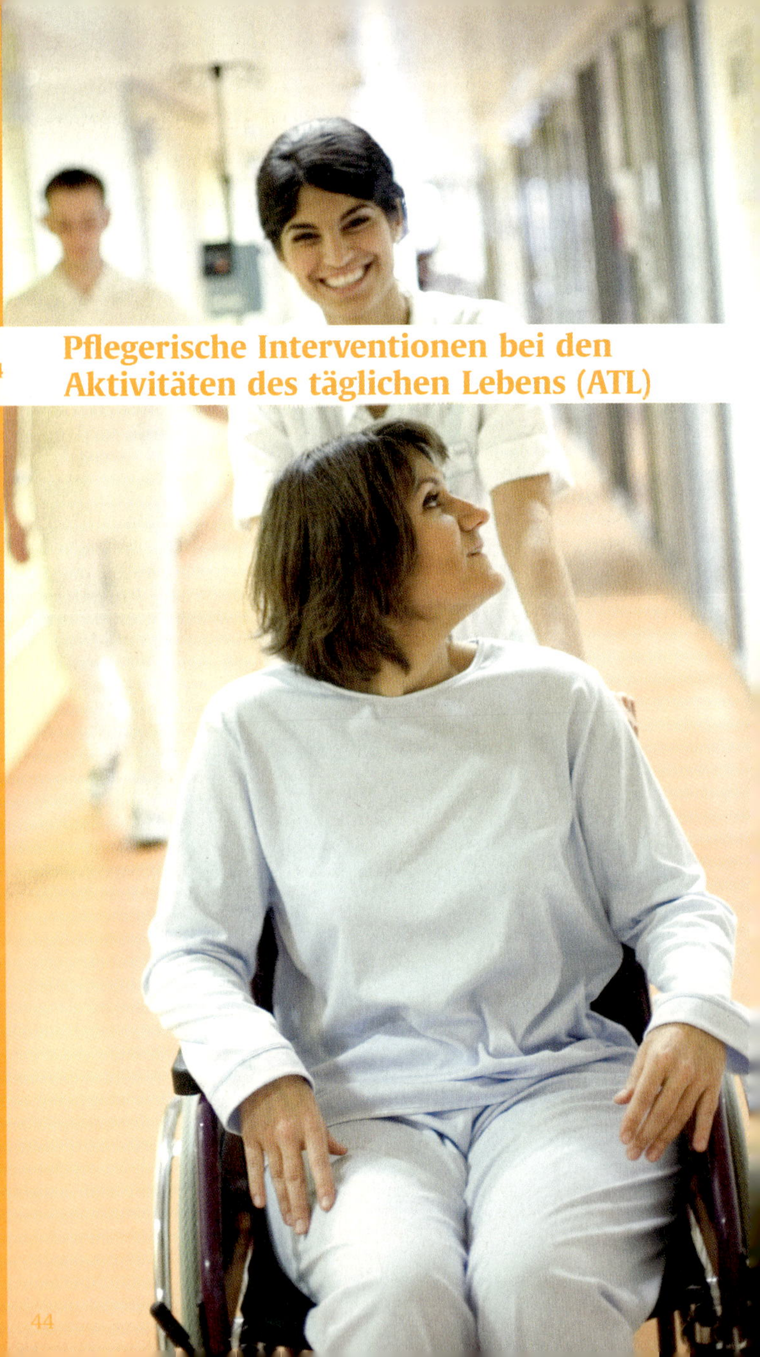

4.1 Wach sein und Schlafen

4.1.1 Grundlagen

Wachzustand/Bewusstsein

> **Definition: Bewusstsein** kann als Gesamtheit und Ausdruck aller uns gegenwärtigen – also empfundenen – psychischen Vorgänge definiert werden.

Zur Beobachtung des Bewusstseinszustandes orientiert man sich an folgenden Kriterien:
- **Sprache:** Ist eine Unterhaltung möglich?
- **Sensibilität:** Erfolgt eine Reaktion auf Schmerzreize (z. B. durch Kneifen)?
- **Motorik:** Erfolgt eine Bewegung als Reaktion auf z. B. Schmerzreize?
- **Reflexe:** Sind sie auslösbar durch gezielte Reflexüberprüfung?
- **Pupillenreaktion:** Reagieren die Pupillen auf Lichteinfall durch eine Taschenlampe?
- **Koordinationsfähigkeit** und **Reaktionsvermögen:** Erfolgen Bewegungen und Funktionen aufeinander abgestimmt, sind Reaktionen auf Einflüsse angemessen schnell?

Schlafstörungen (Dyssomnien)

Die ICSD (International Classifikation of Sleeping Disorders) unterteilt Schlafstörungen hauptsächlich nach ihren Ursachen (Tab. 4.1). Die Störungen treten häufig in Mischformen auf.

Tab. 4.1 Klassifikation von Schlafstörungen nach ICSD.

Definition	Einteilung	Ursachen
Dyssomnien		
- Erholungsfunktion des Schlafes ist gestört - Ein- und Durchschlafstörungen (Insomnien) und/oder - Störungen der Wachphase durch übermäßige Schläfrigkeit (Hypersomnien)	intrinsische Dyssomnien	- Schlafapnoe-Syndrom - Narkolepsie - idiopathische Insomnie (ohne erkennbare Ursache)
	extrinsische Dyssomnien	- externe Faktoren (Lärm, Temperatur u.a.) - verhaltensabhängige Faktoren (fehlendes Schlafritual, Gebrauch von Sucht- und Genussmitteln, Einnahme von Pharmaka u.a.)
	Störungen des zirkadianen Rhythmus	- Zeitzonenwechsel (Jetlag) - Schichtarbeit
Parasomnien		
vorübergehende körperliche Abläufe während des Schlafes	Aufwachstörungen	- Schlafwandeln - Nachtangst
	Schlaf-wach-Übergangsstörungen	- Schlafstörungen mit rhythmischen Bewegungen - Sprechen im Schlaf
	REM-Schlaf gebundene Parasomnien	- Albträume - Schlaflähmung
	andere Parasomnien	- Zähneknirschen - nächtliches Einnässen

Tab. 4.1 (Fortsetzung)

Definition	Einteilung	Ursachen
krankheitsbedingte Schlafstörungen		
sekundäre Schlafstörungen mit insomnischen, hypersomnischen und parasomnischen Symptomen	Schlafstörungen bei psychiatrischen Erkrankungen	■ Depression ■ Angsterkrankungen mit Zwangsphänomenen ■ Alkoholismus
	Schlafstörungen bei neurologischen Erkrankungen	■ Nervenschmerzen ■ Demenz ■ Morbus Parkinson
	Schlafstörungen bei internistischen Erkrankungen	■ Atemnot ■ Herzinsuffizienz mit nächtlichem Wasserlassen ■ Husten und Juckreiz

Schlafapnoe-Syndrom
Diese Sonderform ist charakterisiert durch nächtlich auftretende Atempausen/-aussetzer von mehr als 10 Sek. Dauer (während der Non-REM- Phase), die mit einer Sauerstoffunterversorgung einhergehen können. Es betrifft häufiger Männer als Frauen, meist Schnarcher, Menschen mit hohem Blutdruck und/oder Übergewicht. Die ständig wiederkehrenden Atemaussetzer können z. B. zu nächtlichen Herzrhythmusstörungen oder einer Hypoxie (Sauerstoffunterversorgung) des Gehirns führen.

Folgen von Schlafstörungen/Schlafmangel
■ Konzentrationsschwäche, Ungeduld, Reizbarkeit und innere Unruhe
■ Nervosität, Zerschlagenheit, emotionale Störungen, Persönlichkeitsstörungen
■ Abnahme der Kreativität und gesteigertes Schmerzempfinden

4.1.2 Schlafanamnese und Schlafprotokoll

Um die vielfältigen Ursachen und Auswirkungen von Schlafstörungen zu erfassen, ist eine gute Beobachtung des Patientenverhaltens am Tag und in der Nacht erforderlich. Des Weiteren ist eine umfangreiche Anamnese zu erheben und ggf. ein Schlafprotokoll anzufertigen. Mit den Betroffenen sind folgende Fragen zu klären:
■ Tritt die Schlafstörung akut auf oder bestehen generell Schlafprobleme?
■ Kennt der Patient die Ursachen für seine Schlafstörungen?
■ Verfügt er über eindeutige Einschlafrituale?

Pflegende können während des Nachtdienstes Beobachtungen über folgende Schlaffaktoren machen:
■ Schlafposition/-haltung
■ Schlaftiefe: Pat. wird bei betreten des Zimmers durch Pflegende leicht wach-/schläft tief
■ Geräusche: Atemaussetzer, Schnarchen, Zähneknirschen (Bruxismus)
■ Gesamtschlafzeit und Befinden nach dem Aufwachen

Nach Schlafmitteleinnahme müssen die Beobachtungen ggf. erneut beurteilt werden.

4.1.3 Unterstützung bei Schlafstörungen

Zur Behandlung von Schlafproblemen gibt es keine Patentrezepte. Im Vordergrund stehen die Analyse der Schlafstörung und die Behebung der Ursachen (Tab. 4.2).

4.1 Wach sein und Schlafen

Tab. 4.2 Häufige Ursachen und Einflussfaktoren für Schlafstörungen bei Patienten während eines Krankenhausaufenthaltes.

Einflussfaktoren	Pflegerische Maßnahmen
Psychische Einflussfaktoren	
Ängste (vor OP, Diagnose, Zukunft u. a.)	■ Gespräche anbieten ■ beruhigende Maßnahmen ■ Atemstimulierende Einreibung (s. u.)
Heimweh, ungewohnte Umgebung	■ abendliches Telefonat ermöglichen ■ persönliche Gegenstände am Bett, z. B. Bilder
Physische Einflussfaktoren	
Bewegungsmangel	■ Motivation zu Beschäftigung und Bewegungsübungen ■ Krankengymnastik ■ Spaziergang
Schmerzen	■ Lagerung ■ Wärme- oder Kälteanwendungen
volle Blase, Nykturie	■ Toilettengang ermöglichen ■ ggf. Nachtstuhl ans Bett
Hunger, Durst, trockener Mund	■ Spätmahlzeit ■ Getränk am Bett
Umgebungsbedingte Einflussfaktoren	
Licht	■ volle Beleuchtung vermeiden ■ Nachtlichter nutzen
Gerüche	■ Lüften
Raumtemperatur: Wärme/ Kälte	■ Lüften ■ zweite oder dünnere Decke, Wärmflasche anbieten
Lärm (z. B. Flurlärm, Schnarchen von Bettnachbarn)	■ Oropax anbieten

4.1.4 Pflegemaßnahmen zur Schlafförderung

Kräutertees, ätherische Öle

- Kräuter mit beruhigender Wirkung sind z. B. Melisse, Hopfen, Baldrian, Weißdorn, Johanniskraut.
- Bei den ätherischen Ölen sind die Duftrichtungen mit beruhigender Wirkung z. B. Lavendel, Melisse.

Atemstimulierende Einreibung

Indikation

- Ermöglichen eines Beziehungsaufbaus
- psychische Stabilisierung, Stressminderung, Atemunterstützung
- Weaning (Entwöhnung vom Beatmungsgerät)
- prä- und postoperative Vor- und Nachsorge
- Beruhigung, Orientierung, Einschlafförderung

Voraussetzung der Pflegenden

- Kenntnis des Vorgehens, Konzentrationsfähigkeit, warme Hände
- keine Ringe an den Händen, möglichst keine Handschuhe

Durchführung

- mögliche Positionen: sitzend (90°/135°), Bauchlage (Rückenlage, d.h. ASE auf der Brust nur in Ausnahmefällen)
- Zunächst nach Kontaktaufnahme an der Schulter den Rücken des Patienten mit einer W/O-Lotion mit ruhigen und systematischen Berührungen nachmodellieren.
- Nach kurzem Erspüren des Atemrhythmus des Patienten beginnt die ASE mit der Ausatmung.
- **Ausatmung:**
  - Hände gleiten rechts und links neben der Wirbelsäule 10–15 cm nach unten
  - dann Finger nach außen drehen und Hände entlang der Rippen nach außen gleiten lassen. Dabei leichten Druck mit Zeigefinger, Daumen und Daumenballen nach innen zur Unterstützung der Ausatmung ausüben.
- **Einatmung:**
  - Hände gleiten nach oben und drehen sich zurück zur Wirbelsäule. Dabei wird ein leichterer Druck mit der Handkante Richtung Kopf ausgeübt, der Thorax also bei der Einatmung unterstützt.
- Diese spiralförmige Bewegung solange wiederholen, bis die Hände am unteren Rippenrand angelangt sind (je nach Größe des Rückens, bzw. der Hände 5–8-mal)
- Danach Hände nacheinander nach oben auf die Schultern legen und ASE fortführen.
- Wichtig: nicht erneut auf die Atmung des Patienten warten, sondern im Rhythmus bleibend fortfahren.
- Wenn Übereinstimmung der Patientenatmung und Händebewegung erreicht wird, kann die Atmung je nach Indikation dazu angeregt werden, in Frequenz, Verhältnis und Tiefe verändert zu werden.
- Wie lange die gesamte ASE dauert, richtet sich nach der Indikation und umfasst i.d.R. 3–8 Minuten.

Hydro- und Thermotherapie

Wärme bei motorischer Unruhe und kalten Füßen

Wärmeanwendungen beruhigen bei motorischer Unruhe, so fördern warme Bäder z.B. das Einschlafen; dies kann durch den Zusatz von Badesalzen oder -ölen mit Extrakten von Heilkräutern (z.B. Baldrian, Hopfen, Heublumen, Lavendel) noch unterstützt werden. Ebenso unterstützend wirken warme Bauchwickel oder eine warme Brustauflage mit Lavendelöl. Bei kalten Füßen helfen ein warmes Fußbad oder auch Wechselbäder. Die Füße werden zuerst für etwa 3–5 Min. in 40°C warmem Wasser gebadet und anschließend 1 Min. in kaltes Wasser getaucht.

Kälte bei hohem Blutdruck

Leidet ein Patient an hohem Blutdruck, können der Blutkreislauf und das Druckgefühl im Kopf durch ein kaltes Fußbad entlastet werden. Dies darf allerdings nur bei warmen Füßen durchgeführt werden.

> **Merke:** Es ist notwendig, alle Maßnahmen exakt zu dokumentieren. Nur so können die Wirkungen überprüft werden und bei ausbleibendem Erfolg alternative Maßnahmen geplant werden.

4.1.5 Schlafförderung durch Medikamente

Pflanzliche Präparate

Eine abgestufte Auswahl an Präparaten sollte vorhanden sein und sich an den individuellen Bedürfnissen des Patienten orientieren. Gleiches gilt für die Dosis: Oft reichen bereits halbe Standarddosen aus, um eine ausreichende Wirkung zu erzielen.

H_1-Antihistaminika

H_1-Antihistaminika haben ihre Bedeutung vornehmlich in der Selbstmedikation. Die ursprünglich als Nebenwirkung aufgetretene Müdigkeit wird somit zur eigentlichen Indikation dieser Präparate, die rezeptfrei und damit in Apotheken zur Selbstmedikation erhältlich sind.

Benzodiazepine

Erholungswert

Benzodiazepine verlängern den weniger tiefen Schlaf und verkürzen den eigentlichen Tiefschlaf. Der Erholungswert des Schlafes wird reduziert.

Wirkdauer

Viele Benzodiazepine (z. B. Valium) haben außerordentlich lange Halbwertszeiten (Wirkdauer). Ein Teil der Wirkung tritt in der Nacht ein, aber auch tagsüber ist noch eine Sedierung und Anxiolyse (Angstminderung) gegeben. Bei einigen Patienten kann das erwünscht sein, bei einer (Ein-) Schlafmedikation ist dies eine unerwünschte Wirkungsverlängerung („Hang-Over", Überhangeffekt).

Muskulatur

Eine stark muskelrelaxierende Wirkung erhöht die Gefahr von Stürzen beim morgendlichen Aufstehen älterer Patienten.

Kumulation

Bei längerem Gebrauch kann ein abruptes Absetzen zu schwierigen Entwöhnungsprozessen führen: Schlaflosigkeit, Angstzustände, Schwindel oder Verwirrtheit können verstärkt auftreten. Somit sollte bei einer längerfristigen Einnahme dieser Präparate eine Ausschleichphase mit kontinuierlicher Dosisreduktion erfolgen.

Nebenwirkungen

Paradoxe Wirkungen mit euphorischen Erscheinungen anstelle der Sedierung sind insbesondere bei älteren Patienten möglich. Auch die atemdepressive Wirkung kann bei Patienten mit Lungenerkrankung oder Schlafapnoe eine unerwünschte Reaktion verursachen.

Benzodiazepin-Analoga

Aufgrund der zunehmend bekannten Benzodiazepin-Problematik in der Dauermedikation (bereits nach mehr als 2–3 Wochen) haben sich diese Präparate (z. B. Zopiclon: Ximovan u. a., Zolpidem: Stilnox u. a.) als Schlafmittel relativ schnell etabliert. Langzeiterfahrungen sind aber noch nicht ausreichend verfügbar.

4 Pflegerische Interventionen bei den Aktivitäten des täglichen Lebens

4.2 Sich bewegen

4.2.1 Kinästhetik

> **Definition:** Die Herkunft des Wortes **Kinästhetik** leitet sich aus den griechischen Wörtern kiniesis = Bewegung, aisthesis = Empfindung ab. Kinästhese, Kinästhesie oder Kinästhetik (Bewegungsempfindung) bezeichnet i. A. die nach innen gerichteten (interiozeptischen) Anteile menschlicher Wahrnehmungsfähigkeit, die für die Entwicklung und Erhaltung von lebenswichtigen Funktionen des Menschen wesentlicher sind als die nach außen gerichteten (exteriozeptischen).

Fortbewegen im Liegen

Vorbereitung
- Hände desinfizieren und Patienten informieren, Fenster und Türen schließen, Besucher aus dem Patientenzimmer bitten bzw. Situation zur Anleitung nutzen.
- Lagerungshilfsmittel, Kissen und Bettdecke aus Bett entfernen, um die Bewegung nicht zu hemmen.
- Patientenbett auf rückenschonende Arbeitshöhe bringen und auf geraden Rücken während der Tätigkeit achten, Patient bitten, Arme über dem Bauch festzuhalten.

Durchführung
- Einen Arm unter beide Schulterblätter des Patienten schieben, den anderen Arm unter das Becken. Becken und Brustkorb sind in diesem Fall die Massen, Taille und Hals die Zwischenräume. Nach kinästhetischen Richtlinien darf niemals an den Zwischenräumen angefasst werden, um die Bewegung nicht zu blockieren.
- Eigenes Gewicht nach vorne verlagern und dabei den Patient auf den Armen etwas von sich weg und nach oben rollen.
- Eigenes Gewicht nach hinten verlagern und den Patient auf den Armen zu sich her und dabei weiter nach oben rollen.
- Ist der Patient weit genug nach oben bewegt worden, wieder bequem und evtl. mit Lagerungshilfsmitteln lagern, Rufanlage in Reichweite bringen.

Nachbereitung
- Sich vor dem Verlassen des Patienten nach Bedürfnissen erkundigen (Lagerung bequem? Getränk erwünscht? Fenster öffnen?), abschließend Hände desinfizieren,
- Maßnahme durch Eintragung in den Pflegebericht mit Handzeichen und Uhrzeit dokumentieren.
- **Blick zurück:** Hat der Patient alle persönlichen Gegenstände in Reichweite? Ist er informiert, sich zu melden, wenn die eingenommene Position für ihn unbequem wird?

Fortbewegen vom Liegen zum Sitzen

- Vorbereitung s. „Fortbewegen im Liegen".
- Patient befindet sich in Rückenlage, Oberkörper leicht erhöht.
- Durch Berührung Impuls zum Beugen des Kopfes geben,
- unter das Schulterblatt greifen und durch Bewegung zur Seite Patienten Gewichtsverlagerung auf den linken Ellenbogen ermöglichen (Patient kann sich über diesen aufrollen),

4.2 Sich bewegen

- durch Unterstützung der Masse Brustkorb erfolgt ein erneuter Bewegungsimpuls zum vollständigen Aufsitzen.
- Nachbereitung s. „Fortbewegen im Liegen".

Fortbewegen im Sitzen

- Vorbereitung s. „Fortbewegen im Liegen".
- Patient sitzt auf einem Stuhl: unter beide Schulterblätter greifen und Oberkörper des Patienten nach vorne bringen, indem eigenes Gewicht nach hinten verlagert wird.
- Gewicht des Patienten auf die rechte Seite lagern, damit sich das Becken links abhebt; mit einer Hand die Vorwärtsbewegung am Becken links unterstützen und somit linkes Bein nach vorne bringen.
- Gewicht des Patienten auf die andere Seite verlagern (Becken hebt sich rechts ab), mit einer Hand die Vorwärtsbewegung am Becken rechts unterstützen und somit rechtes Bein nach vorne bringen.
- Vorgang so lange wiederholen, bis der Patient sich an der Stuhlkante befindet und durch weitere Gewichtsverlagerungen aufstehen kann.
- Häufig klappt die Vorwärtsbewegung im Sitzen deswegen nicht, weil die zu bewegende Körperseite nicht genügend entlastet wurde, d.h. es wurde nicht ausreichend Gewicht verlagert. Dem Patienten sollte daher ein sicheres Gefühl vermittelt werden, sodass er sich ganz auf die Seite lehnt und sich ausreichend mitbewegt.
- Nachbereitung s. „Fortbewegen im Liegen"

Fortbewegen vom Sitzen zum Stehen

- Vorbereitung s. „Fortbewegen im Liegen"
- Mehrere Varianten des Aufstehens sind möglich und richten sich nach den Ressourcen des Patienten.
- Patient sitzt möglichst weit vorne auf der Stuhlkante.

Aufstehen von der Seite

- Beim hemiplegischen Patienten mit relativer Standsicherheit auf der betroffenen Seite stehen und Bewegung mit einer Hand am Gesäß unterstützen.
- Oberkörper des Patienten weit nach vorne bringen lassen und damit Gewicht auf die Beine verlagern; mit der anderen Hand Knie des Patienten stützen.
- Durch Impuls am Gesäß hebt sich das Gesäß ab, gleichzeitig wird durch Druck auf das Knie Impuls zum Durchdrücken des Beins und damit zum Aufrichten gegeben.
- Pflegeperson stabilisiert im Stehen das Knie des Patienten mit ihrem eigenen Knie. Impuls am Oberkörper führt zum Aufrichten.

Aufstehen von vorne

- Patient ergreift seine Hände und legt den Oberkörper auf den Rücken der Pflegeperson. Patient muss möglichst weit nach vorne kommen. Pflegeperson nimmt Knie der betroffenen Seite zwischen ihre Knie zur Stabilisierung,
- Pflegeperson verlagert ihr Gewicht nach hinten, richtet sich auf und bringt durch die Aufwärtsbewegung den Patienten zum Stehen.

4.2.2 Thromboseprophylaxe

> **Definition:** Als **Thrombose** wird eine Gefäßerkrankung bezeichnet, bei der sich ein Blutgerinnsel (Thrombus) in einem Gefäß mit vollständigem oder teilweisem Verschluss bildet. Obwohl Thrombosen in allen Blutgefäßen auftreten können, wird damit umgangssprachlich meist eine Thrombose in tiefen Venen (Phlebothrombose) benannt.

Ursachen und Folgen der Thrombose

Der Mechanismus, der zur Thrombose führt, wird als Virchow-Trias bezeichnet (benannt nach dem Berliner Pathologen Rudolf Virchow, 1821–1902). Sie setzt sich zusammen aus
1. einer Schädigung der Gefäßwand (z. B. bei bestehenden Venenerkrankungen, zunehmendem Alter),
2. einem verlangsamtem Blutstrom (z. B. bei Bettlägerigkeit, Immobilität einer Extremität) und
3. einer veränderten Blutzusammensetzung (z. B. nach Operationen, Sepsis).

Die Thrombose gefährdet den Patienten sowohl akut als auch chronisch. Sie ist mit Schmerzen und Einschränkungen der Lebensqualität verbunden. Die am meisten gefürchtete, akute Komplikation ist die Lungenembolie. Als chronische Folgeerkrankung kann sich ein postthrombotisches Syndrom entwickeln.

> **Merke:** Eine konsequente, aufmerksame Thromboseprophylaxe gilt als präventiv in der Verhinderung einer Lungenembolie.

Maßnahmen zur Thromboseprohylaxe

Die Thromboseprophylaxe baut auf zwei Säulen auf:
1. **Säule:** medikamentöse Prophylaxe (Heparin, orale Antikoagulantien, z. B. Marcumar)
2. **Säule:** physikalische Prophylaxe

Physikalische Prophylaxe

In Tab. 4.3 sind die Pflegemaßnahmen sowie weitere physikalische Maßnahmen zur Thromboseprophylaxe aufgeführt.

Tab. 4.3 Maßnahmen zur physikalischen Thromboseprophylaxe.

Kompression der oberflächlichen Venen	Aktivierung der Muskelpumpe	weitere physikalische Maßnahmen
■ medizinische Thromboseprophylaxestrümpfe (MTS) ■ Kompressionsverbände ■ intermittierende pneumatische Kompression	■ Bewegungsübungen im Bett ■ Mobilisation ■ Fußsohlendruck ■ Bettfahrrad/Sprunggelenkpumpe	■ Hochlagerung der Beine ■ Atemübungen ■ Ausstreichen der Beine

Durch verschiedene Lageveränderungen und Aktivitäten kann die Strömungsgeschwindigkeit des Blutes beeinflusst werden (Tab. 4.4).

4.2 Sich bewegen

Tab. 4.4 *Venöse Strömungsgeschwindigkeiten bei verschiedenen Lagerungen und Übungen im Vergleich zur flachen Rückenlage (= 100%) nach Cottier (Neander 1997).*

Lage/Bewegung	venöse Strömungsgeschwindigkeit im Bein in %	venöse Strömungsgeschwindigkeit im Becken in %
Liegen in Rückenlage	100	100
Stehen	60	70
Gehen	120	113
Fußende 20°-Hochlagerung	250	180
Beine 90°-Hochlagerung	370	260
Zehengymnastik	160	150
Fußgymnastik	190	150
Atemübungen	130	115
Bettfahrrad	440	470
elastische Strümpfe (MTS)	190	120

Medizinische Thromboseprophylaxestrümpfe

Indikation. Medizinische Thromboseprophylaxestrümpfe (MTS) werden beim liegenden, immobilen Patienten angewendet, solange dieser die Muskelpumpe noch nicht oder nur wenig betätigen kann (z.B. bei Relaxierung während der OP und Immobilität nach OP). MTS werden während der Phase der Immobilität Tag und Nacht getragen. Sie werden erst dann überflüssig, wenn der Patient mehrmals täglich selbstständig seine Muskelpumpe aktivieren kann, z.B. indem er läuft.

Kontraindikationen.
- arterielle Verschlusskrankheit (AVK), dekompensierte Herzinsuffizienz, Phlegmasia coerula dolens
- septische Phlebitis, massive Ödeme, schwere periphere Polyneuropathie und Materialunverträglichkeit

Eigenschaften der MTS.
- Sie bewirken einen vorgegebenen Druckverlauf durch die Dehnung des Strumpfes, der kontinuierlich abnimmt. Dieses Druckprofil weist am Fußknöchel den höchsten Druck auf und nimmt bis zum Oberschenkel kontinuierlich ab.
- Sie dienen der Muskelpumpe als elastisches Widerlager und erzeugen einen hohen Ruhedruck.
- Sie behindern i.d.R. nicht die arterielle Versorgung und den venösen Rückstrom.

Anwendungsbedingungen.
- Passgenauigkeit (Abmessen und Auswahl der Strumpfgröße nach Herstellerangaben am liegenden Patienten mit entstauten Beinen, s. Abb. 4.1)
- korrekter Sitz (Faltenfreiheit, Abschluss des oberen Gummibands unterhalb der Gesäßfalte, korrekter Fersensitz)
- tägliche Kontrolle auf Einschnürungen, Durchblutungsstörungen (Inspektionsöffnung an den Zehen), richtigen Sitz, Hautnekrosen (z.B. bei nicht bekannter arterieller Verschlusskrankheit), Schmerzen

Anziehen der MTS. MTS können mit oder ohne technische Hilfen angezogen werden. Anziehhilfen bieten sich an, wenn auf Station oder in der häuslichen Pflege die MTS häufig angewendet werden.

4 Pflegerische Interventionen bei den Aktivitäten des täglichen Lebens

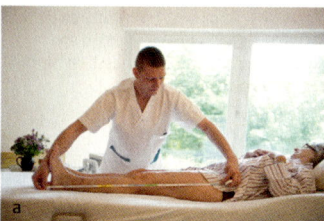
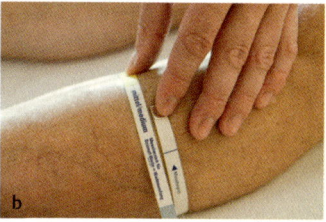
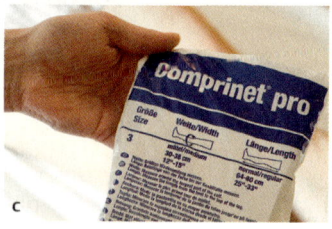

Abb. 4.1 Auswahl der richtigen Strumpfgröße.
a–b Beinlänge und Wadenumfang werden ermittelt.
c Die MTS haben die richtige Größe für die Patientin.

> **Merke:** MTS sind nicht mit Kompressionsstrümpfen zu verwechseln. Diese werden therapeutisch bei mobilen Patienten zur Behandlung manifester Venenleiden oder Lymphabflusserkrankungen verordnet. Beim Liegen (z.B. nachts) müssen Kompressionsstrümpfe ausgezogen werden, da sie Druckschäden verursachen können.

Kompressionsverbände

Indikation. MTS sollten dem Kompressionsverband vorgezogen werden, wann immer dies möglich ist. Es kann aber notwendig werden, einen Kompressionsverband anzulegen, wenn durch die anatomische Form des Beines kein MTS passt oder wenn nach ärztlicher Verordnung eine höhere Kompression erzeugt werden soll.

Material. Für den Kompressionsverband werden i.d.R. Kurzzugbinden verwendet. Diese erzeugen einen hohen Arbeitsdruck und einen geringen Ruhedruck. Deshalb sollte der Patient Übungen zur Aktivierung der Muskelpumpe durchführen, wenn mit Kurzzugbinden gewickelt wird. Langzugbinden hingegen erzeugen einen hohen Ruhedruck und führen zu starken Einschnürungen.

Durchführung. Zur Thromboseprophylaxe reicht ein Kompressionsverband bis zum Knie aus, da der venöse Strom genügend beschleunigt wird (Neander et al. 1997). Der Unterschenkelverband wird mit zwei Binden bis unter das Kniegelenk durchgeführt. Der Oberschenkelverband sollte bis zum proximalen Oberschenkel reichen. Folgendes ist beim Anlegen eines Kompressionsverbandes zu beachten:
- Die Sprunggelenksstellung beim Anlegen beträgt 90°.
- Die Ferse wird eingebunden, die Zehengrundgelenke werden abgedeckt.
- Der Druck des Verbandes nimmt nach oben kontinuierlich ab.
- Zur Vermeidung von Druckstellen muss evtl. lokal abgepolstert werden.
- Die Binde wird mit leichter, geringer Spannung gewickelt (anmodelliert).
- Die Bindenrolle wird auf der Haut abgerollt.

Der Verband muss das Bein allseitig fest umschließen und straff sitzen, es dürfen aber keine Druckstellen, Schnürfurchen oder Schmerzen verursacht werden. Material und Technik müssen der zugrunde liegenden Erkrankung angepasst werden. Es kann erforderlich werden, den Verband mehrmals täglich neu zu wickeln.

Weitere Maßnahmen

- Bewegungsübungen im Bett, Mobilisation
- Fußsohlendruck, Hochlagerung und Ausstreichen der Beine
- Atemübungen

4.2.3 Dekubitusprophylaxe

> **Definition: Dekubitalulzera** (synonym Dekubitus), auch Druckgeschwüre genannt, lassen sich definieren als lokalisierte Verletzung der Haut und/oder des darunter liegenden Gewebes. Meist treten sie über einem Knochenvorsprung auf. Nach heutigem Kenntnisstand werden Dekubitalulzera als Folge von Druck oder Druck in Kombination mit Scherkraft und/oder Reibung erworben.

Dekubitusstadien

Die Stadieneinteilung des EPUAP (European Pressure Ulcer Advisory Panel), abgeleitet von den vier Dekubitus-Stadien nach Seiler, gilt als Standard für den europäischen Raum. Einteilung, Beschreibung und Erkennungsmerkmale der vier Dekubitusgrade gemäß dieser Richtlinie sind in Tab. 4.5 dargestellt.

Tab. 4.5 Dekubitusstadien (EPUAP).

Grad 1	Grad 2	Grad 3	Grad 4

■ scharf umschriebene Rötung der intakten Haut
■ Fingertest: unter Druck rot bleibende Haut
■ evtl. verhärtete und überwärmte Haut
	■ partieller Verlust von Hautschichten (Epidermis, Dermis)
	■ oberflächlicher Defekt (Abschürfung oder Blase)
		■ offenes, tiefes Geschwür
		■ beginnende Nekrosen
		■ Defektausdehnung über Subkutis bis Muskulatur
			■ zerstörtes, nekrotisches oder beschädigtes Gewebe je nach Lokalisation:
			  ■ Haut
			  ■ Bindegewebe
			  ■ Muskulatur
			  ■ Sehnen
			  ■ Gelenkkapseln
			■ freiliegende Knochen

> **Merke:** Bei Personen mit dunkler Haut ist eine Rötung kaum festzustellen. Nachfolgende Zeichen können hier auf eine beginnende Gewebeschädigung hinweisen: livide/bläulich verfärbte Hautareale, lokalisiertes Ödem, lokalisierte Induration (pathologische Verhärtung eines Gewebes) sowie umschriebene Wärme, die bei Gewebeschädigung durch Kühle ersetzt wird.

> **Praxistipp:** Unter http://www.epuap.org kann die europäische Richtlinie zur Dekubitusprophylaxe und -therapie sowie ein Selbsttest zur Wundeinschätzung bzgl. der Dekubitusgrade abgerufen werden.

4 Pflegerische Interventionen bei den Aktivitäten des täglichen Lebens

Risikofaktoren

- Extrinsische Risikofaktoren:
  - Druck und Zeit, Scherkräfte und Reibungskräfte
- Intrinsische Risikofaktoren:
  - Einschränkung der Mobilität, erhöhte Hautfeuchtigkeit
  - Herz-Kreislauf-Erkrankungen, Hauterkrankungen, Ernährungsstörungen

Das Zusammenspiel der Risikofaktoren ist wissenschaftlich noch unzureichend untersucht (DNQP 2004).

Abb. 4.2 *Braden-Skala zur Erkennung eines Dekubitusrisikos. Die Einstufung sollte bei Veränderung der Mobilität, jedoch mindestens einmal pro Woche überprüft werden.*

Braden-Skala zur Erkennung eines Dekubitusrisikos

	1 Punkt	2 Punkte	3 Punkte	4 Punkte
Sensorisches Empfindungsvermögen Fähigkeit, adäquat auf druckbedingte Beschwerden zu reagieren	fehlt • keine Reaktion auf schmerzhafte Stimuli, mögliche Gründe: Bewusstlosigkeit, Sedierung oder • Störung der Schmerzempfindung durch Lähmungen, die den größten Teil des Körpers betreffen (z. B. hoher Querschnitt)	stark eingeschränkt • eine Reaktion erfolgt nur auf starke Schmerzreize • Beschwerden können kaum geäußert werden (z. B. nur durch Stöhnen oder Unruhe) oder • Störung der Schmerzempfindung durch Lähmungen, wovon die Hälfte des Körpers betroffen ist	leicht eingeschränkt • eine Reaktion auf Ansprache oder Kommandos • Beschwerden können aber nicht immer ausgedrückt werden (z. B. dass die Position geändert werden soll) oder • Störung der Schmerzempfindung durch Lähmung, wovon eine oder zwei Extremitäten betroffen sind	vorhanden • Reaktion auf Ansprache, Beschwerden können geäußert werden oder • keine Störung der Schmerzempfindung
Feuchtigkeit Ausmaß, in dem die Haut Feuchtigkeit ausgesetzt ist	ständig feucht • die Haut ist ständig feucht durch Urin, Schweiß oder Kot • immer wenn der Patient gedreht wird, liegt er im Nassen	oft feucht • die Haut ist oft feucht, aber nicht immer • Bettzeug oder Wäsche muss mindestens einmal pro Schicht gewechselt werden	manchmal feucht • die Haut ist manchmal feucht, und etwa einmal pro Tag wird neue Wäsche benötigt	selten feucht • die Haut ist meist trocken • neue Wäsche wird selten benötigt
Aktivität Ausmaß der physischen Aktivität	bettlägrig • ans Bett gebunden	sitzt auf • kann mit Hilfe etwas laufen • kann das eigene Gewicht nicht allein tragen • braucht Hilfe, um aufzusitzen (Bett, Stuhl, Rollstuhl)	geht wenig • geht am Tag allein, aber selten und nur kurze Distanzen • braucht für längere Strecken Hilfe • verbringt die meiste Zeit im Bett oder im Stuhl	geht regelmäßig • geht regelmäßig 2- bis 3-mal pro Schicht • bewegt sich regelmäßig
Mobilität Fähigkeit, die Position zu wechseln und zu halten	komplett immobil • kann auch keinen geringfügigen Positionswechsel ohne Hilfe ausführen	Mobilität stark eingeschränkt • bewegt sich manchmal geringfügig (Körper, Extremitäten) • kann sich aber nicht regelmäßig allein ausreichend umlagern	Mobilität gering eingeschränkt • macht regelmäßig kleine Positionswechsel des Körpers und der Extremitäten	mobil • kann allein seine Position umfassend verändern
Ernährung Ernährungsgewohnheiten	sehr schlechte Ernährung • isst kleine Portionen nie auf, sondern nur etwa 1/3 • isst nur 2 oder weniger Eiweißportionen (Milchprodukte, Fisch, Fleisch) • trinkt zu wenig • nimmt keine Ergänzungskost zu sich oder • darf oral keine Kost zu sich nehmen oder • nur klare Flüssigkeiten oder • erhält Ernährungs-Infusionen länger als 5 Tage	mäßige Ernährung • isst selten eine normale Essensportion auf, isst im Allgemeinen etwa die Hälfte der angebotenen Nahrung • isst etwa 3 Eiweißportionen • nimmt unregelmäßig Ergänzungskost zu sich oder • erhält zu wenig Nährstoffe über Sondenkost oder Infusionen	adäquate Ernährung • isst mehr als die Hälfte der normalen Essensportionen • nimmt etwa 4 Eiweißportionen täglich zu sich • verweigert gelegentlich eine Mahlzeit, nimmt aber Ergänzungskost zu sich oder • kann über Sonde oder Infusionen die meisten Nährstoffe zu sich nehmen	gute Ernährung • isst immer die angebotenen Mahlzeiten auf • nimmt 4 oder mehr Eiweißportionen zu sich • isst auch manchmal zwischen den Mahlzeiten • braucht keine Ergänzungskost
Reibung und Scherkräfte	Problem • braucht viel bis massive Unterstützung bei Lagewechsel • Anheben ist ohne Schleifen über die Laken nicht möglich • rutscht im Bett oder im (Roll-)Stuhl ständig herunter, muss immer wieder hochgezogen werden • hat spastische Kontrakturen • ist sehr unruhig (scheuert auf dem Laken)	potenzielles Problem • bewegt sich etwas allein oder braucht wenig Hilfe • beim Hochziehen schleift die Haut nur wenig über die Laken (kann sich etwas anheben) • kann sich über längere Zeit in einer Lage halten (Stuhl, Rollstuhl) • rutscht nur selten herunter	kein Problem zur Zeit • bewegt sich in Bett und Stuhl allein • hat genügend Kraft, sich anzuheben • kann eine Position über längere Zeit halten, ohne herunterzurutschen	geringes Risiko 16 – 15 Punkte mittleres Risiko 14 – 12 Punkte hohes Risiko 11 – 9 Punkte sehr hohes Risiko < 9 Punkte Patient: .... Datum: .... Handzeichen: ....

4.2 Sich bewegen

Dekubitus-Prädilektionsstellen

- Hautstellen, an denen das Skelett direkt an das Unterhautfettgewebe grenzt und die druckverteilende Funktion des Muskelgewebes fehlt.
- Besonders gefährdet sind Fersen, Kreuzbein, Beckenkamm, Ellenbogen. Weitere gefährdete Körperstellen sind Rollhügel, Wirbelsäule, Rippen, Kniescheibe und Hinterkopf.

Merke: Typisch für die Skelettkonturen an den Prädilektionsstellen ist eine konvexe (nach außen gewölbte) Form. Hier steigt der Druck von der Körperoberfläche zur Tiefe um das 3–5-fache an (Braun 1997).

Dekubitusrisiko einschätzen

Wissenschaftliche Untersuchungen zeigten, dass keine der untersuchten Skalen eine zufriedenstellende Voraussage zur Dekubitusentstehung treffen kann (DNQP 2004). Dies gilt auch für die am meisten untersuchte Braden-Skala (Abb. 4.2).

Maßnahmen zur Dekubitusprophylaxe

Merke: Bei der Lagerung ist darauf zu achten, dass
- der Auflagedruck reduziert wird und die großen Gelenke (z.B. Hüfte/Sprunggelenk) dabei ergonomisch positioniert werden,
- das Einwirken von Reibung und Scherkräften, z.B. durch Herunterrutschen im Bett oder Stuhl, vermieden wird und
- bei Transfer und Positionierungen kinästhetische Prinzipien zum Einsatz kommen (S. 50).

Druckentlastung beim Lagern (Positionierungen) kann durch Weichlagerung, Wechsel- bzw. Umlagerung und Freilagerung erreicht werden (Tab. 4.6).

Tab. 4.6 *Druckreduzierende Lagerungen (nach Diesing 2006).*

Lagerungsart	Wirkprinzip
Weichlagerung	Der Patient sinkt in das Hilfsmittel ein. Die Auflagefläche vergrößert sich, wodurch der maximal wirkende Druck auf das Gewebe verringert wird. Es wird weniger stark komprimiert und verschoben, und gewährleistet so eine verbesserte Durchblutung. Nachteil: Eigenmobilität und Spontanbewegungen sind reduziert
Wechsel- bzw. Umlagerung	Durch Hilfsmittel wie Lagerungskissen verändert sich zeitlich und örtlich die Belastung auf der Kontaktfläche. Im entlasteten Bereich wird die Sauerstoffperfusion im Gewebe verbessert, während es im belasteten Bereich zu einer stärkeren mechanischen Belastung des Gewebes und damit zu einer Verschlechterung des Sauerstoffangebotes kommt. Belastungs- und Entlastungszonen müssen in einem festgelegten Rhythmus gewechselt werden (Gewebetoleranz beachten). Wechsellagerung: wechselnde Belastung quer zur Körperlängsachse Umlagerung: Drehung um die Körperlängsachse
Freilagerung	Die Frei- oder Hohllagerung ist ein Sonderfall der Umlagerung, bei der ein Bereich vollständig entlastet und damit frei gelagert wird (z.B. Sakralbereich bei der 135°-Lagerung). Die Entlastung erfolgt andauernd. **Merke:** - insbesondere für die Ferse wichtig - Schädigung des umgebenden Gewebes durch die stärkere Belastung des aufnehmenden Gewebes vermeiden

Lagerungen zur Druckentlastung im Liegen

30°-Lagerung
- Position mit den geringsten Risiken für die Entstehung eines Dekubitus, weder Kreuzbein noch Trochanter werden belastet.
- Betroffener liegt auf einem oder zwei weichen Kissen, die unter eine Körperhälfte eingebracht werden (Abb. 4.3), Kopf ist durch ein kleines Kissen gestützt.
- Bei korrekter Lagerung lässt sich eine Hand leicht unter das Kreuzbein und den entlasteten Trochanter schieben.
- Position kann abwechselnd links oder rechts eingenommen werden.

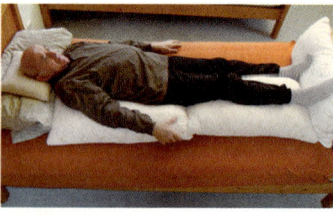

Abb. 4.3 Die 30°-Lagerung entlastet den Trochanter major und den Sakralbereich.

135°-Lagerung
- Alternative zur Bauchlagerung (Abb. 4.4).
- Kopf liegt auf einem kleinen Kissen, evtl. wird der Oberkörper leicht unterstützt und das oben liegende Bein abgestützt.
- Position kann eingenommen werden, wenn z. B. ein Dekubitus im Rücken oder Sakralbereich abheilen muss. Auch Abhusten kann dadurch erleichtert werden.

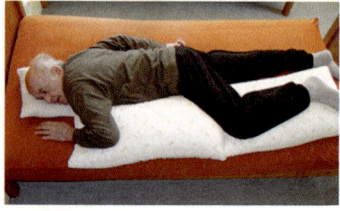

Abb. 4.4 Die 135°-Lagerung entlastet den gesamten Sakralbereich und entspricht dabei häufig der natürlichen Schlafposition.

5/6 Kissenbett
- Betroffene wird komplett auf 5 oder 6 Kissen gelagert (Abb. 4.5).
- Ziel ist die völlige Freilagerung der gefährdeten oder bereits geschädigten Körperbereiche.
- Es können hier, je nach genutztem Material, die einschränkenden Aspekte der Weichlagerung zum Tragen kommen (Klein-Tarolli u. Textor 2007, Nydahl u. Bartoszek 2003).

V-, A- und T-Lagerung
- Primär Lagerungen zur Unterstützung der Atmung (S. 147), können aber auch kurzfristig zur Druckentlastung an den Dornfortsätzen der Wirbelsäule eingesetzt werden.
- T-Lagerung kann ebenfalls, zeitlich begrenzt, zur Druckentlastung an den Schulterblattspitzen und am unteren Rippenrand dienen.
- Es muss bedacht werden, dass es zu erhöhtem Druck auf das Kreuzbein kommen kann. Sie sind daher zur Dekubitusprophylaxe bei bestehendem Risiko nicht geeignet (Schröder 2004).

4.2 Sich bewegen

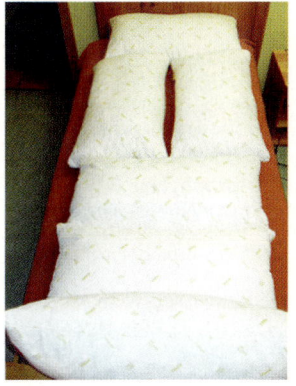

Abb. 4.5 Die Lagerung auf dem Kissenbett entlastet in Rückenlage die Schulterblattspitzen, den Sakralbereich, die Wirbelsäule und die Fersen.

Druckentlastung im Sitzen

- Positionsveränderungen im Sitzen z. B. durch kleine Keilkissen oder spezielle Hilfsmittel können Entlastung schaffen.
- Entlastende Position kann z. B. durch spezielle Gesäßkissen erreicht werden.
- Beim Sitzen im Sessel sollten die Füße Bodenkontakt haben. Füße evtl. auf einen Schemel stellen oder Fußrasten des Rollstuhls hochklappen, um guten Halt zu ermöglichen und das Herunterrutschen (Scherkräfte) zu verhindern.
- Um das Herunterrutschen zu vermeiden, können kleine Polster, z. B. zusammengefaltete Handtücher, vor die Sitzbeinhöcker gelegt werden.

Merke: Beim Sitzen ist die Druckbelastung höher als im Liegen. Das Sitzen in Stühlen mit Armlehnen, zurückliegender Rückenlehne und erhöhten Unterschenkeln (oder den Füßen auf dem Fußboden) ist dabei besonders druckentlastend (DNQP 2004, Defloor u. Grypdonk 1999).

Mikrolagerung

- Durch Unterlagern kleiner Lagerungshilfsmittel (z. B. Handtuchrolle, kleines Kissen) werden geringfügige Positionsveränderungen in definierten Zeitabständen und unter Beachtung der Gewebetoleranz herbeigeführt.
- Unter Schulter, Gesäß oder anderen Körperpartien werden diese Lagerungshilfsmittel in einer bestimmten Reihenfolge (z. B. im Uhrzeigersinn) gelegt oder es werden sowohl Becken als auch Schulter zusammen (rechts/links im Wechsel) unterlagert (Bartoszek 2006).
- Mobile Patienten können die Mikrolagerungen durch geeignete Hilfsmittel, z. B. kleine Keilkissen aus Schaumstoff, auch selber vornehmen.
- Mikrolagerungen werden auch in sitzender Position durchgeführt.

Ergänzende Maßnahmen zur Dekubitusprophylaxe

Ernährung

- ausreichende Zufuhr von Vitaminen, Spurenelementen und Mineralien
- eiweißhaltige Kost (evtl. durch Nahrungsergänzungsstoffe/Supplements)
- Aufbaukost bei Mangelernährung (eiweißreich, evtl. hochkalorisch)
- ausreichende Flüssigkeitszufuhr

4 Pflegerische Interventionen bei den Aktivitäten des täglichen Lebens

Hautpflege

Inkontinenz gilt durch die damit verbundene Feuchtigkeit bei einigen Dekubitusrisikoskalen (z. B. Norton-Waterlow-Skala) als möglicher Risikofaktor bei der Entstehung eines Dekubitus. Feuchtigkeit kann zu Mazerationen führen. Wie bei der Ernährung gilt auch hier, Maßnahmen zur Hautpflege allein verhindern keinen Dekubitus (DNQP 2004, Defloor 1999). Dennoch kann eine angemessene Hautpflege das Entstehen von Mazeration beeinflussen (http://www.evidence.de 2008).

Druckreduzierende Hilfsmittel zur Dekubitusprophylaxe

Nachfolgende evidenzbasierte Empfehlungen können zur Auswahl von Lagerungshilfsmitteln herangezogen werden (DNQP 2004):
- Risikogefährdete Patienten sollten nicht auf üblichen Schaumstoffmatratzen gelagert werden.
- Hoch-risikogefährdete Patienten sollten auf alternierenden (Wechsel-) Drucksystemen oder anderen druckreduzierenden Hightech-Systemen gelagert werden.

Druckreduzierende Lagerungshilfsmittel sollen
- entsprechend der Pflege- und Therapieziele, abgestimmt auf die Eigenbeweglichkeit des Patienten,
- unter Berücksichtigung der gefährdeten Körperstellen (z. B. die Fersen), das Gewicht/die Größe des Patienten einbeziehend und unter Abwägung von Kosten und Nutzen ausgewählt werden (DNQP 2004).

> **Merke:** Auch bei Anwendung druckreduzierender Lagerungshilfsmittel (s. Tab. 4.6) sind regelmäßige und kontinuierliche Hautkontrollen erforderlich.

4.2.4 Kontrakturenprophylaxe

> **Defintion:** Als **Kontraktur** (lat. contrahere = zusammenziehen) wird eine Funktions- und Bewegungseinschränkung von Gelenken bezeichnet, die mit einem mehr oder weniger starken Verlust der physiologischen Mobilität eines Gelenks einhergeht. Die betroffenen Gelenke lassen sich auch passiv nicht oder nur in eingeschränktem Maße bewegen.

Ursachen und Folgen

Ursachen für eine Kontraktur können sein:
- Immobilität und Inaktivität (längere Ruhigstellung durch z. B. Gips oder Korsett, schlechte und einseitige Haltung)
- unprofessionelle Lagerung und Schonhaltung aufgrund von Schmerzen, großflächige Narben und Lähmungen

Die Folgen einer Kontraktur sind fehlende Dehnung des Gewebes und eingeschränkte Blutversorgung, die zur Mangelversorgung mit Nährstoffen führt.

> **Merke:** Immobilität und Bewegungsmangel sind die häufigsten Ursachen für Kontrakturen.

4.2 Sich bewegen

Maßnahmen

- Lagerung des Patienten
- passives Bewegen bzw. passiv-assistives Bewegen
- Eigenübungen des Patienten

Lagerung des Patienten

Lagerungen können bei konsequenter Durchführung schwer reversiblen Fehlstellungen (z.B. Spitzfuß) vorbeugen. Es gibt verschiedene Lagerungsmöglichkeiten, die im Wechsel zur Anwendung kommen sollten.

Lagerung in Rückenlage

Die einzelnen Gelenke werden in folgenden Positionen gelagert: Abb. 4.6.

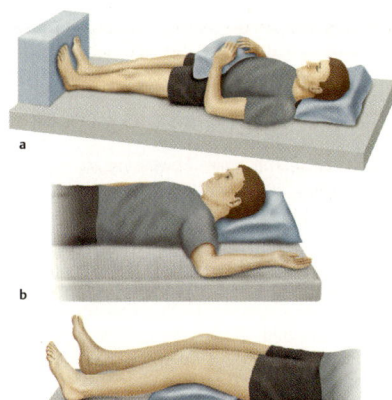

Abb. 4.6 Lagerung in Rückenlage. Für alle Varianten gilt eine flache Rückenlage auf möglichst harter Matratze. **a** Gewöhnliche Variante, **b** Variante 1, **c** Variante 2.

Lagerung in Seitenlage

Die Gelenke werden wie folgt gelagert: Abb. 4.7.

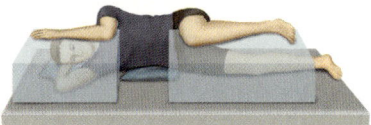

Abb. 4.7 Lagerung in Seitenlage. Flache Seitenlage auf möglichst harter Matratze.

Lagerung in Bauchlage

Der Patient sollte auf möglichst harter Matratze flach gelagert werden (sofern keine Kontraindikation durch Dekubitusgefahr, Abb. 4.8).

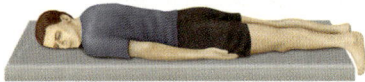

Abb. 4.8 Lagerung in Bauchlage. Flache Bauchlage auf möglichst harter Matratze.

Ein stark ausgeprägtes Hohlkreuz wird zum Ausgleich mit Kissen vom unteren Rippenrand beidseits bis zur Spina iliaca anterior superior unterlagert.

4 Pflegerische Interventionen bei den Aktivitäten des täglichen Lebens

> **Merke:** Bei bettlägerigen Patienten reichen Lagerungen in physiologischer Mittelstellung und Wechsellagerung zwischen Streck- und Beugelagerung als Maßnahmen der Kontrakturenprophylaxe nicht aus. Die größtmögliche Beweglichkeit und Funktionalität der Gelenke wird v. a. durch regelmäßige Bewegung der Gelenke erhalten.

Passive Gelenkbewegungen, aktiv-assistive und aktive Bewegungsübungen

Die Bewegungen sollten in den Gelenken so endgradig wie möglich durchgeführt werden, um den größtmöglichen Effekt zu erzielen.

Vorbereitende Maßnahmen

- Information des Patienten, Bewegungsfreiraum schaffen: Entfernen von Bettdecke und Lagerungshilfsmitteln.
- Für Sicherheit sorgen durch Fixation von Infusionen, Drainagen, Blasenverweilkathetern usw.
- Anregung zur aktiven Mitarbeit, Prüfung des aktuellen Zustandes des Patienten (z. B. keine Spannungsübungen bei erhöhten Blutdruckwerten).
- Möglichst flache Lagerung des Patienten, damit volles Bewegungsausmaß erreicht wird; bei Bewegungen der oberen Extremität ist Oberkörperhochlagerung möglich.

Indikation und Wirkungsweisen

Passives Bewegen. Passives Bewegen wird vom Pflegepersonal/Physiotherapeuten am Patienten durchgeführt. Hierbei werden ein oder mehrere Gelenke möglichst endgradig passiv bewegt. Indikation: Bewusstlose, gelähmte oder stark geschwächte Patienten. Passive Bewegungsübungen werden auch zur Vorbereitung aktiver Übungen nach langer Ruhigstellung einzelner Körperteile durchgeführt. Neben dem Effekt der Kontrakturenprophylaxe wirken passive Bewegungen auch entspannend und thromboseprophylaktisch.

Aktiv-assistive Bewegungsübungen. Sie werden vom Patienten mit Unterstützung einer Pflegeperson oder eines Physiotherapeuten durchgeführt, indem ihm z. B. die Schwere der Extremität abgenommen oder geholfen wird, einen vollständigen Bewegungsausschlag zu erreichen. Der Patient sollte soweit ansprechbar sein, dass er die Anweisungen versteht und die Bewegungen aktiv mitmachen kann.

Aktive Übungen. Sie werden vom Patienten selbstständig durchgeführt, evtl. benötigt der Patient eine Aufforderung und/oder Anleitung zur Durchführung. Aktive Übungen erhalten das Bewegungsgefühl, regen die Atmung an, fördern die arterielle und venöse Durchblutung und verbessern Schlaf und Appetit.

Resistive Übungen. Resistive Übungen sind Bewegungen gegen Widerstand, z. B. gegen die Muskelkraft der helfenden Person, um die Gelenkbeweglichkeit zu verbessern und die Muskelkraft zu stärken.

Ausführung der Bewegungsübungen

Aktiv-assistive und passive Bewegungsübungen werden langsam und rhythmisch ausgeführt. Jede Bewegung sollte das volle Bewegungsausmaß erreichen. Die behandelnde Person steht immer auf der Seite des bewegten Gelenks, um rückenschonendes Arbeiten und vollen Bewegungsausschlag zu gewährleisten. Damit sich keine Mitbewegungen benachbarter Körperabschnitte ergeben und Ausweichbewegungen vermieden werden, wird jeweils eine Hand der behandelnden Person knapp oberhalb, also proximal, des zu bewegenden Gelenks aufgelegt. Jede Bewegung wird 10–12-mal pro Übung und 2–3-mal pro Tag wiederholt.

4.2 Sich bewegen

> **Merke:** Es ist sinnvoll, das Durchbewegen der Gelenke von distal nach proximal durchzuführen, da der Patient bei Bewegung der kleineren Gelenke weniger Widerstand leistet und er sich so auf die Therapie besser einlassen kann. Der Patient sollte stets zur aktiven Mitarbeit angeregt werden, damit seine Selbstständigkeit gefördert wird.

Kontraindikationen

Schmerzauslösende Übungen sind zu unterlassen. Das Bewegen von Extremitäten, deren Gelenke geschwollen, gerötet und temperaturerhöht sind und/oder infektiöse Prozesse aufweisen, dürfen nicht bewegt werden. Außerdem ist der aktuelle Zustand des Patienten zu beachten, d.h. keine Übungen z.B. bei Fieber, Erbrechen oder Durchfall.

Einschränkungen

Patienten mit frischen Narben in Gelenknähe dürfen im Hinblick auf das neue Gewebe nur sehr vorsichtig und evtl. auch nicht bis zum vollen Bewegungsausmaß bewegt werden. Patienten mit zentralen Paresen werden entsprechend dem Bobath-Konzept bewegt (s. Kap. 16, S. 496).

4.2.5 Unterstützung der Mobilisation

Einsatz von Gehhilfen

Arten von Gehhilfen

- Gehwagen mit diversen Unterstützungsmöglichkeiten
- Gehbock bzw. Gehgestell, Rollatoren, Gehräder (Deltarad, Rollmobil)
- Achselstütze, Vierpunktestock, Gehstock und Unterarmgehstütze

Anpassen der Gehhilfen

Alle Gehhilfen müssen individuell der Körpergröße und Schrittlänge des Patienten angepasst werden. Der Patient steht aufrecht in Schrittstellung, die Belastung liegt auf dem vorderen Bein, die Ellenbogengelenke sind gestreckt und die Schulter nicht hochgezogen. Die Unterarmstützen stehen in Schulterbreite neben dem vorderen Fuß in Höhe des Vorfußes. Die Unterarmführung sollte möglichst im oberen Drittel des Unterarms enden. Sie darf jedoch nie über das Ellenbogengelenk hinausgehen.

Gangschulung

Gehen mit nur einer Unterarmstütze sollte gänzlich vermieden werden, da der Patient beim Abstützen allzu leicht den Oberkörper über die Gehhilfe verlagert. Die Gewichtsverlagerung hat negative Auswirkungen auf LWS, Schultergelenk und gesamte Statik. Es ist sinnvoller, bei noch unsicherem Gangbild als Absicherung 1 oder 2 Gehstöcke zu benutzen. Einseitig genutzte Gehhilfen sind immer auf der nicht betroffenen Seite einzusetzen.

Rollstuhl

Auswahlkriterien

- Größenverhältnisse des Patienten
- Art der Behinderung, Einsatzbereich

Einsatz des Rollstuhls

- Bei Gesprächen sollte sich auf Augenhöhe mit dem Rollstuhlfahrer begeben werden.
- Die Hilfsperson sollte den Rollstuhl immer vor sich herschieben (Orientierung für den Patienten, Übersicht für die Hilfsperson).

4 Pflegerische Interventionen bei den Aktivitäten des täglichen Lebens

- Nur mit voll aufgepumpten Reifen lässt sich ein Rollstuhl gut schieben bzw. antreiben.
- Eine regelmäßige Wartung des Rollstuhls ist angezeigt; Im stehenden Zustand sollten die Bremsen immer angezogen sein.
- Bei Patienten mit großer Immobilität sollte ein Antidekubituskissen verwendet werden.
- Beim Transfer sollten die Seiten- und Fußteile abgeklappt werden; vor dem Kippen des Rollstuhls ist der Patient zu informieren.
- Muss der Rollstuhl über eine Treppe gehoben werden, ist darauf zu achten, dass nur an festen Rahmenteilen angefasst wird.

4.2.6 Sturzprophylaxe

> **Definition:** Als **Sturz** bezeichnet man ein unbeabsichtigtes zu Boden fallen. Ursachen hierfür können z.B. Gangunsicherheit, Ausrutschen, Schwindel, körperliche und geistige Schwäche sein.

Indikation
- nachlassende Reaktionsfähigkeit im zunehmenden Alter
- körperliche/geistige Erkrankungen, Behinderungen, Gleichgewichtsstörungen

Maßnahmen
- Regelmäßig Risiko einschätzen.
- Betthöhe so einstellen, dass ein bequemes Ein-/Aussteigen möglich ist.
- Bei bekannter Sturzneigung dem Patienten eine sichere Hilfe und Begleitung anbieten und mit ihm vereinbaren, dass er sich vor dem Aufstehen oder anderen „gefährlichen" Aktivitäten meldet.
- Unebenheiten im oder auf dem Fußboden wie Schwellen, herumliegende Kabel und Rutschgefahr durch Teppiche verhüten.
- Stufenkanten mit Antirutschprofil versehen bzw. farbig markieren, verschüttete Flüssigkeiten immer sofort aufwischen.
- Roll-, Toilettenstühle und Personenwaagen immer bei Benutzung feststellen.
- Bewegliche Transportgeräte (z.B. Wäschewagen, Getränkewagen), die in Flurbereichen oder Nebenräumen stehen, feststellen.
- Festigkeit von Haltegriffen z.B. in Duschen und Toiletten bzw. Toilettenstützgestellen regelmäßig überprüfen.
- Auf langen Fluren Sitzmöglichkeiten bereitstellen und auf funktionierende Nachtbeleuchtung achten.
- Bei Einnahme von Medikamenten, die die Wahrnehmung, Koordination oder Motorik beeinträchtigen (z.B. Sedativa) sind erhöhte Aufmerksamkeit und gezielte Hilfestellung erforderlich.
- Bei Einnahme von Diuretika und Laxanzien besteht erhöhte Sturzgefahr, weil der Patient unter Umständen in großer Eile rechtzeitig die Toilette zu erreichen versucht. Toilettenstuhl, wenn erforderlich, ans Bett stellen, feststellen und die Festigkeit der beweglichen Armlehnen überprüfen; auf Erschöpfungszeichen achten.

4.3 Sich waschen und kleiden

4.3.1 Grundlagen

Zu einem gesunden äußeren Erscheinungsbild gehören
- rosige, glatte und reine Haut, prall elastischer Hautturgor,
- physiologisch funktionierende Schweiß-, Talg- und Drüsenproduktion,
- 32 weiße, fest sitzende Zähne mit intaktem Zahnschmelz,
- eng anliegendes und gut durchblutetes Zahnfleisch,
- rosige, feuchte und leicht glänzende Schleimhäute, dichtes, glänzendes Haar,
- feste, glatte und gleichmäßig geformte Finger- und Fußnägel,
- intaktes Nagelbett und Nagelfalz und unauffälliger Körpergeruch.

Tab. 4.7 zeigt beobachtbare Veränderungen von Haut, Haaren und Hautanhangsorganen.

Tab. 4.7 *Mögliche Veränderungen an Haut, Haaren und Hautanhangsorganen (nach Grützner 2004).*

Bereich	beobachtbare Veränderung und mögliche Ursachen
Hautfarbe	Blässe: - chronisch bei Anämie - akut bei Fieber oder Schock Rötung: - körperliche und/oder psychische Anstrengung wie Angst, Erschöpfung - Fieber (generalisiert) - Allergien (fleckförmig) Zyanose (Blaufärbung) durch eine verminderte Sauerstoffsättigung des Blutes: - peripher (Akrozyanose): an den Akren, Zehen, Ohren, Nase, Fingerspitzen und Zehen - zentral: an Lippen und Körperstamm als Zeichen einer Herzerkrankung (Herzinsuffizienz oder Herzklappenfehler) oder respiratorischer Insuffizienz Ikterus (Gelbfärbung von Haut und Skleren, s. links): - bei fortgeschrittener Leberzirrhose oder Gallengangsstenose, z.B. durch einen Gallenstein Braunfärbung der Haut: - als Bronzehaut bei Morbus Addison - als Folge therapeutischer Bestrahlung erdbeerrote und warme Haut: - bei Kohlenmonoxidvergiftung marmorierte und fahlblasse Haut - bei Sterbenden
Hautturgor	vermindert bei Dehydratation und Malnutrition: - Hautfalten bleiben stehen - erhöht durch Ödeme, z.B. bei Niereninsuffizienz oder venöser Insuffizienz (s. links)
Hautfeuchtigkeit	sebostatische Haut: - sehr trocken, matt, glanzlos und schuppig bei Fehlernährung, Hypothyreose oder als frühes Zeichen des Waschzwangs - trocken und schuppig bei Neurodermitis, Psoriasis - durch verminderte oder fehlende Schweißsekretion bei Hypohidrosis und bei Erkrankungen, die mit einem hohen Flüssigkeitsverlust (Diabetes insipidus) einhergehen - generell bei starker Schweißsekretion z.B. bei vegetativen Störungen, Adipositas, Hyperthyreose - lokal an Händen, Füßen oder in den Achseln bei vegetativen Störungen - einseitig (Hemihyperhidrosis) bei z.B. Hemiplegie, Tumoren, Entzündungen des Nervensystems

Tab. 4.7 *(Fortsetzung)*

Bereich	beobachtbare Veränderung und mögliche Ursachen
Hautstruktur	■ Blasen, z.B. als Grad II eines Dekubitus (s. links) oder als Folge einer Verbrennung ■ Narben infolge einer Operation oder eines Traumas ■ Geschwüre, z.B. beim diabetischen Gangrän oder Ulcus cruris ■ Pigmentierung ■ Tumor (Schwellung) infolge eines Traumas oder eines Karzinoms ■ pergamentartig dünne Haut, z.B. bei langjähriger Kortisoneinnahme ■ Entzündung, z.B. bei Intertrigo
Bindegewebe	■ Emphyseme ■ Entzündungen, z.B. infolge einer Herpes simplex Infektion (s. links) ■ Ödeme als Symptom bei venöser Insuffizienz, Rechtsherzinsuffizienz oder bei gestörtem Lymphabfluss ■ Tumoren, z.B. Lipome ■ Erythem, z.B. bei Lupus erythematodes
Haare	■ trockene, brüchige Haare als Folge von falscher Pflege und/oder Ernährung ■ Pigmentlosigkeit bei Albinismus ■ vorzeitiges Ergrauen bei stoffwechselbedingten Erkrankungen (z.B. Cushing-Syndrom) ■ Parasitenbefall, z.B. Läuse ■ Lanugobehaarung (Wollhaarflaum) bei ausgeprägter Anorexia nervosa Haarausfall: ■ hormonell bedingt, z.B. im Klimakterium oder bei androgenetischer Alopezie ■ als Nebenwirkung von Medikamenten (Zytostatika) ■ bei chronischen Erkrankungen wie Eisenmangelanämie oder Diabetes mellitus

Nägel	■ brüchig bei Kalzium-Eisen-Mangel
	■ Entzündungen aufgrund eingewachsener Nägel
	■ Krallenbildung aufgrund mangelnder/fehlender Nagelpflege
	■ Farbveränderungen
	  □ Durchblutungsstörungen und Hämatome (Blaufärbung)
	  □ Nikotin (Gelbfärbung)
	  □ Schwarzfärbung (Nekrosen)
	  □ querverlaufende weiße Streifen bei Arsen- und Thalliumvergiftung
	■ veränderte Form:
	  □ Uhrglasnägel, meist kombiniert mit Trommelschlägelfingern bei Herz-Lungen-Erkrankungen, die mit Sauerstoffmangel einhergehen
	  □ Quer- und Längsrillen bei Pilzbefall oder Ekzem
	  □ Löffelnägel (weich und nach innen gewölbt) bei Anämie

Mund	Lippen: ■ spröde und aufgeplatzt bei Dehydratation oder Mundatmung ■ Blasen bei Herpes labialis Mundschleimhaut: ■ Stomatitis aufgrund mangelnder Mundhygiene oder als Nebenwirkung einer Chemotherapie ■ Parotitis infolge fehlender Kaubewegungen, z.B. bei komatösen Patienten ■ trocken als Nebenwirkung von z.B. Atropin ■ weißliche Beläge, z.B. bei Soorbefall unter Antibiotikatherapie oder bei immunsupprimierten Patienten (Organtransplantation, AIDS) Zahnfleisch: ■ weich und blass, dem Zahn nicht anliegend und Taschen bildend, z.B. bei Parodontose und Parodontitis Zähne: ■ fehlend, abgebrochen oder kariös

4.3 Sich waschen und kleiden

Tab. 4.7 *(Fortsetzung)*

Bereich	beobachtbare Veränderung und mögliche Ursachen
Nase	■ vermehrte Sekretabsonderung bei einer Erkältung ■ Rötung bei Entzündung ■ Nasenbluten infolge eines Traumas oder erhöhtem Gefäßdruck ■ Nasenflügelatmung bei starker Atemnot ■ Veränderungen durch Tumoren (Basaliom) oder angeborene Fehlbildungen

Situationseinschätzung

Der Patient benötigt Unterstützung, wenn er
- dauerhaft oder momentan handlungseingeschränkt ist durch
  - Behinderungen oder körperliche Schwäche,
  - Zu- und Ableitungen (zentralvenöse Katheter, Drainagen, Überwachungssysteme wie EKG, Pulsoxymetrie),
  - Ruhigstellung von Extremitäten durch Gips oder Fixateur externe,
- Unsicherheit und/ oder Angst hat, einen reduzierten Allgemeinzustand hat oder kognitiv (z. B. bei fortgeschrittener Demenz) eingeschränkt ist.

Allgemeine Maßnahmen

Je nach Unterstützungsursache muss die Pflegeperson
- Einschränkungen ausgleichen, Sicherheit vermitteln,
- Orientierung fördern, hämodynamische Probleme frühzeitig erkennen.

Zusätzliche Sicherheit, sowohl für den Patienten als auch für die Zu- und Ableitungen bieten folgende Maßnahmen:
- Operationsverbände mit transparenten Folien abkleben, damit der Patient z. B. duschen kann.
- Katheter zur Infusionstherapie oder Herz-Kreislauf-Überwachung zusätzlich mit einem Stegpflaster auf der Haut fixieren, damit die Lage auch bei versehentlichem Zug nicht verändert wird.
- Zuleitungen ggf. verlängern, sodass der Patient Handlungsfreiheit hat.
- Fingerclips (z. B. von einem Pulsoxymeter) auf dem Handrücken mit einem Stegpflaster fixieren und unter dem Nachthemd durchführen, sodass das Kabel bei Handlungen nicht stört.
- Ableitende Systeme (Drainagen, Blasendauerkatheter, Beutel von Magensonden) immer unter Niveau des Organs fixieren, in dem sie liegen, damit ein Reflux von Sekret verhindert werden kann (Infektionsprophylaxe).

> **Merke:** Vor Mobilisation in einen Stuhl oder dem Drehen im Bett muss immer geprüft werden, ob Zu- und Ableitungen lang genug sind und nicht unter Spannung stehen. Auch die Kontrolle der Fixierung ist obligat.

> **Praxistipp:** Bleiben Sie mit dem Patienten ständig in verbalem Kontakt. Sofern sich seine Kreislaufsituation verändert, werden Sie es auch an seiner veränderten Kommunikation frühzeitig erkennen können.

4 Pflegerische Interventionen bei den Aktivitäten des täglichen Lebens

4.3.2 Pflegemaßnahmen beim Waschen und Baden

Die Körperpflege zielt nicht nur auf Förderung des Wohlbefindens ab, sondern dient auch der Infektions-, Dekubitus-, Kontrakturen- und Thromboseprophylaxe. Eine Beeinträchtigung der Körperwahrnehmung (Apoplex, Schädel-Hirn-Trauma) kann gezielt durch Körperpflege gefördert werden. Des Weiteren kann die Blutzirkulation angeregt werden, sodass z. B. eine nachfolgende Mobilisation mit einer geringeren Kreislaufbelastung einhergeht.

Tab. 4.8 zeigt die Eigenschaften und Wirkungen von Waschzusätzen auf die Haut.

Tab. 4.8 *Waschzusätze und deren Wirkung auf die Haut.*

Eigenschaft	Wirkung auf die Haut	Fazit für die Pflege
Wasser		

■ guter Wärmeleiter (Entzug oder Zufuhr von Wärme)
■ Wassertemperatur 10–34 °C: wird als kühl/kalt empfunden (Hypoämisierung)
■ Wassertemperatur > 37 °C: wird als warm/heiß empfunden (Hyperämisierung)
■ löst je nach Temperatur körpereigenes Talgdrüsensekret
	■ reinigend
	  wasserlösliche Schmutzanteile
	  Staub
	  zucker- und salzhaltige Stoffe
	  Schweiß
	■ austrocknend durch Verdunstung körpereigenen Wassers bis zur Reproduktion des Hydro-Lipid-Mantels
	■ Verlust der Wasserbindungsfähigkeit durch Auswaschen von Eiweißbausteinen
	■ Lösen von Talgdrüsensekret
		■ die als angenehm empfundene Wassertemperatur ist bei jedem Menschen sehr unterschiedlich und muss beachtet werden.
		■ Wassertemperatur ist dem Hauttyp anzupassen.

Seife		

■ primär alkalisch: pH 8–11
■ enthält hydro- und lipophile Anteile
■ weitere mögliche Zusätze:
  rückfettende Substanzen (Wollwachs, Fette)
  Alkohole
  Parfümöle
  Desinfektionsmittel
  Antibiotika
	■ Lösen von nicht wasserlöslichem Schmutz
	■ austrocknend durch Verdunstung körpereigenen Wassers
	■ Lösen des Hydro-Lipidmantels
	■ Aufquellen der Hornhaut und Juckreiz durch Eindringen von Alkalisalzen in die Haut
	■ Rückfettung nicht ausreichend
	■ Deoseifen zerstören die Hautflora und reduzieren die Immunabwehr
		■ zur Normalisierung des Hydro-Lipid-Mantels und des pH-Wertes benötigt die Haut zwischen 0,5–3h.
		■ Seifenlauge muss sehr gründlich von der Haut entfernt werden.
		■ Haut rückfetten

Flüssigseife		
■ Seife mit 84% Wasseranteil ■ z.T. Zusatz von Fettsäuren (Kokos-, Rizinusöl und rückfettenden Substanzen)	■ Wirkung wie Seife ■ Fettsäuren können hautreizend wirken	s. Seifen

4.3 Sich waschen und kleiden

Tab. 4.8 (Fortsetzung)

Eigenschaft	Wirkung auf die Haut	Fazit für die Pflege
Syndet		
■ wasch- und oberflächenaktive Substanzen (Tenside) ■ enthalten hydro- und lipophile Anteile ■ rückfettende Anteile, z. B. Paraffin, Sojabohnen, Olivenöl ■ Zusätze zur pH-Regulierung	■ Wirkung wie Seifen, jedoch in geringerer Intensität ■ Rückfettung nicht ausreichend	■ Mittel der Wahl bei normaler, problemloser Haut ■ keine Syndets bei trockener, zu Allergien neigender Haut ■ rückfettende Lotionen erforderlich ■ Überdosierungen können auch normale Haut schädigen ■ Syndets müssen wie Seifen gründlich von der Haut abgespült werden
Badeöl		
■ Badeöle ohne Emulgator (Spreitungsöle) 　■ verbinden sich nicht mit dem Wasser 　■ können nicht flächenhaft aufgetragen werden ■ Badeöle mit Emulgator 　■ verbinden sich mit dem Wasser 　■ flächenhaftes Applizieren möglich	■ hohes Rückfettungpotenzial ■ kann die Hautporen verstopfen (Vorsicht bei Fieber)	■ Badeöle mit Emulgator – das Mittel der Wahl bei trockener Haut ■ sollen keine Zusatzstoffe wie Duftessenzen oder Desinfektionsmittel enthalten ■ Häufigkeit der Anwendung je nach Hautbild ■ Haut nur abtupfen, damit der Ölfilm auf der Haut nicht zerstört wird

Unterstützen beim Waschen am Waschbecken

Dem Patienten sind alle Utensilien so zurechtzustellen, dass er sie ohne zusätzliche Anstrengung erreichen kann. Für einen ausreichenden Schutz der Intimsphäre muss gesorgt sein. Die Reihenfolge der Körperpflege bestimmt der Patient anhand seiner individuellen Wünsche und Gewohnheiten. Hilfe wird meist beim Waschen des Rückens, der Beine und des Intimbereichs benötigt.

Weg zum Waschbecken

Er bedeutet für manche Patienten schon eine erhebliche Anstrengung, sodass diese die Körperpflege nicht nach ihren Wünschen durchführen können. Sollte dies der Fall sein, kann der Patient auch mit einem Stuhl (Toilettenstuhl, Rollstuhl) in das Badezimmer gefahren werden. Ist der Patient in der Lage, sich auf die Bettkante zu setzen, kann bei entsprechender Einrichtung auch das Bett an das Waschbecken gefahren werden. Benötigt er noch Unterstützung und Sicherheit beim Sitzen, kann ihm ein Sitzwürfel in den Rücken gelegt werden, an dem er sich anlehnen kann.

Waschen des Intimbereichs

Hierfür ist es günstig, wenn der Patient sich vor das Waschbecken stellen kann. Beachten:
- trockener Fußboden (Rutschgefahr!) und bereit gestellte Waschutensilien
- Tragen von Schutzhandschuhen, Möglichkeiten für den Patienten zum Festhalten

Sollte der Patient noch nicht oder nicht mehr genügend Kraft haben, um sich für die Intimpflege vor das Waschbecken zu stellen, kann dies auch später im Bett erfolgen.

4 Pflegerische Interventionen bei den Aktivitäten des täglichen Lebens

> **Praxistipp:** Vielen Patienten tut es gut, im Rahmen der Körperpflege die Füße in eine Waschschüssel zu stellen und ein Fußbad zu nehmen. Zusatzeffekt ist, dass Sie die Beine sehr nass waschen können, ohne den Fußboden unter Wasser zu setzen.

Therapeutische Ganzkörperwaschungen

Sie verfolgen unterschiedliche Ziele – basal beruhigend, basal stimulierend, wahrnehmungsfördernd oder schweißreduzierend (Tab. 4.9).

Tab. 4.9 Anwendung therapeutischer Ganzkörperwaschungen (nach Grützner 2004).

basal beruhigend	basal stimulierend	wahrnehmungsfördernd (Bobath-Konzept)	schweißreduzierend
Ziel			
■ Fördern von Entspannung, Körperintegration	■ Patient fühlt seinen Körper, erfährt die Körpergrenzen	■ Wiedererlernen verlorener Bewegungsfähigkeiten ■ Fördern der bewussten Wahrnehmung der betroffenen Seite ■ Vermeiden/Hemmen der Spastik	■ Reduzierung der Schweißsekretion ■ Förderung des Wohlbefindens
Indikation			
■ unruhige, hyperaktive Patienten ■ Einschlafstörungen ■ Schmerzzustände	■ bewusstlose oder bewusstseinsgestörte, orientierungslose Patienten ■ Depressionen	■ alle Patienten mit Lähmungen durch Krankheiten des zentralen Nervensystems	■ Patienten mit übermäßiger Schweißproduktion (z.B. durch Stress, Hyperaktivität, Fieber)
Orientierung			
■ Körperbehaarung ■ Körpertemperatur ■ Vitalzeichen ■ positive Beziehung zu bestimmten Pflegepersonen ■ Bewusstseinszustand, Pupillenreaktion ■ Diagnose			
Wassertemperatur			
■ 37–40°	■ 23–28°	■ nach Wunsch/Gewohnheit des Patienten	■ immer höher als die Körpertemperatur
Hilfsmittel			
■ gut ausgewrungener Waschhandschuh	■ deutlich strukturierter, tropfnasser Waschhandschuh oder Schwamm	■ deutlich strukturierter Waschhandschuh oder Handtuch ■ flächenhafte Berührungen mit deutlichem Druck (erkennbar beginnend und endend) ■ Angehörige	■ feuchter Waschhandschuh

4.3 Sich waschen und kleiden

Tab. 4.9 *(Fortsetzung).*

basal beruhigend	basal stimulierend	wahrnehmungsfördernd (Bobath-Konzept)	schweißreduzierend
Umgebungsfaktoren ■ wichtig: warme Zimmertemperatur ■ wenig mit dem Patienten sprechen ■ keine Unruhe im Zimmer durch andere Personen			
Zusatz			
■ keine (ggf. später beruhigende Lavendelmilch)	■ vertraute Waschlotion oder Seife des Patienten (ggf. später anregende Rosmarinmilch)	■ keine, ggf. später eigene Zusätze oder Lotionen	■ keine ■ ggf. Salbeitee (1 l Salbeitee auf 4 l Wasser)
Wirkentfaltung			
■ mit der Haarwuchsrichtung	■ gegen die Haarwuchsrichtung	■ von der nicht betroffenen Seite zur betroffenen Seite unter Betonung der Körpermitte	■ s. basal beruhigenende Waschung
Vorgehen			
■ vom Thorax ausgehend beginnen ■ mit der Haarwuchsrichtung	■ von der Körpermitte ausgehend nach außen, erst den Rumpf und dann die Extremitäten waschen ■ Hand- und Fußbad einbeziehen ■ gegen Haarwuchsrichtung	■ Pflegende steht auf der betroffenen Seite ■ Beginn an den Fingern, dann über die Hand, weiter zur Schulter, über das Sternum bis hin zu den Fingern der betroffenen Seite ■ Brust, Bauch, Beine, Füße und Rücken nach dem gleichen Prinzip ■ Gesicht zuletzt waschen ■ Intimbereich aussparen ■ punktuelle Berührungen vermeiden	■ s. basal beruhigende Waschung ■ Intimpflege später durchführen
Abtrocknen			
■ ebenfalls in Haarwuchsrichtung	■ ausschließlich gegen die Haarwuchsrichtung unter Verwendung eines rauen Handtuchs	■ wie bei der Waschung	■ nur abtupfen ■ nicht eincremen ■ in Haarwuchsrichtung

4 Pflegerische Interventionen bei den Aktivitäten des täglichen Lebens

Unterstützen beim Waschen im Bett

Vorbereitung
- je 2 Handtücher und Waschlappen, großes Handtuch zum Bedecken des Körpers
- Waschschüssel mit klarem Wasser, nach Wunsch des Patienten temperiert
- Körper- und Hautpflegemittel, Deodorant, Haarbürste/Kamm, bei Männern alles zur Bartpflege
- Zahnbürste, Zahncreme, Zahnbecher, Wasser, b.B. Mundwasser, Nierenschale
- Nachthemd/Pyjama, Bettwäsche, Wäscheabwurf

Merke: Zur basalen Stimulation im Rahmen der Körperpflege eignen sich Waschhandschuhe aus Frottee, die nicht mit Weichspüler gewaschen wurden. Zur Intimpflege und bei Patienten mit Infektionen (z.B. MRSA [methicillin-resistenter Staphylococcus aureus] oder Pilzinfektionen der Haut) werden Einmalwaschhandschuhe verwendet.

Praxistipp: Besonders für Patienten mit Infektionen (MRSA, VRE, Noro-Virus) eignen sich feuchte Einmalwaschtücher, die in der Mikrowelle angewärmt werden können. Es entfällt das Stellen einer Waschschüssel und Wasser. Somit entfällt die Reinigung und Desinfektion von infizierten Materialien.

Material für die Pflegeperson.
- Schutzschürze, um eine Keimverschleppung über die Dienstkleidung zu vermeiden
- Einmalhandschuhe für die Reinigung der Intimzonen oder bei infektiösen Patienten

Praxistipp: Ordnen Sie die Materialien in Reihenfolge der Durchführung an. Wenn sie die Utensilien gleich nach dem Gebrauch in den Kulturbeutel zurücklegen, haben Sie immer mehr Platz auf dem Nachtschränkchen. Außerdem kann diese Struktur für einen Patienten auch handlungsleitend wirken.

Lagern des Patienten
- günstigste Position zur Körperpflege im Bett ist die 30°–45° Oberkörperhochlagerung. Damit wird sowohl Orientierung im Raum als auch am eigenen Körper erleichtert.
- Kommunikation zwischen Pflegeperson und Patient kann auf gleicher Höhe stattfinden.
- Weiterer Vorteil ist, dass der Patient weniger gegen die Schwerkraft tätig werden muss und somit Kräfte sparen kann.

Merke: Beachten Sie, dass die Lagerung des Patienten immer vom Befinden des Patienten und der Erkrankung abhängig ist. So dürfen z.B. Patienten mit einer unversorgten Wirbelkörperfraktur nur in flacher Rückenlage; Patienten mit einem Beckenfixateure meist nur geringfügig erhöht gelagert werden.

Gesundheitsförderung und Prävention: Bei liegender Magensonde gilt die 30°–45° Oberkörperhochlage als guter Aspirationsschutz von Magensekret und ist daher auch als Maßnahme zur Pneumonieprophylaxe anzusehen.

4.3 Sich waschen und kleiden

Durchführung

Wassertemperatur und Zusätze. Zunächst werden die Wünsche zur Körperpflege erfragt. Wie soll die Wassertemperatur sein? Besteht ein Interessenskonflikt zwischen Patientenwünschen und dem Ziel der Waschung? Muss versucht werden, eine Einigung zu erzielen?

Entkleiden. Das Ausziehen des Nachthemdes/Pyjama kann gleich zu Beginn der Körperpflege erfolgen. Zum Schutz der Intimsphäre wird dem Patienten ein großes Handtuch übergelegt. Neigt der Patient zum Frieren, können Nachthemd oder Pyjama auch erst ausgezogen werden, wenn mit der Reinigung des Oberkörpers begonnen wird.

Gesicht, Hals und Nacken. Da das Gesicht ein sehr sensibler und intimer Bereich ist, sollte es der Patient möglichst selbst waschen. Reichen die Fähigkeiten und Fertigkeiten nicht aus, kann dem Patienten der Waschhandschuh über die Hand gezogen werden. Die Pflegeperson gibt Unterstützung, sodass die Waschung durch den Patienten selbst möglich ist. Das Abtrocknen des Gesichts kann auf gleiche Weise erfolgen. Die Augen werden vom äußeren zum inneren Lidwinkel gereinigt. Liegen Veränderungen (z.B. Konjunktivitis [Bindehautentzündung], Chemosis [Bindehautödem] oder Einblutungen) vor, ist eine spezielle Augenpflege notwendig (S. 81).

Haare. Sie werden so frisiert, wie der Patient es gewohnt ist. Bei immobilen und unruhigen Patienten kann es sinnvoll sein, die Haare zusammenzubinden, um ein Verknoten und Verfilzen der Haare zu vermeiden.

Brust, Bauch, Arme. Sie werden nach Wunsch des Patienten gewaschen. Es spielt keine Rolle, in welcher Reihenfolge Arme, Brust und Bauch gewaschen werden.

Rücken und Beine. Kann der Patient sich im Bett aufrichten, wird jetzt der Rücken gewaschen und anschließend das frische Nachthemd oder der Pyjama angezogen. Es folgt das Waschen der Beine. Falls ihm das Aufrichten nicht möglich ist, werden zuerst die Beine gewaschen. Nach einem Wechsel des Wassers wird der Patient auf die Seite gelagert, der Rücken gewaschen und abgetrocknet.

Gesäß, Anus und Gesäßspalte. Diese werden von vorne nach hinten gereinigt, damit es zu keiner Keimverschleppung von Darmbakterien in Richtung Harnröhrenöffnung kommt. Für jede Wischrichtung sollte ein neuer Einmalwaschlappen benutzt werden. Die Haut muss gut abgetrocknet werden.

> **Praxistipp:** Anschließend kann jetzt schon ein frisches Laken und falls erforderlich, ein Durchzieher oder eine Einmalunterlage eingebettet werden. Der Patient wird über den Rücken auf die andere Seite gedreht, damit die alte Bettwäsche entfernt und die frische durchgezogen und eingespannt werden kann.

Intimbereich. Nach einem erneuten Wasserwechsel wird nun der Intimbereich gereinigt. Begonnen wird mit der Reinigung der Oberschenkelinnenseiten, der Leisten und anschließend des Genitalbereichs. Dabei wird folgendermaßen vorgegangen:
- **Frau**: Äußere und innere Schamlippen werden von oben nach unten (zum Anus hin) gewaschen. Danach erfolgt die Reinigung der Harnröhrenöffnung und des Scheidenvorhofs.
- **Mann**: Nach vorsichtigem Zurückschieben der Vorhaut werden Eichel und Harnröhrenöffnung gewaschen. Das Smegma (weißlich, gelbe, talgige Absonderung der Eichel- u. Vorhautdrüsen bzw. im Bereich von Klitoris u. kleinen Schamlippen) wird entfernt. Anschließend wird die Vorhaut wieder vorgestreift und Glied und Hoden gewaschen und abgetrocknet.

4 Pflegerische Interventionen bei den Aktivitäten des täglichen Lebens

> **Gesundheitsförderung und Prävention:** Überall dort wo Haut auf Haut liegt, kann sich Feuchtigkeit bilden. In der Folge mazeriert die Haut und neigt schnell zu Entzündungen. Rhagaden können durch Reibung entstehen. Zur Intertrigoprophylaxe werden z. B. in Leisten, Achseln, Bauchfalten und unter den Brüsten Baumwolltücher gelegt, die die Feuchtigkeit aufsaugen.

Unterstützen beim Ganzkörperbad

Absolute Kontraindikationen
- instabile Kreislaufverhältnisse, akute Herzinsuffizienz
- großflächige und septische Wunden
- Implantate wie Katheter/Drainagen, Bettruhe, erhöhter Hirndruck

Relative Kontraindikationen
- manifeste Herzinsuffizienz
- chronische, nicht infizierte Wunden (evtl. durch eine Plastiktüte schützen)
- Schienen und Verbände (evtl. durch eine Plastiktüte schützen)
- Patienten mit Strahlentherapie (sofern das Markierungsfeld nicht mit Wasser in Berührung kommt und die Hautfeuchtigkeit es zulässt)

Vorbereitung
- Zur Infektionsprophylaxe muss das Bad hygienisch einwandfrei sein.
- Um einer Unterkühlung des Patienten vorzubeugen, sollte es warm sein.
- Ist der Patient vollständig selbstständig, muss er im Notfall die Rufanlage problemlos erreichen können. Ist er auf Hilfe angewiesen, kann die Pflegeperson über die Rufanlage bei Bedarf Hilfe anfordern, ohne dass sie sich vom Patienten abwenden muss.
- Besetztschild anbringen, damit Intimsphäre gewahrt bleibt.
- Neben benötigten Körperpflegeprodukten ausreichend Handtücher bereithalten.

Durchführung
Erkundigen Sie sich vor der Pflegehandlung beim Patienten und lesen Sie den Pflegebericht, um den aktuellen Hilfebedarf und die Leistungsfähigkeit einschätzen zu können.
- Betroffenen ins Bad begleiten und bei Bedarf beim Ausziehen helfen.
- Hilfestellung geben beim Einsteigen in die Wanne oder mithilfe eines Badelifters in die Wanne heben.
- Vom Gesicht an abwärts sorgfältig waschen.
- Zur Haarwäsche gefalteten Waschlappen vor die Augen halten lassen, damit kein Shampoo in die Augen kommen kann, Haare abduschen.
- Vor dem Aussteigen bzw. Hochheben aus der Wanne nochmals den ganzen Körper abduschen und sofort mit vorgewärmten Tüchern abdecken.
- Sorgfältig abtrocknen, beim Anziehen helfen.
- Nasse Haare abdecken, ins Zimmer begleiten.
- Haare kämmen, trocknen (föhnen), gewünschte Frisur legen, Haut- und Gesichtspflege durchführen lassen. Ruhezeit anbieten.
- Badewasser ablaufen lassen. Badewanne und Zubehörteile desinfizieren und reinigen.

4.3.3 Unterstützen beim Zähneputzen, bei der Mund- und Zahnprothesenpflege

Material
- Handtuch, Zahnbecher mit Wasser, Zahnbürste und Zahncreme, Nierenschale
- ggf. weitere Pflegemittel wie Zahnseide, Mundwasser, Lippencreme

4.3 Sich waschen und kleiden

Vorbereitung

- Neben vollständiger Materialvorbereitung auf desinfiziertem Arbeitstisch, Arbeitsplatz so organisieren, dass genügend Handlungsfreiraum entsteht.
- Nach Sicherung der Zu- und Ableitungen Patient möglichst in eine sitzende Position bringen.
- Sofern Patient eine Magensonde hat, ist sie mit einem Ablaufbeutel zu versehen und unter Körperniveau zu hängen.

Unterstützen bei eingeschränkten körperlichen Fähigkeiten

- Zur Unterstützung hinter dem Patienten stehen.
- Unter das Ellenbogengelenk greifen und das Handgelenk des Patienten umfassen, so die Bewegungen beim Zähneputzen unterstützen oder gar führen.
- Liegen z.B. ausgeprägte Handödeme vor, ist meist auch die Beweglichkeit der Finger eingeschränkt, sodass v.a. leichte und feine Gegenstände schlecht gefasst werden können.
- Bei der Zahnbürste kann eine Griffverstärkung vorgenommen werden, indem der Zahnbürstenstiel in einen elastischen Wickel gesteckt wird.

Übernahme der Mundpflege

Indikation

- Verletzung beider Arme oder komatöser und/oder sedierter Patient
- Apoplex oder geistige Behinderung oder im Sterben liegender Patient
- Patient darf die Pflege nicht selbstständig durchführen, wenn ein Zustand nach komplexen intraoralen Operationen vorliegt (z.B. gestielter Muskellappen zur Zungenrekonstruktion).

Grundsätze bei der Mundpflege

- Mund vor und nach der Pflege mithilfe einer Lichtquelle (Taschenlampe, Punktleuchte) inspizieren; vorsichtig durchführen, sodass kein Würgereiz ausgelöst wird. Hat der Patient keine oder verminderte Schutzreflexe, kann eine Aspiration die Folge sein.
- Auch bei Nahrungskarenz muss die Zahnpflege mindestens 2 x täglich erfolgen.
- Bei blutungsrelevanten Gerinnungsstörungen muss meist vorübergehend auf das Zähneputzen verzichtet werden. Stattdessen kann mit einer Munddusche die Reinigung der Zahnzwischenräume und mit einem um den Finger gewickelten Tupfer eine grobe Reinigung der Zahnoberfläche erfolgen.
- Werden therapeutische Zusätze benötigt, natürliche Substanzen wegen der besseren Patiententoleranz und des niedrigeren Allergiepotenzials chemischen vorziehen.
- Werden Fertiglösungen verwendet, benötigte Menge abfüllen. Lösung mit Patientennamen und Anbruchdatum versehen.
- Zungenbeläge entfernen, da sie einen idealen Nährboden für Keime darstellen.
- Bei sehr trockener Mundschleimhaut und vorhandenen Defekten Mundpflege häufiger (1–2-Mal stündlich) durchführen, da die Defekte in feuchtem Milieu besser abheilen.

> **Gesundheitsförderung und Prävention:** Zur Infektionsprophylaxe müssen Tees zur Mundpflege mindestens alle acht Stunden erneuert werden.

> **Praxistipp:** Zungenbeläge lassen sich gut mit einer Zungenbürste entfernen. Dies kann der Patient u.U. im Tagesverlauf auch häufiger selbst tun.

4 Pflegerische Interventionen bei den Aktivitäten des täglichen Lebens

Material
- Handtuch, Zahnbecher mit Wasser, Zahnbürste und Zahncreme
- Nierenschale, Mundspatel, ggf. Watteträger bzw. Kugeltupfer und Peanklemme
- ggf. weitere Pflegemittel wie Zahnseide, Mundwasser, Lippencreme
- ggf. angeordnete Lokaltherapeutika, ggf. Absaugkatheter; Lichtquelle, Abwurf

Vorbereitung
- Patienteninformation, Materialvorbereitung
- Patient in Oberkörperhochlage bringen.
- Wird der Patient enteral ernährt, sollte für die Zeit der Mundpflege pausiert und die Magensonde mit einem Ablaufbeutel versehen und unter Körperniveau gehängt werden.
- Händedesinfektion, Einmalhandschuhe, Einmalschürze, ggf. Mundschutz anziehen

Durchführung
- Mundhöhle mithilfe eines Mundspatels und einer Lichtquelle inspizieren. Eine erste grobe Reinigung kann ggf. notwendig sein, um Situation adäquat beurteilen und Veränderungen feststellen oder ausschließen zu können (Tab. 4.10).
- Anhand der Befunderhebung benötigte Pflegemittel auswählen (Tab. 4.11).
- Nach Putzen der Zähne gründliche Spülung oder Auswischen des Mundes.
- Wird die Reinigung mit Kugeltupfern und Peanklemme vorgenommen, darauf achten, dass Klemme vollständig vom Tupfer umgeben ist, um Verletzungsgefahr zu reduzieren.
- Erneute Inspektion des Mundraumes: Sicherstellen, dass alle Speisereste und Beläge entfernt und Veränderungen an Mundschleimhaut, Zahnfleisch, Zunge oder Zähnen tatsächlich erfasst wurden.
- Falls notwendig, Pflegemittel oder verordnete Therapeutika auftragen und Lippen eincremen.

Praxistipp: Wird der Kopf leicht nach vorn gelagert, vermindert dies das Aspirationsrisiko.

Merke: Bei immunsupprimierten Patienten sollte zur Infektionsprophylaxe Aqua ad iniectabilia verwendet werden.

Zahnprothesenpflege
- Daumen schiebt Oberlippe etwas nach oben, um Kante der Prothese zu greifen.
- Beim Entfernen der Prothese dient der Zeigefinger als Widerlager und verhindert das Herunterfallen der Prothese.
- Prothese über stehendem Wasserspiegel reinigen.
- Beim Einsetzen der Oberkieferprothese zieht die linke Hand den Unterkiefer sanft nach unten.
- Bei einem kleinen Mund erst eine Seite der Prothese in den Mund schieben und Mundwinkel damit leicht dehnen, dann andere Seite in den Mund schieben.
- Leicht seitliches Einführen erleichtert die Platzierung der Unterkieferprothese.

Praxistipp: Zahnprothesen sind sehr bruchempfindlich und teuer. Lassen Sie Wasser in ein Waschbecken einlaufen und reinigen Sie die Prothese über dem Wasserspiegel.

4.3 Sich waschen und kleiden

Tab. 4.10 Mögliche Veränderungen der Mundhöhle und Maßnahmen zu deren Behandlung.

Mundveränderung	Symptome	Ursache	Maßnahme
trockene Zunge/Mundschleimhaut	- glanzlose Mundschleimhaut - Zunge klebt am Gaumen - Lippen kleben aneinander - Sprache ist undeutlich	- reine Mundatmung (z. B. bei Atemnot, Schlaf-Apnoe-Syndrom, Schnarchen) - ungenügend angewärmte/angefeuchtete Atemluft - Dehydratation durch vermindertes Durstgefühl, z. B. bei alten Menschen - Negativbilanzierung, z. B. bei Herzinsuffizienz, Nierenversagen - Fieber - Medikamentennebenwirkungen (z. B. Psychopharmaka, Opiate) - Radiotherapie im HNO-Bereich	- Bilanzierung zur Situationseinschätzung - für ausreichende Trinkmenge sorgen (häufiges Anbieten und Bereitstellen von Getränken) - Atemluft anwärmen und anfeuchten - ggf. stündliche Mundpflege - Anregung des Speichelflusses durch saure Tees (Hagebutte, Malve, Zitrone) - Tee in Zerstäuber füllen und regelmäßig in den Mund sprühen - Speichelfluss anregen durch Parotitismassage
Hypersalivation	- vermehrter Speichelfluss aufgrund vermehrter Speichelproduktion oder Unvermögen, Speichel zu schlucken	- Vergiftungen (Blei und Organophosphate) - psychoneurale Ursachen (Aufregung, Schmerzen) - degenerative Erkrankungen (z. B. Morbus Parkinson) - Stammhirnschädigung - Hirnnervenlähmung (z. B. Nervus vagus, Nervus glossopharyngeus)	- Mundspülungen mit Salbeitee - psychosoziale Ursache beseitigen - Schluckübungen - evtl. Scopoderm TTS Pflaster (Arztanordnung)
Zungenbeläge und Borken	- grau-weiße bis gelb-bräunliche Ablagerungen	- fehlende mechanische Reinigung (Nahrungskarenz) - Mundatmung - Dehydratation - eingeschränkte Mundhygiene, z. B. bei Beißspastik (Schädel-Hirn-Trauma)	- ausreichende Flüssigkeitszufuhr - Mund häufig befeuchten - Borken mittels fetthaltiger Substanzen (Vaseline, Butter, Rosenhonig, Dexpanthenol) langsam aufweichen oder z. B. Zucker, gefrorene Ananasstückchen lutschen lassen - 2-stündliche Mundpflege - Kaumuskel von oben zum Mundwinkel hin ausstreichen und massieren

Tab. 4.10 (Fortsetzung)

Mundveränderung	Symptome	Ursache	Maßnahme
Aphthen	- kleine, weiße, eng umgrenzte schmerzhafte Defekte von Mundschleimhaut, Zahnfleisch, Mundhöhle oder Zunge	- mechanische Ursache (Zahnprothese, Kieferverdrahtungen)	- auslösende Ursache beseitigen (Zahnprothese anpassen, Verdrahtungen kürzen lassen) - Mundspülungen mit Salbei, Thymian, Kamillentee - Schleimhautanalgesie vor allem vor Mundpflege und Nahrungsaufnahme (Lutschtabletten, Depanthenollösung mit Zusatz eines Lokalanästhetikums [Hausapotheke]) - Nahrungsmittel anpassen (keine sauren Getränke, weiche Kost, lauwarme Getränke)
Rhagaden	- spaltförmige Durchtrennung aller Schichten der Epidermis, bevorzugt an Lippen und Mundwinkeln - Schmerzen beim Bewegen der Lippen oder Sprechen	- Überdehnung der Haut - Eisen- und Vitaminmangel (Vitamin B und C) - Flüssigkeitsmangel	- ausreichende Flüssigkeitszufuhr (ca. 2 l/Tag) - häufiges Eincremen der betroffenen Hautbereiche
Soor	- weißliche Beläge, die sich nicht abwischen lassen	- Immunsuppression - Mundtrockenheit - mangelnde Mundhygiene - aufsteigende Infektion	- bei Verdacht Hygieneabnahme - Mundschleimhaut feucht halten - lokales Antimykotikum nach Arztanordnung
Stomatitis	- entzündliche Mundschleimhaut - Mundgeruch - Mundschleimhautblutungen	- Gingivitis - mangelnde Zahn- und Mundhygiene - mangelnde Zahnprothesenpflege - Vitaminmangel (A, B und C) - Nikotinabusus	- bei Infektion entsprechend Antibiotika, Virustatika oder Antimykotika - regelmäßige Zahn- und Prothesenpflege - Zahnpflege mit weicher Zahnbürste

4.3 Sich waschen und kleiden

Tab. 4.11 Mundpflegemittel.

Produkt	Wirkung	Indikation	Anwendung	Besonderheiten
Zitronenstäbchen	■ erfrischend ■ angenehmer Geschmack	■ prä- oder postoperativ bei Nahrungskarenz	■ Mundhöhle mit Watteträgern auswischen oder diese auslutschen ■ gefrorene Stäbchen besonders bei Kindern beliebt ■ bei längerer Anwendung nach dem Gebrauch den Mund mit Wasser ausspülen, da Zitronensäure den Zahnschmelz angreift	■ nicht zur Plaquebeseitigung geeignet ■ schädigende Wirkung auf Zahnschmelz und Mundschleimhaut bei längerer Anwendung nicht bewiesen
Bepanthen-Lösung 5%	■ Förderung der Epithelisierung ■ feuchtigkeitsbindend	■ Lösung ein- bis mehrmals täglich auf die Läsionen auftragen	■ Lösung unverdünnt mit Watteträger auf die Läsionen auftragen	■ keine Studie zur Anwendung im Bereich des Mundes vorhanden
Hexoral-Lösung	■ desinfizierend ■ vorübergehende Keimzahlreduktion	■ Infektionen im Mund-Rachenraum, einschließlich Parodontitis	■ 15 ml unverdünnte Lösung ca. 30 Sek. lang gurgeln bzw. spülen ■ nicht nachspülen ■ 3 x täglich nach den Mahlzeiten	■ bei längerer Anwendung Geschmacksirritationen ■ als Prophylaxemaßnahme im Rahmen der Mundpflege nicht geeignet ■ Lösung wird häufig als zu „scharf" empfunden
Chlorhexamed-Lösung	■ desinfizierend ■ vorübergehende Keimzahlreduktion	■ Infektionen im Mund-Rachenraum ■ Parodontitis	■ 15 ml unverdünnte Lösung 1 Min. lang gurgeln bzw. spülen ■ nicht nachspülen ■ 3-mal täglich nach den Mahlzeiten	Nebenwirkungen: ■ Geschmacksirritationen/Übelkeit ■ Mundschleimhautreizungen ■ bei längerer Anwendung Verfärbungen an den Zähnen, Füllungen und der Zunge ■ keine Anwendung bei Mundschleimhautläsionen, da gewebetoxisch und wundheilungshemmend ■ Vorsicht bei Alkoholentzugsdelir ■ als Prophylaxemaßnahme nicht angezeigt ■ Lösung wird häufig als zu „scharf" empfunden

Tab. 4.11 (Fortsetzung)

Produkt	Wirkung	Indikation	Anwendung	Besonderheiten
Wasserstoffperoxid (H_2O_2) 3%-Lösung	<ul><li>schwach desinfizierend, besonders gegen anaerobe Keime</li><li>Bildung von molekularem Sauerstoff durch Oxidierung (reinigende Schaumbildung)</li><li>verbessert die lokale Sauerstoffversorgung durch O_2-Freisetzung</li></ul>	<ul><li>Desinfektion von Schleimhäuten im Mund-Rachenraum</li><li>Gingivitis</li><li>Spülung und Reinigung von Wunden mit leichten Belägen</li></ul>	<ul><li>1–2 EL/Glas Wasser (5–10-fache Verdünnung)</li><li>mindestens 30 Sek. lang spülen oder gurgeln</li><li>mit klarem Wasser nachspülen</li><li>Anwendung 3–4-mal täglich</li></ul>	<ul><li>bei langandauernder Anwendung Hypertrophie der Zungenpapillen möglich</li><li>in hohen Konzentrationen ätzende Wirkung auf Haut und Schleimhäute</li><li>durch Bildung von gasförmigem Sauerstoff ist die Anwendung von Wasserstoffperoxid in geschlossenen Körperhöhlen ungeeignet</li><li>Lagerung nicht über 25 °C</li><li>in hohen Konzentrationen zelltoxisch</li></ul>
Kamille	<ul><li>antiseptisch</li><li>entzündungshemmend</li><li>schmerzlindernd</li><li>krampflösend im MDT</li><li>beruhigend</li><li>stimmungsaufhellend</li></ul>	<ul><li>Entzündungen der Mundschleimhaut und des Rachens</li></ul>	<ul><li>mehrmals täglich gurgeln bzw. spülen</li><li>Teezubereitung: 3 g Kamillenblüten (ca. 1 EL) mit 150 ml kochendem Wasser übergießen 10 Min. ziehen lassen, abseihen</li></ul>	
Salbei	<ul><li>Zahnfleischbluten</li><li>Entzündungen von Mundschleimhaut/Zahnfleisch</li></ul>	<ul><li>desinfizierend, Wachstumshemmung von Bakterien/Pilzen</li><li>schweißhemmend</li><li>gerbend</li><li>austrocknend</li></ul>	<ul><li>Mundspülungen mehrmals täglich</li><li>Teezubereitung: 2,5 g Salbeiblätter mit 100 ml kochendem Wasser übergießen 10 Min. ziehen lassen</li></ul>	
Thymian	<ul><li>Entzündungen von Mundschleimhaut/Zahnfleisch</li></ul>	<ul><li>Antiseptisch</li><li>desinfizierend</li><li>beruhigend</li><li>krampflösend</li><li>verdauungsfördernd</li><li>schleimlösend</li></ul>	<ul><li>Mundspülungen mehrmals täglich</li><li>Teezubereitung 1 Teelöffel Thymianblätter mit ca. 150 ml kochendem Wasser übergießen. 10 Min. ziehen lassen, abseihen</li></ul>	

4.3.4 Spezielle Pflege der Augen und Ohren

Augenpflege

Die Augenpflege stellt eine spezielle Reinigungsform des Auges dar, bei deren Durchführung Salben- und Tropfenreste von Ober- und Unterlidhaut des Auges entfernt werden. Sie erfolgt mindestens einmal täglich, z. B. vor der ärztlichen Visite. Besteht eine starke Wundsekretbildung kann es notwendig werden, die Augenpflege öfter durchzuführen.

> **Merke:** Die gewissenhafte Augenpflege unter aseptischen Bedingungen stellt das Kernstück der Augenbehandlung dar. Der postoperative Verlauf ist auch von der Augenpflege abhängig.

Material

- Händedesinfektionsmittel, Einmalhandschuhe bei septischen Augen
- sterile Pflaumentupfer (z. B. 5er-Packung), sterile Kompressen
- sterile 0,9%ige Kochsalzlösung oder Ringer-Lösung mit Überlaufkanüle (keine kalten Flüssigkeiten verwenden)
- Nierenschale (Pappschalen nur als Abwurfschalen)

Durchführung

- Patient über Zweck und Vorgehensweise informieren. Anschließend bitten, sitzende oder liegende Position einzunehmen.
- Nach Händedesinfektion und ggf. nach Überstreifen der Einmalhandschuhe sterile Pflaumentupfer über Nierenschale mit steriler 0,9%iger Kochsalzlösung befeuchten und Augen reinigen.
- Reinigung der Ober- und Unterlidhaut des geschlossenen Auges mit unberührter Seite des Tupfers ohne Druck, vom inneren zum äußeren Lidwinkel durch bogenförmige Tupferführung. Zunächst entlang des Unterlids, anschließend mit neuem Tupfer entlang des Oberlids. Dabei nicht reiben.

> **Merke:** Es wird auch die Tupferführung von außen nach innen gelehrt – die hier beschriebene Vorgehensweise wird von uns aus praktischen und hygienischen Gründen bevorzugt.

- Bei stark verklebten Augenlidern: feuchten Tupfer für kurze Zeit auf dem Auge belassen, um Verklebung aufzuweichen.
- Gebrauchte, kontaminierte Tupfer in bereitgestellte Nierenschale abwerfen.
- Intensivere Reinigung des Unterlids ist möglich, wenn der Patient die Augen während des Waschvorgangs öffnet und nach oben schaut.
- Wiederholung des Auswaschvorgangs erfordert Verwendung frischer Tupfer.
- Abschließend Augenlider mit Kompresse trocken tupfen.

Instillation von Augenmedikamenten

- Für einen bestimmten Patienten verordnete Augenmedikamente und sterilisierte Zellstofftupfer in einer mit Patientennamen versehene Dose richten und auf sein Zimmer bringen (Ausnahme: Kinder).
- Applikationen aus diesen Tropfflaschen bzw. Tuben erhält nur dieser Patient.

> **Merke:** Bei der Applikation von Augenmedikamenten gilt die **5-R-Regel**: **R**ichtiger Patient, **r**ichtiges Auge, **r**ichtiges Medikament zum **r**ichtigen Zeitpunkt und **r**ichtige Applikationsform.

4 Pflegerische Interventionen bei den Aktivitäten des täglichen Lebens

- Verfallsdatum der Augenmedikamente regelmäßig kontrollieren, damit Wirksamkeit und Keimfreiheit gewährleistet ist.
- Nach Öffnen der Originalverpackung sind die meisten Augenmedikamente nur sehr begrenzt haltbar, weshalb sie mit Öffnungsdatum versehen werden.

Material
- Verordnetes Medikament
- Händedesinfektionsmittel, Einmalhandschuhe bei septischen Augen
- sterilisierte Zellstofftupfer (3,5 x 5 cm), Abwurfschale

Durchführung
- Nach Händedesinfektion und Überstreifen der Einmalhandschuhe Patient bitten, Kopf in den Nacken zu legen und nach oben zu sehen.
- Kontaktlinsen bis auf wenige, ausdrücklich vom Arzt festgelegte Ausnahmen, vor Gabe von Augenmedikamenten entfernen (können sich sonst verfärben).
- Unterlid mithilfe eines Tupfers nahe dem Wimpernrand leicht nach unten ziehen, sodass der untere Bindehautsack zu sehen ist.
- Hand, die das Tropffläschchen oder die Salbentube hält, an der Stirn des Patienten abstützen, um Verletzungen durch unkontrollierte Bewegungen des Patienten zu vermeiden.
- Augentropfen
  - aus dem senkrecht gehaltenen Fläschchen in den unteren Bindehautsack träufeln.
  - Tropfflasche darf weder Wimpern, Lidränder, Bindehaut noch Hornhaut berühren, da Kontamination mit Keimen oder Augenverletzungen die Folge sein könnten.

> **Praxistipp:** Werden mehrere Augentropfen hintereinander verabreicht, instillieren Sie diejenigen zuletzt, die der Patient als unangenehm empfindet – z.B. weil sie ein „Brennen" verursachen. Andernfalls könnte ein Lidkrampf die weitere Applikation beeinträchtigen.

- Augensalbe:
  - Etwa 0,5cm langen Salbenstrang direkt aus der Tube in den unteren Bindehautsack geben.
  - Nach Instillation Patient bitten, bei noch zurückgezogenem Unterlid nach unten zu sehen. → Salbe verteilt sich in der unteren Umschlagsfalte und wird nicht aus dem Auge herausgepresst.
  - Nach Applikation Salbentube sofort so schließen, dass Spitze nur mit Kappeninnenseite in Kontakt kommt.

> **Merke:** Sind sowohl Augentropfen als auch Augensalben zum selben Zeitpunkt verordnet worden, werden Augentropfen zuerst gegeben, da sie nach der Salbenapplikation nicht mehr so gut vom Auge aufgenommen werden können.

- Überschüssige Tropfen oder Salbe vorsichtig mit sterilisiertem Zellstofftupfer abwischen.
- Gebrauchte und kontaminierte Tupfer in Nierenschale abwerfen.
- Patient darüber informieren, dass das Nachwischen mit Fingern oder Taschentüchern zur Keimverschleppung führen kann, und deshalb unterlassen werden sollte.

4.3 Sich waschen und kleiden

Augenspülung

- erfolgt meist notfallmäßig bei Verätzungen des Auges mit Laugen oder Säuren.
- Am Unfallort ist es wichtig, so rasch wie möglich mit sauberem Leitungswasser oder Mineralwasser zu spülen und die Spülung nicht zu unterbrechen.
- In der Klinik kann der Vorgang ohne Zeitverzögerungen optimiert werden.

Material

- wasserdichte Unterlage, Plastikschürzen für Patienten und Pflegende
- Auffangschale, Lokalanästhetikum, Lidsperrer, Lidhaken
- sterile Tupfer, Undine (Augendusche aus Glas) oder Spritze
- Ringer-Lösung oder physiologische Kochsalzlösung mit Infusionsbesteck bzw. 500-ml-Spritzbeutel oder sterilem Glas

Je nach Anordnung werden Phosphatpuffer-Lösungen (z.B. Isogutt, Tim-oculav) oder bei Farb-, Teer- oder Schmaucheinsprengungen z.B. Bepanthen-Augensalbe gerichtet.

Durchführung

- Patient über Maßnahme informieren und bitten, sitzende oder liegende Position einzunehmen.
- Nach Händedesinfektion Spüllösung in sauberes Gefäß füllen (Glas, Undine oder Spritze). Alternativ können auch ein Spritzbeutel oder eine Infusionsflasche mit Infusionsbesteck zur Spülung verwendet werden.
- Bei starken Schmerzen und Lidspasmus (Blepharospasmus) ist die Spülung evtl. erst nach der Applikation lokalanästhesierender Augentropfen möglich.
- Eine assistierende Pflegende hält die Lider auseinander, wenn der Arzt keinen Lidsperrer einsetzt.
- Das vorhandene Fremdkörpermaterial kann vorsichtig mit sterilen Tupfern entfernt werden.
- Die Spülung kann beginnen, wenn der Patient den Kopf zur Seite geneigt hat und die Auffangschale unter dem Kinn positioniert ist.
- Mit Kompressen wird danebenlaufende Flüssigkeit aufgefangen.
- Abschließend wird das gespülte Auge vorsichtig trocken getupft.

Ohrenpflege

Grundsätzlich reinigt der Gehörgang sich selbst. Nach Ohroperationen wird die Pflege durch den Operateur vorgenommen, um die Wundheilung im Gehörgang zu beurteilen. Die Pflegende verabreicht dem Patienten auf Anordnung des Arztes Ohrentropfen.

Verabreichen von Ohrentropfen

- Tropfen in der Hand erwärmen, Patient bitten, Kopf zur Seite zu drehen.
- Gehörgang dehnen, indem die Ohrmuschel leicht nach oben hinten gezogen wird.
- Angeordnete Tropfenanzahl in das Ohr tropfen.
- Nach Applikation sollte der Patient noch ca. 5–10 Min. auf der Seite liegen bleiben.
- Bei manchen Ohrerkrankungen (z.B. Otitis media) ist es erforderlich, zusätzlich Nasentropfen zu verabreichen, um die Abschwellungen des Nasenrachens und des Eingangs der Ohrtrompete zu erreichen (in Rückenlage mit überstrecktem Kopf verabreichen).

4.3.5 Pflege der Haut

> **Definition:** Unter **Hautpflege** werden allen Maßnahmen verstanden, die zum Erhalt oder zur Wiederherstellung des physiologischen Hautzustandes führen.

Die Indikation zur Hautpflege stellt sich immer dann, wenn Veränderungen des physiologischen Hautzustandes, spezielle Erkrankungen (z.B. Psoriasis, Neurodermitis) oder ein Selbstpflegedefizit vorliegen (Tab. 4.12 u. Tab. 4.13). In Tab. 4.14 sind die Gruppen der Hautpflegemittel, deren Wirkung auf die Haut und ihr Anwendungsbereich dargestellt.

Haarpflege im Bett

Vorbereitung und Durchführung
- Patient über die Maßnahme informieren, Kopfbrett des Bettes entfernen.
- Eine Pflegeperson stützt den Kopf des Patienten, während die andere das Haarwaschbecken unterschiebt.
- Haare waschen und abspülen.
- Während eine Pflegeperson den Kopf des Patienten mit einem Handtuch vor unnötiger Verdunstungskälte schützt, entfernt die andere das Waschbecken in Richtung des Wasserschlauches.
- Oberkörper des Patienten kann aufgerichtet werden, je nach Allgemeinzustand kämmt der Patient selber die Haare oder die Pflegeperson übernimmt das für ihn.
- Haarwäsche im Bett dauert je nach Haarlänge nur ca. 3–8 Min. Das ist ein Zeitraum der vom Patienten gut toleriert werden kann.

4.3.6 Bekleidung

Bis auf Situationen wie Operation, Untersuchungen oder ein schwerer Krankheitsverlauf, die einen Aufenthalt auf der Intensivstation notwendig machen, können Patienten i.d.R. nach kurzer Zeit wieder ihre eigene Kleidung tragen.

> **Merke:** Sorgen Sie dafür, dass der Patient so frühzeitig wie möglich wieder seine eigene Nachtwäsche tragen darf. Sie vermittelt ihm nicht nur Sicherheit und Wohlbefinden, sondern reduziert i.A. auch das Krankheitsgefühl.

Bekleidung bei Zu- und Ableitungen

Bei einer peripher liegenden Kanüle wird zunächst die Infusionsflasche durch den inneren Ärmel gezogen, sodass die Arme folgen können und das Oberteil wie gewohnt angezogen werden kann.

> **Merke:** Zum Anziehen des Oberteils wird die Rollerklemme geschlossen. Eine Diskonnektion des Infusionssystems von der Kanüle darf aufgrund der hohen Infektionsgefahr nicht erfolgen!

4.3 Sich waschen und kleiden

Tab. 4.12 Verschiedene Hauttypen und deren Pflege.

Hauttyp	Ursache	Erscheinungsbild	Folge	Pflege
seborrhoischer Hauttyp (ca. 50% der Bevölkerung)	■ übermäßige Talgproduktion	fettig/ölig glänzend	■ Hautunreinheiten ■ Entzündungen ■ bleibt länger jung, ist elastisch, robust gegen Druck, Stoß und Umwelteinflüsse ■ Hautunreinheiten oder Entzündungen durch leicht verstopfende Hautporen	■ Ö/W Produkte ■ keine alkoholhaltigen Produkte
Mischtyp (ca. 20% der Bevölkerung)	■ unterschiedlich ausgeprägte Talgproduktion	sowohl fettig glänzend als auch trocken/schuppig	■ Unreinheiten und Entzündungen im Stirn-Nasen-Bereich ■ glanzlos und schuppig im Bereich der Augen und Wangen	■ Ö/W Produkte für Stirn-Nasen-Bereich ■ W/Ö Produkte für die trockenen Bereiche
sebostatischer Hauttyp (ca. 10–20% der Bevölkerung)	■ geringe Talgproduktion ■ schlechte Speicherung von Feuchtigkeit	glanzlos schuppig feinporig und zart (Hautporen nicht sichtbar)	■ empfindlichster Hauttyp ■ Spannungsgefühl/Juckreiz ■ oberflächliche schmerzliche Einrisse bei Belastung, die eine Infektionsporte darstellen	■ W/Ö Produkte ■ Duschen statt Baden ■ Wasser nicht zu heiß wählen ■ keine Seifen ■ Syndet gründlich abwaschen ■ Haut nur abtupfen, nicht rubbeln
Altershaut	■ Verlust von Unterhautfettgewebe ■ reduzierte Verbindung von Ober- und Lederhaut ■ Umwandlung elastischer in kollagene Fasern ■ Abbau von Kapillaren	Faltig eher blass niedrigere Temperatur	empfindlich gegenüber: ■ Druck ■ Stoß ■ Druckwahrnehmung	■ W/Ö Produkte ■ genügend Flüssigkeit
pergamentartig dünne Haut	■ langjährige Kortisoneinnahme	trocken schuppig glänzend häufig ausgeprägt an Armen, Beinen und Gesicht	■ neigt schnell zu feinen Hautläsionen empfindlich gegenüber: ■ Druck ■ Stoß ■ Reibung	■ W/Ö-Produkte ■ Hautläsionen mit Dexpanthenol behandeln ■ Arme/Beine immer mit zwei Händen anheben (Druckverteilung) ■ hautfreundliches Pflaster verwenden ■ bei größeren Defekten spezielle Wundbehandlung einleiten

Tab. 4.13 *Hautpflege bei veränderter Haut (nach Grützner 2004).*

spezifische Hautsituation	Maßnahme
Pflege bei Inkontinenz	<ul><li>regelmäßige und schonende Hautreinigung nach Urin- oder Stuhlkontakt</li><li>Haut nur abtupfen, nicht rubbeln oder reiben</li><li>Hautpflege mit einem W/O-Präparat oder ggf. prophylaktischer Hautschutz vor Infektionen durch Präparate mit 1,3-Butandiol als Trägerstoff (z. B. PC 30 V)</li><li>Hautreinigung mit warmem, klarem Wasser</li><li>bei starken Verschmutzungen (z. B. durch Stuhl) rückfettende Syndets verwenden, unbedingt mit klarem Wasser nachwaschen</li><li>Waschlappen nicht mehrfach benutzen</li><li>keine Farb- oder Gerbsubstanzen verwenden, da der Hautstatus dann nur schwer zu beurteilen ist</li><li>Nachteile von Salben und Pasten bedenken, lassen sich mit Wasser nicht abwaschen</li><li>bedarfsgerechter Einsatz von Inkontinenzprodukten</li></ul>
Hautpflege bei Intertrigogefahr und Intertrigo	<ul><li>sorgfältiges Abtrocknen der Haut besonders in Hautfalten (im Leisten- und Bauchbereich, Zwischenräumen von Fingern und Zehen, bei Frauen unter der Brust)</li><li>Haut-auf-Haut-Kontakt vermeiden durch Einlegen von Baumwollkompressen</li><li>keine Anwendung von Puder (Ausbildung von scharfkantigen Kristallen wenn Puder feucht wird)</li><li>keine Verwendung von Zinkpaste</li><li>bei Verdacht auf Sekundärinfektion (Candida) Abstrich abnehmen</li><li>bei vorhandener Kandidose lokales Antimykotikum nach ärztlicher Anordnung</li></ul>
Juckreiz (=Pruritus)	<ul><li>wie bei trockener Haut</li><li>Hautpflege mit harnstoffhaltigen W/O-Präparaten</li><li>Kühlung wird als Linderung empfunden (Cool-Packs)</li><li>Fingernägel kurz schneiden und die Ecken feilen</li><li>Tragen von Baumwollhandschuhen</li><li>Antipruriginosa (= pharmazeutische Mittel gegen Juckreiz) nach ärztlicher Anordnung</li><li>bei Verwendung von juckreizstillendem Puder an austrocknende und entfettende Wirkung denken</li></ul>

4.3 Sich waschen und kleiden

Tab. 4.14 Hautpflegemittel, deren Wirkung auf die Haut und ihre Anwendung.

Präparat	Eigenschaft/Inhaltsstoffe	Wirkung auf die Haut	Anwendung
flüssige Form			
alkoholische Lösung	■ Gemisch aus Äthanol, Isopropanol ■ Trägersubstanz für Zusatzstoffe	■ kühlend ■ entfettend ■ austrocknend	■ Rückfettung erforderlich
ölige Lösung	■ Körperöle aus Oliven-, Avocado-, Mandelöl oder Lebertran	■ Aufweichen von Auflagerungen (Borken) ■ Rückfettung trockener Haut ■ okklusiv	■ eignen sich lediglich zur Auflösung von z. B. Borken und Schuppen ■ in Ausnahmefällen zur Hautpflege der extrem trockenen Haut ■ Vorsicht bei Patienten mit Fieber ■ nicht auf gereizte/nässende Haut
feste Form			
Puder	■ anorganische Stoffe (Zink, Titanoxid, Talkum) ■ organische Stoffe wie Stärke ■ geringe Haftung auf trockener Haut	■ austrocknend durch Entzug von Wasser und Fetten ■ kühlend ■ adstringierend ■ sekretaufnehmend	■ bilden scharfkantige Kristalle, die bei jeder Bewegung reiben und Verletzungen an der Haut hervorrufen ■ nicht zur Intertrigoprophylaxe geeignet
halbfeste Form			
Salben	■ wasserfrei ■ lipophil ■ Bestandteile: ■ tierisch (Schweineschmalz) ■ pflanzlich (Erdnuss-, Olivenöl) ■ mineralische Öle/Fette (Paraffine) ■ Silikon, Wachs (Bienenwachs)	■ okklusiv ■ Hemmung der Perspiratio insensibilis ■ verhindert Wärmeabgabe und Verdunstung ■ verursacht Feuchtigkeitsstau und Quellung der Hornschicht mit nachhaltiger Hydratation ■ wasserabweisend ■ nicht abwaschbar	■ lediglich zur Pflege/Therapie lokal begrenzter Hautbezirke z. B. auf den Lippen/Wangen geeignet ■ nicht zur Körpereinreibung geeignet
Pasten	■ wasserfrei ■ lipophile Grundlage mit 10%-igem Pulveranteil ■ weiche Pasten sind stärker fettend	■ kühlend ■ austrocknend ■ sekretbindend ■ nur mit Öl entfernbar	■ nicht bei trockener Haut anwenden

Tab. 4.14 (*Fortsetzung*)

Präparat	Eigenschaft/Inhaltsstoffe	Wirkung auf die Haut	Anwendung
lipophile Creme (W/O)	▪ ca. 30% Wasseranteil (hydrophil) ▪ ca. 60% Fettanteil (lipophil) ▪ weitere Zusatzstoffe: ▪ Emulgatoren ▪ Wollwachsanteil ▪ Glyzeringlykol ▪ Cholesterin	▪ hoher lipophiler Anteil hält die Hautfeuchtigkeit zurück und führt der Haut Feuchtigkeit zu ▪ durch den hydrophilen Anteil bleibt die Luftdurchlässigkeit erhalten ▪ starke Tiefenwirkung	▪ Mittel der Wahl bei trockener Haut
hydrophile Creme (O/W)	▪ ca. 70% Wasseranteil ▪ ca. 30% Fettanteil ▪ weitere Zusatzstoffe: ▪ Emulgatoren, u.a. PEG und Derivate ▪ Natriumlacrylsulfat ▪ enthalten z.T. wasserbindende Feuchthaltemittel wie Glyzerin, PEG, Harnstoff, Kochsalz, Bienenwachs	▪ wirkt kühlend auf der Haut ▪ mit Wasser abwaschbar ▪ hoher hydrophiler Anteil führt zur Quellung der Hornschicht und vergrößert so die Oberfläche, wodurch vermehrt Flüssigkeit verdunsten und die Haut nachhaltig austrocknen kann	▪ Mittel der Wahl bei fettiger Haut

4.3.7 Körperpflege in anderen Kulturen

In Tab. 4.15 sind anhand von zwei Religionen die besonderen Anforderungen bezüglich Körperpflege und Bekleidung dargestellt.

Tab. 4.15 Anforderung an die Körperpflege und Bekleidung in verschiedenen Religionen.

	Anforderungen an Körperpflege und Bekleidung
Judentum	Körperpflege: ■ Hände werden sofort nach dem Aufstehen und vor den Mahlzeiten gewaschen ■ mit Beginn des Sabbaths muss die Körperpflege beendet sein ■ bei Bartträgern wird zur Pflege nur Rasiercreme oder ein elektrischer Rasierapparat benutzt ■ Hilfe bei der Grundpflege des Kranken durch die Angehörigen Bekleidung: ■ Kopfbedeckung bei streng gläubigen Juden als Ausdruck der Ehrfurcht vor Gott ■ beim Mann die Kappe (Jarmulke) oder Hut ■ bei der Frau über kurzgeschorenes Haar eine Perücke oder Tuch
Islam	Körperpflege: ■ äußere Sauberkeit ist Symbol für innere Sauberkeit ■ Reinigung des Körpers kann nur unter fließendem Wasser stattfinden ■ alles, was den Körper verlässt gilt als „unrein" und beinhaltet eine anschließende Reinigung ■ zur körperlichen Sauberkeit zählt die Entfernung sämtlicher Körperhaare ■ vor dem Gebet, Fasten und Lesen im Koran müssen Gesicht, Hände und Füße gewaschen werden ■ die Frau gilt bis 40 Tage nach der Entbindung und während der Menstruation als „unrein" Bekleidung: ■ Verhüllung des Körpers und Kopfbedeckung bei den Frauen (Ehrfurcht vor Gott, Schutz vor Belästigungen, nackt und ausgeliefert sein)

4.4 Essen und Trinken

4.4.1 Grundlagen

Hygiene und Situationsgestaltung

- Hände waschen und hygienische Händedesinfektion durchführen
- persönlichen Gewohnheiten des Patienten berücksichtigen (Hände waschen, Mundpflege, Gebrauch einer Serviette)

Lagerung/Position

- Sitzen am Tisch ist optimal (gute Körperhaltung, gewohnte Situation).
- Beim Sitzen im Bett ist das Kopfteil auf ca. 70° erhöht.
- Beim Sitzen an der Bettkante, Sicherheit des Patienten gewährleisten.
- Beim Liegen im Bett (möglichst in Seitenlage) ist das Schlucken extrem erschwert.

Sicherheit, Selbstständigkeit und Zeit

- Temperatur von Getränken und Speisen prüfen.
- Situation so gestalten, dass auf mögliche Aspiration unverzüglich reagiert werden kann.
- Bei Schluckstörungen besonders vorsichtig vorgehen.
- Patient möglichst selbstständig essen lassen.
- Geschwindigkeit den Wünschen und Möglichkeiten des Patienten anpassen.

Nachbereitung

- Mundpflege ist für die Hygiene und den Appetit wichtig.
- Aspirationsgefährdete Patienten (z.B. durch krankheitsbedingte Schläfrigkeit oder Schluckstörungen) sollten noch für 20 Min. aufrecht sitzen.
- Ess- und Trinkmengen ggf. dokumentieren (Ernährungsprotokoll).

4.4.2 Weitergehende Unterstützungen

Mund öffnen

Bei Manipulationen im Gesicht sollte zur Kontaktaufnahme eine Initialberührung eingesetzt werden. Damit der Patient den Mund öffnet, kann die Pflegeperson ihn unterstützen, indem sie

- das Kinn mit leichtem Druck durch den Daumen nach unten drückt, wobei der Zeigefinger das Kinn von unten stützt, das Kiefergelenk ausstreicht,
- das Kinn durch Bewegungen (oben, unten und rechts, links) lockert oder indem sie über die Lippen streicht.

Führen

- Den Arm oder die Hand umfassen und gemeinsam mit dem Patienten z.B. einen Becher zum Mund führen.
- Diese Art von Hilfestellung kann ein Anstoß sein, damit der Patient die Handlung alleine weiterführt.

Unterstützung bei Appetitlosigkeit

Nahrungsauswahl und -zusammensetzung

- Vorlieben erfragen (Achtung: Einschränkung durch Erkrankung).
- Essen mit Gewürzen und Kräutern verfeinern, kleine Zwischenmahlzeiten anbieten (z.B. Milchmixgetränke), sie werden eher akzeptiert und entlasten den Stoffwechsel.
- Passierte, pürierte oder flüssige Nahrung bei Patienten, denen das Kauen der Speisen schwerfällt, (Nachteile, S. 93), Abwechslungsreiche Mahlzeiten anbieten.
- alternativ von den Angehörigen Speisen und Getränke mitbringen lassen.

Appetit

- Kurz vor dem Essen Appetit anregen, z.B. kleine Tasse Bouillon, Gläschen Wein (Arztrücksprache) oder appetitanregende Medikamente.
- Beeinträchtigungen der Nahrungsaufnahme beheben (z.B. schlecht sitzende Zahnprothesen, Beläge auf der Zunge).
- Einnahme von Medikamenten berücksichtigen, ggf. die Einnahmezeiten anpassen.
- Auf ausreichende Trinkmenge achten, kann den Appetit verbessern.
- Patienten zur Bewegung anregen.
- Patienten entscheiden lassen, wann, wo und was er essen will.
- Bei lang andauernder Nahrungsaufnahme einen Warmhalteteller verwenden.

Atmosphäre

- Für entspannte Atmosphäre sorgen, Zimmer lüften.
- Essenstabletts appetitlich richten, ggf. für Gesellschaft sorgen.

Trinken fördern

> **Merke:** Probleme beim Trinken sind oft einschneidender als Probleme beim Essen, da sich ein Flüssigkeitsdefizit, z.B. durch Infekte oder Verwirrtheitszustände (insbesondere bei älteren Menschen) schneller auswirkt.

Neben den unter Appetitlosigkeit genannten Empfehlungen gilt:
- Zeit lassen und nicht drängen, das Angebot soll einladend sein.
- Regelmäßig kleinere Trinkportionen anbieten.
- Flüssigkeitsmangel nicht durch Alkohol, Kaffee, schwarzen Tee oder Milch ersetzen (Milch ist ein Nahrungsmittel).

4.4.3 Erbrechen

> **Definition:** Unter **Erbrechen** versteht man das rasche, kraftvolle Herausbefördern von Magen- bzw. Dünndarminhalt durch den Mund.

Ursachen

Auslösende Reize können
- physikalisch, toxisch, mechanisch oder psychisch sein.

Formen

Die verschiedenen Formen des Erbrechens zeigt Tab. 4.16.

Tab. 4.16 *Formen des Erbrechens.*

Form	Definition
akut	- innerhalb von Minuten oder Stunden nach dem Reiz auftretend - bis zu 24 Stunden andauernd
verzögert und protrahiert	- 1–7 Tage nach der Exposition auftretend
persistierend	- wiederkehrendes, anhaltendes Erbrechen, z.B. in der Frühschwangerschaft - länger als 24 Stunden andauernd
antizipatorisch	- vorwegnehmend vor Beginn einer Chemotherapie (Ursache ist eine vorangegangene, unzulängliche medikamentöse Emesis-Kontrolle)
psychogen	- psychische oder emotionale Ursachen

Aufgrund gegengerichteter Peristaltik im Duodenum und der Pyloruserschlaffung kann auch Galle erbrochen werden.

Beobachtungskriterien bei Erbrechen

Zur Bestimmung der Ursache des Erbrechens sind verschiedene Beobachtungskriterien wichtig (Tab. 4.17).

Tab. 4.17 Beobachtungskriterien bei Erbrechen.

Beschreibung	Hinweis auf das Krankheitsbild
Zeitpunkt	
■ in Bezug zu Mahlzeiten: nüchtern, vor, während, unmittelbar nach dem Essen, gemessen in Minuten oder Stunden ■ nur nach bestimmten Speisen ■ in Bezug auf Medikamente ■ in Bezug auf Lageveränderungen, Mobilisation ■ in Bezug auf Belastungen, z.B. Therapie ■ in Bezug auf Schmerzen ■ morgens	■ Allergie ■ Emesis gravidarum
Häufigkeit	
■ einmalig ■ regelmäßig (zyklisches Erbrechen)	■ Pylorusstenose
Auftreten in Verbindung mit anderen Phänomenen	
■ verminderte Schmerzen ■ vorausgehende Übelkeit oder Aufregung ■ nach Narkose ■ bei Migräne, in Stresssituationen	■ Magengeschwür
Menge	
■ Vergleichsgrößen angeben: z.B. mundvoll, eine Nierenschale voll, bei großen Mengen in Flüssigkeitsmaßen (ml, l)	
Geruch	

■ normal: leicht säuerlich
■ pathologisch:
  intensiv sauer
  faulig stinkend
  kotartig (Miserere=Erbrechen von Kot)
	■ Passagebehinderung des Magens
	■ Ileus

Farbe	

Die Farbe ist abhängig vom Mageninhalt:
■ normal: gelblich
■ pathologisch:
  ■ braunschwarz, „kaffeesatzartig" durch angedautes Blut
  ■ hellrot
  ■ bräunlich durch Stuhlbeimengung
	■ Blutung im Magen
	■ Ösophagusvarizenblutung
	■ Ileus

Bestandteile des Erbrochenen	
■ Schleim ■ unverdaute Speisereste ■ Magensaft oder grünliches Sekret (Galle deutet auf Inhalt aus dem Duodenum) ■ Blutkoagel	■ Gastritis ■ Ösophagusstenose ■ Ösophagusvarizenblutung

Folgen

Dem Erbrechen folgen meist Lethargie und ausgeprägte Muskelschwäche mit zittrigen Beinen. Frösteln, Frieren und Muskelschmerzen können auftreten. Einmaliges Erbrechen hat keine weiteren Folgen. Anhaltendes oder sehr häufiges Erbrechen ist jedoch nicht ungefährlich. Folgen können z.B. sein:
- Frühgestose in der Schwangerschaft bei Hyperemesis gravidarum
- Exsikkose (Austrocknung)
- Störung des Wasser- und Elektrolythaushalts (Natriumverarmung, Ketonurie)
- Alkalosen (Störung des Säure-Base-Gleichgewichts im Plasma zur alkalischen Seite)
- Tetanie

Rasch kann sich ein bedrohlicher Zustand entwickeln (z.B. bei Säuglingen, kleinen Kindern, alten Menschen und Geschwächten). Die Beobachtungen werden dokumentiert und bei akutem Auftreten dem Arzt berichtet.

> **Praxistipp:** Wenn eine Flüssigkeitsbilanz als Tagesprotokoll geführt wird, soll nach Möglichkeit die Menge des Erbrochenen gemessen und dokumentiert werden.

4.4.4 Störungen der Schlucksequenz

Ursachen

- angeborene oder erworbene Hirnschädigungen
- Traumata und Eingriffe an Halswirbelsäule und Rückenmark
- Missbildungen (auch Divertikel), Tumore, Verletzungen, Verätzungen
- Erkrankungen im Schlucktrakt, dermatologische Erkrankungen (z.B. Sklerodermie)
- internistisch-systemische Erkrankungen (z.B. AIDS)

> **Merke:** 6–20% der Patienten sterben im ersten Jahr nach erlittener Hirnschädigung an Aspirationspneumonien. Klinische Zeichen für Aspirieren sind u.a. feuchte Stimme, schwacher oder fehlender Hustenstoß, verminderte Kehlkopfhebung und Fieber. Oft reicht die klinische Untersuchung allein nicht aus, um Aspirationen zu erkennen und ihre Ursachen zu erklären.

Pflegemaßnahmen

Kostformen variieren/pürierte oder passierte Kost

Bei Verletzungen, Erkrankungen oder Operationen im Mund-, Hals-, Rachen- oder Speiseröhrenbereich können Speisen nicht ausreichend zerkleinert werden. In diesen Fällen wird passierte, pürierte oder flüssige Kost angeboten. Sie hat aber auch Nachteile:

- Patient kann nicht anhand der Konsistenz erkennen, was er gerade isst.
- Kaumuskeln arbeiten nicht.
- Vermischung der Speise mit Enzymen des Mundspeichels bleibt aus.
- Passiertes Essen kann Ekel auslösen.

> **Praxistipp:** Bieten Sie Nahrungsmittel an, die normalerweise schon weich oder breiig sind. Alternativ zum passierten Essen aus der Küche kann das normale Essen klein geschnitten bzw. mit einer Gabel oder einem Pürierstab zerkleinert werden. Temperatur (z.B. heiße Getränke oder Eis) und Konsistenz (z.B. Suppe, Pudding oder Cremespeise) kann je nach Fähigkeiten variiert werden.

Flüssige Kost

- Information über den Grund der Verabreichung geben.
- Kalorien- und eiweißreiche Getränke anbieten, z.B. Milchmix-Getränke.
- Verschiedene Geschmacksrichtungen und Produkte anbieten.
- Zusatznahrung zum Nachmittagskaffee oder als Spätmahlzeit geben, nicht vor der normalen Mahlzeit (Sättigungseffekt!).

4 Pflegerische Interventionen bei den Aktivitäten des täglichen Lebens

Schluckanbahnung und Schlucktraining
Bei neurogenen Schluckstörungen reichen die normalen Pflegemaßnahmen nicht aus. Die Schlucksequenz muss speziell angebahnt und trainiert werden.

Voraussetzungen für orale Nahrungsgaben
- Der Patient kann seinen Speichel schlucken.
- Er kann ausreichende orale und pharyngeale Bewegungen ausführen (z. B. Mund schließen, Zungentransportbewegungen und Kehlkopfbewegungen).
- Der Hustenreflex ist vorhanden und ausreichend kräftig.
- Der Patient ist wach, sitzt aufrecht und hat ein gewisses Situationsverständnis für das Essen und Trinken.

> **Merke:** Die Gefahr der Aspiration muss allen Teammitgliedern bewusst sein. Bei Auftreten von Fieber oder erhöhter Temperatur wird jegliche Nahrungsgabe bis zur Klärung der Ursache eingestellt!

Fazio-orale Stimulation
Zur Vorbereitung auf die Nahrungsaufnahme wird die Mundstimulation durchgeführt. Ziel ist es, die Mundhöhle „wach" zu machen, vorzubereiten auf das, was folgt. Auch bei Patienten im Koma, Wachkoma oder mit Durchgangssyndrom kann diese Stimulation Bewegungen anbahnen. Im Laufe der Zeit erlebt der Patient die Stimulation als „orale Routine", die auch statt bzw. vor dem Zähneputzen durchgeführt werden kann.

Durchführung.
- Toleriert der Patient langsame, feste Berührungen mit gutem Druck im Gesicht (kein Streichen über die Haut, sondern Bewegen des Muskelbauchs), oberes Zahnfleisch mit dem Finger dreimal nach hinten und nach vorne massieren und Wange von innen ausstreichen.
- Das geschieht mit übergestreiftem Fingerling unter Kieferstabilisierung/-kontrolle zunächst auf der betroffenen Seite.
- Danach Finger kontrolliert aus dem Mund nehmen und dem Patienten Zeit geben, auf den Stimulus zu reagieren. Oft können Zungenbewegungen oder sogar Schlucken als motorische Reaktion beobachtet werden.
- Genauso wird dann das untere Zahnfleisch der betroffenen Seite stimuliert und anschließend die andere Seite, ebenfalls oben und unten.
- Entscheidend ist, dass fazio-orale Reaktionen (Zungen- oder Schluckbewegungen) des Patienten zugelassen und nicht durch zu schnelles Weiterarbeiten verhindert werden.

Grundsätze der Nahrungsaufnahme.
- Vor jedem Anreichen sind folgende Maßnahmen zu ergreifen:
  - physiologische Haltung, Tonus herstellen
  - Nacken mobilisieren, Kieferstabilisierung/-kontrolle ausüben
- Essen so nah stellen, dass Patient es sehen, riechen und den Teller ggf. festhalten kann.
- Patient soll Löffel selber halten und/oder führen, ggf. dabei unterstützen (selbstständiges Essen fördert Speichelproduktion und Schluckstimulation). Erst als letzte Möglichkeit wird die Nahrung angereicht.
- Fähigkeiten des Patienten geben immer das Tempo vor. Flüssigkeiten, die schneller fließen, werden am Anfang teelöffelweise angereicht, später evtl. schluckweise aus der Tasse.

4.4 Essen und Trinken

- Schluckprotokoll zur Verlaufskontrolle führen. Dort Angaben über Körpertemperatur, Menge und Art der Nahrung, Anzahl des Verschluckens und welche Konsistenz (flüssig, breiig, fest) dazu geführt hat.
- Patient sollte während gesamter Nahrungsaufnahme sicher und entspannt aufrecht sitzen. Sitzt er im Rollstuhl, müssen die Füße Kontakt zum Boden haben.
- Vor dem Essen kann der Muskeltonus im Halsbereich normalisiert werden, indem der Patient seinen Kopf langsam nach rechts und links dreht, nach unten oder zu den Seiten neigt.
- Verschiedene, den Unterkiefer und Kopf stabilisierende Griffe können erforderlich sein. Bei Anwendung des Kieferkontrollgriffs von vorne liegt der Daumen am Kinn, der Zeigefinger seitlich am Unterkiefer und der Mittelfinger abgewinkelt unter dem Kinn zur Stabilisierung des Unterkiefers.

Ablauf der Nahrungsaufnahme

- Kleinen Bolus mit flachem Löffel langsam und mittig, von vorne unten kommend und mit festem (= therapeutischem) Druck auf die Zungenmitte platzieren.
- Löffel wird langsam wieder aus dem Mund genommen.
- Durch taktile Schluckhilfen am Mundboden bei gleichzeitiger Kopfbeugung nach vorne kann die Transportbewegung der Zunge nach hinten und manchmal auch die Schluckauslösung initiiert oder unterstützt werden.
- Wichtig ist regelmäßiges Nachschlucken zum Reinigen des Rachens (fehlt oft bei neurogenen Störungen).
- Stimme muss nach den einzelnen Schlucken überprüft werden.
- Speisereste, wenn vorhanden, werden langsam mit festem Druck in Richtung Mundschluss abgetupft.

Sicherheitsregeln

- Nur erfahrene Personen sollen Essen reichen; Nachschlucken muss abgewartet werden, ggf. muss dabei taktile Unterstützung durch Druck gegen den Mundboden gegeben oder dazu aufgefordert werden.
- Während der Schlucksequenz keine Gespräche mit dem Patienten führen, aber davor und anfangs nach jeder Schlucksequenz die Stimmqualität und Atmung überprüfen. Später kann die Stimme nach jeweils einigen Schlucken geprüft werden.
- Vor und nach der Mahlzeit Mundhygiene durchführen sowie vorhandene Prothesen säubern.
- Nach der Mahlzeit Patient ca. 20 Min. aufrecht sitzen lassen oder nach vorne auf feste (Schaumstoff-) Packs lagern, falls Reste aus der Mundhöhle oder aus Rachenfalten (auch aus Divertikeln) fließen. Dies ist auch wichtig, um das Risiko von ösophagealen Abflussstörungen (Stenosen) zu mindern.

Hilfe bei Verschlucken (Aspiration)

> **Merke:** Bevor ein Patient Essen erhält, muss sichergestellt sein, dass effektives Hochhusten als Schutz für die unteren Atemwege funktioniert. Auf eine mögliche Aspiration muss unverzüglich reagiert werden können. Der Patient darf auf keinen Fall fixiert sein (lebensbedrohlich bei Verschlucken).

- Ruhig und bestimmt bleiben, um Panikreaktionen zu vermeiden.
- Zum Abhusten auffordern und dabei unterstützen, Kopf und Rumpf geneigt zu halten.
- Nicht auf den Rücken klopfen, da der Bolus dadurch tiefer rutschen kann.

- Ziel ist ein kräftiger Hustenstoß, um Nahrung wieder nach oben zu transportieren.
- Hustenstoß ggf. durch Zusammendrücken der Flanken unterstützen.
- Bei hartnäckigem Verschlucken Oberkörper des Patienten weit nach vorne, unten beugen.
- Im Notfall absaugen. Achtung: Abgesaugt werden kann nur Aspirat, das durch den Absaugkatheter passt!

Heimlich-Griff
- Nur anwenden, wenn lebensbedrohliche Verlegung der oberen Atemwege durch feste Fremdkörper vorliegt!
- Patienten von hinten mit beiden Armen umfassen und unterhalb des Brustkorbs kurz und fest zudrücken. Ausatemluft wird dadurch sehr fest ausgestoßen und mit ihm der Festkörper.
- Wegen erhöhter Gefahr der Verletzung des Ungeborenen und innerer Organe nicht bei Schwangeren und bei alten Menschen anwenden.

4.4.5 Ernährung des Patienten über transnasale Sonden oder PEG

Dosieren und Verabreichen von Sondenkost

> **Definition: Künstliche Ernährung** ist die Zufuhr dünnbreiiger oder flüssiger Nahrung über eine Sonde in den Magen oder Dünndarm.

Indikation
- Patient kann, darf oder will nicht selbst essen oder
- orale bzw. parenterale Ernährung soll ergänzt werden.

Sondenkost
Grundsätzliche Anforderungen:
- definierte, standardisierte, ausgewogene und dokumentierte Inhaltsstoffe
- Keimfreiheit, gute Fließeigenschaften
- gebrauchsfertige, einfache Handhabung

Formen der Sondennahrung:
- **Hochmolekulare Sondenkost** (z.B. Biosorb plus Sonde, Osmolite mit Ballaststoffen oder Fresubin plus Sonde) fordern fast die gesamte Verdauungsleistung des Darms. Synonym: nährstoffdefinierte Formeldiät (NDD)
- **Niedermolekulare Sondenkost** (z.B. Survimed instant, Peptisorb oder Salvipeptid), Synonym: Elementardiät (CDD). Substrate werden in den oberen Darmabschnitten resorbiert. Sie werden bei jejunal liegenden Sonden verwendet und führen zu geringerer Stuhlmenge.
- **Home-made-Kost** besteht aus sondengängig gemachten Grundnahrungsmitteln und fordert fast die gesamte Verdauungsleistung. Sie ist nicht keimfrei und ihre Inhaltsstoffe sind schwer zu definieren. Sie wird verabreicht, wenn Unverträglichkeit gegen industrielle Sondenkost vorliegt oder der Patient es wünscht.

Die verschiedenen Applikationsarten für Sondenkost sind in Tab. 4.18 zusammengefasst.

4.4 Essen und Trinken

Tab. 4.18 Vor- und Nachteile der Applikationsarten von Sondenkost.

Applikationsart	Definition	Vorteile	Nachteile
intermittierende Bolusgabe mittels Spritze oder Pumpe (nur bei gastraler Sondenlage)	Gabe von Sondenkost in Einzelportionen (nicht über 150 ml hochmolekulare Kost)	■ physiologische Nahrungsgabe ■ Anwesenheit der Pflegeperson während der Verabreichung (bei Spritzengabe)	■ hoher Zeitaufwand, der möglicherweise zu einer zu schnellen Applikation führt
kontinuierliche Sondenkostgabe mittels Schwerkraft	Gabe wird mittels Überleitungssystem über eine Rollenklemme gesteuert	■ seltene Manipulation am Überleitungssystem (im Vergleich zur intermitterenden Bolusgabe)	■ Nahrungszufuhr kann nur ungenau eingestellt werden ■ Geschwindigkeit verändert sich im Laufe der Gabe unwillkürlich
kontinuierliche Gabe mittels Ernährungspumpe	kontrollierte Gabe mittels Überleitungssystem und Pumpe	■ genaue und sichere Zufuhr ■ verringerter Zeitaufwand	■ Abwesenheit der Pflegeperson während der Gabe ■ Probleme werden evtl. zu spät erkannt

Material

- Sondenkost in der Flasche oder im Beutel, bei Bolusgabe per Hand: 100-ml-Spritze
- bei Schwerkraftgabe: Überleitungssystem und Infusionsständer
- bei Pumpengabe: Ernährungspumpe, spezielles Überleitungssystem, Infusionsständer
- zur Ermittlung des Mageninhalts: 100 ml Spritze, Abwurfgefäß
- zur Überprüfung der Sondenlage: Stethoskop od. Indikatorpapier, 20 ml Spritze
- zur Erwärmung der gekühlten Sondenkost: Gefäß mit warmem Wasser

Vorbereitung

- Patienten informieren, Mundpflege durchführen (ggf. Geschmacksanregung durch geschnittenes Apfelstückchen in einer Kompresse).
- Oberkörper 30° erhöht lagern (zur Reflux- und Aspirationsprophylaxe).
- Somnolente (benommene) Patienten zur Aspirationsprophylaxe in Seitenlage bringen (insbesondere den Kopf).
- hygienische Händedesinfektion

Durchführung

Sondenkost ist ein sehr gutes Nährmedium für viele Keime, daher sind die Maßnahmen zum hygienischen Umgang mit der Sondennahrung unbedingt zu berücksichtigen (Tab. 4.19).

4 Pflegerische Interventionen bei den Aktivitäten des täglichen Lebens

Tab. 4.19 Hygieneregeln bei enteraler Ernährung.

Gegenstand	Maßnahmen
Hände	■ vor jedem Umgang mit Sondenkost und jeder Manipulation am Überleitungssystem Hände waschen oder hygienische Händedesinfektion durchführen ■ Verbindungsstellen nach Möglichkeit nicht berühren
Sondenkost	■ Haltbarkeitsdatum beachten ■ Sondenkost bei Ausfällungen und Verklumpungen verwerfen ■ pulverförmige Nahrung mit abgekochtem Wasser, sauberen, trockenen Geräten und nur in bedarfsgerechten Portionen zubereiten, möglichst bald verabreichen, Reste nicht aufbewahren ■ Ernährungspausen (mindestens einmal täglich 4 Std.) einhalten: Bei kontinuierlicher Zufuhr von Sondenkost erhöht sich der pH-Wert, was zu verminderter Abtötung von Keimen im Magen führt ■ Flasche bei Anbruch mit Datum und Uhrzeit versehen ■ nicht länger als 6–8 Std. hängen lassen (luftunabhängige, vorgefüllte Behälter bis 24 Stunden) ■ nicht in die pralle Sonne hängen
Material	■ Sonde vor und nach jeder Mahlzeit durchspülen ■ Überleitungssysteme aseptisch anschließen ■ Überleitungssysteme 1-mal in 24 Std. wechseln ■ Ernährungsbeutel, Spritzen und weiteres Arbeitsgerät nach jeder Gabe ausspülen (bei 60° C, danach trockene, staubfreie Lagerung), nach 24 Std. wechseln

■ Sondenkost kurz schütteln, je nach Arztanordnung auf Zimmertemperatur erwärmen (nicht über 40°, da das Eiweiß dann koaguliert) und ggf. mit Überleitungssystem verbinden.
■ Bei transnasalen Sonden vor jeder Sondenkostgabe korrekte Lage kontrollieren.
■ Zur Reflux- und Aspirationsprophylaxe ggf. auch Magenentleerungsfunktion kontrollieren. Hierzu Mageninhalt mittels Spritze aspirieren, Menge und Zeitpunkt des aspirierten Mageninhalts in der Patientenmappe dokumentieren und Arzt mitteilen. Bis maximal 100 ml kann aspirierter Magensaft zurückgegeben werden.
■ Sonde mit 10–20 ml abgekochtem Leitungswasser durchspülen und Verbindung zwischen Überleitungssystem (oder der Spritze) und Ernährungssonde durch Adapter oder nach dem Luer-Lock-Prinzip herstellen.

> **Praxistipp:** Zum Spülen der Sonde dürfen keine säurehaltigen (Früchtetees, Obstsäfte) oder gesüßte Flüssigkeiten (gesüßter Tee) verwendet werden. Durch die Säuren kann die Sondenkost ausflocken, durch den Zucker kann die Sonde verkleben.

Die Geschwindigkeit der Gabe und Menge der Sondenkost ist von vielen Faktoren abhängig:
■ Sondenlage, Sondenkost, Dauer der vorherigen Nahrungskarenz des Patienten
■ Magen- und Darmmotilität des Patienten, Medikamentengabe

Bei der kontinuierlichen Gabe sind 40–150 ml/h möglich.

Der Patient ist während der Gabe der Sondenkost auf folgende Symptome zu beobachten: Übelkeit, Unwohlsein, Erbrechen und Blähungen (Tab. 4.20).

4.4 Essen und Trinken

Tab. 4.20 *Häufige Komplikationen bei enteraler Ernährung.*

Komplikation	Prophylaxe	Maßnahmen bei eingetretener Komplikation
Magen-Darm-Trakt		
Durchfall	▪ Stuhlfrequenz und -konsistenz beobachten ▪ Hygieneregeln beachten ▪ Einlaufgeschwindigkeit nicht zu hoch wählen (insbesondere bei jejunaler Sondenlage) ▪ ballaststoffreiche Sondenkost verabreichen (wenn möglich) ▪ Kost langsam aufbauen (v.a. nach längerer Nahrungskarenz) ▪ Sondenkost temperiert verabreichen ▪ laktose- und keimfreie Sondenkost verwenden ▪ Sondenkost verdünnen (Verringerung der Osmolarität)	▪ Flüssigkeitsverlust ausgleichen ▪ Einlaufgeschwindigkeit reduzieren ▪ Menge der Nahrungszufuhr reduzieren ▪ Applikationsweise auf kontinuierlich umstellen ▪ Umstellung der Sondenkost ▪ evtl. mit der Sondenkost pausieren, Gabe von Joghurt und/oder schwarzen Tee ▪ Sondenlage überprüfen (ins Jejunum gewanderte Sonden verursachen bei Bolusgabe Durchfall) ▪ Stuhl auf pathogene Keime untersuchen lassen (Arztanordnung) ▪ Medikamente gegen Durchfall geben (Arztanordnung)
Magenentleerungsstörung (Kennzeichen: 2 Std. nach der letzten Sondenkostgabe sollte der aspirierte Mageninhalt nicht mehr als 100 ml betragen)	▪ Magenfüllung kontrollieren (vor Gabe von Sondenkost) ▪ Einlaufgeschwindigkeit nach Arztanordnung einstellen ▪ Magenbewegung ggf. medikamentös unterstützen (Arztanordnung)	▪ Nahrungsapplikation um 1–2 Stunden verschieben ▪ Einlaufgeschwindigkeit reduzieren (Einsatz einer Pumpe notwendig)
Obstipation	▪ Stuhlfrequenz und -konsistenz beobachten	▪ ballaststoffreiche Nahrung verabreichen ▪ Flüssigkeitszufuhr erhöhen
Material		
Sondenverstopfung	▪ Sondenkost nicht zu dickflüssig verabreichen, vorher schütteln ▪ Sondendurchmesser beachten ▪ Sonde regelmäßig spülen ▪ Regeln zur Sondengabe von Medikamenten beachten ▪ nicht benutzte Sonden täglich spülen ▪ Sondenklemme regelmäßig verschieben	▪ Maßnahmen bei verstopfter Sonde vornehmen (s. Praxistipp, S. 100) ▪ nicht versuchen den Mandrin einzuführen (**Perforationsgefahr!**) ▪ nach Arztanordnung Sonde entfernen, neue Sonde legen

Tab. 4.20 (Fortsetzung)

Komplikation	Prophylaxe	Maßnahmen bei eingetretener Komplikation
Atmung/Speiseröhre		
Reflux (Rückfluss von Mageninhalt in den Ösophagus) Regurgitation (Rückfluss von Mageninhalt in den Mund) Aspiration (Eindringen von Mageninhalt in die Atemwege)	■ Fehllage der Sonde vermeiden, Sondenlage überprüfen ■ Sondenkost ohne Druck verabreichen ■ Sondenkost langsam verabreichen (bei Bolusgaben mit 100 ml Spritze max. 130 ml in 10 Min.), besser kontinuierliche Gabe ■ Magenfüllung kontrollieren ■ Oberkörper des Patienten hochlagern ■ Temperatur kontrollieren (Möglichkeit der stillen Aspiration mit nachfolgender Pneumonie) ■ Sonde duodenal oder jejunal legen ■ Sondenkost nicht geben bei Übelkeit, Erbrechen, Atonie- oder Ileuszeichen	bei fraglichem/bekanntem Reflux: ■ 45–60 Min. nach der Nahrungsverabreichung Ablaufbeutel anschließen, sodass verbliebener Mageninhalt ablaufen kann ■ nach Arztanordnung Medikamente zur Beschwerdelinderung verabreichen bei Aspiration: ■ stoppen der Sondenkost ■ Unterstützung beim Husten, ggf. Absaugen ■ u.U. Bronchoskopie mit Spülung
Komplikationen durch liegende Magensonde	■ s.Tab. 4.20	■ s.Tab. 4.20

Nachbereitung

- Patienten lagern (wichtig ist, dass der Oberkörper zur Refluxprophylaxe noch mindestens 30 Min. lang hochgelagert wird).
- Sonde mit Wasser durchspülen.
- Verabreichte Sondenkostmenge und Zufuhrgeschwindigkeit dokumentieren.
- Nach Sondenkostgabe auf Komplikationen achten.

Merke: Ein Bogen in der Patientenmappe sollte zur Überwachung der enteralen Ernährung neben den Vitalparametern mindestens Nahrungsbestandteile, Medikamente, Ausscheidungen und allgemeinen Hautzustand (Ödeme, Exsikkose) aufführen.

Praxistipp: Verstopfte Sonden lassen sich manchmal reinigen, indem man vorsichtig warmes Wasser durchpresst und die Sonde dabei gleichzeitig durchknetet. Das Einbringen von 5–20 ml Cola oder Pepsinwein stellt eine weitere Möglichkeit dar (Löser 2001). Nahrungsreste können mit fein gemörserten Pankreasenzymen (in 8,4% Natriumhydrogenkarbonat aufgelöst) entfernt werden (Schmitt 2000)

Verabreichen von Medikamenten über eine Sonde

Medikamente

Flüssige Arzneimittel sind für die Sondengabe geeigneter als feste. Dickflüssige und stark konzentrierte Flüssigkeiten müssen mit viel Wasser (ca. 50 ml) verdünnt werden. Beipackzettel können Auskunft geben, ob die festen Arzneiformen gemörsert oder Kapseln geöffnet werden dürfen bzw. ob es Alternativen in flüssiger Form gibt. Entsprechende aktuelle Medikamentenlisten helfen, Zeit zu sparen. Befragen Sie ggf. einen Apotheker nach den Wechselwirkungen und der Verabreichungsform der Medikamente bei einem konkreten Patienten.

Sonde

- Sondenlage: Lage im Dünndarm ist Voraussetzung dafür, dass man einige Medikamente gemörsert (d.h. im Mörser zerkleinert) verabreichen darf.
- Innendurchmesser (von Material, Hersteller und Typ abhängig): Ein zu kleiner Durchmesser verhindert, dass man bestimmte Medikamente verabreichen kann.
- Sondenöffnung: Seitliche neigen eher zur Verstopfung.

> **Merke:** Die orale Gabe von Medikamenten muss zeitlich genau und einzeln erfolgen, die notwendigen zeitlichen Abstände zur Nahrungsgabe müssen eingehalten werden. Evtl. wird ein Zeitplan zur Gabe von Medikamenten und Sondenkost erforderlich.

Material

- 20-ml-Spritze, ggf. Adapter
- Stethoskop, abgekochtes Wasser (evtl. spezielle Trägerlösungen)
- Arzneimittel, ggf. Porzellanmörser mit Stempel, Glas oder Becher

Durchführung

- Medikamente vorbereiten, z.B. zermörsern (mehrere Medikamente getrennt zermörsern) und aufschwemmen lassen, in Wasser zerfallen lassen, Pulver auflösen, dickflüssige Lösungen verdünnen.
- Bei transnasalen Sonden Lage kontrollieren, Sonde mit 20 ml Wasser durchspülen.
- Medikament mittels Spritze über das T-Stück oder direkt durch den Sondenanschluss mit vorsichtigem Druck verabreichen.
- Patienten auf Reaktionen beobachten (Übelkeit, Unwohlsein).
- Sonde mit 20 ml Wasser nachspülen.

> **Merke:** Mehrere Arzneimittel dürfen nur nacheinander gegeben werden, dazwischen wird mit 10–20 ml Wasser durchgespült.

> **Praxistipp:** Medikamente und Sondenkost dürfen in der Sonde nicht zusammenkommen, denn es besteht die Gefahr, dass die Nahrung ausflockt und die Sonde verstopft. Auf keinen Fall dürfen Arzneimittel der Sondenkost direkt beigemischt werden.

4 Pflegerische Interventionen bei den Aktivitäten des täglichen Lebens

4.5 Ausscheiden

4.5.1 Beobachtungskriterien: Urin

Beurteilungskriterien des Harns sind in Tab. 4.21 dargestellt.

Tab. 4.21 Beobachtungskriterien der Urinausscheidung.

Normalwerte	physiologische Abweichungen	krankhafte Abweichungen	Ursachen krankhafter Abweichungen
Miktionshäufigkeit			
■ Säuglinge: bis 25-mal ■ Schulkinder: 6–8-mal ■ Erwachsene: 4–6-mal	■ Häufigkeit ist abhängig von Trinkmenge und Blasenkapazität	Inkontinenz bei Menschen > 6. Lebensjahr	■ physisch, psychisch und sozial
		Pollakisurie: ■ häufiger plötzlicher Harndrang mit nachfolgender Entleerung nur kleiner Mengen (instabile Blase) ■ 24 h-Menge ist normal ■ oft genügen wenige ml, um Harndrang auszulösen	■ Blasenreizung bzw. -entzündung ■ Blasensteine ■ Prostataerkrankung
		Nykturie: ■ verstärkte Harnproduktion ■ auffällig häufiges Wasserlassen während der Nacht	■ Schwäche der Nierenleistung z.B. bei Herzinsuffizienz, verbunden mit verminderter Harnausscheidung (Oligurie) am Tage ■ Blasenentleerungsstörung ■ evtl. Gewohnheitsbildung
Harnmenge (ml/Tag)			
■ Säuglinge: bis 500 ml ■ Schulkinder: bis 1200 ml ■ Erwachsene: bis 2000 ml	■ Abnahme durch Flüssigkeitsverluste über Atmung und Haut (z.B. starkes Schwitzen) ■ Zunahme bei großer Trinkmenge (z.B. Bier, Kaffee, schwarzer Tee)	Oligurie: ■ Verminderung der Harnproduktion und/oder des ausgeschiedenen Harnvolumens unter 500 ml/Tag oder 20 ml/Std. Oligoanurie oder inkomplette Anurie: ■ Ausscheidung liegt bei ca. 100 ml/Tag	■ Flüssigkeitsverlust (Fieber, Schwitzen, Erbrechen, Durchfall, Blutverlust), geringe Flüssigkeitsaufnahme ■ Schock, akutes Nierenversagen, Verlegung der Harnwege ■ Ansammlung von Ergüssen und Ödemen (Wasserretention im Körpergewebe, z.B. hormonbedingt, hydrostatisch veränderter Druck, Kapillarwandschädigung)

4.5 Ausscheiden

Tab. 4.21 (Fortsetzung)

Normalwerte	physiologische Abweichungen	krankhafte Abweichungen	Ursachen krankhafter Abweichungen
Harnmenge (ml/Tag)			
		Anurie: ■ völliges Versiegen der Diurese oder eine auf weniger als 100 ml/Tag verminderte Ausscheidung von Urin **Achtung:** Fehlende oder nur minimale Ausscheidung ist ein Alarmsymptom!	■ echte Anurie: kapillarer Nierenparenchym- und Tubulusschaden (z.B. bei schwerem Schock oder Funktionsstörungen im Bereich des Nephrons) ■ falsche Anurie (postrenal): Harnsperre (z.B. Harnröhrenverschluss) **Folge:** ■ länger dauernde Anurie führt zur Urämie (Harnvergiftung)
		■ postrenale Anurie	■ z.B. Blasenentleerungsstörung
		■ renale Anurie	■ Störung innerhalb der Niere (z.B. Nephropathie)
		■ prärenale Anurie	■ z.B. länger dauernde Blutdrucksenkung, Exsikkose und Hypovolämie
		Polyurie: ■ übermäßige Harnausscheidung > 2,5 l/Tag	■ verschiedene Nierenerkrankungen ■ Diuretikaeinnahme ■ hormonelle Stoffwechselentgleisung (z.B. bei Diabetes insipidus und Diabetes mellitus)
		Harnverhalt: ■ Blase kann nicht entleert werden ■ bei zunächst normaler Blasenkapazität (ca. 350 ml Inhalt) entsteht quälender Harndrang (häufig verbunden mit Unruhe, Blässe, Schwitzen)	■ Prostatavergrößerung, Tumoren, neurogene Störungen (z.B. Multiple Sklerose) ■ Überlaufblase: Blase ist maximal gefüllt, nur wenige Tropfen Harn können gelassen werden **Folge:** ■ andauernde Überdehnung der Blase führt dazu, dass sie weniger auf Füllungsdruck anspricht und die Störungen zunehmen (Gewöhnung)

Tab. 4.21 (Fortsetzung)

Normalwerte	Physiologische Abweichungen	Krankhafte Abweichungen	Ursachen krankhafter Abweichungen
Harnmenge (ml/Tag)			
		Restharn: ■ Harn, der unmittelbar nach Miktion in der Blase zurückbleibt (Norm: 10–30 ml nach spontaner Miktion)	■ Miktionsstörungen, z.B. Harnverhalt **Folge:** ■ Risiko für Harnwegsinfektionen ■ Nierenschäden (Harnstau) bei mehr als 300 ml
Blasenkapazität			
individuell	schwankt zwischen 250–500 ml, max. ca. 800 ml		
Farbe und Aussehen			
frischer Urin ist klar und hell- bis dunkelgelb (konzentriert)	■ fast wasserhell unter den Bedingungen der Wasserdiurese (z.B. nach reichlicher Flüssigkeitsaufnahme) ■ dunkel-bernsteinfarben im Durstzustand ■ abgestandener Urin ist trübe und hat einen geringen Bodensatz ■ Farbveränderungen durch Medikamente und Nahrungsmittel (u.a. Lebensmittelfarben, Multivitaminpräparate, rote Rüben)	■ milchige Trübung	■ Schleim, fetthaltiger Urin, anorganische Phosphate (Phosphaturie)
		■ schlierig flockige Trübung (Pyurie)	■ Eiterbeimengungen bei Entzündungen im Urogenitalbereich
		■ rötlich bis fleischfarbener, getrübter Urin (Makrohämaturie)	■ Beimengung von Erythrozyten: Vorkommen z.B. bei Blutungsneigung, Nieren- und Harnleitersteinen oder bei Tumoren im Nieren- und Harnwegsbereich
		■ bierbrauner bis grünlich-schwarzer Urin mit gelbem Schüttelschaum (Bilirubinurie)	■ Beimengungen des Gallenfarbstoffs Bilirubin (z.B. bei Hepatitis und Leberzirrhose)
		■ bräunlich-schwarz	■ Blut (nach Stehenlassen der Urinprobe)
		■ grün	■ Pseudomonas-Farbstoff bei Infekten

Tab. 4.21 (Fortsetzung)

Normalwerte	physiologische Abweichungen	krankhafte Abweichungen	Ursachen krankhafter Abweichungen
Geruch			
frisch gelassen: unauffällig	■ einige Zeit nach dem Ausscheiden (z.B. in Urinflasche oder Kleidung) stechender Ammoniakgeruch durch gelöste Harnsäure und Spuren von Ammoniak ■ verändert durch Genuss bestimmter Nahrungsmittel (z.B. erzeugt Spargel einen schwefelartigen Uringeruch)	■ übelriechend	■ Bakterieneinwirkung bei Entzündungen der ableitenden Harnwege
		■ obstartig-säuerlich durch Azeton (Ketonkörper) im Urin	■ Entgleisung des Stoffwechsels (z.B. infolge von Diabetes mellitus, Hunger, langandauerndem Erbrechen)
		■ faulig riechend durch Zellverfall	■ bösartige Tumorerkrankungen der ableitenden Harnwege
pH-Wert			
schwach sauer (pH 5–6)	durch Nahrung beeinflusst: ■ pflanzliche Ernährung fördert alkalische Reaktion (bis pH 7,2) ■ aus eiweißreicher Ernährung resultiert saure Reaktion (pH bis 4,8)	■ pH nimmt im Bereich sauer zu	■ Auftreten bei starkem Schwitzen, Fieber, starken Durchfällen
		■ pH eher neutral bis alkalisch	■ stoffwechselbedingte Alkalose, bei Infektionen an Nieren oder ableitenden Harnwegen
spezifisches Gewicht			
von 1,015–1,025	■ bis 1,025 soll das größere Kind und der Erwachsene konzentrieren können ■ geringe Ausscheidung: höhere Konzentration ■ größere Urinmenge: niedrigere Konzentration	■ hohes spezifisches Gewicht bei normaler bis erhöhter Flüssigkeitszufuhr und hellgelbem Urin (Hyperstenurie)	■ bei Zucker- oder Eiweißausscheidung (Albumin- oder Glukosurie)
		■ niedriges spezifisches Gewicht bei schwach konzentriertem Urin	■ Funktionsstörungen der Niere (Hyposthenurie)
		■ gleichbleibende Konzentration trotz Dursten oder hoher Trinkmenge („Harnstarre")	■ Niereninsuffizienz (Isosthenurie)

Urindiagnostik
Siehe S. 187.

Flüssigkeitsbilanz

> **Definition:** Als **Flüssigkeitsbilanz** bezeichnet man die Gegenüberstellung von Zufuhr (Einfuhr) und Ausscheidung (Ausfuhr) von Flüssigkeiten innerhalb von 24 Stunden.

Indikation
- erfolgt nach ärztlicher Anordnung, z. B. bei Herz- oder Nierenerkrankungen oder Stoffwechselentgleisungen

Durchführung.
- Information von Patienten, Mitarbeitern und Angehörigen, Beschriftung von z. B. Steckbecken, Urinflasche, Nachtstuhl mit Maßnahme (Bilanzierung) und Name des Patienten.
- Patienten Blase entleeren lassen, Urin verwerfen oder in die Dokumentation des Vortags aufnehmen.
- Notieren von Datum, Uhrzeit, Menge und Art sämtlicher zugeführter Flüssigkeiten (Getränke, Infusionen, Sondenkost) auf dem Bilanz-Dokumentationsblatt.
- Dokumentation der ausgeschiedenen Flüssigkeiten (Urin, Stuhl, Wundsekret, Erbrochenes, Schweiß, Atmung) sowie Dokumentation im Pflegebericht und Information des Arztes.

Fehlerquellen. Fehler können entstehen, wenn Getränke nicht dokumentiert werden oder Flüssigkeiten nicht exakt gemessen werden können, z. B. bei Inkontinenz (evtl. Einlagen wiegen) oder bei Flüssigkeitsverlusten durch Schwitzen, z. B. bei Fieber. Diese nicht messbaren Größen können geschätzt werden (Faustregel: bei Fieber 500 ml ausgeschwitzte Flüssigkeit pro 1 °C Temperaturerhöhung).

4.5.2 Pflegemaßnahmen bei der Urinausscheidung

Anlegen der Urinflasche
Urinflaschen gibt es in verschiedenen Formen:
- **Frauen**: Bei Patientinnen mit Beckenfraktur ist die Urinflasche für Frauen eine große Hilfe, sie müssen nicht so häufig das Becken bewegen, Schmerzen durch das Sitzen auf dem Steckbecken werden vermieden.
- **Männer**: Die besondere Form verhindert beim Umkippen das Auslaufen.

Durchführung
- Urinflasche aus der Halterung nehmen und in Rückenlage zwischen die Beine legen oder in Seitenlage vor dem Patienten platzieren.
- **Mann:** Entweder legt der Patient seinen Penis selbst in die Flasche oder der Pflegende übernimmt dies mit der behandschuhten Hand.
- **Frau:** Öffnung des Flaschenhalses eng an die Harnröhrenöffnung legen.
- Zum Wasserlassen Patient zudecken und allein lassen.
- Danach Genital mit Zellstoff abtupfen und Patienten Gelegenheit zur Händehygiene gegeben.
- Wird die Urinflasche nicht nach jeder Miktion entleert, muss sie mit einem Deckel verschließbar sein (Geruchsreduzierung). Sie sollte mindestens vor den Mahlzeiten und zum Abend geleert werden.

> **Gesundheitsförderung und Prävention:** Der Rand der Urinflasche kann Druckgeschwüre an den empfindlichen Schleimhäuten des Intimbereichs verursachen. Urinflaschen dürfen daher keinesfalls angelegt bleiben.

Katheterisieren der Harnblase

Siehe S. 209.

4.5.3 Förderung der Harnkontinenz

Grundlagen zur Förderung der Harnkontinenz

Im Rahmen der evidenzbasierten Pflege orientiert sich dieses Kapitel an dem 5. Nationalen Expertenstandard zur Qualitätssicherung in der Pflege zur „Förderung der Harnkontinenz in der Pflege" (DNQP 2007).

> **Merke:** Die Standardaussage heißt: „Bei jedem Patienten und Bewohner wird die Harnkontinenz erhalten oder gefördert. Identifizierte Harninkontinenz wird beseitigt, weitestgehend reduziert bzw. kompensiert."

Initiale Einschätzung der Kontinenzsituation

Risikofaktoren

- kognitive und körperliche Einschränkungen
- Erkrankungen (z. B. Apoplex, Diabetes mellitus, Demenz, M. Parkinson)
- Medikamente (z. B. Diuretika, Anticholinergika, Antidepressiva, Sedativa, Opiate)
- Harnwegsinfektion
- Belastung des Beckenbodens (z. B. Schwangerschaft/Entbindung, Adipositas)
- Obstipation, Östrogenmangel
- Veränderung/Operation der Prostata, Alter (DNQP 2007)

Symptome

- unwillkürlicher Urinverlust bei körperlicher Betätigung
- unwillkürlicher Urinverlust mit Harndrang einhergehend
- ständiger Harnabgang, Gefühl einer nicht vollständig entleerten Blase
- Nykturie, Pollakisurie, Enuresis (-nocturna) (Auswahl in Anlehnung der Terminologie der ICS, 2002)

Differenzierte Einschätzung

- Ausführliche Anamnese mit körperlicher Inspektion (z. B. Körpergewicht, Auffälligkeiten im Genitalbereich, Trinkverhalten, Stuhlgewohnheiten, bisher erfolgte Therapien, Erwartungen an Behandlung, Auswirkungen auf die Lebenssituation, Tab. 4.22).
- Ausschluss einer Harnwegsinfektion mittels Urinanalyse.
- Bestimmung des Restharns, Führen eines geeigneten Miktionsprotokolls.
- Durchführung eines 24-Std.-Vorlagengewichtstests.
- Erstellen eines Kontinenzprofils.

4 Pflegerische Interventionen bei den Aktivitäten des täglichen Lebens

Tab. 4.22 Häufige kontinenzgefährdende Faktoren, ihre Folgen und Pflegeangebote.

Faktoren	mögliche Folgen	Pflegeangebote in Zusammenarbeit mit anderen Berufsgruppen
physiologische Altersveränderungen: ■ abnehmende Kontraktionskraft des Blasenmuskels ■ Östrogenmangel bei Frauen mit atrophischer Urethritis u. Kolpitis ■ Vergrößerung der Prostata	■ Miktion bei 200–250 ml ■ Gefahr der Restharnbildung ■ pH-Wert-Veränderungen in der Vagina, Gefühl der Trockenheit in der Scheide, Berührungsempfindlichkeit der Schleimhaut von Urethra und Scheide ■ vermehrter Harndrang ■ Pressen beim Wasserlassen ■ Gefühl der nicht vollständig entleerten Blase	■ Miktionsvolumen erfassen durch Abmessen des Urins beim Toilettengang ■ Restharn in Absprache mit dem Arzt überprüfen (Ultraschall) ■ Inspektion des Genitale, Gefühl der Trockenheit der Scheide erfragen, pH-Messung in der Vagina, Patientinnen über die Veränderung informieren, evtl. Mithilfe bei der Verabreichung von Östrogenen ■ Patienten über mögliche Veränderungen informieren, auf ärztliche Abklärung hinweisen
Beckenbodenschwäche durch Druckbelastung (z. B. durch Adipositas, schweres Heben und Tragen)	■ unzureichender Blasenverschluss	■ Betroffene über die Funktion des Beckenbodens beim Blasenverschluss informieren ■ Beckenbodentraining ■ richtiges Heben u. Tragen in Zusammenarbeit mit Physiotherapeuten schulen ■ Gewichtsreduktion anleiten
Obstipation (Verstopfung)	■ verstärkter Harndrang	■ Obstipation erfassen, Maßnahmen zur Obstipationsbehandlung und -prophylaxe einleiten ■ Betroffene über die Zusammenhänge informieren
akuter, symptomatischer Harnwegsinfekt	■ verstärkter Harndrang ■ verringerte Toleranzzeit	■ Urinbeobachtung (Miktionsfrequenz, Geruch, Beimengungen usw.) ■ Patienten informieren (evtl. Brennen, Schmerzen beim Wasserlassen, verstärkter Harndrang) ■ zur verstärkten Flüssigkeitszufuhr anregen
eingeschränkte Funktion der unteren Extremität (Gehen, Aufstehen, Hinsetzen)	■ zeitaufwändiger Toilettengang ■ verlängertes Zeitintervall zwischen Wahrnehmen des Harndrangs und willkürlicher Entleerung ■ erschwertes Hinsetzen auf die Toilette	■ funktionelle Fähigkeiten erfassen ■ Toilettengang einüben, z. B. Einsatz von Gehhilfen, Toilettensitzerhöhung, Toilettenstuhl, Urinflasche, Steckbecken, Anleitung der Angehörigen bei den Hilfestellungen ■ Toilettentraining ■ Assistenz
eingeschränkte Funktion der oberen Extremität (Schulter-Arm-Bewegung, Feinmotorik)	■ erschwertes Öffnen u. Ausziehen der Kleidung	■ Kleidung verändern (z. B. Klettverschlüsse) ■ Selbsthilfetraining, Assistenz

4.5 Ausscheiden

Tab. 4.22 *(Fortsetzung)*

Faktoren	mögliche Folgen	Pflegeangebote in Zusammenarbeit mit anderen Berufsgruppen
Umgebungsfaktoren: ▪ entfernt gelegene Toilette, schwer zugängliche Toilette ▪ niedrige Toilette ▪ unsaubere, kalte Toilette ▪ Toilette ist schlecht auffindbar	▪ zeitaufwendiger Toilettengang ▪ erschwertes Hinsetzen und Aufstehen ▪ Toilettengang wird hinausgezögert	▪ Patienten beim Toilettengang beobachten, Störfaktoren feststellen ▪ Selbsthilfetraining in Zusammenarbeit mit Physiotherapie und Ergotherapie, ggf. Toilette verändern (z. B. Haltegriffe, Türverbreiterung) ▪ Toilettenstuhl bereitstellen, Urinflasche u. a. bereitstellen ▪ Toilettensitzerhöhung ▪ für gutes Raumklima in der Toilette sorgen ▪ deutliche Kennzeichnung der Toilette in Institutionen, Weg zur Toilette einüben ▪ für angemessene Beleuchtung sorgen
eingeschränkte sprachliche Äußerungsfähigkeit in Verbindung mit eingeschränkter Selbstständigkeit (z. B. Schlaganfall)	▪ Patienten können erschwert Harndrang äußern und Hilfe beim Toilettengang erbitten	▪ auf nonverbale Äußerungen achten (z. B. Unruhe, Nesteln an der Kleidung) ▪ mit Patienten Zeichen für Harndrang und Hilfe vereinbaren (z. B. Pat. zeigt auf Unterbauch) ▪ Klingel bereitstellen ▪ Assistenz beim Toilettengang
eingeschränkte Orientierung (z. B. Sehstörung, Verwirrtheit)	▪ Auffinden der Toilette erschwert oder nicht möglich, Gefahr des Urinverlusts	▪ Gang zur Toilette einüben ▪ Toilette kennzeichnen (z. B. Symbole) ▪ evtl. Toilettenstuhl oder andere Hilfen anbieten
eingeschränkte kognitive Fähigkeiten (z. B. Entwicklungsverzögerung, geistige Behinderung, demenzielle Erkrankung)	▪ Harndrang kann nicht interpretiert werden	▪ Verhaltensbeobachtung ▪ Toilettentraining ▪ Orientierungshilfen ▪ Assistenz beim Toilettengang ▪ einfache Wortwahl ▪ Angehörige über die Fähigkeitsstörung und notwendige Hilfestellungen beraten und anleiten
psychische Belastungen (z. B. Abhängigkeit von der Hilfe anderer, Angst, Verunsicherung, Veränderung der Lebenssituation, Depression)	▪ Hilfe zum Toilettengang wird als beschämend erlebt, nicht in Anspruch genommen ▪ Antriebshemmung durch Depression ▪ Toilettengang wird hinausgezögert	▪ vertrauensvolle Pflegebeziehung aufbauen ▪ Gesprächsbereitschaft signalisieren ▪ auf Ängste eingehen ▪ Information zum Krankenhausaufenthalt und Erkrankung geben ▪ zum Toilettengang auffordern bzw. erinnern ▪ Selbstständigkeit beim Toilettengang unterstützen

Tab. 4.22 *(Fortsetzung)*

Faktoren	mögliche Folgen	Pflegeangebote in Zusammenarbeit mit anderen Berufsgruppen
Einnahme bestimmter Medikamente	■ Blasenspasmolytika, Opioide: Kontraktionsschwäche des Blasenmuskels ■ Diuretika: verstärkte Urinproduktion ■ Sedativa: verzögerte Wahrnehmung des Harndrangs, Verwirrtheit	■ Patienten nach dem Toilettengang nach Gefühl der entleerten Blase fragen ■ Ein- und Ausfuhr kontrollieren ■ Restharn in Rücksprache mit dem Arzt kontrollieren ■ Patienten auf Nebenwirkungen beobachten ■ Verhalten beobachten (z.B. Orientierung)
Blasenreizstoffe (Alkohol, Koffein)	■ Ausscheidung wird angeregt ■ Harndrang wird verstärkt wahrgenommen	■ über Wirkung aufklären ■ zur Selbstbeobachtung anleiten

Ursachen

Die International Continence Society (ICS) hat Urininkontinenz medizinisch kategorisiert (2002). In Tab. 4.23 sind Ursachen und Symptome der verschiedenen Formen von Urininkontinenz aufgelistet.

Tab. 4.23 *Formen und Ursachen der Urininkontinenz (nach Abrams et al 2002a, DNQP 2007).*

Symptome	Häufige Ursachen
Dranginkontinenz	
unfreiwilliger Urinverlust mit plötzlichem, nur schwer unterdrückbarem Harndrang einhergehend oder diesem unmittelbar vorausgehend	Überaktivität des Blasenmuskels (Detrusor), neurogene, nicht neurogene, idiopathische Ursachen (z.B. ZNS-Erkrankungen wie Apoplex, Querschnittlähmung; Harnwegsinfektion, Blasensteine, Tumoren, Prostataerkrankungen; Reizzustände der Blase)
Stressinkontinenz (Belastungsinkontinenz)	
unfreiwilliger Urinverlust synchron mit körperlicher Belastung einhergehend (z.B. Husten, Niesen, Lachen)	Veränderungen der anatomischen Lage der Blase und Urethra, Verlust der Stützfunktion des Beckenbodens (z.B. bei Frauen Schädigung des Beckenbodens durch Schwangerschaft und Entbindung, Adipositas; bei Männern nach operativen Eingriffen an der Prostata)
Mischinkontinenz	
unfreiwilliger Urinverlust sowohl im Zusammenhang mit Harndrang als auch mit körperlicher Belastung auftretend	Mischung aus verschiedenen Ursachen, s. Drang- bzw. Stressinkontinenz
Inkontinenz bei chronischer Harnretention	
unfreiwilliger Urinverlust bei unvollständiger Blasenentleerung (Restharnbildung), ohne Schmerzen einhergehend	Schwäche des Blasenmuskels (Detrusorhypoaktivität) oder vollständiger Funktionsverlust (Detrusorakontraktilität), z.B. durch: ■ Medikamente (Schmerzmittel, Neuroleptika u.a.) ■ neurologische Erkrankungen (z.B. Querschnittlähmung) ■ obstruktive Veränderungen am Blasenhals (z.B. Prostatavergrößerung, Harnröhrenstriktur)

Tab. 4.23 (Fortsetzung).

Symptome	Häufige Ursachen
extraurethrale Inkontinenz	
beobachtbarer, ständiger Urinverlust über andere Kanäle als die Harnröhre (z. B. Blasen-Scheiden-Fistel)	erworbene Urinfistel, z. B. bei Unterbauchtumor oder angeborener Fehlmündung eines Harnleiters
unkategorisierbare Inkontinenz	
beobachtbarer unfreiwilliger Urinverlust, der auf Basis von Symptomen oder Befunden nicht eindeutig zu zuordnen ist.	unklar

Pflegeanamnese

Bei der Befragung kann man sich an den in Tab. 4.23 genannten Symptomen orientieren. Bei Dranginkontinenz kann z. B. die Frage gestellt werden: „Haben Sie einen schwer zu unterdrückenden Harndrang?" Einen Hinweis auf Stressinkontinenz kann die Beantwortung der Frage geben: „Verlieren Sie beim Husten Urin?"

Restharnbestimmung

Durch die Restharnbestimmung können Blasenentleerungsstörungen und Inkontinenz bei chronischer Harnretention diagnostiziert werden. Sie erfolgt auf ärztliche Anordnung.

> **Merke:** Bei allen inkontinenten Patienten muss der Restharn bestimmt werden, um gefährliche Folgezustände z. B. Infektionen der ableitenden Harnwege, Blasenüberdehnung und Reflux zu vermeiden.

Maßnahmen zur Kontinenzförderung

Nach dem Expertenstandard (s. o.) stehen folgende Maßnahmen zur Verfügung:
- Blasentraining
- Toilettentraining:
    - angebotener Toilettengang („Prompted voiding")
    - festgelegte Entleerungszeiten („Timed voiding")
    - individuelle Entleerungszeiten („Habit training")

> **Merke:** In manchen Fällen sind mehrere Ursachen für die Inkontinenzsymptome verantwortlich, die durch die Pflegeanamnese nicht erfassbar sind. Auch beeinflusst die spezielle medizinische Problematik die Auswahl der therapeutischen Angebote. Daher ist hier der Austausch im therapeutischen Team gefragt, bevor eines der genannten Trainingsprogramme angewendet wird.

Blasentraining („Bladder drill"). Patient wird angehalten, nur zu bestimmten, mit ihm festgelegten Zeiten, Wasser zu lassen, auch wenn er Harndrang hat oder unwillkürlich Urin verliert. Begonnen wird i. d. R. mit 1–2-stündlichen Toilettengängen. Die Betroffenen müssen Strategien zur Beherrschung des Harndrangs erlernen (z. B. telefonieren, Kreuzworträtsel lösen). Die Toilettengänge und das Ergebnis werden von den Patienten dokumentiert. Ist der Betroffene für 2–3 Tage mit diesem Training kontinent, werden die Zeitintervalle um 15–30 Min. gesteigert. Danach können wieder inkontinente Episoden auftreten. Der Prozess wird fortgesetzt, bis bei ausreichend langen Intervallen eine Kontinenz besteht. Die Trainingszeit dauert i. d. R. mehrere Wochen.

4 Pflegerische Interventionen bei den Aktivitäten des täglichen Lebens

Angebotener Toilettengang. In regelmäßigen Abständen (z.B. alle 2 Std.) wird der inkontinente Mensch zum Toilettengang aufgefordert. Die Frage, ob er nass oder trocken ist, soll die Aufmerksamkeit zusätzlich bewusst auf die Blase lenken. Die Patienten werden nur dann zur Toilette gebracht, wenn sie dies wünschen. Ein laufender Wasserhahn kann das Wasserlassen anregen. Bis zu 3-mal auffordern, wenn der Toilettengang initial abgelehnt wird. Bei erfolgreichem Toilettengang oder wenn die Vorlage trocken ist, dies besonders positiv zurückmelden. Es kann mehrere Wochen dauern bis die Betroffenen „voll" auf das Training ansprechen (in Anlehnung an Leitlinie Harninkontinenz der Deutschen Gesellschaft für Geriatrie 2005).

Festgelegte Entleerungszeiten. Nach einem festen Zeitplan, z.B. in 3–4-stündlichen Intervallen, nach dem Aufstehen, nach den Mahlzeiten, initiiert die Pflegeperson einen Toilettengang. Diese Form wird vermutlich häufig von Pflegenden praktiziert, sie erscheint am einfachsten in den Pflegealltag zu integrieren zu sein (Leitlinie Harninkontinenz der Deutschen Gesellschaft für Geriatrie 2005).

Individuelle Entleerungszeiten. Ausgehend vom individuellen Ausscheidungsmuster (Miktionsprotokoll) erfolgen die Toilettengänge vor dem Zeitpunkt (i.d.R. 30 Min.) des voraussichtlichen Einnässens.

Beckenbodentraining

Dieses Training kann mit oder ohne unterstützende Technik wie Biofeedback und Elektrostimulation eingesetzt werden. Zur Zielgruppe zählen körperlich weitgehend unabhängige, geistig gesunde Menschen mit Stress-, Drang- und Mischinkontinenz. Durch gezieltes Training wird z.B. die Beckenbodenmuskulatur gestärkt, Beckenboden schonende Haltungen und Atemtechniken eingeübt. Die Erhaltung von Stuhl- und Urinkontinenz wird gefördert, die Inkontinenzsymptomatik gebessert oder behoben. Beckenbodentraining ist die Domäne speziell geschulter Physiotherapeuten. Pflegende arbeiten mit ihnen eng zusammen.

Ableitende Systeme

Kondomurinal

Der Umfang wird mittels Schablone oder Maßband ermittelt. Mobile Patienten leiten den Urin in einen Beinbeutel mit Rücklaufsperre und Ablassvorrichtung ab. Zur Befestigung am Körper stehen verschiedene Arten von Bändern oder sog. Holster zur Verfügung. Der Beinbeutel wird am Ober- oder Unterschenkel getragen. Systeme, an denen ein sog. Nachtbeutel angeschlossen werden kann, sind bei größerer nächtlicher Urinausscheidung zu bevorzugen. Bei Akzeptanz und korrektem Anlegen ist das Urinal ein sicheres Hilfsmittel. Ein Kondomwechsel wird einmal pro Tag empfohlen.

> **Praxistipp:** Ein undichtes Urinal ist meist auf Fehler bei der Auswahl oder beim Anlegen zurückzuführen. Die Informationen des Herstellers müssen genau beachtet werden (Größe, Hautpflege, Rasur, Anlegetechnik).

Externe Urinableiter

Bei immobilen Männern mit retrahiertem Penis und bei Frauen werden externe Urinableiter (Urinkollektoren) angeboten. Diese werden mittels einer selbstklebenden Hautschutzplatte (wie bei der Stomaversorgung) angebracht. Der Genitalbereich muss vorher rasiert werden. Der Urin wird auch hier in einen Sammelbeutel geleitet.

4.5 Ausscheiden

Blasenverweilkatheter zur Kompensation der Harninkontinenz werden aufgrund drohender Gesundheitsprobleme nur in speziellen Situationen eingesetzt, z. B. bei vorliegenden Hauterkrankungen im Genitalbereich oder als ausdrücklicher Wunsch der inkontinenten Person. Zur Ableitung müssen sterile Auffangbeutel eingesetzt werden.

4.5.4 Beobachtungskriterien: Stuhl

Definition: Als **Stuhlgang** oder **Defäkation** (lat. faex „Hefe", „Bodensatz") versteht man die koordiniert-reflektorische Entleerung des Mastdarminhaltes (Faeces) als letzte Phase der Verdauung. Stuhl wird auch als Kot oder Exkrement bezeichnet.

Normalerweise ist Stuhl durch den Hauptfarbstoff Sterkobilin (Abbauprodukt des Bilirubins) dunkelbraun gefärbt. Nahrungsaufnahme und Medikamente verändern die Färbung (Tab. 4.24).

Tab. 4.24 Stuhlfärbung.

Färbung	Ursache
nahrungsmittelabhängige Abweichungen	
■ schwarz-grün (Mekonium, Kindspech)	■ meist wenige Stunden nach der Geburt abgesetzt: geruchlose, klebrige, dunkle Masse, die aus Darmsaft, Fetttröpfchen, Darmepithel, Fruchtwasseranteil und eingedicktem Gallensaft besteht
■ fast schwarz bis schwarz	■ Heidelbeerstuhl, schwerer Rotwein
■ Dunkelbraun	■ bei vorwiegender Fleischnahrung
■ rötlich	■ rote Beete
■ grünlichbraun bis dunkelgrün	■ Grüngemüse, Spinatstuhl
■ gelbbraun	■ vorwiegende Kohlenhydratkost (stärkereiche Kost)
■ goldgelb	■ Stuhl des Brustkindes, wird an der Luft sehr oft grün (ohne Bedeutung)
■ gelbweißlich	■ Milchdiät des Erwachsenen
krankheitsbedingte Abweichungen	
■ rotbraun marmoriert	■ Blutungen im unteren Dickdarmabschnitt
■ braunrot bis schwarz: Teerstuhl (Melaena)	■ Blutungen in der Speiseröhre, im Magen oder im oberen Darmabschnitt (Zersetzung des Blutes durch Salzsäure im Magen)
■ hellgelb: Fettstuhl	■ umfassende Störungen der Verdauungsfunktion z. B. bei Mukoviszidose, Zöliakie, fortgeschrittene exokrine Pankreasinsuffizienz (Fette werden durch fehlende Lipase nicht gespalten)
■ sehr hell, lehmfarben „kalkweiß": Acholie der Fäzes	■ vollständiges Fehlen von Gallezufluss in den Darm ■ der Stuhl verliert seine typische Farbe
■ ockergelb (intensiv gelb gefärbte Stühle)	■ Dyspepsie-Koli-Enteritis mit Durchfällen
■ grünlich	■ schwere Diarrhö, z. B. infolge einer akuten Gastroenteritis
■ gelblich-grün	■ Typhus abdominalis
■ dunkelbraun, olivgrün, substanzarm	■ Hungerstuhl, z. B. ungenügendes Muttermilchangebot an der Brust

Beobachtungskriterien

Kriterien zur Beurteilung des Stuhls sind in Tab. 4.25 dargestellt.

Tab. 4.25 Beobachtungskriterien Stuhlausscheidung.

physiologische Verhältnisse	physiologische Veränderungen	krankhafte Abweichungen	Ursachen
Häufigkeit			
■ normale Frequenz von 3-mal pro Woche bis zu 3-mal pro Tag als Reaktion auf Stuhldrang ■ wichtig sind die Defäkationsgewohnheiten (Rhythmus) ■ bei vielen Menschen erfolgt die Entleerung zu festgelegten Zeiten	■ Ausbleiben der Defäkation z. T. über 2–3 Tage bei Umgebungswechsel (Ferien, Reisen, Krankenhausaufenthalt)	Obstipation (Verstopfung) ist gekennzeichnet durch: ■ zu lange Verweildauer des Stuhls im Darm (Kolontransitzeit) und/oder ■ zu hohe Konsistenz des Stuhls (harte, feste Knollen) ■ selten zu geringes Stuhlvolumen ■ Zwang zum heftigen Pressen beim Absetzen des Stuhls (Entleerung ist schmerzhaft)	■ ist Obstipation keine Folge einer zu langsamen Kolonpassage (im Mittel 48–72 Std.), kann die Ursache im Bereich des Mastdarmes oder des Schließmuskels liegen **Folge:** ■ massive Fäulnis- und Gärgifte entwickeln sich, mit permanentem Überblähen (Blähbauch) des Dickdarms
		■ Diarrhö (Durchfälle): gehäufte (> 3-mal/Tag), breiig-flüssige Stuhlentleerungen	■ beschleunigte Dickdarmpassage ■ Erkrankungen mit Störungen von Dünn- und Dickdarmfunktionen
Form und Konsistenz			
■ homogen geformte Masse (dickbreiig bis fest) ■ Konsistenz abhängig von Ernährung (Höhe des Ballaststoffanteils) und Schnelligkeit der Darmpassage ■ Stärke entspricht dem Lumen des Darmes, bildet ab dem unteren Dickdarm eine Kotsäule	■ gelegentlich hart und trocken	■ harte feste Knollen (schafskotähnlich-bröckelig)	■ schwere Obstipation ■ Flüssigkeitsmangel im Darm
		■ breiig-flüssig	■ gestörte Wasserrückresorption
		■ bleistiftförmig	■ Stenose des Dickdarmlumens, z. B. bei Tumoren

4.5 Ausscheiden

Tab. 4.25 (Fortsetzung)

physiologische Verhältnisse	physiologische Veränderungen	krankhafte Abweichungen	Ursachen
Menge			
■ ist weitgehend ernährungsabhängig und beträgt beim Erwachsenen 60–180 g/Tag	■ größere Mengen (bis 500 g) bei sehr ballaststoffreicher Nahrung (Vegetarier) ■ kleinere Mengen bei vorwiegend schlackenarmer eiweißreicher Ernährung	■ Hungerkot: sehr kleine Menge (substanzarm), bestehend aus Schleim, Gallensaft und Darmzellen ohne Zumischung von Nahrungsresten, dunkelbraun oder olivgrün ■ Hungerdiarrhö: Zahl der Entleerungen oft erhöht	■ Hungerzustände
		■ Durchfall > 200 g	■ s.S. 119
		■ Fettstuhl (Steatorrhöe, Salbenstuhl, Butterstuhl, Pankreasstuhl): sehr große Menge von blasser hellgelber Farbe, die stark stinkt und beim Erkalten erstarrt	■ Störung der Verdauungsfunktion ■ u.a. bei Mukoviszidose, Zöliakie oder durchfallartig bei Pankreasinsuffizienz
Geruch			
■ Skatol verursacht den durch die intestinale Mikroflora bedingten Fäulnisgeruch ■ bei Gesunden nicht übermäßig übelriechend	■ abhängig von der Art der Nahrung (Kohlenhydrate: eher säuerlicher Geruch) und Verweildauer im Darm ■ bei fleischhaltiger Kost geruchsintensiver	■ Gärungsstühle: breiig oder flüssig, hellgelb, stechend säuerlich riechend, mit Gasbläschen durchsetzt ■ stark übel riechende Kot- und Darmgasabgänge	■ mangelhafte Verdauung der Kohlenhydrate mit Zunahme der Gärung im Dünn- und insbesondere im Dickdarm ■ häufig gefördert durch veränderte Darmflora **Folge:** ■ vermehrte Peristaltik ■ Meteorismus (Blähungen, Winde, Flatulenz) ■ Durchfälle
		■ Fäulnisdyspepsie (Verdauungsstörung): zahlreiche, jauchig, faulig stinkende, dünne Stühle	■ vermehrte Eiweißaufnahme über die Nahrung ■ zu viel Eiweiß im Darm durch z.B. Eiterbildung bei einer Entzündung ■ durch Fäulnisbakterien im Darm kommt es zur gesteigerten Eiweißfäulnis

4 Pflegerische Interventionen bei den Aktivitäten des täglichen Lebens

Tab. 4.25 Beobachtungskriterien Stuhlausscheidung.

physiologische Verhältnisse	physiologische Veränderungen	krankhafte Abweichungen	Ursachen
Beimengung			
■ normalerweise keine ■ möglich sind Schleim und Unverdautes, z.B. Tomatenschalen, Weintraubenschalen		■ Schleim	■ gereizte, entzündete Darmschleimhaut
		■ blutiger Schleim	■ entzündliche Darmerkrankungen, z.B. Colitis ulcerosa, Dysenterie
		■ blutiger Schleim und Eiter	■ chronisch entzündliche Darmerkrankung wie Colitis ulcerosa (Geschwürbildung)
		■ Blut und/oder Schleim in und auf dem Stuhl	■ bei Darmtumoren, Dickdarmpolypen evtl. mit Wechsel zwischen hartem und weichem Stuhl
		■ unverdaute Nahrungsreste	■ starker Durchfall
		■ Würmer	■ Madenwürmer (Oxyren): 2–12 mm lang, fadendünn, in größerer Anzahl (Knäuel), verursachen Juckreiz am After ■ Spulwürmer (Askariden): einige Zentimeter lange, dünne, grauweiße Würmer, meist einzeln oder in geringer Anzahl
		■ Wurmglieder	■ Bandwürmer (Tänien): aus einzelnen weißen, kürbiskernförmigen Gliedern bestehend
		■ nicht sichtbare Beimengungen (labortechnisch zu ermitteln):	
		■ Wurmeier, pathogene Keime (z.B. Salmonellen)	■ Würmer (s.o.) ■ Salmonelleninfektion
		■ okkultes Blut = geringe Blutung von 2–5 ml/Tag	■ kolorektales Karzinom ■ Hämorrhoiden

4.5 Ausscheiden

Tab. 4.25 *Beobachtungskriterien Stuhlausscheidung.*

Physiologische Verhältnisse	Physiologische Veränderungen	Krankhafte Abweichungen	Ursachen
pH-Wert			
■ neutral	■ bei flüssiger Entleerung meist sauer ■ bei fester Entleerung alkalisch		

Obstipation

Definition: Der Begriff **Obstipation** beschreibt den subjektiven Eindruck, den Darminhalt nicht in adäquater Häufigkeit und ausreichender Menge, in zu harter Konsistenz und/oder nur unter Beschwerden ausscheiden zu können.

Einen Hinweis für die Abgrenzung zwischen dem Normalbereich der Stuhlentleerungen und der Diagnose Obstipation gibt Tab. 4.26.

Tab. 4.26 *Abgrenzung zwischen normaler Stuhlentleerung und Obstipation (nach Clemens u. Klaschik 2007).*

Aspekte	Normalbereich	Hinweis auf Obstipation
Stuhlfrequenz	> 3 Entleerungen/Woche und < 3 Entleerungen/Tag	< 3 Entleerungen/Woche
Stuhlgewicht	35–150 g/Tag	< 35 g/Tag
Stuhlwassergewicht	ca. 70 %	< 70 %
gastrointestinale Transitzeit	2–5 Tage	> 5 Tage

Obstipation kann in einzelnen Fällen ein Hinweis auf eine ernsthafte Erkrankung sein. Eine dringende ärztliche Abklärung ist z. B. erforderlich, wenn
- Blut im Stuhl ist,
- Obstipation und Durchfall im Wechsel auftreten und
- die Verstopfung akut auftritt und vorher keine Probleme bestanden.

Ursachen

Die verschiedenen Ursachen für eine Obstipation zeigt Tab. 4.27.

Praxistipp: Während einer Opioid-Therapie, d. h. einer Analgetikatherapie mit morphinartigen Eigenschaften, ist Obstipation die häufigste und hartnäckigste Nebenwirkung. Es kommt auch nicht zu einer Toleranz bezüglich dieser Nebenwirkung. Die Gabe ärztlich verordneter, möglichst mild wirkender Laxanzien, ist i. d. R. so lange erforderlich, wie die Opioidtherapie durchgeführt wird.

Tab. 4.27 Mögliche Ursachen einer Obstipation (nach Clemens u. Klaschik 2007).

organisch bedingt	funktionell bedingt	auslösende Medikamente
<ul><li>Divertikulitis</li><li>Tumoren</li><li>Entzündungen im Analbereich</li><li>neurologische Störungen (Apoplex, Querschnittlähmung, diabetische Polyneuropathie); sie unterbrechen intestinale Reflexe und können durch Immobilität und Bettlägerigkeit Verstopfung fördern</li><li>endokrine Erkrankungen (z.B. Schilddrüsenunterfunktion)</li><li>metabolische Ursachen (z.B. unregelmäßige Essgewohnheiten)</li><li>rektoanale Erkrankungen (z.B. schmerzende Analfissur)</li></ul>	<ul><li>verlangsamte Kolonpassage</li><li>Störung der Defäkation (z.B. im Mehrbett-Krankenzimmer)</li><li>eingeschränkte Flüssigkeitszufuhr</li><li>faser- und ballaststoffarme Ernährung,</li><li>Immobilität</li></ul>	<ul><li>medikamentöse Transportstörung bei chronischen Schmerzpatienten (z.B. durch Opioide)</li><li>Antibiotika</li><li>Antihypertensiva (Medikamente gegen Bluthochdruck)</li><li>Antikonvulsiva (Medikamente gegen epileptische Krampfanfälle)</li><li>Anti-Parkinsonmittel</li><li>Diuretika (entwässernde Medikamente)</li><li>Antidepressiva (Medikamente, die vorwiegend gegen Depressionen, aber auch z.B. bei Zwangsstörungen und Panikattacken eingesetzt werden)</li><li>Antazida (Magensäurebinder)</li></ul>

Bewertung der Obstipation

> **Praxistipp:** Zu den Basismaßnahmen der Behandlung einer Obstipation gehört die Aufklärung über die Bandbreite der physiologischen Stuhlfrequenz. Viele Menschen meinen, sie müssten jeden Tag „können". Und wenn man nicht kann, dann muss man halt „müssen". Nichts ist falscher als diese Meinung! Die Variationen einer „normalen" Stuhlausscheidung reichen von 2-mal am Tag bis zu 3-mal in der Woche.

Verschiedene Verhaltensweisen können einer Obstipation entgegenwirken:
- Nicht zwanghaft eine tägliche Stuhlentleerung anstreben.
- Sobald ein Stuhldrang verspürt wird, die nächste Toilette aufsuchen.
- Faser- und Ballaststoffmenge der Nahrung erhöhen.
- Stopfende Nahrungsmittel (z.B. Schokolade, Weißbrot, Bananen) meiden.
- Viel trinken (mind. 2l pro Tag). Regelmäßig körperlich aktiv sein.

Zu manuellen Techniken beim Vorliegen einer schweren Obstipation s. S. 120.

Diarrhö

> **Definition: Diarrhö** (Durchfall) ist die Entleerung von flüssigem Stuhl infolge der Malabsorption von Wasser (Störung der Resorption aus dem Darmlumen in die Blut- und Lymphbahn). Von Durchfall spricht man bei mehr als 3 ungeformten bis dünnflüssigen Stühlen täglich. Von einer chronischen Diarrhö spricht man, wenn die Symptome länger als 3 Wochen andauern.

Beobachtungskriterien
- Stuhlmenge, -beschaffenheit, -frequenz, -beimengungen und Zeitpunkt der Defäkation
- Begleitsymptome wie Fieber, Kopfschmerzen, Inappetenz, Erbrechen, Unwohlsein und Muskelschmerzen
- sichtbare Blutbeimengungen im Stuhl: Hämatochezie
- Ruhr (Dysenterie): Infektionskrankheit mit schleimigen, eitrig-blutigen Diarrhöen und Fieber.

Ursachen
- Erkrankungen mit Störungen von Dünn- und Dickdarmfunktionen, die u.a. infektiöser, toxischer, psychischer, medikamentöser oder funktionaler Natur sind.
- Unterschieden werden fieberhafte Verlaufsformen (z.B. durch Bakterien wie Campylobacter und Salmonella sp.) und nichtfieberhafte Erkrankungen, meist in Form einer Gastroenteritis (z.B. durch Viren wie Noroviren, Rotaviren).

Vorbeugen von Infektionen
- je nach Ursache eigenes WC oder Einzelzimmer (je nach Kooperationsfähigkeit)
- Patient: sorgfältige Händehygiene (in der Klinik: alkoholisches Händedesinfektionsmittel) nach Stuhlabgabe und Urinlassen sowie Erbrechen
- Je nach Mikroorganismus müssen sich Mitarbeiter bei Patientenkontakt mit Schürze/Schutzkittel, Schutzhandschuhen und evtl. Mundnasenschutz (z.B. Norovirus ist fäkal-oral und aerogen übertragbar) vor Keimübertragung schützen.
- Händedesinfektion sehr sorgfältig, bei Norovirus ausschließlich mit einem nach § 18 IfSG zugelassenen ethanolhaltigen Händedesinfektionsmittel, durchführen.

Bauchschmerzen
- Wärmflasche oder feuchtwarme Bauchwickel wirken entlastend (mit dem Arzt abstimmen).
- Knierolle entspannt die Bauchmuskulatur.

Hautpflege
- weiches Toilettenpapier
- Soweit der Patient nicht selbst zu Intimhygiene und Hautpflege in der Lage ist, wird diese übernommen. Dabei Schutzhandschuhe und Schürze tragen.
- Soweit Haut noch intakt, mit milder Seife tupfende Waschbewegungen durchführen, mit klarem Wasser sorgfältig nachspülen und vorsichtig abtrocknen.
- Zum Infektionsschutz (feuchte) Einmaltücher anwenden, textile Materialien (Waschlappen, Handtuch) nach Benutzen zur Wäsche geben.
- Liegt eine gerötete und gereizte Anal- oder Perianalhaut vor, ist nur die schonendste Form der Analreinigung, z.B. mit Vaseline, zu empfehlen.

4.5.5 Pflegemaßnahmen bei der Stuhlausscheidung

Benutzung des Steckbeckens

> **Definition:** Als **Steckbecken** wird ein Kunststoff- oder Edelstahlgefäß bezeichnet, das zum Stuhl- und Urinausscheiden bei Bettlägerigkeit verwendet wird (Synonym: Bettschüssel, Schieber, Bettpfanne).

- **Unterschieben:** Patient hebt das Becken oder dreht sich zur Seite. Kreuzbein soll auf dem oberen Beckenrand zu liegen kommen, Griff zeigt zur Pflegeperson.

- **Nach Entfernen:** nicht auf dem Fußboden abstellen (Keimverschleppung). Patient von bauchwärts zum Rücken gehend mit Zellstoff sorgfältig sauber wischen, im Intimbereich waschen und sorgfältig abtrocknen. Gelegenheit zum Händewaschen anbieten und bequeme Position ermöglichen.

> **Merke:** Die Verwendung eines Steckbeckens ist bei Patienten mit Querschnittlähmung absolut kontraindiziert, da sich innerhalb kurzer Zeit ein Dekubitus entwickeln würde.

Verwenden des Toilettenstuhls

> **Praxistipp:** Die Mobilisation eines Patienten zur Ausscheidung auf einem Toilettenstuhl ist wohl aufwendiger, als ein Steckbecken zu reichen. Die Vorteile liegen für den Patienten jedoch in der Mobilisationsförderung, der natürlicheren Haltung beim Ausscheiden und der Berücksichtigung von Schamgefühlen.

- Toilettenstuhl steht parallel zum Patientenbett, Bremsen sind festgestellt. Mobilisation des Patienten entspricht der beim Umsetzen in einen Stuhl.
- Entweder Eimer unter Toilettenstuhl schieben oder Toilettenstuhl über WC-Schüssel fahren.
- Bei der Fahrt ins WC sollte der Patient auf geschlossener Sitzfläche sitzen. Diese erst entfernen, wenn der Stuhl über der WC-Schüssel steht. Bei männlichen Patienten besteht die Gefahr, dass das Genitale sonst zwischen Stuhl und Beckenrand gerät und gequetscht wird.
- Nachbereitung entspricht der bei der Verwendung eines Steckbeckens.

Manuelle Techniken zur Beeinflussung einer schweren Obstipation

Baucheinreibung
Im Rahmen der Körperpflege kann mit Kümmelöl eine beidhändige Baucheinreibung im Uhrzeigersinn, dem Verlauf des Dickdarms entsprechend, vorgenommen werden.

Digitales Ausräumen
Indikationen sind:
- keine spontane Stuhlentleerung für mind. 5 Tage
- harte tastbare Kotansammlung (Kotsteine) im Abdomen oder Rektum
- gesicherte Koprostase
- durch verordnetes Trinken von einem Liter isoosmolarer Trinklösung (z. B. Movicol) nicht erweichbare Stuhlmasse
- auch bei Querschnittgelähmten manchmal indiziert

Da die Ausräumung mit dem Finger sehr schmerzhaft sein kann, ist vorher ein zweiter Zyklus der schonenderen medikamentösen Abführmaßnahme zu empfehlen.

Durchführung.
- Zellstoff und Abwurfsack bereitstellen, Patienten auf der linken Seite bequem lagern (links befindet sich der absteigende Ast des Dickdarms [Colon descendens]).
- Schutzhandschuh anziehen, je einen Fingerling über Zeige- und Mittelfinger darüber streifen (für den Fall, dass der Handschuh undicht ist) und mit Vaseline gut gleitfähig machen; bei Hämorrhoiden nur Zeigefinger benutzen.

- Finger behutsam in den Anus einführen und die Darmwand zirkulär mit dem Finger stimulieren, um die Kotsteine zu lockern, Kot in kleinen Portionen entfernen. Kotteile am Zellstoff abstreifen.
- Prozedur wiederholen, bis auch der eingedickte Kot, der aus oberen Darmabschnitten durch die Peristaltik weiterbewegt wird, ausgeräumt werden kann.
- Anschließend Analbereich sorgfältig reinigen und Patienten bequem lagern.
- Maßnahme und Ergebnisse dokumentieren.

Darmeinlauf

> **Definition:** Unter **Darmeinläufen** versteht man retrogrades Einbringen (d.h. rückläufig, bzw. vom After her) größerer Flüssigkeitsmengen in den Mastdarm; beim hohen Einlauf sollen auch möglichst große Abschnitte des Kolons (Dickdarms) erreicht werden.

Wirkungsweise

Mechanischer Wirkreiz. Bereits das Einführen des Darmrohres übt einen Entleerungsreiz auf den Darm aus, der durch die einlaufende Flüssigkeit (Menge, Druck) verstärkt wird. Benötigt werden folgende Flüssigkeitsmengen: Säuglinge 30–50 ml, Kleinkinder 100–300 ml, Schulkinder bis 15 Jahre 300–500 ml, Erwachsene 1000–2000 ml. → peristaltig anregend

Osmotischer Wirkreiz. Der Einlauf erfolgt mit körperwarmem Wasser oder Kamillentee. Je nach Beimischung eines Zusatzes mit osmotischer Wirkung kann der Defäkationsreiz erhöht werden. Als leichter Reiz wirkt der Zusatz von 20 ml Glyzerin oder 1 Teel. Salz auf 1 l Wasser. Einen stärkeren Reiz üben hypertone Kochsalzlösung (1 Essl. Salz/1 l Wasser) oder der Zusatz von 2–4 Essl. Olivenöl/1 l Wasser aus. → hoher peristaltig anregend

Thermischer Wirkreiz. Üblicherweise werden körperwarme Temperaturen für die Einlaufflüssigkeit empfohlen. In Absprache mit dem Arzt kann der Einlauf 3–4 °C kühler als die Körpertemperatur verabreicht werden. Das führt zu stärkerem Defäkationsreiz bis hin zu schmerzhafter Hyperperistaltik.

Klistier

> **Definition:** Als **Klistier** wird das Einbringen einer kleinen Flüssigkeitsmenge (5–300 ml) in das Rektum bezeichnet.

Zu den Einmalklistieren gehören das Klysma (200–300 ml) und das Mikroklist (5 ml). Sie bestehen i.d.R. aus hyperosmolaren Lösungen, die einen osmotischen Wirkreiz auf den Darm ausüben. Indikation und Durchführung zeigt Tab. 4.28.

Darmspülung

> **Defintion:** Bei der **Darmspülung** wird unter Verwendung von Spülflüssigkeit (1000–5000 ml) eine präoperative Reinigung größerer Darmabschnitte durchgeführt.

- **Retrograd:** Spülung wird rückläufig, also von rektal appliziert. Die retrograde Reinigungsspülung wird z.B. als hoher Schwenkeinlauf ausgeführt.
- **Orthograd:** Reinigungsspülung verläuft in physiologischer Richtung (also per os), über eine Duodenalsonde oder über einen Anus praeter (Darmreinigung als Kolonlavage).

Tab. 4.28 Durchführung eines Klistiers, eines Darmeinlaufs und einer Darmspülung.

Klistier	Darmeinlauf	Darmspülung
Vorbereitung		
<ul><li>schriftliche ärztliche Anordnung beinhaltet Art des Einlaufs und Substanz</li><li>Kontraindikationen wurden beachtet: unklare Beschwerden des Bauchraumes, Blutungen im Magen-Darm-Trakt, tiefsitzende Anastomen oder mechanischer Darmverschluss, Beginn einer Schwangerschaft, drohender Abort oder Gefahr einer Fehlgeburt sowie Querschnittlähmung</li><li>Patient ist über Art, Sinn, Ablauf und seine erforderliche Unterstützung der Maßnahme informiert und damit einverstanden</li><li>Durchführung geschieht im Bad oder mit Wandschirm im Zimmer unter Wahrung der Intimsphäre, Raumtemperatur ist angemessen, Patient kann bis zu den Knien zugedeckt bleiben</li></ul>		
Indikation		
<ul><li>Darmentleerung und -reinigung vor kleinen Eingriffen, endoskopischen Untersuchungen, bei Obstipation</li><li>Einbringen von Medikamenten zur lokalen Behandlung (z.B. bei entzündlicher Darmerkrankung)</li></ul>	<ul><li>Darmentleerung und -reinigung vor Operationen, evtl. zur Geburtsvorbereitung, vor Kontrastmitteleinläufen</li><li>zur Anregung der Darmperistaltik bei hartnäckiger Obstipation</li></ul>	<ul><li>Darmentleerung und -reinigung vor großen Darmoperationen, vor Koloskopien, nach Vergiftungen, wenn orthograde Spülung nicht angewendet werden kann (Patient kann Spüllösung nicht trinken)</li><li>präoperativ verliert die Darmspülung Bedeutung (Fast-Track-Rehabilitation)</li><li>als vorbereitende Maßnahme für bildgebende Verfahren zur Darmuntersuchung bzw. bei Behandlung von Nierensteinen und Harnleitersteinen</li></ul>
Material		
<ul><li>Schutzhandschuhe, Schutzschürze</li><li>Gleitmittel (z.B. Vaseline, Silikongel)</li><li>ausreichender Bettschutz als Einmalunterlage</li><li>Zellstoff, Abwurfmöglichkeit</li></ul>		
<ul><li>Klysma oder Mikroklist (auf Körpertemperatur erwärmt)</li><li>evtl. zusätzliches Darmrohr</li><li>Steckbecken für Bettlägerige, sonst Toilettenstuhl mit Eimer</li></ul>	<ul><li>körperwarmes Leitungswasser oder warmer Kamillentee (1000–2000 ml)</li><li>evtl. zum Wasser zugeben: Glyzerin, NaCl 0,9%</li><li>unsteriler Sekretbeutel (ohne Rückschlagventil) anstelle eines Irrigators, mit vollständig flüssigkeitsgefülltem Schlauchsystem (luftleer), am Infusionsständer ca. 60 cm über Patienten aufgehängt</li><li>2 Schlauch- oder Péanklemmen</li><li>Nierenschale</li><li>Darmrohr in entsprechender Größe</li><li>Steckbecken für Bettlägerige, sonst Toilettenstuhl mit Eimer (Steckbecken ist zu flach)</li></ul>	<ul><li>körperwarme Spülflüssigkeit nach Arztanordnung (bei Erwachsenen 5000 ml)</li><li>unsteriler Sekretbeutel (ohne Rückschlagventil) anstelle eines Irrigators, mit vollständig flüssigkeitsgefülltem Schlauchsystem (luftleer), am Infusionsständer ca. 60 cm über Patienten aufgehängt</li><li>3 Schlauch- oder Péanklemmen (je nach Technik, wenn Darmrohr nicht abgeklemmt wird, genügen auch 2 Klemmen)</li><li>Nierenschale</li><li>Darmrohr in entsprechender Größe</li><li>zusätzliches Schlauchstück für den Abfluss, beide Schläuche sind über das Y-Stück miteinander und dem Darmrohr verbunden</li><li>Auffangeimer</li></ul>

4.5 Ausscheiden

Tab. 4.28 (Fortsetzung)

Klistier	Darmeinlauf	Darmspülung
Lagerung		
■ Lagerung während Klistier oder Einlauf geschieht anfangs idealerweise auf der linken Seite mit leicht angewinkelten Knien (entspannte Bauchdecke) ■ Wirkung wird bei beweglichen Patienten durch langsames Drehen auf die rechte Seite verstärkt ■ wenn der Einlauf möglichst hoch einlaufen soll, kann der Patient in Kopftieflagerung auf die linke Seite gebracht werden (diese Position ist evtl. auch dann möglich, wenn der Patient die Flüssigkeit nicht gut halten kann)		■ Lagerung erfolgt auf der linken Seite mit leicht angewinkelten Knien (entspannte Bauchdecke)
Durchführung		
■ Hände desinfizieren, Schutzhandschuhe und Schürze anziehen, Bettschutz unterlegen		
■ Verschlusskappe abnehmen ■ Gleitmittel auf Spitze des Klistiers geben ■ Patienten bitten, sich zu entspannen, insbesondere den Schließmuskel ■ Ausflussrohr mit leicht drehenden Bewegungen vorsichtig in Darm einführen und Flüssigkeit durch Zusammendrücken der Tube langsam und vollständig in Enddarm einbringen ■ Patienten auffordern, den Schließmuskel leicht zusammenzupressen ■ im zusammengedrückten Zustand Klistierbehälter wieder entfernen ■ evtl. austretende Flüssigkeit mit Zellstoff auffangen ■ Schutzhandschuh beim Ausziehen über entleerten Behälter stülpen und entsorgen	■ Gleitmittel auf Spitze des Darmrohrs geben, ohne Öffnungen zu verstopfen ■ Patienten bitten, sich zu entspannen, insbesondere den Schließmuskel ■ Darmrohr (nicht am Beutel angeschlossen, da noch Winde abgehen können!) subtil mit leicht drehenden Bewegungen und ohne Kraftaufwand 10–20 cm in Darm einführen, bei Widerstand das Einführen sofort abbrechen, Darmrohröffnung liegt in der Nierenschale ■ jetzt Schlauch an das Darmrohr anschließen	
	■ Klemme öffnen und Flüssigkeit langsam einlaufen lassen, evtl. Zwischenstopp ■ Patient sollte mit geöffnetem Mund atmen, um nicht gegenzupressen ■ nach Einlaufen der Flüssigkeit Schlauch abklemmen ■ Zellstoff bereitlegen	■ Klemme des zuführenden Schlauches öffnen, ca. 100–200 ml Flüssigkeit in Darm einlaufen lassen ■ Klemme schließen und nach ausreichender Verweildauer der Spülflüssigkeit Klemme des Ableitungsschlauchs öffnen ■ Vorgang so lange wiederholen, bis die Flüssigkeit klar zurückläuft ■ einlaufende Menge darf bis zu 500 ml gesteigert werden, ausschlaggebend ist das Befinden des Patienten ■ nach der letzten Einlauf der Flüssigkeit Schlauch abklemmen
	■ Patienten bitten, den Schließmuskel zusammenzupressen ■ Darmrohr vorsichtig herausziehen ■ Flüssigkeitsreste am Gesäß abwischen ■ Schutzhandschuhe über Darmrohr stülpen und wegwerfen ■ während des gesamten Ablaufs ist der Patient auf Schmerzäußerungen, ruhiges tiefes Durchatmen sowie beim Abführen auf Kreislaufstabilität gut zu beobachten (das bedeutet, dass der Patient ggf. nicht allein gelassen werden darf)	
■ Patient soll die Flüssigkeit nicht länger als 10 Min. halten ■ danach kann der Patient auf Topfstuhl mit Eimer oder auf vorbereiteter Toilette abführen		

Tab. 4.28 (Fortsetzung)

Klistier	Darmeinlauf	Darmspülung
Nachbereitung		
<ul><li>Erfolg des Einlaufes bzw. der Darmspülung beurteilen und wesentliche Beobachtungen dokumentieren</li><li>Intimpflege und Händehygiene ermöglichen oder durchführen</li><li>Patienten beim Rücklagern und Anziehen unterstützen</li><li>Abwurf leeren, Raum lüften</li><li>bei Bauchkrämpfen evtl. warmen Leibwickel anlegen</li></ul>		
Variationen		
<ul><li>ist die Wirkung im höheren Verlauf des Darmes erwünscht, kann auf das Klysma noch ein Darmrohr aufgesteckt werden</li></ul>	**Hebe-Senkeinlauf/ Schaukeleinlauf:**<ul><li>nach Einlaufen der Spülflüssigkeit wird zum Anregen der Peristaltik der Sekretbeutel unter Patientenniveau gesenkt und wieder gehoben</li><li>die Flüssigkeit läuft aus dem Darm heraus und wieder hinein</li><li>Hebe-Senkeinläufe sind mit Sekretbeutel genauso möglich wie mit Irrigator</li><li>Beutel über Patientenniveau heben, ggf. etwas drücken, dann am Boden auf sauberer Unterlage ablegen oder nur unter Patientenniveau halten und Rückfluss abwarten</li><li>nach Anordnung und Indikation mehrfach wiederholen</li></ul>**Schwenkeinlauf mit Ballondarmrohr:**<ul><li>nach Einführen des Darmrohres erfolgt bis max. 30 Min. ein Blocken mit max. 50 ml Luft</li></ul>	**Orthograde Spülungen:**<ul><li>bei Sigma-Kolostoma</li><li>durch orale Zufuhr großer Mengen isotoner Lösung können aus tieferen Darmabschnitten Giftstoffe, retardierte Medikamente und verpackte Drogen (Bodypacker) beschleunigt aus dem Darm entfernt werden: über eine dünne nasogastrale Sonde werden 500–1000 ml/Std. instilliert, bis der Patient rektal nur noch klare Flüssigkeit entleert</li></ul>

4.5.6 Förderung der Stuhlkontinenz

> **Definition:** Unter **Stuhlinkontinenz** versteht man das Unvermögen, Stuhl und Darmgase voneinander zu unterscheiden, zurückzuhalten und kontrolliert, zur gewünschten Zeit und am gewünschten Ort auszuscheiden (Wezler 2008).

Formen und Ursachen der Stuhlinkontinenz

Eine häufig benutzte Einteilung erfolgt nach klinischem Bild und beschreibt 3 Schweregrade (Probst 2007):
- Grad 1: unkontrollierter Abgang von Darmgasen
- Grad 2: unkontrollierter Abgang von dünnflüssigem Stuhl
- Grad 3: unkontrollierter Verlust von festem Stuhl

Die Ursachen treten oft kombiniert auf.

Sensorische Ursachen
- z.B. bei Diarrhö, chronisch entzündlichen Darmerkrankungen, colon irritabile oder fortgeschrittenen Hämorrhoidalleiden
- Breiiger und flüssiger Stuhl kann schlechter gehalten werden als fester, bei größerem Stuhlvolumen verstärkt sich das Problem, evtl. ist die Wahrnehmung für Mastdarmfüllung herabgesetzt.

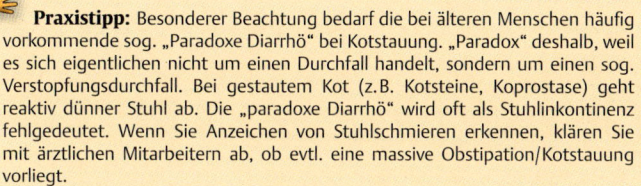

Praxistipp: Besonderer Beachtung bedarf die bei älteren Menschen häufig vorkommende sog. „Paradoxe Diarrhö" bei Kotstauung. „Paradox" deshalb, weil es sich eigentlichen nicht um einen Durchfall handelt, sondern um einen sog. Verstopfungsdurchfall. Bei gestautem Kot (z.B. Kotsteine, Koprostase) geht reaktiv dünner Stuhl ab. Die „paradoxe Diarrhö" wird oft als Stuhlinkontinenz fehldeutet. Wenn Sie Anzeichen von Stuhlschmieren erkennen, klären Sie mit ärztlichen Mitarbeitern ab, ob evtl. eine massive Obstipation/Kotstauung vorliegt.

Muskuläre Ursachen
- Verursacht z.B. durch Geburtstraumen, bei Zustand nach operativer Behandlung von Fistelleiden, bei Tumoren, Rektumprolaps und selten durch Pfählungsverletzungen.
- Stuhldrang mit unmittelbarem Stuhlverlust, Kontrollverlust über Winde oder Stuhl und Stuhlabgang bei körperlicher Belastung.

Neurogene Ursachen
- Treten z.B. auf bei Beckenbodensenkung durch chronische Obstipation (starkes Pressen) oder Überdehnung während der Geburt, diabetischer Neuropathie, multipler Sklerose, Querschnittlähmung.
- Kontrollverlust über Winde und unbemerkter, unkontrollierter Stuhlabgang

Psychische/psychiatrische Ursachen
- Sind zu beobachten bei demenziellen Erkrankungen, Psychosen und Psychopathien.
- Kontrollverlust über Winde und/oder unbemerkter, unkontrollierter Stuhlabgang

Erscheinung und Ausmaß der Inkontinenz ermitteln
Die Inkontinenzsituation kann gut mithilfe eines Protokolls oder Stuhltagebuchs präzisiert werden. Dieses muss über einen Zeitraum von ca. 2 Wochen, wenn möglich von den Betroffenen selbst, geführt werden. Folgende Informationen sollten festgehalten werden:
- Zeiten der Entleerung, Inkontinenzereignisse
- Konsistenz der Stuhlausscheidung
- Auslöser für das Inkontinenzereignis
- Beeinträchtigung des Wohlbefindens

Die funktionellen Fähigkeiten, die die Kontinenz beeinflussen können (z.B. Mobilität, Umgang mit Kleidung beim Toilettengang, Auffinden der Toilette) sind ebenso zu erfassen. Hier haben Pflegende eine Schlüsselfunktion.

Weitere diagnostische Möglichkeiten von ärztlicher Seite sind
- perianale und rektale Inspektion/Untersuchung und
- apparative Diagnostik, z.B. Koloskopie, anorektale Manometrie, Defäkogramm, anales EMG.

Behandlung der Stuhlinkontinenz

Konservative Verfahren
- Verhaltenstraining (Stuhlgangregulierung, Ernährungsberatung, geplante Entleerungszeiten, transanale Irrigation, Verbesserung funktioneller Fähigkeiten)
- Stuhleindickung (z.B. Quellmittel, Immodium, Opiate)
- Physiotherapie (Beckenbodentraining, Sphinktertraining, evtl. Biofeedback)
- Einsatz von Hilfsmitteln

Pflegerische Interventionen ist das Verhaltenstraining und der Einsatz von Hilfsmitteln.

Operative Verfahren
- Schließmuskelrekonstruktion
- sakrale Nervenstimulation, Schließmuskelersatz

4.6 Körpertemperatur regulieren

4.6.1 Körpertemperatur beobachten und beurteilen

Pflegeanamnese

In Tab. 4.29 sind typische Beobachtungskriterien zur Regulierung der Körpertemperatur eines Erwachsenen aufgeführt.

Tab. 4.29 Beobachtungskriterien zur Körpertemperaturregulierung.

Behaglichkeitstemperatur	Kälte/Kühle	Wärme/Hitze
Hautfarbe und Hautkonsistenz		
■ rosig ■ gut durchblutet	■ Hautblässe, besonders an den Extremitäten und Akren (Ausnahme: die sog. Lewis-Reaktion als kurzfristige Vasodilatation in den Akren bei Temperatur < +10°C: rote Hände, rotes Gesicht nach anfänglicher maximaler Blässe)	■ gerötet ■ Hautkonsistenz manchmal teigig oder geschwollen
Hautwärme		
■ Kopf und Körperstamm warm ■ Extremitäten etwas kühler	■ kühl/kalt, besonders an kälteexponierten Körperstellen, Extremitäten und Akren	■ warm, schweißig
Körperhaltung und -bewegung		
■ locker und entspannt	■ Arme körpernah anliegend ■ zusammengekauert angespannt ■ aktive Bewegung ■ Muskelzittern, Gänsehaut	■ „offen", Arme eher abgespreizt ■ Körperbewegung reduziert
Kleidung und Umgebung		
■ dem individuellen Wärmebedürfnis und der Umgebungstemperatur angepasst	■ dicke Kleidungsstücke ■ Heizung	■ dünne, leichte, durchlässige Kleidung ■ Aufenthalt in schattiger, kühler Umgebung

4.6 Körpertemperatur regulieren

Tab. 4.29 (Fortsetzung)

Behaglichkeitstemperatur	Kälte/Kühle	Wärme/Hitze
Nahrung		
■ kalte/warme Getränke ■ den Bedürfnissen entsprechende Kost	■ warme Getränke ■ kalorienreiche Kost	■ kühle Getränke ■ flüssigkeitsreiche Kost
seelisch-geistige Verfassung		
■ angeregt bis entspannt	■ eher Unwohlgefühl ■ reduzierter Antrieb ■ angespannt	■ eher passiv ■ antriebsarm oder unruhig

Messen der Körpertemperatur

Die Körpertemperatur unterliegt individuellen, tageszeitlichen und hormonellen Schwankungen, die zwischen 0,5–1 °C differieren können. Insofern ist ein einmaliger Messwert wenig aussagekräftig.

Messorte und Messverfahren

An folgenden Körperstellen kann gemessen werden (Tab. 4.30):

Tab. 4.30 Messarten der Körpertemperatur.

Messdauer	Vorteile	Nachteile	nicht anwenden bei
rektal			
■ Digitalthermometer: ca. 60–90 Sek. ■ elektronisches Thermometer mit Messfühler ■ Maximumthermometer: ca. 3–4 Min.	■ kurze Messzeit im Vergleich zur axillaren/oralen Messung ■ Temperatur entspricht weitgehend der Körperkerntemperatur	■ unangenehm für den Patienten, da diese Messart einen Eingriff in seine Intimsphäre darstellt ■ je nach Messtiefe Temperaturunterschiede bis zu 1 °C ■ mögliche Keimverschleppung ■ Verletzungsgefahr der Darmschleimhaut ■ reagiert verzögert auf aktuelle Veränderungen der Körperkerntemperatur	■ Ablehnung dieser Messmethode durch Patienten ■ Operationen/Untersuchungen und therapeutischen Maßnahmen im rektalen Bereich ■ Beschwerden/Erkrankungen (Rhagaden, Analprolaps, Diarrhö)
Haut: axillar			
■ Digitalthermometer: ca. 60–90 Sek. ■ Maximumthermometer: ca. 10 Min.	■ angenehme Messmethode ■ leichte Durchführung	■ lange Messzeit ■ ungenaues Messergebnis, da lediglich Hauttemperatur gemessen wird und viele Fehlerquellen möglich sind (z. B. Dislokation, Achselschweiß)	■ sehr kachektischen Patienten ■ Zentralisation des Kreislaufs, da nur Körperschalentemperatur ermittelt wird

Tab. 4.30 *(Fortsetzung)*

Messdauer	Vorteile	Nachteile	nicht anwenden bei
Haut: inguinal(Leiste)			
■ kontinuierliche Messung	■ Messung mit dünnem, hochflexiblen Messfühler ■ Speicherung der Temperatur sowie Alarmfunktion	■ Messung der Hauttemperatur (Fehlerquellen)	■ Zentralisation des Kreislaufs
oral/sublingual			
■ Digitalthermometer: ca. 9–90 Sek. ■ Maximumthermometer: ca. 5 Min.	■ leichte Durchführung	■ Messwert ist beeinflussbar durch unmittelbar vorherige Aufnahme von kalten/heißen Getränken ■ je nach Messort/-tiefe Temperaturunterschiede	■ Patienten mit Luftnot, Mundatmung, Fazialisparese, Muskelspasmen, Verletzungen im Bereich des Mundes ■ unruhigen, bewusstseinsgetrübten Patienten ■ Kindern
im Gehörgang			
■ Infrarot-Ohrthermometer: 1–2 Sek.	■ angenehme Messmethode ■ Messergebnis entspricht der Kerntemperatur ■ sehr kurze Messdauer	■ teuer ■ geringe Verfügbarkeit, da nur ein Gerät für mehrere Patienten ■ Messfehler durch fehlerhafte Anwendung	■ Verletzungen, Erkrankungen im Bereich des Ohres
an Stirn/Schläfe			
■ Infrarot-Sensoren	■ Temperatur in der Nähe großer Blutgefäße kann im Stirn- und Schläfenbereich gut gemessen werden	■ Messmethode ist relativ neu, bislang liegen keine breiten Erfahrungen für Wertung vor	

In der Intensivpflege stehen weitere Messverfahren zur Verfügung:
■ Temperatur des Blutes über den Pulmonaliskatheter
■ Temperatur im Rektum über die Rektalsonde
■ Temperatur in der Harnblase über den Blasenkatheter
■ Temperatur der Haut über das Hautthermometer

Abweichungen

Bei Abweichungen von der normalen Körpertemperatur wird (rektal gemessen) unterschieden in
■ Hypothermie (unter 35 °C),
■ Hyperthermie (über 37,5 °C **ohne** Sollwerterhöhung der Körperkerntemperatur) und
■ Fieber (über 37,5 °C **mit** Sollwerterhöhung der Körperkerntemperatur).

4.6 Körpertemperatur regulieren

Veränderungen der Körpertemperatur – Hypothermie

> **Definition: Hypothermie** ist eine Körpertemperatur von unter 35 °C. Sinkt die Temperatur auf weniger als 27 °C ab, kommt es zu Bewusstlosigkeit, später zu Atem- und Kreislaufstillstand.

Ursachen
- nicht vollständig funktionierendes Wärmeregulationssystem oder fehlende, der Temperatur entsprechende Verhaltensänderung
- längerer Aufenthalt in einer kühlen, kalten und/oder nassen Umgebung (z. B. nach Unfällen, Alkohol- oder Drogenintoxikationen)
- Unfähigkeit oder verminderte Fähigkeit zu frösteln bzw. durch Kältezittern Wärme zu produzieren
- Krankheit oder Verletzung, Unterernährung, verminderter Stoffwechsel
- Vasodilatation, Schwitzen in kühler Umgebung
- Schädigung der Temperaturregulierung, (z. B. durch Verbrennungen, Querschnittverletzungen, Hirnschädigungen, Intoxikationen)
- große Flüssigkeits- und/oder Blutverluste (z. B. während Operationen)

Therapeutische Hypothermie (Hibernation). Sie wird zur Herabsetzung des Stoffwechsels künstlich herbeigeführt, z. B. bei großen chirurgischen Eingriffen (z. B. Herz-, Gefäß-, Neurochirurgie) oder bei sehr hohem zentralem Fieber.

Symptome und Folgen
- Stadium I: **Erregung/Abwehr** (35–32 °C)
- Stadium II: **Erschöpfung** (32–28 °C)
- Stadium III: **Lähmung** (Scheintod; ca. < 28 °C)

Patienten mit einer Hypothermie im Stadium II und III bedürfen intensivpflegerischer Überwachung. Sie befinden sich in einem lebensbedrohlichen Zustand. Es darf keine rasche Erwärmung der Oberfläche erfolgen, weil es sonst zu schweren Komplikationen kommen kann (z. B. Herz-Kreislauf-Versagen, Azidose).

Hilfsmittel zur Erwärmung.
- Bei Temperaturen von 32–35 °C wird passiv extern erwärmt, d. h. zum Schutz vor einem weiteren Wärmeverlust wird der Betroffene in warmer Raumumgebung mit warmen Decken zugedeckt und mit Folie isoliert. Unter diesen Maßnahmen kommt es durch die körpereigene Wärmebildung i. d. R. zu einem Temperaturanstieg (Larsen 2004).
- Bei Temperaturen unter 32 °C muss eine aktive externe Erwärmung stattfinden, d. h. Wärme wird durch warme Infusionen, Wärmematten und Heizdecken zugeführt, u. U. muss eine aktive zentrale Wiedererwärmung per Hämodialyse oder Hämofiltration erfolgen. Eine kontinuierliche Beobachtung von Vitalzeichen und Bewusstseinslage ist absolut notwendig.

Erfrierungen
- **1. Grad**: Blässe, Abkühlung, Gefühllosigkeit; nach Erwärmung treten durch Hyperämie Schwellung und Schmerzen auf
- **2. Grad**: Blasenbildung nach 12–24 Std. mit Abheilung ohne Narbenbildung
- **3. Grad**: trockene Nekrosen (Mumifikation) oder blaurote Blutblasen, nach deren Platzen nasse Nekrosen verschiedener Tiefen, Defektheilung

4 Pflegerische Interventionen bei den Aktivitäten des täglichen Lebens

Hyperthermie

> **Definition:** Bei **Hyperthermie** sind die thermoregulatorischen Mechanismen des Organismus überfordert, die Körperkerntemperatur bei 37 °C zu halten. Andauernde Hyperthermie von 42 °C führt durch Sauerstoffmangel und Gewebezerstörungen zum Tod.

Ursachen
- Krankheit oder Verletzung, Flüssigkeitsmangel
- fehlende oder verminderte Fähigkeit zu schwitzen
- Aufenthalt in sehr heißer Umgebung, übermäßige körperliche Aktivität, erhöhter Stoffwechsel
- Nebenwirkungen von Medikamenten/Anästhetika oder unangemessene Kleidung (Gordon 1998)

Symptome
- erhöhte Körpertemperatur, gerötete, überwärmte, anfangs meist trockene Haut
- erhöhte Atemfrequenz, Tachykardie
- manchmal Bewusstseinsveränderungen selten Krampfanfälle/Fieberkrämpfe (als Folgeerscheinung)

Fieber

> **Definition: Fieber** (entlehnt aus lat. febris, eigentlich „Hitze"; von griech. Pyrexie=„Fieber") ist eine Erhöhung der Körpertemperatur über 37 °C infolge einer Sollwertänderung im hypothalamischen Wärmeregulationszentrum, das im Zwischenhirn liegt.

Rektal gemessen wird der Schweregrad des Fiebers unterteilt in
- erhöhte (subfebrile) Temperaturen 37,5–38 °C
- leicht erhöhte (febrile) Temperaturen 38,1–38,5 °C
- mäßiges Fieber 38,6–39 °C
- hohes Fieber 39,1–39,9 °C
- sehr hohes Fieber (hyperpyretisches Fieber) >40 °C.

Ab 42,6 °C beginnt die Denaturierung von Proteinen (Eiweißgerinnung) in dessen Folge der Tod eintritt.

Fieberarten und ihre Ursachen
- Infektiöses Fieber (durch Bestandteile von z. B. Bakterien)
- Resorptionsfieber (z. B. postoperativ)
- zentrales Fieber (z. B. nach Hirntraumen)
- Durstfieber (z. B. beim Säugling)
- toxisches Fieber (als Reaktion auf körperfremdes Eiweiß)
- Fieber unbekannter Ursache

Fieberverlauf

Fieberanstieg
- Fiebererzeugende Stoffe (Pyrogene) verursachen im Temperaturregulationszentrum eine Sollwerterhöhung. Der „Temperatur-Istwert" weicht noch vom erhöhten „Temperatur-Sollwert" ab.

4.6 Körpertemperatur regulieren

- Wärmeabgabe wird durch Verminderung der Hautdurchblutung herabgesetzt, sodass die Haut abkühlt und blass und marmoriert aussieht (Kältegefühl).
- Gleichzeitig wird Wärmeproduktion durch Steigerung des Muskeltonus (u.a. erkennbar an Gänsehaut) bis hin zu Muskelzittern erhöht (Schüttelfrost). Manchmal kann sogar „Zähneklappern" auftreten.

Fieberhöhe

- Sollwert ist erreicht, es kann sich eine Plateauphase anschließen.
- Haut und Schleimhäute sind trocken, heiß und gerötet, die Augen glänzend und häufig lichtempfindlich.
- Starkes Hitzeempfinden, ausgeprägtes Schwäche- und Krankheitsgefühl, häufig mit Kopf- und Gliederschmerzen.
- Gesteigerter Energieumsatz führt zur Erhöhung der Atem- und Pulsfrequenz (pro 1 °C Körpertemperaturanstieg Zunahme um 8–12 Pulsschläge).
- Sauerstoffverbrauch steigt pro 1 °C Körpertemperaturerhöhung um 10 % (Manthous et al. 1995).
- Oft Müdigkeit, Unruhe und Angstgefühle. Meist Appetitlosigkeit, aber großes Durstgefühl, das aus dem erhöhten Flüssigkeitsbedarf resultiert.
- Urinausscheidung ist gering und konzentriert.

Fieberabfall

- **Lysis:** kann mehrere Tage dauern, für den Organismus weniger belastend. Der Schweiß ist warm und großperlig.
- **Krisis:** Fieber sinkt innerhalb von wenigen Stunden, Folgen sind hoher Energieverbrauch und Flüssigkeitsverlust, für den Organismus sehr belastend. Mit dem Temperaturabfall sinkt auch die Pulsfrequenz. Steigt sie während der Krisis erneut an, kann dies auf einen drohenden Kreislaufkollaps hinweisen. Symptome dafür sind außerdem kalter, klebriger und kleinperliger Schweiß sowie blasse Haut.

> Kritisches Entfiebern ist ein Notfall, der zu Kreislaufversagen führen kann.

Abb. 4.9 Fiebertypen. *Je nach Verlauf des Fiebers und den auftretenden Temperaturdifferenzen unterscheidet man verschiedene Fieberverlaufstypen.*

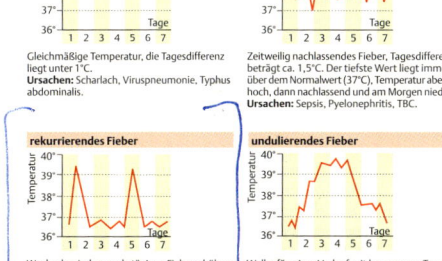

kontinuierliches Fieber
Gleichmäßige Temperatur, die Tagesdifferenz liegt unter 1 °C.
Ursachen: Scharlach, Viruspneumonie, Typhus abdominalis.

remittierendes Fieber
Zeitweilig nachlassendes Fieber, Tagesdifferenz einige Tage immer über dem Normalwert (37 °C), Temperatur abends hoch, dann nachlassend und am Morgen niedrig.
Ursachen: Sepsis, Pyelonephritis, TBC.

intermittierendes Fieber
Im Tagesverlauf wechseln hohe Temperaturen mit fieberfreien Intervallen, stundenweise hohe Fieberanfälle lösen oft einen Schüttelfrost aus, die Tagesdifferenz beträgt 1,5 °C und mehr.
Ursachen: Sepsis, Pyelitis, systemische juvenile chronische Arthritis.

rekurrierendes Fieber
Wechsel zwischen mehrtägigen Fieberschüben und fieberfreien Intervallen (2 – 5 Tage).
Ursachen: Malaria, Borreliose.

undulierendes Fieber
Wellenförmiger Verlauf mit langsamem Temperaturanstieg, einige Tage hohes Fieber, langsamer Fieberabfall und dann mehrere fieberfreie Tage/Wochen, dann Wiederholung.
Ursachen: Morbus Hodgkin, Tumore, Bruzellose.

biphasisches Fieber
Temperaturerhöhung in 2 Phasen, Verlauf von Anstieg und Abfall ergeben eine zweigipflige Fieberkurve mit dem Umriss eines zweihöckrigen Kamels.
Ursachen: Meningokokkensepsis, Poliomyelitis, Masern.

4 Pflegerische Interventionen bei den Aktivitäten des täglichen Lebens

Fieberverlaufstypen
Nach dem Verlauf und den Differenzen zwischen höchstem und niedrigstem Temperaturwert wird zwischen 6 Fieberverlaufstypen unterschieden (Abb. 4.9).

Begleiterscheinungen
- **Fieberdelir:** kann bei sehr hohem und anhaltendem Fieber auftreten. Bewusstsein ist getrübt, Patient ist ängstlich-erregt und motorisch unruhig. Sinnestäuschungen treten auf.
- **Fieberkrämpfe:** treten bei Kleinkindern und Kindern unter 5 Jahren typischerweise besonders zu Beginn einer fieberhaften Erkrankung auf und sind bei höheren Temperaturen (über 40°C) häufiger. Bei erwachsenen Epileptikern kann Fieber manchmal einen Krampfanfall nach sich ziehen (Gelfand et al 1995).
- **Schüttelfrost:** starkes Kältezittern (unwillkürliche rhythmische Kontraktionen der Muskulatur), kann in der Fieberanstiegsphase auftreten, führt zu starkem Missempfinden. Ist insbesondere für schwerkranke Menschen körperlich sehr belastend → enormer Anstieg des Stoffwechsels und Sauerstoffverbrauchs.

4.6.2 Pflegemaßnahmen bei Hypothermie, Hyperthermie und Fieber

Pflegerische Interventionen bei Veränderungen der Körpertemperatur bezüglich Hypothermie und Hyperthermie sind in Tab. 4.31 aufgezählt.

Tab. 4.31 Sofortmaßnahmen bei Veränderungen der Körpertemperatur: Hypothermie und Hyperthermie.

Störungen der Körpertemperatur	Sofortmaßnahmen
Hypothermie	
Unterkühlung (Hypothermie)	je nach Ausprägung langsames Wiedererwärmen (innerlich mit warmen Getränken [kein Alkohol!] als auch äußerlich mit warmen Decken, Erhöhen der Raumtemperatur)
Erfrierungen	Wärmezufuhr sowohl innerlich (warme Getränke, kein Alkohol!) als auch äußerlich (warme Decken); je nach Zustand wird der Patient auf die Intermediate Care (Überwachungsstation) verlegt
Hyperthermie	
Fieber	s. S. 133
Hitzekollaps, Hitzesynkope	Flachlagerung und Flüssigkeitszufuhr
Hitzekrämpfe	orale Zufuhr von Elektrolytlösungen, evtl. Infusionstherapie und Überwachung
Hitzschlag	Betroffenen in kühle Umgebung bringen, physikalische Kühlung durch kalte Umschläge, Cold-Packs, evtl. Eiswasserbad, kalte Getränke, Sicherstellung der Vitalfunktionen, notärztliche und intensivmedizinische Behandlung
Sonnenstich	Betroffenen in kühle, schattige Umgebung bringen, Kopf und Oberkörper leicht erhöht lagern, physikalische Kühlungsmaßnahmen, insbesondere des Kopfbereiches
maligne Hyperthermie	Narkose beenden, Narkosesystem und -gerät auswechseln, Vitalfunktionen sicherstellen, mit 100% Sauerstoff beatmen, Patienten kühlen, Notfallmedikament Dantrolen verabreichen

4.6 Körpertemperatur regulieren

Pflegerische Unterstützung bei Fieber

Je nach Phase des Fieberverlaufs können verschiedene Maßnahmen ergriffen werden (s. Tab. 4.32).

Tab. 4.32 Symptome und Pflegemaßnahmen bei Fieber.

Symptome	Pflegemaßnahmen
Fieberanstieg	
■ Frieren ■ Haut: kühl, blass, marmoriert, Gänsehaut ■ evtl. Schüttelfrost ■ Anstieg von Puls, Atemfrequenz, Körpertemperatur ■ Unruhe, Angst	■ Wärme zuführen durch warme Getränke, zusätzliche Decken, warme Bekleidung (Jacke, Wollsocken), Wärmflasche, Heizung ■ Kältezittern durch wärmendes Einhüllen der Extremitäten mindern ■ Ruhe und Sicherheit vermitteln ■ häufig nach dem Kranken sehen ■ nach Beendigung des Schüttelfrostes Temperatur und Vitalzeichen kontrollieren ■ Arzt benachrichtigen
Fieberhöhe	
■ Hitzeempfinden ■ trockene, meist gerötete Haut ■ erhöhte Körpertemperatur ■ erhöhte Puls- und Atemfrequenz ■ Durstgefühl ■ lichtempfindliche Augen ■ ausgeprägtes Krankheitsgefühl ■ häufig Gliederschmerzen	■ Beobachtungen hinsichtlich Verlauf und mögl. Ursachen austauschen ■ ärztliche Anordnungen beachten, evtl. bakteriologische Untersuchungen vorbereiten (Blutkultur), evtl. fiebersenkende Medikamente verabreichen ■ Vitalzeichen, Temperatur und Bewusstsein kontrollieren ■ auf ausreichende Flüssigkeitszufuhr achten ■ Ruhe und Sicherheit vermitteln, anwesend sein ■ bei starkem Hitzegefühl Wärmeabgabe durch Entfernen von zusätzlichen Decken, Wärmflaschen usw. unterstützen, **vorsichtig** kühlende Maßnahmen wie Waschungen, Wadenwickel einsetzen, dabei unbedingt Kältegefühl vermeiden (cave: erneuter Temperaturanstieg) ■ Umgebung angenehm gestalten, für frische Luft und gedämpftes Licht sorgen
Fieberabfall	

■ Körpertemperatur sinkt
■ vermehrte Hautdurchblutung
■ Lysis:
  ■ warmer, großperliger Schweiß
  ■ Normalisierung von Puls- und Atemfrequenz
■ Krisis:
  ■ kalter, klebriger, kleinperliger Schweiß
  ■ Hautblässe
  ■ erneutes Ansteigen der Pulsfrequenz
■ Müdigkeit und Schwächegefühl
■ Schlafbedürfnis
	■ Temperatur und Vitalzeichen kontrollieren
	■ weiterhin Wärmeabgabe unterstützen (s.o.)
	■ Flüssigkeit und Elektrolyte zuführen, leicht verdauliche Kost anbieten
	■ bei der Körperpflege unterstützen,
	■ nach starkem Schwitzen rasch Kleidung und Bettwäsche wechseln
	■ bei Krisiszeichen Arzt verständigen
	■ evtl. bei Mobilisierung unterstützen
	■ für störungsfreie Ruhephase sorgen
	■ pflegerische Maßnahmen auf notwendiges Minimum reduzieren

Fiebersenkende Therapie

Physikalische Maßnahmen. Fachgerecht angewendet bewirken sie eine Senkung der Körpertemperatur und greifen nicht direkt in die pathophysiologischen Fiebervorgänge im Temperaturzentrum ein (Tab. 4.32).

Medikamente. Antipyretika wirken fiebersenkend und besitzen analgetische (schmerzlindernde) Eigenschaften. Als Nebenwirkungen treten u.a. auf:
- Beeinflussung der Thrombozytenfunktion bei Azetylsalizylsäure, z.B. Aspirin (Blutungsrisiko bei Magengeschwüren)
- Gefahr des Reye-Syndrom bei Allergikern sowie Kindern und Jugendlichen
- Überempfindlichkeitsreaktionen sowie Schädigung der Zellbildung im Knochenmark (Agranulozytose) bei Metamizol (z.B. Novalgin)
- Übelkeit, Hautrötung und -ausschlag
- Blutdruckabfall als Zeichen einer Überempfindlichkeitsreaktion bei Paracetamol (z.B. ben-u-ron)
- Störungen der Blutbildung (allergische Thrombozytopenie oder Leukopenie)
- Analgetika-Asthma

> **Merke:** Neben pflegerischen Maßnahmen, die Wohlbefinden und Wärmeregulierung unterstützen, muss der Fiebernde hinsichtlich seiner gesamten aktuellen Erkrankungssituation genau beobachtet und eingeschätzt werden, um drohende Komplikationen rechtzeitig zu erkennen und zu vermeiden.

4.6.3 Schweißsekretion (Transpiration) und ihre Veränderungen

> **Definition: Schweiß** (griechisch: hidros) sondert der Mensch beim Schwitzen durch ekkrine Sekretion (etwa 2 Millionen Schweißdrüsen) an die Hautoberfläche ab. Darauf beruht die besonders wirkungsvolle Wärmeabgabe (Verdunstungskälte). Schweiß besteht aus Wasser, NaCl, Harnstoff, flüchtigen Fettsäuren und Cholesterin und hat einen pH-Wert um 4,5. Er wirkt aufgrund des pH-Wertes antibakteriell und baut zusammen mit den Talgdrüsen den Säureschutzmantel der Haut auf. Die normale Schweißproduktion beträgt ca. 400–1000 ml/Tag (Apostolidis 2007), kurzzeitig können Maximalwerte von etwa 2 l/Std. überschritten und 10–12 l/Tag erreicht werden (Simon 1995).

> **Praxistipp:** Beobachtung (Aussehen, Menge, Geruch, Konsistenz), zeitliches Auftreten und Lokalisation des Schweißes sind hilfreich, um die körperliche und seelische Verfassung eines Menschen einzuschätzen.

Unterstützung bei veränderter Schweißsekretion

Veränderte Schweißsekretion kann Symptom verschiedener Erkrankungen sein. Deshalb erfordert sie je nach Ursache unterschiedliche Maßnahmen.

Hyperhidrosis. Bei Hyperhidrosis ist auf häufige Körperpflege zu achten, die Haut soll trocken und intakt sein (sonst Gefahr von Intertrigo). Häufig feuchte und kalte Füße steigern das Risiko, an Fußpilz zu erkranken. Der stark schwitzende Patient verliert erhebliche Mengen an Flüssigkeit und Elektrolyten. Dies muss bei der Flüssigkeitsbilanz und -zufuhr berücksichtigt werden. Menschen, die viel und häufig schwitzen, können sich durch die entstehende Verdunstungskühle leicht erkälten, auch im Sommer. Nicht zu unterschätzen ist die psychische und körperliche Belastung. Häufiger Wäschewechsel ist für einen schwerkranken Patienten sehr anstrengend.

Möglichkeiten der Pflege
- Beobachten und Wahrnehmen des Wärmeempfindens
- Messen und Beurteilen der Körpertemperaturregulierung
- Beratung und Anleitung zu wärmenden/kühlenden Maßnahmen
- Organisation von Unterstützung (Pflegende als Koordinatoren)
- Unterstützung, Teilübernahme, Gesamtübernahme

Zur Unterstützung gelten folgende Empfehlungen:
- für angepasste Raumtemperaturen sorgen
- für angemessene, witterungsgerechte Kleidung sorgen
- für genügend Flüssigkeits- und Essensvorräte sorgen
- für Körperbewegung sorgen
- für eine vertrauensvolle und angenehme Umgebung sorgen

4.7 Atmen, Puls und Blutdruck

4.7.1 Atemrhythmus und -frequenz erfassen und bewerten

Indikation
- Diagnostik und Verlauf von Atemwegserkrankungen
- Erfassen der Vitalsituation des Patienten, z.B. bei Neuaufnahme
- Untersuchungsvorbereitung, -verlauf und -abschluss
- Kontrolle der Belastbarkeit vor Mobilisation
- postoperative Überwachung zur Früherkennung postnarkotischer Komplikationen

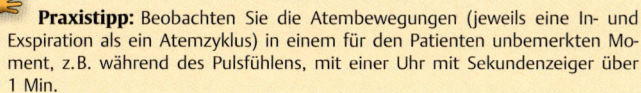

> **Praxistipp:** Beobachten Sie die Atembewegungen (jeweils eine In- und Exspiration als ein Atemzyklus) in einem für den Patienten unbemerkten Moment, z.B. während des Pulsfühlens, mit einer Uhr mit Sekundenzeiger über 1 Min.

Veränderungen des Atemrhythmus
Verschiedene Erkrankungen gehen mit charakteristischen Veränderungen des Atemrhythmus einher (Tab. 4.33).

Tab. 4.33 Verschiedene pathologische Atemtypen in der Übersicht.

Atmungsablauf	Ursache
Schnappatmung	
Atemzüge treten immer seltener auf und werden zunehmend schwächer, bis eine terminale Apnoe eintritt. Oft geht ihr die Cheyne-Stokes-Atmung voraus. Bei Patienten mit irreversiblem, nekrotisierendem Hirnversagen (meist als „Hirntod" bezeichnet) kann man noch flache, durch Hypoxie ausgelöste respirationsähnliche Bewegungen beobachten.	vereinzelte, kurze Inspirationsbewegungen mit krampfhaftem, tiefem Nach-Luft-Schnappen während des Sterbens. Der Atemrhythmus ist unregelmäßig.

Tab. 4.33 (Fortsetzung)

Atmungsablauf	Ursache
Cheyne-Stokes-Atmung	
Der Patient atmet zunächst mit kleinen, flachen, geräuschlosen Atemzügen. Sie werden allmählich tiefer (keuchender), schwellen dann wieder ab und gehen in eine kurze Atempause (Apnoephase) über. Diese Phasen sind charakterisiert durch zu- und abnehmende Atemfrequenzen (Hyperpnoeperioden). Nach 20–30 Atemzügen kann eine längere Atempause von 1½–1¾ Min. eintreten.	Es liegt eine geringe Erregbarkeit und hochgradige Schädigung des Atemzentrums oder schwere Herzinsuffizienz zugrunde. Beobachtet wird die Cheyne-Stokes-Atmung bei ■ Koma, ■ funktionellen Schäden des Atemzentrums, ■ Hirndruckerhöhung, ■ Urämie-Vergiftung, ■ chronischem O_2-Mangel und ■ Frühgeborenen (bzw. unreifen Neugeborenen). Physiologisch kommt sie bei Höhenaufenthalt v.a. während des Schlafs vor.
Kussmaulatmung (Azidoseatmung)	
Abnorm tiefe, regelmäßige Atmung mit normaler Atemfrequenz, die jedoch auch erhöht oder erniedrigt sein kann.	Durch vermehrtes Abatmen von CO_2 versucht der Körper, eine metabolische Azidose (= Übersäuerung des Blutes infolge einer Stoffwechselstörung) zu kompensieren. Sie tritt bei schweren Stoffwechselerkrankungen auf, z.B. bei diabetischem oder urämischem Koma oder schwerer Ernährungsstörung. Der Patient kann somnolent oder bewusstlos sein.
Biot-Atmung (Meningische Atmung)	
Periodisch kräftige Atemzüge gleicher Tiefe werden von apnoischen Pausen (Atemstillstand) unterbrochen (intermittierende Atmung).	Kann bei Störungen des Atemzentrums, z.B. bei direkter Hirnverletzung, Blutungen im Hirn, Hirnhautentzündung (Meningitis), Hirntumoren und bei unreifen Neugeborenen beobachtet werden.
Seufzer-Atmung	
Nach initialem tiefem Atemzug kommt es zur periodischen Verminderung der Atemamplitude. Im Gegensatz zur Schnappatmung finden sich bei der Seufzeratmung regelmäßige Atempausen.	Seufzeratmung ist bei Patienten mit hochgradiger Adipositas als eine Form des Schlafapnoesyndroms zu finden (schlafbezogene Atemstörung mit Sistieren des Atemgasflusses an Nase und Mund mit oder ohne Obstruktion der oberen Atemwege).
Hyperventilation	
Eine übermäßige Steigerung der Atmung, v.a. der Ausatmung, führt zu typischen Krampfzuständen (Hyperventilationstetanie). Durch die übermäßige Atmung wird mehr Kohlendioxid abgeatmet, wodurch die Konzentration im Blut abfällt (pCO_2 sinkt = Hypokapnie): Eine respiratorische Alkalose entsteht. Die sich daraus entwickelnde neuromuskuläre Erregbarkeit zeigt sich in krampfartiger Pfötchenstellung der Hände.	Hyperventilation kann willkürlich herbeigeführt werden und ist i.A. nervös bedingt. Die Patienten können nicht tief Luft holen, klagen über Atemnot, Engegefühl über dem Thorax und Erstickungsangst.

Normale Atemfrequenz

- Anzahl der Atemzüge pro Min. = Atemfrequenz. Ein Atemzug (Respiration) umfasst Einatmung (Inspiration), Ausatmung (Exspiration) und die Atempause bis zur nächsten Einatmung.
- Die normale Atemfrequenz des Erwachsenen von ca. 15 Atemzügen pro Min. in Ruhe erhöht sich beim alten Menschen durch ein kleineres Atemvolumen (Tab. 4.34).

Tab. 4.34 *Altersabhängige Normalwerte der Atemfrequenz (Atemzüge/Min. in Ruhe).*

Alter	Atemfrequenz	Variationsbreite
Frühgeborenes	70	70–80
Neugeborenes	40	30–50
Kleinkind, 1 Jahr	24	30–40
Kind, 8 Jahre	20	15–25
Jugendlicher, 16 Jahre	17	15–20
Erwachsener, >21 Jahre	14	12–20

Veränderungen der Atemfrequenz – Tachypnoe

Definition: Als **Tachypnoe** bezeichnet man eine beschleunigte Atemfrequenz mit mehr als 20 Atemzügen pro Min. Sie kann bis zu 100 Atemzüge/Min. betragen.

Tachypnoe tritt als Symptom bei unterschiedlichen Krankheitsbildern auf (Tab. 4.35).

Tab. 4.35 *Symptom „Tachypnoe": Ursachen und Krankheitsbilder.*

Krankheitsbilder	mögliche Ursachen
■ Fieber	■ vermehrter O_2-Bedarf
■ chronische Bronchitis ■ Lungenemphysem ■ Asthma bronchiale	■ Obstruktion (Erhöhung der Atemwegswiderstände)
■ Pneumothorax ■ Lungenfibrose ■ Poliomyelitis ■ Muskeldystrophie	■ Verminderung der Lungendehnbarkeit
■ Herzinfarkt evtl. mit Lungenödem ■ Herzfehler	■ Herz-Kreislauf-Erkrankungen (Linksherzerkrankung führt zu Rückstau von Blut in die Lunge)
■ massiver Blutverlust ■ Anämie	■ Abnahme der Erythrozyten oder Verminderung des Hämoglobins
■ diabetisches Koma ■ Hyperventilationstetanie	■ zu Atemnot führende metabolische Störungen

Bradypnoe

Definition: Als **Bradypnoe** bezeichnet man eine verlangsamte Atmung mit weniger als 16 Atemzügen pro Min., die sowohl physiologisch als auch pathologisch auftreten kann.

Es gibt zwei Hauptursachen:
- Druck auf das Atemzentrum (Hirnödem, Kopfverletzungen, Meningitis, Hirntumoren, Entzündungen)
- chemische Beeinflussung des Atemzentrums (Vergiftungen, Schmerz- und Schlafmedikamente)

Selbstverständlich muss ein Leistungssportler mit Ruhewerten von 12 Atemzügen pro Min. nicht behandelt werden, obwohl er bradypnoische Werte zeigt.

4 Pflegerische Interventionen bei den Aktivitäten des täglichen Lebens

Atemstillstand (Apnoe)

Akute Atembeschwerden können Vorboten eines Atemstillstands sein oder direkt zum Stillstand führen. Der Atemstillstand ist an folgenden Symptomen zu erkennen:
- Atembewegungen sind an Thorax und Abdomen nicht zu sehen oder zu fühlen.
- Atemgeräusch und Luftstrom sind an Mund und Nase weder fühl- noch hörbar.
- Die Haut ist blass und zyanotisch (S. 65).

Das Gehirn reagiert zunächst mit Bewusstseinstrübung und -verlust, manchmal schon nach wenigen Sek., gefolgt von irreversiblen Zellschäden nach 5–10 Min. Die vollständige Unterbrechung der Gehirndurchblutung führt nach ca. 4 Sek. zu deutlicher Funktionseinschränkung, nach 8–12 Sek. folgen vollständiger Ausfall der Organfunktion und Bewusstseinsverlust.

Beurteilung von Atemqualität und Atemvolumen

Atemqualität (Atemtiefe)

Beurteilt wird die Tiefe der Atmung („flach" oder „tief"). Sie ist in Ruhe gleichbleibend und passt sich der Konzentration von Kohlendioxid und Sauerstoff im Blut an (viel Kohlendioxid und wenig Sauerstoff verstärken die Atmung). Außerdem können evtl. Atemgeräusche beobachtet werden. Normale Atmung erfolgt ohne Anstrengung und nahezu geräuschlos. Physiologische Abweichungen entstehen in Belastungssituationen (z. B. Hecheln eines untrainierten Läufers).

Atem- oder Lungenvolumen (Fassungsvermögen der Lunge)

Die verschiedenen Atem- oder Lungenvolumina werden mittels Spirometrie, z. B. im Rahmen der Lungenfunktionsprüfung, gemessen (Tab. 4.36).

Tab. 4.36 Messgrößen zur Beurteilung des Atemvolumens.

Abkürzung	Definition	Menge	Information
Atemzugvolumen			
AZV	In- bzw. Exspirationsvolumen	beim Erwachsenen in Ruhe etwa 500 ml	2/3 der Luftmenge verbleibt in den Alveolen, 1/3 (ca. 150 ml) in den luftleitenden Wegen (Totraum)
inspiratorisches Reservevolumen			
IRV	Volumen, das nach normaler Inspiration noch zusätzlich eingeatmet werden kann	ca. 2100–3000 ml	bei Anstrengung kann das IRV Volumen noch zusätzlich eingeatmet werden
exspiratorisches Reservevolumen			
ERV	Volumen, das nach normaler Exspiration (Atemruhelage) noch zusätzlich ausgeatmet werden kann	ca. 1500–1800 ml	inspiratorisches plus exspiratorisches Reservevolumen und AZV bilden gemeinsam die Vitalkapazität (VK)
Residualvolumen			
RV	Volumen, das nach maximaler Exspiration noch in der Lunge verbleibt	ca. 1200 ml	kann nur indirekt im Body-Plethysmografen ermittelt werden

4.7 Atmen, Puls und Blutdruck

Tab. 4.36 *(Fortsetzung)*

Abkürzung	Definition	Menge	Information
Vitalkapazität			
VK	Volumen, das nach maximaler Inspiration maximal ausgeatmet werden kann	Summe aus AZV, IRV und ERV	Werte: ca. 4100-5300 ml; bei Sportlern und Sängern zwischen 5000 und 6000 ml
Inspirationskapazität			
IK	Volumen, das nach normaler Exspiration maximal eingeatmet werden kann	Summe aus AZV und IRV	ca. 2500 ml
funktionelle Residualkapazität			
FRK	Volumen, das nach normaler Exspiration noch in der Lunge enthalten ist	Summe aus ERV und RV	3,0 l (junge) – 3,4 l (ältere) Männer; Frauen 10–20% darunter
Totalkapazität			
TK	Volumen, das nach maximaler Inspiration in der Lunge enthalten ist	Summe aus RV und VK	ca. 6000 ml Einschränkung der TK durch Zustände mangelhafter Dehnbarkeit der Lunge, z.B.: ▪ Pleuraschwarten ▪ intrapulmonale Fibrosen ▪ extrapulmonal bedingte Ventilationsstörungen (Muskeldystrophie, extreme Adipositas)

Atemnot (Dyspnoe) als Hauptsymptom der gestörten Atmung

Definiton: Dyspnoe bedeutet die Empfindung von Atemnot. Man unterscheidet erschwerte Einatmung (inspiratorische Dyspnoe) von erschwerter Ausatmung (exspiratorische Dyspnoe).

Einteilung
- Grad 1: nur bei größerer körperlicher Anstrengung (Tragen, Treppensteigen)
- Grad 2: bei mäßiger Körperarbeit (Gehen auf ebener Strecke)
- Grad 3: schon bei geringer Anstrengung (An- und Ausziehen)
- Grad 4: bereits in Ruhe (Orthopnoe)

Orthopnoe. Sie ist die schwerste Form der Atemnot. Der Patient versucht in aufrechter Haltung und unter Zuhilfenahme der Atemhilfsmuskulatur die Atemnot zu überwinden. Typisch sind bei längerfristiger Orthopnoe Einziehungen im Bereich des Brustkorbes (Zwischenrippenräume, untere seitliche Brustkorbabschnitte). Man spricht dann auch von einer „Drosselgrube".

Symptome
Spezifische Symptome geben über die Grunderkrankung genauen Aufschluss. Unspezifische Symptome sind Symptome, die bei verschiedenen Erkrankungen auftreten und daher keinen genauen Rückschluss über die Grunderkrankung geben (Tab. 4.37).

Tab. 4.37 Spezifische und unspezifische Symptome bei Patienten mit Atemnot.

spezifische Symptome	unspezifische Symptome
- Schnarchen durch zurückgefallene Zunge - inspiratorischer Stridor bei Stenosen der oberen Luftwege - exspiratorischer Stridor bei Verengung der tieferen Luftwege (z.B. spastische Bronchitis) - Pfeifen und „Giemen" bei Asthma bronchiale - Brodeln und Gurgeln bei Fremdkörpern - Blubbern und Rasseln bei Sekretansammlung in Kehlkopf, Luftröhre und Bronchien	- motorische Unruhe, Angst, Beklemmungsgefühle, Lufthunger - Schwitzen - Zyanose (erkennbar an Lippen, Fingernägeln, Haut, Schleimhäuten); bei Blutverlust (Anämie) ist das Phänomen wegen der geringen Erythrozytenzahl nicht nachweisbar - Blutdruckanstieg oder -abfall - Tachykardie, in schweren Fällen Bradykardie - bei Orthopnoe: aufrechte Haltung unter Zuhilfenahme der Atemhilfsmuskulatur um Atemnot zu überwinden; Einziehungen im Bereich des Brustkorbes (Drosselgrube, Zwischenrippenräume, untere seitliche Brustkorbabschnitte)

Beurteilung der Atemgeräusche

Tab. 4.38 stellt die wichtigsten Atemgeräusche den möglichen Ursachen gegenüber.

Tab. 4.38 Typische Atemgeräusche bei Inspiration und Exspiration.

Atemgeräusch	Ursachen (Beispiele)
inspiratorische Dyspnoe	
- Brodeln und Gurgeln	- Fremdkörper
- Keuchen	- Anstrengung
- Röcheln	- Atemnot
- Rasseln (Distanzrasseln) oder Brodeln	- Lungenödem
- Blubbern und Rasseln	- Sekretansammlung in Kehlkopf, Luftröhre und Bronchien
- lautes Schnarchen oder Rasseln	- Hirnverletzungen
- hartes, pfeifendes Geräusch (inspiratorischer Stridor)	- Obstruktionen oder Stenosen (Verlegung oder Verengung) der oberen Atemwege (z.B. bei Fremdkörperaspiration)
- schnappend	- schwerste Schädigungen des Atemzentrums (Zeichen der Agonie: Sterben)
exspiratorische Dyspnoe	
- pfeifender, schnarchender Ton	- Lungenentzündung
- Pfeifen und „Giemen"	- Asthma bronchiale, spastische Bronchitis, Emphysem
- hartes, pfeifendes Geräusch (exspiratorischer Stridor)	- Verengung der tieferen Luftwege (obstruktive Atemwegserkrankungen, z.B. Asthma bronchiale, spastische Bronchitis)

Beurteilung des Sputums (Auswurf)

Definition: Wird beim Husten Auswurf der Atemwegsschleimhäute mit abgesondert, nennt man den Vorgang **Expektoration**, das Produkt **Sputum**. Sputum ist auf Menge, Aussehen, Geruch und mögliche Beimengungen zu beobachten.

- **Beschaffenheit und Konsistenz:** schaumig, dünnflüssig (serös), schleimig, glasig-zähflüssig, klumpig, plättchenförmig (eher trocken). Von der Beschaffenheit kann man nicht eindeutig Rückschlüsse auf eine bestimmte Krankheit ziehen.
- **Menge:** Sie kann beachtlich sein (bis zu 2 l/Tag bei Bronchiektasen; sog. „maulvolle" Expektorationen).
- **Beimengungen:** z. B. Schleim, Speichel, Leukozyten, Epithelien, evtl. Mikroorganismen, Blut. Das Spektrum reicht von blutiger Färbung bis zu massivem Bluthusten (Hämoptyse).
- **Aussehen und Farbe:** Die Hauptbestandteile bestimmen, wie das Sputum aussieht: schleimig, eitrig (grünlich-gelb), serös, blutig. Daneben gibt es viele Mischformen (z. B. schleimig-eitrig).
- **Geruch:** Fauliger Geruch deutet auf Lungengangrän, Bronchiektasen oder Lungenabszess hin.

Umgang mit Sputum

- Schutzhandschuhe tragen, Patienten bitten, niemanden anzuhusten.
- Patienten auffordern, beim Husten den Mund mit einem (Papier-)Taschentuch zu bedecken, um die Freisetzung respiratorischer Tröpfchen zu reduzieren, Kopf abwenden lassen.
- Nach hustenprovozierenden Maßnahmen, z. B. Bronchoskopie, Sputum-Induktion, Raum gründlich lüften, bei Kontaminationen der Umgebung die betroffenen Stellen desinfizieren (z. B. mit 70% Alkohol).
- Solange keine mikrobiologische Diagnostik vorgesehen ist, Desinfektionslösung in den Sputumsammelbecher (bevorzugt Einmalbecher mit Deckel) geben, Becher mindestens einmal täglich wechseln.
- Benutzte Papiertücher des Patienten direkt in einen am Nachtisch befestigten Abwurf geben lassen; Tücher sollen nicht im Bett unter dem Kopfkissen lagern.

4.7.2 Atelektasen- und Pneumonieprophylaxe

Pflegerische Interventionen zur Unterstützung der Atmung verfolgen in erster Linie das Ziel, Minderbelüftung, Atelektasen und Pneumonien zu verhindern.

Erst eine Abwehrschwächung kann eine Infektion durch sonst nichtpathogene Mikroben ermöglichen. Zustände verminderter Abwehr mit besonderer klinischer Infektionsgefahr sind in Tab. 4.39 zusammengefasst.

Tab. 4.39 Übersicht über Zustände mit verminderter Abwehr (Bals u. Vogelmeier 2006).

situationsbezogene Zustände	immunologische Zustände	iatrogene Faktoren
<ul><li>Intubation, Beatmung</li><li>Störungen des ZNS mit Schluckstörungen</li><li>Aufenthalt in Krankenhäusern und Pflegeeinrichtungen</li><li>Mangelernährung</li></ul>	<ul><li>Neutropenie (Verminderung der neutrophilen Granulozyten), Knochenmarkschaden</li><li>Immundefekte, z. B. HIV-Infektion, Behandlung mit Zytostatika</li><li>Zigarettenrauchen (begünstigt insbesondere Pneumonie)</li></ul>	<ul><li>Immunsuppressiva (z. B. Steroide)</li><li>invasive Maßnahmen, Gefäßzugänge</li><li>Organtransplantation</li><li>vorausgehende Antibiotikatherapie</li></ul>

Prophylaxe nosokomialer Infektionen

Tab. 4.40 enthält die wichtigsten Pflegemaßnahmen. Sie enthält auch Begründungen, warum manche Maßnahmen durchgeführt, bzw. nicht mehr durchgeführt werden sollten.

Tab. 4.40 Möglichkeiten pflegerischer Prävention von Pneumonien (Sitzmann 2004, 2008).

Empfohlen	Begründung	nicht empfohlen	Begründung
Händehygiene			
■ hygienische Händedesinfektion u.a. vor und nach aseptischen Prozeduren, d.h. Kontakt mit Trachealtubus, Tracheostoma oder Beatmungszubehör	■ beugt Kreuzkontaminationen vor	■ sterile Handschuhe zum endotrachealen Absaugen	■ fehlende wissenschaftliche Begründung für Infektionsprävention
■ keimarme Schutzhandschuhe vor Kontakt mit Schleimhäuten, respiratorischen Sekreten oder mit Sekret kontaminierten Gegenständen ■ Schutzhandschuhe kurz und gezielt tragen	■ berücksichtigt Prinzip der Distanzierung	■ ständiges Tragen von Schutzhandschuhen	■ Mitarbeiterschädigung ■ Keimverschleppung
Atemtraining			
■ präoperative Anleitung zum Eingewöhnen ■ Anleitung zum Abhusten und tiefen Atmen ■ möglichst Frühmobilisation auch des beatmeten Patienten	■ positiver Effekt auf Infektionsraten insbesondere bei Patienten mit reduzierter Lungenfunktion durch Mobilisation von Sekret	■ Rauchgewohnheiten fortsetzen	■ verstärkte Verschleimung (Hustenreiz) ■ weitere Schädigung der Zilienfunktion
Ernährung			
■ präoperativ Optimierung des Ernährungszustandes ■ enterale Ernährung möglichst frühzeitig anstreben ■ vor jeder Nahrungszufuhr Lage der Ernährungssonde überprüfen	■ gute Erfolge der Fast-Track-Rehabilitation ■ geringere Sepsis- und Pneumonieraten	■ totale parenterale Ernährung und langfristige Ernährungssonde ■ Platzierung von Ernährungssonden distal des Pylorus	■ Gefahr endogener Infektionsrisiken ■ fördern nosokomialer Infektionen durch Aspiration und Regurgitation (Rücklaufen z.B. von Magensekret)
Mundpflege			
■ bei immunsupprimierten Patienten mit sterilem Wasser, sonst mit 3-mal tgl. frisch aufgebrühtem Tee (z.B. Thymian, Kamille, Salbei, Ringelblume), kochendes Wasser verwenden ■ Mundpflegeset mind. täglich wechseln ■ Munddusche mit täglich gewechseltem sterilen Wasser	■ Stellenwert wird aus hygienischer Sicht vielfach unterschätzt ■ Pflege fördert physiologische Funktionen der Mundschleimhaut ■ schützt vor Infektionen mit wasserassoziierten (-verbundenen) Keimen	■ synthetischer Speichel	■ teuer ■ Empfinden des Patienten
		■ antiseptische oder antimykotische Medikamente zur Pflege oder Prophylaxe (z.B. Hexetidinlösung)	■ nur bei therapeutischen Indikationen, z.B. Soor
		■ keine Daueranwendung von Zitrone	■ schädigt den Zahnschmelz

Tab. 4.40 (Fortsetzung)

Empfohlen	Begründung	nicht empfohlen	Begründung
Lagerung			
möglichst refluxreduzierende Hochlagerung des Oberkörpers (30–45°) bei Aspirationsrisiko	beugt Aspiration vor		
Absaugsystem			
offenes oder geschlossenes Absaugsystem	geschlossenes Absaugsystem indiziert bei Mitarbeitergefährdung durch Infektionen des Patienten (z.B. offene TBC)	geschlossenes Absaugsystem bei absehbar kurzfristiger Beatmung	ökonomischer Aspekt keine Präferenz für offene oder geschlossene Absaugung bezüglich Pneumonierisiko
bei offenem Absaugsystem für jeden Absaugvorgang sterilen Einmalkatheter verwenden	Infektionsschutz		
endotracheale Absaugung			
keimarme Schutzhandschuhe verwenden	hygienisch ausreichend	sterile Handschuhe	hygienisch nicht erforderlich
Kontamination des Katheters vor Einführen vermeiden	Prinzip der Non-Infektion, Schutz vor Umgebungskeimen	während eines Absaugvorganges beim wiederholten Eindringen jedes Mal neuen sterilen Katheter benutzen	patienteneigene Flora befindet sich am Katheter, Umgebungskontamination wurde vermieden
derselbe Absaugkatheter darf bei beatmeten Patienten innerhalb eines Absaugvorgangs hintereinander verwendet werden bei erforderlicher Spülung steriles Wasser verwenden	patienteneigene Flora der Atemwege		
Absaugsystem nach Gebrauch mit Leitungswasser durchspülen	System (Geräteverbindungsschlauch und Auffangbehältnis) hat keinen Kontakt mit dem Patienten		
Parkposition: Ansatzstück des Absaugschlauches senkrecht aufhängen	vermeidet Umgebungskontamination		
täglich (möglichst thermische) Desinfektion von Absaugschlauch und Sekretauffangbehälter	vermeidet Keimanhäufung und Geruchsbildung		

Tab. 4.40 (Fortsetzung)

Empfohlen	Begründung	nicht empfohlen	Begründung
Schmerzen			
■ adäquate postoperative Schmerztherapie möglichst ohne sedierende Komponenten	■ vermeidet schmerzbedingte Reduktion der Atemfunktion ■ reduziert Aspirationsrisiko		
Inhalation			
■ Medikamentenvernebler nur mit sterilen Flüssigkeiten nutzen, Medikamente aus Einzelampullen entnehmen ■ Gerät bei Verwendung an einem Patienten täglich desinfizieren ■ Gerät trocken und staubsicher aufbewahren	■ kontaminiertes Aerosol erhöht Infektionsrisiko ■ vermeidet Kontamination mit Wasserkeimen (z.B. P. aeruginosa)	■ sterile Aufbereitung des Gerätes ■ chemische Desinfektion des Geräte	■ Keimfreiheit nicht erforderlich (wesentlich ist Trockenheit) ■ Wirkstoff kann sich im Kunststoff anreichern
Tracheotomie			
■ aseptische Bedingungen bei Tracheotomie und Wechsel der Trachealkanüle ■ desinfizierte oder sterile Trachealkanülen verwenden	■ fördert aseptische Wundverhältnisse	■ Kanüle unter Leitungswasser auswaschen	■ Schutz vor Infektionen mit wasserassoziierten Keimen
Beatmungsbeutel			
■ Beatmungsbeutel desinfizierend wiederaufbereiten, bevor sie für den nächsten Patienten benutzt werden	■ verhindert Keimverschleppung	■ Beatmungsbeutel ohne Schutzverpackung aufbewahren (z.B. Staub aussetzen)	■ Standardhygiene
Sauerstoffanfeuchtung			
■ geöffnete Sterilwasserbehälter ohne Verschluss des Schlauchansatzstutzens ■ können über 100 Tage verwendet werden	■ bedingt durch spezielle aseptische industrielle Herstellungsverhältnisse	■ selbst aufgefüllte Sauerstoffbefeuchter über 48 Std. hinaus verwenden ■ Sauerstoffbefeuchter mit unsterilem Wasser nutzen	■ Patientenschädigung durch wasserassoziierte Keime
■ absolut hygienischer Umgang mit O_2-Brille bzw. -Sonde und Verbindungsschlauch ■ Wechsel bei Verwendung an einem Patienten alle 48 Std.	■ kontaminierte Aerosole gefährden den Patienten		

4.7.3 Verbessern der Lungenventilation – Atemtherapie

Voraussetzung für die richtige Atemtechnik sind Motivation, Entspannung und Schmerzfreiheit.

4.7 Atmen, Puls und Blutdruck

> **Merke:** Wesentliche Aufgabe der Pflege ist es, den Patienten aufzuklären und anzuleiten. Der Patient sollte
> - Atmungsvorgänge verstehen,
> - auslösende Momente für Atemprobleme erkennen und
> - bewährte Atemtechniken beherrschen.

Einatemtechniken

Therapeutische Nasenenge
Beim Einatmen wird wie beim Riechen die Luft hochgezogen. Alternativ können auch die Nasenflügel am Ansatz mit 2 Fingern leicht zusammengedrückt werden. Das verbessert die Funktion der Atemmuskeln.

Schnüffeln
Schnüffelnde Einatmung führt dazu, dass die Luft aus den unteren Nasengängen den längeren Weg über die Area olfactoria (Riechregion) nimmt und somit länger in der Nase verweilt. Dadurch wird die Einatemluft angefeuchtet und angewärmt. Außerdem wird das Zwerchfell stärker angespannt (erkennbar an der Bauchvorwölbung): Das kräftigt die Einatemmuskeln.

Gähnen
Bei locker geschlossenen Lippen wird durch die Nase „gähnend" eingeatmet. Der Patient legt eine Hand unter den Ellenbogen des anderen Armes und dessen Hand mit den 4 Fingerrücken unter den weichen Kinn-Hals-Winkel. Dann zieht er seine auf dem Mundboden breit liegende Zunge mehrmals nach hinten und wartet den Gähndrang ab. Beim Gähnen mit geschlossenen Lippen senkt sich der weiche Mundboden auf die Finger. Am Ende der Einatmung soll die Luft kurz angehalten werden. Mit der dosierten Lippenbremse oder durch die Nase wird ausgeatmet. Bei der Gähntechnik kann ggf. die Hand unter dem Kinn weggelassen werden. Gähnen fördert Entspannung und ermöglicht durch die weite Öffnung der Atemwege einen tiefen energiesparenden Atemzug.

Ausatemtechniken
Neben apparativen Hilfen (z. B. PEP-Maske) können die folgenden einfachen Ausatemtechniken angewendet werden.

Dosierte Lippenbremse
Die Luft wird beim Ausatmen durch die fast geschlossenen Lippen etwas zurückgehalten (nicht pressen, sondern die Luft ausströmen lassen. Die Lippen erzeugen einen exspiratorischen Atemwiderstand.

Bauchatmung
Der Patient liegt entspannt auf dem Rücken, Arme und Beine liegen locker neben dem Körper. Er atmet langsam durch die Nase ein und saugt die Luft in den unteren Bauchraum. Bei der Ausatmung wird die Bauchwand eingezogen, das Zwerchfell hebt sich wieder und die Luft kann durch die Nase aus der Lunge ausfließen.

Brustatmung
Sie entlastet durch das deutlich sichtbare Heben und Senken des Brustkorbs (Zwischenrippenmuskeln) Herz und Lunge von Druck und aktiviert die Blutzirkulation. In entspannter Rückenlage wird die Luft langsam und bewusst in den Brustraum eingesogen. Die Rippen dehnen sich nach beiden Seiten. Beim Ausatmen werden die Rippen zusammengezogen, sodass die Luft durch die Nase ausfließen kann. Die Schultern und der Bauch bleiben bei dieser Übung unbeweglich und locker.

4 Pflegerische Interventionen bei den Aktivitäten des täglichen Lebens

Vollatmung
Als Ausgangsposition eignet sich die entspannte Rückenlage oder (noch besser) der lockere Fersensitz. Die Luft wird langsam eingeatmet. Der Bauch wölbt sich, die Rippen gehen auseinander und die Schlüsselbeine heben sich. Die Lunge wird nach und nach mit Luft gefüllt, wobei sich der ganze Oberkörper wellenförmig bewegt. Bei der Ausatmung senkt sich die Bauchwand, die Rippen werden zusammengezogen und die Schultern gesenkt. Zwischen Ein- und Ausatmung werden Pausen von beliebiger Dauer eingeschaltet.

Kontaktatmung
In Bauchlage oder im Sitzen. Beide Hände liegen auf der rückenwärtigen oder bauchwärtigen Rippenpartie. Während der Ausatmung wird der Druck der Hände etwas verstärkt und verlängert. Nach einigen Verstärkungen der Ausatmung soll von den Händen Platz für eine verstärkte Einatmung gelassen werden, d.h. die Hände werden sanft etwas vom Körper weggenommen. Der Patient atmet zu den Händen hin.

In Rückenlage. Der Patient liegt mit leicht erhöhtem Oberkörper auf dem Rücken, evtl. in leichter Dehnlage (S. 147). Die Pflegekraft legt ihre Hand auf die Nabelgegend des Patienten. Sie hebt dann ihre Hand mit der Einatmung des Patienten, ohne sie gänzlich von der Bauchdecke zu lösen. In der Ausatemphase wird die Hand wieder gesenkt. Die Hand hebt und senkt sich zunächst ganz im Rhythmus des Patienten, wobei die sich senkende Hand einen leicht zunehmenden Druck auf den Bauch ausübt. Meist stellt sich nach einigen Atemzügen eine abdominelle Atmung mit Heben und Senken der Bauchdecke ein. Der Atemstrom beruhigt und vertieft sich. Jetzt wird der bei der Ausatmung ausgeübte sanfte Druck wieder reduziert, bis sich die Hand völlig passiv mit der Bauchdecke hebt und senkt.

Patientenmobilisation
Auch beatmete Patienten auf der Intensivstation sollten möglichst früh mobilisiert werden (z.B. im Liegesessel). Postoperativ sollten Patienten so früh wie möglich aufstehen (meist schon 4–10 Std. nach großen Operationen) oder wenn dies nicht möglich ist, konsequent gelagert werden. Unter tiefem Durchatmen kann der Patient so oft wie möglich körperlich aktiviert werden durch
- sich im Bett aufsetzen, Aufstehen (mit Hilfe),
- vor dem Bett auf der Stelle treten und
- im Zimmer oder auf dem Stationsflur umhergehen.

> **Praxistipp:** Es ist hilfreich, den Patienten zu einfachen Atemübungen, unabhängig von der Physiotherapie, anzuregen. Das können Recken, Strecken, langsames Aufblasen eines Luftballons, Produzieren von Seifenblasen mit einem Strohhalm u.a. sein.

Atemfördernde Positionsveränderungen (Lagerungen)
Erhöhter Muskeltonus durch körperliche Aktivität und Positionsveränderungen des Körpers
- beschleunigt den Stoffwechsel, verbessert die Ventilations-/ und Perfusionsverhältnisse,
- fördert die Zwerchfellaktivität und wirkt sich positiv auf die Zilienbewegung aus.

Oft können Atmungsprobleme und negative Auswirkungen auf das Wohlbefinden durch entsprechende Lagerungen gelöst oder vermindert werden:
- Oberkörperhochlagerung (Langsitz im Bett)
- Seitenlagerung, Bauchlagerung

Einfache Dehnlage

- Ausgangsstellung ist Rückenlage, Oberkörper ruht auf mäßig erhöhter Unterlage (Kissen).
- Kopf zur Seite drehen, Arm der Gegenseite über den Kopf seitlich nach oben oder die Hand unter den Kopf legen. Je höher der Arm liegt, umso größer ist die Atemfläche.
- Zur weiteren Entspannung kann evtl. noch das Bein der Gegenseite seitlich abgewinkelt gelegt werden.

Drehdehnlage

- Patient auf die linke oder rechte Seite lagern, das obere Bein leicht anwinkeln.
- Oberer Arm liegt hinter dem Kopf, Hand im Nacken.
- Oberkörper langsam so weit wie möglich nach hinten drehen (ohne die Lage der Beine zu verändern).
- In dieser Stellung sollte der Patient einige Zeit bleiben und ruhig in den Bauch atmen. Dann wird die Übung auf der anderen Seite wiederholt.

Halbmondlage

- Patient streckt einen Arm über den Kopf, wodurch der obere Lungenteil auf der betroffenen Seite gedehnt und besser belüftet wird.
- In dieser Lage bietet sich eine Vibrationsmassage an.
- Die Lage ist bei Osteoporose, Kontrakturen und Wirbelsäulenschäden kontraindiziert, da gute Beweglichkeit der Wirbelsäule erforderlich ist.

VATI-Lagerungen

Es sind Lagerungstechniken, die auch zur Dekubitusprophylaxe angewendet werden können (S. 58). Unterstützend kann zur Sensibilisierung der Atmung die Standardübung „Kontaktatmung" angewendet werden (S. 146). Die Lagerungen werden nach der Form der Kissen benannt (Tab. 4.41).

Tab. 4.41 Überblick über die speziellen VATI-Dehnlagerungen.

Lagerung	Ziel	Durchführung	Anwendungsdauer und -häufigkeit
V-Lagerung	<ul><li>untere Lungenbezirke dehnen</li><li>Flankenatmung (seitliche Thoraxbereiche) fördern</li></ul>	<ul><li>zwei nicht zu prall gefüllte Kissen zu „Schiffchen" formen</li><li>Kissen zu einem V legen, die Spitzen überlappen sich</li><li>Patient legt sich zurück, Spitzen der Kissen liegen unter dem Sakralbereich</li><li>Kopf mit separatem Kissen unterstützen</li></ul>	<ul><li>mehrmals täglich für 10–20 Min.</li></ul>
A-Lagerung	<ul><li>obere Lungenbezirke dehnen</li></ul>	<ul><li>zwei Schiffchenkissen werden wie ein A gelegt,</li><li>Patient legt sich zurück, sodass er mit dem dritten Halswirbel auf den Kissen aufliegt und der Hals frei liegt</li><li>der Druck wird im Steiß erhöht</li></ul>	<ul><li>mehrmals täglich für 10–20 Min.</li></ul>

Tab. 4.41 *(Fortsetzung)*

Lagerung	Ziel	Durchführung	Anwendungsdauer und -häufigkeit
T-Lagerung	▪ untere, mittlere oder obere Lungenanteile dehnen	▪ Kissen wie ein T legen und Patient so darauf lagern, dass er mit der Wirbelsäule auf dem Längskissen liegt ▪ Querkissen wird nach Bedarf tiefer oder höher gelegt	▪ mehrmals täglich für 10–20 Min.
I-Lagerung	▪ untere, mittlere oder obere Lungenanteile dehnen	▪ statt eines Kissens wird eine Rolle in Längsrichtung unter die Wirbelsäule gelegt	▪ nur kurze Zeit belassen und nach Verträglichkeit wiederholen

4.7.4 Verabreichen von Sauerstoff

Auf O_2-Mangel reagiert der Körper mit Atemnot und Zyanose. Unspezifische Symptome sind Angst und Unruhe, erhöhte oder ggf. erniedrigte Herzfrequenz, Verwirrtheit, Kopfschmerzen oder Übelkeit. Erhöhter Sauerstoffbedarf besteht z. B. bei Fieber und Verbrennungen. Indikationen zur Verabreichung sind z. B. Lungenerkrankungen mit Ateminsuffizienz, arterielle Hypoxie, Schockzustand oder herabgesetzte O_2-Kapazität des Blutes (Anämie).

> **Merke:** Vorsicht ist bei der Sauerstoffgabe geboten, wenn Patienten an einer chronischen Lungenerkrankung wie COPD mit erhöhtem CO_2-Partialdruck leiden. Das plötzliche „Überangebot" an Sauerstoff kann hier zu einer CO_2-Narkose mit Atemstillstand führen.

Vorbereitung

Patient wird über Maßnahme informiert und dabei unterstützt, eine atemerleichternde Position einzunehmen. Um Sauerstoff zu verabreichen, benötigt man ein Applikationssystem (zentrale Gasversorgung, Sauerstoffflasche, mobiler O_2-Konzentrator) und Hilfsmittel, um dem Körper den Sauerstoff zuzuführen (z. B. Sauerstoffsonde, -brille, -maske).

Zentrale Gasversorgung über Wandanschluss

- Sauerstoff wird aus einem über dem Patientenbett installierten Wandanschluss entnommen.
- Die genaue Dosierung (l/Min.) wird am Feinregulierventil eingestellt und am Durchflussströmungsmesser (Flowmeter) kontrolliert.

Sauerstoffflaschen

- Fehlt zentrale Gasversorgung oder benötigt ein mobiler Patient Sauerstoff, können Abfüllungen in Flaschen genutzt werden.
- Neu entwickelte transportable Sauerstoff-Sparsysteme führen synchron mit jedem Atemzug, also nur zu Beginn jeder Einatmung, bedarfsdosiert O_2 aus 0,1–2,0-Literflaschen zu.
- Flaschenmantel medizinischen Sauerstoffs wird der Euro-Norm entsprechend entweder durchgehend oder auf Flaschenschulter mit der Kennfarbe weiß gekennzeichnet, aus der Einführungszeit der Euro-Norm ist die Flasche auf der Schulter zusätzlich mit dem Großbuchstaben N (für neu) markiert.

4.7 Atmen, Puls und Blutdruck

- **Sauerstoffvorrat berechnen:** verfügbaren Rauminhalt der Sauerstoffflasche (z.B. 10 l) mit dem Manometerstand (z.B. 90 bar) multiplizieren und durch angeordnete Literzahl (z.B. 3l/Min.) dividieren.

> **Merke:** Beim Umgang mit Sauerstoffflaschen ist immer große Vorsicht geboten, da das Gas unter hohem Druck steht. Folgende Vorschriften sind strikt zu beachten:
> - absolutes Rauch- und Feuerverbot; Flaschen nicht rollen oder werfen
> - beim Hinstellen Flaschen z.B. mit einer Kette vor dem Umstürzen sichern
> - direkte Sonneneinstrahlung vermeiden
> - zum Öffnen des Flaschenventils keine Gewalt anwenden
> - Ventile niemals fetten oder ölen (Explosionsgefahr!)

Hilfsmittel zur O_2-Verabreichung
- Nasensonde mit und ohne Schaumstoffpolster, Sauerstoffbrille
- Gesichtsmaske (mit und ohne Reservoirbeutel), transtracheale O_2-Applikation
- Sauerstoff kann auch verabreicht werden, wenn der Patient in einem Sauerstoffzelt, einer Sauerstoffkammer oder – bei Säuglingen – in einem Inkubator liegt.

Verabreichung über Nasensonde

Nasensonden sind zur langfristigen O_2-Verabreichung geeignet, da sie den Patienten nur wenig behindern. Er kann trotz der Sonde sprechen, essen und trinken. Der Patient sollte durch die Nase einatmen, da sonst viel Sauerstoff über den Mund verloren geht. Die Sonde wird wie folgt gelegt:
- Patient sollte sich die Nase schnäuzen.
- Katheterlänge abmessen (Nasenspitze bis Ohrläppchen).
- Sonde bis zum weichen Gaumen vorschieben (pharyngeale O_2-Applikation) und dann 1 cm zurückziehen, Sonden mit Schaumstoffkissen nur 1 cm in den Naseneingang einführen.
- Sonde fixieren, verordnete Literzahl einstellen, Sonde mit dem Verbindungsschlauch des O_2-Spenders verbinden.

Druckstellen an der Nasenschleimhaut können durch 2-mal täglichen Wechsel der Lage und durch Wechsel des Nasenlochs vermieden werden.

> **Merke:** Flussraten von mehr als 4l/min können nasale Reizungen verursachen.

Verabreichung über nasale Sauerstoffbrille

- Für die Zufuhr geringerer Sauerstoff-Flussraten (bis zu 6 l/min) verwendet. Sie sind zur langfristigen Verabreichung geeignet.
- Die beiden sauerstoffführenden Schlauchenden, die ca. 1 cm in die Nasenöffnung reichen, können bei Bedarf gekürzt werden.
- Wie Brillenbügel lassen sich die Schläuche hinter die Ohrmuschel legen oder am Hinterkopf befestigen.
- Bei Verwendung ohne Schaumstoffpolster geht sehr viel Sauerstoff an die Umgebungsluft verloren, eine genaue Dosierung der Sauerstoffzufuhr ist daher nicht möglich.

Verabreichung über Sauerstoffmaske

- Zur Einleitung der Anästhesie, bei Verabreichung hoher Sauerstoffkonzentrationen oder in der Schlafapnoetherapie. Verabreichung von hochdosiertem O_2.

- Nachteil ist, dass Patient schlecht sprechen, nicht essen und trinken kann. Außerdem verursacht eine Gesichtsmaske zunächst Unsicherheit und Angst.
- Es werden Sauerstoffmasken für mittlere O₂-Konzentrationen angeboten, bei denen während der Inspiration auch Raumluft durch Seitenaugen einströmt.
- Form für hohe Konzentrationen ist mit einem Reservoirbeutel ausgestattet, mit dem auf unvorhergesehene Atmungsmuster und Atemzugvolumen reagiert werden kann. Maskenventile verhindern das Zumischen von Raumluft.

Nachbereitung der nasalen oder oralen O₂-Gabe

- Nasen- und Mundschleimhaut auf Veränderungen (z. B. Austrocknung, Verletzung) beobachten.
- Mund- und Nasenpflege mehrmals täglich.
- Während der gesamten Therapie darauf achten, dass Sonde durchgängig ist.
- Sauerstoffgabe mit Angabe der Literzahl und Dauer dokumentieren.
- Wechsel von Sonde und Sauerstoffbrille aus hygienischen Gründen spätestens nach 48 Std.

> **Merke:** Sauerstoff ist ein Medikament und daher nicht frei von Nebenwirkungen. In hohen Dosen wirkt Sauerstoff toxisch. Als typische Zeichen einer O₂-Vergiftung treten Schwindel und Krämpfe auf. Das Herzzeitvolumen ist infolge eines erhöhten Vagustonus erniedrigt, Gehirn- und Nierendurchblutung sind eingeschränkt. Ärztliche Angaben zu Dosis und Dauer der Behandlung müssen konsequent beachtet werden.

4.7.5 Vermeiden von Sekretansammlung

Sekretverflüssigende Maßnahmen mittels ätherischer Öle

> **Definiton: Ätherische Öle** sind flüchtige, meist pflanzliche Öle mit charakteristischem, aromatischem Geruch. Sie werden aus allen Teilen aromatischer Pflanzen durch z. B. Destillation, Ausziehen oder Pressen gewonnen.

Ätherische Öle können bei Patienten mit Atemproblemen heilsam wirken. Unverfälschte, d. h. ohne synthetische Chemikalien hergestellte Substanzen, erhält man in der Apotheke. Die Substanzen können oral (z. B. als Hustenelexier), als Inhalation (S. 153) oder transdermal (über die Haut) verabreicht werden.

Hilfestellung beim Abhusten

Hustentechniken können den Menschen dabei unterstützen, hustenbedingte Schmerzen nach operativen Eingriffen zu mindern, unproduktiven Husten („Reizhusten") zu dämpfen und die Atemwege von Bronchialsekret zu befreien.

Hustenbedingte Schmerzen nach OP reduzieren

- **Eingriffe am Thorax:** Patient sitzt aufrecht mit leicht nach vorn gebeugtem Oberkörper (möglichst außerhalb des Bettes auf einem Stuhl oder an der Bettkante). Pflegeperson fixiert Rippen vorne und hinten und lässt Patienten durch die Nase mehrmals tief ein- und ausatmen. Nach langsamer tiefer Einatmung wird Patient aufgefordert, kräftig zu husten.
- **Eingriffe am Abdomen:** Gegendruck flach aufgelegter Hände auf den Verband kann das Abhusten erleichtern.

Unproduktiven Husten dämpfen

Die Patienten sollen zuerst etwas Speichel schlucken, dann die Luft möglichst lange anhalten, und anschließend oberflächlich, d.h. mit kleinen Atemzügen, atmen. Dann wieder abwechselnd Luft anhalten und oberflächlich atmen bis der Hustenreiz schwindet.

Atemwege von Bronchialsekret befreien

Haben Patienten Schwierigkeiten, zähes Sekret aus den Bronchien abzuhusten, kann das sog. „Huffing" helfen. Der Patient atmet durch die Nase ein und atmet einmal, evtl. auch zweimal auf die Silbe „haff" forciert aus. Optimal ist es, wenn der Patient nach dem Einatmen die Luft für etwa 2–3 Sek. anhält, damit die seitliche Ventilation erhöht wird. Das forcierte Ausatmen reizt die Hustenrezeptoren und löst einen Hustenstoß aus.

Lockerung intrabronchialen Schleims durch Vibration

Vibrationsmassagen sind bei Patienten mit chronisch obstruktiver Bronchitis (S. 250) oder in der postoperativen Phase indiziert. Tab. 4.42 zeigt die Anwendung manueller und apparativer Hilfsmittel, die dabei helfen, den Schleim zu lockern.

Tab. 4.42 Manuelle und apparative Atemhilfen, um Bronchialsekret zu lösen.

Anwendungstechnik	Wirkmechanismus und Begründung	Kontraindikation
Massagegerät mit einstellbarer Vibrationsstärke (z.B. Vibramat)		
<ul><li>mit dem Gerät in ruhigen Bewegungen über den Rücken fahren</li><li>in Ausatmungsphasen mit stärkerem Druck über den Thorax führen</li></ul>**Merke:** Wirbelsäule, Schulterblatt und Nierenbecken aussparen	<ul><li>Vibrationen sind intensiver als die per Hand ausgelösten Vibrationen</li></ul>	<ul><li>Herzinfarkt</li><li>Lungenembolie</li><li>Thrombose (Blutgerinnsel kann sich lösen)</li><li>Aneurysma</li><li>Knochenmetastasen</li><li>Osteoporose (Gefahr der Spontanfraktur)</li></ul>
Klopfungen des Rückens		
<ul><li>sanftes Klopfen, beginnend am unteren Rippenbogen:<ul><li>mit lockerer Faust</li><li>mit lockerer hohler Hand oder</li><li>mit elastischer Kleinfingerkante</li></ul></li><li>während mehrerer Atemzüge, bis der Patient das gelöste Sekret abhusten kann</li></ul>	<ul><li>Sekret soll in Richtung Hilus (Hauptbronchus) gelangen; Richtung der Vibrationen oder Klopfungen sind egal</li></ul>	<ul><li>Rippen- oder Wirbelfrakturen</li><li>Schädel-Hirn-Trauma (Blutungsgefahr aufgrund Druckanstiegs)</li><li>Patienten mit Periduralkatheter</li></ul>
Igelball		
<ul><li>langsames „Berollen" verschiedener Abschnitte des Oberkörpers in kleinen Kreisbewegungen</li><li>Variation des Drucks von ganz sanft bis zu Druck, den der Patient noch als angenehm empfindet</li></ul>**Merke:** niemals auf Knochen und Gelenken (Wirbelsäule) massieren	<ul><li>Akupressurpunkte und -zonen werden aktiviert</li><li>fördert Entspannung</li><li>steigert Durchblutung von Haut, Bindegewebe und Muskulatur (Wärmeempfindung)</li></ul>	

Tab. 4.42 *(Fortsetzung)*

Anwendungstechnik	Wirkmechanismus und Begründung	Kontraindikation bzw. Abbildung
Vario-Resistance-Pressure (VRP₁)-Gerät mit „Flutterventil" (trillerpfeifenähnliches Gerät)		
■ rostfreie Kugel wird durch Ausatmungsdruck an der Trichterwand hoch gerollt ■ Luft entweicht durch Löcher im Kopfteil, wodurch Druck am Mundstück sinkt ■ daraufhin rollt die Kugel zurück in den Trichter und verschließt diesen erneut ■ je nach Neigung des VRP₁-Gerätes werden unterschiedliche Drücke durch die Ausatmung erzeugt, um die Kugel zu bewegen und den Ausatemstrom freizugeben	kurze Unterbrechungen des exspiratorischen Atemstroms bewirken „Stop-and-go-Mechanismus" (veränderlicher Widerstandsdruck): ■ Ausatemluft in den Bronchien wird in Schwingungen versetzt ■ Viskosität des Schleims, Hustenreiz und Atemwegswiderstand werden vermindert ■ Sekretmobilisation wird gefördert ■ positiver Druck verhindert vorzeitigen Verschluss der Bronchien beim Abhusten	**Merke:** Bei akuter Atemnot VRP₁-Gerät nicht einsetzen!
RC-Cornet (hornähnliches Gerät)		
■ RC-Cornet kann lageunabhängig verwendet werden	■ Hineinblasen erzeugt Druckschwankungen ■ Durchmesser der Bronchien wird erweitert ■ Schleim wird von Bronchialwänden abgeschert	
SMI-Atemtrainer		
SMI-Atemtrainer (SMI = sustained maximal inspiration, d.h. langsames, anhaltendes und so tief wie mögliches Einatmen) mit PEP (= positiv expiratory pressure, d.h. positiver Ausatmungsdruck) für Inspirationstraining: ■ nach der Einatmung soll der Patient versuchen, die Einatembemühung vor dem Ausatmen noch ein wenig fortzusetzen ■ Einatmungsgrößen Flow oder Volumen werden für den Patienten sichtbar gemacht und fördern richtiges Atmen ■ Flow kann dosiert reguliert werden Das Gerät kann auch, rasch umgebaut, zum **Expirationstraining** nach der PEP-Methode genutzt werden. Damit ist aktive, aber nicht forcierte Ausatmung gegen einen Widerstand möglich.	■ evtl. vorhandene Atelektasen, die nicht schon zu lange bestehen, werden eröffnet ■ in der möglichst langen endinspiratorischen Pause kann sich die eingeatmete Luft auf die Alveolen verteilen	■ Atemfrequenz > 24/Min. Ruhe ■ schwere Herzinsuffizienz ■ Asthma bronchiale ■ Lungenemphysem mit Dyspnoe und Zyanose

Tab. 4.42 (Fortsetzung)

Anwendungstechnik	Wirkmechanismus und Begründung	Kontraindikation bzw. Abbildung
atemfluss-(flow-)orientiertes Gerät		
■ tiefe und langsame Atemzüge entsprechen den „Seufzern" von Gesunden in der Ruheatmung	■ bei flow-orientierten Geräten werden zur inspiratorischen Strömungserhöhung Bällchen in einer Röhre angehoben	
volumenorientiertes Gerät		
	■ bei volumenkontrollierten Geräten wird das eingeatmete Volumen angezeigt	
kombinierte Geräte		

Inhalationstherapie

Definition: Inhalieren als therapeutische Maßnahme ist das Einatmen von Dämpfen, zerstäubten Flüssigkeiten, gelösten Medikamenten oder wirkstoffhaltigen Gasen.

Inhalationszusätze

Inhalierbare Medikamente sind z.B. Bronchospasmolytika, Sekretolytika, Mukolytika, Antibiotika, Kortikoide und Lokalanästhetika. Häufig dient physiologische Kochsalzlösung, die bereits selbst sekretlösend wirkt, als Trägersubstanz. Je nach Gebrauchsinformation des Medikamentenherstellers und Arztanordnung wird 3–4-mal täglich in der angegebenen Dosis mit 3 ml NaCl 0,9 % inhaliert.

Sekretolytika haben expektorative, d.h. auswurffördernde Wirkung, wenn sie in Kombination mit einem Respirator mit intermittierendem positivem Druck (intermittend positive pressure breathing = IPPB) und Atemtraining verabreicht werden.

Die Inhalation kann durch ein Kopfdampfbad oder über Inhalationsgeräte erfolgen.

Nebenwirkungen.
- Bei manchen Patienten löst der Medikamentennebel einen ausgeprägten Kältereiz mit Husten aus.
- Einige Medikamente wirken auf Gefäßmuskulatur und Herzfunktion.

Inhalation über Inhalationsgeräte

Je flacher und schneller geatmet wird, desto geringer sind Eindringtiefe und Kontakt des Medikamentes mit der Schleimhaut. Positiv wirken
- eine vertiefte langsame Atmung,
- evtl. Vorinhalation eines bronchospasmolytisch wirksamen Medikaments und
- ggf. parenterale oder orale Gabe broncholytisch oder sekretolytisch wirkender Medikamente auf ärztliche Anordnung.

Reste der Inhalationslösung im Inhaliergerät sind wegen der Gefahr der Verkeimung zu verwerfen. Im Anschluss an jede Inhalation wird das Inhaliergerät zerlegt, gereinigt und trocken aufbewahrt. Die hygienische Aufbereitung ist bei Patienten mit Mukoviszidose besonders wichtig.

4 Pflegerische Interventionen bei den Aktivitäten des täglichen Lebens

> **Merke:** Die korrekte Anleitung des Patienten bei der Inhalation ist Aufgabe der Pflegenden.

Anleitung zu korrekter Atemtechnik bei der Inhalation

Beim Inhalieren nimmt der Patient eine entspannte, bequeme und aufrechte Haltung ein, damit er ungehindert in den Bauch atmen kann (evtl. durch seitliche Armauflagen unterstützt).

- Vor jeder Inhalation neue Lösung einfüllen.
- Beim Inhalieren das Mundstück mit Lippen und Zähnen umschließen (Nasenklammer kann unterstützen).
- Je nach Gerätetyp muss das Verneblerteil aufrecht gehalten werden, damit eine adäquate Aerosolerzeugung möglich ist.
- Langsam Einatmen mit Atempausen (5 Sek.) → Medikamente verteilen sich besser in den Bronchien und wirken effektiver.
- Langsam durch Nase oder fast geschlossene Lippen ausatmen und Lippenbremse aktivieren.
- Atmung nicht forcieren → erhöhte Luftgeschwindigkeit und Turbulenzen führen zur vorzeitigen Ablagerung des Medikaments.
- Nicht zu schnell und nicht zu tief atmen → führt zu Schwindel oder krampfartigen Erscheinungen (Tetanie).
- Eine Unterbrechertaste am Gerät dient dazu, Medikamentenaerosol nur bei der Einatmung strömen zu lassen, diese atemsynchron bedienen.
- Inhalation auf 10–15 Min. begrenzen, meist wird eine Inhalation 4-stdl. angeordnet.
- Bei empfindlichem Magen nicht kurz vor und kurz nach dem Essen inhalieren.
- Wurden zwei Lösungen verordnet, diese immer im Wechsel anwenden.
- Reinigung des Mundstücks durch thermische Desinfektion (im ambulanten Bereich ist die Geschirrspülmaschine ausreichend, trockene Aufbewahrung ist der wesentlichste Punkt!).
- Die Maske kann mit 70%igem Alkohol und einem reinen Tuch ausgewischt werden.

Sekretentleerung durch Absaugen

> **Definition:** Unter Sekretentleerung durch **Absaugen** versteht man das Entfernen von Bronchialsekret oder eingeatmeten Fremdsubstanzen nach Aspiration aus den oberen und unteren Atemwegen (syn. Bronchialtoilette).

Ist der Patient nicht in der Lage, Bronchialsekret abzuhusten, kann dieses mit einem an ein Absauggerät angeschlossenen Absaugkatheter unter Sog abgesaugt werden. Das gewonnene Sekret wird in einem Sammelgefäß aufgefangen. Grundsätzlich unterscheidet man beim Absaugen von Atemwegsekret oder aspiriertem Material

- sog. blindes Absaugen: über den Mund (orales Absaugen, S. 268) oder die Nase (nasales Absaugen, S. 268) und
- Absaugen unter Sicht: über Endotrachealtubus oder Trachealkanüle (S. 269), bronchoskopisches Absaugen mit einem Endoskop während der Spiegelung der Atemwege.

Vermeiden von Aspiration

> **Definition: Aspiration** ist das Eindringen fester oder flüssiger Stoffe (Mageninhalt, Blut, Fremdkörper) in die Atemwege während des Einatmens.

Bei Patienten mit eingeschränkten Husten- und Schluckreflexen sind neben refluxreduzierender Hochlagerung des Oberkörpers (30–45°) Techniken des kontrollierten Schluckens (FOTT) angebracht.

4.7.6 Professionelle Interventionen bei Atemnot

Erlebt ein Mensch Atemnot, empfindet er Angst, die wiederum die Atemnot verstärkt; in der gleichen Weise wirkt sich bemerkte Hilflosigkeit und Aufgeregtheit um ihn herum aus. Manchmal kann er sich nicht mehr verbal äußern, sondern nur durch Mimik oder Gestik auf seine Notlage aufmerksam machen. Wichtigstes Pflegeziel ist, die Angst zu nehmen.

Akute Atemnot

- Patienten mit akuter Atemnot nicht allein lassen!
- Ruhe bewahren und ohne Hektik arbeiten.
- Evtl. Hilfe über Patientenrufanlage oder Telefon holen.
- Aufgeregte Besucher evtl. aus dem Zimmer bitten (keinesfalls bei Kindern; hier würde sich die Angst verstärken; die aufgeregten Eltern sollten beruhigt werden).
- Atmung erleichtern, z.B. durch atmungserleichternde Position (s.o.).
- Bei immobilen Patienten Oberkörper hochlagern und Arme unterstützen, mobilen Patienten zum Kutschersitz raten.
- Beengende Kleidung lockern und das Fenster öffnen.
- Patienten auffordern, möglichst gegen die Lippenbremse auszuatmen (S. 145).
- Verordnete Bedarfsmedikamente (z.B. Sauerstoff, β-Mimetika) verabreichen.
- Wenn sich keine Besserung zeigt, oder der Zustand des Patienten sich verschlechtert, Arzt informieren.

Es ist zudem angezeigt, die Symptome sorgfältig zu beobachten (Bewusstseinslage, Hautfarbe, Atmung, Blutdruck, Pulsfrequenz) und den Ablauf zeitnah zu dokumentieren.

> **Merke:** Rasche Reaktion auf verabreichten Sauerstoff kann auf einen Anstieg des pCO_2 (CO_2-Partialdruck) mit drohender Kohlendioxidnarkose hinweisen.

4.7.7 Beurteilen des Pulses, Pulsveränderungen

Manuelles Pulsmessen

Beim Pulstasten werden Frequenz, Rhythmus und Qualität erfasst. Der Puls wird 15 Sek. gezählt und mit 4 multipliziert, um die Schläge pro Minute festzustellen.

> **Merke:** Wegen der Abhängigkeit des Pulses von den Gefäßeigenschaften muss bei Pulsveränderungen an einem anderen Messort nachkontrolliert werden. Extremitäten müssen jedoch keinen völlig synchronen Puls aufweisen.

4 Pflegerische Interventionen bei den Aktivitäten des täglichen Lebens

Pulsfrequenz
Die Pulsfrequenz ist die Anzahl der Pulsschläge pro Minute. Sie wird beeinflusst von physischen Faktoren (Alter, Geschlecht, Energieumsatz, Herz-Kreislauf-System) und psychischen Faktoren (Gefühle z.B. Freude, Angst, akuter Schmerz).

Physische Einflussfaktoren
Lebensalter und Geschlecht.
- Foetus 150–160/Min.; Neugeborenes 120–140/Min.
- Kindergartenkind ca. 100/Min.; Jugendliche ca. 85/Min.
- Erwachsene 70–80/Min.; Senioren 70–90/Min.

Generell ist der Puls bei Frauen etwas schneller als bei Männern, was physiologisch bedingt ist (u.a. körperliche Aktivität, Blutdruck). Nach der Menopause nähert er sich allmählich dem des Mannes an.

Tachykardie

> **Definition:** Als **Tachykardie** wird ein schneller Puls mit mehr als 100 Schlägen/Min. bezeichnet.

Physiologische Ursachen der Tachykardie sind z.B.
- körperliche Anstrengung und
- seelische Erregung

Pathologische Ursachen der Tachykardie sind z.B.
- Schock, Störungen der Atmung (Atemnot)
- Erkrankungen an Herzmuskel oder Herzklappe
- schwere Anämie, Blut- und Flüssigkeitsverlust
- Nebenwirkung von Medikamenten, Schilddrüsenüberfunktion
- hohes Fieber (pro 1°C Erhöhung ca. 8 Schläge/Min.)

Man spricht von einer relativen Bradykardie, wenn trotz hohem Fieber die Pulsfrequenz normal bleibt, z.B. bei bestimmten Infektionserkrankungen (Typhus abdominalis).

Paroxysmale Tachykardie
Anfallsweise Beschleunigung der Herzfrequenz zwischen 150–220/Min. Sie kann über Minuten bis Tage andauern und plötzlich wieder in normale Frequenz umschlagen. Ursachen für eine paroxysmale Tachykardie sind Herzerkrankungen (z.B. Herzmuskelerkrankungen, rheumatische Erkrankungen des Herzens) und Schilddrüsenüberfunktion.

Bradykardie

> **Definition:** Als **Bradykardie** wird ein langsamer Puls mit weniger als 60 Schlägen/Min. bezeichnet.

Physiologische Ursachen sind z.B.
- hohes Alter, Schlaf,
- Hunger und körperlich gut trainierter Zustand.

Pathologische Ursachen sind z.B.
- Störungen der Reizbildung und Störungen der Reizleitung,
- Medikamentenüberdosierung (z.B. Digitalisglykoside), Vergiftungen und
- zentrale Vagotonie bei Schädelinnendruckerhöhung (z.B. Blutungen, Tumoren).

Auch beim Absaugen von Schleim und der Sondierung des Magens kann durch Vagusreiz eine Bradykardie provoziert werden. Bei weniger als 40 Pulsschlägen/Min. besteht aufgrund zerebraler Mangeldurchblutung Lebensgefahr.

Pulsdefizit

> **Definition:** Ein **Pulsdefizit** besteht, wenn eine Differenz zwischen Herzfrequenz und Pulsfrequenz vorliegt.

Beim Pulsdefizit besteht nicht wirklich eine Bradykardie. Bei Herzerkrankungen, z.B. bei Vorhofflimmern, Herzrhythmusstörung bei akutem Herzinfarkt oder Koronarinsuffizienz, kann die Pulsfrequenz niedriger liegen als die Zahl der Herzschläge. Der geschwächte Herzmuskel ist nicht in der Lage, bei jedem Schlag ein ausreichendes Blutvolumen auszuwerfen, das als Pulswelle spürbar ist.

Asystolie

> **Definition:** Als **Asystolie** wird Pulslosigkeit bezeichnet. Infolge von Vagusreflexen, Reizbildungs- oder Reizleitungsstörungen oder Myokardschaden bleibt die Herzkontraktion (Systole) aus und es ist kein Puls zu tasten.

> **Praxistipp:** Stellen Sie eine periphere Pulslosigkeit (kein Radialispuls zu tasten) fest, müssen Sie sofort den zentralen Puls tasten (A. carotis) und nach Alarmierung des Arztes sofort den Blutdruck messen.

Asystolie ist Symptom des Endzustandes schwerer Erkrankungen oder Verletzungen. Ein Verschluss der A. radialis, z.B. durch ein Blutgerinnsel, ist dagegen eher selten.

Pulsrhythmus

Der Puls ist rhythmisch, wenn zwischen den Schlägen die gleichen Zeiträume liegen. Atemabhängige Schwankungen sind möglich
- während der Inspiration (Frequenz nimmt zu) und
- während der Exspiration (Frequenz nimmt ab).

Die sog. „respiratorische Arrhythmie" ist physiologisch und tritt besonders deutlich bei vertiefter Atmung und bei Kindern auf. Andere Formen der Pulsarrhythmie sind nur mit einem EKG exakt festzustellen.

Veränderungen des Rhythmus

Störungen oder Unregelmäßigkeiten des Pulsrhythmus werden als Arrhythmien (wechselnder Rhythmus) bezeichnet. Bei Gesunden, aber auch bei vielen Herzerkrankungen ist der Puls völlig regelmäßig. Der Herzschlag ist unregelmäßig bei Reizbildungs- oder Reizleitungsstörungen des Herzens. Im Folgenden wird auf Extrasystolen, absolute Arrhythmie und den Adam-Stokes-Anfall eingegangen. Weitere Arrhythmieformen werden in Kap. 7 behandelt.

Extrasystolen. Physiologische Ursachen sind z.B.
- vegetative Labilität, Nervosität und starkes Rauchen.

Pathologische Ursachen sind z.B.
- Herzmuskelschäden, Koronarsklerose, Überdosierung von Digitalisglykosiden.

Es handelt sich um gehäufte und vielgestaltige, erst nach Belastung auftretende oder dann häufiger werdende Extrasystolen als Zeichen einer organischen Schädigung.

Absolute Arrhythmie. Sie bezeichnet eine vollständige Unregelmäßigkeit des Pulses. Meist beruht sie auf einem Vorhofflimmern und kommt v. a. bei Klappenfehlern mit Überdehnung des linken Vorhofs, degenerativen Herzerkrankungen und Schilddrüsenüberfunktion vor.

Adam-Stokes-Anfälle. Sie werden durch Herzrhythmusstörungen ausgelöst (Asystolie, extreme Bradykardie oder Tachykardie). Sie führen zur Minderdurchblutung des Gehirns. Die Symptome sind entsprechend gekennzeichnet durch Schwindel, Gleichgewichtsstörungen sowie plötzliche Ohnmachtsanfälle (Synkopen). Auf plötzliche Verlangsamung oder Unterbrechung der Blutzirkulation reagiert das Gehirn am schnellsten und empfindlichsten. Die daraus resultierende zerebrale Ischämie führt
- in etwa 5 Sek. zu Schwindel,
- in 10–15 Sek. zu Bewusstlosigkeit,
- in 20–40 Sek. zu Krämpfen,
- in etwa 1 Min. zum Atemstillstand und
- nach max. 5 Min. zum irreversiblen Hirnschaden.

Während des Anfalls sind die Pupillen weit, es besteht Asystolie, extrem niedriger Blutdruck und Blässe. Nach Beendigung des Anfalls kommt es zur reaktiven Steigerung der Durchblutung (Hyperämie). Kurzfristige Minderdurchblutungen verursachen nur flüchtige zerebrale Symptome in Form von Synkopen.

Pulsqualität

Zur Bestimmung der Pulsqualität wird die Spannung bzw. Härte sowie die Füllung bzw. Größe beurteilt. Ein gesunder Mensch hat einen weichen, gut gefüllten, schwer unterdrückbaren Puls.
- **Spannung bzw. Härte:** Bei Hypertonie (Bluthochdruck) ist der Puls meist hart, bei Hypotonie (niedriger Blutdruck, z. B. bei Schock) meist weich.
- **Füllung bzw. Größe:**
  - kleiner Puls, wenn er schlecht gefüllt ist (z. B. bei Blutverlust)
  - großer Puls, wenn er gut gefüllt ist (z. B. bei Hypertonie)
  - fadenförmiger Puls, wenn er klein, schnell und schlecht messbar ist

4.7.8 Beurteilen des Blutdrucks

> **Definition: Blutdruck** ist der Druck, den das strömende Blut auf die Gefäßwand ausübt. Im klinischen Sprachgebrauch ist der Blutdruck der in den großen Arterien herrschende Druck.

Blutdruckwerte

Für den Blutdruck gelten folgende Normwerte:
- systolischer Blutdruck in zentralen Gefäßen: 120 mmHg (16 kPa)
- diastolischer Blutdruck: 80 mmHg (10,7 kPa)
- Blutdruckamplitude: etwa 40 mmHg (5,4 kPa)
- Zentralvenendruck (ZVD): 5–10 cm H_2O in flacher Rückenlage

Ein einzelner Messwert ist nur eine Momentaufnahme. Ein Blutdruckwert kann nur unter Kenntnis seiner Umgebungsvariablen wie Lage, körperliche Aktivität und Tageszeit eingeordnet und bewertet werden.

4.7 Atmen, Puls und Blutdruck

Physiologische Blutdruckschwankungen sind abhängig von
- Gefühlsveränderungen (z.B. Angst und Schmerz),
- körperlicher Aktivität (Muskelarbeit steigert den Blutdruck),
- Atmung (während der Einatmung sinkt der Blutdruck leicht),
- Nahrungsaufnahme (nach dem Essen steigt der systolische Druck mäßig an, der diastolische fällt häufig leicht ab),
- Tagesrhythmus (am höchsten gegen 15 Uhr, am niedrigsten gegen 3 Uhr, vgl. zirkadiane Periodik) und Alter (Tab. 4.43).

Tab. 4.43 Altersabhängige normale Blutdruckwerte.

Altersgruppe	RR in mmHg	RR in kPa
Säugling	80/60	10,7/8,0
Kleinkind	95/60	12,7/8,0
Schulkind	100/60	13,3/8,0
Jugendlicher	110/70	14,7/9.33
Erwachsene	120/80	16/10,7
ältere Menschen > 60 Jahre	150/90	20/12

Hypertonie

Klassifikation

WHO (Weltgesundheitsorganisation), europäische und deutsche Fachgesellschaften veröffentlichen Leitlinien zur Diagnose und Therapie der Hypertonie und definieren verschiedene Blutdruckwerte (Tab. 4.44).

Tab. 4.44 Einteilung der Hypertonie nach Richtlinien der ESH/ESC (Schmieder 2007).

Kategorie	systolisch (mmHg)		diastolisch (mmHg)
optimal	< 120	und	< 80
normal	120–129	und/oder	80–84
hoch-normal	130–139	und/oder	85–89
Hypertonie Grad 1	140–159	und/oder	90–99
Hypertonie Grad 2	160–179	und/oder	100–109
Hypertonie Grad 3	≥ 180	und/oder	≥ 110
isolierte systolische Hypertonie	≥ 140	und	< 90

Für Erwachsene erfolgten die Festlegungen anhand von Ergebnissen epidemiologischer Studien, die den Anstieg des kardiovaskulären Risikos ermittelten. Für Kinder und Jugendliche existieren solche Studien nicht.

Symptome
- zunächst eher unspezifische Symptome wie Schwindel, Kopfschmerzen, Sehstörungen
- später Symptome als Folge von Organschäden (z.B. Niere, Herz, Gehirn)

Hypotonie

Definition: Blutdruckwerte unter 100/60 mmHg, chronisch oder chronisch rezidivierend, werden als **Hypotonie** bezeichnet. Als **akute Hypotonie** wird der Schock bezeichnet.

Symptome
- **Spezifisches Zeichen:** niedriger Blutdruck im Liegen und/oder Stehen. Dabei genügt niemals nur eine Messung.
- **Unspezifische Zeichen:** Müdigkeit, Abgeschlagenheit, Leistungsschwäche, Schwarzwerden vor den Augen, Schwindel, Leeregefühl im Kopf, Kältegefühl in den Gliedmaßen, Ohrensausen, herzbezogene Missempfindungen, Schlafstörungen, Reizbarkeit.

Eine Hypotonie muss nur bei auftretenden Symptomen behandelt werden.

> **Praxistipp:** Fragen Sie den Patienten, ob seine Symptome im Liegen oder bei Lagewechsel bzw. im Stehen auftreten. Wenn die Symptomatik nur beim Lagewechsel zum Stehen auftritt, spricht man von orthostatischer Dysregulation.

Begünstigende Faktoren des Kreislaufkollaps
- Varizen, Venensklerose und venöse Insuffizienz
- Abnahme der Muskelpumpe (Inaktivität, Bettruhe, längeres Anstehen)
- Anämie und medikamentöse Therapie
- höhere Umgebungstemperatur (extreme Hitze) und Schwüle
- Stress-Situationen, z.B. Blutabnahme

Präventive Maßnahmen
- Vor Mobilisation psychischen Stress und Erwartungsangst (z.B. vor Schmerzen) verringern.
- Vor Mobilisation Blutdruck messen (nicht immer hilfreich, da oft erst der Lagewechsel zur Hypotonie führt).
- Bewegungsübungen im Bett ausführen, um Wadenpumpe zu aktivieren.
- Mobilisation in Stufen durchführen (Beine aus dem Bett hängen, Sitzen an der Bettkante, Arme und Beine bewegen).
- Haltefunktion der peripheren Venen durch Tragen von MTS (S. 53) unterstützen (fördern den venösen Rückfluss).
- Funktion der Muskelpumpe durch Laufen unterstützen (fördert den venösen Rückstrom).
- Einfluss der Atmung nutzen (die tiefe Inspiration fördert den venösen Rückfluss).

Beobachtung bei Mobilisation
- Schwindel (z.B. Schwarzwerden vor Augen), Übelkeit
- Blässe, kalter Schweiß, vagusbedingte Bradykardie (Puls ca. 40–60/Min.)

Beobachtung und Maßnahmen bei Kollaps
Beobachtung.
- vagusbedingte Bradykardie (Puls ca. 40–60/Min.)
- kurzzeitiger Bewusstseinsschwund, Blässe, kalter Schweiß
- Hypotonie (systolischer Blutdruck < 80 mm Hg)

Pflegemaßnahmen.
- Flachlagerung (evtl. Schocklagerung, d.h. Beine hochlagern)
- Frischluftzufuhr (evtl. O_2-Gabe auf Arztanordnung)
- Wärmeerhaltung durch Zudecken; Suchen nach Sekundärverletzungen
- Überwachen der Vitalzeichen (Puls, Atmung, Blutdruck und Bewusstsein)
- Notruf, wenn Patient sein Bewusstsein nicht kurzfristig durch die horizontale Lage wiedererlangt
- Information des Arztes; Dokumentation im Pflegebericht

> **Praxistipp:** Auf gar keinen Fall sollten Sie den Patienten überstürzt in Sessel oder Bett bringen, da ein Transport die Gefahr weiterer Schäden und Verletzungen in sich birgt.

4.7.9 Technik des Blutdruckmessens

Der Blutdruck kann direkt (blutig, s. S. 239) und indirekt (unblutig) gemessen werden. Bei der Erstmessung, insbesondere in der Ersten Hilfe, ist immer an beiden Armen zu messen, da es erhebliche Blutdruckunterschiede geben kann (z.B. bei Verschlüssen von Armarterien). Weitere Messungen erfolgen immer an dem Arm mit dem höheren Blutdruckwert und unter den gleichen Bedingungen (Sitzen, Liegen, Stehen).

Indirekte Blutdruckmessung

Lagerung

Unabhängig in welcher Position (im Sitzen oder Liegen) gemessen wird, soll sich die Ellenbeuge und der ganz leicht im Ellenbogengelenk gebeugte Unterarm auf Herzhöhe befinden. Bei Verdacht auf orthostatischen Blutdruckabfall, bei älteren Patienten (wegen der Häufigkeit von Ohnmachten und Stürzen) und bei Hypertonie muss der Blutdruck stets auch im Stehen gemessen werden.

> **Praxistipp:** Bei Patienten mit arteriellen und venösen Zugängen, Lymphödemen (z.B. nach Brustamputation) sowie Shuntzugang (Fistel) für die Dialyse darf an dem betroffenen Arm kein Blutdruck gemessen werden.

Auskultatorische Messung

- Manschette fest und faltenfrei anlegen, ohne venöse Stauung oder Abschnürung.
- Manschette soll etwa 2–3 cm oberhalb der Ellenbeuge enden.
- Ventil am Manometer schließen, damit keine Luft entweicht.
- Manschette zügig bis auf 70 mmHg aufpumpen.
- Manschette unter Palpation des Radialispulses weiter aufpumpen auf einen Wert, der ca. 30 mmHg oberhalb des Druckes liegt, bei dem der Radialispuls verschwindet (Kompression der A. brachialis mit Unterbrechung der Blutströmung).
- Schallaufnehmer des Stethoskops in die Ellenbeuge auf die A. brachialis legen.
- Manschettendruck durch vorsichtiges Öffnen des Ventils langsam verringern (2–3 mmHg pro Sek. bzw. pro Herzschlag), gleichzeitig Schlagader in der Ellenbeuge abhören.
- Druckwert beim ersten hörbaren pochenden Geräusch (Korotkoff-Geräusch) am Manometer ablesen (Wert entspricht dem systolischen Blutdruck).
- Manschette langsam weiter entleeren.
- Druckwert beim letzten Klopfton ablesen (Wert entspricht dem diastolischen Blutdruck).
- „Muffling" (wenn die Geräusche deutlich leiser werden) nur in den Fällen als diastolischen Wert interpretieren, in denen ein Geräusch bis zu einem Manschettendruck nahe 0 mmHg zu hören ist (die Regel gilt auch für ältere Patienten, Kinder und Schwangere).
- Restluft aus Manschette ablassen und Manschette lösen.

Fehlerquellen

Die häufigsten Fehlerquellen beim Blutdruckmessen, die zu falschen Messergebnissen führen, zeigt Tab. 4.45.

Tab. 4.45 Probleme und Fehlerquellen beim Blutdruckmessen und ihre Auswirkungen.

Problem	Fehlerquelle	Auswirkung
Unruhe, Lärm	■ weniger als 3–5 Min. Ruhe vor der Messung ■ Messung erfolgt in unruhiger Umgebung	■ vorausgegangene seelische oder körperliche Belastungen führen zu falsch hohen Werten ■ Lärm erschwert das Hören leiser Arterientöne
Erstmessung	■ es wird nur an einem Arm gemessen	■ Blutdruckunterschiede werden nicht erfasst (bedingt durch Stenosen der A. subclavia, Aortenisthmusstenose)
Korotkoff-Geräusch	■ diastolischer Wert wird bereits abgelesen, sobald die Herzgeräusche leiser und „dunkler" werden („muffling")	■ falsch hoher diastolischer Wert
auskultatorische Lücke	■ Geräusche verschwinden vorübergehend im Bereich der Blutdruckamplitude über einen Bereich bis zu 40 mmHg (bei arterieller Hypertonie zu beobachten, Phänomen kann provoziert werden durch langsames Aufpumpen der Manschette) ■ Bestimmung eines zu tiefen systolischen Druckes wird durch palpatorische Kontrolle der A. radialis verhindert	■ falsch hoher diastolischer Wert
Umfang des Oberarmes	■ zu schmale Manschette	■ falsch hohe Blutdruckwerte
Kleidung	■ Ärmel schnüren oberhalb der Manschette ein (funktionelle Stenose)	■ venöse Stauung in der Extremität kann zu poststenotischem Strömungsabfall und damit falsch niedrigen Werten führen
Körperlage	■ Patient steht bei der Messung	■ falsch niedrige Werte
Manschettenposition	■ Manschette wird unterhalb der Herzhöhe positioniert	■ falsch hohe Werte (insbesondere bei Unterarmmessgeräten)
Manschettendruck (Ablassgeschwindigkeit)	■ zu schnelles Ablassen im Bereich des systolischen und diastolischen Blutdrucks	■ systolisch zu niedrige und diastolisch zu hohe Werte
Gefäßkompression	■ Stethoskop wird zu fest angedrückt (Kompression des Gefäßes)	■ Geräusche sind auch unterhalb des diastolischen Drucks hörbar
Auf- oder Abrunden	■ Druckwerte werden gerundet abgelesen	■ falsche Messergebnisse
Messwiederholung durch Unsicherheit	■ zwischen wiederholten Messungen liegen weniger als 2 Min. mit unvollständig druckentlasteter Manschette	■ falsche Messergebnisse

4.8 ATL Sich sicher fühlen und verhalten

4.8.1 Infektionsgefährdung im Krankenhaus

> **Definition:** Mit dem Begriff **Krankenhausinfektion** oder **nosokomiale Infektion** werden Infektionen bezeichnet, die ein Patient während eines Krankenhausaufenthaltes zusätzlich zu seiner Grunderkrankung erwirbt.

Schon nach kurzer Zeit des Krankenhausaufenthaltes werden Haut und Nasen-Rachen-Raum des Patienten mit potenziell pathogenen, krankenhausspezifischen Bakterien besiedelt (Tab. 4.46).

Tab. 4.46 Infektionsgefährdungen und ihre Prophylaxe.

Infektionsgefährdungen	Prophylaxe
Faktor Zeit: Besiedlung des Patienten mit potenziell pathogenen, krankenhausspezifischen Bakterien (z. B. des Nasen-Rachen-Raumes und der Haut) erfolgt schon nach kurzer Zeit	möglichst kurzfristige präoperative Verweildauer im Krankenhaus
Schlafumkehr und Desorientierung sowie Verweigerung der Nahrungsaufnahme: ■ wirken sich körperlich aus und unterstützen Infektionen ■ fördern psychoreaktiv ausgelösten Sterbeprozess (psychischer Hospitalismus; Sitzmann 1999)	Monotonie, Isolation, sensorische Deprivation und Immobilisation besonders alter Menschen reduzieren
sehr junges und hohes Lebensalter: ■ Pädiatrie: physiologische Unreife des Immunsystems bei Frühgeborenen und Neugeborenen sowie extrem hohe Zahl invasiver Prozeduren während der stationären Behandlung ■ Geriatrie: Unterernährung (Proteine, Vitamine, Mineralien, v. a. Zink), „Altern" des Immunsystems bzw. der Infektionsabwehrmöglichkeiten, Steroide, Kolonisation durch multiresistente Keime, Zunahme hygienischer Probleme durch erhöhte Zahl demenzieller Erkrankungen	insbesondere altersbedingte Infektionsgefährdungen durch angepasste Hygiene reduzieren

Zu den häufigsten Infektionen zählen Harnwegsinfektionen, untere Atemwegsinfektionen (Pneumonien), postoperative Infektionen im Operationsgebiet (Wundinfektion) und die primäre Sepsis, die häufig zum Tod führt (Sitzmann 1999).

Ursachen

- krankheitsbedingte, verminderte natürliche Abwehr (z. B. bei Leukämie)
- therapiebedingte, verminderte Resistenz (z. B. bei Bestrahlungen)
- erhöhte Anzahl invasiver, diagnostischer Eingriffe
- räumliche Konzentration multimorbider Patienten (z. B. in Intensivstationen)
- Fehlverhalten der Krankenhausmitarbeiter

Wenn man einer größeren Zahl von Krankenhausinfektionen nachgeht, dann fallen vier Dinge auf:
- Es sind immer wieder die gleichen, relativ wenigen Mikrobenarten, die den größten Teil aller Krankenhausinfektionen bewirken, z. B. Staphylococcus aureus und gramnegative Stäbchen (Escherichia coli, Enterobacter Spezies, Pseudomonas aeruginosa).
- Es kommt zu einer Häufung der Infektionen bezüglich ihrer Lokalisation (Harnwege, Atemtrakt, Darm, Wunden).
- Es kommt zu einer Häufung bei bestimmten Pflegemaßnahmen (Einführen von Blasenkathetern, Inhalation und Beatmung, Wundpflege usw.).

- Es kommt zu einer Häufung bestimmter Übertragungsarten (Hände, Instrumente, Apparate).

> **Praxistipp:** Bei postoperativem Fieber muss immer eine Wundinfektion ausgeschlossen werden, es ist aber auch an andere Infektionsherde zu denken (Pneumonie, Harnwege, Kathetersepsis)!

Die Konsequenz aus der Häufung beeinflussbarer Krankenhausinfektionen ist, hygienische Bemühungen auf relativ wenig Inhalte zu konzentrieren, um ein sinnvolles, gezieltes Handeln des Einzelnen zu erreichen.

4.8.2 Professionelle Händehygiene

Die Händehygiene wird übereinstimmend als die wichtigste Maßnahme angesehen, um die Ausbreitung von Infektionen zu verhindern, insbesondere krankenhauserworbene Infektionen. Hände sind durch die Keime ihrer residenten Flora, transienten Flora und temporär residenten Flora eine mögliche Infektionsquelle.

Praxis der Händehygiene

- Vermeiden unkontrollierter Hand-Gesichts-Kontakte
- Händewaschung mit Flüssigseife
- desinfizierende Händewaschung
- hygienische und chirurgische Händedesinfektion (S. 37)

> **Merke:** Häufiges Waschen der Hände, verbunden mit einer qualitativ schlechten Waschsubstanz und mangelnder Hautpflege, wirkt meist schädigender auf die Haut als konsequente Händedesinfektion.

4.8.3 Korrekter Umgang mit Schutzhandschuhen

- Schutzhandschuhe mit sauberen Händen unmittelbar vor der Tätigkeit aus der Verpackung nehmen
- Schutzhandschuhe nach (möglicher) Kontamination wechseln (manchmal auch während der Versorgung eines Patienten)
- Handschuhe wechseln, wenn ein anderer Patient versorgt werden soll

Desinfektion

Die Desinfektion behandschuhter Hände wird nicht allgemein empfohlen. Sie kann aber sinnvoll sein, denn von angelegten Schutzhandschuhen lassen sich besser Keime reduzieren als von der Haut der Hand selbst. Die Maßnahme ist in Situationen praktikabel, die einen häufigen Handschuhwechsel erfordern würden, z. B. i. v. Blutentnahme. Zu beachten sind nachgewiesene Desinfizierbarkeit, kein vorangegangenes Perforationsrisiko, keine Kontamination mit Blut u. a.

> **Merke:** Handschuhe sind kein Ersatz für das Waschen und Desinfizieren der Hände. Hände sollen nach dem möglichst kontaminationsfreien Ausziehen von Handschuhen gewaschen bzw. desinfiziert werden, weil Handschuhe oft unbemerkt undicht sind oder es beim Ausziehen der Handschuhe zu einer Kontamination kommt.

Fortwährendes Tragen

Häufig zu beobachtendes fortwährendes Tragen wirkt gefährdend für den Pflegenden (Allergiegefährdung), die Patienten (Übertragung von Keimen anderer Patienten) und die übrigen Mitarbeiter (mit Handschuhen verschmutzte Kontaktflächen, z. B. Türklinken, gefährden andere).

Unverträglichkeiten von Schutzhandschuhen

Vorbeugen von Unverträglichkeiten

- Tragen ungepuderter Latexhandschuhe (allergenhaltiger Puder ist ein potenter Allergieauslöser, v. a. am oberen Atemtrakt)
- Nutzen von Latexalternativen, z. B.
  - Kunststoffhandschuhe (z. B. aus Vinyl (PVC), Copolymer, Nitril-Kautschuk) oder
  - Kunstgummihandschuhe (z. B. aus Styrol-Butadien-Kautschuk, Polychloropren (Neoprene), für Personen mit manifestem Handekzem, schweren atopischen Erkrankungen und bereits eingetretener Naturlatexallergie),
- konsequente Pflege mit Cremes und Salben (beugt Mikroläsionen als ideale Eintrittspforte für Latexproteine vor)
- Reduktion der Tragezeiten

Lagerung

Risse am Stulpen, Löcher und Aufhellungen können durch fehlerhafte Lagerung der Latexhandschuhe entstehen und müssen zur hygienischen Sicherheit unbedingt vermieden werden. Latexhandschuhe sollen bei Luftfeuchtigkeit von weniger als 63 % und bei Raumtemperatur gelagert werden. Sie sollten nicht in der Nähe von Heizungen und elektrischen Geräten und ohne direkte Sonnen- und Lichteinstrahlung gelagert und „möglichst frisch" verbraucht werden.

4.9 ATL Raum und Zeit gestalten – arbeiten und spielen

4.9.1 Unterstützen in Zeiten des Krankseins

Unterstützung bedeutet zunächst, die Personen in den neuen Örtlichkeiten und dem Raum, den er nun für einige Zeit als „seinen Raum" beanspruchen wird, zu orientieren. Er muss wissen, in welchem Zimmer er sich befindet, wo seine Sachen sind, wo sich Badezimmer und WC befinden, wie er nach draußen gelangt, in welchem Stockwerk er ist und wie die Abteilung heißt, auf der er liegt. Falls er einen Telefonanschluss hat, muss ihm die Nummer mitgeteilt werden, sodass ihn seine Angehörigen auch erreichen können.

Ob ein Mensch sich in der neuen, ungewohnten Situation einigermaßen wohlfühlt, hängt auch davon ab, wie das Krankenzimmer gestaltet ist. Hier hat er nur einen kleinen eigenen Raum: sein Bett und seinen Nachtschrank. Deshalb ist es sehr wichtig, dem Patienten zu ermöglichen, eigene Dinge wie Bilder von Bezugspersonen, eine Uhr, Lektüre, evtl. ein eigenes kleines Kissen, einen bevorzugten Duft und wann immer möglich eigene Wäsche und Nachtkleidung zu benutzen.

Ergotherapie

> **Definition:** **Ergotherapie** ist eine zusammenfassende Bezeichnung für Teilgebiete der Beschäftigungs- und Arbeitstherapie, um verschiedene, verloren gegangene Fähigkeiten und Funktionen beim Menschen wiederzuerlangen. Sie wird bei Menschen jeden Alters eingesetzt.

Hauptaufgabe der Ergotherapie ist es, den Menschen mit verschiedenen gesundheitlichen Beeinträchtigungen dazu zu befähigen, die Aktivitäten des täglichen Lebens wieder selbstbestimmt und eigenständig ausführen zu können. Es werden gezielt Alltagstätigkeiten, die infolge einer Erkrankung oder eines Unfalls vom Patienten nicht mehr ausgeführt werden können, neu vermittelt, eingeübt und bis zum wieder selbstständigen Ausführen trainiert (Selbsthilfetraining). Das kann sowohl motorische Fähigkeiten (funktionelles Training), als auch psychisch-geistige Fähigkeiten eines Menschen betreffen.

Auch die Förderung der Kompetenzen zur Wiedereingliederung in den erlernten oder einen neuen Beruf sind Aufgabe der Ergotherapie (berufsorientiertes Training).

Musiktherapie

> **Definition:** **Musiktherapie** ist eine Form der Kunsttherapie und wird gezielt therapeutisch eingesetzt, um seelische, körperliche und geistige Gesundheit zu erhalten, zu fördern und wieder herzustellen.

In der Musiktherapie unterscheidet man drei Formen:
- aktive Musiktherapie (Spielen von Instrumenten)
- rezeptive Musiktherapie (gezieltes Hören von Musik)
- gemeinsames Singen

> **Praxistipp:** Für Pflegende, die Musik therapeutisch bei Patienten einsetzen wollen ist es wichtig, eine musikalische Biografie zu erheben. Das beinhaltet, die musikalischen Vorlieben und Abneigungen des Patienten zu erfragen. Lautstärke und Rhythmus sind wichtige Indikatoren für therapeutisch eingesetzte Musik und müssen unbedingt den Bedürfnissen des Patienten angepasst werden.

Auf Intensivstationen und bei Frühgeborenen kann ebenfalls Musik zum Einsatz kommen und den therapeutischen Prozess unterstützen. Dort sollte sie jedoch stets leise und nicht aufdringlich angewendet werden, da sich diese Patienten nicht aktiv gegen das Hören von Musik wehren können. In Pflegeheimen ist es heute oft üblich und fester Bestandteil, dass Pflegepersonen gemeinsam mit den Bewohnern singen und musizieren.

Kunsttherapie

> **Definition:** **Kunsttherapie** ist ein Sammelbegriff für therapeutische Verfahren in denen mit kreativen Medien gearbeitet wird.

In der Kunsttherapie, auch als Gestalttherapie bezeichnet, wird mit gestalterischen Mitteln wie malen, plastizieren oder bildhauern dem Patienten eine andere Form des Ausdrucks ermöglicht. Die dabei entstehenden Objekte können anschließend gemeinsam mit dem Therapeuten gedeutet und somit in den Krankheits- und Heilungsprozess integriert werden. Häufig können Patienten – v. a. Kinder – ihre Situation besser nonverbal in Form von Bildern oder gestalteten Gegenständen ausdrücken. So lassen sich verborgene Ängste, Sorgen, Traumata, aber auch Fähigkeiten des Patienten entdecken. Pflegenden kommt dabei die Rolle zu, den Patienten zu bestärken und zu unterstützen, sich kreativ zu betätigen und auszudrücken.

4.10 ATL Kommunizieren

4.10.1 Kommunikationshilfen

Somatischer Dialog

Der somatische Dialog (Fröhlich 1982) ist ein Ansatz, mit den Mitteln des Körpers zu kommunizieren:

- Atmung kann Ängstlichkeit, Hektik, Aufgeregtheit oder Ruhe und Gelassenheit mitteilen.
- Muskelspannung kann Abwehr, Erregung, Ruhe, Gelassenheit andeuten.
- Die Haut teilt über Temperatur, Feuchtigkeit und Spannung etwas mit.
- Bewegungen, ein Öffnen der Hände, Liderzucken und Schlucken geben Hinweise auf Befinden und Reagieren.
- Blutdruck und Herzfrequenz können ebenfalls als Ausdruck eines Menschen verstanden werden, nicht nur als medizinische Parameter.
- Sekretion, Magen- und Darmgeräusche und Speichel sind ebenfalls Anzeichen für psychische Reaktionen oder Aktivitäten.

Eine Begleitung der Atmung im Sinne der atemstimulierenden Einreibung (S. 47) ist eine Form des somatischen Dialogs

Grundprinzipien basaler Kommunikation

- Die aktiveren Kommunikationspartner, hier die Pflegenden, bringen sich in eine Vis-a-vis-Position, die im höchsten Sehschärfebereich der Patienten liegt.
- Der Hintergrund innerhalb des Blickfeldes ist zu beachten. Wirre, undefinierbare unklare Hintergründe machen es eingeschränkten Patienten sehr schwer, das Gesicht als die eigentlich wichtige Kommunikationsregion zu fokussieren.
- Das Gleiche gilt für den akustischen Hintergrund. Eine Stimme wird am besten auf dem Hintergrund von Stille erkannt und nicht in einem Gewirr von Geräuschen, anderen Stimmen, Musik oder dergleichen.
- Berührung schafft auf der körperlichen Ebene Nähe und Beständigkeit, lässt die Verbindung gewissermaßen nicht abreißen. Berührung bleibt konstant, deutlich, eher fest.
- Ruhe und Stille sind der beste Kontrast für kommunikative Angebote, so werden Zeichen, Signale und Mitteilungen am besten erkannt.
- Einfache Informationen erreichen den eingeschränkten Patienten besser als multiple Informationen. Das bedeutet nicht, dass die Sprache simpel werden muss, sondern es bedeutet, dass nur eine Mitteilung gemacht wird.
- Der Anfang (Initialberührung) und das Ende (rituelle Verabschiedung) sollen jeweils auch bei kurzen kommunikativen Kontakten klar markiert werden.

Regeln bei Menschen mit Schwerhörigkeit

- **sich Zeit nehmen** – z. B. bei der Aufnahme und bei OP-Vorbereitungen
- **anschauen** – beim Sprechen immer wieder das Gesicht zuwenden

4 Pflegerische Interventionen bei den Aktivitäten des täglichen Lebens

- **deutlich sprechen** – nicht unbedingt laut, aber in kurzen Sätzen, damit der Patient von den Lippen ablesen und die Mimik einbeziehen kann
- **Körperkontakt anbieten** – Schwerhörige und Gehörlose suchen Körperkontakt zum Gegenüber; er gibt ihnen ein sicheres Gefühl
- **das Gespräch suchen** – und nicht die Kommunikation scheuen, weil sie schwierig oder zeitaufwändig erscheint
- **zeichnen oder schreiben** – als Alternative bei schwierigen Sachverhalten

Regeln bei Menschen mit Sehbehinderungen

Der Patient und seine Angehörigen werden in den wichtigsten Räumen der Station und im Patientenzimmer herumgeführt. Falls die Nummer des Patientenzimmers nicht ertastet werden kann, wird zur Wiedererkennung ein Gegenstand angebracht, der ertastbar ist. Dem Patienten sollte die Möglichkeit gegeben werden, sich mit den Gegenständen des Zimmers und der Pflegestation bekanntzumachen. Die Rufanlage muss für den Sehbehinderten ohne Probleme erreich- und ertastbar sein.

> **Praxistipp:** Beschreiben Sie Hindernisse oder Besonderheiten ganz konkret. Wählen Sie z. B. statt: „Im Zimmer steht auch ein Tisch." eine genauere Aussage wie: „Direkt rechts neben Ihnen steht ein Tisch mit einer Blumenvase in der Mitte."

Beim Anziehen unterstützen. Die Pflegende kann die Art und Farbe der Kleidung beschreiben. Sie assistiert bei der Zusammenstellung und bei der Tagesfrisur.

Beim Essen unterstützen. Die Pflegende beschreibt genau alle Speisen, die der Patient erhält. Wenn der Patient es wünscht, kann die Pflegende auch die Hand des Patienten an das Besteck und den Teller heranführen oder ihm das Essen mundgerecht portionieren (z. B. Fleisch in kleine Stücke schneiden). Für die Pflege von Sehbehinderten hat sich die Anschaffung bunter, schwerer Gläser bewährt, die besser zu erkennen sind und deshalb nicht so leicht umfallen. Sie sollten nur bis zur Hälfte gefüllt werden.

> **Praxistipp:** Beschreiben Sie die Speisen im Uhrzeigersinn: „Bei 3 Uhr finden Sie das Gemüse, die Kartoffeln bei 7 Uhr und bei 11 Uhr das Fleisch. Die Salatschale mit dem Gurkensalat steht auf dem Tablett links oben, das Dessertschälchen mit dem Vanillepudding rechts oben."

Beim Bewegen unterstützen. Der Patient erhält jeweils eine aktuelle Beschreibung des geplanten Weges und wird über Hindernisse informiert. Die Pflegende unterstützt den Sehbehinderten, indem sie ihn führt. Dazu hakt er sich bei der Pflegenden ein. Wenn ein Mensch erst kurze Zeit blind ist, wird er besondere Schwierigkeiten haben, Treppen zu steigen. Ein bereits längere Zeit Erblindeter benötigt meist nur Hilfe bei der ersten Stufe und kann den Rest selbstständig bewältigen.

Alternative Kommunikationshilfen

Klinik-Kommunikationsbuch

Ein Klinik-Kommunikationsbuch (Bauersfeld u. Fröhlich 2007) versucht, System in das Fragen zu bringen. Essen und trinken, schlafen, Toilettengang, sich waschen und kleiden werden in knappen Fragen aufgeschlüsselt. Die Gestaltung des Kommunikationsbuches erlaubt ein einfaches Zeigen durch den Patienten, sofern er dazu in der Lage ist. Alle Fragen bzw. Themenbereiche sind vom Patienten aus formuliert, er kann also die Kommunikation als seine eigene Mitteilung verstehen:

Piktogramme

In Vertiefung eines solche Ansatzes wurden für Erwachsene spezifische Piktogramme (kleine unmittelbar erkennbare Bildzeichen) entwickelt, die wiederum spezifisch für den Patientenbedarf konzipiert wurden (Abb. 4.10). Bislang gibt es solche Kommunikationspiktogramme hauptsächlich für nichtsprechende Kinder, die aufgrund einer Behinderung nicht artikulieren können.

Abb. 4.10 *Verschiedene Piktogramme.*

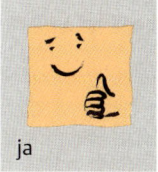
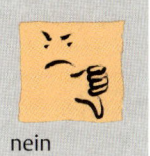
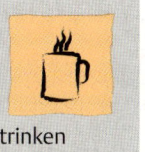
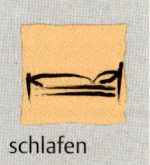

ja — nein — trinken — schlafen

Vereinheitlichung im Team

Es hat sich bewährt, einige wichtige Kommunikationshinweise direkt einsehbar am Bett des Patienten anzubringen. Ein Blick sollte genügen, um zu sehen, dass der Patient eine Kommunikationsbesonderheit hat, auf die alle eingehen müssen, die mit ihm in Kontakt treten wollen. Ganz persönliche Anknüpfungspunkte für eine Kommunikation können per Klebezettel mitgeteilt werden: z.B. Enkel, Garten, Hund, Hobby. Somatische Kommunikationssignale müssen ggf. erläutert werden. Eine veränderte Atmung kann das einzige aktive Kommunikationssignal des Patienten sein, sollte dann aber auch von allen Beteiligten als ein solches Signal, nicht einfach nur als veränderte Atemtiefe und Frequenz gewertet werden.

> **Praxistipp:** Eine hohe Wiedererkennungsrate erleichtert die Kommunikation. Daher ist es wichtig, sich im Team zu verständigen, wie man die einzelnen Aktivitäten, Maßnahmen, Hilfen usw. benennen will.

4.11 ATL Kind, Frau, Mann sein

4.11.1 Schamgefühl

Umgang mit Schamgefühlen

- Vor einem Einbruch in die Intimsphäre und vermeintlich schambesetzten Eingriffen darüber informieren.
- Erläutern, warum nach intimen Details gefragt wird, warum Patienten gebeten werden, sich auszuziehen.
- Intimsphäre dabei weitestgehend schützen (z.B. spanische Wand).
- Respekt signalisieren hinsichtlich der Verletzlichkeit des Menschen.
- Patienten in Absprache schambesetzte Tätigkeiten selbst machen lassen (z.B. Intimwaschung).
- Bei gegebenem Anlass taktvoll und diskret vermutete Schamgefühle ansprechen („ich kann mir vorstellen, dass es Ihnen unangenehm ist, wenn ich jetzt...").

4.11.2 Intimsphäre/Intimität

> **Definition: Intimität** ist ein „[...] gegenseitiges Gefühl der Akzeptanz, der fürsorglichen Verpflichtung, der behutsamen Zuwendung und des Vertrauens" (Masters u. Johnsson 1990).

Beispiele für respektvolles Verhalten:
- Deutlich anklopfen, bevor man das (Patienten-) Zimmer betritt.
- Evtl. mehrere Tätigkeiten im Zimmer verrichten, um allzu häufige Störungen zu vermeiden.
- Bettdecke niemals ohne Vorankündigung entfernen
- Bei der Körperpflege im Zimmer für Sichtschutz sorgen.
- Jede Pflegetätigkeit dem Patienten vorher erklären.
- Bei der Ganzkörperwäsche nur kleine Körperbereiche aufdecken.
- Vor jedem Griff in Schrank oder Nachtschrank vorher um Erlaubnis fragen.
- Bei sehr persönlichen Gesprächen, Mitpatienten aus dem Zimmer bitten.
- Beim Verlassen des Zimmers darauf achten, dass der Patient geeignete Kleidung und Schuhe trägt.
- Bei der Kommunikation die „wir"-Form vermeiden.
- Tabuzonen des Körpers beachten.

Kulturelle Unterschiede. Die Wahrung der Intimsphäre ist z.B. auch für muslimische Patienten von großer Bedeutung. Bei der Anreichung des Steckbeckens ist es wichtig, dass Frauen vom weiblichen Pflegepersonal und Männer von männlichen Pflegepersonal betreut werden. Nach dem Toilettengang ist es üblich, mit klarem Wasser aus Krügen oder Kannen die Genitalregion zu spülen, dabei wird mit der linken Hand gewaschen, weil die rechte dem Essen vorbehalten ist.

Therapeutische Berührung

Die therapeutische Berührung (Therapeutic Touch/TT) ist eine für die stationäre Behandlung konzipierte Methode der Pflege und Komplementärmedizin. Sie basiert auf der Annahme, dass der Mensch ein eigenes Energiefeld hat, das mit den Feldern seiner Umgebung in Kontakt steht. In der Pflege bedeutet das konkret, wenn es Patienten nicht mehr möglich ist, sich verbal mitzuteilen, sind die Hände neben den Augen das wichtigste Kommunikationsmittel. Dabei merkt der Patient oft, ob es sich um eine Routineberührung oder eine bewusste Berührung der Pflegenden handelt.

Bei Frühgeborenen. Eine Möglichkeit, mit seinem Kind einen nahen, intensiven, körperlichen Moment zu verbringen, bietet die Känguru-Methode, oder auch Haut-zu-Haut-Kontakt genannt. Bei der Känguru-Methode wird das bis auf die Windel ausgezogene Kind der Mutter oder dem Vater auf die nackte Brust gelegt. Diese Art von Körperkontakt hat positive Auswirkungen auf die Entwicklung der Frühgeborenen.

Bei Kleinkindern. Nach einer Aussage von Satir (1990) braucht ein Kind täglich 12 Umarmungen, um zu reifen.

Bei älteren Menschen. Die Anwendungsmöglichkeiten in der Pflege des älteren Menschen sind vielfältig, sowohl als Ergänzung zur Schulmedizin als auch in Kombination mit anderen Pflegeansätzen, z.B. Basale Stimulation oder Validation. Demente oder unruhige Heimbewohner reagieren deutlich mit einer Verbesserung ihrer Symptomatik (Giasson 1999).

> **Praxstipp:** Welche Form der Berührung angenommen und akzeptiert wird, hängt von der Erziehung und der Sozialisation ab. Hinzu kommt das jeweilige Krankheitsbild. In jedem Fall sollte zunächst vorab mit den Patienten geklärt werden, welche Berührung für sie erträglich ist.

4.12 Sinn finden im Werden – Sein – Vergehen

4.12.1 Sterben als erlebte Krise

Persönliche Einstellung zum Tod

Zur Bereitschaft und Fähigkeit, sterbende Menschen zu pflegen, gehört, sich mit dem eigenen Sterben zu befassen und über die persönliche Einstellung zum Tod nachzudenken. Wenn wir das Sterben als größten von vielen Abschieden verstehen, können wir uns ihm leichter stellen.

Offener Umgang mit dem Tod. Wichtig ist, dass über den Tod eines Patienten auch im Krankenhaus zwischen allen Mitarbeitern offen gesprochen wird. Auch Mitpatienten müssen trauern und ihre Gefühle aussprechen können.

> **Praxistipp:** Ein Stationsritual im Sterbefall, z.B. eine brennende Kerze in einer Ecke des Stationsflures (brandgeschützt im Windlicht oder als schwimmende Kerze), kann Anlass zum Gespräch über einen Verstorbenen sein. Vielleicht wird damit den Lebenden das Gefühl vermittelt, dass auch sie nach ihrem Tod nicht gleich vergessen werden.

Patientenverfügung

> **Definition:** Die **Patientenverfügung** ist eine Willenserklärung zum Umfang medizinischer Behandlung im Falle der Einwilligungsunfähigkeit. Von der Patientenverfügung ist eine **Vorsorgevollmacht** zu unterscheiden. In ihr bestimmt ein Mensch einen Dritten, an seiner Stelle im Fall der Einwilligungsunfähigkeit zu entscheiden. In einer **Betreuungsverfügung** macht der Verfügende dem Vormundschaftsgericht einen Vorschlag für die Auswahl eines möglichen Betreuers.

Noch existiert in Deutschland keine gesetzliche Regelung. Eine Patientenverfügung sollte ganz konkret beschreiben, für welche Situation sie gelten soll. So kann sie formuliert sein: „Wenn ich an einer unheilbaren Krankheit leide, die nach ärztlicher Einschätzung unaufhaltbar zum Tode führen wird und keine Anzeichen von Lebenswille bei mir erkennbar sind, hat für mich Leidensminderung absoluten Vorrang vor allen anderen therapeutischen Maßnahmen...". Damit ist die Situation beschrieben, die gemäß Bundesgerichtshof (BGH, Urteil vom 17. März 2003, Az: XII ZB 2/ 03) eingetreten sein muss, wenn die Ablehnung weiterer lebenserhaltender Maßnahmen wirksam verweigert werden soll.

4.12.2 Körperliche Symptome des Sterbens

Die körperlichen Symptome des Sterbens sind sehr vielfältig. Die Agonie als Multiorganversagen wird als „Schwerstarbeit" empfunden, die Symptome können sich ständig ändern (Tab. 4.47).

4 Pflegerische Interventionen bei den Aktivitäten des täglichen Lebens

Tab. 4.47 Körperliche Symptome als Zeichen des nahenden Todes (nach Sitzmann 1996).

körperliche Zeichen	mögliche pflegerische Interventionen
Veränderung der Atmung	
<ul><li>Tachypnoe</li><li>erschwertes Atmen (schnappend, rasselnd, brodelnd, keuchend)</li><li>lange Atempausen zwischen den Atemzügen</li><li>Unruhe und Angst im Todeskampf (evtl. Schreien, Fluchen, lautes Beten)</li></ul>	<ul><li>Lagerungshilfe: Kopf und Oberkörper erhöht, evtl. leicht sitzende Lagerung</li><li>Hinweise zur Rasselatmung s. S. 173</li><li>zur evtl. Sauerstoffgabe bei Dyspnoe s. S. 173</li><li>ruhiges Dabeisein, trotzdem sollte der Sterbebegleiter das Sterbezimmer immer wieder einmal verlassen, andere Pflegende können Hilfe anbieten</li></ul>
evtl. Schmerzen	
<ul><li>schmerzverzehrtes Gesicht</li><li>Tränen</li></ul>	<ul><li>ärztliches Konsil bzgl. Schmerzmedikation initiieren</li><li>Lagerungshilfen</li><li>äußere Anwendungen (z. B. rhythmische Massage, Reflexzonenmassage)</li></ul>
reduzierte Körpertemperatur	
<ul><li>weiße, kalte Extremitäten</li></ul>	<ul><li>warm halten durch Socken</li><li>leichte wärmende Einreibung der Extremitäten mit ätherischem Öl</li><li>vom Patienten entfernt liegende Wärmflasche (um Verbrennung zu vermeiden!)</li></ul>
Blutdruck und Puls	
<ul><li>Blutdruckabfall</li><li>schneller, schwacher, unrhythmischer Puls</li><li>blau marmorierte Hände und Füße</li><li>Ödeme</li></ul>	
Orientierung	
<ul><li>Augen halb oder ganz offen (Pupillen reagieren schwächer auf Lichteinfall)</li><li>Patient fixiert anscheinend nicht mehr (schaut in eine andere Welt?)</li></ul>	<ul><li>Licht wurde bereits früher gedämpft</li><li>Patient sollte möglichst einen Blick nach draußen haben</li></ul>
Bewusstsein	
<ul><li>zunehmende Bewusstseinseintrübung</li><li>Sterbender wird teilnahmsloser</li><li>starre Mimik</li><li>evtl. Koma (mit oft ausgesprochen aktivem Gehörsinn)</li></ul>	<ul><li>Patienten trotz Bewusstlosigkeit in ruhiges Gespräch einbeziehen</li><li>ihn ansprechen und Angehörige informieren, dass sensible Wahrnehmung möglich ist</li></ul>
Schleimhaut	
<ul><li>trockener, offener Mund</li><li>evtl. schmerzend</li></ul>	<ul><li>Lippen und Mundschleimhaut immer wieder mit Tee befeuchten</li><li>meist benötigt der Mensch kein Trinken mehr</li></ul>
Haut	
<ul><li>kalter Schweiß</li><li>Totenflecken (dunklere Verfärbung der aufliegenden Seite des Körpers sowie an Füßen, Knie und Händen)</li><li>weiße Nasenspitze</li><li>blasse oder bläuliche Haut im Gesicht, eingefallenes Gesicht („das Gesicht tritt zurück")</li></ul>	<ul><li>Schweiß mit feuchtem Tuch abwischen</li></ul>

4.12 Sinn finden im Werden – Sein – Vergehen

Rasselatmung

> **Praxistipp:** Eine wesentliche pflegerische Aufgabe ist es, Angehörigen die körperliche Veränderung zu erläutern. Es soll auch versucht werden, ihnen die Angst zu nehmen, dass der ihnen Nahestehende „qualvoll erstickt" sei.

Pflegemaßnahmen
- Leichte Oberkörperhochlagerung mit unterstützten Armen, leicht abgesenktes Fußende
- Medikamentengabe: Hilfreich sind evtl. Diuretika oder eine die bronchiale Schleim- und Sekretproduktion reduzierende Anticholinergikagabe, z. B. Buscopan. Applikation von Sauerstoff erscheint nicht angebracht.
- Psychologisch entlastend kann ein in niedriger Drehzahl eingestellter Ventilator wirken sowie ein möglichst weit geöffnetes Fenster mit frischer Luft.
- Nur wenn unvermeidlich, ist bei Behinderung der Atmung das Absaugen des Mundes und des oberen Atemtraktes angebracht. Tieferes endotracheales Absaugen erhöht das Leid des Sterbenden durch die Reizungen und evtl. Verletzung der Schleimhaut sowie weiterer Anregung der Schleimproduktion.

Dyspnoe

Atemnot in der Sterbephase kann sehr vielschichtig begründet sein. Wichtig ist hier, rechtzeitig und differenziert zu erfassen, ob pathophysiologische Ursachen medizinischer Komplikationen vorliegen (z. B. Pneumonie, Sepsis, Pleuraerguss, Herzinsuffizienz) oder im Zusammenhang mit Angst, Trauer, Unruhe oder Panik stehen.

Pflegemaßnahmen
Die patientengemäße Reaktion auf eine beobachtete Dyspnoe in der Sterbephase ist nicht automatisch Sauerstoffgabe. Sauerstoff sollte als Medikament betrachtet werden, das nur bei entsprechender Indikation eingesetzt wird (Clemens 2007). Vielfach ist zur Behandlung einer Dyspnoe in der Sterbephase ärztlich verordnetes Morphin das wichtigste und wirksamste Medikament.

Der Tod

Als klinischer Tod wird der völlige Kreislaufstillstand mit Fehlen von Puls, Herzaktion und Atmung verstanden, nach etwa 20 Sekunden schwinden Hörvermögen und Bewusstsein (Tab. 4.48).

4.12.3 Pflege nach Eintritt des Todes (Exitus)

- Tod mit genauer Uhrzeit in Patientendokumentation eintragen.
- Je nach hausinterner Regelung zuständigen Arzt, pflegerische Leitung o. a. benachrichtigen.
- Arzt führt unverzüglich die Untersuchung des Verstorbenen durch. Todesbescheinigung darf erst nach persönlicher Untersuchung ausgestellt werden. Neben der Feststellung des sicheren Todes anhand mindestens eines sicheren Todeszeichens (s. Tab. 4.48) werden Todeszeit, Todesart (natürlich oder unnatürlich), die zum Tode führenden Erkrankungen und die Todesursache dokumentiert.
- Leichenschau wird unverzüglich durchgeführt (Vorschrift). Hat den Sinn, bei Scheintod noch Reanimationsmaßnahmen veranlassen zu können.
- Mit dem Arzt wird abgesprochen, wer die Angehörigen benachrichtigt.

4 Pflegerische Interventionen bei den Aktivitäten des täglichen Lebens

Tab. 4.48 Sichere und unsichere Todeszeichen.

sichere Todeszeichen	unsichere Todeszeichen

frühe Veränderungen:
■ Leichen- oder Totenflecken (Livores):
   ■ Aussehen: blassrote, später dunkelrote bis blaugraue Verfärbungen an den tiefer liegenden Stellen des Körpers
   ■ Beginn: zunächst hinter den Ohren, am Hals und am Nacken, später auf der ganzen Unterseite des Toten
   ■ Auftreten: bereits während des Todeskampfes; in jedem Fall treten sie 20 Min. bis 1 Std. nach Eintritt des Todes auf
■ Totenstarre (Rigor mortis)
   ■ Beginn: bei Wärme früher (ca. 2–3 Stunden nach dem Tod), bei kühlerer Umgebung später
   ■ Auftreten: zunächst sind die Muskeln des Unterkiefers, der Gelenke, des Nackens davon betroffen; nach 2–3 Tagen löst sie sich wieder in der gleichen Reihenfolge
späte Veränderungen:
■ Verwesungsgeruch
   ■ Auftreten: abhängig von Umgebung, Luftfeuchtigkeit, Temperatur
	■ Atemstillstand
	■ Pulslosigkeit
	■ keine Herztöne mehr zu hören
	■ Bewusstlosigkeit
	■ Körper kühlt spürbar auf die Umgebungstemperatur ab (Körperoberfläche innerhalb 6–12 Stunden, an Händen und Gesicht schneller)
	■ Hautblässe
	■ komplette Lähmung aller Muskeln mit fehlendem Lidschlag
	■ Kornea (Augenhornhaut) wird trüb: Austrocknungserscheinung

> **Praxistipp:** Nach dem Eintritt des Todes können die letzten Pflegemaßnahmen in Ruhe ausgeführt werden. Sie können auch, unmittelbar nachdem der Patient gestorben ist, kurz innehalten. Vielleicht denken Sie an den Verstorbenen und seine Angehörigen, sprechen ein Gebet oder einen Spruch aus. Sie können mit den versorgenden Arbeiten 30–60 Min. warten.

Materialien entsorgen. Es wird alles entfernt, was nicht mehr benötigt wird: technische Geräte, Sonden, Katheter, Infusionen, Kissen, Decken, Hilfsmittel zur Lagerung, Bettseitenschutz, Patientenruf, Utensilien aus dem Nachttisch. Wunden flüssigkeitsdicht abdecken, Stomabeutel evtl. wechseln.

Waschung. Abhängig davon, wie die letzte Lebensphase ablief, wird der Verstorbene gewaschen und eine Intimpflege durchgeführt. Die Haare werden gekämmt und ggf. eine Zahnprothese eingesetzt. Falls erforderlich, sind die Augenlider mit feuchten Tupfern geschlossen zu halten.

> **Praxistipp:** Angehörige werden, wenn sie es wünschen, in die Maßnahmen mit einbezogen. Vielleicht haben Angehörige den Wunsch, sich mit diesem letzten Dienst von dem Verstorbenen zu verabschieden.

Lagerung. Verstorbene werden i.d.R. flach auf dem Rücken gelagert. Aus hygienischen Gründen sollte kein Federkissen unterliegen, ein Pack Zellstoff in einem Kopfkissenbezug genügt, damit der Kopf richtig liegt. Um den Unterkiefer zu stützen, sollte möglichst keine feuchte Binde um den Kopf gelegt werden, sie führen zu strangulationsähnlichen Malen an Hals und Wangen. Besser ist es, nur das Kinn mit einer Plastikkinnstütze oder mit einer Zellstoffrolle so zu stützen, dass der Mund geschlossen bleibt. Die Kinnstütze kann mit einer Mullbinde um den Hals leicht fixiert werden. Ein Identifikationsetikett wird an einem Fuß des Verstorbenen angebracht. Er wird mit einem frischen Laken zugedeckt und zwar so, dass das

Gesicht frei ist und die Arme mit übereinander gelegten oder gefalteten Händen über der Brust liegen.

> 👋 **Praxistipp:** Ein sehr schöner Brauch ist es, eine frische Blume auf den Oberkörper zu legen oder eine Kerze anzuzünden (feuerfeste Unterlage, Teelicht oder Schwimmkerze benutzen).

Kleidung und Schmuck. Nach Absprache erhält der Verstorbene eigene Kleidung (Bluse, Kleid, Rock oder Hemd mit Krawatte und Anzug) oder ein frisches langärmeliges Hemd des Krankenhauses. Schmuck inklusive Ehering sollte grundsätzlich entfernt werden, es sei denn, es bestehen andere Verabredungen mit dem Verstorbenen oder seinen Angehörigen. Weiteres Eigentum des Verstorbenen ist, am besten zu zweit, zu inventarisieren und je nach Krankenhausvereinbarung den Angehörigen oder der Verwaltung gegen Unterschrift zu übergeben.

Hygiene. Eine Vergiftungsgefahr durch Eiweißfäulnisprodukte (Ptomaine, sog. Leichengifte) beim Berühren von Verstorbenen besteht nicht (Sitzmann 2005).

> 👋 **Praxistipp:** Selbstverständlich sollten aber bei septischen Wundzuständen und Verstorbenen mit Infektionserkrankungen die Vorschriften der Hygiene genau beachtet werden. Hände vor Kontaminationen mit Stuhl, Urin, Blut und Erbrochenem schützen und Schutzschürze tragen. Sterbezimmer und Krankenbett sind wie bei der Entlassung eines lebenden Patienten nachzubereiten.

Transport. Der Verstorbene verbleibt meist noch einige Stunden im Zimmer, bis die Angehörigen sich verabschiedet haben. Danach wird er – je nach Krankenhaus – mit verdecktem Gesicht in einen Aufbahrungsraum gebracht. Das soll keine „Tarnung" sein, um die Mitpatienten zu „schonen", sondern eine Maßnahme, um die Intimsphäre des Toten zu wahren

4.12.4 Betreuung der Angehörigen bei plötzlichem Tod

Es hat sich bewährt, den Angehörigen mit klaren und eindeutigen Worten im persönlichen Gespräch den Tod mitzuteilen: „Ihr Vater ist tot", „Ihre Ehefrau lebt nicht mehr"; aber nicht: „Die Reanimation hat nicht angeschlagen." Sprechen Sie ruhig und langsam. Oft sind Wiederholungen nötig, Pausen sind zur Orientierung wichtig. Auf beruhigende Medikamente sollte möglichst verzichtet werden, der Abschied von dem Verstorbenen muss, um den Trauerverlauf günstig zu beeinflussen, uneingeschränkt wahrgenommen werden. Für den Trauerverlauf ist es auch wichtig, Angehörigen den Kontakt zum Verstorbenen zu ermöglichen. Einerseits haben sie vielfach den dringenden Wunsch danach, scheuen aber gleichzeitig die Berührung.

> 👋 **Praxistipp:** Raten Sie mit ruhigen Worten, dass sie den Verstorbenen streicheln, ihn nochmals in den Arm nehmen oder mit einem Kuss verabschieden können. Versuchen Sie, bestimmte Aufgaben gegenüber den Angehörigen (Begleitung zur Verabschiedung, zum Aufbewahrungs- oder Aufbahrungsraum) selbst zu übernehmen und nicht an pflegefremde Mitarbeiter des Krankenhauses abzugeben, die den Verstorbenen nicht kannten.

Trauer nach einem Suizid. Im Internet wird unter http://www.trauer-nach-suizid.de/ ein Band für gegenseitigen Beistand und für Beratung unter Trauernden nach Selbsttötungen geknüpft.

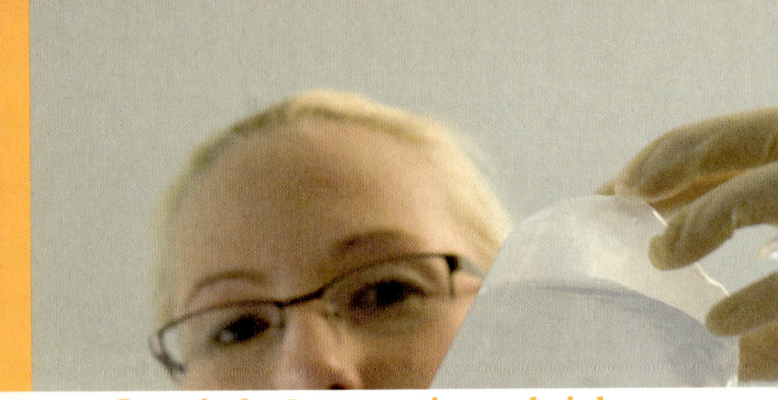

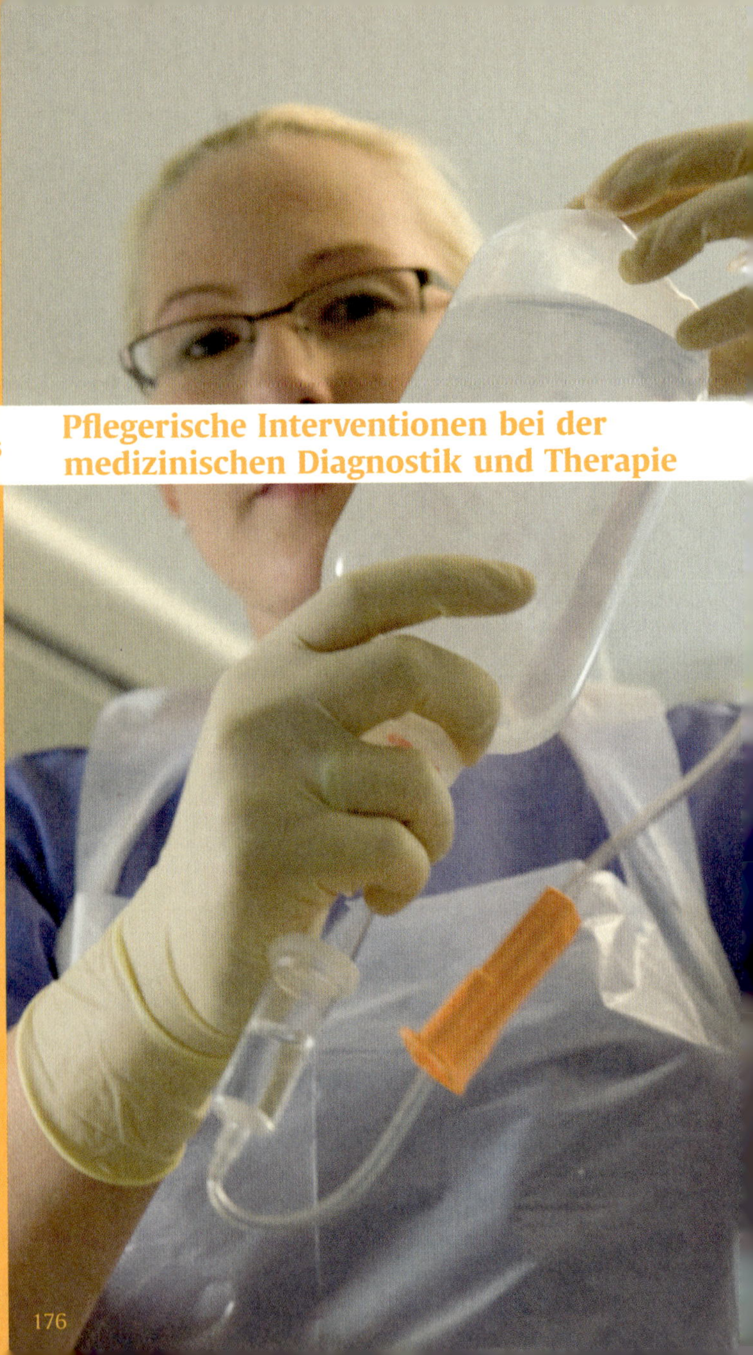

5 Pflegerische Interventionen bei der medizinischen Diagnostik und Therapie

5.1 Sicherer Umgang mit Arzneimitteln

5.1.1 Richten der Medikamente

Die Umsetzung von der Patientenakte in die tatsächliche Medikation erfolgt oft mithilfe von Kärtchen, die zusammen mit dem passenden Tablett zum Stellen der Medikamente eingesetzt werden. Das Übertragen von Patientenname, Präparat, Dosis und Einnahmezeitpunkt auf die Kärtchen ist jedoch eine Fehlerquelle und muss entsprechend geprüft werden. Insbesondere auch Änderungen in der Medikation müssen in dieser Weise übernommen werden.

Dokumentation

Um Fehler zu vermeiden, ist eine einheitliche und abgestimmte Form der Dokumentation von „Arzneimittel" und „Dosis" zu verwenden, z. B.:
- ASS 1000mg: 1 -1 -1
- ASS 500mg: 2 -2 -2

Prinzipiell bedeuten beide Schreibweisen jeweils die gleiche Medikation. Im ersten Beispiel besteht aber konkret die Gefahr, dass nur 3-mal 1 Tablette ASS 500 gegeben wird, da es eine 1000mg-Form so nicht gibt. Zudem droht die Gefahr, dass bei Übertragung der Dokumentation aus der Patientenakte heraus die Verordnung falsch wiedergegeben wird.

Stellen

Störungen durch Telefon, Rufgerät oder andere Mitarbeiter erschweren eine kontinuierliche Arbeit und mindern so die erforderliche Sicherheit. Mitarbeiter in einer Einarbeitungsphase oder Auszubildende erlernen das Stellen der Medikamente unter Anleitung von erfahrenen Pflegenden.

> **Praxistipp:** Das gezielte „Vorlesen" (Call outs) der gesamten Information (Patient, Präparat, Dosis und Einnahmezeitpunkt) verstärkt die Aufmerksamkeit und innere Kontrolle und ermöglicht unmittelbar das Erkennen von Abweichungen.

Nachkontrolle

Das gestellte Präparat muss zu jeder Zeit namentlich erkennbar sein. Bei Ampullen ist dies so lange gewährleistet, bis die Spritze aufgezogen wurde, danach kann die leere Ampulle zur Kontrolle neben der Spritze liegen bleiben.

> **Merke:** 5-R-Regel beachten:
> - richtiger Patient?
> - richtiges Medikament?
> - richtige Dosierung?
> - richtige Darreichungsform?
> - richtiger Zeitpunkt?

5.1.2 Betäubungsmittel

> **Definition: Betäubungsmittel** sind Arzneimittel, die bei einem unsachgemäßen Gebrauch ein erhöhtes Risiko bzgl. Missbrauch und Abhängigkeit beinhalten. Darunter fallen die meisten sehr stark wirksamen Analgetika (Opiate und verwandte Substanzen) sowie zahlreiche Psychostimulanzien vom Amphetamin-Typ. Im Betäubungsmittelrecht werden zudem auch synthetische wie pflanzliche Suchtstoffe/-mittel aufgeführt und entsprechend als „nicht verkehrsfähig" deklariert.

Umgang mit Betäubungsmitteln

Wegen ihres hohen Suchtpotentials nehmen Betäubungsmittel (BtMs) einen besonderen Stellenwert unter den Arzneimitteln ein. Die Herstellung, Verordnung, Abgabe und Dokumentation von Betäubungsmitteln sind im Betäubungsmittelgesetz (BtMG) festgelegt.

Anforderung

Die Anforderung ist ausschließlich mit amtlichen Formularen möglich. Diese werden vom Bundesinstitut für Arzneimittel und Medizinprodukte ausgegeben und registriert.

- **ambulant:** mittels Betäubungsmittelrezept. Im Notfall dürfen BtMs auch mit einem Normalrezept ausgestellt werden (Vermerk: Notfallrezept). Ein BtM-Rezept ist dann unverzüglich nachzureichen.
- **stationär:** mittels Betäubungsmittelanforderungsschein. In der Krankenhausapotheke muss eine Unterschriftsprobe vom verschreibungsberechtigten Arzt vorliegen. Alle eingehenden Anforderungen werden registriert und die Unterschrift überprüft.

Aufbewahrung

In jedem Medikamentenschrank ist ein spezielles, abschließbares, einbruchsicheres Fach für Betäubungsmittel vorgesehen. Die Stationsleitung/Schichtleitung trägt den Schlüssel immer bei sich und übernimmt die Verantwortung dafür.

Dokumentation

Betäubungsmittelbuch: Jedes verabreichte Betäubungsmittel muss im Betäubungsmittelbuch registriert werden. Die Seiten müssen fortlaufend nummeriert sein. Jede Bestandsänderung muss sorgfältig dokumentiert werden.

Zugang. Ein Zugang aus der Apotheke erhält folgende Angaben:
- Datum, Darreichungsform, Menge
- Name des verschreibenden Arztes
- Nummer des Betäubungsmittelrezeptes (Betäubungsmittelanforderungsschein)

Entnahme. Sie erfolgt unter Angabe von:
- Betäubungsmittelbezeichnung, Menge
- Datum und Uhrzeit, Name des Patienten
- Name des verschreibenden Arztes
- Name der verabreichenden Pflegeperson

Fehlerhafte Eintragungen werden durchgestrichen und keinesfalls mit Tippex unkenntlich gemacht. Seiten dürfen nicht herausgerissen werden.

Zu Bruch gegangene Ampullen werden unter Angabe von Zeugen als Abgang dokumentiert.

Prüfung.
- Aktueller Bestand muss immer mit Bestandsangabe im Betäubungsmittelbuch übereinstimmen.
- Verantwortlicher Arzt muss mindestens einmal monatlich die vorschriftsmäßige Führung der Betäubungsmittelbücher prüfen und seine Unterschrift und das Datum anbringen.
- Betäubungsmittelbücher werden drei Jahre lang, von der letzten Eintragung an gerechnet, aufbewahrt.

5.2 Verbände

5.2.1 Grundlagen

Definition: Ein **Verband** bedeckt verletzte oder kranke Körperteile. Er schränkt die Mobilität des Patienten unterschiedlich ein (Tab. 5.1).

Tab. 5.1 Grad der Immobilisation durch verschiedene Verbände.

Verbandart	Grad der Immobilisation	Indikationen	Materialien
leichte Stützverbände	schwach	Salbenverbände, Venenerkrankungen	Kurz-, Mittel- oder Langzugbinden, Schlauchmull
zirkuläre Stützverbände	leicht	leichte Distorsionen	elastische Klebebinden
funktionelle Tapeverbände	mittel	Distorsionen, Muskelfaserrisse	unelastische Klebebinden
	partiell	prophylaktische Verbände im Sport	unelastische Klebebinden
Extensions-, Schienen-, Rucksackverbände	stark	Luxationen, Bänderrisse	unelastische Klebebinden, Schlauchmull
Gipsverbände	total	Frakturen	Gipsbinden

Einteilung

- Die Bezeichnung eines Verbandes richtet sich nach verschiedenen Kriterien:
  - **Lokalisation**: z.B. Kopf-, Augen-, Handverband usw.
  - **verwendetes Material**: z.B. Binden-, Gips-, Schlauchmull-, Tape-, Zinkleimverband
  - **Wirkungsweise**: z.B. Kompressionsverband
  - **Aussehen**: z.B. Rucksackverband, Dachziegelverband, Dreiecktuchverband
  - **Eigennamen**: z.B. Desault- oder Gilchrist-Verband
- Nach der Funktion des Verbands wird unterschieden in
  - **Wundverband:** zum Aufsaugen von Wundsekreten oder Schutz gegen Umwelteinflüsse,
  - **Druckverband:** zur Blutstillung,
  - **Stützverband:** zur Ruhigstellung verletzter Körperabschnitte,
  - **funktionelle Verbände:** zum Schutz, zur Stützung und Entlastung gefährdeter, geschädigter oder gestörter Abschnitte des Bewegungsapparates.

5 Pflegerische Interventionen bei der medizinischen Diagnostik

- Nach der Wundsituation (Asepsis, Sepsis) wird unterschieden zwischen
  - **Verbandwechsel bei aseptischer Wunde**, dabei sollen durch entsprechendes Handeln Keime von der Wunde fern gehalten werden,
  - **Verbandwechsel bei septischer Wunde**, dabei sollen durch entsprechendes Handeln vorhandene Keime auf der Wunde bekämpft und deren Ausbreitung vermieden werden.

Indikation

- Distorsion (Verdrehung, Verzerrung), Frakturen
- Wunden und zur Fixierung von Wundauflagen
- prophylaktische Maßnahmen (z.B. Thromboseprophylaxe), Schmerzen

Ziele

Verbände sollen
- Wunde und Wundumgebung vor Verkeimung schützen, Wundsekret aufsaugen, z.B. durch Wundverband,
- Blutungen stillen (z.B. durch Druckverband), Fehlstellungen korrigieren (z.B. durch Extensionsverband),
- Weichteile komprimieren (z.B. durch Kompressionsverband),
- Gelenke ruhigstellen (z.B. durch Stützverband), Gliedmaßen ruhig stellen (z.B. durch Gips).

Prinzip

Die Verbandstechnik ist abhängig von der Art und Funktion des Verbandes. Grundsätzlich ist jedoch vor Anlage eine Verbandes zu beachten:
- Die Haut muss trocken und sauber sein.
- Hautdefekte müssen abgedeckt und druckgefährdete Körperstellen abgepolstert werden.
- Funktion und Lokalisation des anzulegenden Verbandes müssen bestimmt werden (z.B. muss er unter Ent- oder Belastung, im Liegen, Sitzen oder Stehen des Patienten angelegt werden).
- Die Anlage sollte straff, aber nicht einschnürend sein.
- Der Arzt ordnet an, welcher Verband angelegt wird.

5.2.2 Anlegen verschiedener Verbände

Bindenverband mit elastischen Binden

Elastische Binden werden je nach Elastizität unterschieden in
- **Kurzzugbinden**: Dehnbarkeit ca. 50%, bewirken hohen Druck bei Muskelanspannung und niedrigen Druck in Ruhe; indiziert bei starken Kompressionsverbänden (z.B. in der Phlebologie),
- **Mittelzugbinden**: Dehnbarkeit ca. 90%, indiziert bei mittelstarken Kompressionsverbänden (z.B. bei komprimierender Wundversorgung),
- **Langzugbinden**: Dehnbarkeit ca. 180%, bewirken geringen Druck bei Muskelanspannung und hohen Druck in Ruhe; indiziert bei leichten Kompressionsverbänden (z.B. zur Stützung und Entlastung an Bändern und Gelenken). Wegen der hohen Ruhekompression dürfen Verbände mit Langzugbinden nicht über Nacht anliegen.

Wichtig beim Anlegen von elastischen Binden ist:
- Bindenbreite nach dem Durchmesser der zu verbindenden Extremität berechnen.
- Verband immer herzwärts wickeln. Ausnahme: absteigende Kornährenverbände an Händen und Füßen.

- Verband immer in der Stellung anlegen, die für das verletzte [Körperteil] nach der Abheilung benötigt wird, d.h. entweder Extension (St[reckung]) [oder Fle]xion (Beugung).
- Bindenabschluss nicht an sich verjüngenden Körperteilen legen, [da der Ver]band sonst lockern kann.
- Bindenabschluss nicht über eine Wunde legen.
- Beim Anlegen eines Verbandes an den Extremitäten (z.B. Wickeln der Beine) immer von innen nach außen wickeln. Immer gegenseitig wickeln: an der einen Extremität nach rechts, an der anderen nach links.

Schlauchmullverbände

Die Anlage eines Schlauchmullverbandes läuft grundsätzlich in vier Schritten ab:

1. **Spannen**: Schlauchmull in der entsprechenden Länge locker zusammenraffen oder rollen, mit beiden Händen in den Verband greifen und mit gespreizten Händen über das zu verbindende Körperteil führen, mit den Fingerspitzen bremsen, dadurch spannt sich das Material.
2. **Drehen**: mit dem Spannen den Verband gleichzeitig in der Längsachse drehen, um so eine bestimmte Festigkeit zu erreichen, die Drehung erfolgt immer in die gleiche Richtung, dabei auf richtige Kraftanwendung achten (Stauungsgefahr!).
3. **Verankern**: am Ende des Verbandes den Schlauchmull unter leichter Spannung um 180° drehen, den Verband an beiden Enden verankern.
4. **Befestigen**: Verband mit Pflaster fixieren (Achtung: nicht zirkulär!), Endstück des Verbandes in Maschenrichtung einschneiden, beide Zipfel herausziehen und die Enden verknoten.

Netzschlauchverbände

- Netzschlauchmull an dem zu verbindenden Körperteil abmessen.
- Über die Wundauflage ziehen.
- Ggf. doppelte Netzschlauchmulllänge nehmen und dann wie beim Schlauchmullverband drehen und erneut überstülpen.
- Immer ungedehnt am Körper abmessen. Die richtige Länge entspricht der zur fixierenden Wundauflage und zusätzlich 10cm an beiden Seiten.

5.2.3 Verbandwechsel bei aseptischen Wunden

Indikation

- postoperativ nach aseptischen Operationen
- an der Eintrittsstelle von Kathetern und Sonden

Material

- Unsterile Materialien:
    - Tablett bzw. Verbandwagen, Einmalhandschuhe
    - Händedesinfektionsmittel, Nierenschale
    - Fixationsmaterialien wie Pflaster, Binden, Schlauchmull
    - Abwurfbehälter, Verbandschere, evtl. Mundschutz
- Sterile Materialien:
    - Einmalhandschuhe, Kompressen oder Tupfer
    - Pinzette (chirurgisch), Schere, NaCl 0,9%

Vorbereitung

- Gegenstände auf desinfizierter Arbeitsfläche richten und auf Vollständigkeit überprüfen.
- Patienten über geplante Maßnahme informieren (auch bewusstlose Patienten!), ggf. Besucher hinaus bitten. Fenster und Türen schließen.

- Patientenbett auf rückenschonende Arbeitshöhe bringen und störende Bekleidung entfernen (Sichtschutz).
- Patient schmerzfrei in Abhängigkeit zur Wundlokalisation lagern.
- Hände desinfizieren und Material gut erreichbar positionieren:
  - ggf. sterile Verpackung öffnen (Pinzette oder Kompressen nachdem der äußere Verband entfernt wurde)
  - Kompressen z.B. mit NaCl-Lösung tränken
- Mundschutz anlegen (z.B. bei Erkältung), unsterile Einmalhandschuhe anziehen.

Durchführung

- Äußeren Verband vorsichtig lösen. Bei Verklebungen der Kompressen mit dem Wundgebiet z.B. mit NaCl-Lösung durchfeuchten, um sie besser ablösen zu können.
- Kompressen vorsichtig ohne Wundberührung entfernen und direkt mit den Einmalhandschuhen im Abwurfbehälter entsorgen.
- sterile Pinzette entnehmen bzw. sterile Einmalhandschuhe anziehen:
  - Wundgebiet mit steriler Pinzette und den bereits mit NaCl-Lösung getränkten Kompressen von innen nach außen reinigen (Abb. 5.1).
  - Für jeden Wischvorgang neue Kompresse verwenden (bei Verwendung von Einmalhandschuhen, nicht die Haut des Patienten berühren).
  - Gereinigte Wunde auf Anzeichen einer Infektion (z.B. Rötung) oder Veränderung des Wundgebiets (z.B. Schwellung) beobachten.
  - Wundabdeckende sterile Kompresse mit der sterilen Pinzette auflegen (bei Drainagen oder Kathetern Schlitzkompressen verwenden oder Kompressen mit steriler Schere einschneiden).
  - Weitere Kompressen zur Abpolsterung des Wundgebiets aufbringen.
- Pflasterlänge an dem zu versorgenden Wundgebiet abgemessen und entsprechend zurechtschneiden. Beim Aufkleben Spannungsblasen vermeiden:
  - locker auflegen, vorsichtig glatt streichen
  - Auswahl des Pflasters nach Empfindlichkeit der Patientenhaut

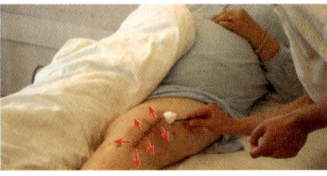

Abb. 5.1 Wunddesinfektion bei aseptischer Wunde. Immer vom keimarmen zum keimbesiedelten Gebiet desinfizieren – von innen nach außen.

Nachsorge

- Ggf. den Patienten beim Anziehen und bei bequemer Lagerung unterstützen.
- Gebrauchte Materialien sachgerecht ver- bzw. entsorgen (z.B. Müll trennen oder korrekten Umgang mit Sterilgut beachten, Arbeitsfläche desinfizieren).
- Abschließend Hände desinfizieren und Maßnahme dokumentieren.

5.2.4 Verbandwechsel bei septischen Wunden

Indikation

- postoperativ nach septischen Operationen
- an der Inzisionsstelle nach Abszessspaltung
- bei sekundär heilenden Wunden (Wundheilungsstörungen)

Material

- Unsterile Materialien:
    - Tablett bzw. Verbandwagen, Einmalhandschuhe
    - Händedesinfektionsmittel, Nierenschale
    - Fixationsmaterialien wie Pflaster, Binden, Schlauchmull,
    - Verbandschere, Abwurfbehälter, Mundschutz, Schutzkittel
- Sterile Materialien:
    - Einmalhandschuhe, Kompressen oder Tupfer
    - chirurgische Pinzette, NaCl 0,9%
    - evtl. verordnete Medikamente wie Hydrokolloide, Wundantiseptika
    - evtl. Materialien zur Wundspülung

Vorbereitung und Durchführung

- Vorbereitung, Durchführung und Nachsorge entspricht im Wesentlichen denen des aseptischen Verbandwechsels (S. 181–182).
- Der entscheidende Unterschied besteht in der Desinfektionsrichtung:
    - immer vom keimarmen zum keimbesiedelten Gebiet desinfizieren (Abb. 5.2)
    - bei septischen Wunden von außen nach innen
- Evtl. Wundantiseptika oder z.B. Hydrokolloide nach Arztverordnung verwenden und mit der sterilen Pinzette oder mit sterilen Handschuhen auflegen (Hydrokolloide müssen nach dem Auflegen leicht angedrückt und erwärmt werden).

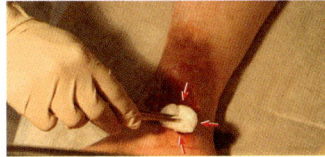

Abb. 5.2 Wunddesinfektion bei septischer Wunde. Hier erfolgt die Desinfektion von außen (keimarmes Gebiet) nach innen (keimbesiedeltes Gebiet).

5.2.5 Okklusive Wundbehandlung

Als Verbandmaterial sind moderne Verbände geeignet, die auf dem Okklusionsprinzip beruhen. Sie halten die Wunde nach dem Modell einer Hautblase feucht, warm und sauber. Darüber hinaus schützen sie den Wundrand vor Mazeration (Aufweichen, Gewebeauflösung) und saugen überschüssige Feuchtigkeit auf.

Wechselintervalle

Von den Herstellern werden lange Intervalle von mehreren Tagen, gar bis zu einer Woche angegeben. Besonders in der Reinigungsphase beobachtet man jedoch oft eine derart starke Exsudation, dass die Auflagen in wesentlich kürzeren Abständen, teilweise sogar täglich gewechselt werden müssen.

Bei Sättigung der Hydrokolloide zeigt sich über der Wunde eine Quellungsblase. Wenn sie den Wundrand erreicht hat, muss der Verband gewechselt werden (Abb. 5.3). Eine Mazeration der Wundränder kann sonst nicht ausgeschlossen werden.

Entfernen des Verbandes

- Fixierung des Verbandes mit unsterilen Handschuhen entfernen (Verbände zur feuchten Wundbehandlung verkleben nicht mit der Wunde, daher wird bei diesem Verbandwechsel eine Verletzung des jungen, äußerst empfindlichen Epithels vermieden).
- Wundauflage vorsichtig mit Pinzette entfernen.

Abb. 5.3 *Wechsel Hydrokolloidverband.* ***a*** *Quellungsblase hat den Wundrand erreicht.* ***b*** *Lösen des Verbandes, physiologisches Gel (nicht mit Eiter zu verwechseln) wird sichtbar.* ***c*** *Säubern der Wunde mit Ringerlösung.* ***d*** *Wundrand vorsichtig trockentupfen.* ***e*** *Neuen Hydrokolloidverband auf die Wunde legen und mit beiden Händen kurz andrücken.* ***f*** *Durch Umwickeln fixieren.*

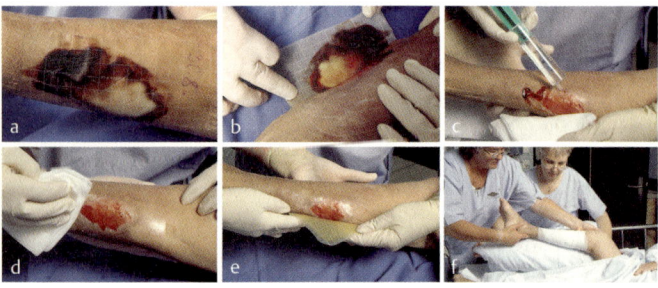

- Zustand der Wunde (Wundinspektion und Beobachten des Verbandes auf Sekretabsonderung) einschätzen.
- Unsauberes Material sofort in Abwurfbeutel abwerfen und diesen entsorgen.
- Schutzhandschuhe achtsam auszuziehen („Schnalzen" verbreitet Keime), sterile Handschuhe anziehen.

5.3 Mikrobiologische Probeentnahmen und Monitoring

Definition: Mikrobiologische Probeentnahmen dienen der systematischen Bestätigung oder dem Ausschluss einer Infektionserkrankung. Sie sind Mittel einer gezielten Diagnosestellung. Unter **mikrobiologischem Monitoring** hingegen versteht man Routinekontrollen bei Patienten oder Umgebungsuntersuchungen.

5.3.1 Blutkulturen

Indikation

- Verdacht auf Bakteriämie oder Sepsis (Septikämie), Peritonitis, Meningitis, Pneumonie
- Fieber unbekannter Ursache oder bei liegendem intravasalem Katheter

Material

- Schutzhandschuhe (evtl. steril), Lochtuch, Blutentnahmekanülen
- Hautantiseptikum (alkohol. PVP-Iod oder 70% Alkohol), sterile Tupfer
- Blutkulturflaschen (aerob und anaerob oder zwei aerobe Flaschen)

5.3 Mikrobiologische Probeentnahmen und Monitoring

Durchführung

- Hände desinfizieren, Plastikkappe von beschrifteter Blutkulturflasche entfernen, ohne Verschlussgummi zu berühren.
- Verschluss desinfizieren, Punktionsfläche mit sterilen Tupfern und Hautantiseptikum ausgiebig desinfizieren (wischen).
- Einwirkzeit von 1 oder 2 Min. beachten, danach zweite Desinfektion.
- Punktionsstelle danach nicht mehr palpieren. Möglichst nicht sprechen oder husten, um Kontaminationsgefahr zu reduzieren. Nach Fehlpunktion Kanüle wechseln.
- Blutentnahme bei Erwachsenen 20–30 ml (bei Säuglingen und Kleinkindern 1–5 ml abhängig vom Patientengewicht in Flasche mit geringerer Menge an Kulturmedium).

Wenn Blut mittels Blutentnahmekanülen entnommen wird:
- Kanüle zwischen Blutabnahme und Inokulation in die Blutkulturflasche wechseln.
- Menge in eine aerobe und anaerobe oder zwei aerobe Flaschen aufteilen.
- Nach dem Beimpfen Flaschen schütteln → gute Durchmischung von Blut und Kulturmedium.

Transport/Lagerung

- Vorrat an Flaschen in Brutschrank bei 37 °C lagern, gegen Abkühlung schützen.
- Transport innerhalb kürzester Zeit ins Labor, ansonsten Lagerung je nach Laborangabe (einige Systeme dürfen nicht vorbebrütet werden).
- Belüftung der aeroben Flaschen (falls erforderlich) nicht auf Station, sondern im Labor unter Verwendung bakteriendichter Filter oder unter Sterilbank.

Tipps und Tricks

- Ein Fieberanstieg muss nicht abgewartet werden (Just 2006).
- Möglichst früh nach Auftreten von Fieber/Schüttelfrost abnehmen.
- Die Abnahme soll möglichst vor Beginn der Antibiotikatherapie oder –pause sein.
- Auch bei liegendem ZVK Blut aus peripherer Vene entnehmen.
- Bei Verdacht auf Katheterinfektion Blut aus ZVK und peripherer Vene entnehmen.

> **Merke:** Keine Blutentnahme aus zentralen Venenkathetern oder periphervenösen Verweilkanülen vornehmen, da hier bereits eine Kontamination vorliegen kann.

5.3.2 Liquor

Durchführung

- Sterile Probenröhrchen vorbereiten.
- Liquorpunktion wird durchgeführt nach korrekter Desinfektion der Haut bzw. nach sorgfältiger Desinfektion unter sterilen Bedingungen aus externer Ventrikeldrainage.
- 1–2 ml Liquor aufteilen in mind. 3 sterile Probenröhrchen, größere Volumina bei Untersuchung u. a. auf Pilze, Tb-Bakterien.
- Probenröhrchen nach Lumbalpunktion und Eintropfenlassen des Liquors sofort mit Schraubkappe dicht verschließen.

Transport/Lagerung

- Damit empfindliche bakterielle Mikroben (Meningokokken, Pneumokokken) nicht absterben, soll der Liquor möglichst sofort körperwarm ins Labor gebracht

werden (ggf. telefonisch ankündigen). Je nach Entfernung ist ein Thermobehälter erforderlich.
- Nicht kühlen, sondern bei Raumtemperatur stehenlassen.
- Falls längere Lagerung notwendig, Teil des Liquors in Blutkulturflasche und in Brutschrank geben.

5.3.3 Pleura-, Perikard-, Synovial-, Peritoneal-Flüssigkeit

Durchführung
- Sterile Probenröhrchen vorbereiten.
- Punktion wird nach sorgfältiger Hautdesinfektion durchgeführt.
- Gewonnenes Material in steriles Probenröhrchen füllen (2–5 ml ausreichend; größere Volumina bei Untersuchung auf Tb-Bakterien).

Transport/Lagerung
- Materialien nicht kühlen. Sehr geringe Mengen beimpfen in vorgewärmter Blutkulturflasche (Erwärmungsgerät Bluttransfusionen).
- Falls längere Lagerung notwendig: Teil des Materials in Blutkulturflasche und (je nach Laborangabe) in Brutschrank geben.

5.3.4 Respirationstrakt

Rachenabstrich
Die Entnahme ist z.B. zum MRSA-Screening indiziert und erfolgt mit Zungenspatel.
- Vorbereitet werden Abstrichtupfer.
- 6 Std. vor der Materialentnahme nicht mehr gurgeln oder Mund spülen (Abnahme am besten morgens).
- Material von entzündeten bzw. sekretbedeckten Regionen der hinteren Rachenwand, des Gaumens und der Tonsillen, z.B. bei eitriger Angina zum Nachweis von A-Streptokokken, mit drehender oder kräftig streichender Bewegung des Tupfers entnehmen.
- Mit Abstrichtupfer entzündete Region oder Rachenring abstreichen, evtl. zweiten Abstrichtupfer für normalen Schleimhautabstrich.
- Kein Sprühanästhetikum verwenden, da durch die Trägersubstanz (Alkohol) das Ergebnis der mikrobiologischen Kultur verfälscht werden kann.
- Aus Tonsillenkrypten Probe vorsichtig unter Drehen des Tupfers entnehmen. Dabei Berührung mit gesund erscheinender Schleimhaut und Speichel vermeiden (physiologische Keimbesiedlung).
- Kühlschranklagerung bis zum schnellstmöglichen Transport ins Labor.

Sputum
- Steriles Probengefäß und Zellstoff vorbereiten.
- Wenn möglich, vorher Mund mehrfach mit Leitungswasser spülen lassen.
- Respiratorisches Sekret aus Bronchialsystem hoch husten und in steriles Behältnis expektorieren lassen (> 1ml).
- Untersuchung innerhalb von 4 Std. ist dringend anzustreben.
- Im Kühlschrank (4°C) Zwischenlagerung, bei längerer Transportzeit Kühllagerung.

Merke: Speichel ist für mikrobiologisch-diagnostische Zwecke unbrauchbar!

Trachealsekret

Trachealsekret kann auf drei Arten gewonnen werden:
1. nasotracheale bzw. pharyngotracheale Absaugung
2. bronchoskopische Absaugung und bronchoalveoläre Lavage (BAL) (d.h. ein alveolärer Auswaschvorgang) oder geschützte Bürste
3. transtracheale Aspiration

Dabei wird jeweils soviel Sekret wie möglich abgesaugt bzw. aspiriert (BAL: 40–80 ml).

Transport/Lagerung: Siehe Sputum.

5.3.5 Uringewinnung zur bakteriellen Diagnostik

Am besten eignet sich der erste Morgenurin, i.d.R. der sogenannte Mittelstrahlurin, bei Frauen evtl. durch Katheterisierung. Da das Risiko einer iatrogenen Infektion besteht, sollte eine Katheterisierung nur unter strenger Indikation (z.B. bei einer bestehenden Kontraindikation für eine Blasenpunktion) und sterilen Kautelen durchgeführt werden.

Eine suprapubische Blasenpunktion durch den Arzt sollte immer dann durchgeführt werden, wenn das bakteriologische Ergebnis des Mittelstrahlurins nicht zweifelsfrei ist. Kontraindikationen für diese Punktion sind
- Blutungsneigung, eitrige Harnwegsinfektion,
- Voroperation im Unterbauch, Verdacht auf Tumor.

Darüber hinaus ist die Methode problemlos durchzuführen.

Bei Kindern werden zur Uringewinnung Einmal-Plastikklebebeutel verwendet. Der Morgenurin ist am besten geeignet, die letzte Miktion sollte mehr als 3 Stunden zurückliegen.

Mittelstrahlurin

- Urinaufnahmegefäß (sauberes Steckbecken), Schutzhandschuhe, verschlossen sterilen Urinbecher oder Tauchnährboden vorbereiten (Abb. 5.4).
- Harnröhre zum Urinlassen steril darstellen.
- Erste Milliliter verwerfen, ohne Unterbrechung steriles Gefäß füllen (5–10 ml).

Anleitung für die kooperationsfähige, selbstständige Frau

- Reinigung des äußeren weiblichen Genitals mit Einmalwaschlappen und Spreizen der Labien (kein Desinfektionsmittel verwenden).
- Zur Reinigung und Urinabgabe mit gespreizten Beinen über die Toilette stellen. Äußere Genitalien immer von vorn oben nach unten hinten reinigen!
- Urin wird stehend entleert. Die erste Urinportion abfließen lassen und die mittlere Portion aus dem freien Urinstrahl in das sterile Gefäß auffangen lassen. Dabei sollte der Urin kontaminierte Schamhaare nicht berühren.

> **Merke:** Keine Schleimhautantiseptik bei Reinigung des äußeren Genitals oder der Harnröhrenmündung anwenden, der bakteriologischer Befund könnte durch Desinfektionsmittel verfälscht werden!

Anleitung für die eher immobile Frau

- Nach dem Duschen, einer Genitalspülung oder Reinigung mit Spreizen der Labien Uringewinnung auf dem gynäkologischen Untersuchungsstuhl oder mithilfe der Bettpfanne und pflegerischer Unterstützung im Patientenbett.
- Bei Misslingen muss in aseptischer Technik katheterisiert werden.

5 Pflegerische Interventionen bei der medizinischen Diagnostik

> **Merke:** Beim Trocknen der Schleimhaut nicht reiben, sondern tupfen. Es besteht die Gefahr falsch positiver Erythrozytenbeimengungen durch Mikroblutungen.

Anleitung für den Mann
- Präputium (Vorhaut) zurückstreifen und mit Einmalwaschlappen oder Kompressen Eichel und Harnröhrenmündung mit Wasser gründlich reinigen.
- Beim Urinlassen 10–50 ml Urin auffangen, jedoch nicht die erste Portion, da sie mit Keimen aus der Harnröhre belastet sein kann.
- Auch bei Untersuchung mit Eintauchnährboden (z.B. Uricult, s. Abb. 5.4) erst die zweite Portion des Urins steril auffangen und Nährboden kurz eintauchen.

Beschicken des Eintauchnährbodens und Resistenzprüfung
Das Vorgehen zeigt Abb. 5.4. Die so vorbereitete Trägereinheit wird ohne Verzug zur Inkubation, Auswertung, Kultur und Resistenzbestimmung an das Labor weitergeleitet. Falls dies nicht möglich ist, muss der Nährboden in einem Brutschrank bei 37 °C aufbewahrt werden. Nach 24 Stunden kann ggf. durch Auszählen der makroskopisch sichtbaren Kolonien die Keimzahl bestimmt und die Kultur anschließend im Kühlschrank zwischengelagert werden.

*Abb. 5.4 Durchführung des Uricult-Tests. **a** Deckel mit Eintauchnährboden unter aseptischen Bedingungen von sterilem Untersuchungsröhrchen abschrauben **b** Uricult-Nährmediumträger in die frisch gelassene Urinprobe eintauchen bis die Agaroberflächen vollständig bedeckt sind **c** überflüssigen Urin abtropfen lassen und mit saugfähigem Papier abtupfen **d** Uricult-Nährmedium mit den Musterbildern vergleichen, um die Kolonienzahl zu ermitteln.*

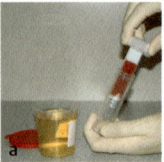 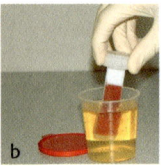 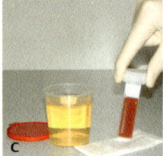 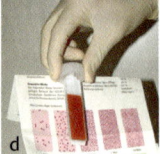

Infektionsrelevante Keimzahlen
Folgende Keimzahlen sprechen für eine Harnwegsinfektion:
- 10^3/ml bei Katheterurin
- 10^5/ml bei Mittelstrahlurin
- 10000–100000/ml gelten als kontrollbedürftig
- < 10000/ml sind Hinweis für eine Verunreinigung

> **Merke:** Der alleinige Nachweis von Bakterien ohne Leukozyturie ist häufig auf eine Verunreinigung zurückzuführen.

Katheterurin (transurethral oder suprapubisch)
- Hautantiseptikum (70% Alkohol), 10 ml-Spritze, Kanüle, steriles Probenröhrchen vorbereiten.
- Punktionsstelle am Drainagesystem desinfizieren und Urin aseptisch mit Spritze und evtl. Kanüle entnehmen (5–10 ml).
- Wirkstoff abtrocknen lassen.
- Urinprobe möglichst sofort untersuchen oder sofort in Kühlschrank stellen.

5.3 Mikrobiologische Probeentnahmen und Monitoring

> **Merke:** Niemals Urin aus dem Sammelbeutel entnehmen! Wenn nötig, Urin stauen; Ableitungsschlauch ca. 3–5 cm distal von der Punktionsstelle abklemmen. Keine Diskonnektion der Verbindung Katheter-Ableitungsschlauch vornehmen!

Einmalkatheterurin.
- erste Urinprobe verwerfen (Gleitmittel enthält Desinfektionsmittelzusatz → falsch negatives Ergebnis)
- zweite Portion Urin in eine sterile Schale geben und damit Nährboden beimpfen

Blasenpunktionsurin

- Hautantiseptikum, 10 ml-Spritze, Kanüle, steriles Probenröhrchen oder Tauchnährboden vorbereiten.
- Zur Punktion sollte die Blase gefüllt sein.
- Nach Hautdesinfektion führt der Arzt die suprapubische Punktion der Blase durch.
- Für die Urinprobe werden 5–10 ml benötigt. Der gewonnene Urin aus der Spritze wird in ein steriles Uringefäß gespritzt oder sofort tropfenweise über beide Seiten des Nährbodens (z. B. Uricult) verteilt.
- Urinprobe möglichst sofort untersuchen oder sofort nach Abnahme in Kühlschrank stellen.

5.3.6 Gastrointestinaltrakt

Duodenalsaft/Galle

- Sterile Probenröhrchen vorbereiten.
- Nach Duodenalsondierung wird vom Arzt so viel Galle wie möglich aspiriert.
- Proben in sterilen Probenröhrchen sofort zur Untersuchung bringen.
- Zum Nachweis von Lamblien sofort nach Entnahme in der Klinik ein (ungefärbtes) Objektträgerpräparat mikroskopieren oder innerhalb von 20 Min. ins mikrobiologische Labor bringen.

Stuhluntersuchungen

Stuhluntersuchungen werden z. B. bei Verdacht auf Enteritis (Darminfektion) durch Salmonellen, Shigellen und Rotaviren angeordnet. Zum Nachweis darmpathogener Mikroben sollte, wenn möglich, eine Stuhlprobe entnommen werden. Nützlich ist eine vorherige schriftliche Information des Patienten.

Stuhlprobe

- Stuhl in sauberes Gefäß absetzen, z. B. Bettpfanne (ohne Urinbeimengung).
- Probe mittels Spatel in ein Stuhlröhrchen übertragen (etwa bohnengroße Portion bzw. 1 ml dünnflüssiges Material).
- Probe am besten sofort untersuchen, ansonsten bei 4 °C (Kühlschrank) lagern.
- Bei Verdacht auf Amöben oder Lamblien körperwarmen Stuhl unverzüglich einsenden (muss innerhalb von 20 Min. mikroskopiert werden).

Haemoccult-Test

- Test auf okkultes, d. h. mit dem bloßen Auge nicht sichtbares Blut im Stuhl (Haemoccult u. a.)
- An drei aufeinanderfolgenden Tagen kleine Menge Stuhl im Labor zur Untersuchung abgeben.
- Bei positivem Test sind weitere Untersuchungen erforderlich.
- Das kolorektale Karzinom muss nicht zwangsläufig die Ursache von Blut im Stuhl sein.

- Andere Ursachen sind z. B. Hämorrhoiden; auch können nach einer Fleischmahlzeit geringe Blutmengen einen falsch-positiven Test bewirken.

> **Merke:** Haemoccult ist ein Test auf okkultes Blut im Stuhl und kein Test, um kolorektale Karzinome nachzuweisen.

> **Praxistipp:** Machen Sie den Patienten darauf aufmerksam, dass der Stuhl nicht aus dem Wasser des Tiefspül-WCs auf die Testbriefchen aufgetragen werden darf. Oberflächliches Blut kann beim Eintauchen des Stuhls in das Wasser bereits hämolysieren (sich auflösen).

5.3.7 Wundsekrete, Punktate und Biopsiematerial

Eiter, Abszesspunktat, Wundsekret
- Hautantiseptikum, 10 ml Spritze, (Knopf-)Kanüle vorbereiten.
- Nach Desinfektion der Haut Eiterherd punktieren und in sterile Spritze aspirieren. Soviel wie möglich aspirieren, durch Punktion gewonnenes Material ist besser geeignet als Abstriche!
- Material in steriles Röhrchen spritzen und unverzüglich ins Labor bringen.
- Beachten:
  - Möglichst vor chirurgischer Eröffnung punktieren.
  - Bei Verdacht auf Tetanus oder Gasbrand Gewebebiopsie entnehmen (keine Abstriche!)

> **Praxistipp:** Tupferabstriche enthalten oft zuwenig Material und sollten, insbesondere bei Abszessen oder tiefen Wundinfektionen, nach Möglichkeit durch Alternativverfahren wie Gewebebiopsien ersetzt werden. Abstriche enthalten eher Umgebungskeime, Eiter hingegen enthält neben Leukozyten und eingeschmolzenem Gewebe v. a. die verursachenden Mikroorganismen.

Offene Ulzera
- sterile Abstrichtupfer, sterilen scharfen Löffel, steriles Röhrchen, Skalpell oder 10 ml Spritze mit (Knopf-)Kanüle vorbereiten.
- Wenn möglich mit Spritze Eiter aspirieren (soviel wie möglich).
- Bei wenig Sekret Material nach Entfernen von Belägen (ohne Hautdesinfektion) aus der Tiefe der Wunde entnehmen.
- Gewebe vom Wundrand exzidieren oder mit sterilem Tupfer Abstrich vom Wundrand entnehmen.
- Lagerung bis zum Transport ins Labor im Kühlschrank.
- Abstrichtupfer in Transportmedium lagern bei Zimmertemperatur

Biopsiematerial
Häufig ist eine Biopsie die einzige Möglichkeit, um eine tiefe Mykose nachzuweisen (AIDS-Patienten).
- Hautantiseptikum, Skalpell, Verbandset mit Pinzette, steriles Probenröhrchen, NaCl 0,9% vorbereiten.
- Aseptisch entnommene Gewebeprobe in Röhrchen ohne Transportmedium geben (wenn möglich 1 cm^3).

- Nicht in Formalin fixieren!
- Möglichst sofortiger Transport ins Labor (Autolyse), ansonsten Lagerung bei 4 °C im Kühlschrank.

> **Merke:** Besonders zu beachten sind die einzuhaltenden Transportzeiten, Transporttemperaturen und Versandmaterialien, da sonst das Material schnell wertlos werden kann und bei Verarbeitung keine aussagefähigen Befunde liefert.

5.4 Punktionen und Biopsien

5.4.1 Arterielle Gefäßpunktion

> **Definition:** Einstechen in die Arterie zu diagnostischen oder therapeutischen Zwecken.

Indikation

- Injektion von Medikamenten zur Gefäßerweiterung (z. B. bei arterieller Verschlusskrankheit)
- Einlegen eines Katheters zur Hämodialyse, arteriellen Blutdruckmessung
- Röntgenkontrastuntersuchung z. B. bei einer Nierenangiografie
- Blutentnahme zur Blutgasanalyse (S. 223)

Assistenz bei arterieller Gefäßpunktion

Material

- Unsterile Materialien:
  - Blutdruckapparat mit Stethoskop
  - Materialien zur Hautdesinfektion und Lokalanästhesie
  - Einmalhandschuhe, evtl. Materialien zur Rasur, Bettschutz
  - Sandkissen zur Kompression
  - Laborröhrchen mit Leistungsanforderungsschein
  - Auffanggefäß, Abwurfbehälter, Kanülensicherheitsbox
  - Blutgerinnungswerte und Einverständniserklärung des Patienten
- Sterile Materialien:
  - Punktionskanüle je nach Punktionsort (z. B. A. femoralis, A. radialis)
  - Spritze (z. B. für Lokalanästhetikum oder Kontrastmittel)
  - Tupfer, Handschuhe, Verbandmaterialien

Vorbereitung

- Hände desinfizieren, Gegenstände auf desinfizierter Arbeitsfläche richten und auf Vollständigkeit prüfen.
- Laborröhrchen mit Patientendaten etikettieren.
- Wenn erforderlich Patient nach Arztverordnung prämedizieren.
- Patient über Maßnahme informieren und bitten, die Toilette aufzusuchen.
- Anwesende Besucher aus dem Zimmer bitten, Fenster und Türen schließen.
- Patientenbett auf rückenschonende Arbeitshöhe bringen und störende Kleidungsstück entfernen (Intimsphäre!)

Durchführung am Beispiel Punktion der A. femoralis

- Patient in flacher Rückenlage lagern.
- Bettschutz unterlegen, Einmalhandschuhe anziehen, ggf. Punktionsstelle rasieren.

- Während der Maßnahme:
  - Patienten psychisch betreuen und ablenken.
  - Puls, Blutdruck und Atmung regelmäßig kontrollieren und überwachen.
  - Evtl. auftretende Abwehrreflexe zum Schutz des Patienten verhindern und beruhigend auf ihn einwirken.
- Dem Arzt assistieren:
  - Sterile Handschuhe, Desinfektionsmittel, Katheter, evtl. Spritze (z.B. mit Lokalanästhetikum oder Kontrastmittel) anreichen.
  - Beim Anlegen eines sterilen Kompressionsverbands mit Sandkissen assistieren und Punktionsstelle für 5 Min. komprimieren.

Nachsorge

- Patient beim Rücklagern und beim Anziehen unterstützen und auf Bettruhe (je nach Situation) für ca. 6 Stunden hinweisen.
- Punktionsstelle für diese Zeit mit dem Sandkissen komprimieren und Verband auf Nachblutungen kontrollieren.
- Bei Schmerzen, Kreislaufschwäche oder Nachblutung soll sich der Patient sofort melden. Rufanlage in Reichweite bringen.
- Material sachgerecht ver- bzw. entsorgen und entnommene Blutprobe im Untersuchungsröhrchen mit Leistungsanforderungsschein ins Labor bringen.
- Abschließend Hände desinfizieren und Maßnahme dokumentieren.
- Nach der Punktion Vitalzeichen engmaschig kontrollieren.

5.4.2 Aszitespunktion

> **Definition:** Bei der **Aszitespunktion** wird Flüssigkeit, die sich in der Bauchhöhle angesammelt hat, zur Therapie oder weiteren Diagnostik entnommen. Synonym: Peritonealpunktion.

Indikation

- bakteriologische und zytologische Diagnostik, z.B. Suche nach Tumorzellen, Leukozyten, ebenso zur enzymatischen Messung eines Aszites (Bestimmung des Eiweißgehalts)
- Therapeutisch indiziert zur Reduktion des Bauchwassers bei ausgeprägtem Aszites oder zur Drainage bei einer Peritonitis (Bauchfellentzündung) oder einem Abszess.

Kontraindikation

- bestehende Pankreatitis, Gerinnungsstörungen, Schwangerschaft
- hepatisches Präkoma (leberbedingtes Vorstadium eines Komas)
- Hydronephrose (durch Harnstauung verursachte Erweiterung des Nierenbeckens und degenerative Veränderung des Nierengewebes)
- mehrfache Bauchoperationen

Assistenz bei Aszitespunktion

Vorbereitung
- Patient sollte Blase entleeren und wird liegend gelagert
- abhängig von der Behaarung ggf. Rasur
- Markierung des Punktionsortes unter sonografischer Kontrolle
- Lokalanästhesie im Bereich des Punktionsortes (z.B. Medianlinie zwischen Nabel und Symphyse [Schambeinfuge])

5.4 Punktionen und Biopsien

Diagnostische Punktion

- Es wird eine 20–50-ml-Spritze mit einer Nadel mit großem Innendurchmesser verwendet.
- Nadel wird während der Einatmung des Patienten unter sterilen Bedingungen in die Bauchhöhle eingeführt.
- Nachdem die Spritze mit Aszitesflüssigkeit gefüllt ist, wird die Nadel schnell zurückgezogen.
- Es wird ein steriler Verband angelegt (ggf. kann weitere Aszitesflüssigkeit aus dem Punktionsloch nachlaufen).

Therapeutische Punktion

- Maßnahme erfolgt unter sterilen Bedingungen.
- Während der Punktion sollte der Patient durch Pressen die Bauchdecke anspannen.
- Mithilfe eines Schlauchsystems mit Dreiwegehahn, Spritze und Auffangbeutel kann die Aszitesflüssigkeit aus dem Bauchraum gezogen werden.
- Je nach Umstellen des Dreiwegehahns läuft die Flüssigkeit aus dem Bauchraum in die Spritze oder von der Spritze in den Auffangbeutel.
- Dies wird so oft wiederholt, bis die gewünschte Aszitesmenge entfernt wurde.
- Abschließend wird ein steriler Verband angelegt und die entnommene Flüssigkeit im Labor auf Zellzahl, Zellzytologie, Albumingehalt, Glukosegehalt, Laktatkonzentration, Amylase, Blutzellen und Lymphe untersucht.

Nachbereitung

- flache Rückenlagerung
- Aus der Punktionsstelle kann sich noch etwas Flüssigkeit entleeren, ggf. Punktionsstelle für etwa 1–2 Std. durch Leibbinde komprimieren.
- Bis zu 2 Std. nach Eingriff Vitalfunktionen (Blutdruck und Puls) überwachen.
- selten Komplikationen wie Infektionen des Bauchraums, Blutungen mit Hämatombildung, Verletzungen von Organen im Bauchraum, Überempfindlichkeitsreaktionen auf das Lokalanästhetikum

5.4.3 Beckenkammpunktion, Beckenkammbiopsie (Crista-Biopsie)

> **Definition:** Knochen- und/oder Knochenmarkbiopsie mittels Stanzkanüle (z.B. nach Jamshidi) oder Hohlfräse im Bereich des Darmbeinkamms (Crista iliaca) zur Gewinnung von Untersuchungsmaterial. Eine weitere Möglichkeit zur Gewinnung von Knochenmark ist die Sternalpunktion.

Indikation

- Untersuchungen, die am Knochenmark durchgeführt werden, betreffen z.B.
  - blutbildende Zellen (z.B. zum Nachweis von Blutbildungsstörungen),
  - Zellbildung: Stammzellen, Zellen der körpereigenen Abwehr, Erythrozyten (z.B. zum Nachweis einer Leukämie),
  - Typisierung für Transplantationen.

Prinzip

- Beckenkammpunktion: Aspiration von Knochenmark mit einer Spritze
- Beckenkammbiopsie: Ausstanzen eines Knochenzylinders
- Im Labor wird es histologisch aufbereitet und gefärbt, um die verschiedenen Zelltypen in ihren unterschiedlichen Reifestadien darzustellen.

- Knochenmark, aus dem Stammzellen für eine autologe Stammzelltherapie gewonnen werden sollen, wird als Pharmarohstoff aufbereitet und versendet. Es wird nicht in Formaldehyd gegeben.

Assistenz bei Beckenkammpunktion

Material
- Unsterile Materialien:
  - Blutdruckapparat mit Stethoskop
  - Materialien zur Hautdesinfektion und Lokalanästhesie
  - Einmalhandschuhe, evtl. Materialien zur Rasur
  - Bettschutz und Sandkissen
  - Abwurfbehälter und Kanülensicherheitsbox
  - Laborröhrchen mit Leistungsanforderungsschein
  - Blutgerinnungswerte und Einverständniserklärung des Patienten
- Sterile Materialien:
  - Punktionskanüle nach Jamshidi mit Trokar, 5-ml-Spritze
  - Lochtuch, Handschuhe, Verbandmaterialien

Vorbereitung
- Patient wird vom Arzt aufgeklärt, er muss schriftlich sein Einverständnis geben. Der Gerinnungsstatus muss überprüft worden sein, er sollte im Normbereich liegen.
- Patient sollte zur Untersuchung nüchtern sein und wird nach Arztverordnung prämediziert.
- Händedesinfektion, Laborröhrchen mit Patientendaten etikettieren und benötigte Gegenstände auf desinfizierter und steriler Arbeitsfläche richten.
- Patient über geplante Maßnahme informieren, ggf. sollte er die Blase entleeren.
- Fenster und Türen schließen, Besucher aus dem Zimmer bitten und störende Kleidungsstücke entfernen (Sicht- und Wärmeschutz beachten).
- Patient
  - wird in flacher Bauchlage gelagert,
  - bekommt einen Bettschutz untergelegt,
  - wird evtl. an der Punktionsstelle rasiert (Einmalhandschuhe anziehen).

Durchführung
- Punktionsstelle wird durch Arzt desinfiziert und anästhesiert (Einwirkzeit), evtl. wird dazu ein Lochtuch vorgelegt.
- Während der Maßnahme wird dem Arzt assistiert:
  - Handschuhe anreichen, Kanüle mit Mandrin anreichen.
  - Kanüle wird eingeführt, Mandrin steril abgelegt.
  - Spritze anreichen zum Aspirieren. Patient darauf vorbereiten, dass das Absaugen von Knochenmark schmerzhaft ist, weil Lokalanästhesie nur bis zur Knochenhaut reicht. Evtl. auftretende reflexartige Abwehrbewegungen verhindern, um ein Verrutschen der Nadel zu vermeiden,
  - Reagenzglas anreichen und aspiriertes Material einspritzen lassen.
  - Kanüle mit Mandrin verschließen und entfernen.
  - Zur Biopsie Stanznadel anreichen. Nach Einbringen der Stanznadel wird die Kanüle entfernt und das Material über den Mandrin in das Reagenzglas mit Lösung gegeben.
- Während der Maßnahme Patient psychisch betreuen und ablenken. Puls, Blutdruck und Atmung kontrollieren und überwachen.
- Abschließend beim Anlegen eines aseptischen Verbands assistieren und Stichwunde komprimierten (ggf. Sandkissen auf die Wunde legen).

Nachsorge

- Patient beim Rücklagern und Anziehen unterstützen.
- Ca. 6 Stunden Bettruhe, währenddessen Punktionsstelle mit Sandkissen komprimieren.
- Patient darauf hinweisen, dass er sich bei Schmerzen, Kreislaufschwäche oder Beobachtung von Flüssigkeitsaustritt aus Punktionsgebiet sofort melden muss (Rufanlage in Reichweite?).
- Nach weiteren Bedürfnissen erkundigen (Lagerung bequem? Getränk erwünscht? Fenster öffnen?).
- Material sachgerecht ver- bzw. entsorgen und entnommene Probe im Untersuchungsröhrchen mit Leistungsanforderungsschein ins Labor schicken.
- Nach Händedesinfektion Maßnahme dokumentieren.
- Engmaschig Vitalzeichen und Verband auf Flüssigkeitsaustritt kontrollieren.

5.4.4 Lumbalpunktion

> **Definition:** Unter **Lumbalpunktion** versteht man eine Punktion des Rückenmarkkanals zur Entnahme der Nervenflüssigkeit (Liquor cerebrospinalis) mittels eines Einstichs mit einer speziellen dünnen Nadel in den Bereich der Lendenwirbelsäule (lumbal). Synonym: Spinalpunktion.

Indikation

- Nachweis von infektiösen Erkrankungen des Zentralnervensystems
- Druckentlastung bei erhöhtem Hirndruck z.B. bei Hydrozephalus („Wasserkopf"), Erweiterung der Liquorräume
- Tumorzellennachweis, Messung des Liquordruckes
- Applikation von Medikamenten (Spinalanästhesie)

Prinzip

- Es wird eine lange dünne am besten atraumatische Hohlnadel mit Mandrin genutzt.
- Meist erfolgt der Einstich im Lendenwirbelsäulenbereich, zwischen dem dritten und vierten (L3/L4) oder vierten und fünften (L4/L5) Lendenwirbeldornfortsatz.

Assistenz bei Lumbalpunktion

- Um Folgekomplikationen zu reduzieren erfolgen vor der eigentlichen Punktion zusätzlich folgende Schritte:
  - Aufklärung des Patienten durch den Arzt und Einholen des schriftlichen Einverständnisses
  - Kontrolle der Gerinnungswerte
  - ggf. Spiegelung des Augenhintergrundes, um einen erhöhten Hirndruck auszuschließen

- Die Untersuchung wird oft als angstbeladen empfunden, weil viele Patienten eine Verletzung des Rückenmarks fürchten. Diese ist zwar nicht vollkommen auszuschließen, kommt aber überaus selten vor.

Material

- Unsterile Materialien:
  - Blutdruckapparat mit Stethoskop
  - Materialien zur Hautdesinfektion
  - Materialien zur Lokalanästhesie
  - Einmalhandschuhe, evtl. Rasurmaterialen, Bettschutz, Abwurfbehälter

5 Pflegerische Interventionen bei der medizinischen Diagnostik

- Liquorröhrchen mit Leistungsanforderungsschein
- Blutgerinnungswerte und Einverständniserklärung des Patienten
- Sterile Materialien:
  - Punktionskanüle mit Mandrin in verschiedenen Größen
  - 5-ml-Spritze
  - evtl. Steigrohr zum Durchführen des Queckenstedtversuchs
  - Lochtuch, Handschuhe, Verbandmaterialien
  - Materialien zur Venenpunktion (S. 198)

Vorbereitung

- Hände desinfizieren, benötigte Gegenstände auf desinfizierter und steriler Arbeitsfläche richten und auf Vollständigkeit prüfen.
- Patienten nach Arztverordnung prämedizieren und sich über seine Nüchternheit rückversichern.
- Laborröhrchen werden mit Patientendaten etikettiert, weitere Vorbereitungen:
  - Fenster und Türen schließen, Besucher aus dem Zimmer bitten.
  - Patientenbett auf eine rückenschonende Arbeitshöhe bringen.
  - Störende Kleidungsstücke entfernen bzw. Flügelhemd anziehen (für Sicht- und Wärmeschutz sorgen).
- Patienten über Beginn der geplanten Maßnahme informieren, ggf. Blase entleeren lassen.

Durchführung

- Patient in Seitenlage mit gekrümmtem Rücken oder sitzend mit Rundrücken ("Katzenbuckel") und angezogenen Beinen lagern.
- Patienten nach vorne abstützen und ihn während der gesamten Maßnahme auf Zeichen der Kreislaufschwäche beobachten und beruhigend auf ihn einwirken. Puls, Blutdruck und Atmung während der Punktion kontrollieren und überwachen.
- Bettschutz unterlegen und Einmalhandschuhe anziehen, evtl. Punktionsstelle rasieren.
- Desinfektion und Lokalanästhesie der Punktionsstelle durch den Arzt.
- Nach Einwirkzeit Punktion durch Arzt und Assistenz durch Pflegende:
  - Lochtuch, Handschuhe und Punktionskanüle anreichen.
  - Patient vor dem Einstich informieren und sich nach seinem Befinden erkundigen,
  - nach Punktion wird der Mandrin herausgezogen.
  - Fließt kein Liquor wird die Lage der Kanüle korrigiert bzw. evtl. mit neuer Kanüle nochmals punktiert.
  - Liquor tropft in das darunter gehaltene Liquorröhrchen (i. d. R. werden 3 – nummerierte – Röhrchen gefüllt).
  - Pflegende nimmt gefüllte Röhrchen so in Empfang, dass sie die sterilen Handschuhe des Arztes nicht berührt und verschraubt die Röhrchen.
  - Mandrin wird in die Kanüle wieder eingeführt, die Kanüle entfernt und in den Abwurfbehälter entsorgt.
  - Punktionsstelle mit sterilen Kompressen komprimieren.
- Beim Anlegen eines Verbands bei aseptischer Wunde (S. 180) und abschließender Blutentnahme (Serum- und Chemieröhrchen) assistieren.
- Anschließend den sofortigen Transport alle entnommenen Proben inklusive Anforderungsschein ins Labor veranlassen.

5.4 Punktionen und Biopsien

Nachsorge

- Patienten beim Ankleiden und bei Bauchlagerung (Verschluss der Punktionsstelle) unterstützen.
- Patient muss eine gelockerte Bettruhe einhalten und sollte viel trinken, um Liquor nachzubilden (Getränke ans Bett stellen).
- Bei Kopfschmerzen, Kreislaufschwäche oder Bemerken von Flüssigkeitsaustritt aus dem Punktionsgebiet soll sich der Patient sofort melden, Rufanlage in Reichweite bringen.
- Material ver- bzw. entsorgen, Hände desinfizieren, Maßnahme dokumentieren.
- Mehrere Std. nach Punktion kontrollieren, ob der Patient seine Beine ungehindert bewegen kann. Ist dies nicht der Fall, kann dies ein Indiz für einen Bluterguss im Spinalkanal sein.

Bewertung

- Liquor wird auf Farbe, Zellbestandteile und Zusammensetzung sowie weitere Aspekte untersucht. Eine Veränderung der Zusammensetzung des Liquors weist auf eine Erkrankung hin (Tab. 5.2).
- Bei einigen Erkrankungen des Nervensystems, z.B. einer Entzündung der Hirnhäute (Meningitis) oder Blutung im Liquorraum, verändern sich Zusammensetzung und Aussehen der Nervenflüssigkeit:
  - Trüber oder eitriger Liquor deutet auf Zellzahlerhöhung hin.
  - Blutiger Liquor weist auf Blutung im Liquorraum oder artifiziell (künstlich) verursachte Blutung durch die Punktion hin (bei artifiziellen Blutbeimischungen kommt es zur allmählichen Entfärbung der drei Röhrchen, bei einer Blutung im Liquorraum sind alle drei Röhrchen gleich verfärbt).
- Bei viralen und bakteriellen Infektionen des zentralen Nervensystems ist die im Liquor enthaltene Zellzahl erhöht, und es sind Granulozyten zu finden. Weiter sind Bakterien, speziell Meningokokken, bei einer Meningitis auffindbar.
- Bei einer bakteriellen Entzündung ist mit Abfall des Glukosegehaltes und Anstieg des Laktat- und Proteinwertes im Liquor zu rechnen. Mittels Untersuchung der Immunglobuline kann die Herkunft dieser Proteine bestimmt werden.

Tab. 5.2 Beurteilung des lumbal entnommenen Liquors (Masuhr u. Neumann 2005).

Bestandteile des Liquors	Normalbefund	pathologischer Befund
Farbe	wasserklar	blutig, trüb
Zellzahl	≤ 5 Zellen/ μl	> 5 Zellen/ μl
Differenzialzellbild	etwa $2/3$ Lymphozyten, $1/3$ Monozyten	Verschiebung des Zellverhältnisses, Auftreten von Plasmazellen, Granulozyten, Makrophagen, Tumorzellen
Eiweiß	200 – 450 mg/l	Vermehrung des Gesamtproteins
Glukose	45 – 75 mg/dl	erhöhte oder verminderte Glukosekonzentration
Laktat	10 – 20 mg/dl	erhöhte oder verminderte Laktatkonzentration
Liquordruck	< 200 mmH$_2$O	> 250 mmH$_2$O

5.4.5 Venöse Gefäßpunktion

> **Definition:** Einstechen in die Vene zu diagnostischen oder therapeutischen Zwecken.

Indikation

- Injektion bzw. Infusion von Medikamenten
- Transfusion, Blutentnahme

Material

- Schutzhandschuhe, Desinfektionsmittel, Stauschlauch
- intravenöse Kanüle oder Butterfly-Kanüle in verschiedenen Größen
- Blutentnahmeröhrchen (Monovetten, Vacutainer) je nach Arztanordnung
- Kanülensicherheitsbox, sterile Tupfer, Pflaster zum Schnellverband
- Bettschutz, Laboranforderungsschein

Vorbereitung

- Namensangabe des Patienten mit Angaben auf den vorbereiteten Röhrchen abgleichen.
- Hände desinfizieren und Gegenstände auf desinfizierter Arbeitsfläche richten und auf Vollständigkeit prüfen.
- Patient über geplante Maßnahme informieren (auch bewusstlose Patienten!), Besucher aus dem Zimmer bitten.
- Patientenbett auf rückenschonende Arbeitshöhe bringen und störende Kleidungsstücke entfernen.
- Patient sollte sicher sitzen oder liegen (Verletzungsgefahr, wenn stehender Patient kollabiert!).

Durchführung

- Geeignete Punktionsstelle wird ertastet, die Vene sollte spürbar gut gefüllt sein:
  - Ellenbeuge, Unterarm
  - Hand- oder Fußrücken (nur in Ausnahmefällen, da sehr schmerzhaft)
- Bei Patienten mit Hemiplegie nie am betroffenen Arm Blut abnehmen!
- Bettschutz positionieren und venöse Stauung anlegen:
  - Stauungsdruck darf arteriellen Blutdruck nicht übersteigen, d.h. Radialispuls muss tastbar sein.
  - Haut des Patienten nicht einklemmen.
- Venenfüllung kann optimiert werden durch z.B.
  - Faust öffnen und schließen lassen,
  - äußerliche Wärmeanwendung z.B. durch feuchtes, warmes Tuch.
- Punktionsstelle gründlich desinfizieren und entfetten (Einwirkzeit beachten!); nach Desinfektion darf Vene nicht noch einmal betastet werden.
- Während der Einwirkzeit Handschuhe anziehen und Kanüle auf Blutentnahmeröhrchen aufsetzen.
- Durch Straffung der Haut Vene so fixieren, dass sie der Nadelspitze nicht ausweichen kann:
  - Kanüle in einem flachen Winkel mit dem Schliff nach oben einstechen und unter leichtem Druck vorschieben.
  - In die Punktionsnadel eindringendes Blut ist ein Zeichen dafür, dass die Kanülenspitze in der Vene liegt.
  - Spritzenkolben zur Aspiration von Blut zurückziehen.

- Müssen mehrere Röhrchen gefüllt werden, beim Wechsel Kanüle gut fixieren und neue Röhrchen vorsichtig aufsetzen und an den Nocken einrasten lassen.
- Alle Röhrchen mit ausreichend Blut füllen.
- Röhrchen mit Zusätzen (z.B. Zitrat) kippen, um gute Durchmischung zu gewährleisten.
- Stauung entfernen, sterilen Tupfer auf die Einstichstelle legen und Kanüle rasch entfernen und direkt in die Kanülensicherheitsbox entsorgen.
- Tupfer auf die Einstichstelle drücken und Schnellverband anlegen.
- Kolben der gefüllten Röhrchen vollends hochziehen und abbrechen.

Nachsorge

- Ggf. Patient beim Anziehen unterstützen und rücklagern.
- Material entsorgen und Transport der Blutproben ins Labor sicherstellen.
- Hände desinfizieren und Maßnahme dokumentieren.

5.5 Injektionen

5.5.1 Grundlagen

> **Definition: Injektion** bezeichnet die parenterale Verabreichung von Medikamenten oder anderen Stoffen nach Arztanordnung in das Gewebe mithilfe einer Injektionskanüle. Intraarterielle und intravenöse Injektionen sind ärztliche Tätigkeit. Für jede Injektion durch die Pflegeperson muss eine Arztanordnung vorliegen.

Einteilung

- Nach Applikationsort und -form werden verschiedene Injektionen unterschieden:
    - **Intrakutane (i.c.) Injektion:** Verabreichen eines Medikaments in die Haut (Epidermis). Die Resorption des Medikaments findet langsam statt.
    - **Subkutane (s.c.) Injektion:** Verabreichen eines Medikaments unter die Haut (Subkutis). Die Resorption des Medikaments findet verzögert statt.
    - **Intramuskuläre (i.m.) Injektion:** Verabreichen eines Medikaments in den Muskel. Die Resorption des Medikaments findet leicht verzögert statt.
- Intravenöse (i.v.) und intraarterielle (i.a.) Injektion siehe S. 191, 198.
- Eine weitere Form der subkutanen Injektion ist die Injektion mittels eines Injektionspens. Über eine Injektionshilfe in Füllhalterformat, bestehend aus einer Medikamentenpatrone (z.B. Insulin), einem Dosierkopf zum Einstellen der Medikamenteneinheiten und einer Injektionskanüle. Durch Knopfdruck wird die vorgegebene Medikamentenmenge gespritzt.

Indikation

- **Intrakutane Injektion,** indiziert z.B. bei
    - Allergieaustestung, Lokalanästhesie (Quaddeln) vor Punktionen,
    - Impfung (z.B. BCG-Impfung), Sensibilisierungstest (z.B. Tuberkulintest).
- **Subkutane Injektion,** indiziert z.B. bei
    - Insulin- und Heparininjektion (zur Thromboseprophylaxe),
    - Schmerzmittelinjektion.
- **Intramuskuläre Injektion,** indiziert z.B. bei
    - Schmerzmittelinjektion, Impfung (z.B. Tetanusprophylaxe),
    - Injektionen von Präparaten mit Depotwirkung.

5.5.2 Intrakutane Injektion

Material
- ärztlicher Verordnungsplan und verordnete Injektionslösung
- Spritzentablett und evtl. Ampullensäge, Zellstofftupfer
- evtl. Fettstift zur Markierung der Einstichstelle z.B. bei der Allergieaustestung
- Aufziehkanüle, sterile Einmalspritze (Größe je nach Injektionsmenge)
- sterile Injektionskanüle (Größe z.B. 25–29 G)
- Schnellverband, Kanülensicherheitsbox, Desinfektionsmittel

Vorbereitung
- Hände desinfizieren, benötigte Gegenstände auf desinfizierter Arbeitsfläche richten und auf Vollständigkeit prüfen.
- Wenn nötig Injektionslösung mit einer Aufziehkanüle aufziehen oder Fertigspritze richten. Zuvor Medikament nach 5-R-Regel überprüfen!
- Patient über geplante Maßnahme informieren (auch bewusstlose Patienten!) und Patientenbett auf rückenschonende Arbeitshöhe bringen.
- Fenster und Türen schließen und Besucher aus dem Zimmer bitten.
- Ggf. störende Kleidungsstücke entfernen (Intimsphäre beachten).

Durchführung
- Injektionsstelle auswählen (z.B. Unterarminnenseite, Schulterblattbereich). Dabei beachten, dass Injektionen nicht verabreicht werden dürfen
  - in entzündete oder geschwollene Gewebeabschnitte (z.B. Ödeme, Hämatome),
  - in veränderte Hautareale (z.B. Narben, Muttermale),
  - bei Patienten mit Gerinnungsstörungen (z.B. erhöhte Blutungsneigung),
  - bei Patienten mit einer Zentralisation des Kreislaufs (z.B. Herzinfarkt, Schock).
- Wenn erforderlich Patienten entsprechend umlagern (lassen).
- Nach Desinfektion der Injektionsstelle und entsprechender Einwirkzeit:
  - Haut spannen und Injektionsnadel flach zur Haut einführen
  - alternativ Haut mit Daumen und Zeigefinger einige Millimeter abheben
  - Medikament langsam injizieren (Anschliff der Kanüle zeigt nach oben)
  - bei korrekter Applikation kommt es zur Quaddelbildung (kleine Hauterhebung)
  - Patienten auf mögliche Reaktionen (Nebenwirkungen) beobachten und informieren, sich bei Veränderungen zu melden
  - Kanüle entfernen und direkt in der Kanülensicherheitsbox entsorgen
- Nach der Injektion keinen Tupfer auf die Einstichstelle drücken oder Quaddel verreiben.
- Bei Allergieaustestungen die Injektionsstelle mit einem Fettstift markieren und Patienten informieren, markierten Bereich nicht zu berühren oder zu waschen.

Nachsorge
- Patienten beim Rücklagern und Anziehen unterstützen.
- Material ver- bzw. entsorgen, Hände desinfizieren, Maßnahme dokumentieren.

5.5.3 Subkutane Injektion

Material
- ärztlicher Verordnungsplan und verordnete Injektionslösung
- Spritzentablett, evtl. Ampullensäge, Zellstofftupfer
- Aufziehkanüle, sterile Injektionskanüle (Größe z.B. 20–25 G)
- sterile Einmalspritze (Größe je nach Injektionsmenge, bei Insulininjektion Spritze mit spezieller Graduierung)
- Schnellverband, Kanülensicherheitsbox, Desinfektionsmittel, Einmalhandschuhe

5.5 Injektionen

Durchführung

- Vorbereitung siehe intrakutane Injektion.
- Injektionsstelle auswählen und Patient entsprechend lagern:
  - Oberarm- bzw. Oberschenkelaußenseite
  - Bauchdecke zwischen Darmbeinstachelhöhe und Bauchnabel
  - ober- oder unterhalb des Schulterblattes
  - ggf. nach Injektionsschema bei Patienten, die über lange Zeit s.c. Injektionen erhalten (z.B. Diabetiker)
- Einmalhandschuhe anziehen (wegen Nachblutungsgefahr), Injektionsstelle desinfizieren (Einwirkzeit):
  - Hautfalte mit Daumen und Zeigefinger abheben, bei sehr dünnen Patienten Haut spannen.
  - Injektionsnadel im 45°- bzw. 90°-Winkel einführen.
  - Selbst aufgezogene Insuline im 45°-Winkel in die Bauchdecke verabreichen.
  - Fertigspritzen mit Heparin im Winkel von 90° injizieren.
  - Medikament ohne Aspiration langsam in die abgehobene Hautfalte injizieren.
  - Nach Injektion Kanüle noch kurze Zeit liegen lassen, um zu vermeiden, dass das Medikament beim Herausziehen zurückfließt.
  - Patienten auf mögliche Reaktionen (Nebenwirkungen) beobachten.
  - Tupfer auf die Einstichstelle legen.
  - Kanüle rasch entfernen und direkt in der Kanülensicherheitsbox entsorgen.
- Einstichstelle kurz abtupfen, aber Medikament nicht verreiben!
- Bei Nachblutung aus der Einstichstelle Schnellverband anlegen.
- Nachsorge: siehe intrakutane Injektion.

5.5.4 Intramuskuläre Injektion

Injektion in den Gesäßmuskel (ventrogluteale Injektion nach v. Hochstetter)

Material

- ärztlicher Verordnungsplan, Spritzentablett, verordnete Injektionslösung
- evtl. Ampullensäge, sterilisierte Zellstofftupfer
- Aufziehkanüle, sterile Injektionskanüle (Größe z.B. 20 G, je nach Körpergewicht)
- sterile Einmalspritze (Größe der Injektionsmenge entsprechend)
- Schnellverband, Kanülensicherheitsbox, Desinfektionsmittel, Einmalhandschuhe

Durchführung

- Vorbereitung siehe intrakutane Injektion.
- Patient liegt in Rücken- oder Seitenlage. Die drei Markierungspunkte sind der vordere Darmbeinstachel, der Darmbeinkamm und der große Rollhügel (Abb. 5.5).
- Die Injektion wird in den M. glutaeus medius bzw. in den M. glutaeus minimus, der darunter liegt, vorgenommen (Abb. 5.6).
- Mit dem nach ventral zeigenden Mittelfinger die Kuppe des vorderen Darmbeinstachels tasten, Zeigefinger maximal abspreizen und entlang des Darmbeinkammes tasten.
- Von dort aus den Zeigefinger ca. 2cm nach unten wegdrehen, während der Mittelfinger auf dem Darmbeinstachel liegen bleibt.
- Durch diese Drehung kommt der Handballen auf dem großen Rollhügel zu liegen und es erfolgt die Markierung der Injektionsstelle (z.B. mit dem Fingernagel).

5 Pflegerische Interventionen bei der medizinischen Diagnostik

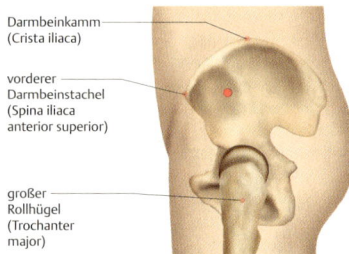

- Darmbeinkamm (Crista iliaca)
- vorderer Darmbeinstachel (Spina iliaca anterior superior)
- großer Rollhügel (Trochanter major)

Abb. 5.5 Als Markierungspunkte für die Injektion nach v. Hochstetter dienen der vordere Darmbeinstachel, der Darmbeinkamm und der große Rollhügel.

- Injektionsstelle desinfizieren und Injektion zügig vornehmen: senkrecht zur Hautoberfläche tief in das Gewebe einstechen, aspirieren und das Medikament langsam injizieren.
- Kanüle entfernen und im Abwurfbehälter entsorgen.
- Einstichstelle mit Tupfer kurz komprimieren und mit Pflasterschnellverband abdecken.
- Nachsorge siehe intrakutane Injektion.

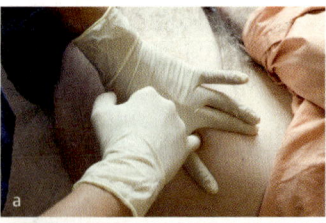
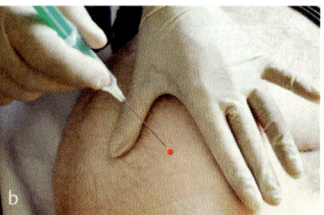
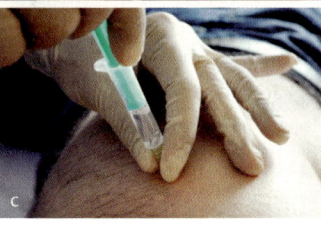

Abb. 5.6 Durchführung einer i.m. Injektion nach v. Hochstetter.

Injektion in den Oberschenkelmuskel

Durchführung

- Material siehe Gesäßmuskel, Vorbereitung siehe intrakutane Injektion.
- Einmalhandschuhe anziehen.
- Injektionsstelle auswählen (Abb. 5.7): ca. eine Handbreit unterhalb des Rollhügels im äußeren mittleren Drittel des Oberschenkels:
  - Injektionsstelle desinfizieren und Einwirkzeit beachten.
  - Injektionsnadel im 90°-Winkel einführen und Kanüle sicher fixieren, um Lageveränderungen zu vermeiden.
  - Aspirieren und Medikament langsam injizieren (bei Aspiration von Blut Vorgang abbrechen, Medikament neu aufziehen und Injektion wiederholen).

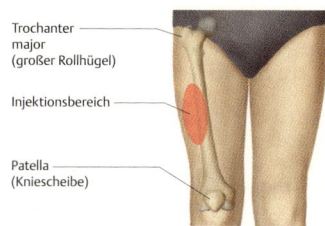

Abb. 5.7 Lokalisation des Injektionsbereiches bei intramuskulärer Injektion in den Oberschenkel.

- Patienten auf mögliche Reaktionen (Nebenwirkungen) beobachten, ihn informieren, sich bei Veränderungen (z.B. Schmerzen) zu melden.
- Frischen Tupfer auf die Einstichstelle legen und Kanüle rasch entfernen.
- Kanüle direkt in Kanülensicherheitsbox entsorgen und Stichkanal mit Tupfer kurz komprimieren, bei Nachblutung ggf. Schnellverband anlegen.
- Nachsorge siehe intrakutane Injektion.

5.6 Infusionen

5.6.1 Grundlagen

Definition: Infundere (lat.)=hineingießen. Gemeint ist allgemein das Einbringen von Flüssigkeiten in den Körper, meist über einen peripheren Katheter (Venenverweilkanüle) oder zentralen venösen Katheter (seltener subkutane oder intraarterielle Infusionen).

Einteilung

- Nach der Infusionsmenge unterscheidet man
  - Kurzinfusionen (ca. 100 ml über 30 Min.),
  - Dauerinfusionen (größere Mengen über mehrere Stunden).
- Infusionen laufen
  - schwerkraftgesteuert,
  - über Infusionspumpen bzw. Spritzenpumpen,
  - mit Druck (Druckinfusion).

Indikation

- Erkrankungen mit hohem Elektrolyt- und Flüssigkeitsverlust (z.B. chronisches Erbrechen, massive Diarrhö, Verbrennungskrankheit)
- perioperative Flüssigkeitsversorgung (vor, während und nach Operationen)
- Notwendigkeit einer parenteralen Ernährung (Umgehung des Magen-Darm-Trakts)
- medikamentöse Unterstützung des Patienten z.B. durch Schmerzmittel (Analgetika)
- gestörter Säure-Basen-Haushalt (Azidose/Alkalose)

Der behandelnde Arzt hat die Anordnungsverantwortung und entscheidet, welche Infusionen über welchen Zeitraum mit welcher Geschwindigkeit und welchen Zusätzen gegeben werden.

5 Pflegerische Interventionen bei der medizinischen Diagnostik

Prinzip

- **Schwerkraftgesteuerte Infusion:** Infusionsflüssigkeit wird mittels Schwerkraft infundiert, dabei wird der Höhenunterschied zwischen Infusionslösung und Patient ausgenutzt.
- **Infusionspumpen bzw. Spritzenpumpen:** Infusionsflüssigkeit wird mittels eines mechanischen Systems genau dosiert infundiert.
- **Druckinfusion:** Infusionsflüssigkeit wird unter Druck infundiert. Dabei kann der Druck manuell oder durch eine Druckmanschette auf den Kunststoffbeutel ausgeübt werden.

Ziele

- ausreichende parenterale Ernährung durch Applikation von Grundnahrungsstoffen wie Fett, Eiweiß, Kohlenhydraten, Vitaminen und Spurenelementen
- Aufrechterhaltung bzw. Verbesserung des Flüssigkeitsvolumens
- Aufrechterhaltung bzw. Wiederherstellung der Elektrolytkonzentration
- Aufrechterhaltung bzw. Wiederherstellung eines konstanten osmotischen Drucks
- medikamentöse Versorgung

5.6.2 Schwerkraftgesteuerte Infusion richten und anschließen

Material

- Infusionsbehälter (z. B. Glas-, Kunststoffflasche oder -beutel) nach Arztverordnung
- Infusionsbesteck nach DIN 58362, Infusionsständer, Desinfektionsmittel

Vorbereitung

- Zeitraum zwischen Richten und Verabreichung max. 1 Std.
- Hände desinfizieren, Patienten über Maßnahme informieren (auch bewusstlose Patienten!).
- Benötigte Gegenstände auf desinfizierten Arbeitsfläche richten und auf Vollständigkeit und Verfallsdatum überprüfen (R-Regel beachten!).

Durchführung

- Infusion richten:
  - Verschlussring von der Infusionsflasche abziehen.
  - Bei Infusionsflaschen mit Metallverschluss Gummistopfen desinfizieren (Einwirkzeit beachten!) und evtl. noch vorhandene Desinfektionslösung abschütteln (darf nicht in die Infusionslösung gelangen).
  - Sterile Verpackung des Überleitsystems an vorgesehener Stelle aufreißen und System entnehmen.
  - Verschlusskappe vom Einstichdorn abnehmen und diesen durch den Gummistopfen in die Flasche stechen.
  - Rollklemme zudrehen und Infusionsflasche am Infusionsständer aufhängen oder umgedreht halten.
  - Tropfenkammer durch mehrfaches Zusammendrücken mit Daumen und Zeigefinger bis zur Markierung füllen.
  - Belüftungsventil öffnen, Rollklemme aufdrehen und Lösung langsam durch das System fließen lassen, sodass keine Luft im Schlauch ist (Gefahr einer Luftembolie!).

- Medikamente zuspritzen:
  - Medikament in sterile Einmalspritze aufziehen und über sterile Kanüle oder Spike in die Infusionsflasche spritzen.

5.6 Infusionen

- Beim Zuspritzen von mehreren Ampullen muss die Flüssigkeitsmenge der Ampullen vorher aus der Infusionsflasche steril abgezogen werden.
- Infusionslösung mit Medikament durch Kippen durchmischen und auf Unverträglichkeit überprüfen (z.B. Ausflockungen).
- Infusionsflasche mit Namen des Patienten, Datum, Uhrzeit und Zusätzen beschriften.

- Infusion anschließen:
  - Schlauchsystem an die liegende Venenverweilkanüle anschließen und Tropfgeschwindigkeit nach Arztverordnung einstellen.
  - Überleitsystem evtl. mit Pflaster am Unterarm des Patienten fixieren, um Abknickungen zu vermeiden.
  - Infusionsgeschwindigkeit überwachen und Patienten auf Nebenwirkungen bzw. Reaktionen beobachten (z.B. Thrombophlebitis).
  - Patienten informieren, sich bei Veränderungen (z.B. Übelkeit) zu melden und Rufanlage in Reichweite bringen.
- Werden mehrere Infusionslösungen gleichzeitig verabreicht oder wird ein Medikament in eine Infusion zugespritzt, muss die Verträglichkeit (Kompatibilität) der Lösungen untereinander überprüft und z.B. auf Ausflockungen beobachtet werden.
- **Berechnung der Tropfgeschwindigkeit**:
  20 Tropfen entsprechen 1 ml
  1 Tropfen pro Min. entspricht 3 ml pro Stunde (60 Tropfen)
- Bei Anordnung eines Gesamtvolumens innerhalb einer vorgegebenen Zeit, lässt sich die Flussgeschwindigkeit (Tropfenzahl pro Minute) folgendermaßen ermitteln:

$$\text{Tropfenzahl pro Minute} = \frac{\text{Infusionsmenge in ml} \times 20 \text{ Tropfen pro ml}}{\text{Infusionsdauer in Stunden} \times 60 \text{ Min. pro Stunde}}$$

- Die Förderrate ist nur relativ genau.
- Die Tabelle gibt Auskunft über die Tropfenzahl pro Min. bei der Verabreichung von 100, 250, 500 und 1000 ml Infusionslösung (Tab. 5.3).

Tab. 5.3 *Tropfenzahl pro Minute in Abhängigkeit von Zeit und Infusionsmenge.*

Zeit/Menge	100 ml	250 ml	500 ml	1000 ml
1 Std.	33 Tr.	83 Tr.	–	–
2 Std.	17 Tr.	42 Tr.	83 Tr.	–
3 Std.	11 Tr.	28 Tr.	56 Tr.	–
4 Std.	8 Tr.	21 Tr.	42 Tr.	84 Tr.
5 Std.	7 Tr.	17 Tr.	34 Tr.	68 Tr.
6 Std.	6 Tr.	14 Tr.	28 Tr.	56 Tr.
8 Std.	4 Tr.	10 Tr.	21 Tr.	42 Tr.
10 Std.	–	8 Tr.	17 Tr.	34 Tr.
12 Std.	–	7 Tr.	14 Tr.	28 Tr.
24 Std.	–	–	7 Tr.	14 Tr.

Nachsorge

- Material sachgerecht ver- bzw. entsorgen.
- Nach Beendigung der Infusion Einstichdorn am Gummistopfen abbrechen, um Gefahr einer Stichverletzung zu reduzieren.
- Hände desinfizieren und Maßnahme dokumentieren.

5.6.3 Pumpengesteuerte Infusionen

Vor dem Einsatz eines elektrisch betriebenen Gerätes muss sich der Anwender vom ordnungsgemäßen Zustand des Gerätes überzeugen. Das jeweilige Überleitsystem darf keinerlei Schäden an der Verpackung aufweisen (Sterilität).

Infusionspumpe (Infusomat) in Betrieb nehmen

- Infusionspumpe am Infusionsständer befestigen und an Stromkreis anschließen.
- Vorbereitete Infusion bei geschlossener Rollerklemme am Infusionsständer aufhängen und gemäß der Produktbeschreibung mit dem Transportschlauch in die Walze einlegen, die Vorrichtung schließen.
- Luftdetektor an die Tropfkammer koppeln.
- Netzschalter drücken (Gerät nimmt einen Check vor).
- Gesamtmenge der Lösung und das vorgesehene Zeitintervall für die Applikation am Display einstellen.
- Überleitsystem mit dem venösen Zugang verschrauben.
- Nach Berechnung der Dosis die Rollerklemme öffnen.
- Starttaste drücken (am Display ist die Geschwindigkeit in ml/Std. zu erkennen).

Spritzenpumpe (Perfusor) in Betrieb nehmen

- Spritzenpumpe am Infusionsständer befestigen und an Stromkreis anschließen.
- Spritze aus der Verpackung nehmen, Medikament steril aufziehen.
- Spritze und Überleitsystem miteinander verbinden und das Überleitsystem luftfrei füllen.
- Strom einschalten und nach Selbstcheck des Gerätes die Spritzenpumpe programmieren (Menge in ml pro Stunde oder Volumen und Zeitintervall der Applikation einstellen).
- Spritze in die Spritzenpumpe einspannen und arretieren.
- Überleitsystem am venösen Zugang anschließen.
- Starttaste drücken.

5.7 Transfusion

5.7.1 Grundlagen

> **Definition:** Bei einer **Bluttransfusion** werden nach Arztanordnung Vollblut oder Blutbestandteile (z. B. Erythrozyten-, Leukozyten-, Thrombozytenkonzentrat) übertragen. Diese stammen von einem Blutspender oder vom Patienten selbst.

Indikation

- Ausgleich von Blutverlusten und Mangel an Blutbestandteilen (z. B. bei Anämie)
- Blutaustausch bei Vergiftungen

Prinzip

- Nach erfolgter Blutgruppenbestimmung, dem Bedside-Test (Abb. 5.8) sowie einer Verträglichkeitsprobe zum Ausschluss einer AB0-Inkompatibilität werden Vollblut oder Blutbestandteile transfundiert.

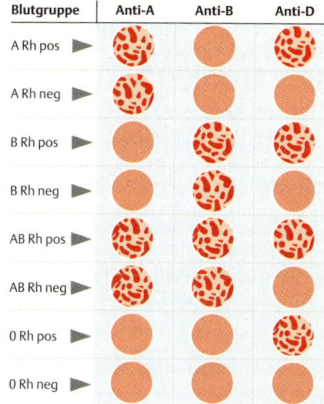

Abb. 5.8 Mögliche Auswertungen des Bedside-Test. Die Abbildung zeigt alle acht möglichen Blutgruppen in der Auswertung.

5.7.2 Pflegemaßnahmen bei Transfusion

- Zu den pflegerischen Aufgaben gehören die Vorbereitung und der fachgerechte Umgang mit der Transfusion sowie die Überwachung und Betreuung des Patienten.
- Der Bedside-Test, die Verträglichkeitsprobe, das eigentliche Anhängen der Transfusion und das Aufdrehen der Rollenklemme direkt am Patienten ist Arztaufgabe.

Material

- Blutkonserve, evtl. physiologische Kochsalzlösung
- evtl. Überleitungskanüle, Transfusionsbesteck
- Patientenakte mit Blutformel und Kreuzprobe
- Mandrin, Desinfektionsmittel, Tupfer
- Einmalhandschuhe, Infusionsständer

Vorbereitung

- Blutkonserve mit Anforderungsschein und Dokument der Kreuzprobe aus Blutbank abholen.
- Sicherheitsüberprüfung (Patienten- und Blutkonservendaten) wird durch 2 Personen vorgenommen.
- Konservenbehälter auf Beschädigungen und das Blut auf Veränderungen kontrollieren und Konserve anschließend ca. 60 Min. bei Raumtemperatur erwärmen.
- Hände desinfizieren und Gegenstände auf desinfizierter Arbeitsfläche richten und auf Vollständigkeit kontrollieren.
- Kunststoffversiegelung der Konserve abdrehen Einstichstopfen desinfizieren (Einwirkzeit beachten!).
- Einmalhandschuhe anziehen.
- Evtl. wird – nach Arztverordnung – physiologische Kochsalzlösung in Konserve gefüllt:
  - Mit Überleitungskanüle wird diese in die Konserve einlaufen gelassen.
  - Anschließend die Konserve durch Kippbewegungen vorsichtig mischen.

- Transfusionsbesteck und Verpackung auf Beschädigungen kontrollieren und ordnungsgemäß öffnen:
  - Schutzkappe entfernen.
  - Einstichdorn unter sterilen Bedingungen in die Konserve einstechen.
  - Rollenklemme schließen.
  - Blutkonserve nach unten halten bzw. am Infusionsständer aufhängen.
  - Tropfenkammer durch mehrfaches vorsichtiges Zusammendrücken bis zur Graduierung füllen.
  - Rollenklemme öffnen und Schlauchsystem blasenfrei füllen (sonst Gefahr einer Luftembolie).
  - Rollenklemme wieder schließen und Transfusion mit Infusionsständer zum Patienten bringen bzw. am Patientenbett aufhängen.
- Material sachgerecht entsorgen.

Durchführung

- Patient wird vom Arzt über Maßnahme informiert.
- Arzt zum Anhängen der Transfusion verständigen und beim Durchführen des Bedside-Tests bzw. dem Anhängen der Konserve assistieren.
- Nach Start der Transfusion durch den Arzt regelmäßig Kontrolle von
  - verordneter Tropfgeschwindigkeit,
  - Vitalzeichen, Hautreaktionen, Körpertemperatur.
- Immer nach Befinden des Patienten erkundigen und ihn bitten, sich bei Veränderungen (Unwohlsein usw.) sofort zu melden, Rufanlage in Reichweite legen.
- Nach Beendigung der Transfusion Rollenklemme schließen und mit Einmalhandschuhen den Transfusionsschlauch von der Venenverweilkanüle abziehen.
- Kanüle mit physiologischer Kochsalzlösung durchspülen und Mandrin unter aseptischen Bedingungen einführen.
- Blutkonserve mit dem Transfusionssystem luftdicht verpacken und für 24 Std. im Kühlschrank aufbewahren (Sicherheitszeit für evtl. verspätet auftretende Transfusionsreaktionen).

Nachsorge

- Patienten beim Rücklagern und Anziehen unterstützen, Hände desinfizieren.
- Maßnahme dokumentieren.
- Regelmäßig Vitalzeichen kontrollieren und Befinden des Patienten beobachten.

Beobachten auf hämolytische Transfusionsreaktion

Akute hämolytische Transfusionsreaktion

- tritt während oder unmittelbar nach Transfusion von Erythrozyten auf
- häufigste Ursache ist eine AB0-Inkompatibilität, meist durch Verwechslung der Konzentrate
- Symptome treten fulminant auf, Letalitätsrate ist hoch

Symptome.
- vegetativ: Unruhe, Angst
- gastrointestinal: Übelkeit, Erbrechen
- Schmerzen: brennender Schmerz in der für die Transfusion genutzten Vene, Kopf-, Rücken-, Bauch- oder Brustschmerzen sowie präkordiale Schmerzen
- Haut: Fieber, Schüttelfrost, Gesichtsrötung, Hautprickeln
- Hämodynamik: Tachykardie, Hypotonie
- Atmung: Anstieg der Atemfrequenz
- Niere: Hämaturie.

Verzögerte hämolytische Transfusionsreaktion

- tritt erst nach einigen Tagen auf, Phase der Blutübertragung war unauffällig.
- Ursache sind spezifische erythrozytäre Antikörper, die während der Blutübertragung nur in geringer Konzentration vorhanden waren und von der Kreuzprobe nicht erfasst wurden.

Frühsymptome.
- unerklärlicher Abfall des Hämoglobins mit unterschiedlich ausgeprägten Frühsymptomen wie Fieber, Anämie, Ikterus, Hämoglobinurie.

Spätsymptome.
- vegetative Symptome wie Übelkeit, Erbrechen
- Störungen der Atmung wie Atemnot und Zyanose
- Störungen des Bewusstsein wie Bewusstlosigkeit und delirante Zustände
- Hämodynamische Störungen wie Bradykardie und kaltschweißige Haut
- Störungen der Temperaturregulation wie Frieren mit nachfolgendem Anstieg der Körpertemperatur

Erste Maßnahmen bei hämolytischen Transfusionsreaktionen

- Transfusion sofort abstellen und Konserve abklemmen.
- Blutkonserve für die Überprüfung der Unverträglichkeit im Labor (Blutbank) sicherstellen.
- Venösen Zugang liegen lassen. Patienten beruhigen.
- Schockbehandlung vorbereiten und bei Maßnahmen assistieren.
- Patient zur Intensivstation bringen, dort Unterstützung bei der Kreislaufstabilisierung, Sauerstoffangebot adaptieren, Diurese forcieren.
- Auf Arztanordnung Heparinisierung zur Prophylaxe der Verbrauchskoagulopathie durchführen.
- Harn alkalisieren.
- Frühzeitig Hämodialysetherapie bei anzunehmendem akutem Nierenversagen einleiten.

5.8 Katheter und Sonden

5.8.1 Blasenkatheterismus

> **Definition:** Katheterismus bezeichnet das Einführen eines Katheters in ein Hohlorgan zu diagnostischen oder therapeutischen Zwecken. Unter **Blasenkatheterismus** versteht man die Sondierung der Harnröhre und Drainage der Blase.

Einteilung

- Einmalkatheterismus – einmaliges Einführen eines Blasenkatheters
- Dauerkatheterismus – kontinuierliche Urinableitung über mehrere Tage bis Wochen
- intermittierender Selbstkatheterismus

Indikation

- Die Untersuchung dient diagnostisch zur
  - Uringewinnung für laborchemische Untersuchungen, i.d.R. als Mittelstrahlurin,
  - Restharnbestimmung.

- Der Blasenkatheterismus ist therapeutisch indiziert bei
  - Harnverhalt, z.B. bei nervengestörter Harnblase, benigner Prostatahyperplasie, Prostatakarzinom oder Harnröhrenenge (Urethrastriktur),
  - neurogenen Blasenentleerungsstörungen, z.B. bei Querschnittlähmung.

Vor- und Nachteile

- Vorteil: bei korrektem Vorgehen schmerzlos
- Nachteile:
  - sehr intime Maßnahme, welche häufig als unangenehm empfunden wird
  - erhöhtes Risiko eines Harnwegsinfekts durch transurethrale Blasenverweilkatheter

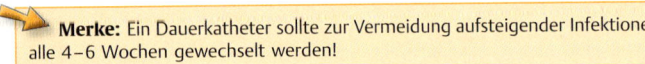

Merke: Ein Dauerkatheter sollte zur Vermeidung aufsteigender Infektionen alle 4–6 Wochen gewechselt werden!

Durchführung

- Anlage eines Dauer- und eines Einmalkatheters ist Arztanordnung!
- Grundsätzlich ist beim Katheterisieren zu beachten:
  - Keine NaCl-Lösung zum Blocken des Katheterballons verwenden (Kristallisierung).
  - Katheter je nach Herstellerangaben für das verwendete Material wechseln.
  - Nie mit Gewalt katheterisieren, um Verletzungen zu vermeiden.
  - Nie mehr als 700 ml Urin abfließen lassen, da sonst Gefahr eines Blasenkollapses besteht: Katheter abklemmen und später 2. Portion abfließen lassen.

Material

- steriles Katheterset: Schale mit 4–6 Kugeltupfern, wasserdichte Unterlage, steriles Abdecktuch, anatomische Pinzette, Auffangschale
- mindestens 2 sterile Blasenkatheter in verschiedenen Größen und Formen
- steriles Gleitmittel (z.B. Instillagel), sterile Handschuhe
- steriles geschlossenes Ablaufsystem mit Halterung
- Spritze mit z.B. 10 ml Aqua destillata (mit Angaben auf dem Katheter vergleichen)
- Händedesinfektionsmittel, Schleimhautdesinfektionsmittel (z.B. Betaisadonna Lösung)
- Abwurfbehälter, unsterile Handschuhe

Vorbereitung

- Patienten darüber informieren, dass die Maßnahme unangenehm ist, jedoch i.d.R. keine Schmerzen verursacht.
- Besucher aus dem Zimmer bitten, Fenster und Türen schließen.
- Hände desinfizieren, benötigte Gegenstände auf desinfizierter Arbeitsfläche richten und auf Vollständigkeit prüfen.
- Patientenbett auf rückenschonende Arbeitshöhe bringen, für gute Lichtverhältnisse sorgen.
- Störende Kleidungsstücke entfernen.

Durchführung bei der Frau

- Patientin bitten, Beine aufzustellen und leicht zu spreizen, ggf. dabei unterstützen. Becken leicht erhöht lagern, z.B. mittels eines klein gefalteten Bettlakens unter dem Gesäß.

5.8 Katheter und Sonden

- Schutzhandschuhe anziehen und Patientin bitten, die Intimtoilette durchzuführen, ggf. dabei unterstützen.
- Katheterset öffnen, wasserdichte Unterlage (liegt meist oben auf) vorsichtig entnehmen und unter das Gesäß legen. Weitere Vorbereitungen:
  - Schlitztuch so auflegen, dass Vulva sichtbar ist.
  - Durch 2. Pflegeperson Katheter (nur Ansatz öffnen) und Ablaufsystem steril anreichen lassen und miteinander verbinden, auf Arbeitsfläche ablegen.
  - Sterile Handschuhe anziehen.
  - 6 sterile Kugeltupfer mit Schleimhautdesinfektionsmittel übergießen.
- Nachdem die Patientin informiert wurde, dass sich das Desinfektionsmittel kühl anfühlen wird, erfolgt die Desinfektion:
  - Tupfer mit Pinzette aus der Schale entnehmen, überschüssiges Desinfektionsmittel ausdrücken und große Schamlippen desinfizieren.
  - Für jede Schamlippe einen neuen Tupfer nehmen und von vorne nach hinten (Richtung Anus) wischen.
  - Schamlippen mit einer Hand spreizen und kleine Schamlippen mit 2 weiteren Tupfern desinfizieren.
  - Schamlippen bis zum Einführen des Katheters gespreizt halten (dürfen sich aus hygienischen Gründen nach dem Desinfizieren nicht wieder berühren).
  - Harnröhrenmündung desinfizieren und 6. Tupfer vor die Vagina legen, Einwirkzeit des Desinfektionsmittels abwarten, Pinzette abwerfen.
- Während der Desinfektion darauf achten, den Tupfer so mit der Pinzette zu umfassen, dass keine Verletzungsgefahr für die Patientin besteht. Ggf. kann anstelle einer Pinzette ein steriler Handschuh benutzt werden.
- Katheter mit dem Auffangsystem zwischen die Beine der Patientin legen und die Katheterhülle durch die assistierende Pflegende abziehen lassen.
- Katheterspitze steril mit Gleitmittel anfeuchten und Katheter steril einführen bis Urin abfließt. Dann noch weitere ca. 2 cm weit vorschieben, damit der Katheter für das Blocken weit genug in der Harnblase liegt.
- Zum Blocken Ballon des Blasenverweilkatheters vorsichtig unter Berücksichtigung der Mengenangabe des Katheterherstellers mit Aqua destillata füllen.
- Katheter vorsichtig bis zum federnden Widerstand am Blasengrund zurückziehen und so den Sitz prüfen.

Durchführung beim Mann

- Patient bitten, die Beine auszustrecken, leicht zu spreizen und eigenständig die Intimtoilette durchzuführen, ggf. dabei unterstützen (Handschuhe).
- Schlitztuch aus dem Katheterset nehmen, ohne steriles Material zu berühren.
- Penis mit Schutzhandschuhen durch das Schlitztuch führen und durch die 2. Pflegende Katheter (nur Ansatz öffnen) und Ablaufsystem anreichen lassen. Beide steril miteinander verbinden und auf Arbeitsfläche ablegen.
- Sterile Handschuhe anziehen und Patient informieren, dass sich das Desinfektionsmittel kühl anfühlen kann. Desinfektion:
  - Kugeltupfer in Schale mit Desinfektionsmittel tränken.
  - Tupfer mit der Pinzette ausdrücken.
  - Mit der anderen Hand Penis fassen (evtl. mit steriler Kompresse).
  - Vorhaut zurückziehen und eine Hälfte der Eichel desinfizieren.
  - Mit einem 2. Tupfer die andere Hälfte desinfizieren, dann Pinzette abwerfen.
- Gleitgel in die Harnröhre injizieren und Penis auf steriler Kompresse ablegen (Einwirkzeit beachten, dabei Harnröhrenmündung zusammengedrückt halten, um zu vermeiden, dass Gel heraus fließt).

5 Pflegerische Interventionen bei der medizinischen Diagnostik

- Penis gerade aufrichteen (um Knick der Harnröhre zu begradigen) und Katheter mit Ablaufsystem in der Nähe des Penis platzieren.
- 2. Pflegende streift Hülle des Katheters ab und Katheter wird steril in die Harnröhre eingeführt:
  - Katheter vorerst ca. 10cm einführen.
  - Bei leichtem Widerstand den Penis senken und Katheter weiter einführen bis Urin fließt.
  - Dann ca. 2cm weiter vorschieben, damit der Katheter für das Blocken weit genug in der Blase liegt.
- Zum Blocken, den Ballon des Blasenverweilkatheters vorsichtig unter Berücksichtigung der Mengenangabe des Katheterherstellers mit Aqua destillata füllen.
- Durch vorsichtiges Zurückziehen wird der korrekte Sitz des Katheters geprüft.
- Bei Beendigung der Tätigkeit darauf achten, dass die Vorhaut wieder über die Eichel zurückgeschoben ist, um die Entstehung einer Paraphimose zu verhindern.

Nachsorge

- Intimbereich mit feuchten Tüchern abwischen lassen (ggf. Patient dabei unterstützen).
- Material sachgerecht entsorgen, Hände desinfizieren.
- Patient bitten, sich bei Schmerzen oder Druckgefühl sofort zu melden.
- Darauf achten, dass Katheterbeutel unter Blasenniveau hängt und Ableitungssystem nicht abgeknickt ist.
- Urin wird auf Blutbeimengungen, Trübungen oder Ablaufstopp beobachtet. Bei Auffälligkeiten sofort Arzt informieren.
- Einmal am Tag Katheterpflege durchführen, Harnröhrenöffnung auf Rötungen inspizieren.
- Maßnahme mit Handzeichen, Uhrzeit, Katheterart, Größe, Menge der Blockerflüssigkeit und des abgelaufenen Urins sowie ggf. Besonderheiten beim Legen des Katheters dokumentieren.

Pflegemaßnahmen bei suprapubischem Blasenverweilkatheter

> **Definition:** Beim **Legen eines suprapubisches Blasenverweilkatheters** wird die Harnblase durch die Bauchdecke punktiert. Die Punktionsstelle befindet sich 1–2 Querfinger oberhalb der Schambeinkante in der Mittellinie. Synonyme sind: suprapubische Blasenpunktionsfistel, suprapubische Drainage, suprapubischer Blasendauerkatheter, perkutane suprapubische Blasenpunktion, Zystostomie.

Beobachtung
- Harnausscheidung und Kreislauf kontrollieren.
- Auf Punktionskomplikationen wie Blutung (Makrohämaturie) und Symptome einer Peritonitis achten.

Verbandwechsel
- Erster Verbandwechsel nach 72 Std., wenn der Verband bis dahin intakt ist.
- Täglich Gewebe durch intakten Verband palpieren. Bei Schmerzen Verband lösen und Punktionsstelle kontrollieren.
- Fehlen Entzündungszeichen, Wechsel des Kompressenverbandes alle 2 Tage, bei Folienverbänden einmal pro Woche.
- Beim Verbandwechsel Einstichstelle mit alkoholischem Hautdesinfektionsmittel desinfizieren.

5.8 Katheter und Sonden

- Bei Patienten, die das Bewegungsbad benutzen sollen, hat es sich bewährt, einen Folienverband (z.B. Tegaderm) in Sandwichtechnik anzulegen, bei dem der Katheter zwischen 2 Folienverbänden platziert wird.

Pflegemaßnahmen bei liegendem Blasenverweilkatheter

Waschungen

- Prinzipiell ist regelmäßige Perinealhygiene (im Bereich des Dammes), insbesondere nach dem Stuhlgang, wichtig, da die Keime von hier kommen.
- Meatusnahe Katheterinkrustationen des aus der Harnröhre austretenden Sekrets sind vom Katheter schonend zu entfernen, z.B. mit in 3%igem H_2O_2 (Wasserstoffperoxid) getränkten Mullkompressen. Zug am Katheter ist dabei zu vermeiden.

Merke: Besonderheit bei der Frau: Kontaminationen des Verweilkatheters mit Stuhl werden mit sterilen Kompressen und Schleimhautantiseptikum (Einwirkzeit beachten) beseitigt. Die Strichrichtung ist immer in Richtung Gesäß. Die Reinigung geschieht sowohl beim Waschen wie auch beim Spülen nach dem Prinzip „von innen nach außen" oder vom körpernahen zum körperfernen Ende des Katheters hin.

Kompresse

Zwischen den Waschungen kann eine sterile Kompresse direkt an der Urethralmündung um den Katheter geknotet werden. So wird verhindert, dass Oberschenkel und Bettdecke kontaminiert werden und dass der Katheter mit einer damit evtl. verbundenen Lageveränderung des Katheters in der Blase intensiv gereinigt werden muss. Diese „Krawatte" wird bei jeder Intimpflege erneuert. Auf sie soll verzichtet werden, wenn zusätzlich eine Stuhlinkontinenz vorliegt, die die Kompresse verunreinigen würde.

Wechseln des Katheters

Wechselintervalle.
- nicht routinemäßig in festen Intervallen, sondern individuell bei Bedarf, z.B. Inkrustation, Obstruktion (Verlegung, Verstopfung), Verschmutzung, trüber Urin mit Harnsalzen.
- Es sollte jedoch immer angestrebt werden, die Verweildauer zu reduzieren.

Transurethraler Katheter.
- Liegedauer ist sowohl von Materialeigenschaften des Katheters als auch von Faktoren wie Diurese, Infektionen und der daraus resultierenden Inkrustationsneigung und Verschmutzung abhängig.
- Bei jedem Wechsel ist der Katheter auf Anlagerungen am Katheterauge zu beobachten. Sind keine vorhanden, kann bei weiterer Indikationsüberprüfung und sorgfältiger Urinbeobachtung das Wechselintervall verlängert werden.
- Die Anlage einer suprapubischen Drainage ist immer in Erwägung zu ziehen.

Suprapubischer Katheter.
- Wenn der Katheter noch erforderlich ist, erfolgt der erste Wechsel nach ca. 4 Wochen. Weitere Wechsel sind nach etwa 4–8 Wochen ratsam.

Entfernen des Katheters

- Material richten: 20-ml-Spritze, Auffangschale, Bettschutz, Material für die Intimtoilette, Schutzhandschuhe, Händedesinfektionsmittel.
- Patienten auf Rücken lagern und Bettlaken durch Unterlage schützen.
- Auffangschale zwischen die Beine des Patienten platzieren.

5 Pflegerische Interventionen bei der medizinischen Diagnostik

- Spritzenkonus in das zum Ballon führende Ventil einführen.
- Flüssigkeit aus Ballon restlos absaugen, Katheter vorsichtig herausziehen, auf Inkrustationen kontrollieren und abwerfen.
- Intimwäsche vornehmen (lassen) und Patienten bequeme Position ermöglichen.

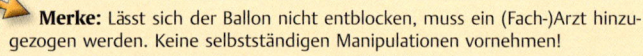

Merke: Lässt sich der Ballon nicht entblocken, muss ein (Fach-)Arzt hinzugezogen werden. Keine selbstständigen Manipulationen vornehmen!

Keinesfalls sollte vor Entfernen eines transurethralen Katheters ein intermittierendes Abklemmen des Katheters im Sinne eines „Blasentrainings" erfolgen, da dies Infektionen begünstigt. Um die Fähigkeit zur Spontanmiktion bei liegendem suprapubischem Blasenkatheter zu überprüfen, kann ein kurzfristiges Abklemmen des Katheters sinnvoll sein, z. B. nach einer transurethralen Prostataresektion oder nach einer vaginalen Hysterektomie.

5.8.2 Magensonde – Ernährungssonde

Definition: Die **Magensonde** wird in den Magen eingeführt. Spezielle Sonden können bis zum Duodenum (Duodenalsonde) oder Jejunum (Jejunalsonde, Miller-Abbott-Sonde) reichen. Ösophaguskompressionssonden sind Magensonden, die (blutende) Varizen in der Speiseröhre komprimieren.

- Magensonde als Ernährungssonde:
  - sehr dünne und sehr weiche Sonde
  - Einführen in den Magen (ggf. bis ins Duodenum) erfolgt nasal oral
  - ermöglicht das Verabreichen von Ernährungsflüssigkeit
- PEG-Sonde (perkutane endoskopische Gastrostomie):
  - dient der künstlichen Ernährung
  - wird operativ angelegt (Magenfistel)

Indikation

- Ableiten von gestautem Magensaft oder Blut zur Entlastung (z. B. bei einem Ileus oder einer Magenblutung)
- Verabreichen von Medikamenten, Zufuhr von Sondennahrung
- Zufuhr von Spülflüssigkeit bei einer orthograden Darmspülung
- Gewinnen von Magensaft zu diagnostischen Zwecken
- Entleerung von Mageninhalt (z. B. vor Notfalloperationen oder nach Suizidversuchen)
- Legen einer Magensonde erfolgt ausschließlich auf ärztliche Anordnung, Einwilligung des Patienten muss vorliegen.

Merke: Sonden, die gekühlt wurden, sind beim Legen formstabiler; außerdem wird durch die Kühlung die Nasenschleimhaut weniger gereizt.

Legen einer nasalen Magensonde bzw. Ernährungssonde
Material
- Gleitmittel (z. B. anästhesierendes Gel), Markierungsstift
- Schleimhautanästhetikum zur Rachenanästhesie
- anatomische Klemme, Pflasterstreifen (Sondenfixierung)
- Ableitungssystem (z. B. Auffangbeutel) bei Entlastungssonden

5.8 Katheter und Sonden

- Verschlusskonus bei Ernährungssonden
- Nierenschale mit Zellstoff, Papiertaschentücher
- evtl. Zahnprothesenschale, evtl. Glas Wasser
- Patienten- und Bettschutz, unsterile Einmalhandschuhe
- Indikatorpapier (Säurenachweis), Einmalspritze (20 ml) und ggf. Adapter
- Stethoskop, Abwurfbeutel
- bei sedierten bzw. intubierten Patienten evtl. zusätzlich Laryngoskop, Magillzange, funktionsfähiges Absauggerät

Vorbereitung

- Hände desinfizieren, benötigte Gegenstände auf desinfizierter Arbeitsfläche richten und auf Vollständigkeit prüfen.
- Patienten über Maßnahme informieren (auch bewusstlose Patienten!).
- Fenster und Türen schließen und ggf. Besucher aus dem Patientenzimmer bitten.
- Patientenbett auf rückenschonende Arbeitshöhe bringen und Oberkörper des Patienten leicht erhöht lagern. Bewusstlose oder bewusstseinsgetrübte Patienten in Seitenlage bringen.
- Nase säubern (ggf. schnäuzen lassen), geeignetes Nasenloch auswählen:
  - Wo ist der wenigste Widerstand zu befürchten?
  - Wo ist das Lumen des Nasenloches größer?
  - Dünne Ernährungssonden können meist auch durch das kleinere Nasenloch gelegt werden, so hat der Patient die größere Nasenöffnung zum Atmen.
- Ggf. Zahnprothese entfernen (gekennzeichnete Zahnprothesenschale).

Durchführung

- Schleimhaut zur Rachenanästhesie einsprühen (Patient soll während des Vorgangs nicht einatmen, Einwirkzeit beachten).
- Schutztuch umhängen und Bettschutz anbringen.
- Sondenlänge abmessen (Nasenspitze – Ohrläppchen – Magengrube bzw. Schwertfortsatz) (Abb. 5.9), benötigte Länge mit Markierungsstift auf Sonde markieren.
- Kooperativen Patienten kann die Nierenschale in die Hand geben werden.
- Patient auffordern, ruhig und gleichmäßig durch den offenen Mund zu atmen.
- Einmalhandschuhe anziehen, Sonde mit anästhesierendem Gel gleitfähig machen und einführen:
  - Sonde ca. 10cm tief unter Drehbewegungen einführen.
  - Patienten bitten, den Kopf nach vorne zu neigen, um die Glottis zu verschließen und während des Weiterschiebens der Sonde mehrfach zu schlucken (evtl. ein Glas Wasser anbieten).
  - Sonde während des Schluckaktes zügig bis zur Markierung vorschieben und abklemmen.
- Rollt sich die Sonde im Mund auf, ist sie möglicherweise nicht steif genug. In diesem Fall eine gut gekühlte Sonde oder eine Sonde mit Führungsmandrin benutzen.
- Luftnot oder ein starker Hustenreiz deutet darauf hin, dass die Sonde in der Luftröhre liegt. Bei Anzeichen einer Zyanose, Husten oder starkem Würgen, Sonde etwas zurückzuziehen und eine Pause einlegen.
- Durch Insufflation von Luft wird die richtige Lage kontrolliert:
  - Mindestens 10 ml aus der mit Luft gefüllten Spritze (ggf. Adapter aufsetzen) über die Sonde insufflieren.
  - Geräusch mit dem Stethoskop über dem Magen lokalisieren.
- Alternativ: Lagekontrolle durch Säurenachweis mit Indikatorpapier im aspirierten Magensaft. Bei zweifelhafter Lage ist Röntgenkontrolle notwendig.

- Sonde sicher mit Pflaster auf dem Nasenrücken (fettfrei) ohne Druck auf den Nasenflügel fixieren.
- Um Zug von der Sonde zu nehmen und die Gefahr des Herausrutschens zu vermindern, Sonde mit einem Pflasterzügel am Pyjama fixieren.
- Bei einer Entlastungssonde:
  - Auffangbeutel anschließen, Ableitungssystem sichern, Klemme entfernen
  - Mageninhalt nach Arztverordnung permanent oder fraktioniert ableiten
  - Mengen dokumentieren
- Bei Ernährungssonden Verschlusskonus aufstecken.
- Patienten Mund ausspülen lassen und evtl. Zahnprothese wieder einsetzen.

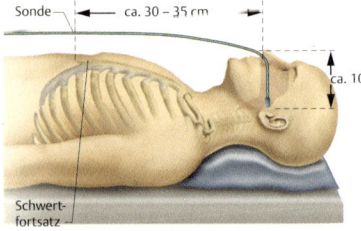

Abb. 5.9 *Abmessen der Sondenlänge. Ungefähre Abstände zwischen Ohrläppchen, Nasenspitze und Schwertfortsatz.*

Nachsorge
- Patienten bei bequemer Lagerung unterstützen und sich nach seinen Bedürfnissen erkundigen (z. B. Fenster öffnen).
- Material ver- bzw. entsorgen, Hände desinfizieren, Maßnahme dokumentieren.

Sondenpflege bei liegender PEG-Sonde

Material
- unsterile und sterile Einmalhandschuhe, Desinfektionsspray
- Nierenschale, Abwurfbeutel, evtl. Mundschutz
- Fixierungsmaterialien, z. B. Steristrips, Pflaster
- Verbandschere, Tablett bzw. Verbandwagen
- sterile Schlitzkompressen, sterile Tupfer
- sterile Pinzette (chirurgisch), sterile Schere, evtl. sterile Klemme

Vorbereitung
- Grundsätzlich erfolgt das Vorgehen entsprechend dem Verbandwechsel bei aseptischen Wunden (S. 180).
- Patient auf dem Rücken lagern (wenn möglich).
- Störende Kleidungsstücke entfernen (Sichtschutz!).

Durchführung
- Alten Verband entfernen und entsorgen (Abwurfbeutel).
- Sondenfixierung lösen und Fixierplatte an der Bauchdecke vorsichtig anheben.
- Einstichstelle auf Entzündungszeichen untersuchen, Sondenlage anhand der Längenmarkierung kontrollieren.
- Abschließend Sonde zusätzlich auf der Bauchhaut fixieren.
- In der ersten Woche nach Anlage der PEG-Sonde erfolgt täglich ein Verbandwechsel, dann nur noch jeden 3. Tag.

Nachsorge
- Hände desinfizieren, Patient rücklagern, Maßnahme dokumentieren.

5.8.3 Zentraler Venenkatheter

> **Definition:** Der **zentrale Venenkatheter (ZVK)** ist ein flexibler, steriler Kunststoffschlauch mit Führungsdraht und Venenpunktionskanüle. Im Gegensatz zur peripheren Venenpunktion liegt die Katheterspitze herznah (zentral). Synonym: Kavakatheter.

Indikation

- akute Erkrankungen wie Schock, Verbrennungskrankheit, Lungenödem, die mit Hypo - oder Hypervolämie einhergehen
- Verabreichung hochwirksamer Medikamente (Nitroglycerin, Katecholamine)
- wenn keine periphere Vene punktiert werden kann, bzw. wenn ein sicherer venöser Zugang für einen längeren Zeitraum benötigt wird
- Infusion hyperosmolarer (stark venenreizender) Lösungen wie bei der parenteralen Ernährung
- Herzklappeninsuffizienz, zentrale Venendruckmessung
- Notwendigkeit bewegungsfreier Extremitäten

Prinzip

- I.d.R. wird die V. subclavia (Subklaviakatheter) oder V. jugularis (Jugulariskatheter) punktiert.
- Katheter wird über die Kanüle durch die klappenlose obere Hohlvene (V. cava superior) bis kurz vor den rechten Vorhof vorgeschoben.
- Anschließend wird der Patient zur Lagekontrolle des Katheters geröntgt.

Ziele

- Verbesserung des Flüssigkeitshaushalts durch Infusion
- Stabilisierung des Kreislaufs, parenterale Ernährung
- Vermeidung von Komplikationen bei Langzeitinfusionstherapie (z.B. Thrombophlebitis)
- diagnostische Erkenntnis über mechanische Störungen des Blutstroms z.B. bei Herzklappeninsuffizienz oder über den zentralen Venendruck
- Bewegungsfreiheit für die Extremitäten, Messung des ZVD

Assistenz beim Legen eines zentralen Venenkatheters

- Legen eines zentralen Venenkatheters ist ärztliches Aufgabengebiet.
- Pflegende ist neben der Assistenz bei Katheteranlage zuständig für
  - Lagerung, Überwachung des Kreislaufs, Richten und Kontrolle der Infusion

Material

- Unsterile Materialien:
  - Mundschutz, Kopfhaube, Desinfektionsspray
  - Bettschutz, Einmalrasierer, Abwurfbehälter
  - Infusionsständer, Laborröhrchen
  - Röntgenanforderungsschein (Lagekontrolle des Katheters)
  - Beistelltisch als Ablagefläche
- Sterile Materialien:
  - Schutzkittel, Spritze mit Kanüle (Lokalanästhesie), Lokalanästhetikum
  - Punktionsset (Spritze, Stichlanzette, Punktionskanüle, Katheter in erforderlicher Länge, Dreiwegehahn, Abdecktuch, Loch- oder Schlitztuch und Handschuhe)
  - 10 ml NaCl-Lösung

5 Pflegerische Interventionen bei der medizinischen Diagnostik

- Fixationsmaterialien (z. B. Pflasterzügel oder chirurgische Nadel, Nadelhalter mit Nahtmaterial)
- Verbandmaterialien, Infusion und Infusionssystem

Vorbereitung
- Hände desinfizieren, benötigte Gegenstände auf desinfizierter und steriler Arbeitsfläche richten und auf Vollständigkeit prüfen.
- Patient über Maßnahme informieren (auch bewusstlose Patienten!). Fenster und Türen schließen, Besucher aus dem Zimmer bitten.
- Psychische Situation (Ängste) des Patienten berücksichtigen, evtl. beruhigende Medikation nach Arztanordnung.
- Patientenbett auf rückenschonende Arbeitshöhe bringen und störende Kleidungsstücke entfernen (Sichtschutz).

Durchführung
- Patienten flach auf dem Rücken lagern bzw. in Kopftieflage während der Punktion der V. jugularis. Dies vermeidet eine Luftembolie und sorgt für eine bessere Venenfüllung.
- Kopf auf Gegenseite der Punktionsstelle lagern und Bettschutz positionieren.
- Mundschutz und Kopfhaube anziehen und sterile Tücher bzw. Punktionsset anreichen, um ein steriles Arbeitsfeld zu schaffen.
- NaCl-Lösung zum Durchspülen und Füllen des Katheters anreichen.
- Arzt führt Hautdesinfektion durch und verabreicht die Lokalanästhesie. Patienten darauf hinweisen, sich nicht zu bewegen, um Fehlpunktionen zu vermeiden.
- Pflegende überwacht während der Punktion die Vitalzeichen des Patienten:
    - Arzt punktiert die Vene nach vorhergegangener Palpation mit einer Kunststoffkanüle, bei Punktion der V. jugularis interna wird die A. carotis getastet, bei Punktion der V. subclavia wird das Schlüsselbein getastet.
    - Arzt entfernt den Mandrin aus der Kunststoffkanüle und führt den Seldinger Führungsdraht ein (Seldinger Technik).
    - Arzt entfernt die Kanüle, dehnt den Weg über einen Dilatator vor und führt Katheter über den Führungsdraht ein.
    - Arzt schiebt Katheter bis kurz vor den rechten Vorhof vor (er orientiert sich dabei an der Graduierung am Katheter).
    - Arzt entfernt den Führungsdraht, Blut wird aspiriert, evtl. zur Laboruntersuchung aus dem Katheter entnommen und anschließend der Katheter mit NaCl-Lösung gespült.
- Punktionsstelle mit Desinfektionsmittel säubern und Katheter fixieren (Fixierungsplatte, Naht).
- Punktionsstelle steril verbinden.
- Zusätzliche Pflasterzügel verhindern ein Verrutschen des Katheters durch Zug.

Nachsorge
- Material ver- bzw. entsorgen, Patient beim Rücklagern und Anziehen unterstützen.
- Hände desinfizieren, Maßnahme dokumentieren.
- Patient mit Anforderungsschein zur Kontrolle der richtigen Katheterposition in die Röntgenabteilung transportieren (beim Patienten bleiben, um Komplikationen rechtzeitig zu erkennen). Bei Venenkathetern mit innen liegendem Mandrin wird dieser erst nach der Röntgenkontrolle entfernt.
- Nach Bestätigung der korrekten Lage kann die vorbereitete angeordnete Infusion mit Dreiwegehahn angeschlossen werden.

5.8 Katheter und Sonden

Pflegemaßnahme Messung des zentralen Venendrucks

- Die zentrale Venendruckmessung (ZVD) ist ein Verfahren zur Bestimmung des zentralen Venendrucks (Druck in der oberen Hohlvene), wobei der Katheter am äußeren Ende mit einem Messsystem verbunden wird.
- Die Messung erfolgt über Wassersäule oder elektronisch über einen Druckwandler und einen Monitor.
- Der ZVD wird gemessen, um Information über das Verhältnis des venösen Blutangebotes und der Leistungsfähigkeit des rechten Herzens zu erhalten.

Material

- Thoraxschublehre, Markierungsstift
- am Infusionsständer befestigter Venotonometer (Messskala mit Messschlauch) und Pfeil
- Infusionslösung (NaCl-Lösung 0,9%), Infusionssystem für ZVD-Messung

Vorbereitung

- Hände desinfizieren, benötigte Gegenstände auf desinfizierter Arbeitsfläche richten und auf Vollständigkeit prüfen.
- Patient über geplante Maßnahme informieren (auch bewusstlose Patienten!), Fenster und Türen schließen, Besucher aus dem Zimmer bitten.
- Störende Kleidungsstücke entfernen (Sichtschutz).
- Die drei Schenkel des Infusionssystems zur ZVD-Messung luftleer mit NaCl-Lösung füllen:
  1. Schenkel: von der Infusionsflasche zum Dreiwegehahn
  2. Schenkel: vom Dreiwegehahn zur Messlatte
  3. Schenkel: vom Dreiwegehahn zum Patienten
- Messsystem vorbereiten:
  - System wie eine Infusion bis zum Dreiwegehahn füllen.
  - Dreiwegehahn so stellen, dass Schenkel der Messleiste luftleer gemacht wird.
  - Hahn umstellen, sodass der zum Patienten führende Schenkel gefüllt wird.
  - Den zum Patienten führenden, gefüllten Schlauch am ZVK anschließen (der die drei Schläuche miteinander in Verbindung setzende Dreiwegehahn bleibt noch geschlossen).
  - Den zum Ablesen des ZVD-Werts vorgesehenen Schlauch in die am Infusionsständer befestigte Messlatte einspannen.
- Patienten lagern:
  - flache Rückenlagerung, wenn keine Kontraindikationen vorliegen (z. B. bei Atemnot halb sitzende Lagerung)
  - Wichtig ist, dass der Patient sich bei der Messung immer in derselben Lage befindet (immer sitzend oder immer halb hoch).
- Nullpunkt bestimmen und einrichten oder bereits vorhandene Markierung nutzen:
  - Thoraxschublehre ca. eine Handbreit oberhalb des Schwertfortsatzes unter den Patienten schieben (dabei die Schublehre mit der Hand abdecken, um die Haut des Patienten nicht zu schädigen) (Abb. 5.10).
  - Wenn sich die Wasserwaage am oberen Schenkel der Schublehre auf der Brust des Patienten im Lot befindet, Nullpunkt am Dorn der Schublehre mit einem Stift auf der Haut markieren.
  - Nullmarkierung der Messskala auf diesen Punkt ausrichten, dazu die am Infusionsständer befestigte Messlatte an den Patienten heranfahren, den Pfeil ausklappen, sich auf Augenhöhe des Nullpunkts begeben und Pfeil so einstellen, dass die Spitze auf markierten Nullpunkt zeigt.

5 Pflegerische Interventionen bei der medizinischen Diagnostik

__Abb. 5.10__ Links: Ermittlung des Referenzpunkts mittels Thoraxschublehre. Rechts: Die Messlatte (Manometer) stimmt mit dem Nullpunkt und dem ermittelten Referenzpunkt (in Höhe des rechten Vorhofes) überein. Das Messsystem ist mit dem ZVK verbunden, die Skala zeigt einen ZVD von 10 cm Wassersäule.

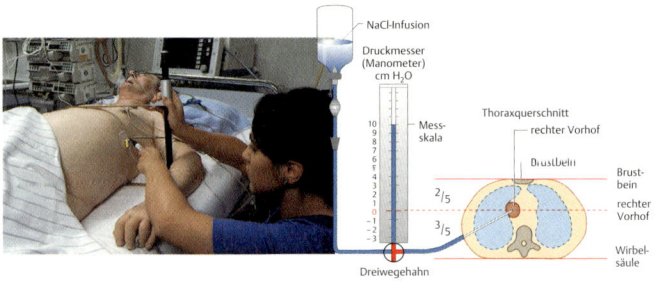

- Messpunkte, die mit einem wasserfesten Stift markiert wurden, müssen nicht mehr neu ermittelt werden.
- Messvorgang:
  - Alle laufenden Infusionen müssen gestoppt werden.
  - Den am ZVK befindlichen Dreiwegehahn in Richtung des Messsystems stellen.
  - Messeinrichtung mit dem Öffnen des Dreiwegehahns in Betrieb nehmen.
  - Zunächst werden einige Milliliter NaCl-Lösung aus der Infusionsflasche in den ZVK infundiert, sodass er frei durchgängig ist.
  - Durch Umstellung des Dreiwegehahns in Richtung Messschenkel kann die NaCl-Lösung aus dem Steigrohr zum Patienten fließen.
  - Die Wassersäule senkt sich bis zum Erreichen des tatsächlichen ZVD-Werts, der jetzt an der Messlatte abgelesen und dokumentiert werden kann (Abb. 5.10).
  - Bei atemsynchronen Auf- und Abwärtsbewegungen des Flüssigkeitsspiegels den Mittelwert nehmen. Beispiel: Flüssigkeitssäule pendelt zwischen 4 und 6 cm rauf und runter, Wert von 5 cm H_2O wird dokumentiert.
- Nach erfolgter Messung Dreiwegehahn am ZVK wieder in Richtung der vor der Messung laufenden Infusionen umstellen. Wenn der Zugang für das Messsystem am Dreiwegehahn nicht für andere Zwecke benötigt wird, Messsystem abstöpseln, mit sterilem Schraubverschluss verschließen und an der Aufhängung der Rollenklemme des Infusionsschlauchs befestigen.
- Vor dem Anstellen des Infusionsprogramms überprüfen, ob auch keine Bolusinjektionen durch nicht abgestellte Infusions- oder Spritzenpumpen stattfinden können.

Nachsorge
- Patient beim Rücklagern und Anziehen unterstützen.
- Material ver- bzw. entsorgen.
- Hände desinfizieren, Maßnahme dokumentieren.

Bewertung
- Der Normalwert beträgt + 2 bis + 10 cm H_2O (Wassersäule).
- Niedrige Druckwerte bzw. ein Sinken des Druckes weisen auf eine Hypovolämie hin.
- Ursachen für erhöhte Druckwerte bzw. ein Ansteigen des Wertes sind z.B.
  - Hypervolämie, Rechtsherzinsuffizienz.

5.9 Pflegerisch relevante Laborparameter

5.9.1 Blutuntersuchung

> **Definition:** Überprüfung verschiedener Organfunktionen durch Bestimmung spezifischer Blutwerte.

Indikation

- Die körperliche Untersuchung kann Hinweise auf eine Erkrankung der Organe liefern. Zur genaueren Beurteilung und Klassifizierung werden Blutuntersuchungen veranlasst.
- Je nach Indikation werden die Untersuchungen durchgeführt an Vollblut, Plasma oder Serum.

Umsetzung

- Für viele Untersuchungen darf das Blut nicht gerinnen, daher sind in manchen Röhrchen Gerinnungshemmer wie EDTA, Natriumzitrat oder Heparin enthalten.
- Auch wird bei manchen Blutentnahmesystemen das Blut durch Unterdruck in das Röhrchen eingesogen und erleichtert damit die Blutentnahme.
- Für Vollblut-, Plasma- und Serumuntersuchungen muss der Patient meist nicht vorbereitet werden, jedoch sollte er sich hinlegen, um bei einer evtl. auftretenden Ohnmacht einem Sturz vorzubeugen (venöse Blutentnahme s. S. 198, arterielle Blutentnahme s. S. 191, kapillare Blutentnahme s. S. 226).
- Blutproben sollten so schnell wie möglich in das Labor gebracht werden, um zu vermeiden, dass die Probe durch Auflösen von roten und weißen Blutkörperchen verfälscht wird.

Untersuchungen aus Vollblut

- Folgende Untersuchungen dienen der Darstellung von
  - Funktion und Eigenschaften des Blutes (z. B. Gerinnungswerte, Blutgruppenbestimmung)
  - Nachweis von Entzündungen und Infektionen (z. B. Blutsenkung, Blutkultur)
  - Beurteilung der aktuellen Stoffwechselsituation (z.B Blutzuckertest mit Streifen, Laktatnachweis)

Zusammensetzung des Blutes

- Es werden z. B. folgende Parameter bestimmt:
  - Zellzahlen (Erythrozyten, Granulozyten, Lymphozyten, Thrombozyten)
  - Zell-/Plasmaverhältnis (Hämatokrit)
  - Zellbild: Erythrozyten (Form, Hämoglobingehalt), Granulozyten (neutrophile, eosinophile), Lymphozyten (Th1, Th2 sowie Oberflächenmarker wie CD4, CD8 usw.)

Blutbilder

- Diese geben eine Übersicht über den Blutzellenstatus und damit über
  - die körpereigene zelluläre Abwehr (Leukozyten),
  - den Sauerstofftransport (Erythrozyten),
  - den zellulären Anteil der Gerinnung (Thrombozyten),
  - den Flüssigkeitshaushalt (Hämatokrit).
- Dazu werden die Zellen
  - je nach Fragestellung spezifisch gefärbt,
  - mikroskopisch oder maschinell erfasst und bewertet.

5 Pflegerische Interventionen bei der medizinischen Diagnostik

- **Kleines Blutbild:** Tab. 5.4
- **Differenzialblutbild:** teilt die Leukozyten weiter auf und gibt Rückschlüsse auf den Abwehrstatus oder die Auseinandersetzung mit Fremdeiweißen, z.B. bei Parasitenbefall. Untersucht werden (Tab. 5.5):
  - basophile, eosinophile, neutrophile Granulozyten,
  - Monozyten, B-Lymphozyten, NK-Zellen,
  - T-Lymphozyten CD4, T-Lymphozyten CD8.
- **Großes Blutbild:** besteht aus kleinem Blutbild und Differenzialblutbild.
- **Rotes Blutbild:** Betrachtet ausschließlich die Erythrozyten bei bestimmten Fragestellungen, z.B. Anämie, Thalassämie oder Leukämie.

Tab. 5.4 Laborparameter des kleinen Blutbildes.

Parameter	Normwerte
Hämoglobingehalt der Erythrozyten (Hb)	Mann 14 – 18 g/dl, Frau 12 – 16 g/dl
Erythrozytenzahl (ERY)	Mann 4,5 – 6,3×10^{12}/l Frau 4,2 – 5,5×10^{12}/l
Hämatokrit (Hk)	Mann 42 – 52%, Frau 37 – 47%
mittlerer Hämoglobingehalt der Blutkörperchen (mean corpuscular haemoglobin, MCH)	0,4 – 0,53 fmol
mittleres Erythrozyteneinzelvolumen (mean corpuscular volume, MCV)	80 – 94 fl
Sättigungsindex (mean corpuscular haemoglobin concentration, MCHC)	4,81 – 5,74 mmol/l Erythrozyten
Thrombozytenzahl	100000 – 350000 / µl
Leukozytenzahl	4,3 – 10×10^9/l
Probenmaterial EDTA-Vollblut.	

Tab. 5.5 Laborparameter des Differenzialblutbildes.

Parameter	Normwerte
basophile Granulozyten	20 – 200×10^9/l
eosinophile Granulozyten	50 – 700×10^9/l
neutrophile Granulozyten	2000 – 7500×10^9/l
Monozyten	200 – 900×10^9/l
B-Lymphozyten	100 – 500×10^9/l
NK-Zellen	100 – 600×10^9/l
T-Lymphozyten CD4	450 – 2000×10^9/l
T-Lymphozyten CD8	200 – 1000×10^9/l
Probenmaterial EDTA-Vollblut oder Zitratblut.	

Gerinnungsstatus

- Die Blutungszeit kann direkt am Krankenbett nach Desinfektion und Lanzettenstich aus der Haut (normal 4–6 Min.) bestimmt werden.
- Alle anderen Tests werden im Labor durchgeführt.
- Als Globaltests für die Funktion gelten neben der Thrombozytenzahl (Tab. 5.4) die in Tab. 5.6 dargestellten Parameter.
- Jede signifikante Abweichung führt zu einer detaillierten Ursachensuche mittels weiterer Untersuchungen.

- Bei thrombembolischen Ereignissen (z.B. Hirninfarkt) wird in entsprechend qualifizierten Laboratorien nach seltenen, genetischen Abweichungen gesucht. Die Thromboplastinzeit wird auch zur Überwachung von gerinnungshemmenden Therapien, z.B. mit Marcumar, herangezogen.

Tab. 5.6 Parameter zur Blutgerinnung.

Parameter	Normwerte
aktivierte partielle Thromboplastinzeit (aPTT)	24–36 Sek.
Antithrombin (AT)	80–120%
Fibrinogen	2–4 g/l
Thromboplastinzeit (Quick-Wert, TPZ)	70–130%
Probenmaterial Zitratplasma.	

Blutgase

- **Pulsoximetrie**: Die fortlaufende Messung der Blutoxigenierung mittels Licht-Fingersonde ermöglicht ein fortlaufendes Monitoring der Atmungsfunktion, s. S. 235.
- **Blutgasanalyse** (BGA): erlaubt eine noch differenziertere Betrachtung und gibt Rückschlüsse auf den Atmungsanteil des Säure-Basen-Haushalts (Tab. 5.7):
- Den genauesten Wert einer Blutgasanalyse erhält man bei der Blutentnahme aus einer Arterie (s. S. 191). Es kann aber auch Kapillarblut aus dem Ohrläppchen verwendet werden (s. S. 226).

Tab. 5.7 Normwerte einer Blutgasanalyse.

Bestimmung	Normwert
pH-Wert	7,35–7,45
pO_2 (O_2-Partialdruck des Blutes)	71–104 mmHg
pCO_2 (CO_2-Partialdruck des Blutes)	32–46 mmHg
O_2-Sättigung (Menge der mit Sauerstoff beladenen Erythrozyten)	92–96%
HCO_3^- (Bicarbonat)	22–26 mmol/l
BE (Basenüberschuss)	(–2,5)–(+2,5) mmol/l

Unspezifische Entzündungs- und Infektionsparameter

- Im Blut können unspezifische Infektionsparameter gemessen werden.
- Neben dem Differenzialblutbild (Leuko- oder Lymphozytose) geben das sog. C-reaktive Protein und die Senkungsgeschwindigkeit der Blutkörperchen Hinweise (Tab. 5.8).

Tab. 5.8 Unspezifische Entzündungsparameter.

Parameter	Normwerte
C-reaktives Protein (CRP)	< 10 mg/l, bei Dialysepatienten oft leicht erhöht
Blutsenkungsgeschwindigkeit (BSG)	Mann < 15 mm/Std Frau < 20 mm/Std
Probenmaterial Natriumzitratblut (1,6 ml Blut + 0,4 ml Natriumzitrat).	

Mikroskopischer Nachweis von Parasiten als Krankheitserreger

- Parasiten, z.B. Plasmodien (Malaria-Erreger), werden im Vollblut nachgewiesen.
- Dabei trocknet ein Blutstropfen hängend oder wird über einen Glasobjektträger ausgestrichen und eingefärbt.
- Geübte Personen durchmustern die Erythrozyten im Ausstrich oder im sog. dicken Tropfen auf Anzeichen für Plasmodien.

5 Pflegerische Interventionen bei der medizinischen Diagnostik

Nachweis von Bakterien und Pilzen in der Blutkultur
- Für die Anlage einer Blutkultur wird das Blut des Patienten in eine Flasche gespritzt, in der sich eine sterile Nährlösung befindet.
- Diese wird anschließend bei 36° C bebrütet. Zeigt sich ein Wachstum von Mikroorganismen, wird zunächst eine Probe aus der Flasche entnommen und nach Gram-Färbung mikroskopiert.

Nachweis von Antikörpern
- Antikörper werden von bestimmten Zellen des Knochenmarks gebildet. Sie richten sich gelegentlich aber nicht nur gegen Erreger, sondern auch gegen das körpereigene Gewebe.
- Der Nachweis kann mittels verschiedener Verfahren erbracht werden:
  - **ELISA** (enzyme linked immunosorbent assay)
  - **Titerbestimmung:** Menge der vorhandenen Antikörper im Blut. Dabei wird unterschieden zwischen Immunglobulin G (IgG) und Immunglobulin M (IgM). Eine akute Infektion liegt bei hohem oder steigendem Gehalt an IgM vor, eine ältere Infektion bei einem hohem Gehalt an IgG.
  - **Agglutinationstests:** z.B. Bedside-Test (S. 207) vor einer Bluttransfusion oder die zuvor im Labor durchgeführte Kreuzprobe. Agglutinationstests können mit dem bloßen Auge oder einer Lupenvergrößerung ausgewertet werden.

Polymerasekettenreaktion (PCR)
- Diese dient dem Erregernachweis im Blut (z.B. Parasiten) bzw. der Viruslastbestimmung (z.B. bei Hepatitis C).

Untersuchungen aus Plasma oder Serum
- Die folgenden Untersuchungen werden mit Plasma, das nach der Gerinnung gewonnen wird, und Serum, bei dem die Blutzellen durch Zentrifugation abgetrennt wurden, durchgeführt:
  - Stoffwechselparameter, z.B. Nachweis von Schadensindikatoren (z.B. Enzyme bei Herzinfarkt), Hormone (z.B. Schilddrüsenhormone)
  - Wasser- und Eiweißhaushalt (z.B. Elektrolyte, Gesamteiweiß, Eiweißfraktionen)
  - Entzündungen und Abwehrstatus (z.B. Entzündungsparameter, Antikörper)
  - sonstige Untersuchungen (z.B. Drug monitoring, Bestimmung der sog. Tumormarker)

Flüssigkeitshaushalt und Elektrolyte
- Der menschliche Körper besteht zu einem wesentlichen Teil aus Wasser, dieses befindet sich in Blutplasma, Lymphe und Gewebe.
- Orientierende Auskunft über den Flüssigkeitshaushalt geben Hämatokrit (Tab. 5.4), Gesamteiweiß (Tab. 5.9), Osmolalität (Tab. 5.9).
- Die Wasserverteilung bestimmt auch den Anteil der Elektrolyte in Plasma und Gewebe. Die Bestimmung der Elektrolyte gehört zum Standardlaborprogramm. Die wichtigsten Parameter zeigt Tab. 5.10.

Tab. 5.9 Parameter zur Bestimmung des Wasserhaushalts.

Parameter	Normwerte
Gesamteiweiß	62 – 82 g/l
Osmolarität	280 – 295 mosmol/kg
Probenmaterial Serum.	

5.9 Pflegerisch relevante Laborparameter

Tab. 5.10 *Routinemäßig bestimmte Elektrolyte.*

Parameter	Normwerte	Probenmaterial
Chlorid (Cl)	80 – 118 mmol/l	
Harnsäure	180 – 420 µmol/l	Serum, Plasma
Kalium (K)	3,6 – 4,8 mmol/l	Serum
Kalzium, gesamt (Ca ges.)	2,1 – 2,65 mmol/l	Serum, Li-Heparinat-Vollblut
Kalzium, frei (Ca)	1,15 – 1,35 mmol/l	Serum, Li-Heparinat-Vollblut
Magnesium (Mg)	0,7 – 1,1 mmol/l	Serum, Plasma
Natrium (Na)	132 – 145 mmol/l	Serum
Phosphat	0,87 – 1,67 mmol/l	Serum, Plasma
Eisen (Fe)	Mann 12,7 – 36 µmol/l Frau 11,1 – 31 µmol/l	Serum

Fett- und Zuckerstoffwechsel

- Überernährung und Bewegungsmangel begünstigen die Entstehung von Stoffwechselstörungen. Doch diese Störungen können auch angeboren sein.
- Folgende Untersuchungen geben Hinweise auf mögliche Erkrankungen:
  - **Glukosebelastungstest**: am nüchternen Patienten. Er bekommt nach einer ersten Blutentnahme einen Trunk mit definiertem Glukoseanteil (75 g), um den Ausgangswert zu bestimmen. Anschließend wird die Reaktion der Blutglukosewerte auf diese Zuckerbelastung gemessen. Hierzu wird dem Patienten nach spätestens 120 Min., oft schon nach 30, 60 und 90 Min., Blut abgenommen und der Blutzuckerwert bestimmt (Tab. 5.11). Außerdem wird bestimmt, ob der Urin Zucker enthält,
  - **Fettstoffwechsel:** Cholesterin und Triglyceride stellen die Übersichtsparameter für den Fettstoffwechsel dar (Tab. 5.11). Bei Auffälligkeiten, aber auch bei Herzinfarkt oder Hirninfarkt, folgt eine detaillierte Untersuchung weiterer Fraktionen. Bestimmt werden dann die high und low density Lipoproteine (HDL und LDL). Eine Lipoproteinelektrophorese erlaubt einen Überblick über die Anteile der verschiedenen Fraktionen.

Tab. 5.11 *Parameter des Fett- und Zuckerstoffwechsels.*

Parameter	Normwerte	Probenmaterial
Fettstoffwechsel		
Cholesterin	< 240 mg/dl	nüchtern Serum, Plasma
Triglyceride	50 – 200 mg/dl	nüchtern Serum, Plasma
Zuckerstoffwechsel		
Glukose	50 – 100 mg/100 ml	nüchtern Kapillarblut
Glukose	< 130 mg/100 ml	Kapillarblut

Beispiele für Organparameter

- Im Notfall, aber auch bei Krankheiten oder chronischen Erkrankungen ist es wichtig, direkt einen orientierenden Überblick über die Organfunktion zu bekommen.
- Entsprechenden Organparameter geben Auskunft über den Verlauf. Intervention und Therapie werden je nach Befund angepasst.
- In Tab. 5.12 sind die Normwerte angegeben.

Tab. 5.12 *Parameter verschiedener Organe.*

Parameter	Normwerte	Probenmaterial
Herz		
Iso-Kreatinkinase (CK-MB)	Vergleich der Ausgangsgröße mit dem Wert nach 6 und 24 Stunden	Serum, Li-Heparinatplasma
Laktatdehydrogenase (LDH)	< 240 U/l	Serum
Myoglobin	35 – 55 µg/l	Serum
Leber		
Gamma-Glutamyl-Transferase (γ-GT)	Mann 6 – 28 U/l Frau 4 – 18 U/l bei einigen Tests: < 60 U/l	Vollblut; EDTA- und Heparinblut
Glutamat-Pyruvat-Transaminase (GPT), jetzt Alanin-Aminotransferase (ALT) genannt	< 23 U/l bei 25°C < 50 U/l bei 37°C	Serum, Plasma
Glutamat-Oxalazetat-Transaminase (GOT), jetzt Aspartat-Aminotransferase (AST)	< 17 U/l bei 25°C < 50 U/l bei 37°C	Serum, Plasma
Laktat	1,0 – 1,8 mmol/l	Kapillarblut
Niere		
Harnstoff	2 – 8 mmol/l	nüchtern Serum, Plasma
Kreatinin	Mann 62 – 106 µmol/l Frau 53 – 97 µmol/l	Serum, Plasma
Pankreas		
Lipase	< 190 U/l	Serum

5.9.2 Kapillare Blutabnahme zur Bestimmung des Blutzuckers

Material
- Desinfektionsmittel, Schutzhandschuhe, keimarme Tupfer
- Stichlanzette, Teststreifen, Testgerät, ggf. Pflaster für Schnellverband

Vorbereitung
- Hände desinfizieren, benötigte Gegenstände auf desinfizierter Arbeitsfläche richten und auf Vollständigkeit prüfen.
- Dabei kontrollieren, ob noch genügend Teststreifen vorhanden sind und ob der Code auf dem Behälter mit dem des Testgeräts übereinstimmt (Code erscheint beim Einschalten des Geräts).
- Patienten über die geplante Maßnahme informieren (auch bewusstlose Patienten!).

Durchführung
- Patient sollte während der Maßnahme sitzen oder liegen (Verletzungsgefahr, wenn ein stehender Patient kollabiert!).
- Punktionsstelle auswählen:
  - Fingerbeere ist sehr empfindlich (weniger schmerzhaft ist das Einstechen am äußeren Rand)
  - das Ohrläppchen ist schlechter zugänglich, dafür weniger sensibel

- Punktionsstelle durch Reiben oder Wärmeanwendung hyperämisieren (Durchblutung erhöhen), Schutzhandschuhe anziehen.
- Entnahmestelle mit einem keimarmen Tupfer desinfizieren (Einwirkzeit beachten!) und anschließend seitlich mit der Stichlanzette ausreichend tief einstechen:
  - Ersten Blutstropfen abwischen.
  - Zweiten Blutstropfen mit dem Teststreifen in dem dafür vorgesehenen Feld aufnehmen, der Blutstropfen sollte frei darauf fallen.
  - Nicht mit dem Finger über das Testfeld streifen (ggf. kommt es zu Störungen der Auswertung).
- Je nach Modell wird der Teststreifen vor oder nach der Blutentnahme in das Gerät eingelegt und im Testgerät nach Herstellerangaben ausgewertet.
- Das Ergebnis wird meist mit einem Signalton angezeigt.

Nachsorge

- Je nach Nachblutung wird die Punktionsstelle mit einem Pflaster verbunden.
- Material entsorgen, Hände desinfizieren.
- Maßnahme und Messergebnis dokumentieren.
- Ist der Blutzucker des Patienten stark erniedrigt (Hypoglykämie) oder erhöht (Hyperglykämie), sofort Arzt verständigen.
- Beim Erwachsenen liegt der Normbereich zwischen 80–120 mg/dl. Bei älteren Patienten können leicht erhöhte Werte bis 140 mg/dl noch als normal angesehen werden.

5.10 Bildgebende Verfahren

5.10.1 Röntgendiagnostik

Es gibt viele Verfahren mit unterschiedlichen Fragestellungen, bei denen auch in der Patientenvorbereitung Unterschiedliches zu beachten ist (Tab. 5.13).

Tab. 5.13 Radiologische Verfahren.

Untersuchung	Verfahren	Indikation	pflegerische Aufgaben
Thorax-Röntgen	- konventionelles Röntgen	- Pneumonie - Tumoren	- Metallteile (Schmuck, z.B. Kette, Piercing usw.) ablegen lassen - EKG-Elektroden (bei Aufnahmen im Thoraxbereich) abmachen
Knochen-Röntgen	- konventionelles Röntgen	- Fraktur - degenerative Veränderungen - Heilungskontrolle	
Abdomen-Röntgen	- konventionelles Röntgen	- freie Luft	
Magen-Darm-Passage	- Patient trinkt Kontrastmittel (meist Barium) dabei werden Röntgenaufnahmen angefertigt	- Tumoren - Entzündung - Geschwüre von Speiseröhre, Magen, Dünndarm	- 8-stündige Nahrungs- und Nikotinkarenz - wenn Dickdarm- und Magen-Röntgen durchgeführt werden sollen, immer erst Dickdarm (KM wird schneller ausgeschieden und stört dann andere Untersuchung nicht)

Tab. 5.13 (Fortsetzung)

Untersuchung	Verfahren	Indikation	pflegerische Aufgaben
Kolonkontrasteinlauf	■ KM wird als rektaler Einlauf in den Dickdarm eingebracht ■ dann Röntgenaufnahmen	■ Tumoren ■ Entzündungen des Dickdarms	■ Abführprogramm (meist oral mit viel Flüssigkeit) ■ nach der Untersuchung Patient auf Beschwerden im Bauch (mögliche Perforation) und Blut im Stuhl beobachten
Urografie	■ nierengängiges KM wird i.v. injiziert ■ Röntgenaufnahmen zu unterschiedlichen Zeiten	■ Stein ■ Tumoren ■ Stauung	■ Blutwerte (Kreatinin) bestimmen ■ mildes Abführprogramm ■ Patient viel trinken lassen ■ direkt vor der Untersuchung auf die Toilette schicken
Choleozystografie	■ gallengängiges KM wird i.v. injiziert ■ Röntgenaufnahmen zu unterschiedlichen Zeiten, evtl. sogar nach Reizmahlzeit	■ Stein ■ Tumoren ■ Stauung von Gallenblase und Gallenwegen	■ mindestens 8-stündige Nahrungskarenz ■ Blutwerte (Bilirubin) bestimmen
Angiografie	■ KM wird über Katheter in Gefäße injiziert ■ dabei Röntgenaufnahmen (meist digital)	■ Einengung von Gefäßen ■ Tumorversorgung mit Gefäßen ■ Gefäßmissbildungen	■ Blutwerte (Gerinnungsstatus, Kreatinin) bestimmen ■ Patienten direkt vor der Untersuchung auf die Toilette schicken ■ nach der Untersuchung mehrere Stunden Druckverband, 24 Std. Bettruhe ■ auf Nachblutung achten ■ auf ausreichende Flüssigkeitszufuhr achten
Phlebografie	■ in eine Fußrückenvene wird KM injiziert ■ dann Röntgenaufnahmen	■ Beinvenenthrombose ■ Krampfadern	■ Blutwerte (Gerinnung, Kreatinin) bestimmen
Computertomografie (CT)	■ Patient liegt in einer „kleinen Röhre"; um ihn dreht sich auf der einen Seite die Röntgenröhre, auf der anderen Seite Messkammern ■ Aufnahmen aus unterschiedlichen Winkeln (Computer errechnet hieraus Schnittbilder)	■ überlagerungsfreie Darstellung von Organen, z.B. zur Tumorsuche, bei Infarkten oder Bltungen (Kopf), oder z.B. Bandscheibenveränderungen (Wirbelsäule)	■ 3-stündige Nahrungskarenz (immer wenn KM gegeben werden muss) ■ vorher Blutwerte (Kreatinin) bestimmen (**Notfall-CT natürlich sofort!**) ■ Achtung: Barium-KM ist für CT zu dicht (deshalb CT immer vor Magen- oder Dickdarmröntgen oder abführenden Maßnahmen durchführen)

5.10.2 Nuklearmedizin

Tab. 5.14 zeigt nuklearmedizinische Verfahren im Überblick.

Tab. 5.14 Nuklearmedizinische Verfahren.

Untersuchung	Verfahren	Indikation	pflegerische Aufgaben
Schilddrüsenszintigrafie	■ radioaktive, jodähnliche Substanz wird injiziert und von der Schilddrüse aufgenommen ■ nach 20 Min. werden Bilder angefertigt	■ Schilddrüsenüber- und unterfunktion ■ kalte oder heiße Knoten ■ Schilddrüsenvergrößerung	■ keine jodhaltigen Medikamente oder Kontrastmittel vor der Untersuchung (deshalb Röntgenuntersuchung mit KM, z.B. i.v. Niere, i.v. Galle, Angiografie erst **nach** Schilddrüsenszintigrafie) ■ Einnahme von Schilddrüsenmedikamenten fortsetzen
Nierenszintigrafie	■ ein mit radioaktiver Substanz markiertes nierenpflichtiges Medikament wird injiziert ■ Menge und Zeit der Ausscheidung wird gemessen	■ Nierenfunktion	■ mindestens 3 Tage vor Nierenszintigrafie keine Untersuchung mit Röntgen-KM, da dies über die Nieren ausgeschieden wird (verfälscht sonst das Ergebnis) ■ ca. 1 Std. vor der Untersuchung 1l Tee trinken lassen ■ nach Untersuchung auf ausreichende Blasenentleerung achten (Strahlenschutz)
Knochenszintigrafie	■ radioaktiv markierte Substanz, die im Knochen abgelagert wird, wird i.v. injiziert ■ nach 2–3 Std. werden Aufnahmen angefertigt	■ Metastasen ■ Knochenentzündungen	■ direkt vor der Untersuchung Blase entleeren lassen, Katheter oder Inkontinenzvorlage wechseln ■ nach Untersuchung auf ausreichende Blasenentleerung achten ■ schwangeres Pflegepersonal und Kleinkinder am Untersuchungstag nicht zu lange mit dem Patienten zusammenbringen (Strahlenschutz)
Herzszintigrafie	■ radioaktive Substanz wird unter Belastung injiziert und im Herzmuskel angereichert	■ Herzinfarkt	■ Patient am Untersuchungstag nüchtern und (wenn möglich) keine Herzmedikamente einnehmen lassen ■ kein Langzeit-EKG ■ wenn vorhanden Bilder des Belastungs-EKG mitgeben

Tab. 5.14 (Fortsetzung)

Untersuchung	Verfahren	Indikation	pflegerische Aufgaben
Schilling-Test	■ Patient schluckt radioaktiv markiertes Vitamin B_{12} in einer Kapsel ■ nach 2 Std. wird die Aufnahme des Vitamins durch die i.m. Injektion von nicht markiertem „normalen" Vitamin B_{12} gestoppt	Vitamin B_{12}-Resorptionsstörungen	■ Patient bis zur Vitamin B_{12} – Injektion nüchtern lassen ■ vor der Kapseleinnahme Urin 24 Std. sammeln
Positronen-Emissions-Tomographie (PET)	■ i.v. Injektion eines Positronen aussendenden Radiopharmakons, meist ein markierter Traubenzucker (FDG)	■ Nachweis bösartiger Tumoren und Metastasen ■ (Hirn- und Herzleistung)	■ Patient mindestens 4 (-12) Std. nüchtern lassen ■ Anamnese (insbesondere bezüglich Diabetes, vorangegangener Operationen und Chemo- und Strahlentherapien) vervollständigen

5.10.3 Ultraschall

Tab. 5.15 zeigt pflegerische Aufgabe bei Ultraschalluntersuchungen.

Tab. 5.15 Pflegerische Aufgaben bei Ultraschalluntersuchungen.

untersuchte Region	pflegerische Aufgaben
Halsorgane, Extremitäten	■ reinigen (Salben, Schminke entfernen) ■ Schmuck ablegen lassen
Oberbauchorgane	■ am Untersuchungsvortag keine blähenden Speisen verabreichen, evtl. sogar entblähende Medikamente geben ■ am Untersuchungstag Patient nüchtern lassen (Gallenblase ist sonst nicht gefüllt) ■ wenn zusätzlich Röntgenuntersuchungen mit Barium angeordnet sind (z.B. Magen und Dickdarm), Ultraschall immer zuerst (Barium im Darm kann sonst Ultraschall stören)
Beckenorgane	■ eine der wenigen Untersuchungen, bei der die Harnblase gefüllt sein sollte → Patient deshalb trinken lassen und nicht zur Toilette schicken (Ausnahme: vaginale Ultraschalluntersuchung)

5.10.4 Kernspintomografie

Indikationen

- neurologischen Erkrankungen (z.B. Hirninfarkt, MS, Tumor)
- Erkrankungen von Gelenken, Knochen und Wirbelsäule
- Erkrankungen innerer Organe (z.B. Leber, Niere, Pankreas, Dünn- und Dickdarm, Gallenwege)
- Erkrankungen von Prostata und Hoden
- Erkrankungen der Brust (Mamma)
- Herz- und Gefäßerkrankungen

Kontraindikationen

- absolutes Verbot für Patienten mit Herzschrittmachern!
- relatives Verbot für Patienten mit
  - eisenhaltigen Fremdkörpern, Herzklappen,
  - Ohrimplantaten, Stents und
  - Prothesen (hingegen können z.B. Patienten mit Hüftendoprothesen praktisch immer untersucht werden).

Merke: Schrittmacherpatienten dürfen nicht in den Kernspintomografen!

Pflegerische Aufgaben

- auf mögliche Kontraindikationen achten
- Nierenfunktion (Kreatinin) bestimmen (wegen KM-Gabe)
- Metallteile (Schmuck, Hörgeräte, Piercing) möglichst schon vor der Untersuchung ablegen lassen
- auf großflächige Tätowierungen achten (können sich erhitzen)

5.10.5 Pflegemaßnahmen vor und nach bildgebender Diagnostik

- Patienten vor der Untersuchung zur Blasenentleerung anregen (außer bei Ultraschall des Beckens).
- Auch wenn der Patient liegend oder sitzend transportiert wird, darauf achten, dass er ordentlich bekleidet ist und Schuhe oder Hausschuhe dabei hat.
- Bei Anus-praeter-Untersuchungen vorher Beutel entleeren, nach der Untersuchung auf mögliche schnellere Füllung des Beutels achten.
- Blasenkatheterbeutel vor und nach der Untersuchung (z.B. Strahlung) wechseln.
- Metallteile (Uhren, Schmuck, Scheckkarten) vor einer Kernspinuntersuchung auf Station lassen.
- Infusionen (insbesondere mit Perfusor) wenn möglich, abhängen (i.v.-Zugang aber liegen lassen).
- Anforderungsschein ausreichend ausfüllen; wichtige Vorerkrankungen des Patienten und für die Untersuchung relevante Krankheiten (z.B. Schilddrüsenüberfunktion) vermerken.
- Zusätzlich die Röntgenvoraufnahmen mitgeben.
- Blutwerte (Gerinnung, z.B. bei Angiografie), Kreatinin (bei allen KM-Untersuchungen) wenn nötig notieren.
- Beim Patienten nachfragen, ob Langzeit-EKG angeschlossen ist (eignet sich nicht für bildgebende Diagnostik).

Je nach Art der Diagnostik ist der Patient nach der Untersuchung besonders zu beobachten. So besteht bei Angiografien Nachblutungsgefahr. Der Verband bzw. der Druckverband muss regelmäßig kontrolliert werden. Da nach Kontrastmittelgaben allergische Spätreaktionen auftreten können, sind die Patienten mit diffusen Beschwerden auch noch Stunden nach der Injektion besonders zu beobachten.

5.11 Nichtinvasive diagnostische Maßnahmen

5.11.1 Echokardiografie

> **Definition:** Die **Echokardiografie** ist eine Ultraschalluntersuchung des Herzens. Dabei wird das Herz am liegenden Patienten mittels einer von außen auf die Brust gesetzten Ultraschallsonde untersucht.

Indikation

- Es können vielfältige Aussagen über Herzfunktion und Herzschädigungen gemacht werden, z. B.
    - Herzklappenerkrankungen (z. B. Herzklappenfehler), Herzinfarkt,
    - Thrombenbildung (Blutgerinnsel im Herzen),
    - Herzmuskelerkrankungen (z. B. Kardiomyopathie), Fehlbildungen,
    - Herzbeutelerkrankungen (z. B. Perikarditis).

Prinzip

- Die Ultraschallsonde sendet hochfrequente, unhörbare Schallwellen aus.
- Diese werden von den verschiedenen Geweben im Körper in unterschiedlicher Weise reflektiert.
- Die reflektierten Wellen werden von der Sonde wieder aufgenommen, an ein Ultraschallgerät geleitet und elektronisch, je nach Frequenz, in verschieden helle Kontraste übertragen.
- Das Zusammenspiel der Kontraste ergibt auf einem Bildschirm ein Bild (sog. B-Bild).
- Mittels der sog. Doppler-/Duplexultraschallfunktion kommen weitere Funktionen hinzu:
    - Messen der Beweglichkeit des Herzens, der Herzklappen und der Blutflussgeschwindigkeit (akustisches Signal)
    - Anzeige von Turbulenzen oder Strömungsänderungen im Farbdoppler
- Die Messwerte werden auf standardisierte Art und Weise erhoben.

Umsetzung

- Für die Untersuchung muss der Patient seinen Oberkörper freimachen.
- Die Untersuchung erfolgt in Linksseitenlage, um eine bessere Leitfähigkeit der Schallwellen zu erreichen, wird die Schallsonde mit Kontaktgel befeuchtet.
- Der Untersucher setzt die Schallsonde mit leichtem Druck auf die Brust auf und stellt die international genormten Standardpositionen, z. B.
    - parasternale Anlotung, kurze und lange Achse (seitlich nahe des Brustbeins),
    - apikale Anlotung (linksseitig am Brustkorb auf Höhe der Herzspitze); hier spricht man von den verschiedenen „Kammerblicken", die je nach Schallkopfposition in den sog. 2–5-Kammerblick unterteilt werden.
- Die Bilder können elektronisch gespeichert oder als Ultraschallfilm mitgeschnitten werden. Anschließend werden die Daten in möglichst einheitlicher Nomenklatur beurteilt.

5.11 Nichtinvasive diagnostische Maßnahmen

5.11.2 Elektrokardiogramm

> **Definition:** Unter einem **Elektrokardiogramm (EKG)** versteht man die grafische Darstellung der Herzstromkurve. Die elektrischen Impulse des Herzens werden während der einzelnen Herzaktionen über Elektroden abgenommen und durch das EKG-Gerät auf Papier aufgezeichnet bzw. auf einem Monitor dargestellt.

Einteilung

- **Standard-EKG** setzt sich aus drei Ableitungsarten mit insgesamt 12 Ableitungen zusammen:
  - Brustwandableitung (nach Wilson): Ableitungsbezeichnung V1–V6 unipolar (nur an einem Pol)
  - unipolare Extremitätenableitung (nach Goldberger): Ableitungsbezeichnung aVR (**a**ugemented **v**oltage [verstärkte Ableitung] **r**echter Arm), aVL (verstärkte Ableitung linker Arm), aVF (verstärkte Ableitung linker Fuß)
  - bipolare Extremitätenableitung (nach Einthoven): Spannungsdifferenz zwischen 2 Polen (bipolar), Ableitungsbezeichnung mit römischen Ziffern. I: Differenz zwischen roter und gelber Elektrode, II: Differenz zwischen roter und grüner Elektrode, III: Differenz zwischen gelber und grüner Elektrode
- **Ruhe-EKG**, dabei erfolgt die Aufzeichnung im Liegen.
- **Belastungs-EKG** zeichnet die Herzstromkurve unter Belastung (z. B. Fahrrad fahren, Laufband) auf.
- **Langzeit-EKG** zeichnet die Herzstromkurve über 24 Stunden auf, um situationsbedingte Veränderungen im Verlauf eines Tages festzustellen (z. B. bei psychischer Erregung, in der Schlafphase usw.).

Indikation

- Diagnose von Herzerkrankungen (z. B. Herzrhythmusstörungen, Herzinfarkt)
- Herzschrittmacherkontrolle
- Monitoring in der Intensivüberwachung
- Karotissinusdruckversuch
- Therapiekontrolle z. B. bei Einnahme von Antiarrhythmika
- Ergometrie im Rahmen eines Belastungs-EKGs

Pflegemaßnahme Ruhe-EKG

Material

- EKG-Gerät, Saugelektroden/selbstklebende Elektroden
- Elektrodengel oder Hautdesinfektionsspray
- evtl. Einmalrasierer und Abwurfschale

Vorbereitung

- Hände desinfizieren, benötigte Gegenstände auf desinfizierter Arbeitsfläche richten.
- Papiervorrat des Gerätes überprüfen, ggf. neue Papierrolle einsetzen.
- Weitere vorbereitende Maßnahmen sind:
  - Patienten über Maßnahme informieren, Fenster und Türen schließen, Besucher aus dem Zimmer bitten, Bett auf rückenschonende Arbeitshöhe bringen.
  - Patienten dabei unterstützen, sich bequem zu lagern und für Ruhe sorgen.
  - Patient bitten, Oberkörper, Unterarme und Unterschenkel freizumachen, ggf. dabei unterstützen (dabei die Intimsphäre beachten und für Sichtschutz sorgen).

5 Pflegerische Interventionen bei der medizinischen Diagnostik

Durchführung

- Darauf achten, dass Arme und Beine Bettgestell nicht berühren, da sonst die Ableitung evtl. gestört wird.
- Bei starker Körperbehaarung vorgesehene Elektrodenstellen in Ausnahmefällen rasieren. Besser ist es, die Saugelektroden mit der Hand leicht zu fixieren.
- Um die Leitfähigkeit der Elektroden zu verbessern, Elektrodengel auf die Haut aufbringen. Saugelektroden mit Hautdesinfektionsspray anfeuchten und vor dem Anbringen der Elektrode den Ballon zusammendrücken, sodass durch das Vakuum die Elektrode gut haftet.
- **Anbringen der Elektroden zur Brustwandableitung (V1-V6)** (Abb. 5.11), dabei die Ableitungspunkte mit den Fingern ertasten:
  - V1 (rot): vom Patienten aus gesehen rechts am Sternumrand 4 Rippen nach unten zum 4. Interkostalraum (4. ICR) tasten.
  - V2 (gelb): ebenfalls im 4. ICR, aber vom Patient aus gesehen links am Sternumrand.
  - V3 (grün): auf der 5. Rippe auf der Hälfte der Strecke zwischen V2 und V4. Da sich V4 auf der mittleren Schlüsselbeinlinie (Medioklavikularlinie) befindet, diese Linie mit der einen Hand andeuten, mit der anderen ungefähr die Hälfte der Strecke von V2 zu dieser Linie vorrücken.
  - V4 (braun): auf der Medioklavikularlinie bis zur 5. Rippe tasten, Ableitungspunkt sollte sich auf Höhe der Herzspitze befinden (bei Patientinnen mit großem Busen sollte die Elektrode V4 besser unter der Brust platziert werden).
  - V5 (schwarz): vordere Axillarlinie auf der Horizontalen durch V4.
  - V6 (lila): Schnittpunkt mittlere Axillarlinie und Horizontale durch V4.
- **Extremitätenableitung**, dabei werden die Elektroden oberhalb der Hand- und Fußgelenke nach dem „Ampelprinzip" (rot, gelb, grün) angebracht:
  - Elektrode (rot): am rechten Arm
  - Elektrode (gelb): am linken Arm
  - Elekrode (grün): am linken Bein
  - Elektrode (schwarz): am rechten Bein zur Erdung
- Bei der Extremitätenableitung müssen die Elektroden nicht ganz genau an einer bestimmten Stelle liegen, z. B. kann eine Elektrode anstelle am rechten Bein, auch rechts am Unterbauch platziert werden.
- Sind die Elektroden platziert, Patienten auffordern, sich nicht zu bewegen, um Artefakte (fehlerhafte Aufzeichnungen) zu vermeiden (ruhiges Liegen wird z. B. dadurch gefördert, dass man den Patient bittet, die Augen zu schließen).
- Anschließend EKG-Gerät nach Herstellerangaben in Betrieb nehmen:
  - Wenn der Eichausschlag (1 mV) vom Gerät nicht automatisch überprüft wird, muss er kontrolliert werden.
  - Papierlaufgeschwindigkeit nach hauseigenem Standard einstellen (50 mm/s, 25 mm/s).
  - EKG wird auf Papierstreifen oder Monitor aufgezeichnet und anschließend überprüft, z. B. auf sägezahnähnliche Veränderungen.
- Mögliche Fehlerquellen bei der Ableitung eines EKG sind z. B.
  - locker sitzende Elektroden, Zug der Kabel auf die Vakuum-Ballons,
  - schlecht fixierte Stecker, Bewegungen des Patienten (z. B. Husten, starker Tremor),
  - vertauschte Elektroden (z. B. rechter Arm statt linker Arm).

5.11 Nichtinvasive diagnostische Maßnahmen

Abb. 5.11 Anbringen der Elektroden zur Brustwandableitung.

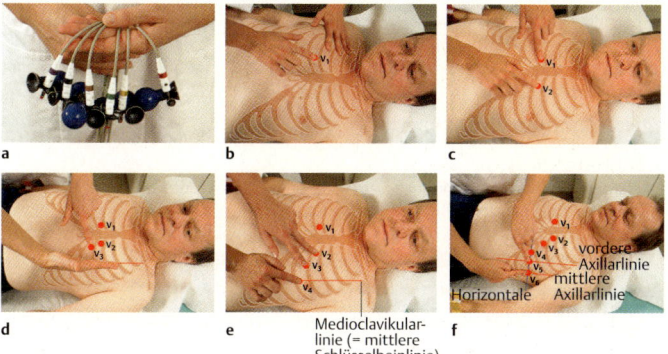

Nachsorge
- EKG-Gerät abschalten, Elektroden entfernen, Reste des Elektrodengels abwischen,
- Patienten ggf. beim Anziehen unterstützen,
- EKG mit Name und Geburtsdatum des Patienten, Datum, Uhrzeit und EKG-Form beschriften: entweder auf dem Papierstreifen oder bei Ableitung über den Monitor am Gerät eingeben,
- EKG dem Arzt zur Auswertung vorlegen; bei auffälligen EKG-Veränderungen sofort den Arzt informieren.

Bewertung
- Die Auswertung des EKGs erfolgt nach einem standardisierten Schema, beurteilt werden
  - Herzfrequenz: Tachykardie (schnell), Bradykardie (langsam),
  - Grundrhythmus: z. B. Sinusrhythmus oder Vorhofflimmern,
  - Lagetyp: Bestimmung der sog. elektrischen Herzachse; Veränderungen können auf eine Links- oder Rechtsbelastung hinweisen,
  - Erregungsausbreitungsstörungen: z. B. Blockbilder, Kammerkomplexverbreiterungen,
  - Erregungsrückbildungsstörungen: Beurteilung der sog. Endstrecken (ST-Strecke und T-Welle) des EKG-Komplexes als Hinweis für koronare Durchblutungsstörungen.

5.11.3 Pulsoximetrie

Definition: Unblutige Messung der Sauerstoffsättigung (S_aO_2) des Blutes mittels eines transkutan angebrachten Messfühlers. Die Messung erfolgt spektralfotometrisch, je nach Gerät an den Fingerkuppen, Zehen oder Ohrläppchen.

Indikation
- Notfälle (z. B. Schock), bei denen eine kontinuierliche Überwachung der arteriellen Sauerstoffsättigung notwendig ist
- Überwachung des Patienten während einer atmungs- und kreislaufbelastenden Untersuchung (z. B. Bronchoskopie)

Prinzip

- Mittels eines Pulsoximeters erfolgt die spektralfotometrische Messung der arteriellen Sauerstoffsättigung und Pulsfrequenz.
- Dabei wird die Lichtreflexion von gesättigtem und ungesättigtem Hämoglobin verglichen.

Pflegemaßnahme Pulsoximetrie

Vorbereitung.

- Hände desinfizieren, benötigte Gegenstände auf desinfizierter Arbeitsfläche richten und auf Funktionsfähigkeit überprüfen.
- Patienten über geplante Maßnahme informieren (auch bewusstlose Patienten!), Fenster und Türen schließen, Besucher aus dem Zimmer bitten.

Durchführung

- Je nach Gerätetyp Messdiode z. B. auf die vorher gereinigte Fingerkuppe anschließen (Fingernagel muss frei von Nagellack oder Blutresten sein!).
- Pulsoximeter einschalten und die Messwerte (S_aO_2 und Pulsfrequenz) kontinuierlich ablesen und Veränderungen registrieren.

Nachbereitung

- Material ver-, bzw. entsorgen, Hände desinfizieren.
- Ergebnisse der Maßnahme dokumentieren.

Bewertung

- Der Normalwert für die arterielle Sauerstoffsättigung beträgt 95–100%.
- Messfehler können entstehen durch
  - verschmutzte Messdioden, Nagellack,
  - Artefaktüberlagerungen bei unruhigen Patienten/Bewegungen der Patientenhand,
  - zu lockerer oder zu fester Sitz der Messdiode,
  - starke Umgebungshelligkeit, kalte Extremitäten des Patienten.

5.11.4 Spirometrie

> **Definition:** Die **Spirometrie** ist ein Verfahren zur Berechnung der ein- und ausgeatmeten Luftmengen und zur Messung der Luftströmung.

Indikation

- Obstruktive und restriktive Lungenfunktionsstörungen, Lungenüberblähungen sind feststellbar.

Prinzip

- Gemessen werden die Luftmengen, welche bei bestimmten Atemmanövern bewegt werden, z. B. die maximale Atemstromstärke (die Menge Luft, die bei einer starken Ausatmung abgeatmet werden kann).
- Bestimmt werden kann dies mittels eines Peak-flow-Meters.

Umsetzung

- Die Untersuchung erfolgt im Sitzen.
- Der Patient atmet durch ein Mundstück in das Messgerät ein, die Nase ist mit einer Klammer verschlossen.

- Tiffeneau-Test oder Einsekundenkapazität:
    - einige Male ruhig ein- und ausatmen
    - maximale Ausatmung mit sofort anschließender maximaler Einatmung
    - ist die Lunge gefüllt, muss der Patient mit aller Kraft schnell ausatmen
- Nach mehrmaligem Versuch wird der mit dem besten Ergebnis gewertet.

Bewertung

- Meist werden die Messwerte direkt an einen Computer zur weiteren Auswertung und grafischen Darstellung (Fluss-Volumen-Kurve) übermittelt.
- Die Untersuchung ist sehr von der Motivation und Mitarbeit des Patienten abhängig.
- Normalwerte der Lungenvolumina sind abhängig von: Geschlecht, Gewicht, Alter.
- Bei obstruktiven Lungenerkrankungen ist besonders die Einsekundenkapazität vermindert.
- Bei restriktiven Lungenerkrankungen sind die Werte aller gemessenen Lungenvolumina kleiner.
- Verringert sich der üblicherweise gemessene Wert, zeigt dies eine Verschlechterung der Lungenfunktion an.

5.12 Invasive diagnostische Maßnahmen

5.12.1 Bronchoskopie

Definition: Bei einer **Bronchoskopie** werden die Luftwege durch ein Bronchoskop betrachtet.

Indikation

- Verdacht auf Lungenkrebs oder zur Erregerdiagnostik bei unklaren Entzündungen
- Feststellung von Fehlbildungen der Bronchien.

Prinzip

- Bronchien werden mit einem biegsamen Endoskop betrachtet.
- Zusätzlich können ggf. Gewebsproben, Bronchialflüssigkeit oder Fremdkörper entnommen bzw. Stents (Röhrchen) eingelegt werden.
- Bei einer Bronchografie kann Kontrastmittel in die Bronchien eingespritzt werden.

Vorbereitung

- Patient wird vom Arzt über Untersuchung aufgeklärt und muss schriftlich zustimmen.
- Patient sollte mind. vier Stunden nüchtern sein und zwölf Stunden nicht geraucht haben.
- Patient auf dem Rücken lagern.
- Über einen venösen Zugang wird ein Beruhigungsmittel und Atropin (unterdrückt die Schleimbildung) injiziert.

Durchführung

- Das biegsame Bronchoskop wird über die Nase eingeführt. Während es in die Lunge vorgeschoben wird, werden über das Bronchoskop immer wieder kleine Mengen Betäubungsmittel (Lokalanästhetikum) abgegeben, um den Hustenreiz zu unterdrücken.
- Ggf. können mit einer über das Bronchoskop eingeführten Zange Gewebsproben entnommen werden.

5 Pflegerische Interventionen bei der medizinischen Diagnostik

- Bei einer Bronchiallavage werden die Bronchien mit einer Kochsalzlösung durchgespült.

Nachsorge

- Patient überwachen, bis er wieder vollständig wach und orientiert ist,
- Patient kann nach einer Stunde wieder trinken, nach zwei Stunden wieder essen.
- Gewonnene Gewebsproben oder abgesaugte Flüssigkeit in speziellen Behältern ins Labor oder zum Pathologen bringen.
- Abgesaugte Flüssigkeit wird auf Tumorzellen, Pilze oder entzündliche Erkrankungen hin untersucht.

5.12.2 Gastroskopie

> **Definition:** Die **Gastroskopie** ist ein bildgebendes Untersuchungs- und Diagnoseverfahren, bei dem Speiseröhre (Ösophagus), Magen (Gaster) und der obere Anteil des Zwölffingerdarms (Duodenum) mit einem Endoskop gespiegelt werden.

Indikation

- Die Gastroskopie ist indiziert bei Beschwerden wie
    - wiederkehrenden Magenschmerzen, Übelkeit, Erbrechen,
    - unerklärlichem Gewichtsverlust, Bluterbrechen, schwarz gefärbtem Stuhl.
- Weitere Einsatzmöglichkeiten der Endoskopie sind
    - Verlaufskontrollen nach Operationen
    - Abtragen von Polypen, um diese mikroskopisch zu untersuchen,
    - Entnahme von Gewebeproben (Biopsien), Entfernung von Fremdkörpern,
    - Eingriffe zur Blutstillung, Verödungen, Laseranwendungen.

Prinzip

- Untersuchung erfolgt mit dem Gastroskop, ein etwa 110 cm langer und etwa 1,0 cm dicker, elastischer Schlauch. Dessen Spitze kann vom Untersucher mit zwei Rädchen am hinteren Ende in alle Richtungen gelenkt werden und ist mit Lichtquelle, Glasfaseroptik und Kamera ausgestattet.
- Bilder vom Untersuchungsgebiet werden an einen Fernsehmonitor übertragen und können so vom Untersucher betrachtet und ausgewertet werden.
- Vorteil:
    - sichere und zeitnahe Diagnosestellung mit gleichzeitiger schmerzloser Therapiemöglichkeit
    - hohe Aussagekraft aufgrund direkter, naturgetreuer und farbiger Darstellung der Organe
    - geringes Risiko von Schleimhautverletzungen oder Organperforationen
- Nachteil: Einführen des Gastroskops in den Magen (unangenehmes Gefühl, ggf. Würgereiz)

Vorbereitung

- Patient wird vom Arzt über die Untersuchung aufgeklärt und muss schriftlich zustimmen.
- Gerinnungsstatus muss überprüft worden sein und sollte im Normbereich liegen (außer in Notfällen).
- Patient nimmt ab etwa 6 Std. vor der Untersuchung außer klaren Getränken keine Nahrung mehr zu sich.

5.12 Invasive diagnostische Maßnahmen

- Rachen wird kurz vor der Untersuchung mit einem Lokalanästhetikum besprüht, um einen übermäßigen Brechreiz zu vermeiden.
- Es wird ggf. ein leichtes Beruhigungsmittel injiziert, um Brechreiz und Empfindlichkeit zu unterdrücken.
- Patient wird in Seitenlage gelagert.

Durchführung

- Gastroskop wird durch den Mund bis zum Kehlkopf eingeführt. Dann muss der Patient den biegsamen Schlauch schlucken, der weiter bis in den Magen und Zwölffingerdarm geschoben wird.
- Speiseröhre, Magen und Zwölffingerdarm werden meist in einem Arbeitsgang untersucht, die einzelnen Organe können auf dem Monitor oder direkt am Gastroskop betrachtet werden.
- Zur besseren Sicht wird Luft in den Magen geblasen.
- Danach leuchtet der Untersucher den Magen in systematischen Arbeitsschritten aus.
- Ggf. können Schleimhautproben mittels einer Zange, durch einen Kanal im Gerät, entnommen werden oder operative Eingriffe mittels mikrochirurgischer Instrumente erfolgen.
- Eine Gastroskopie dauert im Normalfall etwa 10 Min.

Nachsorge

- Vorsicht beim Trinken und Essen bis die örtliche Betäubung im Rachen abgeklungen ist.
- Ein leichtes Kratzen im Hals kann bis zu 24 Std. anhalten, für kurze Zeit können Völlegefühl und Blähungen auftreten.
- Patient muss noch etwa 1 Std. unter ärztlicher Aufsicht bleiben, wenn ein Beruhigungsmittel verabreicht wurde.
- Patient sollte anschließend nicht selbst Auto fahren oder sonstige Tätigkeiten verrichten, die eine erhöhte Konzentration erfordern.

Bewertung

- Unmittelbar nach der Untersuchung kann der untersuchende Arzt im Allgemeinen schon sagen, ob ein Geschwür oder eine andere Erkrankung vorliegt.
- Fotos von etwaigen Schleimhautveränderungen können ausgedruckt werden.
- Die Vermutung, ob eine Infektion mit Bakterien (Helicobacter pylori) vorliegt, kann nach 1–24 Std. bestätigt werden, da dazu die Laboruntersuchung entnommener Abstriche nötig ist.
- Die feingewebliche (histologische) Auswertung einer entnommenen Gewebsprobe von Magenausgang und Magenkörper liegt erst nach 6–10 Tagen vor.
- Folgende Befunde und Diagnosen lassen sich mit der Untersuchung stellen:
  - Entzündungen der Speiseröhre (Ösophagitis)
  - Magenschleimhautentzündungen (Gastritis)
  - Infektionen mit Helicobacter pylori, Magengeschwüre
  - gut- und bösartige Magentumoren (Magenkarzinom)
  - Zwölffingerdarmgeschwüre

5.12.3 Invasive Blutdruckmessung

> **Definition:** Die **invasive Blutdruckmessung** ist eine direkte (blutige) RR-Messung, die bei schwerkranken Patienten oder bei großen Operationen angewendet wird.

5 Pflegerische Interventionen bei der medizinischen Diagnostik

Indikation

- kontinuierliche Blutdruck- und/oder Blutgaskontrolle
- instabile Kreislaufverhältnisse (Hypertonie bzw. Hypotonie)
- starke oder erwartete starke Blutverluste
- ausgedehnte operative Eingriffe, Operationen an der Lunge
- Schock, Sepsis, Multiorganversagen, Polytrauma
- Beatmung, schwere Brandverletzungen (Verbrennungskrankheit)

Prinzip

- Es gibt zwei Messformen, je nachdem, ob der Druckwandler extern oder intravasal (im Blutgefäß) platziert wird.
- Blutdruck wird ermittelt, indem ein Gefäßkatheter in ein geeignetes Blutgefäß (Arterie) eingeführt und an ein z.B. elektronisches Manometer (Transducer) angeschlossen wird.

Tab. 5.16 Fehler, Ursachen und Fehlerbehebung bei der arteriellen invasiven Blutdruckmessung.

Fehler	mögliche Ursache	Fehlerbehebung
keine Kurve auf dem Monitor	Dreiwegehahn zu	Verbindung überprüfen
	Messsystem unterbrochen, nicht mit Monitor gekoppelt	Leitungen kontrollieren
	Transducer defekt	Transducer austauschen
	Einschub defekt	Einschub überprüfen, evtl. austauschen
	Monitor defekt	Monitor austauschen
Nullabgleich nicht möglich	Dreiwegehahn in falsche Richtung gestellt	Dreiwegehahn kontrollieren
	Transducer, Monitorkabel oder Monitor defekt	überprüfen und evtl. austauschen
Schleuderzacken in Kurve (systolischer Blutdruck wird zu hoch angezeigt)	zu lange Leitung	Leitung mit maximaler Länge von 180 cm austauschen
zu hoher Blutdruck	Transducer zu niedrig platziert	wieder in Herzhöhe bringen
gedämpfte Kurve (systolischer Blutdruck wird zu niedrig, diastolischer Blutdruck zu hoch angezeigt)	Luftblasen im System	Luftblasen herausspülen
	Blutgerinnsel im System	Gerinnsel nach außen spülen
	Kanüle liegt an Gefäßwand an	sanften Druck von außen auf die Kanüle ausüben
	fehlender Druck im System	Druck in Manschette erhöhen
Druck wird zu niedrig angezeigt	Transducer zu hoch platziert	wieder in Herzhöhe bringen
Kanüle beginnt zu thrombosieren	kein ausreichender Druck der Spüllösung	Druck in Manschette erhöhen
	keine ausreichende Spülung	neue Spüllösung anhängen

5.12 Invasive diagnostische Maßnahmen

- Die vom Herzen erzeugten arteriellen Blutdruckwellen werden über die arterielle Verweilkanüle und ein mit Flüssigkeit gefülltes Schlauchsystem auf die Membran des Transducers übertragen.
- Die entstandenen Schwingungen werden in elektrische Signale umgewandelt, verstärkt, über ein Kabel auf den Monitor oder Schreiber übertragen und erscheinen dort als Kurve und/oder digitale Messwerte.
- Vorteil ist die sehr genaue, kontinuierliche und schmerzfreie Messung
- Nachteil ist das Infektionsrisiko

Umsetzung

- Ist die Druckmessung an die arterielle Kanüle angeschlossen, ist eine kontinuierliche Messung möglich.
- Wichtig ist, dass der Transducer richtig auf Herzhöhe positioniert ist und regelmäßig ein Nullabgleich zur Atmosphäre durchgeführt wurde:
    - System an die Kanüle anschließen und auf Blasenfreiheit im System achten.
    - Dreiwegehahn vom Transducer zur Atmosphäre hin öffnen und mittels Abgleichtaste am Monitor „nullen".
    - Dreiwegehahn wieder umstellen, Verbindung zwischen Patient und Transducer herstellen und Alarmeinstellungen anpassen, aktivieren und Grenzwerte dokumentieren.
- Nullabgleich ist mindestens einmal pro Schicht bei Dienstantritt im Rahmen eines Zimmerchecks, nach allen Diskonnektionen des Messkabels erforderlich.
- Anschließend zeigt sich auf dem Monitor die arterielle Blutdruckkurve. Erscheint keine Blutdruckkurve oder stimmen die Werte nicht mit der manuellen nichtinvasiven Blutdruckmessung überein, müssen Fehlerquellen ausgeschlossen werden (Tab. 5.16).
- Arteriellen Zugang regelmäßig mit einer NaCl/Heparin-Lösung spülen.

Assistenz bei Anlage einer arterielle Kanüle

Material

- Unsterile Materialien:
    - Bettschutz, Einmalrasierer, Hautdesinfektionsspray, Abwurfbeutel
    - Druckdom (Halterung) zur Befestigung des Transducers in der richtigen Höhe
    - Kabelanschluss zum Monitor
    - Mundschutz, Schutzkittel und Haarhaube
    - Etikett mit Signalfarbe zur Markierung des arteriellen Zugangs mit Aufschrift („Achtung Arterie! Keine Injektion!")
    - Pulsoximeter zur Überwachung des Patienten, Druckinfusionsmanschette
    - Blutdruckapparat und Stethoskop zur manuellen nichtinvasiven Blutdruckmessung
- Sterile Materialien:
    - Materialien zur Lokalanästhesie nach Arztverordnung (2 ml Spritze, Lokalanästhetikum, Aufzieh- und Injektionskanüle)
    - steriles Punktionsset mit arterieller Verweilkanüle 20 G oder 18 G, Kinder 24 G und Spritze und sterilen Kompressen, Tupfern, Nahtmaterial und Handschuhen
    - Schnellverbandmittel
    - 500 ml NaCl 0,9% Spüllösung mit oder ohne Heparinzusatz nach Arztverordnung
    - luftblasenfreies Messsystem mit Transducer, roter Dreiwegehahn

5 Pflegerische Interventionen bei der medizinischen Diagnostik

Durchführung
- Legen ist ärztliche Aufgabe, Pflegende assistiert.
- Lokalisationen der ersten Wahl sind die A. radialis und die A. femoralis, Lokalisationen der zweiten Wahl A. ulnaris, A. brachialis und A. axillaris.
- Bevor eine arterielle Druckmessung gelegt wird, ist zu prüfen, ob ein arterieller Umgehungskreislauf der Hand besteht (Allen-Test).
- Vorbereitung:
  - Hände desinfizieren, benötigte Gegenstände auf desinfizierter Arbeitsfläche richten und auf Vollständigkeit prüfen.
  - Lokalanästhesie vorbereiten.
  - Patienten über geplante Maßnahme informieren (auch bewusstlose Patienten!).
  - Fenster und Türen schließen, Besucher aus dem Patientenzimmer bitten.
  - Störende Kleidungsstücke entfernen (Intimsphäre beachten).
  - Patientenbett auf eine rückenschonende Arbeitshöhe bringen.
  - Patienten an Pulsoximetrie anschließen und während der Maßnahme überwachen.
- Spülsystem vorbereiten:
  - Kochsalzlösung nach Arztanordnung mit oder ohne Heparinzusatz in Druckmanschette einlegen.
  - Rollerklemme des Systems verschließen, alle Schraubverbindungen am System kontrollieren (Luer-Lock) und Einstichdorn des Systems in Kochsalzbeutel stechen.
  - Druckbeutel auf ca. 300 mmHg aufpumpen.
- Patient auf dem Rücken lagern, Hand überstrecken.
- Nachdem die Punktionsstelle desinfiziert (Einwirkzeit beachten) und steril abgedeckt wurde, erfolgt die Arterienpunktion durch den Arzt.
- Messsystem wird an die Kanüle angeschlossen und zur Kontrolle hellrotes Blut aspiriert.
- Kanüle und Messsystem werden fixiert und steril verbunden, Zugang ist klar gekennzeichnet.

Nachsorge
- Patient ggf. lagern und beim Anziehen unterstützen.
- Material entsorgen, Hände desinfizieren, Maßnahme dokumentieren.
- Verbandwechsel erfolgt alle 24 Std., Systemwechsel alle 72 Std. nach Standard.

5.12.4 Kolonkontrasteinlauf

> **Definition:** Es handelt sich um ein bildgebendes Verfahren, bei dem zur Darstellung des Dickdarms ein Kontrastmitteleinlauf verabreicht wird.

Indikation
- Beurteilung des Dickdarms und Beweglichkeit der einzelnen Organe
- Darstellung von Tumoren, Divertikeln, Entzündungen und Polypen

Prinzip
- Der Radiologe fertigt Zielaufnahmen des Dickdarms in verschiedenen Körperpositionen an. Durch den Doppelkontrast entsteht ein fast plastisches Bild des gesamten Dickdarms.
- Polypen, Divertikel oder in das Darmlumen hineinragende Tumoren sind durch den Schwarz-Weiß-Kontrast sehr gut darstellbar.

Umsetzung

- Patienten über seltene Nebenwirkungen aufklären, z.B.
  - Austritt von Kontrastmittel in den Bauchraum bei vorgeschädigtem Darm oder noch nicht verheilten Operationswunden,
  - Kontrastmittelallergie (jodhaltiges Kontrastmittel).
- Zum Untersuchungsbeginn muss der Darm komplett entleert werden:
  - Patient wird vor der Untersuchung oral abgeführt (z.B. mit X-Prep).
  - Er erhält nach dem Abführen flüssige Kost und sollte über drei Liter trinken.
  - Direkt vor der Untersuchung findet ggf. noch ein Reinigungseinlauf statt, wobei auf Veränderungen des Stuhlgangs (Blutauflagerungen usw.) zu achten ist.
- Zu Beginn lässt man Kontrastbrei (barium- oder jodhaltiges, wasserlösliches Kontrastmittel) in den natürlichen Darmausgang des liegenden Patienten einlaufen, welcher jedoch vor der eigentlichen Doppelkontrastdarstellung möglichst wieder aus dem Dickdarm entfernt wird.
- Nun werden Spasmolytika zur Darmentspannung gegeben und durch vorsichtiges Einblasen von Luft der Dickdarm gedehnt.
- In der ersten viertel Stunde nach Beginn der Untersuchung ist auf Kontrastmittelunverträglichkeiten wie plötzlichen Juckreiz oder Unwohlsein zu achten.
- Um nach der Untersuchung eine Verstopfung durch das Kontrastmittel zur vermeiden, sollte der Patient reichlich trinken, ggf. Gabe von Abführmitteln.
- Eine weißliche Verfärbung des Stuhlgangs ist normal.
- Der gesunde Dickdarm erscheint durchsichtig und ist auf dem Röntgenbild komplett entfaltet.

5.12.5 Koloskopie

> **Definition:** Die **Koloskopie** ist eine endoskopische Methode zur Untersuchung des Dickdarms und ggf. des endenden Dünndarms.

Indikation

- Verdacht auf Darmwandveränderungen durch Tumoren, Polypen, Stenosen oder Blutungsquellen
- Stuhlgangunregelmäßigkeiten oder unklare Bauchschmerzen
- Verdacht auf Darmerkrankungen wie Morbus Crohn oder Colitis ulcerosa

Prinzip

- Es wird ein flexibler Gummischlauch mit einer Optik über den Analkanal in den Dickdarm vorgeschoben.
- In Einzelfällen erfolgt dies unter Röntgenkontrolle.

Vor- und Nachteile

- Der Vorteil gegenüber radiologischen Untersuchungen liegt in der Möglichkeit, Gewebeproben für histologische Untersuchungen entnehmen zu können.
- Nachteile sind:
  - Komplikationen wie Blutungen, Perforationen oder Schmerzen
  - Untersuchung wird oft als unangenehm, teilweise schmerzhaft empfunden
  - Verwachsungen, besondere Schlingenbildung oder Schmerzen können die Untersuchung behindern

5 Pflegerische Interventionen bei der medizinischen Diagnostik

Vorbereitung

- Patient wird über die Untersuchung (inkl. möglicher Polypenentfernung) aufgeklärt, er muss sich schriftlich einverstanden erklären.
- Gerinnungsstatus wird überprüft und sollte im Normbereich liegen.
- Zwei Tage vor der Untersuchung führt der Patient (außer bei Darmobstruktionen) mit einem stark wirksamen Abführmittel (z. B. X-Prep oder Makrogol) ab.
- Anschließend nimmt der Patient nur (ballaststoffreiche) klare Brühe und Tee zu sich und muss 2–3 Liter trinken.
- Am Vortag wird erneut abgeführt und abends ein hoher Einlauf durchgeführt (Klistiere oder zusätzliches Abführmittel wie Dulcolax).
- Patient wird prämediziert, i. d. R. mit Beruhigungsmitteln (z. B. Midazolam), schmerzlindernden Medikamenten, seltener ist eine kurze Narkose notwendig.
- Am Untersuchungstag werden noch einmal zwei Klistiere gereicht, um den Darm auf die Untersuchung vorzubereiten.

Durchführung

- Während der Untersuchung wird der Patient mittels Pulsoximetrie überwacht (Überwachungsprotokoll).
- In Linksseitenlagerung werden zunächst die äußere Inspektion und eine digitale Austastung vorgenommen.
- Sichtgerät wird vorsichtig in den Analkanal eingeführt und anschließend weiter – unter ständiger Begradigung durch die Assistenz eines Pflegenden – bis zum Zäkum (vorderer Abschnitt des Dickdarms) geschoben.
- Durch Drehung und Streckung des Endoskops werden die Schlaufen, die vor allem im S-förmigen Kolon (Sigmaschleife) auftreten, begradigt.
- Bei der Untersuchung kann gespült, abgesaugt, Polypen entfernt oder Blutungen gestillt werden. Außerdem sind endoskopisch-operative Eingriffe möglich. Es können Biopsiezangen, Elektroschlingen oder Injektionskanülen benutzt werden.
- Videoaufzeichnungsgeräte oder Farbdrucker dokumentieren die Untersuchung.

Nachsorge

- Patient anschließend für ca. zwei Stunden engmaschig überwachen.
- Nach zwei bis drei Stunden darf der Patient wieder essen, wenn keine Tumoren oder Biopsien entnommen wurden und auch keine Gefahr einer Aspiration durch vorherige Gabe von Lokalanästhetika oder Sedierung mehr besteht.

Bewertung

- Die gewonnenen Gewebeproben werden im Labor histologisch untersucht.
- Unter guten Bedingungen können bereits am Analkanal Hämorrhoiden, Fissuren oder Tumoren erkannt werden.

5.12.6 Laparoskopie

> **Definition:** Die **Laparoskopie** ist eine Bauchhöhlenspiegelung mit einem endoskopischen Instrument. Über eine Optik sind die Organe des Bauchraumes sichtbar und über spezielle, zusätzliche Instrumente können kleinere operative Eingriffe durchgeführt werden.

5.12 Invasive diagnostische Maßnahmen

Indikation

- krankhafte Veränderungen an Bauchorganen
- Entnahme von Gewebeproben zur Laboruntersuchung
- Operationen von Blinddarm und Gallenblase

Prinzip

- Bei diesem minimal-invasiven Verfahren (Schlüsselloch-Operation) werden unter Narkose endoskopische Instrumente in die Bauchhöhle eingeführt.
- Für einen besseren Überblick wird zuvor Kohlendioxid in die Bauchhöhle geleitet.

Vor- und Nachteile

- Vorteile:
  - Diagnostik und operative Versorgung können zeitgleich durchgeführt werden
  - schonend und weniger belastend als normale Operation
  - Organe sind zeitgleich auf Monitoren sichtbar
  - es sind nur kleinere Hautschnitte in der Bauchdecke nötig
- Nachteile:
  - Aufblähung der Bauchdecke und die durch das verwendete Kohlendioxid verstärkte intrakranielle Druckerhöhung und verringerte Darmdurchblutung
  - erhöhtes Verletzungsrisiko der inneren Organe

Vorbereitung

- Sechs bis acht Stunden zuvor darf der Patient nichts essen oder trinken.
- Am Vorabend wird dem Patienten ggf. ein Abführmittel verabreicht.
- Gerinnungsfaktoren werden durch eine Blutuntersuchung analysiert.
- Bauchbereich wird rasiert, vor Beginn der Untersuchung desinfiziert und um den Einstichbereich der Instrumente mit Operationstüchern abgedeckt bzw. abgeklebt.

Durchführung

- Befindet sich der Patient in Narkose, wird die Bauchdecke nahe am Bauchnabel durchstochen und über ein dünnes Röhrchen etwa 2–3 Liter Kohlendioxid in den Bauchraum geleitet. Dadurch hebt sich die Bauchdecke von den Organen ab und ermöglicht einen Überblick auf die Bauchorgane.
- Anschließend wird das kleine Röhrchen durch einen sog. Trokar ersetzt, über den die Optik in den Bauchraum eingeführt wird.
- Alle weiteren notwendigen Trokare für benötigte Instrumente werden anschließend unter Sichtkontrolle seitlich am Abdomen eingesetzt.

Nachbereitung

- Nachdem die Trokare entfernt und das Kohlendioxid abgelassen wurden, werden die Einstichstellen mit chirurgischem Nahtmaterial verschlossen und jeweils mit sterilem Pflaster abgedeckt.
- Die ersten Stunden nach dem Eingriff wird der Patient im Aufwachraum überwacht und bekommt schmerzlindernde Medikamente.
- Nach größeren Eingriffen sind noch 24 Std. Bettruhe nötig, um Nachblutungen zu vermeiden.
- Wurde nur eine Untersuchung durchgeführt, darf der Patient am selben Tag aufstehen.
- Entnommene Gewebeproben werden in verschlossenen Behältern ins Labor transportiert.

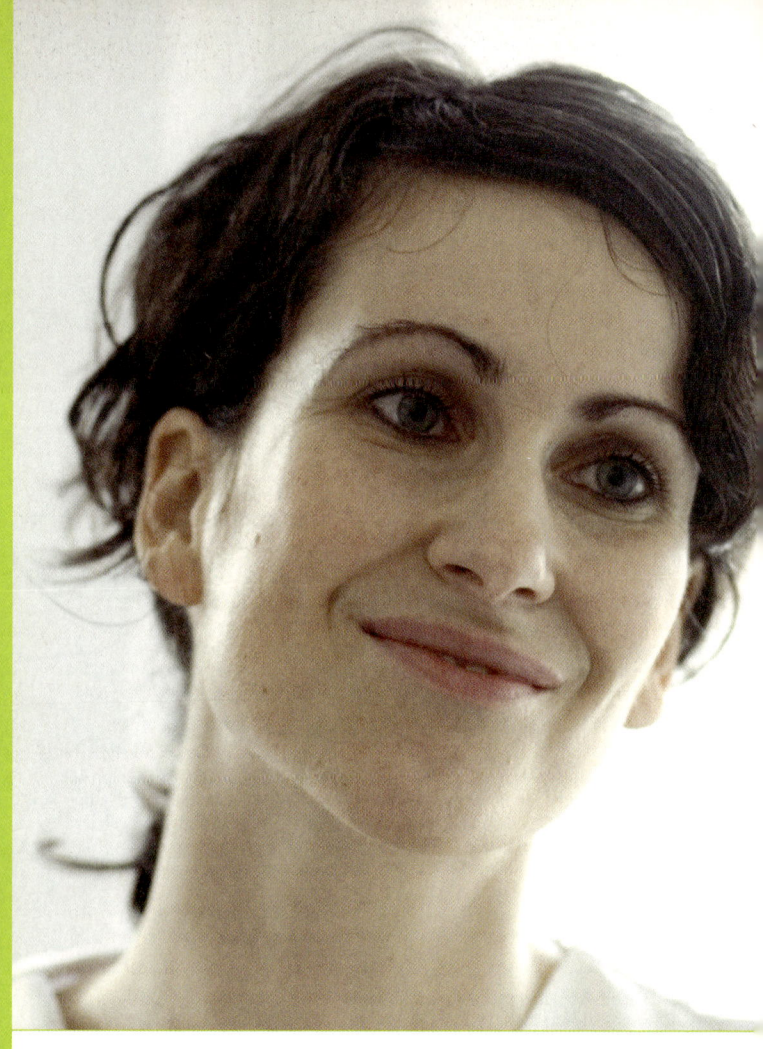

Teil 3:
Gesundheits- und Krankenpflege bei bestimmten Patientengruppen

Pflege von Patienten mit Erkrankungen des Atmungssystems	Seite 248	**6**
Pflege von Patienten mit Erkrankungen des Herz-Kreislauf- und Gefäßsystems	Seite 274	**7**
Pflege von Patienten mit Erkrankungen des Harnsystems	Seite 321	**8**
Pflege von Patienten mit Erkrankungen des Verdauungssystems	Seite 314	**9**
Betreuung von Frauen in der Geburtshilfe und Neugeborenenpflege	Seite 383	**10**
Pflege von Patienten mit Erkrankungen der Geschlechtsorgane	Seite 404	**11**
Pflege von Patienten mit Erkrankungen des endokrinen Systems	Seite 421	**12**
Pflege von Patienten mit Erkrankungen des Bewegungssystems	Seite 441	**13**
Pflege von Patienten mit Erkrankungen der Haut	Seite 468	**14**
Pflege von Patienten mit Infektionskrankheiten	Seite 479	**15**
Pflege von Patienten mit Erkrankungen des ZNS	Seite 492	**16**
Pflege von Patienten mit psychiatrischen Erkrankungen	Seite 527	**17**
Pflege von Patienten mit Schmerzen	Seite 543	**18**
Prinzipien der Pflege und Therapie onkologischer Patienten	Seite 561	**19**
Perioperative Pflege	Seite 580	**20**

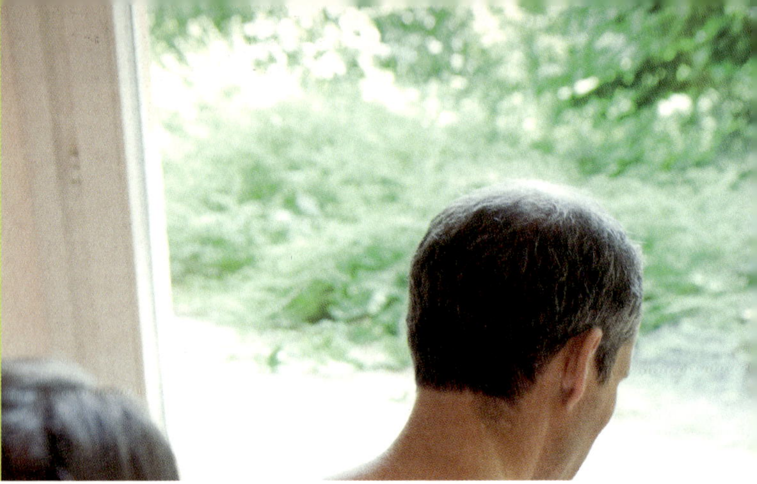

6 Pflege von Patienten mit Erkrankungen des Atmungssystems

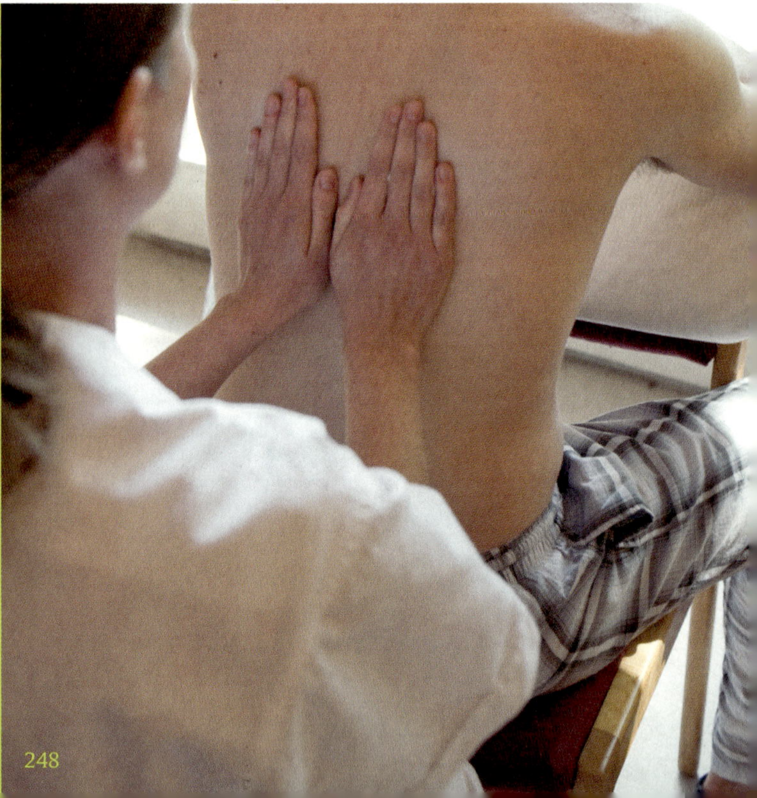

6.1 Akute Bronchitis

6.1.1 Grundlagen

> **Definition:** Bei der **akuten Bronchitis** handelt es sich um eine akute Entzündung der Schleimhäute in den unteren Atemwegen, meist viralen, seltener bakteriellen Ursprungs.

Ursachen
- Es geht ein Infekt der oberen Luftwege voraus, der sich dann auf die Bronchien verlagert.
- In ca. 80–90 % der akuten Bronchitiden sind Viren die Ursache.
- Eine primär bakterielle Bronchitis ist selten. Häufig kommt jedoch im Verlauf eine bakterielle Infektion hinzu (bakterielle Superinfektion).
- Pilzinfektionen oder Reizgase sind als Ursache sehr selten.

Symptome
- Anfangs allgemeine Grippesymptome.
- Später manifestieren sich die eigentlichen bronchitischen Beschwerden wie
  - anfangs trockener, später produktiver Husten,
  - Rasselgeräusche, Pfeifen und Giemen beim Abhören, Fieber.

Diagnostik
- Meist sind die klinischen Zeichen ausreichend.
- Schwerer Verlauf, bakterielle Besiedlung: evtl. Keimanalyse mittels Sputumabstrich (S. 186), evtl. durch Absaugung (Katheter, Bronchoskop).
- Mittels Röntgen ggf. Pneumonie (S. 257) ausschließen.

Therapie
Im Vordergrund steht die Behandlung der Symptome. Um den Schleim zu lösen und das Husten zu erleichtern, werden pflegerische Maßnahmen angewandt (S. 150). Bei bakteriellen Erregern und geschwächten Patienten ist eine gezielte Antibiotikatherapie in Erwägung zu ziehen.

Komplikationen
Ohne Komplikationen heilt eine akute Bronchitis innerhalb von 1–4 Wochen ab. Aus einer akuten Bronchitis kann sich eine Bronchopneumonie (S. 257) entwickeln. Weitere Folgen können Bronchospasmen mit asthmatischer Luftnot und Chronifizierung (COPD, S. 250) sein.

6.1.2 Pflege- und Behandlungsplan
1. Reinigung der Bronchien fördern (Bronchialtoilette)
2. Schleim lösen
3. unproduktiven Reizhusten lindern (ATL Atmen, S. 150)

6.2 Chronisch obstruktive Lungenerkrankung (COPD)
6.2.1 Grundlagen

> **Definition:** Eine **chronische Bronchitis** ist eine chronische Lungenkrankheit mit Husten und Auswurf. Laut Weltgesundheitsorganisation (WHO) liegt eine chronische Bronchitis dann vor, wenn ein Patient Husten und Auswurf an den meisten Tagen der Woche über mindestens drei Monate eines Jahres in zwei aufeinanderfolgenden Jahren hat.
>
> Eine chronisch obstruktive Atemwegserkrankung (chronic obstructive pulmonary disease, **COPD**, chronic obstructive lung disease, COLD) ist eine fortschreitende Erkrankung der Lunge mit einer Verengung (Obstruktion) der Atemwege, die durch eine chronische Bronchitis entsteht.

Ursachen und Risikofaktoren
- In 80–90% der Fälle wird eine COPD durch Zigarettenrauchen verursacht.
- Rauchen, berufsbedingte Noxen, Luftverschmutzungen bei Inversionslagen
- hohe Ozonkonzentrationen im Sommer, Autoabgase bei starkem Verkehr
- rezidivierende Atemwegsinfekte, Allergien
- genetische Komponenten (z. B. alpha1 Antitrypsinmangel beim Lungenemphysem)

Symptome
- chronischer Husten mit Auswurf (Sputum), v. a. morgens abgehustet
- weißliches, dünnflüssiges oder zähes Sekret, bei Infekt gelblich oder blutig
- Husten tritt häufig in Attacken auf.
- Dyspnoe (Atemnot) zunächst nur bei körperlicher Belastung, später auch in Ruhe
- häufig morgendliche Kopfschmerzen, Gewichtsabnahme wegen zusätzlicher Atemarbeit
- hervorgetretene Halsvenen und Unterschenkelödeme aufgrund Rechtsherzinsuffizienz

Komplikationen
- zunehmende Ateminsuffizienz
- Rechtsherzbelastung und -insuffizienz (Cor pulmonale)
- Entwicklung einer pulmonalen Kachexie
- akute virale und/oder bakterielle Infekte (Infektexazerbationen) können sich zu Pneumonien ausweiten (infolge häufiger Antibiotikagaben Besiedlung mit resistenten Problemkeimen)
- Pneumothorax (S. 264) beim Platzen einer Emphysemblase (selten)

Diagnostik
- klinische Untersuchung, Lungenfunktionsprüfung, Blutgasanalyse
- Röntgen der Thoraxorgane, ggf. CT, Sputum und Keimanalysen

Therapie
Die Behandlung richtet sich nach der im Vordergrund stehenden Grundproblematik. So wird man mittels antiasthmatischer Therapiekonzepte (S. 252) den reversiblen Anteil der Obstruktion möglichst konsequent über 24 Stunden am Tag minimieren. Dazu werden vorwiegend langwirkende Antiasthmatika (β-Mimetika, Parasympathikolytika, Retardtheophylline und Kortison) eingesetzt. Weitere Maßnahmen sind:

- Sauerstoffgaben bei Luftnot und ggf. als Langzeittherapie unter Beachtung der Blutgase und des Bewusstseinszustandes
- Antibiotikagabe bei bakteriellen Infektexazerbationen
- schleimlösende Medikamente, etwa N-Acetylcystein (z.B. ACC) oder Ambroxol (z.B. Mucosolvan, Myrtol Gelomyrtol)
- krankengymnastische Übungen, körperliche Bewegung, Gymnastik (evtl. in sog. Lungengruppen)
- angepasste Ernährung (Kalorien- und vitalstoffreiche, ausreichende Ernährung bei pulmonaler Kachexie, Gewichtsreduktion bei Adipositas)
- operative Entfernung großer Emphysemblasen

> **Gesundheitsförderung und Prävention:** Maßnahmen, um eine COPD positiv zu beeinflussen, sind:
> - Tabakrauchen vermeiden
> - inhalative Belastungen erkennen und vermeiden
> - frühzeitig konsequent behandeln, ggf. Lebensstil ändern
> - vorbeugend gegen Influenza und Pneumokokkeninfektion impfen

6.2.2 Pflege- und Behandlungsplan

Stationäre Behandlungen erfolgen nur in fortgeschrittenen Stadien mit Komplikationen, bei schweren Exazerbationen oder/und als Begleiterkrankung anderer Krankheiten. Die Maßnahmen bei der Betreuung von Patienten mit COPD haben ein breites Spektrum. Im Vordergrund stehen:
1. bei Husten und Bronchialtoilette unterstützen (ATL Atmen, S. 150)
2. bei Atemnot unterstützen (ATL Atmen, S. 155)
3. Gesundheitsberatung: Zum Tabakverzicht motivieren, kalorienangepasste Ernährung und Bewegung an der frischen Luft empfehlen

6.3 Asthma bronchiale

6.3.1 Grundlagen

> **Definition: Asthma** ist eine chronisch entzündliche Erkrankung der Atemwege, die durch eine bronchiale Hyperreagibilität (übermäßige Reaktion auf Reize) und eine variable Atemwegsobstruktion (Einengung der Atemwege) charakterisiert ist. Die Einteilung des Asthma bronchiale in vier Schwergrade ist in Tab. 6.1 dargestellt.

Tab. 6.1 Schweregradeinteilung Asthma bronchiale.

Schweregrad	Asthmasymptome tagsüber	Asthmasymptome nachts
I intermittierend	nur gelegentlich weniger als einmal pro Woche	maximal zweimal pro Monat
II geringgradig persistierend	mehr als einmal pro Woche weniger als einmal pro Tag	mehr als zweimal pro Monat
III mittelgradig persistierend	täglich	mehr als einmal pro Woche
IV schwergradig persistierend	Dauersymptome, eingeschränkte körperliche Aktivität, hohe Intensität und Varabilität	häufig

Ursachen

Je nach Auslösebedingungen unterscheidet man das allergische (exogen) Asthma von einem nicht allergischen (intrinsisch – ausgelöst z.B. durch Infekte, Kälte, verschmutzte Luft, psychische und physische Belastung, Medikamente). Oft handelt es sich um eine Mischung aus beiden Formen. Luftnot oder Hustenattacken entwickeln sich durch folgende Bedingungen:
- Krampf der Bronchialmuskulatur (Bronchospasmus)
- ödematöse Schwellung der Atemwegswände
- Verlegung der Atemwege durch ein zähes (weißlich-glasiges) Sekret
- bindegewebiger Umbau der Atemwege („Remodeling")

Symptome

- Immer wiederkehrende Atemnot mit Hustenattacken, wobei ein zäher, weißlich-glasiger Schleim abgehustet wird. Behinderte Ausatmung mit Atemgeräuschen (Giemen, Pfeifen, Brummen)
- Die Beschwerden sind nachts und morgens am schlimmsten.
- Status asthmaticus: Asthmaanfall, der mehrere Stunden andauert.

Komplikationen

- erhöhte Anfälligkeit gegenüber Atemwegsinfekten und Pneumonien (durch Schleimverhalt und gestörte Reinigungsfunktion der Schleimhäute),
- Atemstillstand und/oder Rechtsherzversagen (durch zunehmende Ateminsuffizienz im akuten Asthmaanfall und/oder Erschöpfung durch lang anhaltendes Asthma (Status asthmaticus) und
- Lungenemphysem und COPD (als Folge eines chronisch fortschreitenden und/oder unzureichend behandelten Asthmas).

Diagnostik

- wichtigstes diagnostisches Mittel: Lungenfunktionsprüfung (Spirometrie)
- Blutgasanalyse, Peak-Flow-Protokolle (S. 254), ggf. Allergieuntersuchungen

Medikamentöse Therapie

Die medikamentöse Therapie des Asthma bronchiale orientiert sich an dem Schweregrad, der Verträglichkeit, der Wirksamkeit und der Akzeptanz durch den Patienten. Man unterscheidet Medikamente
- für eine Langzeitkontrolle (Controller) und solche,
- die kurz wirken und einen Anfall unterbrechen sollen (Reliever).

Wirkprinzipien und Anwendungsformen sind Tab. 6.2 zu entnehmen. Medikamente für den Notfall sind
- β-Mimetica inhalativ, oral, s.c. und i.v. (stationär), Anticholinergika inhalativ,
- Theophyllin i.v. (stationär) sowie hoch dosiertes Kortison oral oder i.v.

6.3.2 Pflege- und Behandlungsplan

Notfall erkennen und Maßnahmen einleiten

Im akuten schweren Asthmaanfall kommt es darauf an, den Gefährdungsgrad rasch zu erkennen, die Therapie zu beginnen und ggf. den Arzt zu verständigen. Vor- und Dauermedikationen sind dabei zu beachten, der therapeutische Spielraum kann dadurch eingeengt sein.

Kommt es zu einem bedrohlichen Anfall, Folgendes beachten:
- Patient nicht allein lassen, Ruhe und Sicherheit vermitteln (Angst erhöht die Gefahr).

6.3 Asthma bronchiale

Tab. 6.2 Wirkdauer, Wirkprinzipien und Applikationsformen von Antiathmatika.

Substanzgruppe	Wirkdauer	Wirkprinzip	Applikationsform	Handelsnamen (Auswahl)
Glukokortikoide	lang	entzündungshemmend	inhalativ	Miflonide, Pulmicort, Flutide, Junik
			oral/s.c/i.v./rektal	Decortin, Prednison
langwirkende β-Mimetika	(ca. 12 Std.)	bronchienerweiternd	inhalativ	Foradil, Oxis, Serevent
kurzwirkende β-Mimetika	(ca. 4 Std.)	bronchienerweiternd	inhalativ/ oral /s.c./i.v.	Sultanol, Berotec, Bricanyl, Bronchospasmin
langwirkende Theophylline	lang	bronchienerweiternd, gering antientzündlich	oral (retardiert)	Bronchoretard, Euphylong, Uniphyllin
kurzwirkende Theophylline	kurz	bronchienerweiternd, gering antientzündlich	oral/ i.v./rektal	Bronchoparat, Solosin, Euphyllin
Anticholinergika	lang/kurz	bronchienerweiternd	inhalativ	Spiriva, Atrovent, Spiropent
DNCG	lang	entzündungshemmend	Inhalativ	Intal
Montelukast	lang	entzündungshemmend	oral	Singulair
Kombinationspräparate				
Glukokortikoide + langwirkende β-Mimetika	lang	bronchienerweiternd, antientzündlich	inhalativ	Symbicort, Viani
kurzwirkende β-Mimetika + Parasympathikolytika	kurz	bronchienerweiternd	inhalativ	Berodual
kurzwirkende β-Mimetika + DNCG	kurz	bronchienerweiternd, antientzündlich	inhalativ	Allergospasmin, Aarane

- 2 (bis 4) Hübe des inhalativen, schnell wirkenden „Notfall-Sprays" verabreichen (Vormedikation beachten).
- Sauerstoff (2–4 l/Min.) unter Beobachtung verabreichen.
- Atemerleichternde Körperhaltung unterstützen (S. 146).
- Patienten an die Lippenbremse erinnern, evtl. vormachen.
- Atemmuskulatur durch Vibrationsmassage unterstützen (S. 151).
- Wenn keine ausreichende Besserung (möglichst Peak-Flow-Messung) 10–15 Min. nach der ersten inhalativen Gabe, nochmals 2 Hübe des Notfall-Sprays. Erfolgt keine rasche Besserung, Kortison in einer Dosierung von 50–100 mg, wenn Arzt inzwischen eingetroffen, am besten i.v. geben.

Ein Anfallsereignis sollte im Protokoll vermerkt werden. Anleitung zu korrekter Atemtechnik bei der Inhalation s.S.153.

Dauer- und Notfallmedikamente

Für den Asthmapatienten kann es lebenswichtig werden, die Medikamente in ihrem Wirkprofil genau zu kennen. Medikamentenschulungen – in Absprache mit dem Arzt – sind deshalb nötig. Der Patient sollte sich zunächst die Namen der von ihm genutzten Medikamente ins Gedächtnis einprägen und/oder sich aufschreiben. In einem zweiten Lernschritt erfolgt die Einteilung in Dauer- und Notfallmedikamente (Tab. 6.2). Eine farbliche Markierung kann hilfreich sein.

> **Merke:** Kortison sollte möglichst vor den Mahlzeiten inhaliert und anschließend sollte der Mund ausgespült werden. Dies minimiert die Gefahr von zumeist durch den Soorpilz hervorgerufenen Entzündungen im Mund-, Rachen- und Stimmbandbereich (Heiserkeit). Hohe Dosierungen, falsche Inhalationstechniken und/oder hohe Empfindlichkeit erhöhen dieses Risiko.

Zur Selbstkontrolle anleiten

Peak-Flow-Messungen

In der Langzeitbetreuung sind regelmäßige Peak-Flow-Messungen und die Protokollierung der Messwerte z.B. in einem Asthmatagebuch, Voraussetzungen für eine optimale Therapieführung. Dafür wird mit einem Peak-Flow-Meter (Abb. 6.1) die maximale Stärke des Ausatemstroms (PEF=Peak Exspiration Flow) bestimmt.

Umgang mit dem Gerät

Zur Messung sollte der Patient
- entspannt stehen oder sitzen, Oberkörper aufrecht halten, damit die Brust sich frei entfalten kann,
- Messzeiger auf „Null" stellen, das Gerät waagerecht vor den Mund halten und tief einatmen,
- Mundstück fest mit den Lippen umschließen (Abb. 6.1), schnell und kurz, mit aller Kraft ausatmen („Wie man eine Kerze ausbläst"),
- Messung i.d.R. noch zweimal wiederholen, höchsten Wert aus drei Messungen im Protokoll notieren.

Zeitpunkt. Die erste Messung sollte direkt nach dem Aufstehen, die letzte vor dem Schlafen erfolgen. Zusätzliche Messungen bei Atemnot, Belastungen, Stress, Sport usw. sind insbesondere in der Anfangszeit wichtig, um das individuelle Asthmabild kennenzulernen. Messungen vor (durch o gekennzeichnet) und ca. 15 Min. nach Inhalationen (durch x gekennzeichnet), belegen die Wirksamkeiten von Spasmolytika. Bei lang wirkenden β-Mimetika sollte man ca. 30 Min. warten.

6.3 Asthma bronchiale

***Abb. 6.1 a** Mit einem Peak-Flow-Meter kann die maximale Atemstromstärke bestimmt werden. **b** Der Peak-Flow-Meter wird waagerecht vor den Mund gehalten und mit Lippen und Zähnen festgehalten. Der Patient atmet kräftig aus.*

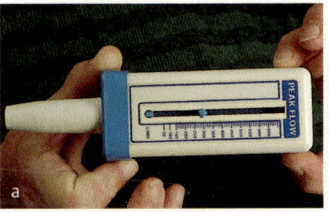
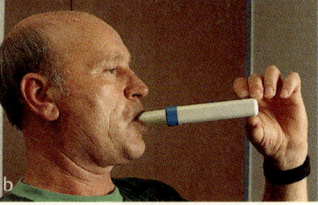

a   b

Messfehler.
- Auslassöffnung oder Zeiger sind durch die Hand behindert, Mundstück sitzt nicht fest oder wird nicht vollständig mit den Lippen umschlossen.
- Mundstück wird an gespitzte oder gepresste Lippen („Trompete spielen") angesetzt.
- Es wird nicht mit aller Kraft ausgeatmet.
- Ausatmung geschieht explosiv mit aufgeblasenen Wangen („ausgespuckt").
- Protokoll wird fehlerhaft geführt.

Beurteilung der Werte

Man geht von dem persönlichen Bestwert (PBW) aus. Das ist der höchste Wert, der unter gesundheitlich stabilen Bedingungen zuverlässig ermittelt werden konnte:
- grüner Bereich (Werte liegen bei 80–100% des PBW)
- gelber Warnbereich (Werte zwischen 50–80% des PBW)
- roter Gefahrenbereich (Werte unter 50% des PBW)

Im gelben Bereich sollte die Medikation angepasst, ggf. erhöht werden. Im roten Bereich sollten die abgesprochenen Notfallmaßnahmen eingeleitet werden und, wenn diese nicht rasch greifen, sollte (not-) ärztliche Hilfe in Anspruch genommen werden.

Zu atemtherapeutischen Maßnahmen anleiten

Atemtechniken sollten möglichst in Zusammenarbeit mit der Physiotherapie vermittelt und geübt werden (s.a. S. 144).

PEP-Atmung. Ausgeatmet wird gegen die geschlossenen Lippen. Dabei wird, möglichst ohne Pressen, so weit wie möglich ausgeatmet (Lippenbremse). Dadurch wird ein positiver expiratorischer Gegendruck (engl.: positive expiratory pressure = PEP) erzeugt, der einem Atemwegskollaps in der Exspiration vorbeugt. Verstärkt werden kann dieses Prinzip durch Ausatmung über einen Widerstand, z.B. Flutter, RC-Cornett, PEP-Maske und Aufsatz. Die Einatmung erfolgt möglichst durch die Nase.

Äpfel pflücken. Die abwechselnde einseitige Streckung der Arme wie beim „Äpfel pflücken", lockert die Atemmuskulatur, dehnt die Lungenflügel und erleichtert das Abhusten.

Kutschersitz. Als atemerleichternde Maßnahme sitzt der Patient mit leicht gespreizten Beinen auf einem Stuhl und stützt die Ellenbogen auf die Oberschenkel, nahe der Knie ab.

Flutter (VRP 1), RC Cornet. Zur Schleimlösung erfolgt die Ausatmung gegen einen pulsierenden Widerstand, der durch eine Kugel (Flutter) oder durch einen

Gummischlauch in einem Horn erzeugt wird. Das Prinzip ist eine niederfrequente „Vibrationsmassage" der Atemwege über den Ausatemstrom, kombiniert mit einer PEP-Atmung.

Autogene Drainage. Speziell ausgebildete Physiotherapeuten vermitteln diese Technik bei starker Schleimproblematik, insbesondere bei Bronchiektasen.

Ergänzende Pflegemaßnahmen

Wickel und Auflagen. Zitronenwickel werden vormittags angelegt und helfen, Schleim zu lösen. Lavendelölwickel haben sich für die Nacht bewährt. Die Wärme und die beruhigende Wirkung des Lavendels auf Atmung und Husten verbessern die Nachtruhe.

Schutz vor Kälte. Asthmapatienten haben häufig kalte Füße, ohne dass dies wahrgenommen wird. Warme Fußbäder morgens im Wechsel mit Fußeinreibungen abends sorgen für eine Durchwärmung der Füße und wirken ausgleichend auf das Atemsystem. Weitere Kältezonen, die man entweder durch Abtasten erkennen (z. B. Flanken-Nierenregion) oder die der Patient auf Nachfragen und entsprechende Sensibilisierung selbst angeben kann, können Triggerpunkte für Hustenattacken und Asthmaauslöser sein.

> **Gesundheitsförderung und Prävention:** Regen Sie eine Bedeckung und Durchwärmung an, z. B. einen Seidenschal am Hals, eine Mütze, ein warmes Unterhemd, Nierenwärmer, langärmeliges Nachthemd o. ä. Maßnahmen. Dies wird nicht nur das Wohlbefinden steigern, sondern auch zum Rückgang von Attacken führen.

6.4 Lungen- und Bronchialtumoren

6.4.1 Grundlagen

> **Definition:** Das **Bronchialkarzinom** ist eine bösartige Entartung der Bronchialschleimhaut. Der Tumor wächst i. d. R. in das Bronchiallumen hinein und wird meist erst im fortgeschrittenen Stadium diagnostiziert. Man unterscheidet zwei Hauptgruppen:
> - das „kleinzellige" Karzinom (rasches Wachstum und Metastasierung)
> - das „nicht kleinzellige" Karzinom (relativ langsam)
>
> **Lungentumoren** sind Karzinome der Alveolen und deutlich seltener als Bronchialkarzinome.

Ursachen

- Rauchen, belastende Inhalationen (z. B. Asbest und Radium)
- zunehmende Lebenserwartung
- Ernährungsgewohnheiten

Symptome

- frühes Stadium: selten hinweisende Symptome
- fortgeschrittenen Stadium: chronischer Husten (mit änderndem Charakter), blutiges Sputum, wiederkehrende Bronchopneumonien
- Spätstadium: Hustenattacken, Luftnot, Schmerzen und Symptome je nach Metastasierungsort (Knochen, Hirn, Leber, Nebennieren)

Diagnostik

- Röntgenaufnahmen, CT, Tumormarker
- Bronchoskopien mit PE (Probenentnahme)
- evtl. Mediastinoskopie und operative PE

Therapie

In Frühstadien wird die operative Sanierung angestrebt. Insbesondere das kleinzellige Karzinom und fortgeschrittenere Stadien sind aber operativ nicht zu heilen und deswegen i.d.R. durch Strahlen- und Chemotherapie nur noch lindernd (palliativ) und lebensverlängernd zu behandeln.

> **Gesundheitsförderung und Prävention:** Im Vordergrund der Prävention steht der Rauchverzicht. Die Ernährung ist auf viel Obst und Gemüse umzustellen.

6.4.2 Pflege- und Behandlungsplan

- Verbesserung der Lebensqualität (palliative Pflege)
- Pflege unter Bestrahlungstherapie (S. 567)
- Beratung zur Chemotherapie (S. 566)

6.5 Pneumonie

6.5.1 Grundlagen

> **Definition:** Die **Pneumonie** ist eine akut oder chronisch verlaufende Entzündung des Lungengewebes (Lungenparenchym). Meist spielen Infektionen mit Bakterien, Viren oder Pilzen eine Rolle, seltener sind toxische Lungenschädigungen durch Inhalation giftiger Substanzen oder immunologische Lungenveränderungen (z.B. Kollagenosen).

Ursachen

- Im Allgemeinen geht der Pneumonie eine banale Virusinfektion voraus. Eine Pneumonie kann sich dann im Rahmen einer bakteriellen Superinfektion entwickeln.
- Bakterien lösen zunächst eine eitrige Bronchitis (akute Bronchitis) aus.
- **Typische Pneumonie:**
  - Streptococcus pneumoniae (Pneumokokken)
  - Staphylococcus aureus, Haemophilus influenzae
  - Klebsiella pneumoniae und andere Darmbakterien

- **Atypische Pneumonie:**
  - Bakterien wie Legionella pneumophila u.a. Legionellenspezies, Chlamydia pneumoniae, Mycoplasma pneumoniae, Chlamydia psittaci
  - aber auch Viren, z.B. Adenoviren, Ebstein-Barr-Virus (EBV), Respiratory Syncytical (RS-) Viren, Coxsackieviren, Influenzaviren u.a.

> **Merke:** Besonders gefährlich sind die Erkrankungen, die im Krankenhaus erworben werden (nosokomiale Pneumonien). Sie sind oft schwerer behandelbar, da die beteiligten Mikroben gegen viele Antibiotika Resistenzen entwickelt haben. Ihre Übertragung kann durch Kontakt über nicht oder nicht ausreichend desinfizierte Hände sowie über kontaminierte Geräte erfolgen.

Infektionswege
- Inhalation von in der Luft vorhandenen Mikroben als Tröpfcheninfektion
- Aspiration von Keimen aus dem Rachenraum oder von Magensaft
- hämatogene Aussaat von entfernten Infektionsherden oder Mikroorganismen, die über das Blut von Infektionsherden (z.B. Katheterseptikämien) oder sogar aus dem Darm in die Lungen gelangt (bakterielle Translokation)
- direkte Ausbreitung der Infektion aus einem angrenzenden Herd (eher selten)

> **Gesundheitsförderung und Prävention:** Eine regelmäßige Influenza- und Pneumokokken-Impfung bei Risikopersonen wird mit hohem Grad empfohlen.

Symptome
Typischer Verlauf.
- akuter Beginn innerhalb 12–24 Stunden
- hohes Fieber (> 39 °C), oft mit Schüttelfrost
- Tachykardie
- Husten mit Auswurf (eitrig: gelblich, grün, bei Blutbeimengung haemorrhagisch)
- Dyspnoe, Zyanose, pleurale Brustschmerzen (Schmerzen beim Atmen)

Atypischer Verlauf. Atypische Pneumonien treten bei zuvor gesunden, jüngeren Patienten meist nach einer grippalen Vorerkrankung auf:
- mäßig akuter Beginn, langsam steigendes Fieber (< 39 °C)
- selten Schmerzen oder Erguss des Brustfells
- zusätzliche Symptome wie Kopfschmerz, Hepatitis, Karditis oder Pankreatitis

Komplikationen
- direkte Ausbreitung innerhalb (Lungenabszess) und außerhalb der Lunge (z.B. in den Pleuraspalt, Folge: Empyem)
- indirekte Ausbreitung mit dem Blutstrom auf andere Körperteile (z.B. septischer Schock und hochgradige respiratorische Insuffizienz, Pneumokokkenmeningitis)
- thromboembolische Komplikationen infolge Bettruhe und Exsikkose (v.a. bei älteren Patienten)
- Herz-/Kreislauf-Versagen (toxisch und/oder durch starke Flüssigkeitsverschiebungen sowie durch Hypoxämie und hohes Fieber)
- körpereigene entzündliche Abwehrreaktion des Gesamtorganismus (septischer Schock = SIRS)
- akutes Nierenversagen besonders bei älteren exsikkierten Patienten

Diagnostik
- spezielle Anamnese (Art und Schwere der Grunderkrankung, Infektionen, z.B. Grippe)
- klinische Untersuchungen (Auskultation, Perkussion)
- Laboruntersuchungen (Leukozyten im Blutbild erhöht)
- Röntgen-Thorax (bei Bronchopneumonie lockere, zusammenfließende und weit verstreute Verdichtungen, bei Lobärpneumonie am Spalt des Lungenlappens scharf begrenzte Infiltrate)
- mikrobiologische Untersuchungen zum Keimnachweis:
  - Blutkultur; Sputum (nur bei Eiterflocken im Sputum; Mund vorher ausspülen)
  - Trachealsekret; bronchoskopisch gewonnenes Material
  - Pleurapunktat bei Ergussnachweis durch Sonografie

6.5 Pneumonie

> **Merke:** Nach Auslandsaufenthalten müssen Mikroben von Pneumonien, die nicht in Mitteleuropa vorkommen, in die Differenzialdiagnose mit einbezogen werden.

Therapie
Eine klinische Behandlung ist nur bei schwerem Verlauf sowie sozialen Umständen, die eine ambulante Therapie unmöglich machen, angezeigt. Ein schwerer Verlauf ist gekennzeichnet durch eine Atemfrequenz von 30/Min., schwere Dyspnoe, Temperatur < 35°C oder > 40°C, Hypotonie, Hinweis auf extrapulmonale Infektionsherde (z.B. Delirium).

Die klinische Therapie umfasst:
- bei Hypoxämie: Zufuhr befeuchteten Sauerstoffs über Sonde oder Maske (S. 148)
- Atemtherapie (S. 144)
- Antibiotikatherapie entsprechend des Keimnachweises oder rationell kalkulierte Therapie nach Entstehungsursache
- bronchoskopische Absaugung bei Sekretverhalt oder zu schwachem Hustenstoß
- Beatmung (bei generalisierter Pneumonie oder schwerer kardiopulmonaler Erkrankung)
- Naturheilverfahren (ätherische Öle)

6.5.2 Pflege- und Behandlungsplan
Die Pflege konzentriert sich auf Maßnahmen zur Pneumonieprophylaxe (S. 141) und Maßnahmen bei bestehender Pneumonie.

Maßnahmen bei bestehender Pneumonie

Komplikationen frühzeitig erkennen
- Lungenabszess, Pleura-Empyem, Pleuraerguss,
- septischer Schock=SIRS, hochgradige respiratorische Insuffizienz (ARDS),
- Herz-/Kreislauf-Versagen, akutes Nierenversagen besonders bei älteren exsikkierten Patienten und
- Antibiotika-Nebenwirkungen (z.B. Allergie, pseudeomembranöse Kolitis.

Atmung unterstützen
- Förderung der Lungenbelüftung (S. 144), Sekretlösung und -entleerung.
- Beeinflussung der Thoraxschmerzen durch vom Arzt angeordnete, geeignete Analgetika
- Unterstützung des Hustens, um Sputum zu expektorieren (S. 150)
- Analgetikagabe bei Pleuraschmerzen, Atemgymnastik
- Mobilisation, wenn Entfieberung und Kreislaufstabilisierung erreicht ist
- atemerleichternde Lagerung, frische Luft kurzfristig ohne Zugluft
- Antitussivagabe bei quälendem, trockenem Husten
- Inhalation von sekretolytischen und bronchodilatatorischen Medikamenten bei obstruktiver Ventilationsstörung
- Regulierung der Körpertemperatur unterstützen (S. 132)
- Zufuhr von befeuchtetem Sauerstoff (S. 148)

> **Merke:** Wird das Sekret nicht gelöst, kann dies auf eine endobronchiale Obstruktion hinweisen und nach endotrachealem Absaugen (S. 267) eine Bronchoskopie (S. 257) erforderlich machen. Deshalb ist die Beobachtung des Inhalationserfolgs sehr wichtig!

Eine maschinelle Beatmung wird nötig, wenn eine Pneumonie generalisiert oder eine kardiopulmonale Krankheit so schwer ist, dass eine adäquate Oxigenation des Blutes mit der spontanen Atmung und zusätzlicher Sauerstoffgabe nicht mehr möglich ist.

6.6 Lungenembolie

> **Definition:** Eine **Lungenembolie** entsteht, wenn ein Embolus ein Gefäß der arteriellen Lungenstrombahn verschließt. Dieser Embolus wird aus der Peripherie eingeschwemmt, meist durch einen Thrombus der Unterschenkel- oder Beckenvenen.

> **Gesundheitsförderung und Prävention:** Eine konsequente, aufmerksame Thromboseprophylaxe gilt als präventiv in der Verhinderung einer Lungenembolie.

Symptome
- leichte bis schwerste Atemnot
- plötzlich auftretende Zyanose (bläuliche Verfärbung der Haut, besonders der Lippen)
- stechende thorakale Schmerzen, manchmal mit trockenem Hustenreiz
- Tachypnoe (beschleunigte Atmung), Tachykardie (beschleunigte Pulsfrequenz)
- massiv gestaute Halsvenen, Blutdruckabfall
- Unruhe, starke Angst, Beklemmungsgefühl, Schweißausbruch

Diagnostik
- Labor: D-Dimer Erhöhung
- Blutgasanalyse: erniedrigtes pCO_2, erniedrigtes pO_2
- EKG: Zeichen der Rechtsherzbelastung, Rhythmusstörungen
- Herzultraschall: Zeichen einer akuten Rechtsherzbelastung, ggf. direkter Thrombusnachweis
- Spiral-CT der Lunge, Perfusionsszintigramm
- Rechtsherzkatheter, einige Tage später evtl. Rö-Thorax (zur Diagnose einer Infarktpneumonie)

Sofortmaßnahmen
- Arzt verständigen.
- Häusliche Krankenpflege: direkt Notarzt verständigen, um keine Zeit zu verlieren.
- Ruhe ausstrahlen, Patient befindet sich in einer maximalen Stresssituation.
- Anwesend bleiben, Oberkörper hochlagern.
- Keine Schocklagerung (bei systolischen Blutdruckabfällen eher flach lagern, mit leichter Oberkörperhochlagerung)!
- O_2-Gabe, idealerweise mit Maske (10 l/min), da der Patient durch die empfundene Luftnot wahrscheinlich durch den Mund und nicht durch die Nase atmet.
- Blutzucker bestimmen, Kreislauf engmaschig kontrollieren.
- Klinischen Zustand beobachten (insbesondere Halsvenen, Atmung, thorakale Schmerzen, Hautzustand, Auskühlung).

- Medikamentöse Therapie mit
  - Fibrinolytika (Lysetherapie), Antikoagulanzien (Verhinderung der Entstehung von weiteren Thromben) und
  - ggf. medikamentöser Sedierung begleiten.

6.7 Pleuraerguss

6.7.1 Grundlagen

> **Definition:** Als **Pleuraerguss** bezeichnet man eine Flüssigkeitsansammlung in der Pleurahöhle, d.h. zwischen Lunge und Brustkorb. Pleuraergüsse werden nach Art der Flüssigkeit unterteilt (Tab. 6.3); die Ansammlung von Flüssigkeit in der Pleurahöhle kann entzündlicher Art (Exsudat) und nicht entzündlicher Art (Transsudat) sein.

Ursachen

Die Hälfte aller Pleuraergüsse ist durch Tumoren bedingt. Auch ein entzündlicher Prozess, z.B. eine Pneumonie, oder eine Herzinsuffizienz kann einen Pleuraerguss hervorrufen (Tab. 6.4).

Tab. 6.3 *Formen von Pleuraergüssen.*

Exsudat	Transsudat	hämorrhagischer Erguss	chylöser Erguss
Beschreibung (Synonyme)			
eitriger Pleuraerguss (Pleuraempyem, Pyothorax)	nicht entzündlicher Pleuraerguss (Serothorax)	blutiger Pleuraerguss (Hämatothorax) häufig in Kombination mit Pneumothorax	lymphhaltiger Pleuraerguss (Chylothorax)
Aussehen			
getrübt	klar	blutig	trüb
Farbe			
grünlich, eitrig, jauchig	hellgelb, serös wie Blutserum	rötlich	milchig
spezifisches Gewicht			
über 1016	unter 1016	über 1016	über 1016
Eiweißgehalt (Rivalta-Probe)			
positiv	negativ	positiv	positiv
nachweisbare Zellen im Ausstrich			
viele Zellen, Leukozyten, Erythrozyten, Endothelzellen, Bakterien, (bei Tuberkolose vorwiegend Lymphozyten)	wenig Zellen, keine Bakterien	Erythrozyten	Lymphozyten

Symptome

- häufig keine ausgeprägten Symptome
- ausgedehnter Pleuraerguss: Atemnot, atemabhängige Thoraxschmerzen, Engegefühl im Brustkorb, Ödeme in den Beinen, nächtliches Wasserlassen (Nykturie)

Diagnostik

- körperliche Untersuchung: Bei der Auskultation (Abhören des Brustkorbes) ist das Atemgeräusch kaum oder gar nicht mehr hörbar. Perkussorisch (Abklopfen des Brustkorbes) ist der Klopfschall über dem Erguss gedämpft
- Röntgen-Thorax, Sonografie (Ultraschalluntersuchung)
- diagnostische Pleurapunktion (chemisch, zytologisch, bakteriologisch)
- ggf. Computertomografie, diagnostische Thorakoskopie

Therapie

Zur Therapie eines Pleuraergusses stehen verschiedene Maßnahmen zur Verfügung (Tab. 6.4).

Tab. 6.4 Ursachen und Therapien von Pleuraergüssen.

Erkrankung	Ursache	Therapie
Pyothorax	- Empyem (Eitergeschwür) der Pleurahöhle - bakterielle Pneumonien - Tuberkulose - Rheumatismus	- antibiotische Therapie - Pleurapunktion oder Drainage zur Vermeidung einer Pleuraschwarte - Spül-Saug-Drainage - Dekortikation
Serothorax	- Herzinsuffizienz - Entzündungen - allgemeine Ödembildung (Hungerödeme, Nierenkrankheiten) - bösartige Tumoren, z.B. Lungenkarzinom, Pleuramesotheliom	- Bekämpfung der Ursache - medikamentöse Behandlung einer Herzinsuffizienz - Pleurapunktion zur Entlastung
Hämatothorax	- Thoraxtraumen mit Rippenfrakturen, Zerreißung der Pleura parietalis, Verletzung von Brustwandgefäßen - Pleurakarzinose (Metastasen) - Lungeninfarkt (z.B. bei Antikoagulanzienbehandlung)	- Operation des Thoraxtraumas - Pleuradrainage
Chylothorax	- Thoraxtraumen - Operationen - nach (Spontan-)Ruptur bzw. Perforation (Ductus thoracicus) - Lymphabflussstörungen, z.B. malingnes Lymphom - iatrogen infolge einer Verletzung der Lymphbahnen - Verlegung ableitender Lymphgefäße - Tumoren	- Operation des Thoraxtraumas - Pleuradrainage - Pleurodese bei maligne bedingten Ergüssen

6.7.2 Pflege- und Behandlungsplan

Atmung unterstützen

Der Patient sollte möglichst auf der gesunden Seite liegen, um die Belüftung und Ausdehnung der erkrankten Lungenabschnitte zu fördern. Eine Hochlagerung des Oberkörpers und die Gabe von Sauerstoff erleichtern dem Patienten das Atmen.

6.7 Pleuraerguss

Bei der Pleurapunktion assistieren

Material

- Händedesinfektionsmittel, Bettschutz (Einmalunterlage)
- Hautdesinfektionsmittel, Desinfektionsmittelschale, sterile Watteträger
- Lokalanästhesie nach Anordnung, Spritze, Kanülen
- sterile Handschuhe (Arzt), unsterile Handschuhe (Assistenz)
- sterile Kompressen, steriles Lochtuch (selbstklebend)
- Einmal-Pleura-Punktionsset (Rotandaspritze), zusätzlich sterile Klemme
- Schnellverband (z.B. Hansapor steril), evtl. Sandsack (wegen Nachblutung)
- Proberöhrchen und Begleitscheine je nach Anordnung
- Urometer (spezifisches Gewicht), Auffanggefäß, Messglas, Abfallbehälter

Vorbereitung

- Aufklärung des Patienten durch den Arzt
- evtl. Prämedikation nach Anordnung (z.B. kreislaufstimulierende oder hustenreizstillende Mittel)
- Röntgenbilder bereitlegen, evtl. wird vor der Punktion eine Sonografie der Thoraxwand durchgeführt,
- bei stärkerer Behaarung Punktionsstelle rasieren
- Blasen- und ggf. Darmentleerung veranlassen

Lagerung (Pflegeperson 1)

Die erste Pflegeperson ist für die Lagerung des Patienten zuständig. Ziel ist die maximale Dehnung der Interkostalräume.

Variante A. Selbstständiger Patient sitzt am Bettrand, legt die Arme auf den Nachttisch (Nachttisch auf Schulterhöhe einstellen, Kissen unter die Arme legen).

Variante B. Hilfsbedürftiger Patient sitzt am Bettrand, legt seine Arme auf die Schulter der Pflegeperson. Diese hält den Patienten während der Punktion. Die Pflegende muss so stehen, dass sie den Patienten während der Punktion gut beobachten kann. Sie achtet darauf, dass der Patient keine unkontrollierten Bewegungen macht (Abb. 6.2).

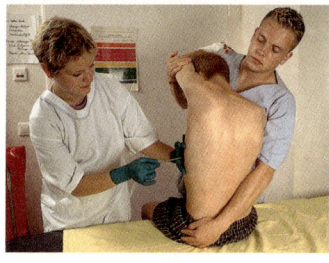

Abb. 6.2 Lagerung zur Pleurapunktion. Die Überstreckung des Oberkörpers soll die Rippenzwischenräume auseinander ziehen.

Assistenz (Pflegeperson 2)

- Bettschutz vorlegen, Material griffbereit anordnen
- Handschuhe steril anreichen, danach steriles Lochtuch
- Punktionsset steril eröffnen und anreichen
- Pleuraflüssigkeit nach Anweisung des Arztes abziehen, ggf. Auffanggefäß halten
- Proberöhrchen füllen und beschriften
- ggf. Medikamente (zur Applikation in den Pleuraspalt) anreichen

Durchführung (Arzt)
- Hände desinfizieren, Punktionsstelle desinfizieren
- Lokalanästhesie setzen, danach erneut Punktionsstelle desinfizieren
- sterile Handschuhe anziehen, steriles Lochtuch anlegen
- punktieren und Kanüle halten
- Punktionskanüle entfernen, Schnellverband anlegen

Nachbereitung
- Patienten bequem, möglichst mit erhöhtem Oberkörper lagern.
- Punktionsstelle evtl. mit Sandsack komprimieren (ca. 2 Std.).
- Vitalzeichen engmaschig kontrollieren (Blutdruck, Herzfrequenz, Atmung, Aussehen, Punktionsstelle).
- Patienten Klingel in die Hand geben (Info: Bei Atemnot oder Schmerzen sofort melden).
- Menge der abgezogenen Flüssigkeit und ggf. Besonderheiten dokumentieren.

6.8 Pneumothorax

6.8.1 Grundlagen

> **Definition:** Bei einem **Pneumothorax** (lat.: Pneu = Luft, Thorax = Brustkorb) gelangt Luft in den Pleuraspalt. Dadurch ist der sonst vorhandene Unterdruck zwischen Lungenfell und Rippenfell aufgehoben. Dadurch kollabiert der betroffene Lungenflügel teils oder komplett. Ein Gasaustausch ist nicht mehr möglich.

Ursachen
- Luft dringt in den Pleuraraum ein, das Vakuum wird aufgehoben. Dafür gibt es unterschiedliche Ursachen.
    - **Spontanpneumothorax**: Alveolen (kleine Lungenbläschen) platzen meist ohne ersichtlichen Grund und unvorhersehbar, Luft gelangt in den Pleuraspalt.
    - **Traumatischer Pneumothorax**: Thorax oder Lunge werden verletzt (z. B. bei Unfällen, während Operationen o. ä.).
- Abhängig davon, wo die Luftverbindung besteht, werden unterschieden:
    - **Offener Pneumothorax**: Die Brustwand ist von außen verletzt, Außenluft dringt in den Pleuraspalt ein.
    - **Geschlossener Pneumothorax**: Es besteht eine Verbindung zwischen der Lunge selbst und dem Pleuraspalt, Luft dringt in den Pleuraspalt ein (z. B. durch eine gebrochene Rippe).
    - **Spannungs- oder Ventilpneumothorax**: tritt in ca. 3–5 % aller Pneumothoraces auf; kann sowohl spontan als auch traumatisch entstehen. Durch ein geplatztes Lungenbläschen dringt zwar Luft in den Pleuraspalt ein, während des Ausatmens verschließt sich die Öffnung jedoch wieder ventilartig. Die Luft kann nicht mehr entweichen, es baut sich ein immer höherer Druck im Pleuraspalt auf.

Symptome
- plötzlich auftretender einseitiger, stechender Brustschmerz, Husten
- Luftnot, Beklemmungsgefühl, evtl. Zyanose, Tachykardie
- betroffene Thoraxhälfte „schleppt" bei der Atmung nach
- Schonatmung (da der Schmerz bei tiefer Atmung zunimmt, versuchen die Betroffenen möglichst flach zu atmen)

Diagnostik

- körperliche Untersuchung (Auskultation und Perkussion)
- Röntgen-Thorax/Computertomografie (z. B. zum Ausschluss eines Lungenemphysems)
- EKG (zum Ausschluss kardialer Erkrankungen)
- Blutgasanalyse (zur Bestimmung der respiratorischen Leistungskapazität)

Therapie

- Bei gering ausgeprägtem Pneumothorax sind Maßnahmen meist nicht notwendig, da die regulären Druckverhältnisse im Pleuraspalt von selbst wieder hergestellt werden.
- Bei größeren Luftmengen wird die Luft mittels Punktionsnadel abgesaugt. Bei schwerwiegenderen Befunden wird im Anschluss für mehrere Tage eine Saugdrainage angelegt.
- Pleurodese: Bei häufigen Rezidiven wird die Pleura künstlich, mittels chemischer Substanzen oder Medikamenten verklebt.
- Ein vorgeschädigtes Lungenareal (z. B. ein chronisch überblähtes Areal mit sog. Bullae) wird operativ entfernt.
- Bei Spannungspneumothorax wird die Luft mittels Entlastungspunktion als lebensrettende Maßnahme schnell entfernt (zum Druckabbau im Pleuraspalt).

6.8.2 Pflege- und Behandlungsplan

- atemunterstützende Lagerungen und Haltungen
- zu einer ökonomischen Atmung anleiten
- Sauerstoffgabe auf Arztanordnung (wenn der Patient plötzlich ruhiger wird, kann dies ein Zeichen für den Anstieg des pCO_2 sein, eine sog. „Kohlendioxidnarkose")
- Maßnahmen zur Pneumonieprophylaxe (S. 141)
- regelmäßige Kontrolle von Atmung, Hautfarbe, Bewusstseinslage, Blutdruck, Herzfrequenz
- keine einengende Kleidung, ausreichende Frischluftzufuhr
- ggf. Patienten bei der Körperpflege unterstützen
- Drainageaustrittstelle nach Bedarf verbinden

Die Patienten müssen engmaschig stationär beobachtet werden (Gefahr eines erneuten Pneumothorax). In den ersten 2 Tagen sollte die Lunge alle 12 Stunden geröntgt werden.

6.9 Umgang mit Thoraxdrainagen

> **Definition: Pleura- oder Thoraxdrainagen** schaffen über einen Drainageschlauch eine Verbindung des Inneren mit dem Äußeren des Thorax. Sie dienen zur Ableitung von Blut, Sekreten, und Luft aus der Pleurahöhle bzw. dem Operationsgebiet. Der eingeführte Drainageschlauch wird an ein Vakuum (Saugung), Wasserschloss oder ein Heimlich-Ventil angeschlossen.

6.9.1 Legen der Thoraxdrainage

Das Legen einer Thoraxdrainage ist ein chirurgischer Eingriff in den Brustkorb (Thorax) und sollte daher nur von erfahrenen Thoraxchirurgen oder Pulmonologen erfolgen. Die Thoraxdrainage erfordert eine kontinuierliche Überwachung und beim Auftreten von Komplikationen eine sofortige Behandlung.

Vorbereitung

Der Patient wird vom Arzt über die Durchführung und die Funktion der Saugung aufgeklärt (z. B. blubbernde Geräusche der Drainage). Weitere Maßnahmen folgen:
- ggf. Prämedikation oder hustenreizstillende Medikamente verabreichen
- ggf. Punktionsstelle rasieren
- aktuelle Röntgenaufnahme und Patientendokumentation bereitlegen
- Absaugvorrichtung vorbereiten (Schläuche verbinden, Wasserschloss bis 2 cm Wasserspiegel und Saugkontrollkammer bis zur 20 cm Marke mit sterilem Wasser auffüllen)
- Funktion überprüfen

Material

- Hautdesinfektionsmittel, Lokalanästhetikum, 10 ml Spritze und Kanülen
- Skalpell, steriles Lochtuch, sterile Handschuhe, Mundschutz, OP-Haube
- Thoraxdrainageschlauch mit Mandrain (Führungsspieß)
- Kornzange, Klemme, Vakuum-Wandanschluss oder elektrische Saugpumpe
- geschlossenes Absaugsystem (z. B. Thorax Drain III oder Pleurevac-System)
- Nahtmaterial, Verbandschere, sterile Schlitz-Kompressen (2,5 x 2,5cm)
- 2,5cm breites Pflaster (vier Streifen) oder Klebevlies (z. B. Fixomull)

Durchführung

Nach Möglichkeit sollten zwei Pflegende assistieren. Die eine beruhigt den Patienten und unterstützt dessen Lagerung, während der Arzt die Pleuradrainage legt. Die andere reicht die Materialien an. Der Patient wird möglichst halbsitzend gelagert. Ein Drainageschlauch wird über einen Führungsspieß (Trokar) in den Brustkorb eingeführt und dann an das geschlossene Absaugsystem angeschlossen.

Nachbereitung

- Patient mit leicht erhöhtem Oberkörper lagern
- Vitalzeichenkontrolle, Kontrolle auf Nachblutungen
- Kontrolle des Drainage-Sogs (leichtes Sprudeln bei ca. 20cm Wassersäule)
- Röntgen-Thorax-Kontrolle, Bedarfsmedikation abklären
- Menge und Beschaffenheit des Sekrets dokumentieren

6.9.2 Überwachung der Thoraxdrainage

Aufhängung

- Absaugsystem immer unter Patientenhöhe hängen (verhindert Rücklauf von Sekret)
- Drainage darf niemals in Schleifen durchhängen, beeinflusst die Sogstärke

Flüssigkeitsspiegel

- Bei angeschlossener Saugung: Flüssigkeitsspiegel sprudelt leicht. Dies zeigt, dass die Saugleistung ca. 20cm Wassersäule beträgt.
- Ist der Wasserstand im Wasserschloss und in Saugkontrollkammer durch Verdunstung gesunken → fehlende Flüssigkeit bei unterbrochener Saugung auffüllen.
- Geringe Schwankungen des Wasserspiegels sind normal, sie entstehen durch Atembewegungen. Sind Schwankungen nicht zu erkennen, ist das System abgeknickt oder verstopft.

Arbeitsgeräusch

Bei einem Pneumothorax ist ein „Blubbern" im Wasserschloss normal. Liegt kein Pneumothorax vor und es blubbert trotzdem, könnte das Absaugsystem zwischen

Patient und Schlauchverbindung undicht sein. Auch eine Fistelbildung (in der Pleurahöhle) könnte als Ursache in Frage kommen. Die Pflegeperson informiert den Arzt und klemmt die Drainage körpernah ab. Ist danach das „Blubbern" weiter zu hören, ist von einem „Leck" im Schlauch auszugehen. „Blubbert" es nicht, befindet sich das „Leck" wahrscheinlich an der Punktionsstelle oder innerhalb der Pleurahöhle.

Komplikationen

Ist die Drainage versehentlich herausgerutscht, sofort einen sterilen Verband anlegen und luftdicht mit braunem Pflaster oder Folie verschließen. Anschließend sofort Arzt informieren. Dieser wird die Drainagestelle mit ein paar Hautnähten verschließen und einen sterilen Verband anlegen. Anschließend wird der Thorax geröntgt.

Verbandwechsel

Im Bedarfsfall erfolgt ein aseptischer Verbandwechsel der Drainageaustrittsstelle. Die Wunde ist auf Rötung, Schwellung und Anzeichen einer Blutung zu kontrollieren, Veränderungen sind zu dokumentieren und an den Arzt weiterzuleiten.

6.9.3 Entfernen der Thoraxdrainage

Das Entfernen der Drainage ist ärztliche Aufgabe. Die Drainage wird
- bei einem Pneumothorax nach ca. 5–10 Tagen und
- bei einem Hämato-, Pyo- oder Serothorax nach ca. 7–14 Tagen bei geringer Förderleistung entfernt.

Vor dem Entfernen der Drainage wird eine Röntgen-Kontrolle des Thorax durchgeführt. Ist der Befund unauffällig, wird auf Anordnung der Sog abgestellt und die Drainage abgeklemmt. Nach einer Kontroll-Röntgenuntersuchung (nach ca. 24 Stunden) wird die Drainage entfernt und die Austrittsstelle mit einer Hautnaht und einem sterilen Verband versehen.

6.10 Absaugen

6.10.1 Grundlagen

> **Definition:** Beim **Absaugen** werden Blut, Sekrete, Luft oder feste Stoffe aus Körperöffnungen oder Körperhöhlen mithilfe eines Absaugkatheters unter Sog entfernt.

Einteilung

- **Endotracheales Absaugen**: über einen in die Luftröhre gelegten Tubus (z.B. Endotrachealtubus).
- **Nasales Absaugen**: über den Nasen-Rachen-Raum.
- **Orotracheales Absaugen**: über den Mund-Rachen-Raum.
- Die Bronchiallavage ist eine Sonderform, bei der vor dem Absaugen eine therapeutische Lavage (Spülung von Hohlorganen und Hohlräumen) des Bronchialbaumes mit isotonischer Kochsalzlösung erfolgt.

Indikation

- Rasselgeräusche bei der Atmung (Atmung ist durch zu viel Sekret erschwert)
- Verdacht auf Aspiration
- bakteriologische Untersuchung von Lungensekret (endotracheales Absaugen)
- Vermeidung von Sekretanhäufungen und Verbesserung der Lungenventilation

> **Merke:** Abgesaugt wird so selten wie möglich und so häufig wie nötig. Es besteht die Gefahr der Keimverschleppung!

6.10.2 Nasales/orales Absaugen

Material

- Schutzhandschuhe, steriler Einmalhandschuh
- 2 sterile Absaugkatheter
- Absauganlage oder Absauggerät mit Auffangbehälter (geschlossenes System) und Wasserbehälter zum Durchspülen des Schlauchsystems
- Abwurfbehälter, Mundschutz
- evtl. anästhesierende Salbe oder Gel
- Material zur Mund- bzw. Nasenpflege
- Zellstoff, Nierenschale (falls Patient erbricht)

Vorbereitung

- Hände desinfizieren, benötigte Gegenstände auf desinfizierter Arbeitsfläche richten und auf Vollständigkeit prüfen. Funktionsfähigkeit der Absauganlage durch Herstellen des Sogs kontrollieren.
- Fenster und Türen schließen und ggf. Besucher aus dem Zimmer bitten.
- Patient über geplante Maßnahme informieren (auch bewusstlose Patienten!).
- Oberkörper hochlagern (ggf. Kontraindikationen beachten).

Durchführung

- Mundschutz und Schutzhandschuhe anziehen.
- Mund- bzw. Nasenpflege durchführen → Gefahr der Keimverschleppung wird reduziert. Dabei ggf. den Katheter mit anästhesierendem Gel gleitfähig machen.
- Nierenschale und Zellstoff sollten bereitstehen, falls Patient erbricht.
- Patienten zur Oxigenierung mehrmals tief durchatmen lassen oder Sauerstoff verabreichen, wenn vom Arzt angeordnet.
- Verpackung des Absaugkatheters öffnen und unter sterilen Kautelen mit Absaugschlauch verbinden.
- Sterilen Einmalhandschuh anziehen, mit der unsterilen Hand vorsichtig die Verpackung vom Katheter abziehen, dabei den Katheter mit der sterilen Hand ergreifen.
- Absauggerät einschalten und auf einen Unterdruck von ca. 0,2bar einstellen (Sog durch Verschließen der Öffnung am Fingertipp mit dem Daumen der unsterilen Hand herstellen).
- Absaugkatheter über Mund oder Nase rasch einführen und Rachenraum absaugen, dabei Sekret auf Menge, Konsistenz und Farbe beobachten.
- Unter Sog den Absaugkatheter zurückziehen, dabei um den Finger wickeln und Handschuh darüber stülpen.
- Wenn beim Absaugen ein Hustenreiz ausgelöst wird, kann dadurch Sekret nach oben transportiert und die Effektivität des Vorgangs gesteigert werden. Wenn möglich, kann der Patient zum Husten aufgefordert werden.

Nachsorge

- Vitalzeichen überprüfen (Vagusreizung möglich).
- Material sachgerecht entsorgen und Absaugschlauch durchspülen.
- Bei Bevorratung des Materials am Bett darauf achten, dass alles Notwendige für den nächsten Absaugvorgang vorhanden ist (z.B. genügend Spülflüssigkeit).
- Hände desinfizieren, Maßnahme dokumentieren.

6.10.3 Endotracheales Absaugen

> **Definition:** Beim **endotrachealen Absaugen** wird mittels Absaugkatheter Sekret aus der Trachea entfernt.

Häufigkeit des Absaugens
Sie richtet sich nach der Sekretmenge. Das Absaugen erfolgt so oft wie nötig und so selten wie möglich, ein routinemäßiges Absaugen (z. B. nach 8 Stunden) ist nicht erforderlich. Abgesaugt wird
- bei Hinweis auf Sekret in den Atemwegen (hörbares Rasseln, Ansteigen des Beatmungsdrucks, Verschlechterung der Sauerstoffsättigung),
- nach Maßnahmen der Sekretmobilisation (Inhalation, Umlagerung, Mobilisation, Lagerungsdrainage, Vibrationsmassage),
- wenn der Cuff entblockt wird (bei Lageveränderung von Tubus/Trachealkanüle, vor der Extubation, bei Verdacht auf Aspiration und Undichtigkeit des Cuffs).

Hygiene
Das endotracheale Absaugen erfordert ein aseptisches Vorgehen. Dies umfasst
- Händedesinfektion, Tragen von Schutzhandschuhen,
- Verwenden eines sterilen Absaugkatheters (sofortige Entsorgung nach Gebrauch),
- keine Kontamination von Tubus und Trachealkanüle.

Damit der Absaugkatheter nicht vor dem Einführen kontaminiert wird, empfiehlt sich ein steriler Handschuh an der katheterführenden Hand. Wenn das Trachealsekret eine besondere Infektionsgefahr darstellt (z. B. „multiresistente" Keime), werden beim Absaugen Haube, Mundschutz und Schutzbrille getragen. Alternativ kann zum Umgebungsschutz ein geschlossenes Absaugsystem verwendet werden.

Wahl des Absaugkatheters
Es empfiehlt sich das Verwenden sog. Luftkissenkatheter, die eine geringere Traumatisierung verursachen. Im Gegensatz zu „herkömmlichen" Kathetern werden Luftkissenkatheter unter Sog eingeführt. Der Absaugkatheter muss der Tubusgröße angemessen sein. Bei Erwachsenen sind Katheter der Größen 12–16 Charrière üblich.

Geschlossenes Absaugsystem
Dieses wird verwendet, wenn der Patient aufgrund eingeschränkter Lungenfunktion mit deutlich erhöhtem PEEP (**P**ositive **E**nd-**E**xspiratory **P**ressure) beatmet wird. Mit diesem System kann man absaugen, ohne dass die Beatmung unterbrochen werden muss. Ein Druckverlust in den Atemwegen und ein Kollaps von Alveolen werden so verringert.

Vorbereitung
- Materialien vorbereiten, Absauggerät auf Funktionstüchtigkeit prüfen.
- Patient über Ablauf des endotrachealen Absaugens informieren.
- Bei erhöhter Aspirationsgefahr und liegender Magensonde, Sekret aus dem Magen ableiten. Ist Patient noch auf Sauerstoffzufuhr angewiesen, für 2–3 Min. präoxygenieren (100% O_2).
- Auf manchen Stationen wird PEEP auf 5mbar reduziert (falls höher eingestellt).
- Katheter und Absaugschlauch verbinden, Schutzhandschuhe anziehen, auf „Führungshand" sterilen Handschuh.

6 Pflege von Patienten mit Erkrankungen des Atmungssystems

Durchführung
- Steril verpackten Katheter aus Schutzhülle entnehmen.
- Atemschlauch mit „unsteriler" Hand vom Tubus diskonnektieren.
- Konnektor mit dem Schlauch auf die sterile Handschuhverpackung legen.
- Katheter unter sterilen Kautelen in Tubus einführen.
- „Unsterile" Hand fixiert Tubus. „Sterile" Hand zieht Katheter zurück und wickelt ihn dabei um die Hand.
- Sterilen Handschuh über benutzten Katheter stülpen und verwerfen.
- Atemschlauch und Tubus wieder konnektieren.

Um ein hygienisches Vorgehen zu gewährleisten, ist es vorteilhaft, wenn eine zweite Person bei der Durchführung assistiert. Katheter beim Absaugen möglichst nur bis zum Ende von Tubus oder Trachealkanüle oder leicht darüber hinaus vorschieben (mindert Komplikationen, schont den Patienten). Nur wenn der Patient nicht hustet, wird der Katheter tiefer eingeführt. Absaugvorgang soll max. 10–15 Sek. dauern, um Patienten nicht zu sehr zu belasten. Absaugschlauch mit Leitungswasser spülen. Abschließend Überblick über Befinden des Patienten und die Beatmungsparameter verschaffen.

Komplikationen
- Hypoxie; Bradykardie (durch Vagusreiz) oder Tachykardie (durch Stress)
- Verletzungen/Blutungen der Trachealschleimhaut; Würgen, Übelkeit, Erbrechen
- psychische Beeinträchtigung des Patienten
- versehentliche Extubation/Dekanülierung
- Keimverschleppung durch unsauberes Arbeiten

6.11 Pflege bei beatmeten Patienten

6.11.1 Mundpflege
- Alle 6–8 Std. Zähne putzen, Mundhöhle ausspülen und auswischen und Sekret aus dem Rachenraum absaugen.
- Dabei gleichzeitig Mundhöhle inspizieren, Tubuslage kontrollieren und angefeuchteten Mullwickel erneuern.
- Lippen zum Schutz mit Vaseline eincremen.

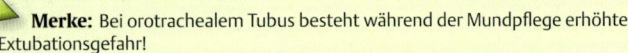

Merke: Bei orotrachealem Tubus besteht während der Mundpflege erhöhte Extubationsgefahr!

6.11.2 Extubation

Vorraussetzungen
- zufriedenstellender Gasaustausch
- ausreichende Spontanatmung ohne Erschöpfung
- vorhandene Schutzreflexe (Husten, Schlucken)
- Bewusstsein (eindeutige Reaktion auf äußere Reize)
- stabile Herz-Kreislauf-Verhältnisse

Material
- Absaugkatheter, Blockerspritze; Sauerstoffschlauch und -maske
- Medikamente und Materialien für evtl. Reintubation

Durchführung
- Patient informieren und aufrecht im Bett lagern.
- Sekret aus Mund-Rachen-Raum und Magen (bei liegender Magensonde) absaugen.
- Präoxygenierung (100% O_2-Gabe über ca. 3 Min.).
- Tubusfixierung lösen, Cuff entblocken und Tubus unter endotrachealem Absaugen herausziehen.
- Sofort überprüfen, ob Atemwege frei sind und Patient zufriedenstellend atmet.
- Patienten nach Bedarf Sauerstoff zuführen, Atemfunktion engmaschig überwachen.

Alternativen.
- Präoxygenierung lediglich mit 80% O_2; endotracheales Absaugen vor (und nicht während) der Extubation
- manuelle Inspiration mit Beatmungsbeutel und Extubation mit der folgenden Exspiration

6.11.3 Pflegemaßnahmen bei tracheotomierten Patienten

Sicherheit des Patienten

Die Überwachung des tracheotomierten Patienten, besonders in den ersten Tagen nach Anlage des Tracheostomas, umfasst:
- Überwachung der Atemfunktion (beidseitige Belüftung der Lunge, ausreichender Gasaustausch, Beschaffenheit und Menge des Trachealsekrets)
- Überwachung der Kanüle (korrekte Lage, Durchgängigkeit)
- Überwachung des Stomas (Nachblutung, Entzündungszeichen, Hautbeschaffenheit)

Trachealspreizer und Ersatzkanülen müssen unmittelbar griffbereit sein, um bei einem Herausrutschen sofort eine neue Kanüle einsetzen und so den Atemweg sicherstellen zu können. Bei Patienten, die noch auf eine geblockte Kanüle angewiesen sind (z.B. beatmete Patienten, fehlende Schutzreflexe), wird der Cuffdruck regelmäßig kontrolliert.

> **Merke:** Häufige Ursachen für Luftnot bei Patienten mit Trachealkanülen sind: Fehllage der Kanüle, Einengung/Verstopfung der Kanüle (z.B. durch Schleim), bei geblockten Kanülen falsche Konnektion der Atemschläuche, bei Sprechkanülen Verlegung des Exspirationswegs durch Schwellung oder Sekret.

Pflege des Tracheostomas

In den ersten Tagen nach der Anlage wird das Tracheostoma regelmäßig mit Kochsalz- oder Ringerlösung gereinigt und eine sterile Schlitzkompresse vorgelegt. Die Kompresse nimmt Sekrete auf und dient als Polster zwischen Halteplatte der Kanüle und Haut. Der Verbandwechsel erfolgt unter aseptischen Bedingungen. Wenn das Stoma infiziert ist, werden zusätzlich lokale Antiseptika angewendet (z.B. Polyhexanid oder Octenidin). Folgendes ist zu beachten:
- Bei geringer Sekretion alternativ Kompressen mit aufgedampfter Aluminiumschicht verwenden, die nicht so leicht mit dem Stomarand verkleben. Verbandwechsel mindestens zweimal täglich.
- Bei starker Sekretion Kompressen häufiger erneuern („so oft wie nötig").
- Keine fettenden Salben auftragen, sie weichen die Haut auf und machen sie empfindlich.
- Mechanische Reize durch passende Kanüle vermeiden.
- Halteband muss weich und trocken sein, darf nicht zu eng sitzen.

6.11.4 Umgang mit Trachealkanülen

Indikationen und Anwendungshinweise sind in Tab. 6.5 aufgelistet.

Tab. 6.5 *Verschiedene Trachealkanülen: Indikationen und Anwendungshinweise.*

Material	Indikation	Anwendungshinweise
Kanülen mit Cuff		
weicher und biegsamer Kunststoff	<ul><li>wenn der Patient beatmet werden muss</li><li>wenn erhöhte Aspirationsgefahr besteht (z.B. bei fehlenden Schutzreflexen)</li></ul>	<ul><li>Kanülen können 1–2 Wochen, evtl. auch länger, belassen werden</li><li>Halteplatte, an dem die Kanüle fixiert wird, ist bei einigen Modellen verstellbar, sodass ihre Tiefe in der Trachea individuell angepasst werden kann</li></ul>
Kanülen ohne Cuff		
Kunststoffe (PVC, Silikon)	<ul><li>bei spontan atmenden Patienten, die langfristig auf ein Tracheostoma angewiesen sind</li></ul>	<ul><li>einige Kanülen sind mit einer Innenkanüle (Inlett) ausgestattet, die mit einer Arretiervorrichtung in Höhe der Halteplatte an der Außenkanüle befestigt ist</li><li>bei Verunreinigung durch Trachealsekret muss nicht die ganze Kanüle, sondern nur das Innenstück ausgewechselt und gereinigt werden</li><li>Inlett und Kanüle müssen exakt ineinander passen.</li><li>Gleitmittel (z.B. Stomaöl) erleichtern das Einführen von Kanüle oder Inlett</li></ul> **Merke**: Kanülen mit scharfen Kanten und Rissen dürfen nicht verwendet werden (Verletzungsgefahr)!
Silber		Einige Kanülen sind aus Silber und haben besondere Vorteile: <ul><li>stabiles, schleimhautverträgliches Material mit bakterizider Wirkung</li><li>können gereinigt, desinfiziert und sterilisiert werden</li><li>haben eine glatte Wandung, an der das Sekret schlecht haftet</li></ul>
Phonationskanülen (Sprechkanülen)		
Kunststoffe (PVC, Silikon)	<ul><li>wenn der Patient spontan atmet und der Kehlkopf erhalten ist</li></ul>	Ein Ventil ermöglicht die Inspiration durch die Kanüle, verschließt diese aber bei der Exspiration. Die Ausatmungsluft entweicht durch eine Fensterung im äußeren Bogen der Kanüle über den Kehlkopf.
Silber		Beim Sprechversuch mit der Phonationskanüle darauf achten, ob die Ausatmung durch den Kehlkopf gelingt. Wenn Schleimhautschwellung oder Sekrete den Luftweg verlegen, kann es zu einer lebensbedrohlichen Situation kommen. **Merke**: Phonationskanülen nur verwenden, wenn Ein- und Ausatmung problemlos möglich sind!

Reinigen der Kanüle

Kunststoffkanülen mit Cuff sind nicht für eine Wiederaufbereitung vorgesehen. Kanülen ohne Cuff können gereinigt und desinfiziert, Silberkanülen sterilisiert werden. Für die Reinigung gibt es spezielle Reinigungspulver und weiche Bürsten.

Fixieren der Kanüle

Die Trachealkanüle wird mit einem Band um den Hals fixiert. Ein allzu großer Spielraum mit Hin- und Hergleiten der Kanüle führt zu Schleimhautreizung und Husten. Andererseits kann ein zu strammes Halteband Hautläsionen verursachen und ist für den Träger unangenehm. Übliche Materialien sind Schaumstoff (mit Klettverschluss) oder elastische, gummihaltige Bänder.

Wechseln der Kanüle

Der Trachealkanülenwechsel ist Aufgabe des Arztes. Ist die Durchführung problemlos möglich, wird sie auch häufig an Pflegende delegiert.

Wechselrhythmus

Nach einer Tracheotomie wird das Stoma zunächst mit einer geblockten Kanüle gesichert. Bei stabiler Atmung und komplikationslosem Verlauf kann die Kanüle gegen eine Kanüle ohne Cuff ausgetauscht werden. Bei beatmeten Patienten wird die Trachealkanüle wegen möglicher Komplikationen (Hypoxie, Aspiration) erst nach 1–2 Wochen, manchmal auch noch später, gewechselt. Hierzu wird der Patient präoxygeniert und das Sekret aus Rachenraum, Magen und Luftröhre abgesaugt. Das Zubehör für eine Intubation muss bereitliegen. Silberkanülen werden ein- bis zweimal täglich gewechselt. Um Druckstellen zu vermeiden, werden abwechselnd zwei in Länge und Krümmungsgrad unterschiedliche Kanülen verwendet. Viele Patienten, die langfristig Kanülen tragen, behalten diesen Wechselrhythmus auch zu Hause bei.

Komplikationen. Bei einem engen Stoma und in den ersten Tagen nach der Tracheotomie besteht die Gefahr, dass die Kanüle beim Vorschieben einen falschen Weg nimmt (via falsa) und sich in den Halsweichteilen verfängt.

> **Praxistipp:** Ein abgeschnittener Absaugkatheter, der beim Kanülenwechsel als „Leitschiene" im Stoma verbleibt, erleichtert das Vorschieben der Kanüle in die Trachea.

Entfernen der Trachealkanüle

Wenn der Patient die Trachealkanüle nicht mehr benötigt, soll sich das Stoma durch Gewebegranulation möglichst schnell verschließen. Die Wundadaptation wird durch quer verklebtes Pflaster unterstützt. Hierzu eignen sich hautfreundliche und hydrokolloidale Verbände, die evtl. durch stärker klebendes Pflaster ergänzt werden. Wenn bei der Anlage des Stomas die Halshaut an die Tracheawand angenäht wurde (epithelisiertes Stoma), muss der Verschluss operativ erfolgen.

> **Praxistipp:** Der Patient soll beim Husten und Sprechen mit zwei Fingern Gegendruck auf das Stoma ausüben, damit sich das Pflaster nicht löst.

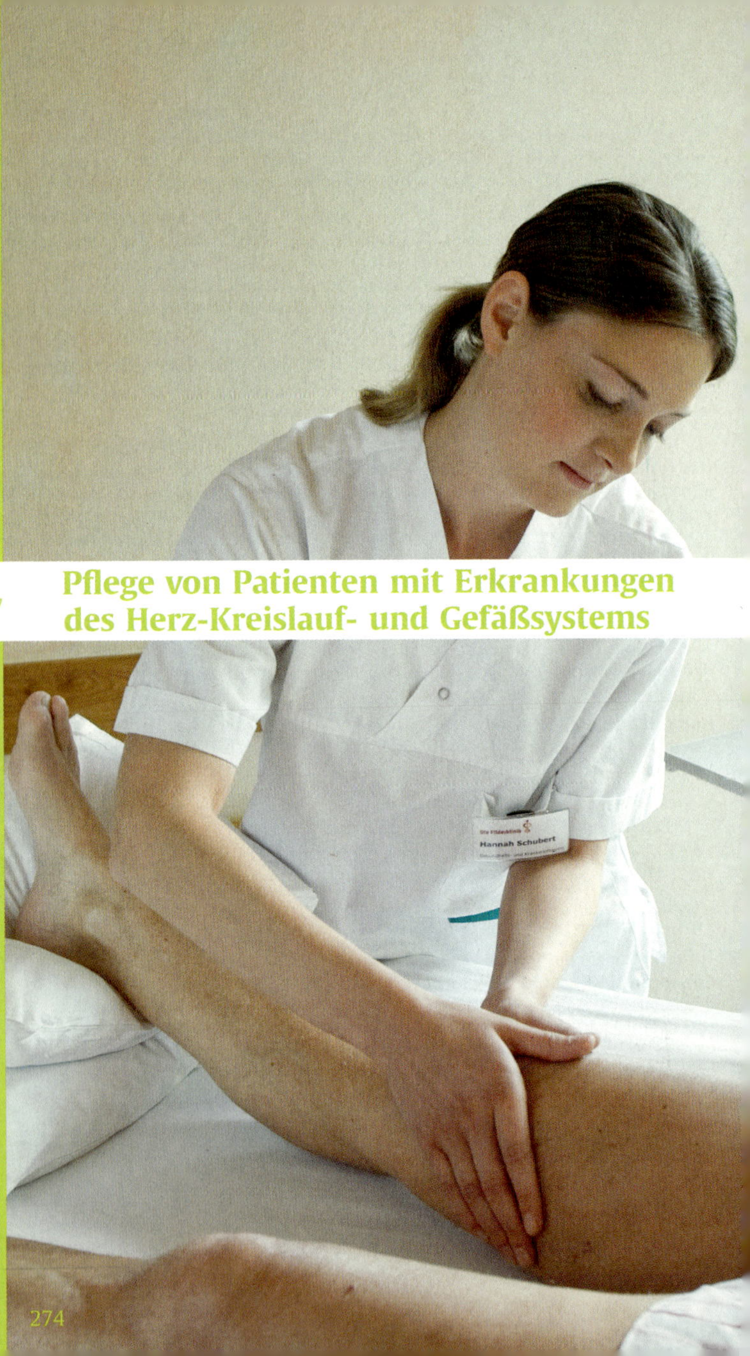

7 Pflege von Patienten mit Erkrankungen des Herz-Kreislauf- und Gefäßsystems

7.1 Koronare Herzkrankheit

7.1.1 Grundlagen

> **Definition:** Die **koronare Herzkrankheit (KHK)** ist eine Durchblutungsstörung des Herzmuskels aufgrund arteriosklerotisch verengter Herzkranzgefäße.

Ursachen

- Es liegt eine Arteriosklerose der Herzkranzgefäße (Koronarsklerose) zugrunde.
- Extremform der KHK ist der Verschluss eines Herzkranzgefäßes, mit der Folge eines Herzinfarkts.
- Abhängig von der Lokalisation der Verengungen ist die KHK eine Ein-, Zwei- oder Dreigefäßerkrankung. Je nachdem, wie sich die KHK manifestiert, spricht man von einer
  - latenten, asymptomatischen KHK oder
  - manifesten, symptomatischen KHK.

Risikofaktoren

- Diese begünstigen die Entwicklung von Arteriosklerose und damit der KHK, z. B.
  - Übergewicht (BMI > 25 kg/m^2), Bewegungsmangel, Rauchen,
  - Fettstoffwechselstörungen (erhöhtes LDL-Cholesterin, niedriges HDL-Cholesterin),
  - Hypertonie, Diabetes mellitus, erbliche Faktoren.
- Typische Beschwerden oder der Übergang von der latenten zur manifesten KHK wird meist von zusätzlich bestehenden Auslösern hervorgerufen wie
  - körperliche Belastung oder psychischer Stress, Fieber,
  - Sauerstoffmangel bei zusätzlich bestehenden Lungenerkrankungen.

Symptome

- Angina pectoris ist das Leitsymptom (Hauptsymptom):
  - meist drückende oder brennende Schmerzen hinter dem Brustbein
  - Schmerzen strahlen häufig in den rechten oder linken Arm, die Schultern, den Hals oder die Wangen, selten auch in die Magengegend aus
  - meist anfallsartige Beschwerden ausgelöst durch körperliche oder seelische Belastung
  - verschwinden häufig nach Belastung wieder
  - oft in Verbindung mit Schweißausbruch, Atemnot, starken Angstgefühlen und eingeschränkter Leistungsfähigkeit
- **Stabile Angina pectoris:**
  - regelmäßig auslösbar, bessert sich oft spontan oder durch Nitratgabe
  - Kreislauf stabil
- **Instabile Angina pectoris:**
  - zunehmende Schwere, Dauer oder Häufigkeit
  - keine Besserung in Ruhe; zunehmender Bedarf an Nitraten
- Als akutes Koronarsyndrom fasst man die instabile Angina pectoris und den Herzinfarkt zusammen, da bei der instabilen Angina pectoris ein deutlich erhöhtes Herzinfarktrisiko besteht.

> **Merke:** Frauen können im Vergleich zu Männern andere Symptome der KHK zeigen. Bei ihnen ist die Diagnosestellung häufig erschwert, weil nicht selten unspezifische gastrointestinale Beschwerden im Vordergrund stehen.

Manifestationsformen der KHK
Man unterscheidet die latente KHK, die ohne Symptome verläuft (stumme Ischämie) von der manifesten KHK mit Symptomen. Folgende Erkrankungen können bei symptomatischer KHK entstehen:
- Angina pectoris (Thoraxschmerzen infolge reversibler Myokardischämie)
- Herzinfarkt, Herzrhythmusstörungen, Herzinsuffizienz
- Herzklappenfehler, plötzlicher Herztod

Diagnostik
- Anamnese: Erhebung der Angina-pectoris-Symptomatik und KHK-Risikofaktoren
- Bestimmung der Herzenzyme zur Infarktabgrenzung (herzspezifisches Troponin, CK, CK-MB, GOT, LDH)
- Ruhe-, Belastungs- und Langzeit-EKG (Elektrokardiogramm)
- Echokardiografie (Belastungsechokardiografie)
- Myokardperfusionsszintigrafie; MRT
- Herzkatheteruntersuchung mit Koronarangiografie und Ventrikulografie

Therapie
- Beheben der Schmerzen im akuten Anfall, medikamentöse Langzeittherapie
- Herzinfarktprophylaxe durch Vorbeugung eines thrombotisch bedingten Koronarverschlusses
- Verhinderung der Fortschreitung der KHK durch Sekundärprävention (Minimierung der Risikofaktoren)
- Revaskularisation mittels Ballonkatheterdilatation (evtl. mit Stentimplantation) oder mittels operativer Therapie (Bypass-OP)

Medikamentöse Therapie der Angina pectoris
Der Sauerstoffverbrauch des Herzens soll gesenkt und das Missverhältnis zwischen Sauerstoffverbrauch und -angebot positiv beeinflusst werden. Es werden folgende Substanzen verabreicht:

Nitrate
Sie erweitern die Koronargefäße und senken durch eine Erweiterung der peripheren venösen Gefäße den Rückstrom zum Herzen (Senkung der Vorlast). Durch die Senkung des peripheren Gefäßwiderstandes wird die Pumpleistung des Herzens erleichtert (Senkung der Nachlast). Beim akuten Anfall wird Glyzeroltrinitrat (z.B. Nitrolingual) verabreicht.

> **Merke:** Im Akutfall wird Nitrolingual als Spray (sublingual – unter die Zunge) oder als Zerbeißkapsel gegeben. Die Wirkung erfolgt innerhalb von 1–5 Min. und hält ca. 30 Min. an.

Langzeitnitrate. Neben den schnell wirkenden Nitraten gibt es auch Langzeitnitrate. Sie haben einen verzögerten Wirkungseintritt und werden zur Vermeidung des Angina-pectoris-Anfalls eingesetzt. Wichtig: Bei längerer Nitratgabe kann es zur Toleranzentwicklung kommen, die Wirkung lässt dann mit der Zeit nach! Eine in der Nacht eingehaltene Nitratpause von 6–8 Stunden genügt, um die Wirksamkeit langfristig zu sichern. Alternativ können Arzneimittel mit nitratähnlicher Wirkung (z.B. Corvaton) gegeben werden. Bei ihnen entwickelt sich keine Toleranz. Langzeitnitrate können sowohl oral eingenommen (z.B. Corangin, Ismo, Mono-Mack, Iso-Mack, Isoket) als auch transdermal verabreicht werden (z.B. Nitro-Pflaster-ratiopharm TL).

ACE-Hemmer/AT1-Antagonisten

Bei bestehendem Bluthochdruck und/oder ventrikulären Funktionseinschränkung wird die Nachlast und somit die Herzarbeit gesenkt.

Betarezeptorenblocker

Sie senken den Blutdruck und die Herzfrequenz und somit den myokardialen Sauerstoffbedarf in Ruhe und unter Belastung durch Blockierung der Beta-Rezeptoren des sympathischen Nervensystems. Dadurch wird die Arbeit des Herzens vermindert und Herzrhythmusstörungen vorgebeugt. In der Praxis gebräuchliche Medikamente sind Atenolol (z. B. Tenormin), Metopronol (z. B. Beloc Zok) und Isoprolol (z. B. Concor).

Kalziumantagonisten

Durch die Vasodilatation (Gefäßerweiterung) kommt es zur arteriellen Blutdrucksenkung und damit ebenfalls zur Verminderung des Sauerstoffbedarfs des Herzens. In der Praxis gebräuchliche Medikamente sind Nifedipin (z. B. Adalat), Amlopidin (z. B. Norvasc) und Felodipin (z. B. Munobal).

Azetylsalizylsäure

Sie kann präventiv eine Thrombozytenverklebung und -anheftung auf einer arteriosklerotisch veränderten Gefäßwand verhindern und dient der Vorbeugung einer Koronarthrombose (Verschluss der Koronargefäße).

7.1.2 Pflege- und Behandlungsplan

Medikamentöse Behandlung überwachen

- Aufklärung über die zeit- und dosisgerechte Medikamenteneinnahme bei Therapiebeginn
- Überwachung des Patienten auf Medikamentenwirkungen und mögliche Nebenwirkungen

Nebenwirkungen von Arzneimitteln bei KHK und Angina pectoris

Nitrate. Zu Beginn der Nitrateinnahme kann es aufgrund der gefäßerweiternden Wirkung zu sog. „Nitrat-Kopfschmerzen" kommen. Sie werden mit schwach wirkenden Analgetika (z. B. Ibuprofen, ASS, Paracetamol) therapiert. Außerdem können durch die Senkung von Vor- und Nachlast Hypotonien (Blutdrucksenkungen) und Tachykardien (beschleunigte Pulsfrequenzen) auftreten, die in manchen Fällen Schwindel- und Schwächegefühl auslösen.

Zur Dauerbehandlung können Nitratpflaster eingesetzt werden. Das Pflaster sollte wegen der möglichen Toleranzentwicklung nicht länger als 12 Stunden auf der Haut kleben. Mögliche Platzierungen sind Brust-, Bauch oder Schulterbereich, Oberarm bzw. Oberschenkel. Die ausgewählte Hautstelle sollte gesund, faltenarm und wenig behaart sowie frisch gereinigt und trocken sein. Der Ort der Platzierung sollte täglich gewechselt werden.

Kalziumantagonisten. Sie senken den arteriellen Blutdruck und können Brady- bzw. Reflextachykardien auslösen. Deshalb erfolgt auch hier eine regelmäßige Kontrolle von Blutdruck und Pulsfrequenz. Auch nach der Einnahme von Ca-Antagonisten kann der Patient unter Kopfschmerzen oder Schwindel leiden und eine Gesichtsröte (Flush) sowie ein allgemeines Wärmegefühl auftreten. Manche Präparate können zu einer Obstipation führen, sodass eine Obstipationsprophylaxe notwendig wird.

Betarezeptorenblocker. Die Wirkungen bzw. Nebenwirkungen der Betarezeptorenblocker sowie die daraus resultierenden pflegerischen Überwachungsmaßnahmen werden in Tab. 7.1 dargestellt.

Tab. 7.1 Wirkungen bzw. Nebenwirkungen von Betarezeptorenblockern.

Organ	Wirkung bzw. Nebenwirkung	Pflegemaßnahme
Herz	■ Herzfrequenz sinkt ■ Herzkraft ist vermindert	■ Blutdruck und Puls überwachen
Bronchien	■ Betarezeptoren der Bronchien können blockiert werden, d.h. Asthmazustände können ausgelöst und verstärkt werden	■ Atemfrequenz und Atemtiefe überwachen ■ bei der Exspiration auf spastische Atemgeräusche achten
Stoffwechsel	■ sympathikolytische Wirkung, kann bei Diabetikern Hypoglykämiezeichen verschleiern	■ regelmäßige Blutzuckerkontrolle
psychische Befindlichkeit	■ depressive Verstimmungen, Alpträume ■ Verwirrtheitszustände können ausgelöst werden	■ Überwachung der subjektiven Befindlichkeit und des Bewusstseinszustandes

> **Merke:** Betarezeptorenblocker sowie einige andere Medikamente, bei denen es zur Blutdrucksenkung kommt, können aufgrund von Durchblutungsveränderungen im Urogenitalbereich die Libido vermindern und bei Männern Potenzstörungen hervorrufen. Wenn ein Patient im Gespräch diese Situation andeutet, kann darauf hingewiesen werden, dass sich diese Störungen evtl. durch einen Präparatewechsel beseitigen lassen (auf Arztgespräch verweisen).

Beim Angina-pectoris-Anfall professionell handeln

Die Patienten sollten darauf hingewiesen werden, dass sie die geringsten pektangiösen Beschwerden angeben. Kommt es trotz verordneter Basisbehandlung zu einem Angina-pectoris-Anfall, wird der Patient gebeten, im Bett eine Ruheposition einzunehmen und Blutdruck und Puls gemessen.

Liegt der Blutdruck systolisch über 100 mmHg erhält der Patient die angeordnete Bedarfsmedikation (Glyzerintrinitrat in Spray oder Kapselform). Der Patient sollte ruhig und tief atmen. Die Pflegeperson bleibt bei ihm und wirkt beruhigend auf ihn ein, bis die Schmerzen nachlassen. Lassen die pektanginösen Beschwerden nach wenigen Minuten nach, wird der Anfall dokumentiert und der Arzt informiert.

> **Merke:** Bei einem Blutdruck unter 90 mmHg und einer ausgeprägten Tachykardie ist Glyzeroltrinitrat kontraindiziert. Der behandelnde Arzt muss unverzüglich informiert werden!

Gefahr des Herzinfarkts

Lässt der Schmerz nach wenigen Minuten nicht nach oder nimmt die Intensität der Angina-pectoris-Beschwerden zu, muss unverzüglich der Arzt verständigt werden. Neben der differenzialdiagnostischen Abklärung eines Herzinfarktes erfolgen i.d.R. die Anordnung von Sauerstoff, die parenterale Verabreichung von Glyzeroltrinitrat und Heparin. Lassen sich die Beschwerden unter der Therapie nur schlecht beeinflussen und wird im EKG und anhand der Herzenzyme festgestellt, dass die Sauerstoffversorgung kritisch herabgesetzt ist (Myokardischämie), wird der Patient i.d.R. auf die Intensivstation verlegt. Pflege- und Behandlungsmaßnahmen erfolgen dann wie bei einem Herzinfarkt (S. 284).

7.2 Pflege von Patienten vor und nach einer Linksherzkatheterisierung

7.2.1 Grundlagen

> **Definition:** Die **Linksherzkatheterisierung** ist ein mininmalinvasiver Eingriff, bei der ein Katheter über die Leiste (A. femoralis), die Ellenbeuge (A. brachialis) oder über das Handgelenk (A. radialis) eingeführt und entgegen der arteriellen Blutstromrichtung zum linken Herzen vorgeschoben wird. Je nach Untersuchungsziel werden unterschiedliche Bereiche im Herzen bzw. in den Herzkranzgefäßen zu diagnostischen bzw. therapeutischen Zwecken angesteuert.

Indikation
- Koronarangiografie, Ventrikulografie
- Der therapeutische Einsatz der Herzkatheteruntersuchung erfolgt häufig mit dem Ziel einer Ballondilatation oder Stenteinlage.

Komplikationen
- Myokardinfarkte oder therapieresistente Rhythmusstörungen (Kammerflimmern oder Asystolie)
- periphere Embolien einschließlich zerebraler Insulte durch katheterbedingte Thrombenablösung
- Kontrastmittelnebenwirkungen, z.B. Sehstörungen, Niereninsuffizienz oder allergische Reaktionen mit Urtikaria und anaphylaktischem Schock
- Dissektion (Einriss, Aufspaltung) des Endothels im Bereich der Dehnungsstelle

Komplikationen durch die arterielle Punktion
- arterieller Verschluss, Nachblutungen, lokales Hämatom
- Bildung eines Aneurysmas (Aussackung einer Arterie)
- arterio-venöse Fistel; Infektionen; Nervenverletzungen

7.2.2 Pflege- und Behandlungsplan

Vorbereitung auf die Herzkatheterisierung
- Vor der Untersuchung keine ausscheidungsfördernden Mittel verabreichen.
- In manchen Kliniken wird am Morgen des Untersuchungstages kein Heparin s.c. verabreicht. Eine Heparingabe erfolgt dann routinemäßig über den Herzkatheter während der Untersuchung.
- Patient sollte 6 Stunden vor Eingriff nüchtern bleiben.
- Patienten mit Diabetes mellitus: kein Insulin injizieren bzw. orale Antidiabetika.
- Rasur: Bei Katheterisierung der A. femoralis rechte und linke Leiste, Haarentfernung bis einschließlich des Unterbauchs bis zur Oberschenkelmitte.
- Gründliche Intimtoilette am Untersuchungstag.
- Unmittelbar nach Abruf zur Untersuchung Harnblase nochmals entleeren.
- Patient erhält das verordnete Beruhigungsmittel, bevor er im Bett zum Herzkatheterlabor gefahren wird.

Patientenunterlagen.
- Patientenakte und –kurve, Einverständniserklärung
- Röntgenbilder; EKG
- aktuelle Laborwerte (Hb, Hk, Leuko- und Thrombozyten, Nieren- und Gerinnungswerte)
- evtl. vorherige Herzkatheterbefunde
- Größe und Gewicht des Patienten

Überwachen nach der Herzkatheterisierung

Punktion der A. femoralis
- Dokumentieren, zu welcher Uhrzeit der Druckverband angelegt wurde.
- Ausgehend von diesem Zeitpunkt 6–24 Stunden Bettruhe,
- Eingriff über Leiste: Kreislauf- und Verbandkontrollen, Kontrolle der punktierten Extremität. Dabei sollen mögliche Komplikationen, z.B. eine Nachblutung oder Durchblutungsstörungen des Beines, frühzeitig erkannt bzw. verhindert werden.
- Patient soll flache Rückenlage einhalten.
- Das punktierte Bein muss ausgestreckt bleiben, damit die arterielle Durchblutung des Beines nicht gefährdet wird.

Überwachungsmaßnahmen. Sie sollten generell anfangs $1/2$-stündlich, später 1–2-stündlich durchgeführt und auf einem Überwachungsprotokoll dokumentiert werden. Alle Überwachungsmaßnahmen, Begründungen und Handlungskonsequenzen sind in Tab. 7.2 dargestellt.

Punktion der A. brachialis oder A. radialis
- Wunde wird mit Druckverband versorgt oder ggf. durch Naht verschlossen.
- Patient sollte sich zur weiteren Beobachtung im Zimmer bzw. auf der Station aufhalten.
- Betroffenen Arm für die nächsten 4 Stunden nicht beugen.
- Überwachungsmaßnahmen genauso durchführen wie bei Punktion der A. femoralis.
- Druckverband wird 6–24 Stunden nach der Herzkatheterisierung entfernt, wenn alle Laborparameter (insbesondere die Gerinnungswerte) im Normbereich und keine Komplikationen aufgetreten sind.

Entlassungsberatung
- Herzkatheterisierung über A. femoralis: Patient darüber informieren, dass er die Punktionsstelle in den nächsten 5–7 Tagen nicht belastet. Anstrengende Belastungen wie Heben von schweren Gegenständen oder eine verstärkte Bewegungsaktivität wie Fahrrad fahren sollten vermieden werden.
- Herzkatheterisierung über A. brachialis oder A. radialis: Patient sollte den punktierten Arm schonen, z.B. keine schweren Einkaufstaschen tragen. Wurde die Punktionsstelle genäht, erfolgt die Fadenentfernung nach 8–10 Tagen ambulant.

7.2 Pflege von Patienten vor und nach einer Linksherzkatheterisierung

Tab. 7.2 Pflegerische Überwachungsmaßnahmen nach einer Linksherzkatheterisierung am Beispiel der Punktionsstelle der A. femoralis.

Überwachungsmaßnahmen	Begründung und mögliche Symptome	Handlungskonsequenzen
Blutdruck- und Pulskontrolle	■ zur Erkennung von äußeren oder inneren Nachblutungen auf Schockzeichen wie Blutdruckabfall, Tachykardie oder Kaltschweißigkeit achten	■ bei auftretenden Schockzeichen Arzt benachrichtigen
arterielle Durchblutung des punktierten Beines kontrollieren durch: ■ Tasten des Fußpulses und Vergleich der Pulsqualität beider Extremitäten ■ Kontrolle der Hauttemperatur beider Beine ■ Überprüfen von Sensibilität und Motorik ■ Kontrolle des Beines auf venöse Stauung	Gefahr der arteriellen Durchblutungsstörung bis hin zum arteriellen Verschluss durch arterielle Punktion und/oder zu fest angelegten Druckverband. Mögliche Symptome sind: ■ Puls am punktierten Bein nicht tastbar ■ Bein im Vergleich zum anderen kalt und blass ■ Ischämieschmerzen ■ blauviolette Verfärbung oder Zunahme des Beinumfanges, Gefahr der venöse Stauung oder (in seltenen Fällen) tiefe Beinvenenthrombose	■ bei diesen Symptomen muss **sofort** ein Arzt verständigt werden ■ aufgrund der niedrigen Temperaturen im Herzkatheterlabor sind die Patienten häufig leicht unterkühlt. Sind beide Beine bei gut tastbarem Puls gleich kühl, können wärmende Socken angeboten werden
Kontrolle des Druckverbandes auf Nachblutung	Nachblutungsgefahr durch „Verrutschen" oder Lockerung des Verbandes. Die Blutung kann direkt sichtbar werden oder sich durch eine Zunahme des Oberschenkelumfanges äußern	■ Inspektion des Druckverbandes, indem Leisten- und Oberschenkelbereich von allen Seiten untersucht wird, denn das Blut kann sich in schwer einsehbaren Bereichen sammeln ■ manuelle Komprimierung der Punktionsstelle (mit Schutzhandschuhen) bei Blutung ■ **unverzüglich** Arzt benachrichtigen ■ Vorbereiten des notwendigen Materials für erneuten Druckverband
Ein- und Ausfuhr-Kontrolle	Kontrastmittel führt bei Patienten mit eingeschränkter Herz- und Nierenfunktion im schlimmsten Falle zum Nierenversagen	■ 2 l Trinkmenge innerhalb von 4 – 6 Stunden nach dem Eingriff, um Kontrastmittel zügig auszuscheiden ■ gewünschte Getränke in Reichweite des Patienten stellen
Überwachung des subjektiven Befindlichkeit	Gefahr einer Dissektion im dilatierten Koronargefäß oder Thrombosierung eines Koronargefäßes im Sinne eines Infarktes (nach PTCA, Perkutane Transluminale Angioplastie) ■ mögliche Beschwerden sind Engegefühl und Schmerzen im Sinne von Angina-pectoris-Symptomen	■ bei diesen Symptomen muss **sofort** ein Arzt verständigt werden

7.3 Herzinfarkt

7.3.1 Grundlagen

> **Definition:** Der **Herzinfarkt** ist eine sog. ischämische Myokardnekrose (Gewebsuntergang des Herzmuskels), die meist eine akute Komplikation einer koronaren Herzkrankheit darstellt.
> Synonyme: Myokardinfarkt, Herzmuskelinfarkt

Ursachen und Symptome

Die Ursache für einen Herzinfarkt liegt meist in einer bestehenden koronaren Herzkrankheit (KHK, S. 275).

Leitsymptome.
- akut auftretender retrosternaler (hinter dem Brustbein lokalisierter) Schmerz
- ausstrahlender Schmerz in den linken Arm, Hals, Unterkiefer, Rücken oder Oberbauch
- Angstgefühl hin bis zur Todesangst (Vernichtungsgefühl)
- Beengungsgefühl, Atemnot und Unruhe

Bei etwa 15–20 % der Patienten verläuft der Infarkt „stumm", da z. B. bei Menschen mit Diabetes aufgrund von Nervenveränderungen die Schmerzempfindung herabgesetzt sein kann.

> **Merke:** Der Herzinfarktschmerz unterscheidet sich vom „gewöhnlichen" Angina-pectoris-Anfall durch
> - die Dauer des Schmerzes (er kann über mehrere Stunden anhalten),
> - das Nichtansprechen auf Glyzeroltrinitrat (z. B. Nitrospray) und
> - eine gleichbleibende Schmerzintensität bei körperlicher Entlastung.

Begleitsymptome.
- Schweißausbrüche, Übelkeit und Erbrechen
- Blutdruck: häufig hypoton oder bei erhöhtem Sympathikotonus hypertone bzw. normale Werte
- Puls: normal, Tachykardie, Bradykardie, evtl. ventrikuläre Rhythmusstörungen (bis zum Kammerflimmern)

Risikofaktoren und Komplikationen

Die Risikofaktoren entsprechen denen der koronaren Herzkrankheit (S. 275).

> **Merke:** Kammerflimmern ist die häufigste und ein kardiogener Schock die zweithäufigste Todesursache beim Herzinfarkt.

Weitere Komplikationen im Frühstadium:
- Herzwandruptur mit Herzbeuteltamponade, Septumperforation
- Funktionsstörung oder Abriss des Papillarmuskels (Mitralklappeninsuffizienz)

7.3 Herzinfarkt

Spätkomplikationen können sein:
- Herzwandaneurysma, arterielle Embolien
- Frühperikarditis (einige Tage nach dem Infarkt)
- Postmyokardsyndrom (Dressler-Syndrom = Autoimmun-Perikarditis, ca. 6 Wochen nach Infarkt)
- Arrhythmien, Herzinsuffizienz

Diagnostik

- Infarktsymptomatik und Anamnese
- EKG (Infarktausmaß, Alter des Infarktes)
- Blutuntersuchung (Troponin I und T, Enzymdiagnostik)
- Echokardiografie (Untersuchung der Pumpleistung)
- Linksherzkatheterisierung (zur Infarktlokalisation bzw. therapeutisch zur PTCA, s. u.)

Bei unauffälligen Befunden werden nach 12–24 Std. EKG und Blutuntersuchungen zum sicheren Infarktausschluss wiederholt.

Therapie

- Begrenzung des Infarktgebietes, Vorbeugen eines Zweitinfarktes
- Reperfusionstherapie: Auflösen des Gerinnsels mittels Lysetherapie oder PTCA
- Schmerzfreiheit und Reduzierung der Angst
- Verhindern bzw. Therapieren von Komplikationen

Neben der medikamentösen Therapie und der Reperfusionstherapie werden bei der Therapie des Herzinfarktes folgende Sofortmaßnahmen eingesetzt:
- Bettruhe zur körperlichen Entlastung, O_2-Verabreichung,
- Gabe von Nitraten, Schmerzmittel- und evtl. Sedativagabe
- unfraktioniertes Heparin i.v. und Azetylsalizylsäure
- EKG und hämodynamisches Monitoring – Defibrillationsbereitschaft

Medikamentöse Therapie beim Herzinfarkt

Akutphase:
- Nitrate zur Vor- und Nachlastsenkung und Verbesserung der Koronarperfusion
- Analgetika (z. B. Morphin) und Sedativa (z. B. Diazepam) zur Verminderung des Angstgefühls, der inneren Anspannung und der Schmerzen
- Betarezeptorenblocker zur Verminderung der Herzarbeit und Stabilisierung des Herzrhythmus
- ACE-Hemmer bzw. AT1-Rezeptorantagonisten (z. B. Valsartan) bei Herzinsuffizienz
- Fortsetzung der begonnenen Azetylsalizylsäuretherapie (z. B. Aspirin), zusätzlich Clopidogrel (z. B. Plavix, Iscover) zur Antikoagulanzientherapie
- Cholesterin-Aufnahme-Hemmer (CSE-Hemmer, z. B. Sortis) sollen die Plaquestabilisierung begünstigen

Reperfusionstherapie:
- systemische Thrombolysetherapie zur Wiedereröffnung des verschlossenen Koronargefäßes durch Auflösung des Thrombus (mittels Fibrinolytika, Thrombolytika)
- Akut-PTCA (Perkutane transluminale coronare Angioplastie) mit oder ohne Stentimplantation zur Erweiterung der Herzkranzgefäße

Im weiteren Verlauf werden langfristig zur Prävention eines Re-Infarktes und zur Letalitätssenkung folgende Medikamente eingesetzt:
- Betablocker und ACE-Hemmer/AT1-Rezeptorantagonist (Senkung der Frühsterblichkeit – verbessern die Langzeitprognose),
- Azetylsalizylsäure oder Clopidogrel (verhindert eine Thrombozytenverklebung und reduziert die Gefahr eines erneuten Koronarverschlusses)
- medikamentöse Cholesterinsenkung

7.3.2 Pflege- und Behandlungsplan

Pflegeschwerpunkte in der Akutphase im Krankenhaus

Vitale Funktionen überwachen
- Herzrhythmus wird über Monitor überwacht
- Nach jeder Schichtübernahme Alarmgrenzen kontrollieren und ggf. anpassen.
- In den ersten 48 Stunden nach Herzinfarkt treten bei 95–100 % der Patienten Herzrhythmusstörungen auf. Die wichtigsten Herzrhythmusstörungen müssen erkannt und eingeschätzt werden.

Pflegende haben im Rahmen der Überwachung der Vitalfunktionen folgende Aufgaben:
- regelmäßige Kontrolle von Blutdruck und Herzfrequenz
- Beobachtung von Veränderungen der Haut, z. B. Schweißabsonderungen (Kaltschweißigkeit), Minderdurchblutung der Extremitäten, Blässe oder Zyanose
- Messung und Beobachtung der Atemfrequenz und -tiefe in Ruhe und Belastung

> **Merke:** Bei gehäuft vorkommenden ventrikulären Extrasystolen (ca. 6/Min.), bei polymorphen Extrasystolen, Salven, bradykarden oder tachykarden Rhythmusstörungen muss sofort ein Arzt verständigt werden, da die Gefahr eines Kammerflimmerns besteht. Ventrikuläre Tachykardien und Kammerflimmern treten häufig in den ersten Stunden nach dem Infarktereignis auf. Vereinzelt auftretende supraventrikuläre und ventrikuläre Extrasystolen haben meist keine therapeutischen Konsequenzen.

Des Weiteren kann es zu Einschränkungen der Pumpfunktion des Herzens kommen. Durch sie kann sich eine akute Linksherzinsuffizienz oder im schlimmsten Falle ein kardiogener Schock entwickeln.

Linksherzinsuffizienz.
- zunehmende Unruhe
- Atemnot, anfänglich bei Belastung, später auch in Ruhe
- Zyanose, Tachykardie
- zunehmender Hustenreiz (im fortgeschrittenen Stadium von brodelnden Rasselgeräuschen [Distanzrasseln] und schaumigem, blutig-tingiertem [„fleischwasserfarbigem"] Auswurf begleitet)

Kardiogener Schock.
- Blutdruckabfall, kaum tastbarer, tachykarder Puls
- Blässe, Kaltschweißigkeit, Zyanose der Lippen und Akren
- abfallende Sauerstoffsättigung (Pulsoximetrie)

> **Merke:** Bei beginnender Linksherzdekompensation mit Ausbildung eines Lungenödems oder bei Anzeichen eines kardiogenen Schocks muss sofort ein Arzt informiert werden. Die Materialien für eine Reanimation sollten griffbereit sein.

Herz-Kreislauf-System entlasten
Sauerstoffversorgung optimieren. Der Patient erhält auch bei einem Infarkt mit geringem Ausmaß in den ersten 48 Stunden routinemäßig 2–4 l Sauerstoff pro Minute bzw. bedarfsorientiert höhere Mengen bei auftretenden Komplikationen. Geringere Sauerstoffmengen (2–4 l) können über eine Nasensonde verabreicht werden. Sind höhere Dosen erforderlich (z. B. 10 l/Min.), sollte der Patient statt der Sonde eine Sauerstoffmaske erhalten (ATL Atmen, S. 149).

7.3 Herzinfarkt

Schmerzfreiheit gewährleisten. In der Praxis wird bevorzugt Morphin verabreicht, weil es neben dem analgetischen Effekt auch die Vorlast des Herzens senkt. Der Patient sollte sich bereits bei geringsten Schmerzen mitteilen, um schnellstmöglich eine absolute Schmerzfreiheit zu erreichen. Eine Bedarfsmedikation wird vorab mit dem behandelnden Arzt abgesprochen und in der Pflegedokumentation schriftlich festgehalten.

Opiate können das Brechzentrum stimulieren und Übelkeit und Erbrechen auslösen. Bei starkem Brechreiz kann die Gabe von Antiemetika erforderlich werden. Diese werden i.d.R. parenteral nach Arztverordnung verabreicht.

Medikamentöse Therapie überwachen. In den ersten 2–3 Tagen werden die Medikamente häufig über einen zentralen Venenkatheter verabreicht. Der zentrale Venendruck (ZVD, S. 219) wird zweimal täglich gemessen, um Aussagen über den Flüssigkeitshaushalt und die Auswurfleistung des rechten Herzens zu gewinnen. Je nach Kreislaufstabilität erhält der Patient eine Nitrattherapie, Betablocker und ACE-Hemmer, um den myokardialen Sauerstoffverbrauch zu reduzieren und um das Herz vor Katecholamineinflüssen zu schützen. Sedativa (z.B. Diazepam) werden verabreicht, um Unruhezuständen entgegenzuwirken. Sie können in Kombination mit Analgetika zur Atemdepression führen. Die Überwachung von Atmung und Bewusstseinszustand ist deshalb bedeutsam.

Thrombolysetherapie überwachen. Vor der Lysetherapie sollte der Patient ausreichend mit peripheren venösen Zugängen versorgt werden, um bei einer auftretenden Blutung eine intravenöse Flüssigkeitszufuhr (z.B. mittels Transfusionen) gewährleisten zu können. Eventuelle Fehlpunktionsstellen werden mit einem Druckverband versorgt, um Nachblutungen zu verhindern. Vor der Lyse sollte abgeklärt werden, ob ein Blasenverweilkatheter für notwendig erachtet wird. Die Vorbereitung ist Aufgabe der Pflege. Gefürchtete Komplikationen während einer Lysetherapie sind
- das Auftreten einer Gehirnblutung oder
- eine Irritation des Herzrhythmus, sog. Reperfusionsarrhythmien sowie
- Überempfindlichkeitsreaktionen bis hin zum anaphylaktischen Schock.

> **Merke:** Treten nach der Lysetherapie erneut Angina-pectoris-Schmerzen auf, muss sofort der behandelnde Arzt benachrichtigt werden. Diese Schmerzen können auf einen erneuten Verschluss der Reststenose hinweisen.

Während der Lysetherapie führen Pflegende folgende Überwachungsmaßnahmen durch:
- Messen der Vitalwerte ½-stündlich, Beobachten des Herzrhythmus
- Beobachten der Haut auf Hämatombildung oder Einblutungen (z.B. Petechien)
- Erkennen von Blutungsanzeichen (z.B. im Urin, Einstichstellen)
- Erkennen von Überempfindlichkeitsreaktionen (z.B. Schüttelfrost, Kopf- und Gelenkschmerzen, Hautrötungen, anaphylaktische Schocksymptome)
- Beobachten des Bewusstseins (z.B. auf Orientierungsgrad, Somnolenz, neurologische Ausfälle)

> **Merke:** Der Patient darf aufgrund der Blutungsgefahr während der Lysetherapie keine intramuskulären oder subkutanen Injektionen bekommen. Insulinpflichtige Diabetiker z.B. erhalten Insulin intravenös. Während dieser Zeit sollten auch keine Pflegemaßnahmen durchgeführt werden, die zu Verletzungen führen könnten, z.B. Nassrasur, Zähne putzen oder Nasenpflege.

Entlastende Pflege bei den ATL

Für die Zeit des akuten Geschehens hat der Patient absolute Bettruhe. Zur Stressreduktion erhalten der Patient und seine Angehörigen einen groben Überblick über den Tagesablauf. Besuchsmöglichkeiten und die Notwendigkeit von Ruhephasen werden abgesprochen.

> **Merke:** In den ersten 24–48 Stunden muss der Patient in Abhängigkeit von Befindlichkeit und kardialer Situation jegliche Anstrengung und Aktivität vermeiden. Eine „entlastende Pflege" steht während dieser Zeit im Vordergrund.

Körperpflege unterstützen. Je nach Infarktschwere und -verlauf kann in den ersten Tagen die Übernahme einer Ganzkörperpflege angezeigt sein. Die selbstständige Pflegehandlung muss sofort abgebrochen werden bei
- Erhöhung der Herzfrequenz um mehr als 20 Schläge pro Min.,
- Hypertonie bzw. Hypotonie oder Atemnot und Schmerzen.

Für Entlastung bei der Ausscheidung sorgen. Aufgrund der Bettruhe ist der Patient auf die Benutzung einer Urinflasche bzw. eines Steckbeckens angewiesen. Erfordert die instabile Kreislaufsituation eine exakte Bilanzierung und eine zusätzliche körperliche Entlastung, sollte in Absprache mit dem behandelnden Arzt für den Zeitraum der Kreislaufinstabilität ein Blasenverweilkatheter gelegt werden. Durch Immobilisierung und Analgesierung mit Morphin-Präparaten kann es zu einer Obstipation kommen. Um eine größere Pressanstrengung bei der Defäkation (Stuhlgang) zu vermeiden, wird eine medikamentöse Obstipationsprophylaxe durchgeführt.

Belastungen durch die Ernährung entgegenwirken. Eine absolute Nahrungskarenz wird eingehalten
- in den ersten Stunden nach dem akuten Ereignis,
- bei instabilem Kreislauf und bei Übelkeit und Erbrechen.

Aufgrund der gefürchteten Komplikationen muss immer mit einer Reanimation gerechnet werden (Gefahr der Aspiration von Erbrochenem bei einer Reanimation). Der Patient bekommt während der Nahrungskarenz Flüssigkeit parenteral zugeführt. Bei stabilen Kreislaufverhältnissen und einer uneingeschränkten Verdauungsleistung können leicht verdauliche und kleine Mahlzeiten unter Einhaltung individueller Diätvorgaben angeboten werden.

Der Situation angepasste und bequeme Lagerung ermöglichen. Zur Verbesserung der Atemsituation und der Herzentlastung wird der Patient in der Anfangsphase in Rückenlage leicht erhöht gelagert. Bleibt die Kreislaufsituation stabil, richtet sich die Lagerung nach den Bedürfnissen des Patienten. Sekundärprobleme aufgrund der Bewegungseinschränkung sind abhängig vom Ausmaß des Infarktes, den Kreislaufverhältnissen und der Dauer der Immobilität. Prophylaxen, z.B. Dekubitus-, Thrombose- oder Pneumonieprophylaxe, sind individuell anzupassen und durchzuführen.

Temperatur kontrollieren und regulieren. In seltenen Fällen, z.B. bei großen Infarktarealen, kann es in den ersten Tagen nach dem Infarkt zu Resorptionsfieber mit subfebrilen Temperaturen kommen. Eine Temperaturerhöhung über 38,5 °C wird mit fiebersenkenden Maßnahmen behandelt, da die daraus resultierende Kreislaufbelastung (steigende Pulsfrequenz) und der erhöhte Sauerstoffbedarf das geschädigte Herz belasten können.

7.3 Herzinfarkt

Pflegeschwerpunkte im weiteren Verlauf

Die Verlegung auf eine internistische Station erfolgt i.d.R. nach 2–3 Tagen. Voraussetzungen dafür sind, dass der Patient in Ruhe schmerzfrei ist, Herz und Kreislauf stabil und die Herzenzymwerte rückläufig sind. Die zeitlichen Abstände der Überwachungsmaßnahmen werden bei unauffälliger Kreislaufsituation nach Absprache mit dem Patienten zunehmend verlängert (z.B. 2–3-stdl.).

Frühmobilisation

Alle Pflegehandlungen und deren Begründungen sind in Tab. 7.3 dargestellt.

Tab. 7.3 Überwachung des Herzinfarktpatienten vor, während und nach der Frühmobilisation.

Zeitpunkt	Pflegehandlung	Begründung
vor Beginn der Mobilisation	■ Information über Ziel der Mobilisation und Aktivitätsradius ■ Absprache, welche Handlungen aus Entlastungsgründen beachtet werden sollten ■ Blutdruck- und Pulskontrolle	■ ein gut informierter Patient fühlt sich sicher und ernst genommen ■ Handlungsanweisungen sollen verhaltensleitend sein ■ Dokumentation der kardialen Ausgangssituation, wobei Ruhewerte als Bewertungsmaßstab für die aufbauenden Trainingsschritte dienen
während der Mobilisation	nach jeder stärkeren Belastungsphase wird: ■ eine Ruhepause eingelegt ■ eine Pulskontrolle durchgeführt und mit den Ausgangswerten verglichen	■ Überlastungsvermeidung ■ gemessene Werte dienen als Indikator für die kardiale Belastung und den myokardialen Sauerstoffverbrauch ■ Belastungsfrequenz darf die Ausgangsfrequenz bei Aktivitäten im Sitzen und Liegen bis 20 Schläge pro Min., beim Gehen und Treppensteigen bis 30 Schläge pro Min. übersteigen
	nach jeder stärkeren Belastungsphase wird: ■ der Patient aufmerksam gemacht, seine subjektive Belastungsgrenze nachzuspüren	Patient erlernt: ■ seine individuelle Belastungsgrenze wahrzunehmen ■ seine subjektive Befindlichkeit mit objektiven Parametern zu vergleichen und einzuschätzen ■ seine Ruhephasen selbst zu bestimmen
während der Ruhephase	■ erneute Pulskontrolle	■ nach 3 Min. in Ruheposition sollte Ruhefrequenz erreicht werden
nach der Mobilisation	■ Dokumentation aller gemessenen Parameter (einschl. subjektive Befindlichkeit, Leistungsgefühl)	■ dient der Verlaufskontrolle und als Grundlage für die Festlegung der neuen Mobilisationsstufe

> **Merke:** Der Übergang von einer Mobilisationsstufe in die nächst höhere kann nur dann erfolgen, wenn keine Komplikationen auftreten. Die Mobilisation muss sofort abgebrochen werden, wenn Angina-pectoris-Schmerzen, Herzrhythmusstörungen, Hypotonien oder Bluthochdruck, Atemnot, Schwindel, Schweißausbrüche oder Blässe auftreten.

7.4 Hypertonie

7.4.1 Grundlagen

> **Definition:** **Hypertonie** bedeutet eine Erhöhung des Blutdrucks auf über 140/90 mmHg. (Tab. 7.4). Synonym: Bluthochdruck

Tab. 7.4 Definition und Klassifikation der Blutdruckstufen (nach den Leitlinien der Deutschen Hochdruckliga und der Deutschen Hypertoniegesellschaft).

Definition	systolisch (mmHg)	diastolisch (mmHg)
optimal	< 120	< 80
normal	120–129	80–84
hoch normal	130–139	85–89
Bluthochdruck		
Stufe 1 Hypertonie (leicht)	140–159	90–99
Stufe 2 Hypertonie (mittelschwer)	160–179	100–109
Stufe 3 Hypertonie (schwer)	≥ 180	≥ 110
isolierte systolische Hypertonie	≥ 140	< 90

Ursachen

Primäre Hypertonie (essenzielle Hypertonie). Dazu gehören über 90% aller Hypertonien. Es handelt sich um eine multifaktorielle Erkrankung, bei der vielfältige Einflüsse diskutiert werden:
- familiäre Disposition, Konstitution (Pykniker)
- Ernährungsfaktoren (hoher Kochsalz- und Kaffeekonsum, Alkohol, Übergewicht)
- Stressfaktoren, Nikotinabusus
- endokrine Faktoren (Beginn bei Frauen häufig nach Klimakterium)
- häufig in enger Verbindung mit anderen Erkrankungen des metabolischen Syndroms (Übergewicht, Typ 2-Diabetes, Hyperlipoproteinämie, essenzielle Hypertonie)

Sekundäre Hypertonie. Zu ihr gehören weniger als 10% aller Hypertonien. Sie wird von einer vorliegenden organischen Grunderkrankung ausgelöst:
- renale Hypertonie (z. B. durch diabetische Nephropathien, Nierentumoren, Nierenarterienstenose)
- endokrine Hypertonie (z. B. primärer Hyperaldosteronismus, Hyperthyreose, Morbus Cushing, Phäochromozytom)
- Aortenisthmusstenose

Temporäre Hypertonien.
- Blutdrucksteigerungen durch Medikamente, Gifte, Genussmittel (z. B. Ovulationshemmer, Antirheumatika, Kortison, Ciclosporin A, Kokain, Amphetamin, Blei oder Lakritze) und
- Schwangerschaftsinduzierte Hypertonie (z. B. Präklampsie, S. 388).

Symptome

- Kopfschmerz, Schwindel, Ohrensausen, Nervosität
- Herzklopfen, Brustschmerzen, Belastungsdyspnoe

Bei der sekundären Hypertonie hängt die Symptomatik von der vorliegenden Grunderkrankung ab.

7.4 Hypertonie

Diagnostik

- Erfassung des Schweregrades der Hypertonie
- Identifikation von Ursachen bei sekundärer Hypertonie
- Erfassung unbekannter Risikofaktoren und Folgeschäden

Die Diagnose und Erfassung des Schwergrades der Erkrankung werden durch mehrmalige Blutdruckmessungen (an beiden Armen) gesichert. Voraussetzung dafür sind mindestens 3 Blutdruckmessungen an mindestens 2 verschiedenen Tagen. Um Fehleinschätzungen zu vermeiden und situationsbedingte Blutdruckerhöhungen, z. B. „Praxishypertonie", ausschließen zu können, kann Folgendes eingeleitet werden:

- Selbstmessung durch den Betroffenen (Patientenprotokoll)
- ambulante 24-Stunden-Blutdruckmessung (ABDM = ambulante Blutdruckmessung)

Bei Verdacht bzw. zum Ausschluss einer sekundären Hypertonie erfolgen organspezifische Untersuchungen (z. B. Sonografie der Nieren, Hormonbestimmungen).

Komplikationen

Der unbehandelte Hypertonus kann verschiedene Organsysteme (z. B. Herz, arterielles Gefäßsystem, Gehirn, Nieren) schädigen.

Therapie

- Ziel: Blutdrucksenkung auf unter 140/90 mmHg, die genauen Werte richten sich nach dem Alter des Patienten und seinen Begleiterkrankungen, z. B.:
  - Bei chronischer Niereninsuffizienz, koronarer Herzkrankheit oder Diabetes mellitus sind Werte unter 130/80 mmHg angestrebt.
  - Bei Patienten mit starker Nierenschädigung (pro Tag mehr als 1 g Eiweiß) sind Werte unter 125/75 mmHg angestrebt.
- Regelmäßige Kontrolluntersuchungen:
  - Blutdruckmessung durch Patienten und Arzt
  - Blutwerte wie Blutzucker, Kreatinin, Elektrolyte und Blutfette
  - Urinwerte auf Eiweiß, Zucker und Blut im Urin
  - EKG, Echokardiografie
- Allgemeine Maßnahmen sind
  - Gewichtsnormalisierung,
  - gesunde salzarme Kost (maximal 6 g NaCl pro Tag), viel Obst und Gemüse, ungesättigte statt gesättigte Fettsäuren und wenig tierisches Fett,
  - Rauchen einstellen, Alkohol- und Kaffeekonsum einschränken,
  - regelmäßige Ausdauersportarten durchführen (z. B. Walken).
- Konsequente Behandlung andere Risikofaktoren oder Begleiterkrankungen wie ein erhöhter Cholesterinspiegel oder Diabetes mellitus.
- Die Medikamentöse Therapie erfolgt nach einem Stufenschema:
  1. Zunächst wird ein Präparat, z. B. ein Diuretikum, ein Betablocker, ein ACE-Hemmer oder ein Kalziumantagonist (abhängig von den Begleiterkrankungen des Patienten) verabreicht.
  2. Bei unzureichender Blutdrucksenkung wird ein zweites Präparat dazugegeben, z. B. wird ein Diuretikum mit einem Betablocker, ACE-Hemmer oder Kalziumantagonisten kombiniert, ein Kalziumantagonist wird mit einem Betablocker oder ACE-Hemmer kombiniert.
  3. Ist auch die Doppelkombination nicht ausreichend, werden drei Präparate gegeben.

- Azetylsalizylsäure prophylaktisch, um Komplikationen zu verhindern.
- Statine bei erhöhtem Cholesterinspiegel.
- Nitroglyzerin als Kapsel sublingual oder als Spray bei einer hypertensiven Krise, alternativ kurz wirkende Kalziumantagonisten, Urapidil oder Clonidin.

7.4.2 Pflege- und Behandlungsplan

Medikamentöse Behandlung überwachen

Die Blutdrucksenkung wird in den ersten 4–8 Wochen meist als unangenehm empfunden, da zu Beginn der Therapie (präparateunabhängig) folgende Symptome auftreten können:
- Mattigkeit und Schwächegefühl, Konzentrationsstörungen
- leichter Schwindel, in seltenen Fällen Übelkeit

Häufig legen sich die Nebenwirkungen nach der Blutdrucknormalisierung nach einiger Zeit. Die Medikamentenkombinationen werden individuell auf den jeweiligen Patienten abgestimmt und je nach Wirksamkeit und subjektiver Befindlichkeit ggf. im Laufe der Behandlung umgestellt oder ergänzt. Auch unter der antihypertensiven Therapie kann es zu Blutdruckerhöhungen kommen. Bei Symptomen wie Kopfschmerzen, Gesichtsröte, Benommenheit oder starkem Herzklopfen wird der Blutdruck gemessen und bei zu hohen Blutdruckwerten der Arzt informiert.

Bei hypertensiver Krise/hypertensivem Notfall professionell handeln

> **Definition:** Eine akute **hypertensive Krise** liegt vor, wenn der Blutdruck akut entgleist (>230/130 mmHg). Geht das Ereignis gleichzeitig mit kardialen und/oder mit neurologischen Folgeerscheinungen einher, spricht man von einem **hypertensiven Notfall**. Dann besteht eine vitale Bedrohung durch Organschädigungen.

Folgende Begleitsymptome können auf dieses Geschehen hinweisen:
- Hochdruckenzephalopathie mit Sehstörungen, Schwindel, Bewusstseinsstörungen
- Krampfanfällen und neurologischen Ausfallerscheinungen
- akute Linksherzinsuffizienz mit Lungenödem, Angina-pectoris-Schmerzen

Sofortmaßnahmen

Beim Auftreten einer hypertensiven Krise leitet die Pflegeperson folgende Sofortmaßnahmen ein:
- den Patienten beruhigen und ihn bitten, sich ins Bett zu legen (körperliche Entlastung)
- Bedarfsmedikation verabreichen (sofern Patient bei Bewusstsein ist)
- sofort einen Arzt informieren

Therapieziel in der akuten hypertensiven Krise ist es, den Blutdruck schrittweise auf Werte um 160/100 mmHg zu senken. Ein zu schneller Blutdruckabfall würde die Gehirn- und Nierendurchblutung gefährden. Der Blutdruck muss im weiteren Therapieverlauf kontinuierlich gemessen und dokumentiert werden. Kann der Blutdruck nach 20–30 Min. nicht gesenkt werden oder ist ein hypertensiver Notfall mit den genannten Begleitsymptomen eingetreten, besteht akute Lebensgefahr. Es kann zur Herz-Kreislauf-Dekompensation (Linksherzinsuffizienz), zum Apoplex (Hirnblutung) oder zu zerebralen Krampfanfällen kommen; eine kontinuierliche Intensivüberwachung und -therapie wird dann erforderlich.

> **Praxistipp:** Als Bedarfsmedikation wird häufig Nifedipin in Kapselform (z. B. 10–20mg Adalat) gegeben. Der Patient zerbeißt die Kapsel (Beschleunigung des Wirkeintritts durch Resorption über die Mundschleimhaut) und schluckt sie hinunter.

7.5 Herzinsuffizienz

7.5.1 Grundlagen

> **Definition: Herzinsuffizienz** beschreibt einen Zustand, in dem das Herz nicht mehr in der Lage ist, den Körper ausreichend mit Blut zu versorgen. Je nachdem, welche Herzhälfte betroffen ist, unterscheidet man zwischen Linksherzinsuffizienz oder Rechtsherzinsuffizienz. Bei einer Globalinsuffizienz sind beide Herzhälften geschwächt. Eine Herzinsuffizienz kann sich akut innerhalb von Stunden bzw. Tagen entwickeln oder chronisch im Laufe von Monaten oder Jahren auftreten. Synonyme: Myokardinsuffizienz, Herzmuskelschwäche.

> **Merke:** Die schwerste Form der Herzinsuffizienz ist der kardiogene Schock.

Ursachen

Am häufigsten wird die Herzinsuffizienz durch eine Hypertonie oder/und KHK ausgelöst. Die Ursachen der Erkrankung sind in Tab. 7.5 dargestellt.

Tab. 7.5 Mögliche Ursachen für eine akute und chronische Herzinsuffizienz.

akute Herzinsuffizienz	chronische Herzinsuffizienz
akuter Myokardinfarkt	KHK
Myokarditis	chronisch arterielle Hypertonie
Hypertensive Krise	Herzklappenfehler (Spätstadium)
Perikardtamponade	dilatative Kardiomyopathie
Lungenembolie	Zustand nach Peri- oder Myokarditis
Herzrhythmusstörungen	Herzrhythmusstörungen
Intoxikationen	pulmonale Hypertonie
Papillarsehnenabriss (akute Mitralinsuffizienz)	

Symptome

Eine Schweregradeinteilung ist in Tab. 7.6 dargestellt.

Linksherzinsuffizienz

Leitsymptom der Linksherzinsuffizienz ist die Atemnot. Der Rückstau führt zu
- Dyspnoe (Belastungs-, Ruhe- bzw. Orthopnoe), Zyanose,
- Asthma cardiale (nächtlicher Husten und anfallsweise Orthopnoe),
- Rasselgeräusche über der Lunge, hartnäckiger Husten mit weißlichem Auswurf (bis zum Lungenödem),
- Leistungsverminderung und zerebrale Symptome wie Konzentrations- und Gedächtnisschwäche bis hin zu Angst- und Verwirrtheitszuständen.

Tab. 7.6 NYHA-Kriterien (**N**ew **Y**ork **H**eart **A**ssociation) und deren Symptome (nach AWMF).

NYHA-Kriterien	Symptome
NYHA I	■ Leistungsfähigkeit: normal ■ nur EKG und Echokardiogramm zeigen Störungen an
NYHA II	■ Leistungsfähigkeit: leicht eingeschränkt ■ Spaziergänge bis ca. 5 km möglich
NYHA III	■ Leistungsfähigkeit: erheblich eingeschränkt ■ nur leichte Belastungen möglich (langsames Gehen auf ebener Strecke)
NYHA IV	■ Leistungsfähigkeit: vorwiegend Bettruhe ■ jede körperliche Anstrengung führt zu Beschwerden

Rechtsherzinsuffizienz

- gestaute Halsvenen mit erhöhtem Venendruck
- Bildung von Ödemen (Abdomen, Unterschenkel, Füße) mit Gewichtszunahme
- Leberschwellung (Stauungsleber) mit Störung der Leberfunktion bis zur Ausbildung eines Aszites und Ikterus
- Magen-Darm-Störungen (Stauungsgastritis) mit Appetitlosigkeit, Übelkeit, Völlegefühl und Obstipation
- Abnahme der Harnmenge (Stauungsniere), Proteinurie

Begleitsymptome bei Links- und Rechtsherzinsuffizienz

- eingeschränkte Leistungsfähigkeit
- starkes Müdigkeits- und Schwächegefühl (bedingt durch eine Abnahme der Durchblutung der Muskulatur bzw. durch vermehrte Atemarbeit)
- Gewichtsabnahme durch Appetitstörungen bzw. Gewichtszunahme durch Ödembildung
- Nykturie (vermehrte nächtliche Harnausscheidung)
- evtl. Hypotonie mit kompensatorischer Tachykardie; evtl. Herzrhythmusstörungen; evtl. Pleuraergüsse

Komplikationen

- Herzrhythmusstörungen: Sie können Ursache und Komplikation für eine Herzinsuffizienz sein – im NYHA-Stadium III-IV versterben 80% der Patienten an tachykarden Rhythmusstörungen
- Lungenödem (Rückwärtsversagen); kardiogener Schock (Vorwärtsversagen)
- venöse Thrombosen – Gefahr einer Lungenembolie
- kardiale Thrombenbildung – Gefahr von arteriellen Embolien (z.B. Hirninfarkt)

Diagnostik

- Anamnese und körperliche Untersuchung; Ruhe- und Belastungs-EKG
- Röntgen-Thorax in 2 Ebenen; Echokardiografie
- Kardio-MRT und CT; Herzkatheteruntersuchung zum Ausschluss einer KHK

Therapie

Im Vordergrund steht die Behandlung der Grunderkrankung, z.B. die Therapie der Hypertonie oder von Herzrhythmusstörungen oder die operative Behandlung eines Herzklappenfehlers. Die unzureichende Auswurfleistung des Herzens wird medikamentös behandelt:
- Vor- und Nachlastsenkung durch
  - ACE-Hemmer, AT-1-Rezeptorenblocker und Nitrate sowie mittels
    - Diuretika (Steigerung der renalen Natriumchlorid- und Wasserausscheidung).

7.5 Herzinsuffizienz

- Steigerung der Herzkraft (Kontraktilität) und des Herzschlagvolumens durch
  - Digitalispräparate wie Digitoxin (z. B. Digimerck) oder Digoxin (z. B. Lanitop, Novodigal) oder
  - bei akuter Herzinsuffizienz unter intensivmedizinischer Therapie durch Betasympathikomimentika wie Dobutamin (z. B. Dobutrex) oder Dopamin.
- Dämpfung der Sympathikus-Aktivität und Verringerung des myokardialen Sauerstoffverbrauches mittels Betablockern
- Herzrhythmusnormalisierung mittels Digitalispräparaten, Antiarrhythmika bzw. Schrittmacherimplantation

7.5.2 Pflege- und Behandlungsplan

Symptome und Medikamentenwirkung überwachen

Atmung

Atemnot (Dyspnoe) tritt zu Beginn der Erkrankung meist nur bei Belastung auf. Hierbei ist wichtig, die Aktivitäten zu identifizieren, die die Belastungsdyspnoe auslösen. Eine Ruhedyspnoe dagegen kann Zeichen einer dekompensierten Linksherzinsuffizienz sein, mit der eine vitale Gefährdung einhergehen kann. Kommt es vor allem nachts zur anfallsartigen Dyspnoe, muss an ein Asthma cardiale gedacht werden. Diese Symptomatik kann Anzeichen eines Prälungenödems sein!

Hartnäckiger, trockener Husten oder Husten mit weißlichem Auswurf kann auf eine Stauungsbronchitis hinweisen. Hierbei ist auf Konsistenz, Farbe und auf Beimengungen des Sekretes zu achten. Schaumiges, „fleischwasserfarbiges" bzw. blutiges Sekret kann auf ein Lungenödem hinweisen. Zyanotische Veränderungen (bläuliche Verfärbung von Haut und Schleimhäuten) zeigen eine Beeinträchtigung des Gasaustausches und der damit verbundenen verminderten Sauerstoffaufnahme an.

Blutdruck und Puls

In Abhängigkeit des Schweregrades der Erkrankung und der verabreichten Medikamente, werden Blutdruck, Herzfrequenz und Herzrhythmus in individuell festgelegten Zeitintervallen kontrolliert. Kommt es zu einem hypotonen Kreislaufzustand (schleichend oder akut) in Kombination mit einer Tachykardie kann dies auf eine Hypovolämie (z. B. aufgrund der Diuretikatherapie) bzw. auf einen Kompensationsversuch des Herzens hinweisen und somit Ausdruck einer zunehmenden kardialen Dekompensation sein! Bei Menschen mit zu hohen Blutdruckwerten muss auf eine hypertensive Blutdruckkrise geachtet werden.

> **Merke:** Bei Digitalispräparaten kann es aufgrund der geringen therapeutischen Breite bereits bei geringer Überdosierung zu schweren Nebenwirkungen kommen. Kopfschmerzen, Übelkeit, Erbrechen und Sehstörungen sind erste Symptome. Eine Überdosierung kann aber auch Arrhythmien, Bradykardien, Extrasystolen (Bigeminus) und im schlimmsten Fall Kammerflimmern auslösen. Auch Betablocker und Diuretika (Kaliummangel) können zu brady- und tachykarden Arrhythmien und Extrasystolen führen. Bei der Gabe von Nitraten und ACE-Hemmern ist eine genaue Überwachung wie auf S. 277 beschrieben, erforderlich.

Flüssigkeitshaushalt

Körpergewicht und Urinproduktion. Um die Funktionsfähigkeit der Nieren zu überprüfen, wird eine Ein-/Ausfuhrbilanzierung durchgeführt. Der Patient sollte, wenn er mobil ist, täglich vor dem Frühstück gewogen werden. Ein Gewichtsstillstand oder eine Gewichtszunahme in Verbindung mit einem Nachlassen der Urinproduktion können bei ausgeprägten Ödemen auf eine unzureichende Diuretikatherapie oder kardial bedingte Verschlechterung der Nierenfunktion hinweisen.

Ob es trotz Infektionsrisiko sinnvoll ist, dem Patienten zur Entlastung seiner kardialen Situation einen Dauerkatheter zu legen, kann unter Berücksichtigung von folgenden Faktoren im therapeutischen Team diskutiert werden:
- Schweregrad der Herzinsuffizienz
- Schweregrad der Einschränkung der Nierenfunktion
- Minimierung der körperlichen bzw. psychischen und damit auch kardialen Belastung
- exakte Bilanzierung der Urinausscheidung

Nykturie. Eine vermehrte nächtliche Harnausscheidung tritt i.d.R. auf, weil bei körperlicher Entlastung die Auswurfleistung des Herzens und damit auch die Nierendurchblutung verbessert werden.

ZVD. Liegt ein zentraler Venenkatheter, wird 2- bis 3-mal täglich der zentrale Venendruck gemessen.

Beschränkung der Trinkmenge. Im Stadium der kardialen Dekompensation sollte die Flüssigkeitszufuhr einschließlich der Infusionstherapie 1–1,5 l pro Tag nicht überschreiten. Der Patient ist über die Einschränkung aufzuklären und es sollten erfrischende und durststillende Mundpflegemittel angeboten werden.

Ödeme. Sind Ödeme vorhanden, werden Ausmaß und Veränderungen unter Diuretikatherapie dokumentiert. Bei Bettlägerigen muss auf Sakralödeme geachtet werden. Im fortgeschrittenen Stadium können generalisierte Unterhautödeme auftreten (Anasarka).

Bewusstseinslage
Aufgrund einer schlechten Auswurfleistung des Herzens, durch die Diuretikatherapie (Exsikkose) oder durch eine mögliche Digitalisüberdosierung, können zerebrale Hypoxien auftreten. Dies kann sich durch Konzentrations- und Gedächtnisschwächen, Angst- und Verwirrtheitszustände bemerkbar machen. Infolgedessen muss bei der Erfassung der subjektiven Befindlichkeit kontrolliert werden, ob der Patient zur Person, zur Situation sowie zeitlich und örtlich orientiert ist.

Beim Lungenödem professionell handeln

> **Definition:** Beim **Lungenödem** staut sich das Blutvolumen in den Lungenkreislauf. Es ist Folge eines akuten Linksherzversagens.

Symptome
- starker Husten mit schaumig-blutig-tingiertem Auswurf
- brodelndes Rasselgeräusch, das auch ohne Stethoskop wahrnehmbar ist und deshalb als Distanzrasseln bezeichnet wird
- akute Atemnot mit ausgeprägter Erstickungsangst
- Schweißausbruch, Zyanose, Tachykardie

Sofortmaßnahmen
- Arzt über Notruf verständigen.
- Patient zur Atemerleichterung in die sog. Herzbettlagerung bringen, um den venösen Rückfluss zu verlangsamen und das Herz zu entlasten. Arme ggf. durch Kissen hoch betten (ungehinderter Einsatz der Atemhilfsmuskulatur).

- Hochdosiert Sauerstoff (10 l/Min.) über Maske verabreichen. Die Sauerstoffaufnahme über die Alveolen ist durch die Flüssigkeitsansammlung gestört, deshalb muss der Sauerstoffanteil der Einatemluft erhöht werden. Die subjektive Atemnot wird gelindert und einer Hypoxie entgegengewirkt.
- Patienten beruhigen. Er erhält kurze und prägnante Basisinformationen und somit ein Gefühl der Sicherheit.
- In kurzen Zeitabständen Blutdruck und Puls kontrollieren.
- Absauganlage und Notfallkoffer bereitstellen. Aufgrund der Hypoxie muss i.d.R. eine notfallmäßige Intubation und Beatmung eingeleitet und das schaumige Bronchialsekret abgesaugt werden.
- Medikamente nach Anordnung richten, z.B. Morphine, Nitrate, Diuretika, Dobutamin.
- Ziel ist es, den Sauerstoffbedarf des Organismus zu gewährleisten. Der linke Ventrikel soll entlastet und seine Funktion optimiert werden.
- Die weitere Überwachung und Therapie des Patienten erfolgt i.d.R. auf einer Intensivpflegestation.

Bei den ATL entlasten

> **Merke:** Bei allen aktivierenden Maßnahmen ist die Atmung des Patienten der wichtigste Überwachungsparameter. Das Auftreten einer Dyspnoe ist der Indikator, der die Belastungsgrenze des Patienten anzeigt und eine sofortige Erholungspause während einer Pflegehandlung notwendig macht.

ATL Wach sein und schlafen

Viele Patienten leiden unter eingeschränkter Leistungsfähigkeit sowie starkem Müdigkeits- und Schwächegefühl. Diese Symptome sind häufig kardial bedingt durch
- Abnahme der Durchblutung der Muskulatur, vermehrte Atemarbeit,
- evtl. gastrointestinale Beschwerden und der daraus resultierenden Gewichtsabnahme,
- gestörte Nachtruhe, z.B. bei Nykturie.

Die unterschiedlichen Pflegeverrichtungen werden nach kräfteschonenden Gesichtspunkten über den Tag verteilt (z.B. Körperpflege erst nach dem Frühstück).

> **Merke:** Bei Patienten ohne Blasenverweilkatheter ist darauf zu achten, wie der Patient auf die Diuretikagabe reagiert. Bei einer zu späten Verabreichung der Diuretika kann die Nachtruhe durch zu häufiges Wasserlassen beeinträchtigt werden.

ATL Sich bewegen

Strenge Bettruhe ist nur bei schwerster kardialer Insuffizienz indiziert. Kann die Leistungsfähigkeit des insuffizienten Herzens durch therapeutische Maßnahmen verbessert werden, wird eine vorsichtige Mobilisierung im Sinne einer Lehnstuhlbehandlung eingeleitet. Vor und während jeder Mobilisation müssen Kreislaufkontrollen durchgeführt werden.

Thromboseprophylaxe. Bei einer akuten dekompensierten Herzinsuffizienz sind Maßnahmen, die den venösen Rückfluss permanent fördern, kontraindiziert. Sie würden das rechte Herz zusätzlich belasten. Möglich sind leichte Bewegungsübungen. Nach ärztlicher Verordnung erfolgt i.d.R. eine Low-Dose-Heparinisierung. Bei kardialer Stabilität und ausgeprägten Beinödemen können die Beine, nach Rücksprache mit dem Arzt, für wenige Stunden am Tag gewickelt werden, um die Ödemausschwemmung zu forcieren. Treten Stauungszeichen (z. B. gestaute Halsvenen, Atemnot) auf, sollte der Kompressionsverband abgewickelt werden.

> **Merke:** Auf MT-Strümpfe (Medizinische Thromboseprophylaxestrümpfe) sollte bei ausgeprägten Ödemen verzichtet werden. Ein korrekter Sitz der Strümpfe kann meist nicht mehr gewährleistet werden, sodass die Gefahr der Einschnürung und einer venösen Stauung besteht.

ATL Sich waschen und kleiden
Das Ausmaß der Hilfestellung ist ebenfalls abhängig von der Belastbarkeit des Erkrankten. So kann es von Seiten der Pflegenden z. B. sinnvoll sein, die Beine, Genitalbereich, Rücken und Gesäß des Patienten im Sinne einer entlastenden Teilkörperpflege im Bett zu waschen. Nach einer Erholungsphase kann der Patient z. B. seine Körperhygiene am Waschbecken selbstständig fortsetzen.

ATL Essen und trinken
Der Patient erhält kleine, leicht verdauliche und appetitlich angerichtete Mahlzeiten, um die Verträglichkeit zu verbessern und das Verdauungssystem nicht zu überlasten. Die Angehörigen können nach Wunsch Lieblingsspeisen zur Appetitsteigerung von zu Hause mitbringen. Bei schwerer Herzinsuffizienz und ausgeprägten Ödemen sollte eine streng natriumarme Kost eingehalten werden (tägliche Kochsalzmenge etwa bei 2–3 g). Gleichzeitig ist bei einer kaliumausschwemmenden Diuretikatherapie eine kaliumreiche Kost (frisches Obst und Gemüse) ratsam.

Bei Patienten mit nur mäßig ausgeprägter Herzinsuffizienz oder nach der Erholung von einer Dekompensationsphase kann eine Salzreduktion auf etwa 6g am Tag bereits ausreichen, um die Symptomatik günstig zu beeinflussen. Eine Trinkmengenbeschränkung kann wesentlich zur Volumenentlastung des Organismus beitragen.

ATL Ausscheiden
Bei einer akuten Obstipation verschaffen motilitätsbeeinflussende Abführmittel (z. B. Dulcolax oder Laxoberal) bzw. rektal anzuwendende Darmeinläufe (z. B. Klysma) schnell Abhilfe und Erleichterung.

> **Merke:** Zur Behebung einer akuten Obstipation bei diesen Patienten zum Abführen keine natürlichen Ballaststoffe (z. B. Flohsamen, Leinsamen oder Weizenkleie) oder synthetische Quellstoffe wie Macrogol (z. B. in Movicol, Isomol) einsetzen.

7.6 Herzrhythmusstörungen

7.6.1 Grundlagen

> **Definition:** Eine **Herzrhythmusstörung** liegt vor, wenn im Elektrokardiogramm (EKG) eine irgendwie geartete Abweichung vom regulären Sinusrhythmus, der vom Sinusknoten vorgegeben wird, auftritt. Das kann eine Abweichung von der normalen Herzfrequenz, eine Arrhythmie oder eine Störung des zeitlichen Ablaufs der Herzaktionen sein.

7.6 Herzrhythmusstörungen

> **Merke:** Pathologisch ist ein plötzliches Umspringen des Pulses von einer normalen Herzschlagfolge auf eine sehr hohe oder sehr niedrige Herzfrequenz ohne erkennbare physiologische Ursache.

Ursachen

Kardiale Ursachen:
- Sauerstoffmangel im Myokardgewebe (z. B. KHK bzw. Herzinfarkt)
- primären Herzmuskelerkrankungen (z. B. Kardiomyopathien, Myokarditis)
- Druck- und/oder Volumenbelastungen bei Hypertonie oder Herzklappenfehlern
- Elektrolytverschiebungen innerhalb der Herzmuskelzelle (z. B. als Folge von Hypo- bzw. Hyperkaliämie)

Extrakardiale Ursachen sind z. B.:
- hormonelle Störungen (z. B. Hyperthyreose), Hypoxie
- Nebenwirkungen von Medikamenten (z. B. Antiarrhythmika, Digitalisüberdosierung, trizyklische Antidepressiva)
- Drogenkonsum (z. B. Ecstasy) und Toxine

Symptome

- Herzklopfen (Palpitation) und Herzrasen, z. B. bei Tachykardie/Tachyarrhythmie
- Herzstolpern, z. B. bei Extrasystolen
- Blutdruckabfall mit Schwindel, Sehstörungen, Schwächegefühl
- Kurzatmigkeit, Schweißausbruch, Beklemmungs- und Angstgefühle

Durch einen vorübergehenden Ausfall der Pumpleistung des Herzens kann es zu einem Adam-Stokes-Anfall kommen. Kennzeichen: Schwindel, Absencen, Krampfanfall oder Synkope (kurze Bewusstlosigkeit).

Diagnostik

- Anamnese (Erfassung kardialer und extrakardialer Vorerkrankungen, inkl. Medikamentenanamnese)
- Elektrolytkontrolle, Hormonstatus u. a.

Spezielle Rhythmusdiagnostik:
- EKG (S. 233) inkl. Langzeit- und Belastungs-EKG
- Echokardiografie (S. 232)

Wenn vermutete Arrhythmien im EKG nicht diagnostiziert werden können, versucht man die Arrhythmie künstlich auszulösen, z. B. durch:
- pharmakologische Tests (z. B. Atropintest bei Verdacht auf Sick-Sinus-Syndrom)
- Karotisdruckversuch, z. B. um bradykarde Rhythmusstörungen zu provozieren
- invasive elektrophysiologische Untersuchung mittels Rechtsherzkatheterisierung (Elektrodenkatheter), um intrakardiale Potenziale abzuleiten (His-Bündel-EKG) oder Vorhöfe oder Kammern elektronisch zu stimulieren

Unterscheidung von Herzrhythmusstörungen

Generell wird zwischen Erregungsleitungs- und Erregungsbildungsstörungen unterschieden. Bei der Krankenbeobachtung im Pflegealltag sind generell relevant:
- bradykarde und tachykarde Herzrhythmusstörungen
- Extrasystolen

Bradykarde Herzrhythmusstörungen

Ursache sind Störungen der Sinusknotenfunktion oder AV-Blockierungen. Es kommt zu einer erniedrigten Herzfrequenz (<60 Schläge/Minute) mit einer regelmäßigen oder unregelmäßigen Schlagfolge (Bradyarrhythmie, Tab. 7.7).

Tab. 7.7 Bradykarde Herzrhythmusstörungen (nach Lindner 1999).

Bradykardieform	Charakteristika der Störung
Sinusbradykardie	▪ Herzfrequenz unter 60 Schläge/Min. bei regelmäßigem Rhythmus
Sinuatriale Blockierung (SA-Block)	▪ gestörte Erregungsüberleitung vom Sinus- zum AV-Knoten ▪ unterschiedlich schwerwiegende Ausprägung von geringer Leitungsverzögerung bis zum kompletten Sinusstillstand mit folgender Asystolie bzw. dem Auftreten eines Ersatzrhythmus
AV-Block I.–III. Grades	▪ verzögerte Impulsüberleitung von den Vorhöfen auf die Kammern
AV-Block I. Grades	▪ zunehmende Verlängerung der P-Q- bzw. der P-R-Zeiten, aber jedes P wird übergeleitet, sodass kein QRS-Komplex ausfällt
AV-Block II. Grades	*Typ Wenckebach-Periodik* ▪ zunehmende Verlängerung der P-Q- bzw. der P-R-Zeiten bis zum Ausfall eines QRS-Komplexes (klinisch selten auffällig) *Typ Mobitz-II-Block* ▪ regelmäßig bradykarder Rhythmus, aber es sind zwei oder mehr (z.B. 2 : 1, 3 : 1) Vorhofimpulse nötig, um einen Kammerkomplex auszulösen
AV-Block III. Grades bzw. totaler AV-Block	▪ Vorhof- und Kammeraktivität stehen nicht mehr miteinander in Verbindung (AV-Dissonanz), weil keine Vorhofimpulse zum AV-Knoten übergeleitet werden ▪ der Schrittmacher kann im AV-Knoten liegen (normal geformter QRS-Komplex) mit etwa 60 Schlägen/Min. oder in den Kammern (QRS-Komplex bizarr verformt) mit 30–40 Schlägen/Min. ▪ die Kammerfrequenz kann so langsam werden, dass es zum Adam-Stokes-Anfall kommt
Asystolie	▪ Nulllinie auf dem Monitor oder in großen Abständen einfallende extrem breite Kammerkomplexe, die keine mechanische Herzaktion auslösen

Tachykarde Herzrhythmusstörungen

Bei den tachykarden Herzrhythmusstörungen (Tab. 7.8) kommt es zu einer erhöhten Herzfrequenz (>100 Schläge/Minute). Die Schlagabfolge kann regelmäßig oder unregelmäßig (Tachyarrhythmie) sein.

Extrasystolen

Supraventrikuläre Extrasystolen. Der Ursprung der SVES liegt im Vorhof. Sie sind durch einen vorzeitigen Einfall der P-Welle gekennzeichnet. Da die Erregung nicht vom Sinusknoten stammt, unterscheidet sich die P-Welle von denen der normalen Herzaktionen. Durch den Impuls wird eine Kontraktion der Vorhöfe ausgelöst. Die Erregungsweiterleitung über den AV-Knoten erfolgt regelrecht, der QRS-Komplex ist normal konfiguriert. SVES treten auch bei gesunden Menschen auf, sind im EKG feststellbar, aber i.d.R. nicht behandlungsbedürftig.

Ventrikuläre Extrasystolen. VES können je nach Art und Häufigkeit des Auftretens zu einem lebensbedrohlichen Ereignis führen. Es werden verschiedene Gruppen von VES unterschieden (Tab. 7.9).

7.6 Herzrhythmusstörungen

Tab. 7.8 Tachykarde Herzrhythmusstörungen (nach Lindner 1999).

Tachykardieform	Charakteristika der Störung
Supraventrikuläre Tachykardien	
Sinustachykardie	■ Herzfrequenz über 100 Schläge/Min. bei regelmäßigem Rhythmus
Paroxysmale Vorhoftachykardie (supraventrikuläre paroxysmale Tachykardie)	■ anfallsweise auftretende Tachykardie mit einer Herzfrequenz zwischen 150 und 200 Schlägen/Min.
Arrhythmia absoluta	
Vorhofflattern	■ vollständig arrhythmische Herzschlagfolge durch ungeordnetes Zucken der beiden Vorhöfe, bedingt durch Vorhofflimmern oder seltener durch Vorhofflattern ■ durch ektopischen Herd in den Vorhöfen mit einer Impulsbildung von 250 – 350 Schlägen/Min. verursacht ■ veränderte P-Wellen treten rasch hintereinander auf und gleichen sich (Sägezahnphänomen)
Vorhofflimmern (häufig)	■ durch viele ektopische Herde in den Vorhöfen mit einer völlig unregelmäßigen Impulsbildung verursacht ■ da die Erregungsüberleitung zu den Kammern unkoordiniert erfolgt, liegt eine absolute Arrhythmie vor ■ da nicht jede Erregung auf die Kammern übergeleitet wird, liegt die Kammerfrequenz zwischen 120 und 160 Schlägen/Min.v
Ventrikuläre Tachykardien	
Paroxysmale Kammertachykardie	■ durch ektopischen Schrittmacher in einem der Ventrikel oder Reentry-Mechanismus verursacht ■ keine P-Wellen mehr erkennbar – die Herzfrequenz liegt zwischen 150 und 250 Schlägen/Min., mit entsprechenden hämodynamischen Auswirkungen (drohende Bewusstlosigkeit) ■ Kammertachykardie kann ins Kammerflattern/-flimmern übergehen!
Kammerflattern	■ aus einem ektopischen Kammerherd werden zwischen 200 und 300 Impulse/Min. gebildet (Haarnadelphänomen)
Kammerflimmern	■ es entstehen Reizimpulse (> 350 Schläge/Min.) aus vielen ektopischen Kammerherden ■ wie beim Kammerflattern kontrahieren sich die Ventrikel nicht mehr adäquat, was einem mechanischen Herz-Kreislauf Stillstand gleichkommt, da die Auswurfleistung des Herzens unterbrochen ist

Tab. 7.9 *Formen ventrikulärer Extrasystolen (nach Lindner 1999).*

Formen ventrikulärer Extrasystolen (VES) und pflegerische Beachtungspunkte

Monomorphe (monotope) VES
Sie stammen alle aus dem gleichen ektopischen Herd. Bereits ein einzelner ektopischer Herd im Ventrikel kann durch eine Serie von VES gefährliche Herzrhythmusstörungen, z. B. eine Kammertachykardie, auslösen. Mehr als 5 VES in der Minute gelten als pathologisch.

Polymorphe (multifokale) VES
Sie stammen aus unterschiedlichen Herden, sodass ihre QRS-Komplexe unterschiedlich geformt sind. Werden verschiedene ektopische Zentren aktiviert, so steigert sich die Gefährlichkeit der VES, da es zu tödlichen Rhythmusstörungen, z. B. zum Kammerflimmern, kommen kann.

Bigeminus
Auf jeden Normalschlag folgt eine monomorphe VES. Tritt häufig bei einer Digitalisüberdosierung auf.

Couplet, Triplet
2 bzw. 3 VES aus dem gleichen Herd folgen gekoppelt aufeinander.

Salven
Mehr als 3 gekoppelte VES folgen aufeinander, ohne dass ein Normalschlag dazwischen liegt. Sie werden zu den bedrohlichen Arrhythmien gerechnet.

„R-auf-T-Phänomen"
VES fällt mit einer vorausgegangenen T-Welle zusammen. Die T-Welle kennzeichnet die vulnerable (verletzliche) Phase des Herzzyklus, in der das Myokard besonders leicht erregbar ist. Sie sind sehr gefährlich – drohendes Kammerflimmern.

Therapie
Neben der Behandlung der Ursachen (Kausaltherapie) wird in Abhängigkeit der Art der Herzrhythmusstörung eine antiarrhythmische medikamentöse oder Elektrotherapie eingeleitet.

Antiarrhythmika
Die medikamentöse Therapie von Herzrhythmusstörungen richtet sich nach der Art der Rhythmusstörung. Es werden vor allem Antiarrhythmika eingesetzt. Sie sollen
1. die Leitungsgeschwindigkeit der elektrischen Erregungen erhöhen bzw. reduzieren oder
2. die Erregungsbildungen unterdrücken, die nicht vom Sinusknoten ausgehen.

Die Klassifizierung der Antiarrhythmika erfolgt nach Vaughan-Williams in 4 Klassen (Tab. 7.10). Sie bezieht sich auf die Wirkung der einzelnen Substanzen auf den Erregungsprozess der Herzmuskelzelle.

Tab. 7.10 *Gliederung von Antiarrhythmika in 4 Klassen (nach Kuschinsky).*

Klasse	Wirkmechanismus	Beispiel für Wirkstoff und Handelsname
I	**Na^+-Kanal-Blockade**	
Ia	Repolarisation verlängert	Chinidin (Chinidin duriles), Ajmalin (Gilurytmal)
Ib	Repolarisation verkürzt	Lidocain (Xylocain), Mexiletin (Mexitil), Phenytoin (Phenhydan)
Ic	Repolarisation unverändert	Propafenon (Rytmonorm), Flecainid (Tambocor)
II	**Betarezeptorenblocker**	Propranolol (Dociton) u.a.
III	**K^+-Kanal-Blockade** Repolarisation verlängert	Amiodaron (Cordarex), Sotalol (Sotalex)
IV	**Ca^{2+}-Kanal-Blockade**	Verapamil (Isoptin), Diltiazem (Dilzem)

Bradykarde Herzrhythmusstörungen. Folgende Medikamente wirken auf das vegetative Nervensystem und erhöhen so die Herzfrequenz:
- Parasympatholytika wie Atropin, Ipratropiumbromid (z.B. Itrop)
- β-Sympathomimetika wie Orciprenalin (Alupent) oder Adrenalin (Suprarenin)

Tachykarde Herzrhythmusstörungen und Extrasystolen. Es werden Antiarrhythmika der Klasse I-IV und Digitalispräparate eingesetzt. Digitalis hat neben der herzkraftsteigernden (positiv inotrope) auch eine chronotrope Wirkung (Beeinflussung der Herzfrequenz). Die Refraktärzeit (Zeitspanne der Erholungsphase) der Vorhöfe wird verlängert und die Erregungsüberleitung im AV-Knoten verzögert, sodass die Herzfrequenz gesenkt wird. Digitalispräparate werden auch bei tachykarden Rhythmusstörungen, z.B. Vorhofflimmern eingesetzt.

Elektrotherapie

- Schrittmachertherapie (temporärer oder permanenter SM)
- externe Elektrokardioversion/Defibrillation
- Katheterablation

7.6.2 Pflege- und Behandlungsplan

Rhythmusstörungen erkennen

Monitorgrenzen

Die Alarmgrenzen am Monitor müssen in jeder Schicht überprüft und individuell an die kardiale Situation des Patienten angepasst werden:
- **obere Alarmgrenze:** etwa plus 20–30 Schläge pro Minute über der Ausgangsherzfrequenz, max. bei 140, sofern die Ausgangsfrequenz nicht bereits höher liegt
- **untere Alarmgrenze:** bei ca. 55 Schlägen pro Minute, sofern die Ausgangsfrequenz nicht bereits niedriger liegt

Monitoralarm

Nicht selten ist das Auslösen des Alarmes auf eine Bedienungsstörung zurückzuführen. Ursachen:
- nicht mehr klebende Elektroden, defekte Monitorkabel
- andere Artefakte, z.B. durch Patientenbewegungen ausgelöst

Der behandelnde Arzt muss verständigt werden, wenn
- der Puls plötzlich auf eine sehr hohe (>130 Schläge/Min.) oder sehr niedrige Herzfrequenz (< 40 Schläge/Min.) umspringt,
- vermehrt monomorphe VES (> 5/Min.) oder polymorphe VES, Couplets, Triplets oder Salven auftreten. Achtung Lebensgefahr!

> **Merke:** Eine Nulllinie oder Kammerflattern bzw. -flimmern sind Ausdruck eines Herz-Kreislaufs-Stillstands. Dann müssen sofort Wiederbelebungsmaßnahmen eingeleitet werden.

Antiarrhythmische Therapie überwachen

Nicht selten werden Rhythmusstörungen durch Kaliummangel ausgelöst, z.B. unter Diuretikatherapie. Ein hoher, aber noch im Normalbereich liegender Serumkaliumspiegel (4,5–5,0 mmol/l), ist für eine hohe elektrische Stabilität in der Herzmuskelzelle bedeutsam. Sofern kein aktueller Kaliumwert vorliegt, wird beim Auftreten von hochgradigen Rhythmusstörungen i.d.R. eine sofortige Elektrolytkontrolle eingeleitet und ggf. Kalium über Infusionen oder oral substituiert.

7 Pflege von Patienten mit Erkrankungen des Herz-Kreislauf- ...

> **Merke:** Über einen peripheren Zugang dürfen nicht mehr als 20 mval Kalium in 500 ml Infusionslösung verabreicht werden. Höher konzentrierte Kaliumlösungen reizen die Venenwand peripherer Venen und müssen über einen Venenkatheter verabreicht werden.

Nebenwirkungen von Antiarrhythmika

Kardiale Nebenwirkungen. Viele Antiarrhythmika vermindern die Kontraktionskraft des Herzens und können zu einem Blutdruckabfall führen. Vor allem bei Patienten mit einer eingeschränkten Pumpfunktion des Herzens kann durch eine kritische Blutdrucksenkung eine kardiale Dekompensation verursacht werden. Der gewünschte Einfluss auf die Erregungsleitung birgt gleichzeitig die Gefahr, kritische bradykarde Herzrhythmusstörungen bis zur Asystolie auszulösen. Bei einigen Antiarrhythmika können paradoxerweise lebensbedrohliche tachykarde Rhythmusstörungen und Extrasystolen auftreten (proarrhythmischer Effekt).

Extrakardiale Nebenwirkungen.
- Störungen des ZNS (Sehstörungen, Kopfschmerzen, Schwindel, Benommenheit, Müdigkeit, Verwirrtheitszustände, zerebrale Krampfanfälle)
- gastrointestinale Beschwerden (Übelkeit, Erbrechen)
- Hauterscheinungen (Flush, Sonnenlichtempfindlichkeit)

Tritt z.B. ein Vorhofflimmern neu auf, muss aufgrund der veränderten Blutströmungsverhältnisse mit einer Thrombenbildung gerechnet werden. Zur Prophylaxe wird i.d.R. eine Heparinisierung vorgenommen. Bei anhaltenden Rhythmusstörungen erhält der Patient evtl. eine Dauerantikoagulation, z.B. mit Marcumar. Hämodynamische Auswirkungen und andere evtl. auftretende Medikamentennebenwirkungen sollen frühzeitig erfasst werden. Die Pflegeperson hat folgende Aufgaben:
- Kreislaufkontrollen in kurzen Abständen
- Beobachtung von Bewusstsein, Atmung, Haut und subjektivem Befinden

Entlastende Pflege bei den ATL
Bei Patienten mit anhaltenden Rhythmusstörungen erfolgt die entlastende Pflege und psychische Betreuung wie beschrieben bei Patienten mit Herzinfarkt in der Akutphase (S. 284).

Pflege nach Herzschrittmacherimplantation

Passagerer Schrittmacher
Vorbereitung, Assistenz beim Legen und die Nachbetreuung erfolgen wie bei der Anlage eines zentralen Venenkatheters. Zusätzlich ist Folgendes zu beachten:
- während der SM-Anlage Überwachung per Monitor, da durch Vorschieben der Sonde Rhythmusstörungen auftreten können
- Notfallmedikamente, Defibrillator und Intubationsbesteck bereitstellen
- Fixierung von SM-Schleuse und -aggregat. Elektrodenspitze darf nicht verrutschen.

Überwachung. Patienten mit geringer oder keiner Eigenfrequenz müssen ununterbrochen am Monitor angeschlossen bleiben und Bettruhe einhalten, bis sich die Eigenfrequenz stabilisiert bzw. ein permanenter SM implantiert wurde. Ein funktionsfähiger Ersatz-SM bzw. eine Ersatzbatterie sowie frequenzsteigernde Medikamente (Atropin, Orciprenalin, z.B. Alupent) sollten für den Fall eines Geräteausfalls bereit liegen.

> **Merke:** Die SM-Aktionen sind am EKG-Monitor als strichförmige Spitzen (Spikes) vor dem Kammerkomplex erkennbar.

Pflegerische Maßnahmen. Der Patient wird bei den ATL unterstützt, denn er soll Arm- und Schulterbereich der Schrittmacherseite ruhig halten. Die Mobilisation erfolgt entsprechend. Jede Pflegeperson führt zu Beginn ihrer Pflegezeit eine Kontrolle der Funktionsfähigkeit der SM-Batterie durch. Bei Patienten mit passagerer Schrittmacheranlage wird vom behandelnden Arzt in bestimmten Abständen überprüft, wie hoch die Eigenfrequenz ist, indem die SM-Frequenz kurzfristig reduziert wird.

> **Merke:** Fällt die Herzfrequenz unter die eingestellte SM-Frequenz und sind keine SM-Aktionen auf dem Monitor sichtbar, kann entweder eine Dislokation der SM-Sonde oder eine Störung der Überleitung der SM-Impulse auf das Myokard vorliegen. Hier muss sofort der Arzt benachrichtigt werden. Die Pflegeperson bereitet Atropin bzw. Orciprenalin (z.B. Alupent) zur i.v.-Injektion vor.

Permanenter Schrittmacher

Bei dauerhaften symptomatischen bradykarden Rhythmusstörungen wird operativ ein permanenter (bleibender) SM implantiert.

Pflegerische Maßnahmen. Die prä- und postoperative Pflege erfolgt wie bei einem extraabdominellen Eingriff. Darüber hinaus gilt:
- Information des Patienten bei Übernahme aus dem OP über die eingestellte SM-Frequenz
- Mobilisation des Patienten am OP-Tag, wenn die Grunderkrankung dies zulässt

Bei der Pulsmessung kann zwischen Eigen- und SM-Frequenz nicht exakt unterschieden, sondern nur festgestellt werden, ob die eingestellte SM-Frequenz nicht unterschritten wird.

Gesundheitsberatung

Vier Wochen und 3 Monate nach der SM-Implantation werden Wundverhältnisse und Funktionsfähigkeit des Gerätes in einer Schrittmacherambulanz überprüft. Regelmäßige Nachsorgeuntersuchungen erfolgen alle 6 Monate. Im Rahmen der Entlassungsberatung wird der Patient über wesentliche Beachtungspunkte im Umgang mit seinem Schrittmacher informiert.

7.7 Operativer Eingriff am offenen Herzen

7.7.1 Grundlagen Operationstechnik

- Zugang erfolgt i.d.R. über die mediane Sternotomie. Der Herzbeutel wird eröffnet.
- Durch eine spezielle Lösung wird das Herz vorübergehend stillgelegt (Kardioplegie – Herzlähmung) und Sauerstoffverbrauch des Herzens durch Kühlung herabgesetzt.
- Während der Operation übernimmt die Herz-Lungen-Maschine (HLM) die Aufrechterhaltung des Kreislaufes (extrakorporaler Kreislauf).
- Nach OP wird Verbindung zwischen Herz und Körperkreislauf wieder hergestellt.
- Sobald das Herz seine Funktion wieder voll übernehmen kann, wird die HLM entfernt.
- Das Operationsgebiet wird mit verschiedenen Ableitungssystemen drainiert.

- Ins Epikard des rechten Vorhofes und des rechten Ventrikels werden Schrittmacherelektroden eingelegt (epikardiale Schrittmacherdrähte), die durch die Haut nach außen führen.
- Brustbein (Sternum) wird mit Drahtcerclagen verschlossen.
- Sterblichkeitsrate liegt bei ca. 1–2%. Sie kann sich je nach Zustand der Herz-Kreislauf-Funktion vor der Operation und durch weitere Begleiterkrankungen bis auf 15–20% erhöhen.

7.7.2 Grundlagen koronarer Bypass

> **Definition:** Ein **koronarer Bypass** ist die operative Überbrückung einer Stenose oder eines Verschlusses einer oder mehrerer Koronararterien. Für diese Umgehung wird eine Vene oder Arterie verwendet. Bypässe werden besonders bei Patienten mit hochgradiger 3-Gefäßerkrankung oder Hauptstammstenose zur Behandlung der KHK angelegt

Formen
- aortokoronarer Venenbypass (ACVB)
- mammariakoronarer Bypass (MCB)
- mehrere Bypässe: V. saphena und A. mammaria interna werden entnommen und als Bypässe verwendet.

> **Merke:** Bypässe aus Arterien werden bevorzugt eingesetzt, weil die Neigung zur Arteriosklerose im Langzeitvergleich wesentlich geringer ist.

Minimal-invasive Bypasschirurgie
- MIDCAB-Technik (Minimal Invasive Direct Coronary Artery Bypass)
- OPCAB-Technik (Off-Pump Coronary Artery Bypass)

> **Merke:** Da bei der MIDCAB-Technik die Pektoral- und Interkostalmuskulatur durchtrennt wird und die Rippen gespreizt werden, ist dieser Eingriff im Vergleich zur medialen Sternotomie schmerzhafter. Der postoperative Schmerzmittelbedarf ist deshalb oft höher als bei einer konventionellen Bypassoperation.

7.7.3 Grundlagen Herzklappenfehler

> **Definition:** Als **Herzklappenfehler** (Klappenvitium) wird eine Funktionsstörung der Herzklappen bezeichnet. Sie ist durch eine Verengung (Stenose) und/oder eine Schlussunfähigkeit der Klappen (Insuffizienz) gekennzeichnet.

Formen
- Erworbene Herzklappenfehler:
    - Aortenklappenstenose (häufigste), Aortenklappeninsuffizienz
    - Mitralstenose, Mitralinsuffizienz, Trikuspidalklappenfehler
    - Mitralklappenprolaps (häufigste in den westlichen Industrieländern)

7.7 Operativer Eingriff am offenen Herzen

- Angeborene Herzklappenfehler:
  - Herzfehler ohne Shunt (ca. 25 %)
  - Herzfehler mit Links-Rechts-Shunt (55 %), entsteht bei einem persistierenden Ductus arteriosus, bei einem Vorhofseptum- oder einem Ventrikelseptumdefekt
  - Herzfehler mit Rechts-Links-Shunt (ca. 20 %)

Ursachen

Herzklappenfehler können angeboren sein, häufiger liegt jedoch ein erworbener Herzklappenfehler vor. Etwa 90 % der erworbenen Klappenfehler sind Folge einer oftmals unbemerkten bakteriellen Infektion mit Streptokokken (z.B. Angina tonsillaris, Scharlach, Erysipel). Beschwerden treten meist erst Jahre nach der Primärinfektion auf. Weitere Ursachen von Herzklappenfehlern sind:

- direkte Schädigung nach infektiöser Endokarditis durch Bakterieneinschwemmung, z.B. nach ärztlichen Eingriffen
- Abriss des Papillarmuskels (Halteapparat der Mitralklappen), z.B. nach Herzinfarkt
- altersbedingte Abnutzungserscheinungen

Symptome

Eine Schweregradeinteilung erfolgt nach den NYHA-Kriterien (Tab. 7.6).

- Kurzatmigkeit, rasche Ermüdung, Atemnot oder Brustschmerzen bei körperlicher Belastung.
- Ggf. Schwindel- und Ohnmachtsanfälle, die körperliche Leistungsfähigkeit lässt nach.
- Vorhofflimmern mit Tachykardie oder Herzklopfen kann bei einem erweiterten Vorhof bei einer Herzklappeninsuffizienz des linken Herzens (Mitralinsuffizienz) oder Herzklappenstenose (Verengung) auftreten.
- Angeborene Herzklappenfehler gehen zum Teil mit Sauerstoffmangel einher, es kommt zu einer erhöhten Anzahl von Erythrozyten (Polyglobulie) mit
  - Kopfschmerzen, Schwindel, Juckreiz, Oberbauchschmerzen,
  - Hämatombildung bei Bagatellverletzungen, häufig Nasen- oder Zahnfleischbluten, manchmal Zyanose.

Diagnostik

- Anamnese, Auskultation (typische Herzgeräusche feststellbar)
- Röntgen-Thorax, Ruhe- und Belastungs-EKG, Echokardiografie
- TEE (Transösophageale Echokardiografie), Herzkatheteruntersuchung

Therapie

Im Anfangsstadium einer Funktionsstörung der Herzklappen steht die Vermeidung körperlicher Überlastungen im Vordergrund. Ist die Erkrankung fortgeschritten, sind die Ziele der Therapie:

- medikamentöse Unterstützung der Kontraktionskraft des Herzens
- Vermeidung oder Behebung von Herzrhythmusstörungen
- Senkung des Thromboembolierisikos
- operative Wiederherstellung der Funktionsfähigkeit der betroffenen Herzklappe

Bei operativen Eingriffen werden 2 Verfahren angewandt: das klappenerhaltende und das klappenersetzende Verfahren.

7.7.4 Pflege- und Behandlungsplan

Präoperative Vorbereitung

In der präoperativen Phase unterstützt die Pflegeperson den Patienten bei der Auseinandersetzung mit seinen Gefühlen und Ängsten und führt alle allgemeinen

Pflegehandlungen durch, die bei einem extraabdominellen Eingriff notwendig sind (S. 581).

Körperinspektion und Rasur

Sowohl bei einem minimal-invasiven Eingriff als auch bei der konventionellen Operationstechnik erfolgt die Rasur folgender Körperteile:
- gesamter Brustkorb (vom Hals bis zur Schambehaarung unter Einbeziehung der Achselhaare),
- behaarte Unterarme für venöse und arterielle Zugänge
- beide Beine einschließlich Leistenbereich (zur Gefäßentnahme bei geplanter Bypass-Operation)

Postoperativ benötigte Fähigkeiten trainieren
- Patient anleiten, Bettbügel mit beiden Händen gleichzeitig zu benutzen.
- Aufstehtechniken einüben, bei denen der Brustkorb fixiert bleibt und nicht einseitig belastet wird.
- Pneumonieprophylaxe: Einübung gezielter atemtherapeutischer Maßnahmen.

> **Merke:** Eine einseitige und unkontrollierte Belastung des Brustkorbes birgt die Gefahr der Sternuminstabilität. Dabei werden die Drahtcerclagen verschoben oder reißen aus. Sie fixieren so die beiden durchtrennten Knochenplatten nicht mehr; das Knochenwachstum wird gestört.

Postoperative Überwachung

Wundgebiet und Drainagesystem
- Überwachung der Sekretmenge (Nachblutungsgefahr) und des Thoraxsaugsystems (Pneumothoraxgefahr)
- Jeden 2. Tag Verbandwechsel und Inspektion von Operationswunde und Drainagestichstellen
- „Knackgeräusch" bei Husten und tastbare Beweglichkeit beider Sternumteile weisen auf Sternuminstabilität hin → Arzt informieren

Herz-Kreislauf-System
- Blutdruckkontrolle, Monitorkontrolle
- bei Rhythmusstörungen (bradykard oder tachykard) und antiarrhytmetischer Therapie → Anschluss eines Herzschrittmachers an SM-Elektroden
- Elektrolytkontrolle → Kaliumspiegel zwischen 4,5 und 5mmol

Atmung
- kontinuierliche bzw. intermittierende Verabreichung von O_2 → je nach gemessener Sauerstoffsättigung (SAT > 90%)
- Überwachung der Atmung, Atelektasen- und Pneumonieprophylaxe (S. 141)

Flüssigkeitshaushalt und Ausscheidung
- Überwachung der Nierenfunktion mittels Bilanzierung
- 2-mal täglich Gewichtskontrolle mit Sitzwaage
- langsames Ausscheiden von Ödemen mit Diuretika nach ärztl. AO
- bei Erreichen des Ausgangsgewichtes Entfernung des Blasenkatheters
- Kontrolle der Darmperistaltik, ggf. Defäkation mit leichtwirksamen Laxanzien oder Klysma

7.7 Operativer Eingriff am offenen Herzen

Bewusstsein
- 1-8 Tage nach OP kann ein akuter Verwirrtheitszustand auftreten → Beobachten auf Selbstgefährdung
- Schutz vor starken Außenreizen
- Orientierungshilfen und konkrete Angaben bei allen Maßnahmen geben

Postoperativ bei den ATL unterstützen

ATL Sich bewegen
- Patient am 1. postoperativen Tag mobilisieren (sofern Kreislaufsituation es zulässt).
- In den ersten Wochen im Bett Rückenlage.
- Keine ruckartigen Bewegungen und Verdrehungen des Brustkorbes.
- Wegen Operationsdauer (ca. 3–4 Std.), extrakorperalen Kreislaufes und Hypothermie besteht bereits intraoperativ hohes Dekubitusrisiko: Schwer mobilisierbare und kreislaufschwache Patienten können in eine 30°-Seitenlagerung gebracht werden.
- Beim Sitzen im Sessel Weichlagerungsmaterialien verwenden.

ATL Atmen
Bei thoraxchirurgischen Eingriffen besteht eine erhöhte Pneumoniegefahr. Die präoperativ eingeübte Atemtherapie kommt bereits am 1. postoperativen Tag zum Einsatz. Bei der Atelektasen- und Pneumonieprophylaxe (S. 141) ist zu beachten, dass der Patient
- kontinuierlich Schmerzmittel erhält, um ein schmerzfreies Durchatmen und Abhusten zu gewährleisten,
- ein Tricodur (Stütz- und Entlastungsverband) um den Brustkorb herum angelegt bekommt,
- angeleitet wird, beim Abhusten mit beiden Händen einen Gegendruck auf das Brustbein auszuüben, um den Druck auf das Sternum zu reduzieren,
- eine intensive Atemtherapie erhält.

ATL Essen und trinken, ATL Ausscheiden
- Aufrechterhaltung Wasser- und Elektrolythaushaltes: Elektrolytlösungen über ZVK).
- 4–6 Std. nach Extubation darf der Patient trinken. Infusionstherapie entsprechend reduzieren.
- Treten weder Übelkeit noch Erbrechen auf, schrittweise mit Kostaufbau beginnen.
- Hat der Patient abgeführt, kann er wieder normal essen.
- ZVK möglichst zwischen 4. oder 5. postoperativen Tag entfernen.

> **Gesundheitsförderung und Prävention:** Bei komplikationslosem Verlauf wird der Patient nach 10–12 Tagen in die Innere Abteilung eines Krankenhauses oder direkt in eine Rehabilitationsklinik verlegt.

7.8 Akuter Herz-Kreislauf-Stillstand

7.8.1 Grundlagen

> **Definition:** Bei einem Herz-Kreislauf-Stillstand hört das Herz plötzlich auf zu schlagen und die Blutzirkulation sistiert (hört auf).

Formen

Formen des Herz-Kreislauf-Stillstands zeigt Tab. 7.11.

Tab. 7.11 Formen des Herz-Kreislauf-Stillstands.

Form	Häufigkeit	Ursache
tachysystolischer (hyperdynamer) Herzstillstand	80%	■ Kammerflimmern ■ Kammerflattern ■ ventrikuläre Tachykardie
asystolischer (hypodynamer) Herzstillstand	20%	■ Asystolie

Ursachen

Ursachen des Herz-Kreislauf-Stillstands zeigt Tab. 7.12.

Tab. 7.12 Häufige Ursachen für einen Herz-Kreislauf-Stillstand.

Störungen der Atmung	
Hypoxie und Hyperkapnie bei Verlegung der Atemwege	■ durch zurückfallende Zunge ■ Fremdkörper (Zahnprothesen) ■ Erbrochenes, Bronchospasmus ■ Laryngospasmus
zentrale Atemdepression	■ Opiate, Sedativa, Hypnotika, Inhalationsanästhetika ■ Schädel-Hirn-Trauma
„Schädigung der Atempumpe"	■ Thoraxverletzungen ■ Pneumothorax
Ertrinken und Beinahe-Ertrinken	
Störungen der Herz-Kreislauf-Funktion	
Reizbildungs- und Reizleitungsstörungen	■ Myokardinfarkt ■ Medikamentenüberdosierung ■ Störungen des Wasser-Elektrolyt-Haushaltes (besonders Hypo- und Hyperkaliämie) ■ Störungen des Säure-Basen-Haushaltes ■ Elektrounfall
Schockzustände verschiedener Ursache	
traumatische Schädigung des Herzens	

Symptome

Symptome des Herz-Kreislauf-Stillstands zeigt Tab. 7.13.

Tab. 7.13 Symptome des Herz-Kreislauf-Stillstands.

spezifische Symptome	Symptomeintritt
■ Bewusstlosigkeit ■ Pulslosigkeit ■ Atemstillstand	■ 6–12 Sek. nach Kreislaufstillstand ■ sofort ■ 15–60 Sek. nach Kreislaufstillstand
unspezifische Symptome	**Symptomeintritt**
■ weite lichtstarre Pupillen ■ keine Herztöne hörbar ■ Blutdruck nicht messbar ■ Zyanose ■ graue Hautfarbe	■ 60 Sek. nach Kreislaufstillstand ■ sofort ■ sofort

Diagnostik

- Patienten laut und forsch ansprechen, leicht an der Schulter schütteln.
- Keine Reaktion, Kontaktaufnahme mit Schmerzreiz (z.B. Kneifen) versuchen. Erfolgt wiederholt keine Reaktion, Atmung überprüfen.
- Ist kein Atemgeräusch über Mund und Nase hörbar, Puls wechselseitig an beiden Karotisarterien für jeweils zehn Sek. tasten und gleichzeitig Reaktion der Pupillen testen.
- Ist kein Karotispuls tastbar, sofort entscheiden, ob Patient reanimiert wird.
- Parallel zur Reanimation EKG anlegen, auf dem ventrikuläre Tachykardie, Kammerflattern, Kammerflimmern oder Asystolie erkennbar sind.

Therapie

- Bei indizierter Reanimation Herz-Lungen-Wiederbelebung (kardiopulmonale Reanimation, CPR) unverzüglich beginnen.
- Bereits ein Herz-Kreislauf-Stillstand von 3 Min. kann irreversible Schäden am Gehirn verursachen.

> **Merke:** Bei Verdacht auf Herz-Kreislauf-Stillstand nicht mit Blutdruck-, Pulsmessung oder gar EKG-Aufzeichnung aufhalten! Sofort Notruf absetzen und mit Reanimation beginnen!

- **Basismaßnahmen** (Basic Life Support, BLS) mit Freihalten der Atemwege, Beatmung und Herzdruckmassage (Abb. 7.1):
  - sofortige Defibrillation falls Defibrillator vorhanden, dann CPR durchführen:
  - Mund und Rachen reinigen, Kopf überstrecken
  - Kinn vorziehen, zweimal initial beatmen
  - danach Herzdruckmassage mit einer Druckfrequenz von etwa 100/Min., Verhältnis zwischen Druckmassage und Beatmung 30:2
  - zwei Minuten reanimieren, danach Pulskontrolle und EKG
  - anschließend die weitere Behandlung abstimmen

Abb. 7.1 *Handlungsplan lebensrettender Sofortmaßnahmen (nach ERC 2005).*

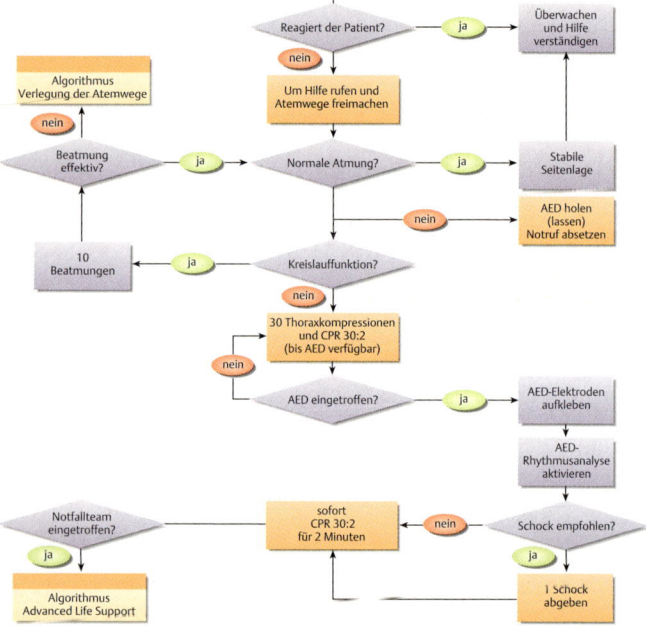

- **Erweiterte Reanimationsmaßnahmen** (Advanced Life Support, ALS) mit EKG und medikamentöser Behandlung bei Kammerflattern, Kammerflimmern, oder Kammertachykardie (Abb. 7.2):
  - bis zu dreimal hintereinander defibrillieren
  - ist die zweite Defibrillation erfolgreich, Patient intubieren und Adrenalingabe
  - nach dritter erfolgloser Defibrillation Antiarrhythmikum (z.B. Amiodaron oder Lidocain) verabreichen
  - CPR mind. 30 Min. fortsetzten, bei unterkühlten Patienten über eine Stunde
  - zusätzlich ggf. alle 3–5 Min. Adrenalin oder Natriumbikarbonat geben
- Erweiterte Reanimationsmaßnahmen bei Asystolie oder EMD (elektromechanische Dissoziation):
  - nach Beginn der CPR Adrenalingabe über die Vene oder den Intubationstubus
  - liegt kein Erfolg vor, CPR fortsetzen und mehrfach Adrenalin verabreichen, bei Bedarf Atropin geben
  - liegt weiterhin kein Erfolg vor, Natriumbikarbonat verabreichen und elektrische Schrittmacher anlegen
- Eine erfolgreiche Reanimation zeigt sich durch
  - enger werdende Pupillen, tastbaren Karotispuls,
  - rosigere Hautfarbe, u.U. Spontanatmung des Patienten.

7.8 Akuter Herz-Kreislauf-Stillstand

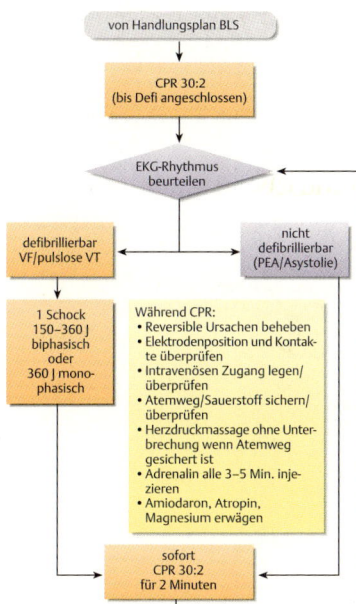

Abb. 7.2 Handlungsplan erweiterter Maßnahmen zur kardiopulmonalen Reanimation (nach AHA 2000).

Notfallmedikamente

Notfallmedikamente zur kardiopulmonalen Reanimation (CPR) zeigt Tab. 7.14.

Pflegemaßnahmen nach erfolgreicher Reanimation

- aufmerksame klinische Beobachtung, kontinuierliche EKG-Überwachung
- regelmäßige Messung arterieller Blutdruck und zentraler Venendruck

Beendigung von Reanimationsmaßnahmen

Grundsätzlich gilt, dass die CPR fortgeführt werden sollte, bis
- qualifizierte Hilfe verfügbar ist, der Patient Lebenszeichen zeigt,
- der Helfer aufgrund von Erschöpfung nicht mehr in der Lage ist, die Maßnahmen fortzuführen.

Die letztendliche Entscheidung über den Abbruch ist einem Arzt vorbehalten.

Tab. 7.14 Medikamente zur CPR.

Medikamente	Gruppe	Wirkung	Nebenwirkung	Hinweise
Adrenalin	Sympathikomimetikum	■ Verbesserung der myokardialen und zerebralen Perfusion durch Erhöhung des peripheren Gefäßwiderstandes ■ Steigerung der Kontraktionskraft	■ Steigerung des myokardialen O_2-Verbrauchs ■ vermehrtes Auftreten von ventrikulären Rhythmusstörungen ■ Herzversagen in der Postreanimationsphase	■ bei endotrachealer Gabe 1:10000 verdünnen, 2–3-fache Dosierung ■ nicht zu oder unmittelbar nach einer Natriumbicarbonat-Infusion über den gleichen Zugang injizieren (Wirkungsverlust)
Vasopressin	antidiuretisches Hormon	■ höherer zerebraler Blutfluss, ■ höheres zerebrales O_2-Angebot		■ Alternative zu Adrenalin bei Erwachsenen mit Kammerflimmern einmalige Gabe von 40 i.E.
Natriumbikarbonat	Puffersubstanz	■ stark alkalische Substanz ■ Ausgleich einer metabolischen Azidose (pH < 7,1)	■ mögliche Verstärkung der Azidose intrazellulär ■ Sinken des koronaren Perfusionsdrucks ■ Gefahr der Überpufferung mit Alkalose	■ möglichst zentralvenösen Zugang wählen (hohe Osmolarität) ■ Dosierung nach Blutgasanalyse
Amiodaron	Klasse II Antiarrhythmikum Kaliumkanalblocker	■ Verlängerung des Aktionspotenzials ■ Reduktion der Leistungsgeschwindigkeit und Verlängerung der Refraktärzeit ■ Koronardilatation ■ Verbesserung der Sauerstoffbilanz	■ Verminderung der Kontraktilität ■ Blutdruckabfall ■ Sinusbradykardie ■ Verdacht auf Kanzerogenität	■ wird erst nach der Gabe von Adrenalin zur Behandlung von nicht defibrillierbaren VF/pulslosen VT und nach der 3. Defibrillation empfohlen ■ weitere Defibrillationen sollen verabreicht werden
Lidocain	Antiarrhythmikum Lokalanästhetikum	■ Flimmerschwelle des Herzens wird herabgesetzt ■ Erregbarkeit der Zellen des Herzens wird herabgesetzt		■ als Alternative zu Amiodaron, falls nicht verfügbar, aber nicht zusätzlich
Atropin	Parasympathikolytikum	■ Verminderung des Vagotonus ■ Steigerung der Herzfrequenz		■ Anwendung bei Bradyarrhythmien und PEA mit Bradykardie

7.9 Periphere arterielle Verschlusskrankheit

7.9.1 Grundlagen

> **Definition:** Mit dem Begriff **periphere arterielle Verschlusskrankheit** (pAVK) werden einengende Prozesse der Aorta und der Extremitätenarterien bezeichnet. Zu 90% sind die unteren Extremitäten betroffen. Bei 10% der männlichen Bevölkerung über 50 Jahren kommt es zu einer pAVK. Die Häufigkeit nimmt mit steigendem Lebensalter zu. Männer sind fünfmal häufiger betroffen als Frauen.

Ursachen

Sie liegt zu 95% in einer Arteriosklerose. In Folge der Einengung oder Verlegung des Arterienlumens treten Durchblutungsstörungen der Extremitäten auf. Die pAVK entwickelt sich meist langsam und über Jahre. Die Risikofaktoren der pAVK entsprechen denen der Arteriosklerose (S. 275).

Symptome

Leitsymptom ist der ischämische Schmerz. Die pAVK wird nach Fontaine in Stadien eingeteilt nach dem Verschlusstyp (Tab. 7.15) und dem Schweregrad der Durchblutungsstörung.

Stadium I

Beschwerdefreiheit durch Bildung von Umgehungskreisläufen. Sie halten die Sauerstoffversorgung des Gewebes aufrecht. Beschwerden treten dann auf, wenn die Sauerstoffzufuhr unter Belastung nicht mehr gewährleistet werden kann.

Stadium IIa und IIb

Ischämische Muskelschmerzen bei Belastung. In Ruhe klingen sie schnell ab. Die Schmerzen zwingen den Betroffenen zum Stehen bleiben („Schaufensterkrankheit"). Kommt zu den belastungsabhängigen Schmerzen eine lokale, schlecht heilende und schmerzhafte Hautläsion hinzu, wird vom komplizierten Stadium II der pAVK gesprochen.

Stadium III

Ruheschmerzen besonders bei Horizontallage der Beine. Die Betroffenen werden z.B. nachts durch Schmerzen geweckt. Typischerweise führt das Tieflagern der Beine (aus dem Bett heraushängen lassen) aufgrund des zunehmenden hydrostatischen Druckes zu einer verbesserten Durchblutung und zum Nachlassen der Schmerzen.

Tab. 7.15 Verschlusstypen der pAVK.

Verschlusstyp	Lokalisation	Ischämieschmerz	fehlender Puls
Beckentyp	Aorta, A. illiaca	Gesäß- und Oberschenkelregion	ab Leiste
Oberschenkeltyp	A. femoralis, A. poplitea	Wadenschmerzen	ab A. poplitea
peripherer Typ	Unterschenkel-, Fußarterien	Füße, Fußsohlen und Zehen	Fußpulse
Kombinationstyp	Mehretagenverschluss	nach Lokalisation	nach Lokalisation

Stadium IV
Ruheschmerz und Nekrose bzw. Gangrän. Die lokale bakterielle Infektion der Gangrän kann zu einer Unterschenkelphlegmone oder Sepsis führen. Weitere Symptome sind
- fehlende Pulse, parästhetische Missempfindungen,
- Kältegefühl in den betroffenen Bereichen und Blässe der Extremität bei Hochlagerung.

Diagnostik
Schmerzen durch anaeroben Stoffwechsel!

- Anamnese, Inspektion der Extremitäten
- Pulstastung und Gefäßauskultation
- standardisierter Gehtest zur Ermittlung der Gehstrecke
- Dopplerdruckmessung, Messung des transkutanen pO_2
- direktionale Dopplersonografie, Farbduplexsonografie, MRT-Angiografie

Therapie
Konservative Therapie.
• Wärmen + trocken!
• Tieflagern d. Beine
- Gesundheitsberatung – zur Minimierung der Risikofaktoren
- Gehtraining und Sporttherapie – zur Förderung der Kollateralbildung *1, 1¼* *gezt. Auslchlung*

Medikamentöse Therapie.
- Thrombozytenfunktionshemmer – zur Prophylaxe einer arteriellen Thrombose
- vasoaktiven Substanzen (Prostaglandin E1) – zur Verbesserung der Fließbedingungen des Blutes *z.B. ASS / Hepa*
- Hämodilution – zur Verbesserung der Fließeigenschaften des Blutes
- Analgetika – zur Schmerzbekämpfung

Chirurgische Therapie.
- perkutane transluminale Angioplatie (PTA) – Aufdehnung der Stenose zur Revaskularisation
- Thrombendarteriektomie (TEA) – Ausschälung des betroffenen Gefäßes mit einem Ringstripper zur Revaskularisation
- Bypass-Operation

In Stadium IV kommt meist nur die Amputation der betroffenen Extremität in Betracht. Durchblutungsstörungen und ständige Schmerzen lassen meist keine Alternative zu.

7.9.2 Pflege- und Behandlungsplan
Für die Pflegepersonen stehen die Gesundheitsberatung und spezielle pflegerische Maßnahmen bei pAVK im Vordergrund. Die pflegerischen Maßnahmen sind abhängig vom Stadium der Erkrankung.

Pflege im Stadium II
Gehtraining. Es sollte dreimal wöchentlich für mehr als 30 Min. über einen Zeitraum von mindestens sechs Monaten ausgeführt werden. Der Übergang der pAVK in das Stadium III kann so verzögert oder verhindert werden.

> **Praxistipp:** Der Erfolg des Gehtrainings ist in hohem Maße von der Motivation des Patienten abhängig. Regen Sie beim Patienten das Führen eines „Trainings-Tagebuchs" vor, in dem er Datum, Dauer und Gehstrecke festhalten kann. Es ist für die Patienten hilfreich und gleichzeitig motivierend.

Pflege im Stadium III und IV

Lagerung unter Herzniveau. Die von einer Ischämie bedrohten Extremitäten müssen unter Herzniveau gelagert werden. Dem Patienten kann empfohlen werden, sich in regelmäßigen Abständen auf die Bettkante zu setzen und die Beine aus dem Bett hängen zu lassen. Wärmezufuhr und Kälteexposition sollen vermieden werden. Einem Wärmeverlust ist durch entsprechende Kleidung vorzubeugen. Sind die Patienten immobil, sollte eine frühzeitige Mobilisierung angestrebt werden.

> **Merke:** Der pAVK-Patient erhält keinesfalls Kompressionsverbände, -strümpfe oder MT-Strümpfe. Die Kompression verringert die Durchblutung der Extremität und kann zu Ischämien mit Nekrosenbildung führen.

Dekubitusprophylaxe. Eine konsequente Dekubitusprophylaxe (S. 55) ist unabdingbar. Neben der sorgfältigen Hautbeobachtung und -pflege muss auch auf geeignetes Schuhwerk geachtet werden. Sind in Stadium IV bereits Nekrosen aufgetreten, ist eine entsprechende Wundbehandlung durchzuführen.

Krankenbeobachtung

- Einschätzung der Schmerzintensität
- Verabreichung der angeordneten Schmerzmedikamente
- Überprüfung der Wirksamkeit der Schmerzmedikamente

Erhält der Patient gerinnungshemmende Medikamente (Heparin oder Marcumar), muss regelmäßig eine laborchemische Kontrolle der Gerinnungsparameter durchgeführt werden. Wegen der Blutungsgefahr wird der Patient auf Schleimhautblutungen beobachtet. Bei konkretem Verdacht auf eine bestehende Blutungsneigung sollte eine sorgfältige neurologische Krankenbeobachtung durchgeführt werden, um Anzeichen einer zerebralen Blutung so früh wie möglich zu erkennen.

7.10 Akuter Arterienverschluss

7.10.1 Grundlagen

> **Definition:** Der **akute Arterienverschluss** ist durch eine plötzlich auftretende Verlegung der arteriellen Strombahn bei erhaltener Gefäßkontinuität gekennzeichnet. Bei der **arteriellen Embolie** ist die Verlegung meist vollständig, bei der lokalen **arteriellen Thrombose** meist unvollständig, da Kollateralen bestehen. Das nachgeschaltete Versorgungsgebiet ist vollständig oder teilweise von der Blutzufuhr abgeschnitten. An einem akuten Arterienverschluss erkranken Frauen doppelt so häufig wie Männer. In 85% der Fälle ist die untere Extremität betroffen.

Ursachen

- zu 80% arterielle Embolien
- zu 15% lokale arterielle Thrombosen in Folge einer pAVK (S. 313)
- selten Gefäßverletzungen oder -spasmen

90% der arteriellen Embolien sind kardialer Herkunft. Sie treten in Folge eines Herzinfarktes (S. 282), Vorhofflimmerns (S. 299), oder eines erworbenen Herzklappenfehlers (S. 304) auf.

Symptome

Die Anzeichen des akuten Arterienverschlusses werden mit den sechs „P" (nach Pratt) beschrieben (Abb. 7.3). Sie treten bei der arteriellen Embolie schlagartig auf. Bei einer lokalen arteriellen Thrombose können sie abgeschwächt sein und subakut auftreten.

Die sechs „P" (nach Pratt)	
Pain	plötzlich einsetzender Schmerz von höchster Intensität im Bereich des Versorgungsgebietes der verschlossenen Arterie
Paleness	Blässe als Zeichen der Minderdurchblutung im Bereich des Versorgungsgebietes der verschlossenen Arterie
Paraesthesia	Sensibilitätsstörungen und Missempfindungen im Bereich des Versorgungsgebietes der verschlossenen Arterie
Pulslessness	Pulslosigkeit distal des Arterienverschlusses
Paralysis	Bewegungseinschränkung oder -unfähigkeit der betroffenen Extremität
Prostration	Erschöpfungszustand/Schock

Abb. 7.3 Die typischen 6-P-Symptome des akuten Arterienverschlusses nach Pratt.

Diagnostik

- Anamnese (Vorerkrankungen), Inspektion
- Pulstastung und Gefäßauskultation
- Duplexsonografie zur genauen Lokalisation

Merke: Bei akutem Gefäßverschluss keine unnötige Zeit mit aufwändiger Diagnostik vergeuden!

Therapie

Merke: Wird die arterielle Strombahn innerhalb von sechs Stunden nicht wiederhergestellt, ist ein Verlust der Extremität nicht zu vermeiden.

Sofortmaßnahmen.
- Schmerztherapie mit Opiaten
- Schocktherapie
- intravenöse Heparinverabreichung
- schnellstmöglicher Transport in eine chirurgische Klinik

Therapiemöglichkeiten. In der Klinik wird das Blutgerinnsel operativ aus den verengten oder verschlossenen Blutgefäßen der arteriellen Strombahn entfernt (Desobliteration). Bei arteriellen Embolien und Komplettverschlüssen durch eine arterielle Thrombose wird eine Embolektomie mit dem Fogarty-Katheter durchgeführt. Bei inkompletten Verschlüssen aufgrund einer lokalen arteriellen Thrombose erfolgt eine Thrombolysetherapie. Jeder erfolgreichen Desobliteration schließt sich eine Antikoagulation zur Rezidivprophylaxe an.

7.10.2 Pflege- und Behandlungsplan

> **Merke:** Als Sofortmaßnahme wird das betroffene Bein tief gelagert (deutlich unter Herzniveau). Die Extremität muss vor Auskühlung und Verletzungen geschützt werden.

- Dekubitusprophylaxe (S. 55)
- Schmerztherapie überwachen, psychische Betreuung
- Operation vorbereiten und Kreislauf überwachen

> **Merke:** Der Patient mit akutem Arterienverschluss erhält keine intramuskulären Injektionen. Sie stellen eine Kontraindikation für eine evtl. bevorstehende Lysetherapie dar.

7.11 Erkrankungen der venösen Gefäße

7.11.1 Grundlagen

Bei Erkrankungen der venösen Gefäße wird unterschieden zwischen
- Varizen (Krampfadern), Thrombophlebitis, Phlebothrombose,
- postthrombotischem Syndrom,
- chronisch-venöser Insuffizienz (CVI) und Ulcus cruris.

Ursachen

Varizen. Der Art der Entstehung entsprechend wird die primäre (95 %) von der sekundären Varikosis (5 %) unterschieden. Die Ursachen bzw. Risikofaktoren einer primären Varikosis sind
- genetische Faktoren, zunehmendes Alter, hormoneller Einfluss bei Frauen (z. B. Schwangerschaft),
- eine stehende oder sitzende Tätigkeit, Adipositas und chronische Obstipation.

Eine sekundäre Varikosis tritt im Rahmen eines postthrombotischen Syndroms als Folge einer venösen Abflussstauung auf.

Thrombophlebitis. _— oberflächliche Venen_
- mechanische und/oder chemische Reizungen der Venen (z. B. durch Venenverweilkatheter oder i. v.-Injektion venenschädigender Medikamente)
- Infektions- oder Tumorerkrankungen oder Insektenstiche

Phlebothrombose. Die Ursachen einer tiefen Venenthrombose bleiben in 30–40 % der Fälle unbekannt.

Postthrombotisches Syndrom. Dies tritt in Folge einer Phlebothrombose auf und ist bedingt durch
- eine chronisch-venöse Stauung mit retrogradem Blutfluss und
- eine Lymphabflussbehinderung aufgrund einer Venenklappenschädigung.

Chronisch-venöse Insuffizienz. Sie tritt in Folge eines postthrombotischen Syndroms auf.

Ulcus cruris. Dies tritt meist in Folge einer chronisch-venösen Insuffizienz auf (Ulcus cruris venosum). Seltener kann es die Folge einer arteriellen Verschlusskrankheit sein (Ulcus cruris arteriosum).

Kardinalsymptome: Rückstau, Ödeme, Ernährungsstörung des Gewebes umliegend

Symptome

Varikosis.
- Müdigkeits- und Schweregefühl in den Beinen
- tast- und sichtbare Veränderungen
- Schwellungen im Bereich des Knöchels
- Schmerzen im Verlauf der betroffenen Venen (besonders im Stehen)

Bei Wärme nehmen die Beschwerden zu.

[handschriftlich: 3) Stadien n. Widmer; 1) sichtbare Venenauswertung; 2) braunrot, pigmentierte harte Haut; 3) Ulcus cruris flutterend, abheilend]

Sekundäre Befunde der Varikosis sind:
- Besenreiser (in der Haut verlaufende Krampfadern)
- chronisch-venöses Stauungssyndrom, Stauungsdermatitis
- Hyperpigmentation und im Spätstadium Ulcus cruris

Thrombophlebitis.
- unscharf begrenzte Rötung im Bereich der betroffenen Venen
- lokale Schwellung und Überwärmung
- schmerzhafter, verhärteter Venenstrang *SR's*
- Fieber und Beeinträchtigung des Wohlbefindens

Phlebothrombose. *Virschofs-Thas*
- einseitige Schwellung der Extremität; Schwere- und Spannungsgefühl im betroffenen Bein
- Hitze- oder Kältegefühl im Bein; bläulichrot verfärbte, glänzende, warme Haut
- nächtliche Wadenkrämpfe *Druckschmerzen*
- ziehende Schmerzen (wie Muskelkater) entlang der betroffenen Vene
- Schmerzen in der Leistengegend bei Beckenvenenthrombose
- belastungsabhängiger Wadenschmerz

Chronisch-venöse Insuffizienz und postthrombotisches Syndrom.
- Wadenschmerzen, Knöchelödeme, Unterschenkelödeme
- sekundäre Varizen als Zeichen eines Umgehungskreislaufes
- gehäuftes Auftreten von Rezidivthrombosen, Ulcus cruris

Weitere Anzeichen sind trophische Hautveränderungen an der Innenseite des distalen Unterschenkels mit zunehmender Verhärtung (Induration), häufig brauner Pigmentierung, Ekzembildung (Stauungsdermatose) und Infektionen (bakteriell oder mykotisch). Eine Verstärkung der Krankheitszeichen in der warmen Jahreszeit ist typisch.

Diagnostik

Varikosis.
- Husttest – Huststöße verursachen eine tastbare Expansionsbewegung entlang des Venenstranges
- Perkussionstest – am stehenden Patienten ist eine durch Perkussion peripherer Varianten ausgelöste Druckwelle an der V. saphena magna unterhalb des Leistenbandes oder in ihrem Verlauf fühlbar
- Phlebografie, Duplexsonografie zum Ausschluss von Venenthrombosen
- Lichtreflexionsrheografie (LRR) – Test der venösen Muskelpumpe durch Lichtblitze

Thrombophlebitis. Die Diagnose wird anhand der genannten Zeichen gestellt. Differenzialdiagnostisch kann durch die Duplexsonografie eine Phlebothrombose ausgeschlossen werden.

Phlebothrombose. Die klinischen Zeichen führen in nur 50% der Fälle zu einer treffenden Diagnose. In der Duplexsonografie ist im Bereich des Thrombus kein Blutfluss darstellbar. Bleibt der Sonografiebefund unklar oder besteht der Verdacht einer Beckenvenenthrombose, wird die Phlebografie zur weiteren Diagnostik hinzugezogen.

7.11 Erkrankungen der venösen Gefäße

Chronisch-venöse Insuffizienz und postthrombotisches Syndrom. Neben den klinischen Zeichen sind in der Phlebografie und der Duplexsonografie Klappeninsuffizienzen, Reflux im tiefen Venensystem oder kutane Lymphabflussstörungen festzustellen.

Komplikationen

Varikosis.
- Thrombophlebitis; Blutungen aus verletzten Varizen
- chronisch-venöse Insuffizienz

Phlebothrombose.
- Lungenembolien, Ausbildung einer sekundären Varikosis
- rezidivierende Phlebothrombosen mit Ödembildung; Ulcus cruris

Therapie

Varikosis.
- konservative Behandlung: Tragen von Kompressionsstrümpfen, „Laufen und Liegen" ist dem „Stehen und Sitzen" vorzuziehen
- operative Behandlung
- interventionelle Behandlung: z. B. Sklerotherapie

Thrombophlebitis.
- zur Schmerzlinderung und Abschwellung kühlende Umschläge und Salben
- präventiv Kompressionsverband (S. 54) und frühzeitige Mobilisation
- Low-Dose-Heparin-Therapie (sofern keine Kontraindikationen)
- Bei Fieber evtl. Verabreichung eines Antibiotikums

> **Merke:** Bei einer Thrombophlebitis sollten zur Schmerztherapie keine steroiden Antiphlogistika eingesetzt werden. Sie erhöhen das Infektionsrisiko.

Phlebothrombose.
- **konservative Behandlung:**
  - betroffene Extremität hochlagern, Stuhlregulierung
  - Kompressionsverband bei Unterschenkelthrombose
  - 1 Woche Bettruhe (wegen Emboliegefahr)
- **operative Behandlung:** Mit einem Ballonkatheter (Fogarty-Katheter) wird der Thrombus chirurgisch entfernt (Thrombektomie)
- **Thrombolyse:** lokale oder systemische Fibrinolyse mit Plasminogenaktivatoren (Streptokinase, Urokinase, t-PA) zur Auflösung des Thrombus

Chronisch-venöse Insuffizienz und postthrombotisches Syndrom.
- Kompressionsverband oder -strümpfe
- balneophysikalische Maßnahmen (z. B. kalte Güsse)
- Bewegungstherapie (wegen Gefahr der Sprunggelenksversteifung)
- Varizensklerosierung
- Medikamente – venentonisierende und lokal abschwellende (Flavonoide, Rosskastaniensamenextrakte) oder Diuretika (nur initial und kurzfristig wegen Erhöhung der Thrombosegefahr)

Ulcus cruris. Bei venöser Insuffizienz ist die Kompressionsbehandlung von entscheidender Bedeutung. Zugeschnittene Schaumgummiplatten und Spezialeinlagen ermöglichen eine Übertragung der Kompressionswirkung auch auf die Knöchelregion (wichtig bei Ulzerationen). Danach wird ein festsitzender Kompressionsverband oder -strumpf angelegt.

7.11.2 Pflege- und Behandlungsplan Rückflussförderung

Tab. 7.16 Maßnahmen bei ausgewählten Erkrankungen der Venen.

Maßnahme	Varikosis	Thrombophlebitis	tiefe Venenthrombose (TVT)	chronisch venöse Insuffizienz (CVI)
Kompressionsverband	e	E	e	e
Frühmobilisation	e	E	i	e
Hochlagerung der Extremität	e	E	e	e
Messung des Beinumfangs	n.e.	n.e.	e	n.e.
Alkoholumschläge	n.e.	E	n.e.	n.e.
Obstipationsprophylaxe	n.e.	n.e.	e	n.e.
Antikoagulation	n.e.	E	e	e
Schmerztherapie	e	E	e	e
Venenzugang entfernen	n.e.	E	e	n.e.

e = empfohlene Maßnahme
i = individuelle Abwägung erforderlich
n.e. = nicht empfohlene Maßnahme

Mobilisieren
Die Mobilisierung des Patienten ist ein Grundsatz der Behandlung von Venenerkrankungen. Sie bewirkt eine Anspannung der Muskeln und damit eine Verbesserung des venösen Rückflusses. In Ruhe ist das Hochlagern der betroffenen Extremitäten eine einfache und wirkungsvolle Möglichkeit, die Strömungsgeschwindigkeit in den Venen der unteren Extremität zu beschleunigen.

> **Merke:** Bei der Bewegung gilt für Patienten mit venösen Gefäßkrankheiten die S-I-Regel: Stehen und Sitzen ist schlecht, Laufen und Liegen ist gut.

Keine strenge Bettruhe, außer bei starken Schmerzen oder zur Durchführung therapeutischer Maßnahmen (z.B. Lyse). Auch bei einer Phlebothrombose Frühmobilisation unter Kompressionsbehandlung.

Schmerztherapie überwachen
Einschätzung der Schmerzintensität, Verabreichung von angeordneten Schmerzmedikamenten und Überprüfung der Wirksamkeit sind wichtige pflegerische Aufgaben. Bei einer lokalen Schwellung der Extremität wirken Alkohol- bzw. Rivanolumschläge sowie Heparinsalben kühlend und abschwellend. Sie werden vom Patienten meist als angenehm empfunden.

> **Merke:** Alkohol darf nie unverdünnt angewandt werden. Er hat hautschädigende Wirkung.

Bakteriologische Untersuchung. Bei einer Thrombophlebitis sollten die in der Vene befindlichen Verweilkatheter entfernt werden. Zur Keimbestimmung werden die Katheterspitzen bakteriologisch untersucht.

Wundversorgung beim Ulcus cruris
Ziel der Wundbehandlung ist die Reepithelisierung und damit das Abheilen des Hautdefektes. Beim Ulcus cruris kann das sehr lange dauern. Eine genaue Dokumentation des Wundzustandes und seines Verlaufes ist von großer Bedeutung.

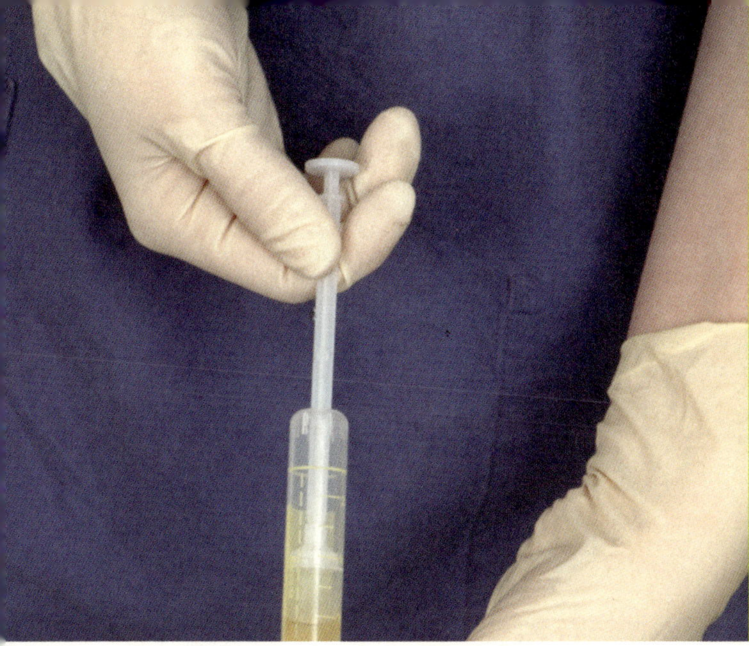

Pflege von Patienten mit Erkrankungen des Harnsystems

8

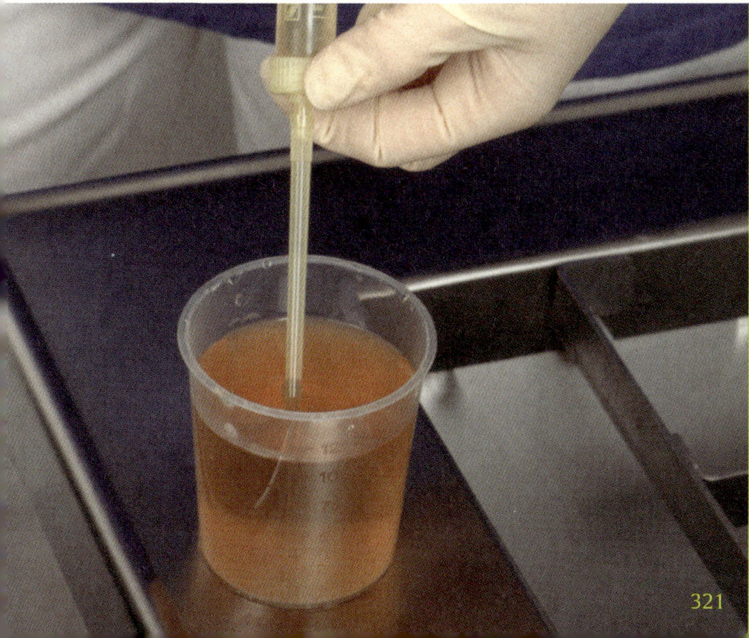

8.1 Harnsteinleiden

8.1.1 Grundlagen

> **Definition:** Als **Harnsteinleiden** (Urolithiasis) bezeichnet man die Bildung von Steinen in der Niere und/oder den ableitenden Harnwegen. Harnsteine können im Nierenparenchym, in den Nierenpapillen, in den Nierenkelchen und im Nierenbecken lokalisiert sein, ebenso in Harnleiter, Blase, Harnröhre und Prostata.

Ursachen

Tab. 8.1 Faktoren, die die Harnsteinbildung begünstigen.

beeinflussende Faktoren	Erläuterung	Auswirkung
physikalisch	Harnvolumen wird reduziert durch: ■ geringe Trinkmengen ■ Aufenthalt in heißem Klima oder bei Fieber ■ starkes Schwitzen ■ Erbrechen oder Durchfall	■ vermehrte Ausscheidung von steinbildenden Harninhaltsstoffen ■ verstärkte Kristallisation des Harns
anatomisch	Harnabflussbehinderungen, z.B. durch: ■ Vernarbungen der Harnleiter nach Entzündungen ■ Verletzungen ■ vergrößerte Prostata	■ Harnstau, der die Steinbildung begünstigt
metabolisch (Stoffwechselstörungen)	vermehrte Kalziumausscheidung (Hyperkalzurie) z.B. durch: ■ Überfunktion der Nebenschilddrüse ■ Knochentumore oder Knochenbrüche	■ Entstehung von Kalziumsteinen
bakteriologisch	Harn wird angereichert mit: ■ Stoffwechselprodukten von Bakterien im Rahmen von bakteriellen Infektionen	■ Harnsteinbildung
Lebensstil	fördernde Faktoren sind z.B.: ■ Bewegungsarmut ■ einseitige Ernährung mit viel tierischem Eiweiß (Purine)	■ Steinwachstum

Symptome

Harnsteinkolik.

- plötzlich einsetzende, krampfartige, anfallsweise auftretende Flankenschmerzen von unterschiedlicher Dauer (Je nach Lokalisation des Harnsteins strahlen die Schmerzen in andere Körperregionen aus, z.B. in den Unterbauch oder sie verlaufen entlang des Harnleiters.)
- Übelkeit/Erbrechen, (sichtbares) Blut im Urin (Mikro- bzw. Makrohämaturie)
- Miktionsbeschwerden, z.B. schmerzhaftes, gehäuftes oder erschwertes Urinieren
- Schüttelfrost/Fieber als Zeichen einer begleitenden Nierenbeckenentzündung
- Kreislaufkollaps
- Ileus (Darmverschluss)

8.1 Harnsteinleiden

Chronische Beschwerden.
- gehäufte Harnweginfekte, Blasenentleerungsstörungen, Inkontinenz

Komplikationen

- Nierenfunktionsschädigungen; Entzündungen bis hin zur Urosepsis
- Komplikationen durch invasive Behandlungsmethoden

Diagnostik

Beim akuten Steinleiden bietet meist das klinische Erscheinungsbild den wichtigsten Anhaltspunkt für die Diagnose. Ergänzend kommen weitere diagnostische Verfahren zum Einsatz:

Urinanalyse. Hier wird nach Zeichen eines Harnwegsinfektes, Blut sowie Hauptbestandteile der häufigsten Steinarten gesucht.

Blutanalyse.
- Kreatinin, Harnstoff, Elektrolyte (Zeichen einer Nierenfunktionsschädigung)
- Leukozyten, CRP als systemische Entzündungsparameter
- Gerinnungsparameter (Einschätzung einer möglichen Blutungsgefahr)
- Harnsäure, Parathormon (fakultativ) (Marker einer verantwortlichen Grunderkrankung)

Bildgebung.
- **Sonografie**: zur Darstellung eines Harnstaus oder eines Nierensteins
- **Abdomenübersichtsaufnahme**: kann schattengebende Konkremente zeigen
- **Ausscheidungsurogramm** (AUG): intravenöse Kontrastmitteluntersuchung, die eine genauere Lokalisation eines Konkrements erlaubt
- **Abdomen-Nativ-CT** (A-CT, „Stone-CT"): Vorteile sind u.a. die fehlende Notwendigkeit der Kontrastmittelgabe und die Darstellung sämtlicher Bauchorgane.

Therapie

An erster Stelle steht die Akuttherapie der Nierenkolik. Zur eigentlichen Steintherapie stehen konservative und invasive Behandlungsverfahren zur Verfügung.

Konservative Therapie

Bis zu einer Größe von ca. 5–8mm können Harnsteine meist spontan abgehen. Wichtig sind eine ausreichende Schmerztherapie sowie eine erhöhte Urinausscheidung (Trinkstoßtherapie). Bei älteren Patienten, die ihre Trinkmenge nicht ausreichend steigern können, ist häufig eine Infusionstherapie notwendig. Harnsäuresteine können über oral verabreichte Medikamente aufgelöst werden. Die Harnsäure ist ein Endprodukt im Purinstoffwechsel. Bei einer Störung sind für die Steinbildung die Mehrausscheidung von steinbildenden Ionen sowie die Säurestarre des Urin-pHs verantwortlich.

> **Definition:** Unter **Säurestarre** versteht man bei einem Urin-pH-Tagesprofil konstante Werte < 6. Dies zeigt eine ständige Übersättigung mit Harnsäure an, die dann auskristallisiert.

Anhebung des Urin-pHs. Durch die orale Aufnahme eines Kalium-Natrium-Zitrat-Komplexes als Granulat wird der Urin zwischen 6,2 und 6,8 eingestellt. Hierzu sollte der Patient je nach Ernährungs- und Trinkgewohnheiten mehrmals täglich den Urin-pH messen; ggf. muss die Medikation angepasst werden.

Senkung der Harnsäure. Bei primärer Gicht, purinreicher Ernährung oder erhöhtem Zelluntergang (Chemotherapie bei Tumorerkrankungen) steigt die Konzentration der Harnsäure im Urin. Eine Drosselung der Harnsäurebildung wird durch Xanthinoxidase-Hemmer (z.B. Allopurinol) in Tablettenform erreicht.

Invasive Therapie
- Harnleiterschienung, extrakorporale Stoßwellenlithotripsie (ESWL)
- Ureterorenoskopie (URS), perkutane Nephrolitholapaxie (PCNL)
- offene Schnittoperation

8.1.2 Pflege- und Behandlungsplan

Akute Symptome lindern
An erster Stelle steht die Fortführung der Schmerztherapie – meist intravenös, da die Patienten häufig unter Übelkeit leiden. Zusätzlich ist teils die Gabe von beruhigend wirkenden Substanzen notwendig. Viele Patienten empfinden lokale Wärme als entspannend. Auch die Stuhlregulation kann eine förderliche Wirkung haben. Diese Maßnahmen sollten mit dem Arzt abgesprochen werden.

Komplikationen rechtzeitig erkennen
Über Verschlechterung des Allgemeinzustandes, besonders in Form von Schüttelfrost oder Fieber, sollte sofort ein Arzt informiert werden. Die Symptome könnten eine Urosepsis ankündigen (S. 327).

Bei der Steintherapie unterstützen
Jeder Harnsteinpatient sollte Urinsiebe erhalten, um die bei der Miktion ausgeschiedenen Harnsteine aufzufangen. Diese werden dann zur Ursachenforschung einer Steinanalyse zugeführt. Bei der medikamentösen Therapie unterstützt die Pflege die Kontrolle des Urin-pHs und die Senkung der Harnsäure in Serum und Urin.

Invasive Therapie unterstützen
Pflegerische Aufgaben richten sich nach den Standards der einzelnen Zentren, den allgemeinen prä- und postoperativen Standardpflegeplänen bzw. den Standardpflegeplänen für endoskopische Eingriffe in der Urologie.

Harnleiterschienung und EWSL. Falls die Eingriffe in Narkose vorgenommen werden, gelten die üblichen Fristen für Nahrungs- und Flüssigkeitskarenz.

Ureterorenoskopie. Da eine Narkose benötigt wird, sind die üblichen Fristen für Nahrungs- und Flüssigkeitskarenz einzuhalten. Schmerzen müssen gelindert und der Urin beurteilt werden:
- qualitativ (Blutung, Infekt, Steinkonkremente)
- quantitativ (Menge)

Perkutane Nephrolitholapaxie. Da eine Narkose benötigt wird, sind die üblichen Fristen für Nahrungs- und Flüssigkeitskarenz einzuhalten. Zusätzlich werden Urinmenge und -qualität und liegende Harnableitungen (z.B. Nierenfistelkatheter) beobachtet. Hinweise auf einen größeren Blutverlust können Blässe, ein Bluterguss sowie erhöhte Wunddrainagemengen sein.

Offene Schnittoperation. Bei Schnittführung am Rippenbogenunterrand ist eine intensive Pneumonieprophylaxe und Atemtherapie notwendig. Regelmäßige Schmerzmittelgaben ermöglichen die schmerzfreie Atmung. Ansonsten gelten die gleichen Maßgaben wie für die PCNL.

Gesundheit fördern und erhalten
Die Beratung zur Metaphylaxe (Verhinderung des erneuten Auftretens) von Harnsteinen hat aufgrund der häufigen Rezidive und möglichen Folgeschäden eine besondere Bedeutung.

Trinkmenge und Ernährung
Die Steigerung der Trinkmenge ist die wichtigste vorbeugende Maßnahme für jede Steinart; eine Urinausscheidung von mindestens 2l pro Tag ist empfohlen. Das Füh-

ren eines Miktionsprotokolls kann besonders zu Beginn sowohl Kontrolle als auch Ansporn für den Patienten sein. Tab. 8.2 zeigt ausgewählte Empfehlungen der European Association of Urology für jede Steinart.

Tab. 8.2 *Empfehlung zur Aufnahme von Lebensmitteln und Salzen nach Steinart.*

Steinart	Empfehlung
Kalziumsteine	■ verminderte Aufnahme von Oxalaten (z.B. Rhabarber, Spinat, Kakao, Nüsse) ■ verminderte Kochsalzaufnahme (3g/Tag) ■ kein übermäßiger Konsum von tierischem Eiweiß ■ kein übermäßiger Konsum von Vitamin C ■ keine Einschränkung der Kalziumaufnahme
Cystinsteine	■ verminderte Kochsalzaufnahme (2g/Tag)
Harnsäuresteine	■ verminderte Aufnahme von tierischem Eiweiß ■ verminderte Aufnahme von Harnsäure (z.B. Innereien)

8.2 Harnwegsinfektion

8.2.1 Grundlagen

Definition: Abhängig von der Lokalisation werden Harnwegsinfektionen in Infektionen der oberen und der unteren Harnwege eingeteilt. Je nach Lokalisation unterscheidet man z.B.:
- **Urethritis**: Harnleiterentzündung
- **Zystitis**: Blasenentzündung
- **Pyelonephritis**: Nierenbeckenentzündung

Darüber hinaus werden Harnwegsinfektionen ohne Begleiterkrankungen als unkomplizierte bzw. primäre Harnwegsinfekte bezeichnet. Dem gegenüber sind komplizierte bzw. sekundäre Harnwegsinfektionen begünstigt durch Begleitumstände, die das Risiko einer Harnwegsinfektion erhöhen.

Ursachen

Harnwegsinfekte entstehen i.d.R. durch Bakterien, die von außen in den Harntrakt aufsteigen. Die häufigsten Erreger sind Bakterien der Darmflora (Escherichia coli, Enterokokken). Selten sind Pilze, Viren oder höhere Mikroorganismen Auslöser von Harnwegsinfekten.

Risikofaktoren

Risikofaktor sind Begleiterkrankungen des Harntraktes, z.B.:
- Nierensteine, Verengung des Nierenbeckenabganges
- Rückfluss von Urin aus der Harnblase in die Harnleiter und Nierenbecken
- Blasenentleerungsstörungen durch eine gutartige Vergrößerung der Vorsteherdrüse

Erkrankungen, die Harnwegsinfektionen begünstigen, sind Immobilität (z.B. Querschnitt-Syndrom), Diabetes mellitus, allgemeine Abwehrschwäche (z.B. HIV, Immunsuppression durch Chemotherapie oder nach Transplantation) sowie Schwangerschaft.

Symptome

Harnwegsinfektionen zeigen meist eine Kombination mehrerer Symptome, die sich teils je nach Lokalisation des Infekts unterscheiden (Tab. 8.3).

Tab. 8.3 Übersicht über Symptome und Diagnostik von Harnwegsinfektionen.

Urethritis	akute Zystitis	akute Pyelonephritis
Symptome		
Dysurie, Algurie, Pollakisurie, Ausfluss aus der Harnröhre	Dysurie, Algurie, Pollakisurie, Hämaturie, suprapubische Schmerzen	Dysurie, Algurie, Pollakisurie, Fieber, Schüttelfrost, Flankenschmerzen, allg. Krankheitsgefühl
Untersuchung		
Rötung der Mündung der Harnröhre	Druckschmerz im Blasenlager	Klopf- oder Druckschmerz im Nierenlager
Labor		
Drei-Gläserprobe, Leukozyturie, Harnröhrenabstriche (Chlamydien/Mykoplasmen)	Mittelstrahl-Urin, Nitrit-Nachweis im Urin, Leukozyturie, Mikrohämaturie	Mittelstrahl-Urin, ggf. Punktionsurin aus dem Nierenbecken, Blutkultur, BSG, CRP, kleines und großes Blutbild
Bildgebung		
Harnröhrendarstellung, ggf. Doppelballonuntersuchung	Ultraschall: Restharn, Blasenstein, Blasentumor Röntgen: Zystogramm	Ultraschall: Aufweitung des Nierenbeckenkelchsystems, Nierensteine, echoarme Parenchymareale Röntgen: Ausscheidungsurografie, Computertomografie (CT), Magnetresonanztomografie (MRT)
Endoskopie zur ergänzenden Abklärung		
Urethroskopie	Urethrozystoskopie	Ureterrenoskopie

> **Merke:** Fieber im Rahmen einer Harnwegsinfektion deutet meist auf eine Beteiligung der Niere hin. Die Pyelonephritis gilt als häufigste Nierenerkrankung.

Diagnostik

Neben der Anamnese und der körperlichen Untersuchung steht die Untersuchung des Urins im Vordergrund (s. Tab. 8.3). Er wird untersucht auf:

- **Hämaturie**: vermehrte rote Blutkörperchen
- **Leukozyturie**: vermehrte weiße Blutkörperchen
- **Bakteriurie**: vermehrte Bakterien ($\geq 10^5$ Keime/ml)
- **Resistogramm**: Art der Keime und ihre Empfindlichkeit gegenüber Antibiotika mittels einer Bakterienkultur

Therapie

An erster Stelle steht die möglichst resistogrammgerechte antibakterielle Chemotherapie. Ergänzende Maßnahmen sind eine ausreichende Flüssigkeitszufuhr sowie eine regelmäßige und vollständige Blasenentleerung, da der Urinfluss und die antimikrobielle Aktivität des Urins das Bakterienwachstum behindern. Wärme und Schmerzmittel haben eine krampflösende Wirkung.

> **Merke:** Nicht ausbehandelte Harnwegsinfektionen können bleibende Nierenschäden, eine arterielle Hypertonie oder eine chronische Niereninsuffizienz zur Folge haben.

8.2.2 Pflege- und Behandlungsplan

Infektionszeichen beobachten

Zunehmende oder neu auftretende Schmerzen haben Signalcharakter. Besonders Rückenschmerzen können auf eine Mitbeteiligung der Niere hinweisen. Auf der Station können Streifentests einen Anhalt für einen Harnwegsinfekt geben. Urinkulturen (Uricult) können ebenfalls auf der Station angelegt werden, werden aber meist im Labor „bebrütet".

> **Merke:** Eine Urinprobe sollte innerhalb von 30 Min. untersucht werden, da sonst das Ergebnis verfälscht werden kann. Wenn z. B. der Urin nach Sediment untersucht werden soll, ist daher eine schnelle Zuführung zum Labor nötig („frischer Urin").

Bei Harnwegsinfektion unterstützen

Antibiose. Die Zuverlässigkeit der Medikamenteneinnahme ist nicht hoch; nur ein Drittel der Patienten nimmt das Antibiotikum vorschriftsmäßig; bis zu 20% der Patienten nehmen es gar nicht ein.

Flüssigkeitszufuhr. Wasser, Früchtetee und Säfte sind uneingeschränkt zu empfehlen. Kann der Patient nicht selber die erforderliche Flüssigkeit trinken, ist eine Infusionstherapie notwendig.

Weitere Maßnahmen. Lokale Wärme oder eine medikamentöse Schmerztherapie können Blasenkrämpfe oder Unterbauchbeschwerden lindern. Die Patienten sollen große körperliche Anstrengung vermeiden und müssen bei der Körperpflege entsprechend unterstützt werden. Eine vorübergehende sexuelle Abstinenz ist zu empfehlen.

Anzeichen einer Urosepsis erkennen

> **Definition:** Eine **Urosepsis** entsteht, wenn Keime aus dem Urogenitaltrakt in die Blutbahn gelangen. Ursachen können eine verspätete, falsche oder unterdosierte Antibiotikatherapie sein, das Einbringen von Bakterien bei instrumentellen Untersuchungen und Behandlungen oder zusätzliche Anomalien des Harntraktes.

Zeichen der Urosepsis sind alle Zeichen des septischen Schocks wie
- Tachykardie, niedriger Blutdruc, hohes Fieber, Tachypnoe
- Petechien infolge einer Thrombozytopenie

> **Merke:** Eine Urosepsis ist lebensgefährlich; die Sterblichkeit liegt unbehandelt bei 50%. Daher muss der Patient bei Verdacht auf eine Urosepsis engmaschig und ggf. intensivmedizinisch überwacht werden.

Gesundheitsberatung

Die Miktion soll dem Tagesablauf angepasst (ca. 4–6-mal/Tag) entspannt erfolgen und nicht aufgeschoben werden. Eine ausgewogene Ernährung führt meist zu einem physiologischen Urin. In besonderen Fällen erfolgt die Einnahme eines niedrig dosierten Antibiotikums zur Nacht, um die lange nächtliche Urinverweilzeit in der Harnblase durch wirksame Antibiotikaspiegel im Urin zu überbrücken.

> **Gesundheitsförderung und Prävention:** Zitrusfrüchte und -säfte säuern den Urin an (Urin pH 5–6) und erschweren das Bakterienwachstum. Auch Preiselbeeren als Saft, Kompott oder Tablette sollen das Bakterienwachstum vermindern und das Anheften der Bakterien an das Oberflächenepithel des Harntraktes erschweren.

Intimhygiene
Bei der Intimpflege sollten keine Seifen oder Duftsprays verwendet werden, die die normale Keimflora im Intimbereich stören. Nach jedem Geschlechtsverkehr soll möglichst bald Wasser gelassen werden. Die Kleidung im Intimbereich soll aus natürlichen Materialien bestehen und ausreichend weit sein, da Keime sich bevorzugt in feuchter und warmer Umgebung vermehren.

> **Gesundheitsförderung und Prävention:** Patienten mit Harnableitungen wie Kathetern müssen besonders sorgfältig und hygienisch im Intimbereich gepflegt werden, um Harnwegsinfekten vorzubeugen.

Qualitätssicherung
Harnwegsinfektionen durch nosokomiale (im Krankenhaus erworbene) Keime sind ein zunehmendes Problem in der Therapie und Pflege. Aktuell müssen nosokomiale Infektionen und damit auch Harnwegsinfektionen gesondert erfasst und dokumentiert werden.

8.3 Akute Glomerulonephritis

8.3.1 Grundlagen

> **Definition:** Als **Glomerulonephritis** wird eine Entzündung der Glomerula (Nierenkörperchen) bezeichnet. Sie kann akut, schnell fortschreitend (rapid progredient) oder chronisch verlaufen. Die Entzündung kann in den Nieren diffus oder herdförmig verteilt sein und jeweils das gesamte Nierenkörperchen oder nur Segmente betreffen. Bei chronischem Verlauf nimmt die Anzahl der Funktionseinheiten der Niere allmählich ab. Die noch funktionstüchtigen Einheiten übernehmen zwar die Aufgaben der geschädigten Nephren, können diese Mehrbelastung aber nur für eine bestimmte Zeit leisten.

Ursachen
Die akute Glomerulonephritis kann nach einer akuten Infektion auftreten, z. B. nach einer Streptokokkeninfektion im Rahmen einer Halsentzündung (Angina). Die Toxine der Streptokokken bewirken eine typische Zweiterkrankung, die i. d. R. 1–3 Wochen nach der Erstinfektion auftritt. Ursachen für schnell fortschreitende Glomerulonephritiden können z. B. Immunreaktionen oder Systemerkrankungen sein.

Risikofaktoren
Stärker gefährdet als Patienten mit Streptokokkeninfektionen (z. B. eitrige Tonsillitis, Mittelohrentzündung, Eiterherde an Zähnen) sind heute Patienten mit Erkrankungen durch Staphylokokken und gramnegative Erreger sowie Patienten mit Defekten der Immunregulation (Ältere, Diabetiker, Alkoholiker, Drogenabhängige).

8.3 Akute Glomerulonephritis

Symptome

- gestörte Durchlässigkeit mit Ausscheidung von Blut und Eiweiß
- Veränderung der Struktur mit Funktionsverlust und vermehrte Natrium-Rückresorption: Ödeme, z. B. an den Augenlidern

Bei den Symptomen der akuten Glomerulonephritis unterscheidet man das nephritische und das nephrotische Krankheitsbild.

Nephritisches Krankheitsbild

- plötzlicher Beginn
- Mikro- oder Makro-Hämaturie mit formveränderten Erythrozyten mit kugeligen Ausstülpungen (Akanthozyten) und Erythrozytenzylindern
- Abnahme der glomerulären Filtration/Anstieg des Serum-Kreatinin-Wertes
- Ansammlung von Natrium und Wasser im Körper mit folgendem Bluthochdruck

Nephrotisches Syndrom

Dieses entwickelt sich gelegentlich sekundär durch ausgeprägten Eiweißverlust mit dem Urin. Durch die Proteinurie gehen Transporteiweiße für Fette und Gerinnungsfaktoren sowie Medikamente verloren. Daher entstehen:

- Hypalbuminämie (erniedrigte Albuminwerte im Blut) und Ödeme
- Hyperlipidämie (erhöhte Blutfettwerte), Thromboseneigung
- vermehrte Toxizität von Medikamenten, die sonst im Blut an Eiweiß gebunden werden
- Fortschreiten der Nierenschädigung

Diagnostik

- Untersuchung des Urinsediments
- Bestimmung der Art und des Ausmaßes der Proteinurie
- Suche nach immunologischen Markern (Antikörper und Antigene)
- Bestimmung der Retentionswerte (Kreatinin, Harnstoff, Kreatinin-Clearance), Natrium, Kalium, Calcium, Phosphat
- perkutane Nierenbiopsie (histologische Untersuchung)

Komplikationen

- akutes Nierenversagen
- Übergang in ein chronisches Leiden mit dem Endstadium „terminales Nierenversagen" → Dialysepflicht

Therapie

- bei Flüssigkeitseinlagerung Begrenzung der Trinkmenge auf Menge der Urinausscheidung plus 500 ml/Tag
- Reduktion der Natrium-Zufuhr, Therapie der Krankheitsursache
- Reduktion der Eiweißzufuhr
- Einstellung des Blutdrucks, Gabe von Diuretika
- Verzicht auf oder Reduktion aller potenziell nierenschädigenden Medikamente

8.3.2 Pflege- und Behandlungsplan

> **Merke:** Ein großer Teil der Patienten mit Glomerulonephritis wird schließlich die terminale Niereninsuffizienz erreichen und dialysepflichtig werden.

Krankheitszeichen beobachten

Hier stehen Vitalzeichenkontrolle, Gewichtskontrolle und Bilanzierung im Vordergrund. Da sich der Flüssigkeitshaushalt verschieben kann, muss der Patient auf mögliche periphere Ödeme, hypertone Krisen sowie ein Lungenödem beobachtet werden.

Mit Zukunftsängsten umgehen

Hier geht es vor allem um das veränderte Körpergefühl des Patienten sowie seinen Umgang mit der Prognose. Oft bemerkt der Patient körperliche Veränderungen selbst:

- zunehmende Lidödeme, wachsender Bauchumfang
- kleinere und dunklere (konzentriertere) Urinportionen
- häufigere Blutdruckspitzen, Schlafen oft nur mit erhöhtem Kopfteil

Die körperlichen Veränderungen erhärten die Befürchtung, dass die Entzündung nicht ausheilen und chronisch werden könnte. Die Patienten haben Angst vor der Dialysepflicht und ihren potenziellen Folgen (z. B. veränderte Tagesstruktur, begrenzte Trinkmenge, Ernährungsbeschränkungen, Kreislaufveränderungen)

> **Praxistipp:** Gesprächsbereitschaft, Information über medizinische und medizintechnische Möglichkeiten, das Angebot psychologischer Beratungsgespräche sowie Kontakte zu Selbsthilfegruppen helfen, mit der Zukunftsangst umzugehen.

Gesundheitsberatung

Neben den Grundlagen der Gesundheitsberatung geht es vor allem um Empfehlungen zur Diät:

- **Proteine**: aufgenommene Eiweißmenge auf normale Maße (1 mg/kg Körpergewicht) reduzieren (bei sich weiter verschlechternden Nierenfunktion 0,8 mg biologisch hochwertiges Protein pro kg Körpergewicht).
- **Fleisch und Milchprodukte**: aufgenommene Phosphatmenge aus Fleisch und Milchprodukten vermindern. Bikarbonat zum Ausgleich einer metabolischen Azidose scheint die Nierenfunktion zu schützen.

> **Praxistipp:** Nutzen Sie die Konsiliarbesuche einer Diätassistentin, um einen Einblick in dieses wichtige therapeutische Angebot zu erhalten. Probieren Sie salzarme Nahrungsmittel.

> **Gesundheitsförderung und Prävention:** Geht die Erkrankung in eine chronische Form über, kann der Betroffene evtl. über Arbeitsversuche oder eine Umschulung im Arbeitsprozess bleiben. Gelegentlich ist eine Erwerbsunfähigkeit mit Frühberentung unvermeidlich. Regen Sie eine Beratung zu sozialrechtlichen Fragen an.

8.4 Urologische Operationen

8.4.1 Grundlagen

Operationsformen

Niere

Die häufigsten Indikationen für eine Teilentfernung (partielle Nephrektomie) bzw. eine komplette Entfernung (Nephrektomie) der Niere sind Nierentumoren/-zysten,

8.4 Urologische Operationen

Eiternieren (Pyonephrose) aufgrund einer Infektion und Verletzungen des Nierengewebes wie Nierenrisse (Ruptur) bzw. Verletzungen der Nierenarterie oder -vene aufgrund von Traumata.

Harnleiter

Der Harnleiter wird häufig zusammen mit anderen Organen (Niere, Harnblase) operiert. Allerdings können Steine bzw. Tumoren im Harnleiter endoskopisch mit einer Ureteroskopie gesehen und auch behandelt werden.

Harnblase

Oberflächliche Harnblasentumoren bzw. Blasensteine können endoskopisch entfernt werden. Fortgeschrittene Tumoren bzw. Harnblasendivertikel bedürfen einer Operation mit Bauchschnitt. Wenn die Harnblase aufgrund eines Tumors komplett entfernt werden muss, kann der Patient nicht mehr auf natürlichem Weg miktionieren. Es stehen mehrere Verfahren zur alternativen Urinableitung zur Verfügung:
- Ureterosigmoidostomie, Ieum-Conduit, Ileum-Neoblase

Harnröhre

Eine Harnröhrenverengung (Striktur) wird endoskopisch behandelt. Bei Kindern können angeborene Harnröhrenklappen, selten auch Harnröhrendivertikel vorliegen. Die Harnröhre wird manchmal begleitend bei Verkehrsunfällen mit Beckenbrüchen oder im Rahmen einer Kathetereinlage verletzt

Komplikationen

- Blutung, Verletzung benachbarter Organe
- Infektion, Verschlechterung/Verlust der Nierenfunktion
- Anastomoseninsuffizienz (Stuhl-/Urinleckage)

8.4.2 Pflege- und Behandlungsplan

Präoperative Pflege

Präoperativ muss der Patient OP-gerecht rasiert werden. Bei Anlage eines Ileum-Conduits wird die ideale Lokalisation für das Stoma auf der Haut markiert. Vor einer Operation mit Darmbeteiligung wird eine Darmreinigung empfohlen. Hierzu gibt es in den meisten urologischen Kliniken Standards und operationsspezifische Anordnungen zu Darmentleerung und Kostabbau. Der gesamte Darm sollte intraoperativ frei von Verdauungsresten sein, um das Infektionsrisiko zu senken.

Postoperative Pflege

Hier stehen Information (z.B. Häufigkeit von Kontrollen, Mobilisationsplan, Kostaufbau), Schmerztherapie sowie Maßnahmen zur Kontrolle und Unterstützung der Urinausscheidung im Vordergrund.

Schmerztherapie

Trotz Schmerzmittelgabe kann ein Restschmerz verbleiben, der bei Bewegung spürbar wird. Er kann die Atmung beeinträchtigen, Positionswechsel im Bett verhindern und die Nachtruhe stören. Grundkenntnisse zur postoperativen Schmerztherapie (S. 544) sind für jede Pflegekraft unbedingt notwendig, z.B.:
- Kombination von sog. zentralen und peripheren Analgetika
- peridurale Schmerztherapie
- patientenkontrollierte Analgesie

Urinausscheidung unterstützen

Flüssigkeitszufuhr und Urinausscheidung sollten bilanziert werden (Einfuhr/Ausfuhr). Indirekt kann die Nierenfunktion durch Laborkontrollen (Kreatinin, Elektrolyte) und sonografische Kontrollen (Nierenstau) beurteilt werden.

Urinableitungen

Die Urinableitung über einen Dauerkatheter erfolgt entweder über die Niere (Nierenfistelkatheter) oder über die Harn-/Neoblase. Sie erfüllt folgende Funktionen:
- Ableitung des Urin, Überwachung der Nierenfunktion
- Schienung des Wundgebietes/der Anastomose (z. B. nach radikaler Prostatektomie)
- Zufuhr von Spülflüssigkeit über einen Spülkatheter zur Verhinderung von Blutkoageln (z. B. nach einer Prostata-Operation)

Komplikationen

Paravasation. Ein Urinabgang am Katheter vorbei ist häufig normal. Häufig hilft es, den geblockten transurethralen oder suprapubischen Katheter etwas anzuziehen, damit sich der Katheterballon vor die Eintrittsstelle des Katheters legt. Auch kleine „Schleifchen" – aus Mullkompressen am Katheter angebracht – können Urin aufnehmen. Sie müssen regelmäßig gewechselt werden.

Verstopfter Katheter. Ursachen:
- technische Handhabungsfehler (abgeklemmte oder abgeknickte Schläuche)
- Blutkoagel, Harngries oder Schleim im Katheter
- Katheterspitze liegt an der Harnblasenwand an

Zunächst sollte die Lage der Urinableitungen überprüft werden. Die Veränderung der Position des Katheters durch vorsichtige Manipulation kann die Beschwerdesymptomatik des Patienten bereits deutlich lindern. Zum Anspülen wird das erforderliche Material des Katheters gerichtet und der Urologe kontaktiert.

> **Merke:** Ausgeschaltete Darmsegmente bei Harnumleitungsoperationen bilden weiter Schleim, der den Katheter verstopfen kann. Informieren Sie den Urologen, wenn Sie eine Verstopfung feststellen. Es muss geklärt werden, wo der gestaute Urin verbleibt.

Entfernen der Ableitungen.
Für das Ziehen der Schienen bzw. Katheter muss oftmals nur ein Haltefaden gelöst werden und/oder ein Blockungsballon entleert werden.

> **Merke:** Überprüfen Sie nach der Entfernung die Fähigkeit zur Miktion. Beobachten Sie den Urin auf mögliche Nachblutungen durch Schleimhautverletzungen, die durch das Ziehen entstanden sind.

8.5 Dialysepflichtige Patienten

8.5.1 Grundlagen

> **Definition:** Die **Dialyse** (griech.: Auflösung) ist eine Form der Nierenersatzbehandlung. Dabei werden osmotisch wirksame Teilchen an einer semipermeablen (halbdurchlässigen) Membran getrennt.

8.5 Dialysepflichtige Patienten

Indikation

- Urämie mit schwerer anhaltender Übelkeit und Erbrechen, Perikarditis (Herzbeutelentzündung), Polyneuropathie (Erkrankung peripherer Nerven), ausgeprägtes Hautjucken
- schwer einstellbarer Bluthochdruck (Hypertonie)
- stark ausgeprägte renale Anämie (Verminderung der Anzahl roter Blutkörperchen)
- Laborwerte (dauerhaft erhöhter Kaliumspiegel, Kreatinin > 8–10 mg/dl, Harnstoff > 160–200 mg/dl)
- Dyspnoe durch Überwässerung der Lunge (Lungenödem)
- hämorrhagische Gastritis (blutende Magenschleimhautentzündung)

Diagnostik

Laborchemische (Serum-Kreatinin-Werte, Harnstoff, Kalium) und klinische Befunde (EKG) weisen auf eine notwendige Dialyse hin.

Komplikationen

- Shuntinfektionen, allergische Reaktionen
- teilweise erhebliche Kreislaufprobleme durch Flüssigkeitsentzug
- Infektionen der Kathetereintrittsstelle
- Herzrhythmusstörungen bei Hypo- oder Hyperkaliämie
- blutübertragene Infektionen
- Notfälle während der Dialyse (z. B. Blutungen an der Punktionsstelle)

Nierenersatzverfahren

- **Hämodialyse:**
  - extrakorporale Hämodialyse
  - intrakorporale Peritonealdialyse (CAPD, APD)
- **Hämofiltration:**
  - intermittierend zur Behandlung von Dauerdialysepatienten
  - kontinuierlich im Bereich der Intensivtherapie, z. B. akutes Nierenversagen
- **Hämodiafiltration** als Kombination von Hämofiltration und Hämodialyse:
  - intermittierend zur Behandlung von Dauerdialysepatienten
  - kontinuierlich im Bereich der Intensivtherapie

> **Praxistipp:** Verschlechtert sich die Nierenfunktion trotz Therapie weiter und ist daher eine Dialysebehandlung abzusehen, sollte frühzeitig ein Shunt angelegt werden.

Gefäßzugänge

Als vorübergehenden Gefäßzugang, der nur in Notfallsituationen wie akutem Nierenversagen eingesetzt wird, verwendet man heute den Shaldon-Katheter. Dieser wird bevorzugt in die obere Hohlvene, gelegentlich auch in die Leistenvene eingeführt. Zwischen den Dialysen wird er zur Vermeidung von Katheterthrombosen mit Heparin gefüllt.

> **Definition:** Ein **Shunt** ist eine subkutane, gefäßchirurgisch angelegte Kurzschlussverbindung zwischen einer Armarterie und einer Vene. Er dient dem Anschluss des Patienten an das Dialysegerät sowie als Zugang zum Blutkreislauf. Über einen Shunt werden dem Patienten pro Minute 200–300 ml Blut entnommen und gereinigt wieder retransfundiert.

> **Praxistipp:** Grundsätzlich sollen Blutentnahmen bei Dialysepatienten nur aus Handrückenvenen vorgenommen werden, um die wertvollen Venen des Unterarmes und der Ellenbeuge für operative Shunts zu schonen.

Dauer und Häufigkeit

Akutkranken wird in der Intensivtherapie das Volumen kontinuierlich über 24 Std. entzogen. Chronisch niereninsuffizienten Patienten werden intermittierend in Sitzungen von wenigen Stunden an mehreren Tagen in der Woche Wasser und harnpflichtige Substanzen dialysiert und filtriert. Je nach Nierenrestfunktion dauert eine extrakorporale Hämodialysesitzung 3–5 Std. und muss an 3 Tagen in der Woche durchgeführt werden. Die Behandlung wird bei längerer Dialysedauer kreislaufschonender, da sich der Flüssigkeitsentzug und der Elektrolytausgleich auf einen längeren Zeitraum erstrecken. Dadurch ist der Patient an ein strenges zeitliches Schema gebunden.

Heimdialyse

Die Heimdialyse wird unter kontinuierlicher medizinischer Betreuung durch einen erfahrenen Nephrologen mit 24-stündiger ärztlicher Rufbereitschaft als Hämodialyse oder als Peritonealdialyse durchgeführt. Erforderlich für beide Heimdialyseverfahren ist ein intensives Dialysetraining, um den Ablauf der Behandlung zu verstehen, die Durchführung zu üben und beherrschen zu lernen. Erfahrungen zeigen, dass aufgrund der intensiven Eigenverantwortung des Dialysepatienten typische Behandlungskomplikationen, auch Shuntkomplikationen, bei der Heimhämodialyse wesentlich seltener auftreten.

> **Praxistipp:** Bei der Heimhämodialyse ist im Unterschied zur Peritonealdialyse ein unterstützender Partner notwendig. Dieser muss mit der Bedienung des Geräts und dem Ablauf der Dialyse vertraut sein und in kritischen Situationen zuverlässig handeln können.

8.5.2 Pflege- und Behandlungsplan

Patienten während der Dialyse betreuen

Vorbereitung

Vor Beginn der Dialyse erfolgt eine Gewichtskontrolle des Patienten, möglichst immer auf der gleichen Waage mit gleichartiger Kleidung, z.B. mit oder ohne Schuhe, sowie eine Blutdruck- und Pulskontrolle.

Durchführung

Waschung und Punktion.
- Arm mit Flüssigseife waschen und mit Einmalhandtuch abtrocknen.
- Vor Shuntpunktion großflächige Hautantiseptik mit alkoholischem Desinfektionsmittel und sterilen Tupfern (Einwirkzeit mind. 1 Min.) durchführen.

> **Merke:** Eine Rasur der Körperbehaarung im Bereich des Shunts ist kontraindiziert, da sie die Infektionsgefahr durch Mikroläsionen erhöht (s. nosokomiale Infektionen, S. 163).

8.5 Dialysepflichtige Patienten

- Anschließend wird der Gefäßzugang hergestellt durch
  - Punktion des arteriovenösen Shunt bei der Dauerdialyse oder über
  - Shaldon-Katheter bei vorübergehender Hämodialyse.
- Um Koagulationen im Filtersystem zu vermeiden, wird der Patient heparinisiert.
- Er wird an den Dialysator angeschlossen. Vor der Rückführung des Blutes in den Körper werden evtl. fehlende Elektrolyte, Glukose und wasserlösliche Vitamine zugegeben.

Kreislaufkontrolle. Blutdruck und Herzfrequenz werden stündlich – bei Bedarf auch häufiger – kontrolliert und im Dialyseprotokoll dokumentiert. Während der Hämodialyse können akute medizinische Notfälle auftreten:

- hypotensive oder hypertensive Krisen (akuter Blutdruckabfall oder -anstieg)
- Brady- oder Tachykardien, Rhythmusstörungen (Hinweis auf einen nicht physiologischen Kaliumgehalt des Blutes)
- akuter Schmerz; akute Atemnot; zerebraler Krampfanfall

> **Merke:** Das Beheben apparativer Störungen während der Hämodialyse bleibt Pflegepersonen mit einer Fachweiterbildung vorbehalten.

Nachsorge

- Schlauchsystem mit NaCl 0,9% spülen
- Kanülen vorsichtig entfernen und korrekt entsorgen.
- Punktionsstelle mit sterilen Tupfern (wegen der Blutungsgefahr bis zu 20 Min.) mit dem flachen Finger komprimieren.

Funktionsprüfung des Shunt

Um die Strömungsaktivität in dem künstlich angelegten Gefäß festzustellen und einen evtl. Shuntverschluss zu erkennen, muss die Funktion des Shunt täglich geprüft werden (Kontrolle u. a. der Füllung, Verlauf des Shunt und Platzierung der letzten Punktionsstelle) durch

- Inspektion, Palpation (leichtes Auflegen der Fingerspitzen),
- Auskultation mit einem Stethoskop („Rauschen" und „Schwirren"),
- mittels Ultraschall durch den Arzt (Fisteldiagnostik).

> **Merke:** Am shunttragenden Arm darf niemals Blutdruck gemessen oder eine übliche Venenpunktion zur Injektion oder Blutentnahme vorgenommen werden (Gefahr der Shuntthrombosierung). Die Funktion eines intakten Shunts ist nicht hoch genug einzuschätzen.

Infektionsprophylaktische Maßnahmen

Hygiene der Dialyseflüssigkeit

Zur Produktion des Dialysats ist keimarmes, pyrogenfreies und entionisiertes Wasser erforderlich, als Aufbereitungsverfahren gilt die Umkehrosmose. Das Dialysat muss monatlich auf Gesamtkeimzahl und Endotoxine hin untersucht werden, bei Fieber beim Patienten sofort. Ist das Dialysat mikrobiell mit gramnegativen Bakterien belastet, setzen diese fiebererzeugende Endotoxine (Pyrogene) frei, die aufgrund ihrer geringen Größe in der Lage sind, intakte Dialysemembranen zu durchdringen.

8 Pflege von Patienten mit Erkrankungen des Harnsystems

> **Merke:** Auf das mit Endotoxin kontaminierte Dialysat reagieren die Patienten mit Fieber, Schüttelfrost, Blutdruckabfall und evtl. Kopfschmerzen und Übelkeit. Diese können 1–5 Std. nach Beginn der Behandlung auftreten.

Shuntpflege
Bakterielle Infektionen des Shunt sind eher selten und entstehen durch Keimeintrag beim Punktieren durch
- ungenügende Desinfektion des Shuntarms vor Punktion,
- unsterile Punktionsnadeln bzw. unsachgemäße Manipulation der Nadel,
- offene Kratzer in Shuntnähe,
- Kontamination der Punktionsstellen durch vorzeitiges Entfernen der sterilen Kompressen nach Dialyse.

Pflege der Kathetereintrittsstelle
Wenn die Patienten bei der CAPD selbst den Dialysebeutelwechsel vornehmen und die Kathetereintrittsstelle versorgen, sind Schulungsinhalte zur Asepsis sehr wichtig:
- Desinfektion der Arbeitsfläche mit 70% Alkohol und Einmaltuch
- gründliche Händedesinfektion ohne Ringe und Armbänder, Schutzhandschuhe
- sorgfältige Desinfektion der Verbindungsstellen
- Körperpflege: zum Duschen wasserdichte Folienabdichtung der Kathetereintrittsstelle benutzen. Sorgfältig und mit einem jeweils sauberen Handtuch abtrocknen.
- Verbandwechsel: Katheteraustrittsstelle mit trockenem Verband abdecken. Routinemäßiger täglicher Wechsel erhöht die Kontaminationsmöglichkeiten bei den Manipulationen. Verband bei Durchfeuchten sofort wechseln.

Infektion der Kathetereintrittsstelle.
- Rötung der umgebenden Haut, Fieber
- Trübung des Dialysats
- andauernde eitrige Exsudation aus der Austrittsstelle des Katheters

Die erste, mit dem Arzt abzustimmende Therapie besteht in lokaler Wundantiseptik (mind. einmal täglich), nachdem ein Abstrich durchgeführt wurde. Die mikrobielle Untersuchung der Peritonealflüssigkeit gibt Aufschluss über die weitere Therapie.

Vorbeugung blutübertragbarer Infektionen
Oft werden Patienten mit Hepatitis B und Hepatitis C getrennt von den übrigen Patienten durch eigene Mitarbeiter betreut; bestimmte Dialysegeräte werden nur bei infizierten Patienten verwendet. Hämodialysegeräte müssen nach jedem Patienten vorzugsweise thermisch desinfiziert werden. Besonders zu beachten sind der Umgang mit Sterilmaterial, desinfizierende Flächenreinigung, Schutzkleidung und Instrumentendesinfektion.

> **Merke:** Um eine Infektion von Patienten und Mitarbeitern frühzeitig zu erkennen, sollten bei Neuaufnahme bzw. Einstellung, regelmäßig Screening-Untersuchungen durchgeführt werden. Jeder Patient mit einer stark eingeschränkten Nierenfunktion sollte eine Hepatitisschutzimpfung erhalten.

8.6 Nierentransplantation
8.6.1 Grundlagen

> **Defnition:** Unter einer **Nierentransplantation** (lat. transplantare = verpflanzen) versteht man die Übertragung einer funktionstüchtigen Spenderniere auf einen kranken Menschen mit dem Ziel, die verlorengegangene Funktion der eigenen Niere zu ersetzen.

Formen
- **Isotransplantation:** bei genetisch gleichen Individuen, z.B. bei eineiigen Zwillingen (isologische oder synogene Transplantation). Da nur körpereigenes Material übertragen wird, gibt es hierbei keine Abstoßungsreaktion.
- **Allotransplantation:** bei genetisch fremden aber artgleichen Individuen, in der Praxis der Regelfall (allogene, homogene oder homologe Transplantation).
- **Xenotransplantation:** Übertragung von Gewebe oder Organen tierischen Ursprungs auf den Menschen (xenogene, heterogene oder heterologe Transplantation). Zurzeit scheitert diese Methode noch an der Abstoßungsreaktion des menschlichen Empfängers.

Kontraindikation
Bei folgenden Kontraindikationen muss der behandelnde Arzt individuell und sehr sorgfältig prüfen und abwägen:
- Beim Crossmatch treten zytotoxische Antikörper auf.
- Beim Empfänger sind Malignome oder chronische Infektionskrankheiten wie Tbc oder HIV bekannt.
- Beim Empfänger besteht eine fortgeschrittene Arteriosklerose.

Nierenspende
Dies kann prinzipiell eine Leichen- oder eine Lebendnierenspende sein, wobei Leichennierenspenden zahlenmäßig überwiegen.

> **Merke:** Die Zahl der Patienten, die auf eine Niere warten, steigt von Jahr zu Jahr. Da nicht ausreichend Spenden zur Verfügung stehen, beträgt die Wartezeit zurzeit bis zu 5 Jahren und länger.

8.6.2 Pflege- und Behandlungsplan
Präoperative Pflege

> **Merke:** Durch den plötzlichen, jedoch lange ersehnten Anruf und die sofortige stationäre Aufnahme sind die Patienten meist sehr aufgeregt. Gehen Sie ernsthaft mit den Gefühlen und Fragen des Patienten und dessen Angehörigen um.

- Aufnahmestatus erheben: Vitalzeichen kontrollieren (EKG, Blutdruck, Temperatur), Gewicht und Sollgewicht feststellen und Blutwerte neu bestimmen.
- Patienten müssen vor OP mind. 6 Std. nüchtern sein, sie erhalten die erste Dosis Immunsuppressiva.
- Arzt entscheidet, ob und wie lange der Patient vor Transplantation dialysiert wird.

8 Pflege von Patienten mit Erkrankungen des Harnsystems

- Patienten mit CAPD müssen vor der Operation den Peritonealraum entleeren. Der Katheter wird anschließend mit Heparin geblockt und gut verschlossen.

Pflegemaßnahmen bei postoperativer Übernahme

Der Patient wird nach der Operation sofort extubiert und spontan atmend auf die Intensivpflegestation gebracht. Die Vitalparameter (Blutdruck, Sauerstoffsättigung und EKG) werden während des Transportes kontinuierlich überwacht. Zur Sicherung der Oxygenierung erhält der Patient Sauerstoff über eine Nasensonde.

Aufnahmestatus
- Herzfrequenz und Herzrhythmus (kontinuierlich über den Monitor), Blutdruck und ZVD messen
- Dialyseshunt und periphere Durchblutung beobachten und prüfen
- Ansprechbarkeit und Befindlichkeit erfassen (gezielt nach Schmerzen fragen)
- Atmung überwachen und Sauerstoffsättigung kontinuierlich erfassen (Sauerstoffgabe 2–3 l/Min. über Nasensonde)
- Wundverband kontrollieren, Aussehen und Fördermenge der Wunddrainagen beobachten (Wunddrainage zugfrei absichern)
- Urinmenge und -farbe kontrollieren (Urinbeutel leeren und Urinmenge ab diesem Zeitpunkt stündlich erfassen)

Zentralvenöser Zugang
Zur sicheren Applikation der Immunsuppression und zur postoperativen Flüssigkeitstherapie wird intraoperativ ein ZVK meist über die V. jugularis interna angelegt. Ein 2-lumiger Katheter eignet sich hier besonders:
- 1. Lumen: angeordnete Immunsuppression
- 2. Lumen: angeordnete Infusionslösung

> **Merke:** Um einen Überblick über den momentanen Flüssigkeitshaushalt des Patienten zu erhalten, wird sofort der ZVD (S. 219) gemessen.

Weitere Maßnahmen sind:
- angeordnete Medikamente und Infusionen verabreichen
- Körpertemperatur messen (vor Auskühlung schützen)
- Oberkörperhochlagerung, Bauchdecke durch Knierolle entlasten

Postoperative Pflege

Aufrechterhaltung der Vitalfunktionen
Herz-Kreislauf-Funktion überwachen. Als Folge der Operation kann es zu folgenden Störungen kommen:
- Hypertonie mit systolischen Werten ≥180 mmHg (durch medikamentöse Therapie, bestehende Hypertonie oder die Operation an sich)
- Herzrhythmusstörungen (durch Elektrolytverschiebungen)
- Lungenstauungen und Ödembildung (durch gestörte Ausscheidung)

Um die Vitalwerte zu erfassen und evtl. Störungen schnell zu erkennen, ist eine engmaschige Kontrolle in der 1. postoperativen Phase erforderlich, stabilisieren sich die Werte, werden die Messintervalle gelockert:
- Blutdruck in den ersten 1–2 Stunden nach OP ¼-stündlich kontrollieren
- Herzfrequenz und Herzrhythmus kontinuierlich über Monitor erfassen
- ZVD 4-stdl. messen (angestrebter ZVD liegt zwischen 4 und 10 cm H_2O)
- Allgemeinbefinden beobachten (Patienten gezielt befragen)

8.6 Nierentransplantation

Dialyseshunt kontrollieren. Um mögliche Durchblutungsveränderungen schnell zu erkennen, wird der Dialyseshunt anfänglich ½-stdl. kontrolliert. Die Kontrolle der Shuntdurchblutung erfolgt durch Palpation und Auskultation. Nach Stabilisierung der Vitalwerte kann die Kontrolle entsprechend gelockert werden.

> **Merke:** Der Erhalt des Dialyseshunts ist sehr wichtig, um den Patienten bei unzureichender Ausscheidungsfunktion der Niere schnell dialysieren zu können. Damit es zu keiner Beeinträchtigung kommt, dürfen am Shuntarm keine Blutdruckmessung und keine Blutentnahme erfolgen.

Atmung überwachen.
- Atemfrequenz und -rhythmus, Atemtiefe und -geräusche
- Sauerstoffsättigung und Hautfarbe

Pflegemaßnahmen:
- Sauerstoffgabe (2–3 l/Min.) bis der Patient ausreichend erwärmt ist
- Analgetikagabe in ausreichender Dosierung, Oberkörperhochlagerung
- Atemgymnastik mit Atemtrainer (z. B. Triflo)
- Physiotherapie ab 1. postoperativen Tag
- Mobilisation ab 1. postoperativen Tag mit steigender Anforderung

Körpertemperatur überwachen. Temperatur wird zwei- bis dreimal täglich gemessen (bei Fieber entsprechend öfter).

Bewusstsein kontrollieren.
- Bewusstsein regelmäßig prüfen
- Patient nach Befinden fragen, Blutzucker kontrollieren
- beobachten, ob ein Zusammenhang zwischen dem Auftreten von Bewusstseinsveränderungen und der Gabe von Immunsuppressiva besteht

Nahrung und Flüssigkeit zuführen

Flüssigkeit substituieren. Die intravenöse Flüssigkeitszufuhr wird mittels Infusionspumpe über den ZVK verabreicht. Hierbei werden meist kaliumfreie Infusionslösungen verwendet. Das stündliche Infusionsvolumen orientiert sich am Stundenurin und an der Arztvorgabe. Die Flüssigkeitssubstitution wird für 2–3 Tage 4-stdl. bilanziert. Nach 24 Stunden wird eine komplette Flüssigkeitsbilanz erstellt.

Gewichtskontrolle. Die Patienten werden mindestens einmal tgl. gewogen. Die Gewichtskontrolle ist eine Ergänzung zur 24-Stunden-Bilanz.

Kostaufbau. Die orale Zufuhr beginnt ab dem 1. postoperativen Tag. Der Patient kann zunächst schluckweise Tee zu sich nehmen. Ab dem zweiten postoperativen Tag kann bei vorhandenen Darmgeräuschen mit Tee, Zwieback und Suppe begonnen werden. Nachdem der Patient abgeführt hat, erfolgt am 3. postoperativen Tag bei normaler Darmtätigkeit der weitere Kostaufbau. Eine spezielle Diät ist bei ausreichender Nierenfunktion nicht mehr erforderlich.

Urinausscheidung kontrollieren

Urinproduktion überwachen. Der Urin wird über einen transurethralen Blasenkatheter und eine suprapubische Blasenfistel abgeleitet. Je nach stündlicher Urinproduktion wird für 2–3 Tage nach der Transplantation die Flüssigkeit substituiert. Störungen der Urinproduktion können durch Verschluss der Harnableitungen und/oder verminderter Harnproduktion auftreten. Eine anfänglich engmaschig Kontrolle der Urinmenge, Urinfarbe und -beimengung ist deshalb sehr wichtig:
- 1.–2. post-OP-Tag: 1-stdl. Erfassung der Urinmenge

- 2.–3. post-OP-Tag: 2-stdl. Erfassung der Urinmenge (bei guter Ausscheidungsfunktion)
- ab dem 3. post-OP-Tag: 4-stdl. Erfassung der Urinmenge

Bei verminderter Urinproduktion wird zunächst die Ursache abgeklärt (Sonografie der Niere und der ableitenden Harnwege). Danach erfolgt die Stimulation der Urinausscheidung mittels Diuretikum (z. B. Lasix). Kommt auch dann die Urinproduktion nicht in Gang, muss der Patient dialysiert werden.

> **Merke:** Ursache für einen Rückgang der Urinausscheidung kann ein akutes Nierenversagen, eine Abstoßungsreaktion oder ein Abflusshindernis sein.

Ableitende Katheter kontrollieren. Die Katheter dürfen in den ersten Tagen nach der Transplantation nicht abgeklemmt werden. Der transurethrale Blasenkatheter wird am 3. oder 4. post-OP-Tag entfernt. Die suprapubische Blasenfistel bleibt erhalten bis die Spontanmiktion ohne wesentliche Restharnmengen erfolgt. Sie darf erst ab dem 7. post-OP-Tag abgeklemmt werden.

Wundversorgung

Der Verbandwechsel erfolgt einmal täglich nach der Sonografie der Niere. Der Zustand der Wunde wird dabei genau erfasst und dokumentiert.

Wunddrainagen überwachen. In das Nieren- und Blasenlager wird zur Ableitung von Wundsekret eine Robinsondrainage (Schwerkraftdrainage) eingelegt. Diese wird am 2. oder 3. postoperativen Tag entfernt. Überwachungsparameter sind:
- Zustand des Verbandes, Bauchdeckenspannung
- Durchgängigkeit und Sicherung der Wunddrainage
- Sekretmenge und -farbe

Mobilisation

- Patienten zu Pneumonie- und Thromboseprophylaxen anleiten.
- Nach Bedarf Schmerzmittel geben (Patient soll sich rechtzeitig melden).
- Patienten ab dem 1. post-OP-Tag mobilisieren (Bettkante, Stuhl, Zimmer, Flur), Physiotherapeuten und Pflegende zeigen dem Patienten geeignete Bewegungsübungen, die er selbstständig durchführen kann.
- Zu- und Ableitungen sichern (evtl. verlängern), um eine Dislokation oder Zug durch Bewegungen zu vermeiden.

Gesundheitsberatung

Eine besondere Aufgabe ist die gezielte und an den Patienten angepasste Anleitung zur Einnahme der Immunsuppressiva und zur Eigenbeobachtung (z. B. Urinausscheidung, Befindlichkeit, Zustand der Mundschleimhaut).

Mit Schmerzen umgehen

Bewährt hat sich das Konzept der PCA (patientenkontrollierte Analgesie). Weitere Maßnahmen sind z. B. eine kleine Rolle unter den Knien, um die Bauchdecke zu entlasten. Gibt der Patient plötzlich Schmerzen an, so sind diese sehr ernst zu nehmen (Ursache kann eine Abstoßungsreaktion, ein Abflusshindernis oder eine Nachblutung sein).

8.6 Nierentransplantation

Immunsuppressive Therapie unterstützen

> **Definition:** Unter einer **immunsuppressiven Therapie** versteht man die Gabe von Medikamenten, welche die Immunreaktion des Körpers herabsetzen oder nahezu ganz ausschalten. Von einer Abstoßung spricht man, wenn der Körper das Organ als fremd erkennt und eine spezifische Immunreaktion ausgelöst wird.

Ziel der Therapie ist es, die Medikamentendosis in optimaler Weise anzupassen und Nebenwirkungen sofort zu erkennen. Folgende Laborparameter müssen beachtet werden: Medikamentenspiegel, Elektrolyte, harnpflichtige Substanzen, Blutbild, Gerinnungs- und Leberwerte.

Die Basis der Immunsuppression bei der Nierentransplantation ist eine Dreierkombination aus verschiedenen Immunsuppressiva (Triple-Therapie). Die momentan übliche Kombination besteht aus:
1. **Calcineurininhibitoren:** Cyclosporin (Sandimmun), Tacrolimus (Prograf)
2. **antiproliferative Medikamente:** Mycophenolsäure (Myfortic), Mycophenolat-Mofetil (Cell-Cept), Azathioprin (Imurek), Sirolimus (Rapamune)
3. **antientzündliche Medikamente:** Kortikosteroide (Solu-Decortin, Decortin H) jeweils in einer patientenadaptierten Dosierung

Compliance. Immunsuppressiva müssen ein- bis zweimal täglich eingenommen werden. Um einen möglichst konstanten Medikamentenspiegel im Blut zu erzielen, ist auf eine zeitlich sehr gewissenhafte und pünktliche Einnahme zu achten. Das bedeutet bei zweimal täglicher Einnahme einen Abstand von 12 Stunden (+/– 0,5 Stunden).

Wechsel- und Nebenwirkungen. Bestimmte Getränke, insbesondere Grapefruitsaft, haben einen Einfluss auf die Resorption der Wirkstoffe und sind deshalb nicht erlaubt. Die Pflegekraft muss mögliche Nebenwirkungen der Medikamente kennen und ihr Auftreten rechtzeitig erkennen.

Schutz vor Infektionen

Neben harmloseren Infekten wie Husten oder Schnupfen können Infektionen, die bereits vor der Transplantation bestanden haben, neu aufflammen oder sich verschlechtern (z. B. Reaktivierung von Infektionen mit Herpes-, Zytomegalie- oder Epstein-Barr-Viren und Pilzen). Außerdem können Wund- und Katheterinfektionen auftreten, die in direktem Zusammenhang mit dem chirurgischen Eingriff stehen. Zu den Maßnahmen zum Infektionsschutz gehört u. a. die Umkehrisolation.

Umkehrisolation. Der Patient liegt in einem Einzelzimmer, das mit 0,5%iger Desinfektionslösung grundgereinigt wurde. Pflegepersonal, Ärzte und Besucher betreten zunächst das Zimmer mit Schutzkittel und Mund- und Nasenschutz und nach einer gründlichen Händedesinfektion. Sie müssen frei von Infekten sein. Die Besucherzahl soll auf wenige Angehörige beschränkt sein. Der Patient verlässt sein Zimmer möglichst wenig. Notwendige Untersuchungen (z. B. Sonografie) erfolgen im Patientenzimmer. Ist der Patient mobilisiert, kann er das Zimmer mit Schutzkittel und Mund- und Nasenschutz verlassen.

Weitere Maßnahmen.
- Körpertemperatur kontrollieren (dreimal täglich in den ersten Tagen)
- Operationswunde und Einstichstellen aller liegenden Katheter und Drainagen inspizieren und unter sterilen Kautelen neu verbinden (täglich)
- alle nicht benötigten Katheter und Drainagen entfernen

8 Pflege von Patienten mit Erkrankungen des Harnsystems

- medikamentöse Infektionsprophylaxe verabreichen (routinemäßig, solange der Blasenkatheter liegt)
- Mundschleimhaut und Zunge auf bakterielle oder virale Infekte oder Mykosen hin inspizieren (täglich)
- Soorprophylaxe durchführen (täglich, z.B. mit Amphomoronal)
- Patient seine eigenen Körperpflegeartikel benützen lassen (insbesondere die Zahnbürste soll neu sein und regelmäßig gewechselt werden)

Entlassungsvorbereitung

Anleitungsschwerpunkte sind:
- Selbstbeobachtung der Flüssigkeitseinfuhr und Urinausscheidung
- selbstständige Medikamenteneinnahme
- selbstständige Ermittlung von Blutdruck, Puls, Körpertemperatur und Körpergewicht

Nach seiner Entlassung wird der transplantierte Patient vom behandelnden Nephrologen engmaschig überwacht (alle 6–8 Wochen). Durch das Transplantat erbringt die Niere normale exokrine und endokrine Funktionsleistungen. Der Patient gewinnt die bisher teilweise stark eingeschränkten Lebensaktivitäten größtenteils zurück.

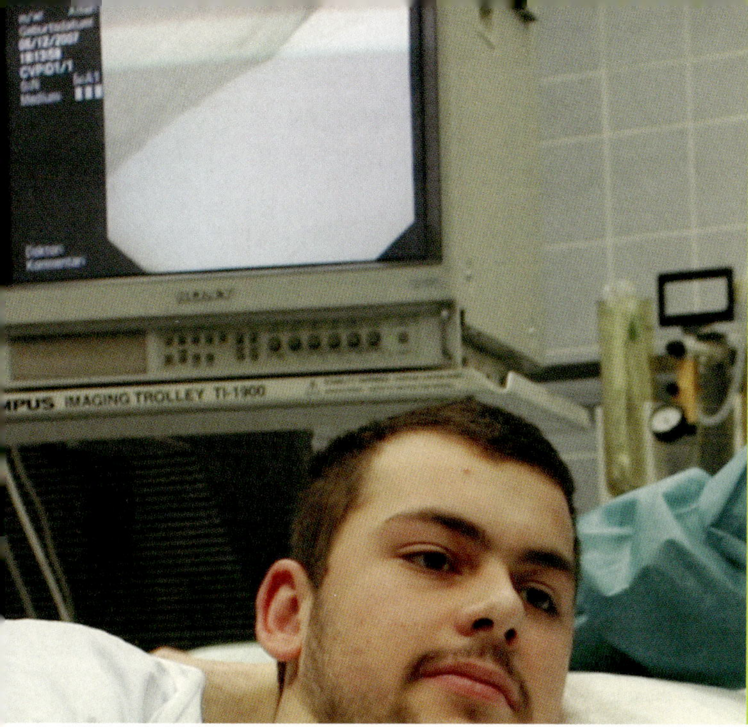

Pflege von Patienten mit Erkrankungen des Verdauungssystems

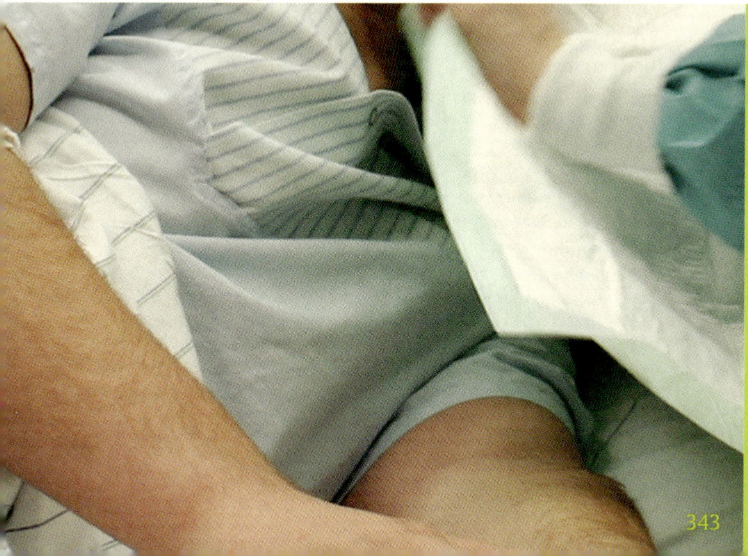

9

9.1 Erkrankungen des Ösophagus

9.1.1 Grundlagen Ösophagitis

> **Definition:** Die **Ösophagitis** ist eine Entzündung der Speiseröhrenschleimhaut. Sie kann akut oder chronisch verlaufen.

Ursachen
- Häufigste Ursache ist der Reflux (Rückfluss) von saurem Mageninhalt oder von Mageninhalt mit Galle in die Speiseröhre (Refluxkrankheit), da der Verschlussmechanismus zwischen Magen und Ösophagus nicht richtig funktioniert.
- Darüber hinaus können chemische, thermische, mechanische oder infektiöse Einwirkungen zu einer Entzündung in der Speiseröhre führen.

Symptome
- Sodbrennen als Leitsymptom, Völlegefühl
- Schmerzen beim Schlucken und Husten, Heiserkeit (selten)

Die Schmerzen treten retrosternal (hinter dem Brustbein) auf und verstärken sich meist nach einer Mahlzeit, in gebückter Körperhaltung und im Liegen.

Diagnostik
- Neben Anamnese und Frage nach Ernährungsgewohnheiten ist die endoskopische Untersuchung der Speiseröhre (Ösophagoskopie) wichtigste Untersuchungsmethode.
- Gezielte Probeentnahme gibt Auskunft über Art der Schleimhautveränderungen.
- Langzeit-pH-Metrie über 24 Stunden kann ein Absinken des pH-Wertes in der Speiseröhre mithilfe einer kleinen Sonde das Zurückfließen sauren Mageninhalts anzeigen.
- Röntgen-Untersuchung mit Kontrastmittel kann Ulzerationen oder Stenosen darstellen, die bei fortgeschrittener Erkrankung auftreten können.

Komplikationen
- Ösophagusstrikturen (Verengung der Speiseröhre durch Narben)
- Barrett-Ösophagus bei ca. 10–20% mit schwerer Ösophagitis

Therapie
Medikamentöse Therapie.
- Protonenpumpenhemmer (z. B. Antra)
- H_2-Blocker (z. B. Zantic), Antazida (z. B. Maaloxan)

Operative Therapie.
- Endoskopische Verfahren:
  - Radiofrequenz-Therapie, mittels Temperatureinwirkung wird ein Aufbau und damit eine Verdickung der Schleimhaut bewirkt.
  - Endoskopische Nahttechnik, durch Faltenbildung der angrenzenden Magenwand wird die Öffnung zwischen Magen und Ösophagus verkleinert.
- Chirurgisches Verfahren: Fundoplikation (offen oder laparoskopisch), der Mageneingang wird operativ eingeengt.

9.1.2 Pflege- und Behandlungsplan

Gesundheitsberatung

Ernährungsempfehlungen.
- Gewichtsreduktion, häufige kleine Mahlzeiten (6–7/Tag), auf opulente Mahlzeiten verzichten
- Einnahme der Mahlzeiten in sitzender Position, langsam essen, gut kauen
- Kostumstellung: Auf Alkohol, Kaffee, Süßspeisen, scharfe Gewürze und fette Speisen möglichst verzichten. Keine säurehaltigen Getränke, eiweißreiche Nahrungsmittel bevorzugen.

Allgemeinmaßnahmen.
- nach den Mahlzeiten umhergehen, nicht hinlegen
- Abendmahlzeit drei bis vier Stunden vor der Nachttruhe einnehmen
- Kopfende des Bettes zur Nachtruhe hoch stellen
- das Rauchen einstellen
- abdominellen Druck vermeiden (starkes Pressen beim Stuhlgang, Bücken mit Neigung des Oberkörpers nach vorne, Tragen einengender Kleidung, starke körperliche Anstrengung)
- Stress vermeiden, Ruhepausen in den Alltag einbauen

> **Merke:** Eine flache Rückenlagerung über mehrere Tage, insbesondere bei Patienten mit einer Magensonde, begünstigt die Entstehung einer Refluxösophagitis. Um dies zu vermeiden, lagern Sie den Patienten wenn möglich mit erhöhtem Oberkörper.

9.1.3 Grundlagen Ösophagus- bzw. Fundusvarizen

> **Definition:** **Ösophagusvarizen** sind erweiterte und gestaute venöse Gefäße der Speiseröhre. **Fundusvarizen** sind venöse Gefäßerweiterungen am Magengrund.

Ursachen
- Zu über 90 % Folge eine Druckerhöhung im Pfortaderkreislauf, tritt meist im Rahmen einer Leberzirrhose auf.
- Primäre Ösophagusvarizen, angeborene Missbildung der Gefäße, sind sehr selten.

Symptome
- meist keine Beschwerden. Symptome der Leberzirrhose stehen im Vordergrund.
- Erst die gefürchtete Ösophagusvarizenblutung macht die Erkrankung sichtbar.

Diagnostik
- Nachgewiesen mit Ösophago- bzw. Gastroskopie. Varizen können genau lokalisiert und inspiziert werden. Prognostische Aussagen sind möglich.

Komplikationen
- Ösophagus- oder Fundusvarizen können reißen und massiv bluten. Das folgende schwallartige, massive Bluterbrechen ist ein Notfall.
- Durch den starken Blutverlust kann schnell ein Volumenmangelschock entstehen. Die Sterblichkeit bei diesen Blutungen liegt bei 30 %.

Therapie

- Bei Blutung sofortige Behandlung mittels endoskopischer Blutstillung und Versorgung mit Gummiringen oder Verödung.
- Die Anlage einer Ballontamponade ist kurzfristig zur Notversorgung möglich.

Nach aufgetretenen Blutungen wird der Pfortaderhochdruck medikamentös oder operativ gesenkt, um weiteren Blutungen entgegenzuwirken.

Notfallmaßnahmen bei akuter Blutung

- Der portale Druck wird medikamentös (z.B. mit Somatostatin i.v.) gesenkt.
- Im Rahmen einer Notfallendoskopie wird versucht, das blutende Gefäß zu veröden (sklerosieren).
- Erst wenn die Blutung auch endoskopisch nicht gestillt werden konnte, werden Ösophaguskompressionssonden eingesetzt.

9.1.4 Pflege- und Behandlungsplan

Notfallmaßnahmen durchführen

- Aufnahme auf die Intensivstation, Blutstillung
- engmaschige Überwachung von Vitalzeichen, Bewusstseins, Ein- und Ausfuhr
- Kreislaufstabilisierung mit Volumensubstitution und Bluttransfusionen

Pflege bei Ösophaguskompressionssonden

Legen der Sonde

Material.
- Sonde, Einmalhandschuhe, 3 Peanklemmen, große Spritze (50 ml)
- Druckmanometer nach Recklinghausen, Laryngoskop, Handpumpe, Magillzange
- Absauggerät und –katheter, anästhesierendes Gel und Spray (z.B. Silikospray)
- Nierenschale, Auffangbeutel, Zellstoff, Pflaster, Schere, Filzstift
- Extensionssystem (mit Zugseil, Rolle, Lochstäben) oder Kunststoff-Infusionsflasche
- Schaumstoffpolster für Nase

Vorbereitung.
- Aufklärung durch Arzt, evtl. Sedierung
- Sonde und Ballons auf Dichtigkeit prüfen
- Nasenwege auf mögliche Obstruktionen überprüfen und anästhesieren
- Ballons absaugen, Ansätze verschließen, Sonde mit Gel gleitfähig machen

Legen der Sonde (Arzt).
- Sonde nasal bis 50 cm einführen, Schlauch zurückziehen, bis federnder Widerstand spürbar
- Fixieren der Sonde mit Pflaster, Markierung in Nasenlochhöhe
- ggf. Mageninhalt absaugen
- ggf. Aufhängevorrichtung für die Extension anbringen

Gewicht.
- Sengstaken-Blakemore-Sonde: 50–250 g zur Extension
- Linton-Nachlas-Sonde: 500–1000 g zur Extension

Ballonfüllung.
- Sengstaken-Blakemore-Sonde: Magenballon mit 100 ml Luft füllen
- Linton-Nachlas-Sonde: Ballon mit ca. 200 ml Luft füllen

9.1 Erkrankungen des Ösophagus

Lagekontrolle. Sie geschieht durch Röntgen. Folgende Maßnahmen ergeben sich:
- bei korrekter Lage:
  - Sengstaken-Blakemore-Sonde: Ösophagusballon bis 35–45 mmHg aufblasen (je nach Anordnung), Nase abpolstern
  - Linton-Nachlas-Sonde: 200–500 ml Luft in den Magenballon füllen (max. Füllmenge 600 ml), Nase abpolstern
- bei falscher Lage
  - entblocken, vorschieben, erneutes Blocken und Röntgenkontrolle.

Maßnahmen bei liegender Sonde

Überwachung des Patienten.
- Vitalzeichenkontrolle, Flüssigkeitsbilanz, ZVD-Kontrolle
- Kontrolle der Bewusstseinslage und des Aussehens
- evtl. O_2-Gabe, Stuhlkontrolle

Überwachung der Sonde.
- Blutaspiration über den Magenzugang alle 30 Minuten
- evtl. Spülung mit NaCl 0,9% oder Eiswasser auf ärztl. Anordnung
- ständige Kontrolle des Drucks im Druckmanometer Lagekontrolle der Sonde durch Auskultation in der Magengrube beim Spülen

Pflege des Patienten.
- Intensivüberwachung und -pflege, Oberkörperhochlagerung
- Durchführung aller Prophylaxen, Körperpflege übernehmen
- ggf. Dauersog anschließen
- schluckweise Tee trinken lassen, Mund- und Nasenpflege

Liegedauer der Sonde.
- Sengstaken-Blakemore-Sonde: geblockt nicht länger als 12 Stunden; 12–24 weitere Stunden nach Entblockung, um bei erneuter Blutung gleich wieder auffüllen zu können
- Linton-Nachlas-Sonde: Liegedauer 24 Stunden (inkl. Dekompressionszeit)

Entfernen der Sonde (Arzt)

Sengstaken-Blakemore-Sonde.
- Gewicht bei noch bestehender Extension entfernen, Pflaster lösen
- Patient etwas trinken lassen, dabei Luft aus dem Ösophagusballon ablassen
- Sonde bei geblocktem Magenballon etwas vorschieben
- mind. 30 Min. auf Nachblutung kontrollieren, Ballons vollständig entleeren
- Sonde abklemmen, vorsichtig aber zügig in der Ausatemphase entfernen
- Mund- und Nasenpflege, evtl. absaugen

Linton-Nachlas-Sonde.
- langsame Reduktion des Extensionsgewichtes und der Ballonkompression, um Rezidivblutung zu vermeiden
- Extensionsgewicht pro Stunde um 100 g reduzieren
- nach vollständiger Entfernung des Gewichts pro Stunde 100 ml Luft aus dem Ballon lassen
- bei vollständiger Entleerung des Ballons, Sonde in Ausatemphase entfernen
- Mund- und Nasenpflege

Die gebrauchte Ösophaguskompressionssonde wird sofort mit reichlich Wasser gespült und anschließend desinfizierend gereinigt. Vor der Sterilisation ist eine Funktionskontrolle der Sonde durchzuführen.

> **Merke:** Hat der Patient eine Ösophaguskompressionssonde, besteht eine erhöhte Aspirationsgefahr. Er kann den Speichel nicht schlucken. Sie sollten ihn deshalb auffordern, den Speichel auszuspucken. Ist dies nicht möglich, muss mindestens alle 30 Minuten der Mund-Rachen-Raum abgesaugt werden.

Komplikationen
- Fehlplatzierung in der Trachea, Ösophagusruptur
- Drucknekrosen bei zu lang anhaltendem oder zu hohem Druck
- Verrutschen der Sonde mit Erstickungsgefahr bei Verlegung der Trachea (Asphyxie)

> **Merke:** Die Sonde muss am Naseneingang eine Markierung aufweisen, damit eine Dislokation sofort erkennbar ist. In der Nähe des Bettes ist immer eine Schere zu platzieren, um die Ballonzuleitung bei Erstickungsgefahr schnell durchzutrennen und die Ballons entleeren zu können.

Gesundheitsberatung
Da ungefähr $2/3$ der Patienten innerhalb eines Jahres eine erneute Blutung erleiden, sind dem Patienten folgende Empfehlungen zur Rezidivprophylaxe zu geben:
- Obstipationsprophylaxe
- gründliches Kauen der Nahrung und Einnahme von kleinen Bissen
- schweres Heben oder Tragen vermeiden
- harte und spitze Nahrungsmittel (z. B. Brötchen, Kräcker, Nüsse) meiden
- heiße Getränke und Speisen meiden

9.1.5 Grundlagen Ösophaguskarzinom

> **Definition:** Das **Ösophaguskarzinom** ist ein maligner (bösartiger) Tumor der Speiseröhre. Dabei handelt es sich zu 75–80 % um ein Plattenepithel- und zu 20–25 % um ein Adenokarzinom.
>
> Die Prognose des Ösophaguskarzinoms ist schlecht. Die Überlebenszeit beträgt vom Beginn der Schluckbeschwerden durchschnittlich 8 Monate, die Fünf-Jahres-Überlebensrate liegt bei 10–15 %. Männer sind zwei- bis dreimal häufiger betroffen als Frauen. Der Erkrankungsgipfel liegt zwischen dem 50. und 60. Lebensjahr.

Ursachen
Bisher sind die Ursachen noch unklar. Begünstigende Faktoren sind:
- Bestrahlung, Alkohol- und Nikotinabusus, häufiger Genuss sehr heißer Getränke
- Nitrosamine (kanzerogene Toxine, z. B. in Pökelfleisch, Käse, Wurst)
- Aflatoxine (durch Aspergillus-Pilzgattungen, häufig auf Nüssen, Mandeln und Kokosraspeln)

Ferner scheinen einige Vorerkrankungen die Entstehung eines Ösophaguskarzinoms zu fördern:
- Plummer-Vinson-Syndrom (Schleimhautatrophie bei Eisenmangelanämie)
- Narben und Verätzungen
- Barrett-Ösophagus (Fehlbildung des Zylinderepithels bei chronischer Refluxösophagitis)
- Infektionen mit Papillomaviren (Warzenvirus)

Symptome

Anfangs verläuft die Erkrankung symptomlos. Wenn schon mehr als die Hälfte des Ösophaguslumens verlegt ist, treten Schluckbeschwerden (Dysphagie) auf. Weitere Symptome sind:
- Gewichtsverlust, Regurgitation unverdauter Nahrungsmittel bei Speiseröhrenverschluss
- retrosternale Schmerzen und Missempfindungen bei der Nahrungsaufnahme
- Heiserkeit bei Befall des Nervus recurrens

Diagnostik

Die Endoskopie des Ösophagus mit Biopsie zur histologischen Untersuchung ermöglicht eine eindeutige Diagnose. Um im fortgeschrittenen Stadium Aufschluss über das Ausmaß der Lumeneinengung zu bekommen, wird zusätzlich eine Röntgenkontrastdarstellung (Ösophagusbreischluck, Magen-Darm-Passage) durchgeführt. Mithilfe von Computertomografie, Bronchoskopie und Röntgenaufnahme des Thorax ist es möglich, Metastasen zu lokalisieren.

Therapie

Operative Therapie: Ösophagusresektion, Speiseröhrenersatz

Palliative Therapie

Ist der Tumor inoperabel, wird mit einer palliativen Therapie begonnen. Hauptziele sind dabei die Wiederherstellung der Ösophaguspassage und die Beseitigung der Schluckbeschwerden. Maßnahmen:
- Tubus- oder Stentimplantation
- endoskopische Tumorentfernung mit Laser oder Elekrokauter
- radioaktive Bestrahlung von innen (sog. „After-loading")

Führen diese Maßnahmen nicht zum Erfolg, wird eine PEG-Sonde gelegt (S. 96).

9.1.6 Pflege- und Behandlungsplan

Auch nach einer kurativen Therapie liegt meist ein Behinderungsgrad von 80–100 % vor. Selbst Tätigkeiten mit einer geringen körperlichen Belastung können nur in Ausnahmefällen selbstständig ausgeführt werden. Die Pflege variiert je nach Therapieart. Grundsätzlich gilt es, Pflegeschwerpunkte zu berücksichtigen, wie sie bei der Betreuung von unheilbar kranken Menschen Anwendung finden.

Pflege bei Ösophagusresektion

Präoperative Maßnahmen

Neben der allgemeinen präoperativen Vorbereitung werden folgende Maßnahmen notwendig:
- Ernährungszustand verbessern: Mit parenteraler, hochkalorischer Ernährung und Flüssigkeitszufuhr wird der Allgemeinzustand verbessert.
- Operationsgebiet rasieren: Der Zweihöhleneingriff erfordert eine Rasur vom Kinn bis zu den Leisten, Achsel- und Schambehaarung eingeschlossen.
- Kostabbau und Darmreinigung: Sie richten sich nach dem vorgesehenen Speiseröhrenersatz (Magen oder Kolonabschnitt).
- postoperative Maßnahmen trainieren: Der Patient erlernt geeignete Atem- und postoperative Aufstehtechniken (S. 354).
- Anmeldung eines HNO-Konsils zur Beurteilung der Funktion des N. recurrens.
- Lungenfunktionstest durchführen.

9 Pflege von Patienten mit Erkrankungen des Verdauungssystems

Postoperative Maßnahmen

Wesentlich ist eine ausreichende Schmerzbehandlung, besonders effektiv durch die PCEA (= Patient controlled epidural Analgesie). Nach einer Ösophagusresektion sind folgende Pflegeschwerpunkte zu berücksichtigen:

Drainagen. Die Thoraxdrainage wird engmaschig auf Dichtigkeit überprüft. Bei Anzeichen einer Leckage sofort Arzt informieren. Wenn die Lunge 12 Stunden nach dem Abklemmen entfaltet bleibt und weniger als 100 ml Sekret/ Tag gefördert werden, wird diese vom Arzt entfernt. Die Easy-Flow-Drainagen mit Beutel werden am 2. postoperativen Tag gekürzt und am 5.–6. postoperativen Tag entfernt. Die Redondrainagen werden am 2.–3. Tag gezogen.

Magensonde. Für etwa 6–8 Tage liegt eine Magensonde, die erst entfernt wird, wenn der Gastrografinschluck (Röntgenuntersuchung mit wasserlöslichem Kontrastmittel) die Dichtigkeit der Anastomose an der Speiseröhre bestätigt hat.

> **Merke:** Die Magensonde darf keinesfalls verschoben werden. Neben der Ableitung von Magensaft fungiert sie als Schiene für die Operationsnähte. Bei einer Dislokation besteht die Gefahr, dass die Anastomose perforiert. Achten Sie daher auf eine deutliche Markierung der Sonde am Naseneingang!

Prophylaxen.
- sorgfältige Soor- und Parotitisprophylaxe
- durch Schmerzen bedingte Schonatmung erhöht Pneumoniegefahr → Pneumonieprophylaxe, angepasste Schmerztherapie

Lagerung. Halbsitzende Position, ausreichende Unterstützung des Kopfes, um Überstreckung in den Nacken und damit Zug auf die Anastomose zwischen Ösophagusstumpf und hochgezogenem Magen zu vermeiden.

Mobilisation. Angestrebt wird eine Frühmobilisation. Vor dem Aufstehen muss zur Entlastung der Operationsnähte ein Cingulum (Bauchbinde) angelegt werden. Das Aufstehen erfolgt nach der zuvor eingeübten Methode.

Ernährung/Kostaufbau. Die orale Flüssigkeitszufuhr beginnt erst, wenn der Gastrografinbreischluck die Dichtigkeit der Anastomose gezeigt hat. Wird die schluckweise Aufnahme von Tee gut vertragen, kann der Patient meist ab dem 7.–9. Tag breiige Kost zu sich nehmen. Bei Verträglichkeit der Breikost wird die Kost weiter aufgebaut. Wenn der Magen als Ösophagusersatz verwendet wurde, kann der Patient fortan nur kleine Mahlzeiten (6–8/Tag) zu sich nehmen, da die Reservoirfunktion des Magens fehlt. Am besten wird fettarme Kost vertragen. Säureproduzierende Speisen sollten gemieden werden.

Pflege bei Stent- oder Tubusimplantation

- Essen in sitzender Position
- zum Essen viel trinken, um Stentdurchlässigkeit zu verbessern
- 10–20 Minuten Gehen zur Förderung des Nahrungstransportes
- Verteilung der (pürierten) Nahrung auf 6–8 Mahlzeiten/Tag
- Nachtruhe in Oberkörperhochlagerung, um Reflux von Speisen oder Magensaft zu verhindern

Für ein tief sitzendes Ösophaguskarzinom muss ein Stent bis zum Magen gelegt werden. Diese Stents sind mit einer Anti-Reflux-Klappe ausgestattet.

9.2 Erkrankungen des Magens und Duodenums

9.2.1 Grundlagen Ulcus pepticum

Definition: Ein Ulcus pepticum ist ein durch Magensaft entstandenes Geschwür, das auch die Muskelschicht der Magenschleimhaut durchbricht. Je nach Lokalisation unterscheidet man zwischen **Ulcus ventriculi** und **Ulcus duodeni**.

Ursachen
- Helicobacter pylori häufigste Ursache – starke Besiedlung kann zum Ulkus führen
- Ungleichgewicht zwischen aggressiven (z. B. Minderdurchblutung der Magenschleimhaut) und schützenden Mechanismen (z. B. Neutralisation durch alkalischen Schleim) der Mukosa
- exogene Begleitfaktoren wie Nikotin, Alkohol, langdauernde Einnahme von nichtsteroidalen Antirheumatika sowie Stress
- extrem starke Säureproduktion beim Zollinger-Ellison-Syndrom
- starke Gastrinbildung bei Tumoren der Bauchspeicheldrüse bzw. der Duodenalwand

Merke: Ein akutes Stressulkus entsteht meist im Rahmen einer intensivmedizinischen Therapie nach Polytraumen, Verbrennungen und bei Langzeitbeatmung. Die Betroffenen erhalten eine entsprechende medikamentöse Prophylaxe.

Symptome
Leitsymptom des Ulkus ist der Oberbauchschmerz, der als brennend oder bohrend beschrieben wird. Sein Auftreten ist abhängig von der Nahrungsaufnahme:
- nächtlicher und nach dem Essen einsetzender Schmerz beim Ulcus ventriculi
- Nüchternschmerz beim Ulcus duodeni, verschwindet nach Nahrungsaufnahme
- Druck- und Völlegefühl, Übelkeit, Brechreiz, Aufstoßen und Gewichtsverlust

Diagnostik
Neben der klinischen Untersuchung (Druckschmerzhaftigkeit des Epigastriums), wird zur Diagnosestellung eine Gastroduodenoskopie durchgeführt. Um ein Magenkarzinom auszuschließen und zum Nachweis von Helicobacter pylori werden dabei immer mehrere Biopsien entnommen.

Therapie
Die Behandlung eines unkomplizierten Ulkus erfolgt primär konservativ. Daneben sind auch eine medikamentöse und eine operative Therapie möglich. Zunächst wird versucht, den ulzerogenen Faktoren entgegenzuwirken:
- Stressreduktion, Verzicht auf Nikotin und Alkohol
- Absetzen ulkusbegünstigender Medikamente
- ausgewogene, regelmäßige Ernährung

Liegt eine Infektion mit Helicobacter pylori vor, wird zur Eliminierung des Bakteriums eine Dreifachbehandlung durchgeführt. Bei 80 % der Patienten gelingt eine Heilung von der Infektion durch die sog. Helicobacter-Eradikationstherapie:
- zwei Antibiotika (Clarithromycin und Amoxicillin)
- Protonenpumpenhemmer (z. B. Omeprazol) zur Säurehemmung über 7 Tage

Liegt keine Infektion mit Helicobacter pylori vor, wird medikamentös die Magensäure angegangen. Bei dieser Therapie, unter der ein Ulkus meist nach 4–6 Wochen ausheilt, gelten folgende Grundprinzipien (Gerlach 2005):
- Protonenpumpenhemmer (z.B. Omeprazol) und Histamin-H2-Rezeptorantagonisten (z.B. Ranitidin) hemmen die Säureproduktion
- Antazida (z.B. Aluminiumhydroxid) puffern die Magensäure ab
- Schutzfilmbildner (z.B. Ulcogant) überziehen die Magenschleimhaut mit einem Film, der einige Stunden haftet

Chirurgische Therapie
- Ziel der verschiedenen Vagotomieverfahren ist die Denervierung der säurebildenden Belegzellen des Magens.
- Aufgrund der häufigen Rezidive wird sie jedoch kaum noch durchgeführt.

Komplikationen
- Blutung aus dem Ulkus, Perforation, maligne Entartung
- Penetration (Durchwanderung) in Nachbarorgane (z.B. ins Pankreas)
- Pylorusstenose durch Narbenbildung bei chronisch rezidivierenden Ulzera

9.2.2 Pflege- und Behandlungsplan
Eine stationäre Aufnahme ist erforderlich, wenn Komplikationen aufgetreten sind. Die Pflege nach einer Magenresektion ist auf S. 354 dargestellt.

Konservative Therapie überwachen
Damit die medikamentöse Therapie zum Erfolg führt, wird der Patient zu den Einnahmevorschriften und über mögliche Nebenwirkungen beraten (Tab. 9.1). Daneben erhält der Patient eine Beratung zu verschiedenen Aspekten, die zur Unterstützung der medikamentösen Therapie und Rezidivprophylaxe hilfreich sein können.
- **Diät:** Patient erhält Hinweise, was erfahrungsgemäß gut bzw. schlecht bekömmlich ist (Tab. 9.2), er führt selbst Buch über Speisen und Getränke
- **Rauchen:** aktuelle Adressen und Informationsbroschüren zu Raucherentwöhnungsprogramme nennen.
- **Stress:** Gemeinsam mit dem Patienten herausfinden, ob und wie Abhilfe zu schaffen ist. Informationen zu Entspannungstechniken (z.B. Autogenes Training, Progressive Muskelentspannung) ergänzen.

Tab. 9.1 Übersicht der Einnahmevorschriften und der häufigsten Nebenwirkungen der Ulkustherapeutika.

Medikament	Einnahmevorschriften	Nebenwirkungen (Auswahl)
Antazida	1 und 3 Stunden nach den Mahlzeiten und vor der Nachtruhe, andere Medikamente eine Stunde versetzt einnehmen	Obstipation, beeinträchtigt die Resorption anderer Medikamente
H2-Rezeptor-Antagonisten	nach der Abendmahlzeit, meist über 4 Wochen	Schwindel, Müdigkeit, Diarrhö, Kopfschmerzen
Protonenpumpenhemmer	vor den Mahlzeiten	Übelkeit, Blähungen, Obstipation, Kopfschmerzen
Schutzfilmbildner	1 Stunde vor der Mahlzeit	Obstipation
Antibiotika	zu den Mahlzeiten	allergische Reaktion

Tab. 9.2 *Ernährungsempfehlungen bei Ulkuskrankheit.*

empfehlenswert	nicht bekömmlich
Mehrere kleine Mahlzeiten über den Tag verteilen.	große Portionen
Leichte Vollkost mit hohem Ballaststoffanteil (Vollkornprodukte, Gemüse, Kartoffeln), Rezidive treten unter ballaststoffreicher Ernährung seltener auf.	scharfe Speisen und Gewürze (z.B. Pfeffer, Paprika, Meerrettich und scharfer Senf)
Hohe Zufuhr von mehrfach ungesättigten Fettsäuren (z.B. Linolsäure). Linolsäure ist in vielen Speiseölen wie Distel-, Sonnenblumen-, Soja- und Weizenkeimöl enthalten. Aus Linolsäure werden im Körper Prostaglandine gebildet, die die Durchblutung der Schleimhaut fördern.	Bei Einnahme von H2- Rezeptor-Antagonisten sollte auf eine Spätmahlzeit verzichtet werden, da sonst die Säureproduktion in der Nacht erhöht würde.
	hoher Kochsalzkonsum
	übermäßiger Kaffeekonsum, Richtlinie: 2 Tassen Kaffee/Tag

Gesundheitsförderung und Prävention: Beraten Sie den Patienten dazu, wie er das Auftreten eines Rezidivs oder Komplikationen erkennen kann. Bei plötzlich einsetzenden, heftigen Schmerzen im Oberbauch, Teerstuhl, Erbrechen von frischem Blut oder kaffeesatzartiges Aussehen des Erbrochenen, sollte er sofort eine Klinik aufsuchen.

9.2.3 Grundlagen Magenkarzinom

Definition: Ein **Magenkarzinom** ist eine bösartige Geschwulst der Magenschleimhaut, ausgehend von den Drüsen (Adenokarzinom) oder dem Zylinderepithel der Magenschleimhaut. Nach dem Kolonkarzinom ist das Magenkarzinom der zweithäufigste Tumor des Magen-Darm-Trakts (Gerlach 2006).

Ursachen und Risikofaktoren

- genetische Disposition, Umweltfaktoren (z.B. Nahrung mit Pilzbefall, Helicobacter pylori)
- prädisponierende Erkrankungen (z.B. Magenpolypen, chronisch-atrophische Gastritis)
- Nikotin- und Alkoholabusus

Symptome

- Im Frühstadium keine oder nur unspezifische Symptome: Druckgefühl, Appetitlosigkeit, diffuse Bauchschmerzen, Dysphagie (Kardiakarzinom), Teerstühle
- Späte Stadien: rascher Gewichtsverlust und Leistungsknick, Widerwillen gegen Fleisch
- Bei Zeichen einer Magenausgangsstenose (schwallartiges Erbrechen), tastbarem Oberbauchtumor oder Zeichen von Metastasen (Aszites, höckerige Leber) ist eine kurative Therapie nicht mehr möglich.

Diagnostik

- Gastroskopie mit Biopsie zur histologischen Untersuchung
- lokale Ausdehnung des Magenkarzinoms mithilfe einer Endosonografie
- Fernmetastasen ausschließen: Röntgen-Untersuchung der Lunge, Sonografie und CT des Bauchraumes sowie Skelettszintigrafie.

Therapie

Die Operation ist die Therapie der Wahl. Eine subtotale Resektion des Magens ist nur bei Frühkarzinomen im Antrum indiziert. Meist ist eine totale Gastrektomie erforderlich. Eine erweiterte Gastrektomie (einschließlich Pankreas-, Colon-transversum-Resektion) muss bei einer Tumorinfiltration in die genannten Organe in Erwägung gezogen werden. Um die Speisebrei-Passage wieder herzustellen, stehen verschiedene Möglichkeiten zur Verfügung. Heute werden Techniken bevorzugt, die mit der Bildung eines Ersatzmagens einhergehen.

> **Merke:** Der Ersatzmagen kann keine Bildung von Pepsin, Intrinsic factor und Salzsäure leisten. Deshalb müssen diese Substanzen nach einer totalen Gastrektomie ein Leben lang substituiert werden.

Komplikationen der totalen Gastrektomie. Neben Frühkomplikationen wie Nachblutungen, Anastomosen- und Duodenalstumpfinsuffizienz, kann es später zu einer schweren, therapieresistenten Refluxösophagitis kommen. Ferner sind das Auftreten eines Dumping-Syndroms sowie der Verlust der Reservoirfunktion des Magens mit fehlendem Hunger- und Appetitgefühl zu beobachten.

Palliativmaßnahmen. Wenn bei einem stenosierenden und nicht resezierbaren Karzinom eine Heilung offensichtlich unmöglich ist, steht als palliative Methode z. B. eine PEG-Anlage (S. 96) zur Verfügung.

9.2.4 Pflege- und Behandlungsplan

Präoperative Pflege

Neben den allgemeinnotwendigen präoperativen Maßnahmen (S. 581) sind speziell vor einer Magenoperation folgende Maßnahmen zu berücksichtigen:
- Nahrungsabbau beginnt am Tag vor der Operation. Morgens leichte Kost zum Frühstück, ab mittags nur noch flüssige Kost (Suppe, Tee).
- Am Vortag der Operation Reinigungseinlauf, je nach Anordnung zusätzlich orales Abführmittel.
- Rasur erfolgt von der Axillarlinie bis einschließlich Schambehaarung. Wichtig ist sorgfältige Säuberung des Bauchnabels.
- Präoperatives Einüben der En-bloc-Mobilisation (Abb. 9.1) und postoperativen Atemtrainings zur Pneumonieprophylaxe (S. 141).

*Abb. 9.1 Wird das postoperative Aufstehen präoperativ geübt, ist es postoperativ sofort anwendbar. **a** Der Patient nimmt den Kopf auf die Brust, legt beide Hände flach auf den Bauch und hält die Bauchmuskulatur völlig entspannt. **b** Der Pflegende richtet den Oberkörper des Patienten auf und schiebt dessen Beine über den Bettrand. Beim Sitzen am Bettrand behält der Patient seine Hände weiter auf dem Bauch. **c** Der Patient richtet sich nun gerade auf und kommt ohne den Einsatz der Hände und Arme in den Stand. Beim Stehen und Laufen bleiben die Hände des Patienten auf dem Bauch*

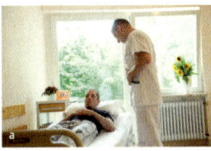
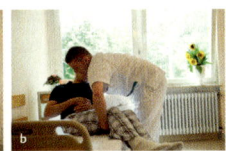
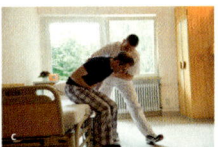

9.2 Erkrankungen des Magens und Duodenums

Postoperative Pflege

Allgemeine Maßnahmen siehe S. 586. Wurde eine Gastrektomie mit Resektion umliegender Organe durchgeführt, wird der Patient in den ersten Tagen auf der Intensivstation betreut.

Lagerung. Leicht erhöhter Oberkörper (ca. 30°), angewinkelte Knie. Patienten, bei denen eine Gastrektomie durchgeführt wurde, benötigen in der ersten postoperativen Phase eine Spezialmatratze zur Dekubitusprophylaxe, wenn eine Frühmobilisation nicht möglich ist. Nach einer Teilresektion des Magens können die meisten Patienten am Abend des Op-Tages bzw. am 1. postoperativen Tag mobilisiert werden.

Drainagen/Wundbehandlung. Sekret auf Menge und Aussehen beobachten. Beobachtungen wie Blutbeimengungen, Zunahme des Sekrets, plötzliches Trübwerden des Sekrets sofort dem Arzt melden, denn diese Veränderungen deuten auf Komplikationen wie Anastomoseninsuffizienz und Nachblutungen hin. Liegen keine Komplikationen vor, werden die Zieldrainagen am 4.–5. postoperativen Tag vom Arzt gekürzt und am 8.–10. postoperativen Tag entfernt. Zum Nachweis der Anastomosendichtigkeit wird zuvor eine Gastrografinschluck durchgeführt. Die Fäden werden ab dem 10. postoperativen Tag entfernt.

Magensonde. Austretendes Sekret auf Menge, Farbe, Geruch und Beimengungen beobachten. Diese Beobachtungen werden täglich protokolliert, dokumentiert und in die Flüssigkeitsbilanz einbezogen. Eine spezielle Nasenpflege ist einmal täglich durchzuführen, in dem Zusammenhang wird auch auf eine sichere Fixierung der Sonde geachtet. Nach Einsetzen der Darmtätigkeit und Nachweis der Anastomosendichtigkeit mittels Gastrografinschluck (nach Magenteilresektion am 3.–5. postoperativen Tag, nach Gastrektomie am 5.–7. postoperativen Tag) wird die Sonde entfernt.

> **Merke:** An der im OP gut fixierten Sonde darf keinesfalls manipuliert werden. Ist die Sonde versehentlich herausgerutscht, darf sie nicht wieder vorgeschoben oder gar neu gelegt werden, denn dadurch könnte die Anastomose perforieren. Stattdessen ist sofort der Arzt zu informieren.

Ernährung. Bis zum Beginn des Kostaufbaus wird der Patient parenteral ernährt. In Abhängigkeit von der Operationsart (nach Magenresektion am 4.–5. Tag und nach Gastrektomie meist ab 6.–7. Tag) darf der Patient zunächst schluckweise Tee trinken. Auch hierfür gilt, dass die Dichtigkeit der Anastomose zuvor nachzuweisen ist. Die Flüssigkeitszufuhr wird am nächsten Tag gesteigert, am dritten Tag des Kostaufbaus erhält der Patient zusätzlich Zwieback und Haferschleim. Bei guter Verträglichkeit und einem komplikationslosen Verlauf erfolgt ein weiterer Nahrungsaufbau nach dem in der Klinik üblichen Schema. Nach 2 Wochen können auch gastrektomierte Patienten i.d.R. leichte Kost zu sich nehmen, allerdings ist dabei auf eine Verteilung der Nahrung auf 6–8 kleine Mahlzeiten zu achten.

Spätfolgen der Magenoperation

Dumping-Syndrom

> **Definition:** Beim **Dumping-Syndrom** liegt eine Kombination verschiedener Beschwerden im Magen-Darm-Trakt und im Kreislaufsystem vor. Unterschieden wird das Frühdumping, welches direkt nach der Mahlzeit auftritt vom Spätdumping, das sich 1–3 Stunden nach der Nahrungsaufnahme bemerkbar macht.

Frühdumping. Die Nahrung, insbesondere flüssige Kost passiert den Ersatz- bzw. Restmagen schnell und gelangt ins Jejunum. Osmotisch bedingt strömt nun Flüssigkeit aus den Blutgefäßen ins Darmlumen mit der Folge eines Volumenmangels im Gefäßsystem. Zunächst leidet der Patient unter Übelkeit, kurz darauf kommt es zu Blutdruckabfall, Kaltschweißigkeit, Tachykardie und Kollapsneigung.

> **Gesundheitsförderung und Prävention:** Mahlzeiten über den Tag verteilen, auf osmotisch wirksame Lebensmittel wie salzige oder zuckerreiche Speisen verzichten und erst 30–45 Minuten nach der Mahlzeit Flüssigkeiten zuführen.

Spätdumping. Aufgrund der schnellen Füllung des Dünndarms kommt es zu einer erhöhten Insulinfreisetzung. Ein bis 3 Stunden später entwickelt sich eine Hypoglykämie mit Unruhe, Zittern, Schwäche und Heißhunger. Es kann ein hypoglykämischer Schock auftreten.

> **Gesundheitsförderung und Prävention:** Schnell resorbierbare Kohlenhydrate meiden, keine reinen Kohlenhydratmahlzeiten zu sich nehmen. Das Mitführen von Traubenzucker zur Therapie einer Hypoglykämie ist zu empfehlen.

Laktoseintoleranz. Bei einem zu schnellen Transport des Speisebreis kommt es zu einer unvollständigen Aufspaltung des Milchzuckers. Der Milchzucker verursacht in tieferen Darmabschnitten Beschwerden wie Blähungen, Durchfall und Schmerzen.

> **Gesundheitsförderung und Prävention:** Produkte, die einen hohen Laktosegehalt aufweisen (Milchprodukte) meiden. Als Nebeneffekt kommt es dadurch zu einer verringerten Kalziumzufuhr, wodurch das Auftreten einer Osteoporose begünstigt werden kann. Dann sollten Kalzium-Präparate verordnet werden.

Syndrom der zuführenden Schlinge. Nahrungsreste und Verdauungssekrete sammeln sich beim BII-Magen in der blind verschlossenen Schlinge und werden bakteriell besiedelt. Die Patienten leiden unter Druckgefühl im Oberbauch, welches nach Erbrechen nachlässt, sowie unter Durchfällen. Die Therapie erfolgt operativ durch Umwandlung des BII-Magens in einen BI-Magen oder durch Anlage einer Braun-Fußpunkt- oder Roux-Y-Anastomose.

Syndrom der abführenden Schlinge. Eine Abflussbehinderung in der abführenden Schlinge führt zu massivem Erbrechen von Flüssigkeit, Galle und Nahrung. Zur Beseitigung des Abflusshindernisses (meist Narbenstränge) ist i.d.R. eine erneute Operation notwendig.

9.3 Chronisch-entzündliche Darmerkrankungen

9.3.1 Grundlagen

> **Definition: Morbus Crohn** und **Colitis ulcerosa** sind chronische Entzündungen des Darms. Morbus Crohn kann alle Abschnitte des Verdauungstraktes von der Speiseröhre bis zum Anus befallen. Colitis ulcerosa betrifft nur den Dickdarm, nicht selten nur das Rektum. Sie verläuft in Schüben und neigt zu maligner Entartung.

9.3 Chronisch-entzündliche Darmerkrankungen

Ursachen

Die Ursachen sind noch unklar. Diskutiert werden familiäre Disposition, genetisch bedingte, infektiöse und immunologische Ursachen (Greten 2005). Faktoren wie Persönlichkeitsstruktur, Ernährungs- und Lebensgewohnheiten sowie chronischer Stress beeinflussen den Krankheitsverlauf.

Diagnostik

Zunächst erfolgen die Erhebung der Krankheitsgeschichte und eine körperliche Untersuchung. In der Labordiagnostik wird CRP, Blutbild und BSG bestimmt. Bakteriologische Stuhluntersuchungen sind beim fulminanten Schub sinnvoll. Zur Anfangsdiagnostik gehört eine vollständige Ileokoloskopie mit Biopsien aus jedem untersuchten Darmabschnitt.

Symptome

Tab. 9.3 Symptome Morbus Crohn/Colitis ulcerosa.

	Morbus Crohn	Colitis ulcerosa
Allgemeinsymptome	Gewichtsverlust Müdigkeit Appetitlosigkeit Übelkeit/ Erbrechen Leistungsminderung Anämie Fieber (im akuten Schub) Elektrolyt - und Vitaminmangel	
spezifische Symptome	krampfartige Bauchschmerzen, vor allem im rechten Unterbauch breiig-schleimige, teils wässrige Durchfälle (2–5/Tag)	krampfartige Bauchschmerzen, oft im linken Unterbauch ständiger und schmerzhafter Stuhl- und Pressdrang Stuhlinkontinenz blutig-schleimige Durchfälle mit Tenesmen Stuhlfrequenz bis zu 30 Entleerungen/ Tag
extraintestinale Manifestation	Augenentzündungen Haut: Erythema nodosum Gelenkentzündungen Cholelithiasis	
lokale Symptome/ Komplikationen	Fistelbildung Abszesse Verwachsungen Darmstenose mechanischer Ileus maligne Entartung	Perianalabszess Analfistel fulminant toxischer Verlauf mit hohem Fieber, Exsikkose, großer Zahl an blutig-schleimigen Durchfällen; zusätzlich Dilatation des Kolons mit Perforationsgefahr (toxisches Megakolon) schwere anale Blutungen maligne Entartung

Therapie

Die Behandlung erfolgt so lange wie möglich konservativ. Eine Heilung ist nicht möglich. Eine Operation kann beim Auftreten von Komplikationen angezeigt sein.

Medikamentöse Behandlung
Bei leichtem Verlauf können Salicylate helfen (Wirkstoff Sulfasalazin in z.B. Azulfidine, Colo-Pleon, Sulfasalazin-Heyl oder mit dem Wirkstoff Mesalazin in Asacolitin, Claversal). Fisteln müssen mit Antibiotika behandelt werden. Glukokortikoide werden bei schweren Krankheitsschüben eingesetzt. Bei sehr schweren Verläufen kommen Immunsuppressiva zum Einsatz.

Operative Behandlung
- Anlage eines endständigen Ileostoma (kontinent oder inkontinent)
- kontinenzerhaltende Proktokolektomie mit Ileumpouch

Diätetische Behandlung
Bei erheblich reduziertem Allgemeinzustand und Mangelernährung kann eine enterale Sondenernährung mit chemisch definierter laktosefreier Sondenkost die Remission beschleunigen. Bei drohender Ileussymptomatik oder bei sehr schwerem Verlauf ist eine parenterale hyperkalorische Ernährung über einen zentralen Venenkatheter erforderlich.

9.3.2 Pflege- und Behandlungsplan

Ernährung
Im akuten Schub ist die Ernährung mit ballaststoffarmer Kost zu empfehlen. Niedermolekulare Formeldiät wird als Flüssignahrung getrunken oder als Sondenkost mittels Ernährungspumpe über eine Magen- oder Duodenalsonde verabreicht. Die Aufgabe der Pflegenden besteht in der Überwachung der Sondenkostverabreichung und Beobachtung des Patienten auf Schmerzen, Diarrhö, Kreislaufproblemen oder Übelkeit. Klingt der akute Schub ab, kann mit dem langsamen Kostaufbau begonnen werden.

> **Gesundheitsförderung und Prävention:** Empfehlen Sie dem Patienten individuelle Unverträglichkeiten herauszufinden, z.B. durch Führen eines Ernährungsprotokolls. Wichtig ist eine hochwertige und kalorienreiche Kost, um eine etwaige Mangelernährung nach einem akuten Schub auszugleichen.

Bewegung
Eine bauchdeckenentspannende Lagerung wird oft als angenehm empfunden, ebenso Einreibungen der Bauchdecke mit Anis- oder Kümmelöl. Nach Möglichkeit sollte der Patient in einem ruhigen Zimmer untergebracht werden. Ist der Patient sehr geschwächt oder besteht Kollapsneigung, sollte der Patient in Begleitung aufstehen.

Stuhlausscheidung
Während eines akuten Schubes mit bis zu 30 Stuhlentleerungen/Tag ist es notwendig, die Intimtoilette und Pflege der Analregion mit besonderer Sorgfalt durchzuführen. Dem Patienten werden weiches Toilettenpapier, Hautschutzsalbe und Vorlagen zum Wäscheschutz zur Verfügung gestellt. Das Führen eines Stuhlprotokolls gibt Aufschluss über die Häufigkeit und Konsistenz der Stuhlausscheidungen. Blutauflagen und das Auftreten von Schmerzen werden ebenfalls dokumentiert.

Psychische Situation
Das Erlernen von Entspannungstechniken kann weiterhelfen. Sport in Maßen und unter Berücksichtigung der individuellen Krankheitssituation kann helfen, Stress abzubauen, negative Stimmungen zu vertreiben und das Immunsystem zu stärken.

> **Gesundheitsförderung und Prävention:** Teilnahme an Schulungsprogrammen sowie an Regionaltreffen der Deutschen Morbus Crohn/Colitis ulcerosa Vereinigung DCCV e.V. können eine aktive Krankheitsbewältigung fördern. Eine Psychotherapie kann bei spezifischen psychosozialen Problemen gerechtfertigt sein.

9.4 Ileus

9.4.1 Grundlagen

> **Definition:** Beim **Ileus** ist der Darm verschlossen. Man unterscheidet je nach Ursache 3 verschiedene Formen:
> - mechanischer Ileus: entsteht durch ein Hindernis, das von außen oder innen wirkt
> - funktioneller Ileus: entsteht durch eine Lähmung (paralytischer Ileus) oder Verkrampfung der Darmmuskulatur (spastischer Ileus)
> - gemischter Ileus: entsteht aus beiden Formen

Symptome

- **Mechanischer Ileus:**
  - Schocksymptome durch Flüssigkeits- und Elektrolytverlust
  - anfangs kolikartige Schmerzen im Bauchnabelbereich, später Lahmlegung des Darmes
  - Blähungen und braunes, übel riechendes Erbrechen
- **Funktioneller Ileus:**
  - Langsam, mäßig beginnende aber anhaltende Scherzen
  - Bauch ist hart und gespannt, wenn eine Entzündung die Ursache ist
  - ansonsten kann der Bauch weich sein, mit starker Gasbildung
  - Blässe, die Augen liegen tief in den Augenhöhlen; die Nase ist spitz und kalt
- **Gemischter Ileus**: unterschiedliche Ausprägungen der beschriebenen Symptome.

Diagnostik

Häufig kann die Diagnose schon aufgrund der Anamnese und des klinischen Befundes gestellt werden. Weitere Untersuchungsmethoden zur Abklärung des Ileus sind:
- Röntgenleeraufnahme des Abdomens, evtl. ergänzt durch Sonografie, CT
- Angiografie der Bauchgefäße, Kontrastmitteluntersuchung des Darmes

Komplikationen

- Beim mechanischen Ileus kann, wenn nicht sofort behandelt wird, das betroffene Darmstück absterben.
- Peritonitis mit der Folge einer Sepsis durch den erhöhten Innendruck im Darm, die Minderdurchblutung des Gewebes und der daraus resultierenden Zellschädigung.
- Schock wegen des erhöhten Verlustes von Elektrolyten und Flüssigkeit.
- Perforation des Darmes

Therapie

- Beim mechanischen Ileus insbesondere beim Strangulationsileus sofortige Operation, Durchgängigkeit des betroffenen Darmabschnittes muss wiederhergestellt werden.

9 Pflege von Patienten mit Erkrankungen des Verdauungssystems

- Bei Perforation des paralytischen Ileus wird operiert und die ursächliche Erkrankung behandelt.
- Infusionen zum Ausgleich des Flüssigkeits- und Elektrolytverlustes.
- Absaugen des Darminhaltes mittels einer Magensonde führt zur Entlastung des Darmes.
- Bepanthen, Paspertin und Prostigmin als intravenöse Infusionen für eine medikamentöse Anregung der Darmperistaltik.

> **Praxistipp:** Das Einlegen eines Darmrohres kann das Lösen von Blähungen erleichtern. Eine noch effektivere Peristaltikanregung ist durch Schwenkeinläufe zu erreichen (nach Arztanordnung!).

9.4.2 Pflege- und Behandlungsplan
Erstversorgung bis zur endgültigen Diagnose.
- absolute Nahrungskarenz, Bettruhe
- Überwachen der Vitalzeichen, um beginnenden Volumenmangelschock zu erkennen
- Ausscheidung beobachten
- Magen- bzw. Duodenalsonde (Arzt!) zur Ableitung des gestauten Darminhaltes
- Legen eines Blasenverweilkatheters zur exakten Flüssigkeitsbilanzierung
- Assistenz bei der Anlage eines ZVK; ZVD-Kontrolle
- Überwachung der Infusionstherapie

> **Merke:** Bis zur endgültigen Abklärung der Diagnose dürfen keine Laxanzien, Einläufe oder Analgetika verabreicht werden. Analgetika verschleiern die Symptomatik und erschweren dadurch die Diagnosestellung. Beim mechanischen Ileus können Laxanzien und Einläufe zu einer Darmperforation führen.

- Alle notwendigen Prophylaxen durchführen, insbesondere Dekubitus-, Pneumonie- und Thromboseprophylaxe.
- Bei Koterbrechen (Miserere) neben einfühlsamer Betreuung sorgfältige Mundpflege, evtl. mit desinfizierenden Lösungen.

> **Praxistipp:** Eine bauchdeckenentspannende Lagerung (mit angewinkelten Beinen) lindert die Schmerzen. Ist die Diagnose gesichert, werden zusätzlich ärztlich verordnete Schmerzmittel verabreicht.

Zur Operation vorbereiten. Dies erfolgt nach den allgemeinen Richtlinien unter Berücksichtigung der Schwerpunkte bei geplanten Darmoperationen. Die Rasur erfolgt von den Mamillen bis zu den Leisten, einschließlich der Schambehaarung.

Postoperative Pflege. Richtet sich nach den allgemeinen Richtlinien und der Art der durchgeführten Operation.

> **Gesundheitsförderung und Prävention:** Der Patient sollte zur Anregung der Darmtätigkeit eine ausgewogene und vor allem ballaststoffreiche Kost bevorzugen. Um eine zu starke Eindickung des Darminhaltes zu vermeiden, ist auf eine ausreichende Flüssigkeitszufuhr von mindestens 2 Litern täglich zu achten (Obstipationsprophylaxe).

9.5 Erkrankungen des Dickdarms

9.5.1 Grundlagen Divertikulose und Divertikulitis

> **Definition:** Divertikel sind sackförmige Ausstülpungen der Dickdarmschleimhaut durch die Ringmuskulatur des Dickdarms. Treten sie gehäuft auf, wird von einer **Divertikulose** gesprochen. Eine **Divertikulitis** liegt vor, wenn Divertikel sich entzündlich verändern.

Ursachen

- Erworbene Divertikel treten an Gefäßlücken der muskulären Darmwand auf, dort hat die Darmwand eine schwächere Struktur.
- Hoher Innendruck im Dickdarm, z. B. durch chronische Obstipation und Kotstau bei ballaststoffarmer Ernährung, fördert die Entstehung.
- Bei angeborenen Divertikeln stülpt sich die gesamte Darmwand aus.

Symptome

- Divertikulose macht i. d. R. keine Beschwerden.
- Erst beim Auftreten von Komplikationen (z. B. Divertikulitis) treten starke Unterbauchschmerzen, Fieber, Diarrhö auf.
- Oftmals habituelle Obstipation mit Schleimabgängen und schaftskotähnlichen Stühlen.

Diagnostik

- Diagnose „Divertikulose" oft als Zufallsbefund nach Koloskopie oder Magen-Darm-Passage.
- Divertikulitis wird durch Klinik, Entzündungszeichen im Labor (Leukozytose, BSG-Beschleunigung und CRP-Erhöhung) und sonografisch (Verdickungen der Kolonwand) diagnostiziert.
- Invasive diagnostische Maßnahmen wegen Perforationsgefahr nur unter größter Vorsicht und nach gründlicher Risikoabwägung.

Komplikationen

- Rezidivierende Divertikulitiden: Narbenbildung und damit Schrumpfung des betroffenen Darmabschnitts. Daraus kann sich eine Stenose entwickeln, die wiederum einen mechanischen Ileus verursachen kann.
- Perforation, Fistelbildung und Blutung sind weitere mögliche Komplikationen.

Therapie

Eine symptomlose Divertikulose wird konservativ behandelt. Zur Vorbeugung:
- ballaststoffreiche Ernährung, ausreichend Flüssigkeit, Bewegung

Liegt eine Divertikulitis vor, sollte der Darm geschont werden:
- Bettruhe, orale Nahrungskarenz und parenterale Ernährung für 5–7 Tage
- Antibiotika- und Schmerzmittelgabe (z. B. Buscopan)

Bleibt die konservative Therapie erfolglos oder treten häufig Rezidive oder Komplikationen auf, wird eine Operation durchgeführt.

> **Praxistipp:** Patienten mit Divertikulose sollten ihre Ernährungsgewohnheiten der Krankheit anpassen. Das Wichtigste ist die Vorbeugung einer Obstipation durch ballaststoffreiche Ernährung und ausreichende Flüssigkeitszufuhr.

9.5.2 Pflege- und Behandlungsplan

Hauptaufgabe der Pflegenden ist die Ernährungsberatung. Eventuell ist es sinnvoll, eine Diätassistentin hinzuzuziehen, die mit dem Patienten einen individuellen Ernährungsplan erarbeitet. Ist zur Entlastung des Darmes Nahrungskarenz angeordnet und die Ernährung erfolgt ausschließlich parenteral, sorgfältige Soor- und Parotitisprophylaxe durchführen. Krampfartige Bauchschmerzen können durch Auflegen von Kälteträgern und bauchdeckenentspannende Lagerungen gelindert werden.

> **Merke:** Abführmittel, die zur Peristaltikanregung führen und Einläufe sind kontraindiziert. Es droht Perforationsgefahr!

9.5.3 Grundlagen Dickdarmpolypen

> **Definition: Dickdarmpolypen** sind von der Darmschleimhaut ausgehende Tumoren, meist Adenome. Bei mehr als 100 Polypen wird von einer Polyposis gesprochen. Eine seltene Erbkrankheit ist die „Familiäre adenomatöse Polyposis" (FAP) mit häufiger maligner Entartung.

Ursachen
- am häufigsten in Ländern mit hohem Lebensstandard, in denen sich die Menschen häufig mit viel Fleisch, Fett und wenig Ballaststoffen ernähren
- Alkoholabusus ist ein weiterer Risikofaktor

Symptome
Dickdarmpolypen verursachen keine Symptome. Erosionen an der Oberfläche der Polypen können zu Blutungen führen, die je nach Größe unterschiedlich stark sind. Große Polypen können folgende Symptome verursachen:
- Verlegung des Darmlumens, Schleimabsonderungen
- Eiweiß- und Kaliumverluste (besonders bei Rektumpolypen)

Diagnostik
- totale Koloskopie
- Hämoccult-Test gibt Aufschluss über kleinere Blutungen

Therapie
- Polypen müssen komplett entfernt werden, weil Risiko der malignen Entartung besteht.
- Wurde ein Polyp entdeckt, muss im gesamten Kolon nach weiteren Polypen gesucht werden.
- Polypen von über 5 mm Größe sollten immer vollständig reseziert werden.
- Abgetragene Polypen werden histologisch untersucht. Untersuchungsergebnis bestimmt Häufigkeit der Kontrollendoskopien, es besteht das Risiko erneuter Polypenbildung oder maligner Entartung.
- Bei Patienten mit genetisch bedingter adenomatöser Polypose (FAP) ist Kolektomie indiziert, da mit maligner Entartung gerechnet werden muss.

9.5.4 Pflege- und Behandlungsplan

- **Polypektomie vorbereiten:** vollständige Darmreinigung ist von großer Bedeutung. Sie vermindert die Gefahr, Polypen zu übersehen. Vor dem Eingriff werden die Gerinnungswerte bestimmt.
- **Nach Polypektomie:** Wurden viele und große Polypen entfernt, sollte der Patient zur Beobachtung eine Nacht im Krankenhaus bleiben. Während der ersten vier Tage nach dem Eingriff besteht erhöhte Nachblutungsgefahr. Der Patient sollte Folgendes beachten:
  - Anstrengungen meiden, nicht stark pressen
  - keinen Sport treiben, nicht schwer heben

> **Praxistipp:** Zur Prophylaxe von Dickdarmpolypen ist ballaststoffreiche und ausgewogene Ernährung mit dem Verzehr von frischem Obst und Gemüse zu bevorzugen.

9.5.5 Grundlagen kolorektales Dickdarmkarzinom

Definition

> **Definition:** Das **kolorektale Karzinom** ist ein maligner Tumor des Dick- bzw. Enddarms. Meist liegt ein vom Drüsenepithel ausgehendes Adenokarzinom vor. Der Altersgipfel liegt zwischen dem 50. und 70. Lebensjahr. Das kolorektale Karzinom ist bei Männern und Frauen der dritthäufigste bösartige Tumor. Das Auftreten des Dickdarmkarzinoms nimmt insgesamt zu.

Ursachen

- ca 6% entstehen aufgrund genetischer Defekte
- Manifestation wird durch verschiedene Risikofaktoren gefördert, gehäuftes Vorkommen in westlichen Industrieländern, in denen fett- und fleischreich gegessen wird.
- Erkrankungen mit Tendenz zu maligner Entartung (Präkanzerosen), z.B. Colitis ulcerosa, Polyposis, begünstigen Entstehung.

Symptome

Im Frühstadium fehlen häufig deutliche Symptome. Ein Wechsel zwischen Diarrhö und Obstipation wird häufig nicht ernst genommen. In späteren Stadien treten folgende Symptome auf:
- Blutungen, schmerzhafter Stuhldrang (Tenesmen)
- Gewichtsverlust, Anämie
- unwillkürlicher Abgang von Stuhl und Winden

> **Merke:** Auf stenosierendes Tumorwachstum deuten sog. „Bleistiftstühle" hin.

Komplikationen

- Metastasierung bevorzugt in angrenzende Lymphknoten, Leber, Skelett und Lunge
- Perforation mit Fistel- und Abszessbildung sowie Eindringen des Tumors in benachbarte Organe wie Vagina und Harnblase

Diagnostik

- Hämoccult-Test (Früherkennung)
- Laboruntersuchungen (Blutbild, Tumormarker, Leberwerte)
- digitale rektale Untersuchung, Koloskopie mit Gewebeentnahme
- Sonografie, Computertomografie des Abdomens
- Röntgenaufnahmen zum Ausschluss von Metastasen

Therapie

Die Therapie erfolgt entweder operativ und „adjuvant" (mit zusätzlicher Chemo- und/oder Strahlentherapie) oder palliativ.

Palliative Therapie

Bei inoperablen Kolonkarzinomen kann eine Umgehungsoperation zur Verhinderung eines mechanischen Ileus und Erhaltung der Darmpassage durchgeführt werden. Mittels Laser- oder Strahlentherapie soll eine vorübergehende Beseitigung der tumorbedingten Stenose erreicht werden.

9.5.6 Pflege- und Behandlungsplan

Eine Darmresektion stellt immer eine große psychische und physische Belastung für den Patienten dar. Nach der Operation folgt häufig eine Chemotherapie, die zur weiteren Schwächung führt. Ob die Therapie erfolgreich war, kann erst nach mehrmaligen, regelmäßigen Kontrolluntersuchungen festgestellt werden. Die Prognose ist allerdings recht gut. 60–80% der Patienten können dauerhaft geheilt werden.

Präoperative Pflege

Neben den allgemeingültigen präoperativen Maßnahmen sind vor einer Kolonresektion folgende Besonderheiten zu beachten.

Stomatherapie

Falls feststeht, dass ein Stoma angelegt werden muss, ist es sinnvoll, bereits vor der Operation eine Stomatherapeutin oder einen Mitarbeiter der ILCO (Selbsthilfegruppe der Stomaträger) hinzuzuziehen, um Patienten die Möglichkeit zu geben, Antworten auf spezielle Fragen und Hilfen bei der Krankheitsbewältigung zu bekommen.

Nahrungsabbau

Spätestens am Vortag der Operation beginnen. In einigen Kliniken erhält der Patient bereits 3–5 Tage präoperativ ballaststoffarme Kost. Am Tag vor der Operation bekommt der Patient nur flüssige Kost, am Abend wird nur noch Wasser oder Tee angeboten.

Darmreinigung

Präoperativ optimal durchgeführt, senkt sie das Risiko intraoperativer Keimverschleppungen und verkürzt die Phase der postoperativen Darmatonie. Dazu wird eine orthograde Darmspülung durchgeführt. Zur sog. Darmsterilisation wird dem Patienten präoperativ ein Antibiotikum verabreicht.

Rasur

Rasiert wird am vorderen Rumpf von den Mamillen bis zu den Leisten, Schambehaarung inbegriffen. Ist eine Rektumresektion oder -extirpation geplant, müssen der Perianal- und auch Gesäßbereich sowie die Oberschenkel rasiert werden.

Postoperative Pflege

Neben allgemeinen postoperativen Maßnahmen sind einige Besonderheiten zu beachten.

9.5 Erkrankungen des Dickdarms

Krankenbeobachtung
Der Patient wird i.d.R. nach einer großen Darmoperation während der ersten 1–2 Tage auf einer Intensivstation engmaschig überwacht. Zur angepassten Schmerztherapie bekommen die Patienten häufig eine Schmerzpumpe (PCA: Patienten-kontrollierte-Analgesie).

Lagerung
Wie nach allen Baucheingriffen ist auch hier die bauchdeckenentspannende Lagerung angezeigt, die entweder mit einem entsprechend verstellbaren Bett oder einer Knierolle erreicht werden kann. Die Schmerzen an der Sakralwunde können durch Weichlagerung, z.B. auf einem Schaumstoffkissen oder einer Antidekubitusmatratze, gelindert werden.

Sonden und Drainagen
Die intraoperativ gelegte Magensonde kann, falls sie nur noch wenig fördert, schon am 1.–2. postoperativen Tag gezogen werden. Die im abdominellen Wundgebiet liegenden Drainagen werden nach 5–7 Tagen entfernt. Redondrainagen im kleinen Becken nach einer Rektumresektion/-amputation zieht der Arzt am 3.–4. postoperativen Tag.

Wunde
Bauchwunde beobachten, Wechsel des Verbandes erfolgt, wenn dieser durchgeblutet ist. Bei Anlage eines Enterostomas erfolgt der Verbandwechsel an der Bauchwunde vor der Stomaversorgung. Die Fäden bzw. Klammern werden zwischen dem 8. und 10. postoperativen Tag entfernt.

Darmtätigkeit
Wurde präoperativ eine orthograde Darmspülung durchgeführt, kann mit dem Einsetzen der Darmfunktion erst ab dem 5.–7. Tag gerechnet werden. Wiedereinsetzende Darmperistaltik zeigt sich durch Darmgeräusche und abgehende Blähungen.

> **Merke:** Sind Darmgeräusche nicht feststellbar oder klagt der Patient über Übelkeit und Erbrechen, Arzt informieren. Abführmaßnahmen grundsätzlich nur auf ärztliche Anordnung einleiten.

Ernährung
Eine Dünndarmanastomose heilt innerhalb von 5 Tagen, eine Kolonanastomose in ungefähr 7 Tagen. So lange wird der Patient parenteral ernährt. Zwischen dem 4. und 6. Tag kann der Patient i.d.R. schluckweise Tee trinken. Bei guter Verträglichkeit beginnt man mit dem Kostaufbau, i.d.R. in sechs Stufen. Nach der Testmahlzeit bestehend aus Haferschleim, Zwieback oder Gemüsebrühe reicht man leicht verdauliche Kohlenhydrate wie gekochtes Obst oder nicht blähendes gegartes Gemüse. Proteine und Fette werden dann langsam steigernd hinzu gegeben. Am 11. postoperativen Tag kann der Patient leichte Vollkost bekommen.

Urinausscheidung
Der intraoperativ gelegte Blasendauerkatheter kann nach Kolonoperationen meist am 2. postoperativen Tag gezogen werden. Nach Rektumoperationen sind Miktionsstörungen häufig, deshalb verbleibt der Katheter dann auch für 4–6 Tage.

Gesundheitsberatung

- Nach Hemikolektomie rechts oder Resektion des Sigma treten i.d.R. keine Veränderungen bzgl. der Stuhlgewohnheiten auf.
- Wurde aber eine Hemikolektomie links durchgeführt, kommt es zu 2–3 Stuhlausscheidungen/Tag. Der Stuhl ist weich, da nicht mehr soviel Flüssigkeit resorbiert wird.
- Nach einer Resektion des gesamten Kolons (= Kolektomie) muss der Patient mit Ausscheidung von wässrigem und elektrolytreichem Stuhl rechnen. Reste der Verdauungssäfte machen ihn zudem aggressiv, was zu Reizungen am Anus führen kann. Die dadurch auftretenden Flüssigkeitsverluste müssen ausgeglichen werden. Dazu und zu speziellen Ernährungsfragen wird der Patient am besten von einer Diätassistentin beraten.

> **Praxistipp:** Beraten Sie den Patienten zur Notwendigkeit regelmäßiger Kontrolluntersuchungen, um Rezidive und Metastasen frühzeitig zu erkennen.

> **Merke:** Nach Operationen am Rektum dürfen bis zur Abheilung der Anastomose (nach ca. 9–10 Tagen) keinesfalls Manipulationen am Enddarm, die die Anastomose gefährden könnten, vorgenommen werden. Dazu gehören rektale Temperaturmessung, Einführen eines Darmrohres oder Klistiers sowie Verabreichung von Suppositorien.

9.5.7 Grundlagen Hämorrhoiden

> **Definition:** Hämorrhoiden sind Erweiterungen des arteriovenösen Gefäßgeflechts (Corpus cavernosum recti) in der Submukosa des Analkanals

Ursachen
- familiären Disposition (z.B. Bindegewebsschwäche)
- chronische Obstipation, Entzündungen im Analbereich
- Schwangerschaft, Bewegungsmangel, Übergewicht

Symptome
- **Stadium I:** Hämorrhoiden sind nicht sichtbar und verursachen keine Schmerzen. Anzeichen sind gelegentliches Jucken (Pruritus ani) und Blutauflagerungen auf dem Stuhl.
- **Stadium II:** Knoten nehmen an Größe zu, treten bei der Defäkation hervor (prolabieren) und verursachen Schmerzen, nach dem Stuhlgang rutschen sie in den Analkanal zurück (spontane Retraktion).
- **Stadium III:** Hämorrhoidalprolaps bleibt bestehen, digitales (mit dem Finger) Zurückschieben ist möglich, Brennen und starke Schmerzen bei Defäkation und im Sitzen.
- **Stadium IV:** permanente Vorwölbung der Hämorrhoidalknoten, kein Zurückschieben mehr möglich, heftige Schmerzen.

Diagnostik

- Analbereich wird inspiziert, dabei muss der Patient pressen wie zur Stuhlausscheidung.
- rektale digitale Untersuchung und Proktoskopie lassen Schweregrad erkennen und ermöglichen Abgrenzung zu anderen Erkrankungen.

Komplikationen

- schwere Blutungen, Ekzeme im Analbereich, Analfissur, Stuhlinkontinenz

Therapie

- **Frühstadium:** konservative Therapie meist ausreichend. Salben, Zäpfchen und kalt-feuchte Umschläge lindern Beschwerden wie Juckreiz und Schmerzen.
- **Stadium I und II:** Sklerosierung (Injektion von Verödungsmitteln, die zu einer lokalen Zerstörung der Hämorrhoiden führen). Nach Verödung kommt es zur narbigen Umwandlung und Rückbildung der Knoten. Das Anlegen einer Gummibandligatur (Abschnürung der Hämorrhoiden mit einem Gummiring) bewirkt eine Nekrotisierung der Knoten, die nach einer Woche abfallen.
- **Staduim III und IV:** Hämorrhoidektomie. Nach Unterbindung der zuführenden Arterien werden die Hämorrhoidalknoten in Vollnarkose abgetragen.

9.5.8 Pflege- und Behandlungsplan

Gesundheitsberatung

- Gewichtsreduktion, körperliche Bewegung
- ballaststoffreiche Ernährung und ausreichende Flüssigkeitszufuhr stellen die Basis der Behandlung dar. Ziel ist die Entleerung eines weichen, geformten Stuhls ohne übermäßiges Pressen.

Feucht-kalte Verbände bei Hämorrhoidalprolaps haben eine abschwellende Wirkung. Nach der Ödemrückbildung ist der Knoten meist digital reponierbar.

> **Gesundheitsförderung und Prävention:** Eine sorgfältige Analreinigung mithilfe von Sitz- und Duschbädern, vor allem nach dem Stuhlgang, verringern Beschwerden wie Juckreiz, Brennen und Schmerzen.

Prä- und postoperative Maßnahmen. Neben den allgemeinen Maßnahmen reicht ein Klistier zur Rektumentleerung. Rasiert wird die Dammregion. Nach der Operation sind folgende pflegerische Maßnahmen notwendig:

- zur Druckentlastung Patient in Seiten- oder Bauchlage lagern, auf Nachblutungen beobachten
- Verbandwechsel zweimal täglich und nach jeder Defäkation (sterile Salbenkompresse, z. B. mit Xylocain-Gel, Vaseline, Bepanthen-Salbe)
- Abduschen der Wunde nach jeder Defäkation, Sitzbäder (z. B. mit Kamillosan) nach Arztanordnung
- Laxanzien (z. B. Agiolax), um Pressen beim Stuhlgang zu vermeiden
- Analgetikum vor Defäkation

9.6 Stoma

9.6.1 Grundlagen

> **Definition:** Als **Stoma** oder Stomie (griech.: Mund, Öffnung) werden operativ geschaffene offene Verbindungen zwischen einem inneren Hohlorgan und der äußeren Haut bezeichnet. Sie dienen der Ableitung von Stuhl und Harn. Je nach medizinischer Indikation sind folgende Stoma-Anlagen möglich:
> - Sigmoidostomie – Ausleitung aus dem Sigma
> - Transversostomie – Ausleitung aus dem querverlaufenden Dickdarm
> - Zökostomie – Ausleitung aus dem Zökum
> - Ileostomie – Ausleitung aus dem Dünndarm
> - Urostoma – Ausleitung aus dem harnableitenden System

9.6.2 Stomaversorgung

Für den Patienten bedeutet die Anlage eines Stomas eine Veränderung seiner Lebensgewohnheiten. Er muss rechtzeitig darauf vorbereitet werden.

Vorbereitung und Material

Zur Vorbereitung auf den Beutelwechsel gehören die Information des Patienten und das Herrichten des Materials. In Abb. 9.2 ist die Standardvorbereitung zur Versorgung einer Sigmoidostomie dargestellt.

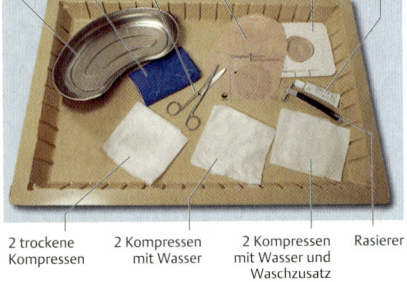

Abb. 9.2 Materialien zur Durchführung einer Stomaversorgung.

> **Praxistipp:** Material für einen Versorgungswechsel sorgfältig vorbereiten. Die Stuhlentleerung kann auch während des Wechsels einsetzen, dann ist rasches Arbeiten angezeigt.

9.6 Stoma

Versorgungssysteme

> **Definition:** Bei **einteiligen Systemen** sind Haftmaterial und Beutel miteinander verbunden. **Zweiteilige Systeme** bestehen aus einer Basisplatte und einem separaten Beutel, der direkt auf die Basisplatte aufgerastet oder aufgeklebt wird.

Die Wahl des Versorgungssystems richtet sich nach
- Stomaart, Lage des Stomas, Hautbeschaffenheit,
- Bedürfnissen des Patienten und der
- medizinischen oder pflegerischen Notwendigkeit.

Reinigung
- unter hautschonenden Prinzipien nur mit Wasser und milder Waschlotion (unparfümiert, pH-hautneutral, ohne Konservierungsstoffe und nicht rückfettend)
- verwendet werden Einmalkompressen oder Einmalwaschlappen

> **Merke:** Die Wischrichtung ist bei Darmstoma von außen nach innen, bei der Urostomie von innen nach außen. Die umgebende Haut wird vorsichtig abgetrocknet und niemals trocken geföhnt – sie trocknet sonst aus!

Rasur
Bei Bedarf werden Haare im parastomalen Bereich wegen der Gefahr der Entstehung einer Haarbalgentzündung mit einem Rasierer entfernt. Es dürfen keine Haarentfernungsmittel benutzt werden, sie könnten Hautirritationen und Allergien auslösen.

Anpassen der Stomaplatte
Die Ausscheidung darf nicht mit der Haut in Berührung kommen, weil sie zu Hautschädigungen führen kann. Deshalb wird die Größe der Stomaöffnung mit einer Schablone ermittelt. Bei ovalen Anlagen muss sich die Pflegeperson eine Schablone erstellen.

Wechselintervalle
Das Stomaversorgungssystem wird grundsätzlich immer dann gewechselt wenn
- der Stomabeutel undicht ist,
- die Haftfläche von der Ausscheidung unterwandert wurde,
- der Filter Geruch durchlässt oder eine Medikamentenapplikation notwendig ist.

Durchführung
- Haut von innen nach außen reinigen.
- Stoma mit Kompresse abdecken und Bereich um das Stoma herum von innen nach außen rasieren.
- Größe des Stomas als Maß für alle folgenden Versorgungen auf Schablone übertragen.
- Schablonenöffnung ausschneiden, Schablone auf die Hautschutzplatte übertragen.
- Hautschutzplatte (wenn nötig mit Paste versehen) um das Stoma anbringen.
- Beutel faltenfrei anbringen, durch leichtes Anheben korrekten Sitz überprüfen.

9 Pflege von Patienten mit Erkrankungen des Verdauungssystems

Postoperative Stomaversorgung

Sollte das Versorgungssystem im Operationssaal angelegt worden sein, so wird der erste Stomabeutelwechsel nach ca. 3 Tagen vorgenommen. Dabei ist besonders auf Veränderungen der Haut (z.B. Rötung, Schwellung, Hämatome, Hautirritationen) und des Stomas zu achten (z.B. Farbe, Ödem, Wundheilungszustand). Häufig werden für den ersten Wechsel sog. „postoperative Versorgungssysteme" verwendet. Sie zeichnen sich durch folgende Eigenschaften aus:

- transparente Folie zur Inspektion des Stomas und der Ausscheidung
- zweiteilige Systeme oder „Fensteröffnungen" für die Inspektion oder Verabreichung von Klistieren
- lange Haltbarkeit des Haftmaterials
- schmerzloses Anbringen (durch untergreifbare Rastringe)

Wurde zur Fixierung des doppelläufigen Stomas ein Reiter eingelegt, wird er in das Versorgungssystem integriert. Eine exakte Abdichtung wird erreicht, wenn neben dem Reiter noch Hautschutzpaste verwendet wird.

> **Merke:** Bei Stomaanlagen, die unter Spannung angelegt werden (Reiter drückt stark gegen die Bauchhaut), wird der Reiter aufgrund der möglichen Spannungserhöhung nicht in den Beutel integriert. Der Reiter wird in Hautschutzpaste eingebettet und das Versorgungssystem über dem Reiter angebracht.

Pflege bei Pouchanlagen

Postoperativ liegt im Pouch ein Dauerkatheter, der ca. ab dem 3. postoperativen Tag mit physiologischer Kochsalzlösung gespült wird, um gebildeten Schleim zu entfernen. Wenn die Nähte gut verheilt sind, wird die Dauerableitung entfernt und intermittierend katheterisiert. Die Häufigkeit der Katheterisierung richtet sich nach der Art und Größe des Pouch, nach der zulässigen Füllmenge, nach den Trinkmengen und den Gewohnheiten des Patienten. Noch in der Klinik werden individueller Rhythmus, Technik und Material festgelegt. Der Patient wird in der hygienisch einwandfreien Durchführung angeleitet.

Stomaversorgung bei Komplikationen

Durch die Ausleitung des Stomas durch die Bauchdecke kommt es zu einer „Schwachstelle" in der Bauchdecke. Tab. 9.4 gibt einen Überblick über die häufigsten Komplikationen, deren Ursachen und Therapiemöglichkeiten.

Tab. 9.4 Überblick der Komplikationen.

Komplikation	Ursachen	Therapie
mechanische Hautirritation	zu häufiges Wechseln oder zu stark klebende Versorgung	zweiteiliges System oder vorübergehend Ausstreifbeutel zur Entlastung der Haut verwenden
toxisches Kontaktekzem	Kontakt der Haut mit der Ausscheidung	Stomaversorgung abdichten, evtl. unter Zuhilfenahme von Hautschutzpaste, Einlagerungen oder einem konvexen System
allergisches Kontaktekzem	Versorgungsmaterial	Produkte eines anderen Herstellers verwenden, evtl. hautärztliches Konsil
Mykose	besonders nach OP oder bei abwehrgeschwächten Patienten	antimykotische Behandlung nach Hautabstrich

Tab. 9.4 *(Fortsetzung)*

Komplikation	Ursachen	Therapie
parastomale Hernie	starke Belastung z.B. durch schweres Heben nach der Operation	konservativ durch spezialgefertigte Bruchbandage, Operation
Retraktion	Einziehung des Stomas operationsbedingt oder durch Gewichtszunahme	konvexes System verwenden, Operation
Stomaprolaps	Vorfall des Darmes, meist operationsbedingt oder durch starke Beanspruchung der Bauchdecke	konservativ durch spezialgefertigte Prolapsversorgung (Prolapsplatte) mit Reponieren des Darmes, Operation
Kristallbildung bei Urostoma	meist durch infizierten, alkalischen Urin bedingt	medikamentöse und diätetische Ansäuerung des Urins, Auflösung der Kristalle durch Essigwaschungen (5%), Erhöhung der Flüssigkeitszufuhr, exakt abdichtende Stomaversorgung

> **Merke:** Wird eine medikamentöse Behandlung der Haut erforderlich, muss das Medikament fettfrei sein und entsprechend häufig angewendet werden (z.B. bei Mykosen mindestens zweimal täglich auftragen).

Ernährung

Eine spezielle Diät für Stomaträger gibt es grundsätzlich nicht. Grundregeln:
- mehrere kleine Mahlzeiten, in Ruhe essen und gut kauen
- unverträgliche und stark geruchserzeugende Nahrungsmittel vermeiden (z.B. blähende Nahrungsmittel, Knoblauch)
- die Kostform den geplanten Aktivitäten anpassen (z.B. vor dem Theaterbesuch kein Sauerkraut essen)

Ileostomieträger sollten der Gefahr einer möglichen Stomablockade (Abflussstörung), bedingt durch schlecht gekaute, faserhaltige Kost (z.B. Orange, Nüsse oder Spargel), vorbeugen.

> **Merke:** Durch Blähungen und Geräusche kann der Betroffene in unangenehme Situationen kommen. Dem kann er vorbeugen, indem er seine Nahrungsgewohnheiten und die Art der Lebensmittel sehr genau beobachtet und feststellt, welche Auswirkungen diese auf sein Ausscheidungsverhalten haben.

Selbsthilfegruppen

Listen von Fachschwestern/-pflegern für Stoma und Inkontinenz kann der Stomaträger vom DVET (Fachverband Stoma und Inkontinenz) erhalten. Es empfiehlt sich eine Vermittlung zur Selbsthilfevereinigung der Stomaträger, der Deutschen ILCO (Ileostomie-Colostomie-Vereinigung). Dort erhalten die Betroffenen Informationen und Beratungen.

9.7 Erkrankungen der Leber, Gallenblase und Gallenwege

9.7.1 Grundlagen Leberzirrhose

> **Definition:** Die **Leberzirrhose** ist eine chronische Erkrankung. Sie geht mit der Zerstörung des Leberläppchenaufbaus und der Gefäßarchitektur der Leber einher. Dabei kommt es zum irreversiblen bindegewebigen Umbau der Leber.

Ursachen

- zu ca. 50% chronischer Alkoholabusus
- zu ca. 40% Spätfolge der chronischen Virushepatitis (B, C,D) (posthepatische Zirrhose)

Weitere Ursachen:
- lang anhaltender Gallestau (biliäre Zirrhose)
- Leberstauung durch Herzinsuffizienz (Stauungszirrhose)
- Autoimmunhepatitis
- lebertoxisch wirkende Medikamente, Chemikalien

Symptome

Allgemeine Krankheitszeichen.
- körperliche und geistige Leistungsminderung
- Müdigkeit sowie Druck- und Völlegefühl verbunden mit Appetitlosigkeit

Hormonelle Störungen.
- Gynäkomastie (verstärkte Brustbildung beim Mann)
- Hodenatrophie, Potenzstörungen
- Verlust der Achsel- und Schambehaarung, Bauchglatze
- Menstruationsstörungen, Libidoverlust

Diagnostik

- Anamnese und körperliche Untersuchung
- bildgebende Verfahren (Sonografie, Computertomografie)
- Laboruntersuchungen (z.B. Blutbild, Gerinnungsfaktoren, Ammoniakspiegel)
- evtl. Ösophagos- bzw. Gastroskopie, evtl. Laparoskopie mit Leberbiopsie

Komplikationen

- Pfortaderhochdruck (hat Varizen und Aszites zur Folge)
- hepatorenales Syndrom (Niereninsuffizienz im fortgeschrittenen Stadium einer Leberzirrhose)
- hepatische Enzephalopathie (verläuft in vier Stadien, Tab. 9.5)
- Leberkoma, Leberzellkarzinom

Therapie

Die einzig kurative Therapie der Leberzirrhose ist die Lebertransplantation (S. 377). Sie wird jedoch nur in Einzelfällen durchgeführt. Die Hauptziele der konservativen Therapie sind die Linderung der Symptome und das Ausschalten leberschädigender Faktoren. Eine weitere wichtige Aufgabe ist die Behandlung der Komplikationen der Leberzirrhose.

Tab. 9.5 *Stadien der Hepatischen Enzephalopathie.*

Stadium	Symptome
I	Patient ist geistesabwesend, unruhig und vergesslich, zeigt Stimmungsschwankungen und intellektuelle Störungen.
II	Patient ist häufig schläfrig und zeitlich desorientiert.
III	Patient schläft, ist jedoch durch Ansprache und Berührung erweckbar. Seine Sprache ist verwaschen und unzusammenhängend.
IV	Patient ist tief komatös: Coma hepaticum, die Reflexe sind erloschen. Foetor hepaticus (Atem riecht nach frischer Leber)

9.7.2 Pflege- und Behandlungsplan

Krankenbeobachtung

Im Vordergrund steht das Meiden aller möglicherweise leberschädigenden Substanzen (Medikamente, Alkohol). Körperliche Belastung und Stress können Krankheitsschübe auslösen. Deshalb werden Schonung und Ruhe (evtl. Bettruhe) empfohlen. Folgende Parameter müssen regelmäßig überprüft und dokumentiert werden:
- Vitalzeichen, Körpergewicht, Ausscheidungen, Bewusstseinslage

Bewusstseinslage

Zur frühzeitigen Erkennung einer hepatischen Enzephalopathie ist die Überwachung der Bewusstseinslage von großer Bedeutung. Dabei wird die Sprech- und Schreibfähigkeit mithilfe psychometrischer Tests und Schriftproben überwacht.

> **Merke:** Liegt eine alkoholtoxische Leberzirrhose vor, können Koordinationsstörungen und Desorientierung auch Zeichen für ein (beginnendes) Alkoholentzugsdelir sein!

Bei der Körperpflege unterstützen

Bei ausgeprägter Immobilität kann die teilweise oder vollständige Übernahme der Körperpflege erforderlich sein. Dabei sind notwendige Prophylaxen zu integrieren. Die Haut wird mit W/O-Lotion oder Calendula-Salbe eingecremt, um Verletzungen und Juckreiz vorzubeugen. Zur Mund- und Zahnpflege werden weiche Zahnbürsten verwendet. Die Rasur erfolgt möglichst mit einem Trockenrasierer.

> **Merke:** Achten Sie bei Patienten mit Aszites auf passende, nicht beengende oder einschnürende Kleidung.

Bei der Ernährung unterstützen

Der Patient erhält leichte Vollkost oder Basisdiät, wenn keine Symptome einer hepatischen Enzephalopathie oder Aszites vorliegen. Nahrungsmittel, die häufig Unverträglichkeit hervorrufen (z. B. saure, blähende, stark gewürzte und fettige Speisen) vermeiden. Zur besseren Verträglichkeit mehrere kleine Mahlzeiten am Tag.

Ernährung bei hepatischer Enzephalopathie

- Je nach Stadium Zufuhr biologisch hochwertiger Eiweiße auf 50 g oder sogar nur 25 g/Tag beschränken.
- Notwendige Tageskalorienmenge in erster Linie durch Zufuhr von Kohlenhydraten decken.
- In schweren Fällen kann die parenterale Zufuhr von Aminosäuren erforderlich werden.

- Zur sog. „Darmsterilisation" erhält der Patient schwer resorbierbare Antibiotika (z.B. Metronidazol, Vancomycin).
- Durch Gabe von Laktulose sinkt pH-Wert im Darm und Ammoniakproduktion kann reduziert werden. Eine Steigerung dieses Effektes erzielt man mit hohen Einläufen.

Pflege und Ernährung bei Aszites
- Durch Flüssigkeitsbeschränkung (1l/Tag) und kochsalzarme Diät (1–2 g NaCl/Tag) schonende Aszitesausschwemmung. Täglich Körpergewicht, Flüssigkeitsbilanz, evtl. ZVD kontrollieren.
- Unterstützend werden Diuretika (z.B. Lasix) oder Aldosteron-Antagonisten (z.B. Aldactone, Osyrol) verabreicht.
- Zeigt diese Therapie nicht den gewünschten Erfolg oder verursacht der Aszites sehr große Einschränkungen, ist eine Aszitespunktion (S. 192) indiziert. Dabei können täglich bis zu 5 l Flüssigkeit entleert werden. Es entsteht allerdings ein großer Eiweißverlust, der mit Humanalbuminlösung ausgeglichen werden sollte.
- In Ausnahmefällen kann die Aszites über einen transjugulären intrahepatischen portosystemischen Shunt (TIPS) abgeleitet werden → erhöhtes Risikos einer Enzephalopathie, da Entgiftung durch Leber noch geringer.
- Zur Beobachtung täglich Bauchumfang an gleicher Stelle und in gleicher Lagerung messen.
- Bedingt durch Zwerchfellhochstand und Dyspnoe sind Patienten pneumoniegefährdet. Zur Atemerleichterung Oberkörperhochlagerung.

Merke: Liegt eine erhöhte Blutungsgefahr vor, ist der Patient vor Verletzungen und Stößen zu schützen. Haut und Schleimhäute sowie Ausscheidungen sind auf Anzeichen von Blutungen zu beobachten.

Gesundheitsförderung und Prävention: Die Leberzirrhose ist eine fortschreitende, nicht heilbare Krankheit. Nimmt der Betroffene weiter leberschädigende Substanzen zu sich, beeinflusst das den Krankheitsverlauf ungünstig. Raten Sie dem Patienten daher, auf keinen Fall eigenmächtig Arzneimittel einzunehmen, die die Leber belasten. Dazu gehören einige freiverkäufliche Arzneimittel, z.B. Paracetamol.

9.7.3 Grundlagen Gallensteine

Definition: Gallensteine sind Konkremente im Gallengangsystem (Choledocholithiasis) oder in der Gallenblase (Cholelithiasis). 15–20 % der Bevölkerung haben Gallensteine. Sie sind damit eine sehr häufige Krankheit in den westlichen Industrieländern.

Ursachen
In 80 % der Fälle entstehen Gallensteine aus Cholesterin oder Mischformen aus Bilirubin und Cholesterin. Für die Bildung von Gallensteinen ist ein Lösungsungleichgewicht der Galle verantwortlich, es kommt zu einem „Niederschlag" von Cholesterin, Bilirubin und Kalzium. Zunächst bilden sich Kristalle, die im Laufe der Zeit zu Steinen heranwachsen.

9.7 Erkrankungen der Leber, Gallenblase und Gallenwege

Risikofaktoren

- erbliche Disposition, Adipositas, Alter (je älter desto höher das Risiko)
- fettreiche, ballaststoffarme oder parenterale Ernährung, Fastenkuren, Hypercholesterinämie
- Diabetes mellitus, Geschlecht – weiblich : männlich = 3:1, zusätzliches Risiko bei Schwangerschaft

> **Merke:** Die 6-F-Regel beschreibt die Risikofaktoren für das Gallensteinleiden: female (weiblich), fair (hellhäutig/blond), fat (übergewichtig), forty (vierzig), fertile (fruchtbar), family (Familie).

Symptome

Ca. 70–80% der Patienten sind Träger sog. „stummer" Steine, die keine Beschwerden verursachen. Die Steine werden oft zufällig im Rahmen einer Sonografie entdeckt. Gallensteinbeschwerden äußern sich durch
- Druck- und/oder Völlegefühl im rechten Oberbauch,
- Fettunverträglichkeit und Blähungen.

Diese unspezifischen Beschwerden können sich bis zu heftigen Gallenkoliken steigern. Dies führt zu anfallsartigen, heftigen Schmerzen im rechten Oberbauch, die in die rechte Schulter und zwischen die Schulterblätter ausstrahlen können. Begleitet werden die Schmerzen von Übelkeit und Erbrechen sowie Schweißausbrüchen und Kreislaufregulationsstörungen. Blockiert der Stein den Ductus choledochus, tritt ein Verschlussikterus mit acholischen Stühlen und bierbraunem Urin auf.

Diagnostik

- klinischer Befund mit Gallenkoliken und Abwehrspannung im rechten Oberbauch
- Sonografie – Steine ab 2mm Durchmesser sind erkennbar
- ERC (endoskopisch-retrograde-Cholangiografie) bei erweiterten Gallengängen
- Blutuntersuchungen – Erhöhung von alkalischer Phosphatase, Bilirubin, GLDH und Gallensäuren

> **Merke:** Differentialdiagnostisch sind Nierenkoliken, Herzinfarkt, Lungenembolie, Pleuritis, akute Pankreatitis oder Magenperforation auszuschließen.

Komplikationen

- Verschlussikterus bei Einklemmung des Steines im Ductus choledochus
- Cholezystitis/Cholangitis – als Folge der Steineinklemmung
- Gallenblasenhydrops – durch Verlegung des Ductus cysticus
- Gallenblasenempyem – Eiteransammlung in der Gallenblase
- akute Pankreatitis, Peritonitis
- Leberabszess/Gallensteinileus – Penetration des Gallensteins in benachbarte Organe
- Porzellangallenblase/Schrumpfgallenblase – Verhärtung der Gallenblasenwand – Risiko: Gallenblasenkarzinom

Therapie

- Bei asymptomatischen „stummen" Gallensteinträgern besteht keine Behandlungsnotwendigkeit.
- Diätetische Maßnahmen (Verzicht auf fettreiche Mahlzeiten, Alkohol, Nikotin) können Beschwerden verhindern oder lindern.
- Bei symptomatischen Steinen ist fast immer eine Behandlung notwendig:

- **Allgemeine Maßnahmen:**
  - Nahrungskarenz für ca. 24 Std. bei ausreichender Flüssigkeitssubstitution durch Infusionen
  - Nikotinkarenz, anschließend Kostaufbau mit Schonkost nach Verträglichkeit
- **Medikamentöse Therapie:**
  - bevorzugt krampflösende Spasmolytika (z.B. Scopolamin) und Schmerzmittel (Analgetika, z.B. Metamizol)
  - bei stärkeren Schmerzen auch Morphinderivate
  - Applikation von Gallensäuren über mehrere Monate lösen Steine auf, führen jedoch häufig nach wenigen Jahren zu Rezidiven.
- **Beseitigung der Gallensteine:**
  - Cholezystektomie (meist laparaskopische Entfernung der Gallenblase) nach der Kolik, um neue Steinbildung zu verhindern
  - ESWL (Stoßwellenzertrümmerung) mit relativ geringer Erfolgsquote, häufig Rezidive
  - ERCP mittels kleiner Instrumente, die in die Gallengänge vorgeschoben werden

9.7.4 Pflege- und Behandlungsplan

Pflege bei Gallenkoliken

Die Krankenbeobachtung richtet sich auf Überwachung von Vitalzeichen und Allgemeinbefinden. Komplikationen können frühzeitig erkannt werden, wenn Schmerzverlauf und -qualität beobachtet werden. Während des akuten Geschehens hält der Patient Nahrungskarenz und Bettruhe ein. Gegen die Schmerzen werden Analgetika und Spasmolytika auf Arztanordnung verabreicht. Lindernd wirken auch feucht-warme Umschläge (nicht bei Entzündungen!) auf den Oberbauch und eine bauchdeckenentspannende Lagerung. Mit dem Kostaufbau wird am 2.–3. Tag nach der Kolik begonnen. Dieser reicht von Tee, Haferschleim, Zwieback bis zur leichten, fettarmen Kost. Ist die akute Gallenkolik abgeklungen, wird die operative Entfernung der Steine durchgeführt.

> **Gesundheitsförderung und Prävention:** Um keine erneute Kolik zu provozieren, sollte der Patient auch später fettarme und kleine Mahlzeiten bevorzugen.

Pflege bei Cholezystektomie

Die meisten Cholezystektomien (mehr als 93%) erfolgen heute laparoskopisch.

Präoperative Pflege

Da in 4–7% der Fälle die Operation ausgedehnt werden muss, erfolgt die Vorbereitung wie für eine konventionelle Bauchoperation:
- vorderen Rumpfbereichs von Brustwarzen bis Schambehaarung rasieren
- Nahrungsabbau, am Tag vor der Operation Klistier verabreichen

Postoperative Pflege bei laparoskopischer Cholezystektomie
- erste Mobilisation am Abend des Operationstages
- am Operationsabend schluckweise Tee, am 1. postoperativen Tag leichte Kost
- erster Verbandwechsel am 2. postoperativen Tag
- Fadenentfernung am 7. postoperativen Tag

> **Praxistipp:** Viele Patienten klagen nach einem laparoskopischen Eingriff über Nacken- und Schulterschmerzen, was auf das Einbringen von Kohlendioxid in die Bauchhöhle zurückzuführen ist. Lindernd wirken Nacken- und Schultermassagen (Physiotherapie).

Postoperative Pflege bei konventioneller Cholezystektomie

Neben den allgemein üblichen postoperativen Pflege- und Überwachungsmaßnahmen sind einige Besonderheiten zu beachten:
- Frühmobilisation am Abend des Operationstages
- bauchdeckenentspannende Lagerung
- Entfernung der Magensonde am 2. postoperativen Tag
- Wundversorgung
- Überwachung der Darmtätigkeit (nach 3–4 Tagen ohne spontane Stuhlentleerung ein Klistier verabreichen)
- Kostaufbau – am 1. postoperativen Tag schluckweise Tee, danach Nahrungsaufbau
- Drainagenversorgung (Ziel- und T-Drainage)

9.8 Lebertransplantation

9.8.1 Grundlagen

> **Definition:** Bei der **Lebertransplantation** (= LTX) wird eine funktionstüchtige Spenderleber auf einen Patienten übertragen, um dessen erkrankte Leber zu ersetzen. Dieser recht komplizierte und komplikationsreiche Eingriff wird nur in spezialisierten Zentren durchgeführt. Aufgrund von Verbesserungen in den Operationstechniken und der Transplantationsnachsorge liegt die 5-Jahres-Überlebensrate heute bei durchschnittlich 80 %.

Indikation
- für eine Vielzahl von Lebererkrankungen einzige kurative Behandlungsmöglichkeit
- Endstadium Leberzirrhose, hepatozelluläres Karzinom
- geringere Anzahl wird bei akutem Leberversagen, z. B. aufgrund Intoxikation mit Knollenblätterpilzen oder Virushepatitis, transplantiert.

Kontraindikation
- fortgeschrittene Leberzellkarzinome (> 5 cm), ausgedehnte Pfortaderthrombosen
- schwere kardiale oder pulmonale Funktionseinschränkungen
- aktiver Alkohol- oder Drogenkonsum, schwere psychiatrische Erkrankungen

Vermittlung von Spenderorganen

Die Zuteilung eines Organs durch das Transplantationszentrum erfolgt nach bestimmten Richtlinien. Dazu gehören neben der Blutgruppenverträglichkeit die „Dringlichkeit" und ein Zahlenwert, der aus dem Bilirubin- und Kreatininwert sowie der Blutgerinnungszeit (INR-Wert) berechnet wird.

Komplikationen
- Frühkomplikationen: Nachblutungen, Pfortader- oder A. hepatica-Thrombose, Fistelbildung oder Stenose der Anastomose im Bereich des Gallengangs.

- Spätkomplikationen: Wiederauftreten der Grunderkrankung (z. B. Virushepatitis, Alkoholabusus).
- Am stärksten gefürchtete Komplikation: akute oder chronische Abstoßung der transplantierten Leber.

9.8.2 Pflege- und Behandlungsplan

Präoperative Pflege

Vor der Transplantation stehen nochmals eine umfangreiche Labordiagnostik und ggf. technische Untersuchungen wie Gastroskopie und Oberbauchsonografie mit Gefäßdoppler an. Neben allgemeinen Operationsvorbereitungen wie Nahrungsabbau und Darmvorbereitung muss der Patient großflächig von den Mamillen bis zu den Leisten einschließlich der Schambehaarung rasiert werden.

Postoperative Pflege

Nach der Operation, die 5 bis 10 Stunden dauern kann, werden die Patienten zunächst für mindestens 2–3 Tage auf der Intensivstation betreut, bei komplikationslosem Verlauf werden sie anschließend auf die allgemeinchirurgische- oder Transplantationsstation verlegt. Neben der Überwachung und Aufrechterhaltung der Herz-Kreislauf-Funktion stehen hier die Immunsuppression und Infektionsprophylaxe im Vordergrund. Hier gelten die gleichen Grundsätze und Maßnahmen wie bei der Nierentransplantation (S. 337), ebenso wie bei der psychosozialen Betreuung.

- **Wundversorgung/ Drainagen:**
  - Verbandwechsel 1x täglich unter sterilen Kautelen
  - Klammern werden am 12.–14. Tag entfernt
  - T-Drainage meist erst nach 4–5 Wochen
- **Lagerung/ Mobilisation:** Patient in bauchdeckenentspannende Lagerung bringen. Je nach Zustand ab dem 2.–3. postoperativen Tag stufenweise mit der Mobilisation beginnen.
- **Ernährung:** Zunächst wird der Patient parenteral ernährt. Kommt die Darmtätigkeit in Gang (meist am 4.–5. postoperativen Tag), wird die Kost langsam aufgebaut. Hier sollten Gewohnheiten und Wünsche des Patienten berücksichtigt werden.

9.9 Erkrankungen des Pankreas

9.9.1 Grundlagen akute Pankreatitis

> **Definition:** Die **akute Pankreatitis** ist eine plötzlich einsetzende Entzündung der Bauchspeicheldrüse. Sie geht mit einer Selbstandauung (Autodigestion) des Organs durch aktivierte Pankreasenzyme einher (nach Greten 2005).

Ursachen

- zu 30–50 % aufgrund einer Stauung von Pankreassekret und Zurückfließen von Galle in die Bauchspeicheldrüse (biliäre Pankreatitis)
- zu 30–40 % aufgrund von Alkoholabusus (Greten 2005)

Weitere, eher seltenere Ursachen sind:
- Stoffwechselstörungen (Hyperkalziämie und Hypertriglyzeridämie)
- Durchblutungsstörungen, Infektionen (Mumps, Salmonellen)
- Traumen, Medikamente (z. B. Diuretika, Sulfonamide)

9.9 Erkrankungen des Pankreas

Symptome

- heftige gürtelförmige Oberbauchschmerzen, Übelkeit, Erbrechen, oft Darmlähmung
- Des Weiteren können Fieber, Tachykardie, Aszites, Pleuraergüsse, Abwehrspannung der Bauchdecke auftreten.
- Abhängig vom Schweregrad und der Ursache treten Kreislaufreaktionen wie Hypotonie und Schocksymptomatik auf.
- Seltene und prognostisch ungünstige Zeichen sind periumbilikale („um den Nabel herum") Hauteinblutungen (Cullen-Zeichen) oder Hauteinblutungen an den Flanken (Grey-Turner-Zeichen).
- Die Einteilung erfolgt in drei Stadien nach Schönborn und Kümmerle (Mainzer Klassifikation):
    - Grad I (ödematöse Pankreatitis)
    - Grad II (komplizierte Pankreatitis, limitierte Nekrosen)
    - Grad III (diffuse hämorrhagisch-nekrotisierende Pankreatitis, Totalnekrose)

Diagnostik

Die Diagnose der akuten Pankreatitis ergibt sich aus Anamnese, dem Untersuchungsbefund und der Bestimmung der Pankreasenzyme. Bei Laboruntersuchungen sind folgende Werte verändert:

- α-Amylase und Lipase im Serum ↑; α-Amylase im Urin ↑
- Hyperglykämie und Glukosurie, BSG-Beschleunigung und Leukozytose
- Kreatinin und Harnstoff ↑ (Schockniere), Hypokalziämie (Kalziumeinlagerung in Nekrosen)
- Hypokaliämie (intestinale Kaliumverluste)

Zur Sicherung der Diagnose werden folgende Untersuchungen ergänzt:
- Sonografie, CT oder NMR – zur Sichtung des Organs
- Abdomenübersicht (Pankreasverkalkung, Gallensteine), Röntgen-Thorax (Pleuraerguss)
- evtl. ERCP bei Zeichen einer Cholestase – zur Steinentfernung

> **Merke:** Bei der körperlichen Untersuchung kann häufig ein sog. „Gummibauch" als Zeichen einer mäßigen Abwehrspannung festgestellt werden.

Komplikationen

- Kreislauf- und akutes Nierenversagen, Ateminsuffizienz (Schocklunge)
- Verbrauchskoagulopathie (Blutungen), Sepsis und Schock mit Multiorganversagen
- Milzvenen- und Pfortaderthrombose
- Abszesse und Pseudozysten (von Bindegewebe umgebener pathologischer Hohlraum)

Therapie

Der Patient muss aufgrund seines lebensbedrohlichen Krankheitsbildes (Sterblichkeit 10–15%) intensivmedizinisch überwacht und behandelt werden. Zur Entlastung des Magen-Darm-Traktes bekommt er eine Magenablaufsonde.

Medikamentöse Behandlung

H_2-Blocker und Protonenpumpenhemmer bewirken eine verminderte Magensaftsekretion. Zur Bekämpfung leichter Schmerzen bekommt der Patient Lokalanästhetika i. v. (z. B. Novocain). Sind die Schmerzen für den Patienten unerträglich, erhält er Morphinderivate (Buprenorphin, z. B. Temgesic), die eine geringe spasmenerzeugende Wirkung an der Papilla vateri haben (z. B. Temgesic). Entwickelt der Patient Fieber und Zeichen einer Nekrotisierung des Pankreasgewebes, muss ein Breitspektrumantibiotikum verabreicht werden.

Schockprophylaxe bzw. -therapie
Eine sorgfältige und engmaschige Überwachung der Vitalzeichen dient der Schockprophylaxe. Die parenterale Ernährung beinhaltet Aminosäuren, Glukose und auch Fettemulsionen sowie eine Substitution von Elektrolyten. Die Volumengabe erfolgt unter ZVD-Kontrolle (8–12 cm Wassersäule) mit bis zu 8l/24 Stunden (Greten 2005). Kommt es infolge des Schocks zu einer Ateminsuffizienz und zum Nierenversagen, können maschinelle Beatmung und Dialyse notwendig werden.

Operative Therapie
Sie wird notwendig, wenn bei schweren Pankreasnekrosen oder Abszessbildungen die konservativen Maßnahmen nicht ausreichen. Dabei wird nekrotisches Pankreasgewebe ausgeräumt (Nekrosektomie) und anschließend die Bauchhöhle gespült (Lavage). Eine sonografisch gesteuerte Abszesspunktion dient der Beseitigung der Infektionsquelle und der Keimgewinnung zur Resistenzprüfung vor einer systemischen Antibiotikatherapie.

9.9.2 Pflege- und Behandlungsplan

> **Praxistipp:** Ist die akute Pankreatitis im Zusammenhang mit einem chronischen Alkoholabusus aufgetreten, ist der Patient auch auf Zeichen eines Delirium tremens zu beobachten (Desorientierung, Unruhe, optische und akustische Halluzinationen)!

Schmerzbehandlung
Neben der Sicherstellung der ärztlich angeordneten medikamentösen Schmerztherapie, können eine bauchdeckenentspannende Lagerung und/oder ein Kühlelement auf dem Oberbauch (auf ärztliche Anordnung!) schmerzlindernd wirken. Zur Beurteilung der Wirksamkeit der Schmerztherapie und des Schmerzverlaufes sollte ein Schmerzprotokoll angelegt werden.

> **Merke:** Morphium ist kontraindiziert, da es einen Spasmus an der Vaterschen Papille hervorrufen kann!

Prophylaxen
- Dekubitusprophylaxe (S. 55), Thromboseprophylaxe (S. 52)
- Pneumonieprophylaxe (S. 141), Soor- und Parotitisprophylaxe

Körperpflege
Wegen des reduzierten Allgemeinzustandes ist der Patient bei der Körperpflege zu unterstützen, ggf. muss diese im Bett erfolgen. Fieber schwächt den Patienten zusätzlich und starkes Schwitzen kann häufigere Wäschewechsel und Maßnahmen zur Mazerationsprophylaxe erfordern.

Ernährung
Im letzten Jahrzehnt wurde in mehreren Studien belegt, dass eine frühe enterale Ernährung eine geeignete Ernährungsform ist, die zur Reduktion infektiöser Komplikationen beitragen kann. Ansonsten ist eine frühzeitige enterale Ernährung über eine nasojejunale Sonde zur Vermeidung einer Darmatonie mit komplizierter Sepsis

zu empfehlen (DGEM 2007). Bei einer Unverträglichkeit der enteralen künstlichen Ernährung oder bei Komplikationen wie Pseudozysten, Fisteln oder Abszessbildung wird eine totale parenterale Ernährung notwendig.

Ausscheidungen

Der Patient leidet an Meteorismus und Obstipation, als Komplikation der Pankreatitis kann sich ein paralytischer Ileus entwickeln. Deshalb ist er auf Ileuszeichen zu beobachten (Stuhlverhalt, fehlende Darmgeräusche, Erbrechen). Sind aufgrund der Pankreatitis über 90% der Pankreasfunktion ausgefallen, kann es zur Steatorrhoe (Fettstuhl) kommen. Wurde zur exakten Flüssigkeitsbilanzierung ein transurethraler Dauerkatheter gelegt, ist Zystitisprophylaxe durchzuführen.

> **Merke:** Bei hohen Dosen Analgetika können Nebenwirkungen wie Schwindel, Benommenheit, Übelkeit und Blutdruckabfall sowie Atemdepression auftreten. Diese Zeichen können allerdings auch auf Komplikationen der akuten Pankreatitis hinweisen, weshalb eine Abklärung der Ursache unbedingt erforderlich ist.

Mobilisation

Begonnen wird mit dem Sitzen auf der Bettkante, die Anforderungen werden dann schrittweise gesteigert.

9.9.3 Grundlagen chronische Pankreatitis

> **Definition:** Bei der **chronischen Pankreatitis** liegt eine chronische Entzündung der Bauchspeicheldrüse vor. Dabei kommt es zur fortschreitenden bindegewebigen Umwandlung und Zerstörung von Pankreasgewebe, die zunächst exokrine und später auch endokrine Funktionseinschränkungen nach sich ziehen.

Ursachen

- häufigste Ursache: chronischer Alkoholabusus (60–90%)
- Bei 20% der Fälle ist die Ursache unbekannt.
- seltene Ursachen: Hyperparathyreoidismus, Hyperkalzämie, Hyperlipidämie

Symptome

- Es kommt im Stadium der rezidivierenden Entzündungsschübe zu
  - wiederholten kolikartigen Schmerzen im Epigastrum,
  - Verdauungsproblemen, Gewichtsabnahme.
- Der Verlauf kann häufig und über Jahre asymptomatisch sein (10% der Fälle).
- Im Spätstadium fällt die Funktion der Drüse aus:
  - Schmerzen bessern sich
  - Diabetes mellitus (endokrine Insuffizienz)
  - Maldigestionssyndrom (exokrine Insuffizienz)

Diagnostik

Neben einer ausführlichen Anamnese führen Laboruntersuchungen und bildgebende Verfahren zur Diagnosestellung.
- Im akuten Schub Anstieg von Lipase im Serum und Amylase im Serum und Urin. Bei fortgeschrittener Organschädigung kann ein Anstieg auch ausbleiben.

9 Pflege von Patienten mit Erkrankungen des Verdauungssystems

- Mithilfe verschiedener Pankreasfunktionstests und Stuhluntersuchungen kann die Diagnose gesichert werden.
- CT, Sonografie, Röntgen-Leeraufnahme: Nachweis von Pankreasverkalkungen.
- ERCP: Veränderungen im Bereich des Pankreasganges (z.B. Stenosen).

Komplikationen

- Pankreas- und Gallengangstenosen mit Ikterus, Pankreaskarzinom
- Abszess- und Pseudozystenbildung, sekundärer Diabetes mellitus

Therapie

Eine kurative Therapiemöglichkeit der chronischen Pankreatitis existiert zurzeit nicht. Während der Akutphase wird der Patient wie bei einer akuten Pankreatitis behandelt (S. 379).

Die Schmerztherapie sollte nach einem Stufenschema erfolgen:

1. **Stufe:** Alkoholkarenz, mehrere kleine, fettarme Mahlzeiten, Substitution von Pankreasenzymen, Kombination von Spasmolytika und nicht steroidalen Antirheumatika
2. **Stufe:** schwach wirksame Opioide und Stufe 1
3. **Stufe:** stark wirksame Opioide und Stufe 1
4. **Stufe:** Blockade der Schmerzleitung im Plexus coeliacus (Greten 2005)

Operative Behandlung

Eine Indikation zur Operation liegt vor, wenn Komplikationen auftreten, die endoskopisch oder konservativ nicht behandelt werden können (z.B. Fisteln, Stenosen, Pseudozysten). Unstillbare Schmerzen stellen ebenfalls eine Operationsindikation dar. Dazu wird eine Drainage gelegt, die zu einer Druckreduzierung in der Bauchspeicheldrüse und damit zur Schmerzlinderung führt. Ist eine Drainageoperation nicht möglich, wird eine Pankreasresektion erforderlich.

9.9.4 Pflege- und Behandlungsplan

Pflege im akuten Schub

Die Pflege ist wie bei einer akuten Pankreatitis durchzuführen (S. 380). Nahrungskarenz, absoluter Alkoholverzicht, Schmerztherapie sowie Vermeidung von Sekundärerkrankungen, die sich aus der Immobilität ergeben können, stehen im Vordergrund.

Gesundheitsberatung

- absoluter Alkoholverzicht, häufige kleine Mahlzeiten (6–8/Tag)
- Reduktion der Fettzufuhr (100–120 g Fett/Tag)
- MCT-Fette (= mittelkettige Triglyzeride) bevorzugen
- vor jeder Mahlzeit Pankreasenzyme substituieren (z.B. Kreon)
- fettlösliche Vitamine („EDEKA") substituieren, ggf. monatliche i.m. Injektion
- kohlenhydrat- und eiweißreiche Ernährung

Praxistipp: Häufig wissen die Patienten, welche Speisen sie nicht vertragen. Unterstützend sollte eine Diätassistentin hinzugezogen werden.

Gesundheitsförderung und Prävention: Die Vorbereitung auf eine Rehabilitationsmaßnahme bzw. Entgiftungs- und Langzeittherapie sollte bereits im Krankenhaus unter Einbeziehung des Sozialdienstes getroffen werden.

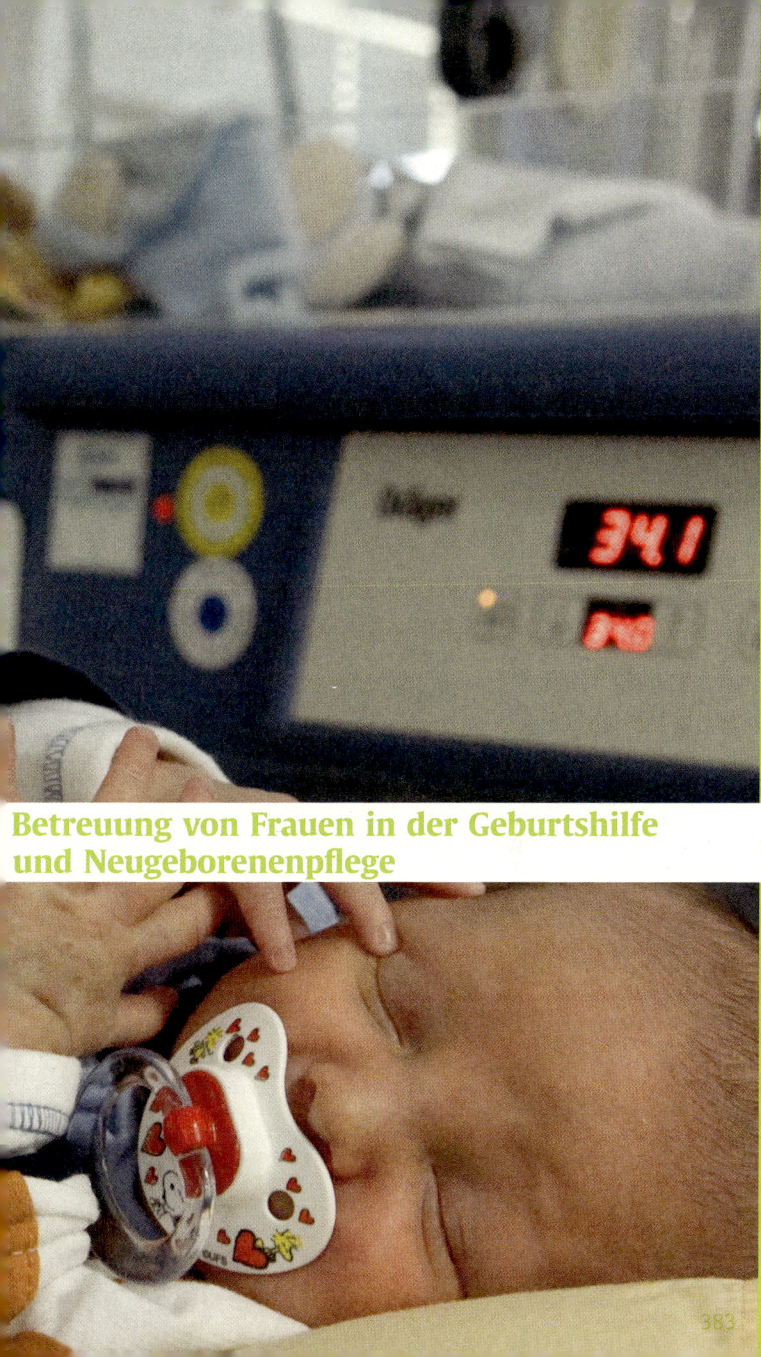

Betreuung von Frauen in der Geburtshilfe und Neugeborenenpflege

10

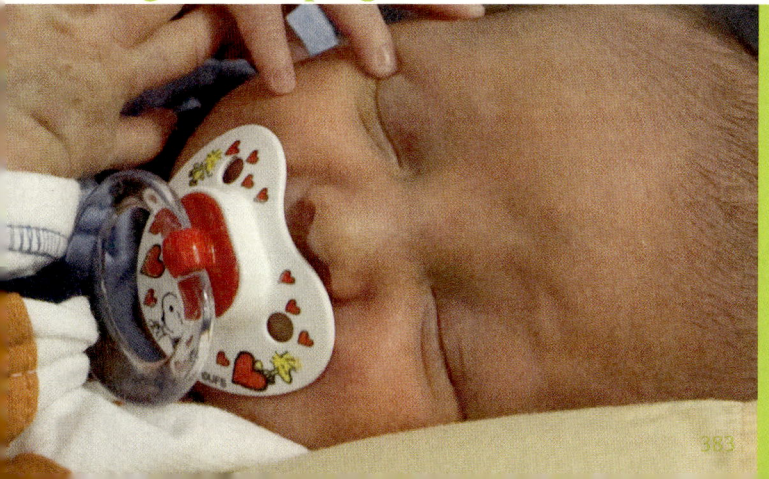

10.1 Drohende Frühgeburt

10.1.1 Grundlagen

> **Definition:** Ein Kind gilt als **Frühgeburt**, wenn es vor der 37. SSW (Schwangerschaftswoche) auf die Welt kommt. Dabei besteht die Gefahr, dass es aufgrund eines zu niedrigen Geburtsgewichts und der Unreife seiner Organe nicht lebensfähig ist oder Komplikationen entwickelt, die zum Tod oder langfristigen Entwicklungsstörungen und Behinderungen führen. Heute gilt ein Kind ab der 24. SSW als extrauterin lebensfähig (Goerke 2006).

> **Merke:** Eine normale Schwangerschaft dauert 40 SSW. Das Geburtsgewicht des Kindes liegt zwischen 2500 und 4500g.

Ursachen
Eine drohende Frühgeburt hat vielfältige Risikofaktoren, oft liegt eine Kombination mehrerer Ursachen vor. Sie werden in Tab. 10.1 dargestellt.

Tab. 10.1 Risikofaktoren und Ursachen für die Entstehung einer Frühgeburt.

von Seiten der Mutter	von Seiten der Gebärmutter	von Seiten des Kindes
<ul><li>aufsteigende Scheideninfektionen, Harnwegsinfekte</li><li>Vorausgegangene Früh-, Fehl- oder Totgeburten</li><li>Eklampsie, HELLP-Syndrom</li><li>körperliche und psychische Stressbelastungen</li><li>ungünstige soziale und wirtschaftliche Bedingungen</li><li>Nikotin-, Alkohol- und Drogenmissbrauch</li><li>Alter der Schwangeren < 18 J. und > 35 J.</li></ul>	<ul><li>Zervixinsuffizienz durch vorausgegangene operative Eingriffe am Gebärmutterhals (z.B. mehrmalige Abrasio uteri, Konisation) oder nach mehreren Geburten</li><li>Uterusfehlbildungen</li><li>Uterusmyome</li><li>Plazentastörungen (z.B. Plazentainsuffizienz, Plazenta praevia)</li></ul>	<ul><li>Mehrlingsschwangerschaft (Überdehnung des Uterus und Druck auf die Zervix)</li><li>Mangelversorgung durch plazentare Störungen</li><li>Fehlbildungen oder schwerwiegende Erkrankungen</li></ul>

Symptome

- **Vorzeitige Wehen.** Mehr als 3 Kontraktionen innerhalb von 60 Minuten vor der 30. SSW oder mehr als 5 Kontraktionen nach der 30. SSW deuten auf eine vorzeitige Wehentätigkeit hin.
- **Vorzeitiger Blasensprung.** Die Fruchtblase, die das Kind umgibt und schützt, reißt nicht zum Geburtstermin sondern vor der 37. SSW. Anzeichen sind ein tropfenweiser bis schwallartiger Fruchtwasserabgang.
- **Vorzeitige Zervixreife und Zervixinsuffinzienz.** Eine vorzeitige Zervixreifung entwickelt sich unter dem Einfluss von vorzeitigen Wehen. Die Frauen bemerken dies meistens nicht; allenfalls einen „Druck nach unten".

Die 3 Hauptsymptome können von folgenden Beschwerden begleitet werden:
- anhaltende ziehende Schmerzen im Unterbauch und/oder Rücken
- Hartwerden des Bauches; Schmierblutungen oder leichte Blutungen
- allgemeine Müdigkeit und Abgeschlagenheit

10.1 Drohende Frühgeburt

Diagnostik

- Anamnese, CTG (Cardiotokogramm), Ultraschalluntersuchung
- vaginale Untersuchung, vaginale Sonografie
- Blutuntersuchung, Dopplersonografie

Therapie

Im Vordergrund stehen die medikamentöse Wehenhemmung (Tokolyse):
- Tokolyse mit β-Sympathomimetika (Fenoterol) u.a.
- Magnesiumgabe zur Unterstützung der wehenhemmenden Wirkung von Fenoterol
- kardioselektive Betarezeptorenblocker bei Tachykardien

Tab. 10.2 Wirkungen und Nebenwirkungen der Tokolyse

Organ	Wirkung	Nebenwirkung
Uterus	■ Tonussenkung, Durchblutungsförderung	■ keine
Herz	■ Frequenzsteigerung ■ Reizleitungsstörungen ■ Kontraktilitätssteigerung	■ Tachykardie ■ Extrasystolen
Gefäße	■ Tonussenkung	■ Hypotonie
Muskulatur	■ Glykogenolyse	■ Blutzuckererhöhung
Leber	■ Glykogenolyse	■ Blutzuckererhöhung
Fettgewebe	■ Lipolyse	■ Blutzuckererhöhung
Harnsystem	■ Tonussenkung	■ Urinausscheidung ↓
Magen-Darmtrakt	■ Tonussenkung	■ Obstipation mit Ileusgefahr

Weitere Behandlungsmaßnahmen sind:
- körperliche Entlastung durch Krankschreibung, Bettruhe, evtl. stationäre Behandlung zur Stabilisierung der Zervix. Eine Cerclage-Behandlung (operativer Muttermundverschluss) wird zunehmend kontrovers diskutiert und nur noch selten angewandt.
- Antibiotikagabe bei vorzeitigem Blasensprung oder bestehender Infektion
- psychische Stabilisierung durch Spannungsabbau (Gespräche, Atemtherapie, Entspannungsübungen, Akupunktur u.a.)
- Förderung der fetalen Lungenreife durch Gabe von Glukokortikoiden (Betamethason), die über die Plazenta das Kind erreichen. Sie sollen die Produktion von Surfactant (stabilisiert die Oberflächenspannung der Alveolen) anregen.

10.1.2 Pflege- und Behandlungsplan

Tokolyse überwachen

Wirksamkeit und mögliche Nebenwirkungen der Tokolytika auf die Schwangere und das Kind überwachen. Im Weiteren sollen eine potenzielle Infektionsgefährdung sowie Symptome eines vorzeitigen Blasensprungs frühzeitig erkannt werden und bedürfen einer besonderen Aufmerksamkeit. Tokolytika werden als Dauerinfusion über eine elektrische Infusionspumpe verabreicht. Der Arzt legt die Dosierung von Fenoterol individuell fest und passt sie anhand der aktuellen Untersuchungsergebnisse (Anzahl und Intensität der Wehen, Befinden der Schwangeren) permanent an.

> **Merke:** Der Wechsel einer leeren Infusion sollte unverzüglich erfolgen, da die Halbwertszeit von Fenoterol bei ca. 22 Min. liegt.

Herz- und Kreislauffunktionen kontrollieren

Zur Beobachtung der Herzfunktion wird vor der Therapie, innerhalb der ersten drei Tage und im weiteren Verlauf einmal pro Woche ein EKG geschrieben. Blutdruck und Puls werden zu Beginn der Tokolyse 1–2-stündlich gemessen; hat sich der Kreislauf stabilisiert, können die Messabstände verlängert werden.

> **Merke:** Eine Tachykardie von ≥ 120 Schlägen/Min., hyper- oder hypotoner Blutdruck müssen dem behandelnden Arzt sofort mitgeteilt werden.

Stoffwechsel kontrollieren

Blutzuckerkontrollen werden mindestens zweimal täglich und je nach Blutzuckerwert durchgeführt.

CTG-Kontrollen

Um den Verlauf der Wehentätigkeit unter der Tokolysetherapie zu ermitteln, werden 2–3-mal täglich CTG-Kontrollen über 30–60 Min. durchgeführt. Gleichzeitig kann über die Dokumentation der Herzfrequenz das Befinden des Kindes beurteilt werden.

> **Praxistipp:** Vom Ergebnis des CTG hängt vielfach die weitere Therapie und der Schwangerschaftsverlauf ab. Das Befinden des Kindes kann bei der Schwangeren zu starken Gefühlen wie Angst, Hoffnung und Erleichterung führen. Gehen Sie beim Anlegen des CTG, aber besonders beim Entfernen, einfühlsam und bedacht vor.

Urin- und Stuhlausscheidung kontrollieren

Die Bilanz wird in den ersten 3 Tagen 6-stündlich erstellt, anschließend alle 24 Stunden. Ein Rückgang der Ausscheidungsmenge oder eine positive Bilanz müssen sofort dem behandelnden Arzt mitgeteilt werden. Immobilisation und Tokolyse können eine Obstipation begünstigen. Auf eine regelmäßige (1- bis 2-tägige) weiche Stuhlausscheidung sollte geachtet werden; die Schwangere sollte vermeiden, stark zu pressen. Die Stuhlausscheidung wird i.d.R. mit auf die Schwangerschaft abgestimmten Laxanzien (z.B. Macrogol, Lactulose) unterstützt.

> **Merke:** Einläufe und Klistiere dürfen nur nach einer sehr strengen Indikation durchgeführt werden, da der Dehnungsreiz Wehen auslösen bzw. verstärken kann.

Schwangerschaftsverlauf überwachen

Scheiden-pH bestimmen

Ein Scheiden-pH über 4,5 kann auf ein beginnendes Infektionsgeschehen (z.B. Störung des Scheidenmilieus, bakterielle Vaginose hinweisen. Der pH-Wert kann mit einem speziellen Einmal-Testhandschuh, dessen Zeigefinger mit einem Testfeld versehen ist, ermittelt werden. Der Zeigefinger wird dazu vorsichtig ca. 2–3 cm in die Scheide eingeführt, sodass das Testfeld mit Vaginalsekret in Kontakt kommt. pH-Werte über Normalwert Arzt mitteilen. Zusätzlich geben mehrmals täglich durchgeführte Körpertemperaturkontrollen Auskunft über ein Infektgeschehen.

10.1 Drohende Frühgeburt

> **Merke:** Die pH-Wert-Messung können Frauen nach einer Anleitung selbstständig durchführen.

Vorzeitigen Blasensprung erkennen

Bei Verdacht auf einen Riss der Fruchtblase kann zur Diagnosesicherung ein Streifen Lackmuspapier auf eine Slipeinlage gelegt werden. Ein pH-Wert von 7–7,5 weist auf den Verlust von Fruchtwasser hin. Urin hat einen pH-Wert zwischen 5,0–6,0.

> **Merke:** Nach einem vorzeitigen Blasensprung mit schwallartigem Fruchtwasserabgang bevor das Kind sich mit dem Kopf im Geburtskanal positioniert hat, soll die Schwangere nicht mehr aufstehen und nur noch liegend transportiert werden. Es besteht die Gefahr eines Nabelschnurvorfalls mit Einklemmung mit der Folge eines akuten Sauerstoffmangels beim Kind.

Körperliche Entlastung sicherstellen

Gebärmutterhals schonen

Eine flache Liegeposition entlastet den Gebärmutterhals weitgehend. Wenn möglich wird eine *eingeschränkte* Bettruhe praktiziert, bei der die Schwangere das Bett für Toilettengänge und zum Waschen verlassen darf. Es sollte ihr so angenehm wie möglich gemacht werden, z. B. durch eigene Bettwäsche. Ein flexibles Lagerungskissen kann helfen, eine bequeme Liegeposition einzunehmen.

> **Merke:** Die eingeschränkte Bettruhe bei Tokolyse kann Wochen und manchmal Monate andauern. Beendet wird sie i.d.R. nach der 35. SSW, da nach dieser Zeit meistens eine ausreichende Reife des Kindes vorliegt und eine Geburt voraussichtlich kein Sicherheitsrisiko mehr darstellt.

Eine Schonung der Gebärmutterhalsregion kann zusätzlich unterstützt werden durch:
- Entfernung des Bettbügels; Bettstrickleiter
- **„Schinkengang."** Diese kinästhetische Methode erlaubt beim Bewegen im Bett eine schonende Positionsverlagerung. Möchte sich die Schwangere z.B. zum Kopfende bewegen, verlagert sie bei leicht gebeugten Knien das Gewicht wechselweise von einer Gesäßhälfte auf die andere. Die entlastete Seite wird dann jeweils mit einem leichten Abdruck des Beines ein Stückchen höher zum Kopfende geschoben.
- **En-Bloc-Mobilisation** (S. 444)
- **Leichte Kopf-Tieflagerung.** Toleriert die Schwangere dies nicht, ist eine halbsitzende Position mit auf einem Kissen hochgelagerten Becken eine Alternative.

Vena-cava-Kompressionssyndrom vorbeugen

Symptome:
- Blässe, Schwindel, Kaltschweißigkeit
- Übelkeit, Atemnot, Tachykardie und Blutdruckabfall

Beim Kind wird durch die verschlechterte Sauerstoffversorgung im CTG ein Abfall der Herzfrequenz beobachtet. Treten Anzeichen eines Vena-cava-Kompressionssyndromes auf, wird die Schwangere **sofort** auf die **linke Seite** gedreht. Der Frau wird zukünftig empfohlen, ihre Liegeposition häufig zu wechseln. Günstig ist eine Seitenlage von ca. 15°, bevorzugt links. Eine Stabilisierung der Lagerung kann mit einem Stützkissen oder einem flexiblen Stillkissen erreicht werden.

Körperpflege unterstützen

Bei ausgeprägter Zervixinsuffizienz muss die Körperpflege vollständig übernommen werden. Durch die veränderte Hormonsituation in der Schwangerschaft kann es zu einer verstärkten Schweißabsonderung, Zahnfleischbluten und übermäßig fettenden Haaren kommen. Zur Förderung des Wohlbefindens sollte der Frau mehrmals täglich eine Körper- und Zahnpflege ermöglicht werden. Die Schwangere sollte nach jeder Ausscheidung eine sorgfältige Reinigung und Abtrocknung des Genitalbereiches vornehmen bzw. dabei unterstützt werden. Die starke Hautdehnung im Bereich der Brüste, des Bauches und der Hüften kann zu Schwangerschaftsstreifen führen. Vorbeugend wirkt hier eine sorgfältige Hautpflege; leichte Zupf-, Knet- oder Bürstenmassagen sind wohltuend.

> **Merke:** Auf die Brustwarzenabhärtung, wie sie zur Vorbereitung auf das Stillen bei gesunden Schwangeren durchgeführt wird, sollte verzichtet werden. Manipulationen können die Oxytocinausschüttung fördern und die Wehentätigkeit verstärken.

Ernährung

In den ersten Tagen der Tokolyse hat die Schwangere möglicherweise wenig Appetit und kann über Übelkeit klagen. Die Essensauswahl sollte nach ihren Wünschen ermöglicht werden. Angehörige können gebeten werden, Lieblingslebensmittel mitzubringen. Bei Bedarf wird die Schwangere bei der Nahrungsvorbereitung und -aufnahme unterstützt, z. B. wenn sie an einem medikamentenbedingten Tremor leidet.

10.2 Hypertensive Erkrankungen in der Schwangerschaft

10.2.1 Grundlagen

> **Definition:** HES = Hypertensive Erkrankung in der Schwangerschaft bezeichnet einen durch die Schwangerschaft ausgelösten Bluthochdruck mit Werten über 140/90 mmHg. Die Erkrankung tritt in der 2. Schwangerschaftshälfte auf. Oft wird auch der Begriff der **Spätgestose** verwendet. Gestose ist ein Oberbegriff für schwangerschaftsbedingte Stoffwechselkrankheiten. Man unterscheidet Frühgestosen und Spätgestosen (Präeklampsie, Eklampsie und HELLP-Syndrom).

Ursachen

Die genauen Ursachen sind nicht vollständig geklärt. Es wird davon ausgegangen, dass die HES auf eine gestörte Anpassung des mütterlichen Organismus an die notwendigen schwangerschaftsbedingten Veränderungen zurückzuführen ist. Die Gefäßveränderungen wirken sich im besonderen Maße auf die Leber aus und können ausgeprägte Gerinnungsstörungen auslösen.

10.2 Hypertensive Erkrankungen in der Schwangerschaft

Symptome

Blutgefäße

- Gefäßengstellung und Hypertonie, Kapillarschäden und eine gesteigerte Permeabilität mit Proteinurie und Ödemen und
- gesteigerte Thrombozytenaggregation und Aktivierung von Gerinnungsprozessen mit Bildung von Mikrothromben.

Plazenta

- Mangelernährung und Wachstumsretardierung des Kindes durch chronische Sauer- und Nährstoffminderversorgung mit Gefahr von
- vorzeitiger Wehentätigkeit und Frühgeburt, vorzeitiger Plazentalösung und intrauterinem Kindstod.

Zentrales Nervensystem

Es kann sich ein Hirnödem mit erhöhtem Hirndruck und Mikroblutungen in das Hirnparenchym ausbilden, das sich wie folgt darstellt:
- Kopfschmerzen, Ohrensausen, Benommenheit, Bewusstseinsstörungen
- Geräuschempfindlichkeit, Übelkeit, Erbrechen
- generalisierte Reflexsteigerung, eklamptische Anfälle

Augen

- Sehstörungen mit Doppelsehen, Augenflimmern, Lichtempfindlichkeit
- Gesichtsfeldeinschränkungen

Leber

- Thrombozytopenie mit Blutungsgefahr
- Leberfunktionsstörungen mit Leberschwellung und Spannung der Leberkapsel
- Oberbauchschmerzen und Schmerzen im Epigastrium

Niere und Flüssigkeitshaushalt

- Proteinurie (vermehrte Eiweißausscheidung im Urin), Oligurie (Urinausscheidung unter 500 ml/24Stunden)
- akutes Nierenversagen mit Anurie (Urinausscheidung unter 100 ml/24Stunden).

Klassifizierung

Gestationshypertonie

Hierbei treten bei einen Schwangeren, die vor der Schwangerschaft normale Blutdruckwerte aufweist, nach der 20. SSW Blutdruckwerte von ≥ 140/90 auf.

Präeklampsie

Dabei entsteht nach der 20. SSW **zusätzlich** zur Hypertonie eine Proteinurie mit oder ohne Ödementwicklung. Man unterscheidet leichte bis schwere Präeklampsie, Eklampsie, HELLP-Syndrom und Propfpräeklampsie.

- **Leichte Präeklampsie:** Blutdruck ist leicht über 140/90 mmHg, Proteinurie mit 0,3 g/l im 24-Std.-Urin
- **Schwere Präeklampsie:**
  - systolischer Blutdruck ≥160 mmHg, diastolischer ≥110 mmHg
  - Proteinurie > 3 g/l im 24-Std
  - Oligurie mit einer Urinausscheidung von < 500 ml/24 Std.
  - Körper- und Gesichtsödeme; ZNS-Symptome
  - epigastrische Schmerzen
  - erhöhtes Serumkreatinin, LDH, SGOT, SGP und Thrombopenie
- **Pfropfpräeklampsie:** Schwangere mit schwangerschaftsunabhängigen Bluthochdruckerkrankung entwickelt eine Präeklampsie.

Eklampsie
Hiervon spricht man, wenn im Rahmen einer Präklampsie tonisch-klonische Krampfanfälle auftreten, die *keiner anderen* Ursache zuzuordnen sind. Sie kann bei der Schwangeren z.B. zu intrazerebralen Blutungen, akutem Nierenversagen, Lungenödem, Netzhautschäden und Thrombosen führen. Beim Kind besteht die Gefahr einer akuten Sauerstoffminderversorgung. Folgen mehrere eklamptische Anfälle nacheinander, können sie unbehandelt zum Tod von Mutter und Kind führen.

HELLP-Syndrom
Eine lebensgefährliche Variante der Präklampsie ist das HELLP-Syndrom, das sich innerhalb weniger Stunden entwickeln kann:
- H = **h**emolysis (Hämolyse)
- EL = **e**levated **l**iver enzymes (erhöhte Leberwerte)
- LP = **l**ow **p**latelet counts (Thrombozytopenie)

Leitsymptom für das HELLP-Syndrom ist der rechtseitige Oberbauchschmerz (Leberkapselspannung) und unspezifische Symptome wie Übelkeit und Erbrechen.

> **Merke:** Wird ein HELLP-Syndrom nicht rechtzeitig behandelt, können ähnlich schwere Komplikationen wie bei einer Eklampsie auftreten. Besonders gefürchtet sind Blutungen in der Leber und Leberkapselrisse sowie die vorzeitige Ablösung der Plazenta, die für Mutter und Kind lebensbedrohlich sind.

Risikofaktoren
- sehr junge Schwangere bzw. Schwangere > 35 Jahre
- Erstgebärende, Frauen mit Mehrlingsschwangerschaften
- genetische Disposition, familiäre Häufung
- Hypertonie, Diabetes mellitus, Nierenerkrankungen
- Stressbelastung, soziale Faktoren

Diagnostik
- Anamneseerhebung (Einschätzung der Risikofaktoren)
- Blutdruckmessung (24-Stunden-Blutdruckmessung)
- Urinuntersuchung (Bestimmung der Eiweißausscheidung mit Urinstics und 24-Std.-Sammelurin
- Ödembeobachtung – Gewichtskontrolle
- Blutuntersuchungen (Überprüfung der Nieren- und Leberfunktion, Gerinnungsstatus, Elektrolythaushalt)
- abdominelle Sonografie (Beurteilung des kindlichen Wachstums)
- Dopplersonografie (Beurteilung der Plazentadurchblutung)
- CTG-Kontrollen (Beurteilung von Herzfrequenz des Kindes und Wehentätigkeit)

Therapie
Da die genauen Ursachen der HES nicht bekannt sind, erfolgt eine symptomatische Therapie, die sich nach dem Schweregrad richtet. Bei allen Ausprägungen von HES besteht das Ziel, eine Weiterentwicklung der Erkrankung zu verhindern. Ist dies nicht möglich und besteht eine Gefährdung von Mutter und/oder Kind, wird eine Entbindung eingeleitet.

Gestationshypertonie
- körperliche Schonung, Reduktion von Stressfaktoren (z.B. Krankschreibung)
- Information zu Stressreduktion, Ernährung, Gewichtskontrollen
- Anleitung zu Blutdruckselbstkontrollen und Eiweißbestimmungen mit Urinsticks

10.2 Hypertensive Erkrankungen in der Schwangerschaft

Kann bei einer ambulanten Therapie keine Besserung herbeigeführt werden bzw. werden Symptome einer Präeklampsie erkannt, ist eine stationäre Behandlung erforderlich.

Präeklampsie

Ziel einer stationären Behandlung ist die körperliche und psychische Entlastung der Schwangeren sowie eine streng kontrollierte, auf den Schweregrad der Erkrankung abgestimmte Medikamentenapplikation durch

- Immobilisation, gezielte Reiz- und Stressreduktion,
- Antihypertensiva (z.B. α-Methyldopa, Dihydralazin, β-Blocker),
- Antikonvulsiva (Diazepam, Magnesiumascorbat als i.v. Gabe bei drohender Eklampsie, anschließend Dauertropfinfusion),
- Glukokortikoide (Betametason zur Lungenreifung).

Ist das Kind reif genug, wird bei allen Formen der Präeklampsie möglichst bald eine Entbindung eingeleitet. Bei leichter bis mittelschwerer Präeklampsie kann eine vaginale Geburt unter Periduralanästhesie und strenger Überwachung von Mutter und Kind angestrebt werden. Entwickelt sich eine schwere Präeklampsie, Eklampsie oder ein HELLP-Syndrom, besteht eine Indikation zum (Notfall-) Kaiserschnitt. Ist das Kind noch nicht „geburtsreif", wird versucht, die Schwangerschaft so lange wie möglich aufrecht zu erhalten.

10.2.2 Pflege und Behandlungsplan

Therapie und Krankheitsverlauf überwachen

Kreislauf und Atmung kontrollieren

Besonders zu Beginn einer antihypertensiven Therapie muss der Blutdruck engmaschig überwacht werden, um die Wirksamkeit der Medikamente zu kontrollieren. Sie kann zwischen 1/4- bis 6-stündlich variieren oder mittels einer 24-Stunden Blutdruckmessung durchgeführt werden.

> **Merke:** Eine zu schnelle Blutdrucksenkung führt zur Verschlechterung der Durchblutung von Uterus und Plazenta und zur akuten Gefährdung des Kindes. Daher muss die Blutdrucksenkung langsam und unter kontinuierlicher CTG-Kontrolle erfolgen. Blutdruckwerte von mehr als 20% unter dem Ausgangswert bzw. unter 140/90 mmHg müssen sofort dem behandelnden Arzt mitgeteilt werden.

Hypoalbuminämie (Albumnimangel im Blut), evtl. eingeschränkte Nierenfunktion sowie die Verabreichung von Glukokortikoiden zur kindlichen Lungenreifung begünstigen die Entstehung eines Lungenödems. Die Pflegende beobachtet die Atemfrequenz, achtet auf Atemnot, Zyanose oder Rasselgeräusche und erfragt das subjektive Atemgefühl. Die Überwachung der Sauerstoffsättigung erfolgt über die Pulsoximetrie (S. 235). Die Schwangere wird bei der Pneumonieprophylaxe unterstützt (S. 141).

Flüssigkeitshaushalt überwachen

Es ist eine sorgfältige Ein- und Ausfuhrkontrolle erforderlich. Die Pflegende informiert sich vorab, welches Bilanzziel erreicht werden soll. Flüssigkeitsverluste durch Erbrechen oder Durchfall werden in die Berechnung der Bilanz einbezogen. Das Körpergewicht wird täglich vor dem Frühstück ermittelt und dokumentiert; der Körper auf Ödembildung an Knöcheln, Unterschenkeln, im Sakralbereich und Gesicht inspiziert.

10 Betreuung von Frauen in der Geburtshilfe und Neugeborenenpflege

CTG-Kontrollen
Über die Herzfrequenz des Kindes erhält man Aufschluss über die Nährstoff- und Sauerstoffversorgung. Je nach Anordnung werden ein- bis dreimal täglich CTG-Kontrollen à 30 Minuten durchgeführt. Zur Überwachung des kindlichen Wachstums und zur Kontrolle der Plazentaversorgung werden regelmäßige Ultraschalluntersuchungen und Dopplersonografien vorgenommen.

Entlastende Pflege bei Präeklampsie
Um eine Eklampsie zu verhindern, stehen die körperliche Schonung, Stress- und Reizreduktion der Schwangeren im Vordergrund.

Körperliche Entlastung
Die Schwangere soll bevorzugt die linke Seitenlage einhalten, um einem Vena-cava-Kompressionssyndrom vorzubeugen. Droht eine schwere Präeklampsie, werden Aufstehzeiten, z. B. für Toilettengänge, weiter minimiert.

Körperpflege. Bei mittelschweren und schweren Eklampsieformen wird die Körperpflege vollständig von den Pflegenden übernommen. Auf Wunsch können Bezugspersonen einbezogen werden.

Ernährung. Die Schwangere erhält eine ausgewogene, eiweißreiche und ballaststoffreiche Ernährung mit angemessener Kalorienmenge. Zur Verbesserung der Mikrozirkulation ist eine ausreichende Flüssigkeitszufuhr (nach Arztanordnung) unter Ausscheidungs- und Ödemkontrolle wichtig.

Ausscheidung. Starkes Pressen während des Stuhlgangs führt zur intraabdominellen und intrakraniellen Drucksteigerung und kann den Blutdruck weiter erhöhen. Bei Neigung zur Obstipation sollte deshalb die Stuhlausscheidung zusätzlich mit auf die Schwangerschaft abgestimmten Laxanzien (z. B. Magrocol, Lactulose) unterstützt werden.

Bei Eklampsie professionell handeln
Folgende Anzeichen müssen beachtet und sofort an den behandelnden Arzt weitergemeldet werden:
- zunehmende Kopfschmerzen, Schwindelgefühl
- Übelkeit, Erbrechen, epigastrische Schmerzen
- Ohrensausen, schlechteres Sehvermögen, Augenflimmern
- zunehmende motorische Unruhe, evtl. Bewusstseinstrübung
- stark erhöhter Blutdruck, Zunahme der Proteinurie, Abnahme Ausscheidung

> **Merke:** Eine sich entwickelnde Eklampsie kann auch ohne jegliche Anzeichen, sogar ohne Vorliegen einer schweren Gestationshypertonie bzw. Präeklampsie auftreten.

Notfallvorbereitungen
- Guedel-Tubus und Intubationsbesteck, Material für einen venösen Zugang
- bereits aufgezogene Medikamente:
    - 10 mg Diazepam zur Unterbrechung des Krampfanfalls
    - angeordnete Antihypertensiva zur Blutdrucksenkung
    - Magnesium zur zentralen Dämpfung
    - Mannitol- oder Sorbitlösung zur osmotischen Diurese und Steigerung der Nierendurchblutung

Sofortmaßnahmen

Bis der Arzt oder das Notfallteam eintrifft, gilt Folgendes:
- Schwangere nicht allein lassen, vor Verletzungen schützen.
- Atemwege freihalten, falls möglich einen Guedel-Tubus einführen (verhindert das Zurückfallen der Zunge und Verlegung der Atemwege).
- Falls möglich, Patientin in die stabile Seitenlage bringen.
- Dauer des Krampfanfalls dokumentieren.

Nach einem Krampfanfall wird die Schwangere auf der Intensivstation überwacht. Nach Stabilisierung des Zustandes oder bei einer weiteren Verschlechterung wird die Schwangerschaft beendet und das Kind per Kaiserschnitt entbunden.

> **Merke:** Eine Eklampsie und ein HELLP-Syndrom können noch bis zum 10. Tag des Wochenbettes auftreten; besonders gefährlich sind die ersten 48 Stunden nach der Entbindung. Die Überwachungsmaßnahmen werden daher auch nach der Geburt engmaschig fortgeführt.

10.3 Kaiserschnittentbindungen

10.3.1 Grundlagen

> **Definition:** Ein **Kaiserschnitt** (Sectio caesarea, auch Sektio genannt) ist eine Entbindung über einen Bauchschnitt. Die Schwangerschaft wird durch die operative Eröffnung der Bauchdecke und des Uterus mit der Entbindung des Kindes beendet. Man unterscheidet folgende Arten:
> - **Primäre Sektio:** Sie findet zu einem geplanten Zeitpunkt vor dem Beginn der natürlichen Geburt statt, wenn von Seiten des Kindes oder der Mutter Ursachen vorliegen, die eine Kontraindikation für eine vaginale Geburt darstellen.
> - **Sekundäre Sektio**: Sie findet statt, wenn sich vor oder während der Geburt Komplikationen entwickeln, die einen weiteren natürlichen Geburtsverlauf nicht zulassen. Erfordert eine plötzliche Gefahrenlage für Mutter und/oder Kind dabei ein besonders schnelles Vorgehen, spricht man von einer *Notsektio*.

Indikation

Primäre Sektio

- Lageanomalien, z. B. Querlage, Schräglage, Beckenendlage bei sehr großem Kind
- Einstellungs- oder Haltungsanomalien, z. B. Stirnlage
- Missverhältnis zwischen Kopf und Größe des Kindes zum Beckenausgang
- Placenta praevia (tief sitzende Plazenta, die den Muttermund ganz oder teilweise bedeckt)
- Geburtshindernisse, z. B. Myome, Zervixkarzinom
- Infektionen der Mutter mit hohem Infektionsrisiko für das Kind, z. B. Herpes genitalis, Hepatitis C, HIV
- Frühgeburten bis zur 32. SSW
- Mehrlingsschwangerschaften, z. B. ungünstige Lage von Zwillingen, Drillingsgeburt oder Mehrlingsgeburt

Sekundäre Sektio
- kindliche Notsituation, z. B. O_2-Mangel durch vorzeitige Plazentalösung, Abfall der kindlichen Herztöne während der vaginalen Geburt
- Nabelschnurvorfall oder -abklemmung
- schwere Erkrankungen der Mutter, z. B. Präeklampsie, Eklampsie, HELLP-Syndrom
- starke Blutungen während der Geburt
- Geburtsstillstand durch Wehenschwäche oder starke Erschöpfung der Mutter

Narkoseverfahren
Prinzipiell stehen für eine Kaiserschnittentbindung als Anästhesieverfahren die Regionalanästhesie in Form von Periduralanästhesie (PDA) oder Spinalanästhesie sowie eine Allgemeinanästhesie mit endotrachialer Intubation (Vollnarkose) zur Verfügung.

> **Merke:** Die Art der Narkose hat Einfluss auf die postoperative Mobilität der Mutter und die psychische Verarbeitung des Kaiserschnitts sowie die Aktivität des Kindes nach der Geburt.

10.3.2 Pflege- und Behandlungsplan

> **Merke:** Das Wochenbett nach der Kaiserschnittentbindung stellt gleichzeitig eine postoperative Situation dar. Besonders die ersten Tage können durch Einschränkungen und Beschwerden als belastend erlebt werden, weil die Mutter ihr Kind nur bedingt selbstständig versorgen kann.

Postoperative Überwachung
Nach der OP, der Überwachungsphase im Kreissaal oder ggf. Intensivstation wird die Wöchnerin auf die Wochenstation verlegt. Die allgemeine postoperative Überwachung der Wöchnerin und des Wundgebietes erfolgt wie bei anderen abdominellen Eingriffen. Besonders überwacht werden zusätzlich die Erholungs- und Schmerzsituation und die Rückbildungsvorgänge..

Erholungssituation
Die Pflegende sollte darauf achten, dass die frisch Operierte nicht überfordert wird, Erholungsphasen einhält und ausreichend schläft. Eine zu frühe Belastung kann zu einer verlängerten Erholung führen. Das Kind kann zunächst im Neugeborenenzimmer, vom Vater oder einer anderen Vertrauensperson betreut werden.

> **Merke:** Bieten Sie der Wöchnerin an, das Kind im Neugeborenenzimmer versorgen zu lassen. Nehmen Sie aber das Kind niemals ohne Wissen und jeweilige Zustimmung der Mutter aus dem Patientenzimmer. Sichern Sie der Mutter zu, ihr das Kind auf Wunsch jederzeit zurück zu bringen.

Schmerzsituation
Sie erfolgt über den liegenden Periduralkatheter. Nach einer Spinalanästhesie oder Vollnarkose werden schmerzstillende Medikamente per Infusion, s. c. oder oral verabreicht. Die Dosierung richtet sich individuell am Schmerzmittelbedarf der Frau aus. Die Wöchnerin wird über eventuell auftretende Schmerzen durch die Nachwehen informiert.

10.3 Kaiserschnittentbindungen

Rückbildungsvorgänge

Wie bei einer vaginalen Geburt müssen auch nach einer Kaiserschnittentbindung die Rückbildungsvorgänge und der Lochienfluss überwacht werden. Die Rückbildung des Uterus nach einem Kaiserschnitt kann durch die operative Durchtrennung des Uterusgewebes verzögert sein. Auch der Wochenfluss ist meist etwas schwächer. Die Uteruskontraktion wird i.d.R. nach einer Kaiserschnittentbindung medikamentös unterstützt durch die Verabreichung von Oxytocin (in der Geburtshilfe eingesetzt zur Geburtseinleitung, bei Wehenschwäche und zur Unterstützung der Rückbildungsvorgänge). Die Gebärmutterrückbildung kann somit durch das Stillen sowie durch Verabreichung von Oxytocin i.v., i.m. oder über ein Nasenspray gefördert werden.

Eltern-Kind-Beziehung unterstützen

Sobald die Wöchnerin wach und bereit ist, ihr Kind zu sich zu nehmen, wird ihr das Neugeborene gebracht und zur ersten Beziehungsaufnahme auf die Brust gelegt.

Versorgung des Kindes

Die Pflegende ist der Mutter bei der Pflege des Säuglings behilflich und unterstützt sie beim Stillvorgang. Etwa ab dem 2.–3. Tag wird die Frau das Stillen und Wickeln teilweise alleine übernehmen können. Auf Wunsch werden der Vater oder eine andere Bezugsperson in die Pflege des Neugeborenen und der Frau eingebunden. Einer Mutter, deren Kind sich zur Behandlung in der Kinderklinik befindet, sollte die Möglichkeit gegeben werden, ihr Kind möglichst bald zu sehen.

Postnatales Stimmungstief

In den ersten 10 Tagen nach der Geburt treten bei über 50% der Wöchnerinnen **kurzzeitige** depressive Verstimmungen auf („Maternity-Blues", „Baby-Blues"). Sie entstehen meist zwischen dem 3. und 5. Tag. Ursachen hierfür können hormonelle/körperliche Umstellungen, Schmerzen, Stillprobleme und Überforderungsgefühle sein. Nach einer Sektio unter Vollnarkose können die Frauen zusätzlich unter dem fehlenden Geburtserlebnis leiden. Traurigkeit, häufiges Weinen, Reizbarkeit, Erschöpfung sowie Schlaf- und Ruhelosigkeit sind typische Kennzeichen dieses Stimmungstiefs. Eine verständnisvolle Atmosphäre und Information über mögliche Ursachen können dazu beitragen, dass sich die Frau geborgen fühlt und über ihre Traurigkeit und Verunsicherung sprechen kann. Gezielte Unterstützungen beim Versorgen des Kindes und beim Stillvorgang können einer Überforderung der Mutter vorbeugen.

Stillberatung

Die Pflegende hilft der Mutter, das Kind so bald und so oft wie möglich anzulegen. In Abb. 10.1 sind Stillpositionen dargestellt, speziell für Wöchnerinnen nach Kaiserschnitt.

> **Merke:** Eine bequeme Stilllagerung wird erreicht, wenn die Mutter eine bequeme Haltung einnimmt und der Kopf des Kindes zur Brust herangezogen wird, z.B. im Wiegegriff.

Ist ein Kind zu schwach und/oder zu früh geboren oder wird ein Neugeborenes auf der Intensivstation oder in der Kinderklinik behandelt, kann die Milch abgepumpt werden, um sie dem Kind je nach Zustand über eine Pipette, Flasche oder Magensonde zu verabreichen. Die Wöchnerin wird bei der Handhabung einer Handpumpe oder einer elektrischen Pumpe angeleitet. Die abgepumpte Muttermilch muss kühl gelagert oder eingefroren werden.

Stillen auf der Seite liegend

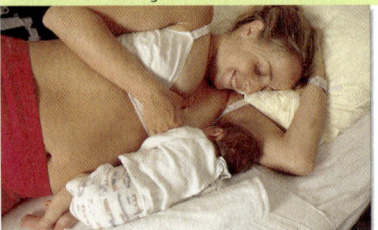

- die Frau legt sich in Seitenlage, das Kind liegt parallel zu ihrem Körper
- der Kopf der Frau und ihr Rücken werden durch ein Kissen gestützt
- ein zusätzliches Kissen wird vor den Bauch gelegt, um den Schnitt vor den Tritten des Kindes zu schützen
- ein seitliches Gitter am Bett kann der Mutter die Angst nehmen, das Kind könnte aus dem Bett fallen

Stillen halb liegend

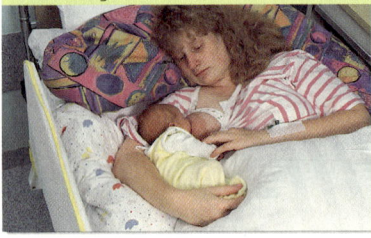

- der Kopf der Frau und ihr Rücken werden durch ein Kissen gestützt
- der Wöchnerin wird gezeigt, wie sie das Kind im Rückengriff sicher halten kann
- der Körper des Kindes liegt zwischen Oberarm und Oberkörper der Mutter
- der Säugling liegt auf einem Kissen in Höhe der Brust

Stillen halb sitzend im Wiegegriff

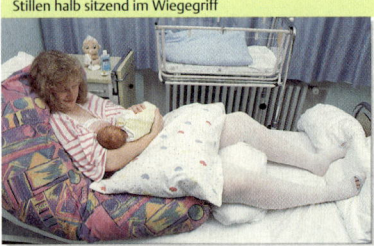

- ein Kissen wird zur Bequemlichkeit und zum Schutz des Schnittes auf den Bauch gelegt
- das Kind befindet sich damit in der richtigen Höhe zum Anlegen
- Rücken und Nacken der Frau werden durch ein Kissen gestützt, ein weiteres liegt unter dem Arm, mit dem das Kind gehalten wird
- ein Kissen unter der Kniekehle und eins als Fußstütze am Fußende vervollständigen die Stillposition

Abb. 10.1 *Die Wöchnerin wird über verschiedene Stillpositionen informiert, die nach einer Kaiserschnittentbindung geeignet sind.*

10.4 Geburt

Die Geburt beginnt mit Wehen (rhythmischen Kontraktionen), verursacht durch das Zusammenziehen der Uterusmuskulatur. Am Anfang ist das Ziehen ähnlich wie der Periodenschmerz. Weitere Zeichen einer beginnenden Geburt sind der Abgang des Schleimpfropfes und/oder der Fruchtwasserabgang.

Eröffnungsphase. Die Eröffnungsphase dauert am längsten. Beim ersten Kind sind 12–16 Stunden völlig normal, bei Mehrgebärenden beträgt sie etwa die Hälfte der Zeit. Diese Phase erleben die meisten Frauen auch als die schmerzhafteste. Die häufigste Lage, aus der ein Kind geboren wird, ist die Hinterhauptlage. Förderlich für diese Geburtsarbeit des Kindes ist eine aktive Gebärende: eine Frau, die sich bewegt, herumläuft, mit dem Becken kreist, damit die Schwerkraft mitarbeiten kann.

Austreibungsphase. Sie beginnt, nachdem der Muttermund vollständig eröffnet ist und der kindliche Kopf auf dem Beckenboden steht. Auf dem Höhepunkt einer Wehe spüren die Frauen einen unwillkürlichen Pressdrang, bei dem die Bauchmuskulatur eingesetzt wird. Die Presswehen sind deutlich stärkere Wehen und werden von den Frauen anders erlebt. Der Kopf wird sichtbar und über 10–30 Minuten wird Wehe für Wehe das Kind aus dem Mutterleib auf die Welt geschoben bzw. gepresst. Damit der Übergang schonend geschieht und um Scheiden- und Dammrisse zu vermeiden, übernimmt die Hebamme den Dammschutz. Dabei bremst sie mit einer Hand den kindlichen Kopf etwas, während sie mit der anderen Hand das Dammgewebe unterstützt. Ist der Kopf geboren, macht das Kind eine Vierteldrehung und der Körper folgt.

Nachgeburtsphase. Sie schließt sich unmittelbar an die Geburt des Kindes an. Die Kontraktionen haben jetzt die Aufgabe, die Plazentahaftfläche zu verkleinern, damit sich die Plazenta ablösen kann, die dann mit einer leichten Blutung zusammen mit den Eihäuten geboren wird. Die sich daran anschließenden Nachwehen sind Kontraktionen, die zum Verschluss der Gefäße führen, damit die Frau nicht zu viel Blut verliert. Erstgebärende spüren diese Wehen nur wenig, oft nur beim Stillen. Mehrgebärende haben für die nächsten 3–4 Tage teilweise richtig starke Kontraktionen, da der Uterustonus nach mehreren Geburten nachlässt und zur Rückbildung mehr Kontraktionen benötigt.

10.5 Versorgung des Neugeborenen

10.5.1 Maßnahmen nach der Geburt

Erste Atmung kontrollieren

In vielen Kliniken wird das Kind vor dem ersten Atemzug abgesaugt, um Schleim, Fruchtwasser und Blut aus den Atemwegen zu entfernen. Dabei wird die Reihenfolge Mund, Nase, Rachenraum und Magen eingehalten, um eine Aspiration des im Mund befindlichen Fruchtwassers und Blutes zu vermeiden. Durch das schmerzhafte Absaugen über die Nase wird oft ein erster Atemzug ausgelöst.

Kontakt zur Mutter herstellen

Wenn die Frau es möchte, wird das Neugeborene sofort auf den Bauch der Mutter oder ihre Brust gelegt. Durch Hautkontakt und mit gut vorgewärmten Badetüchern abgedeckt, wird das Kind warm gehalten. Eventuell müssen die Tücher wegen der Feuchtigkeit erneuert werden. Unmittelbar nach der Geburt ist der Saugreiz für ca. 20–30 Minuten am stärksten ausgeprägt. Möchte die Mutter das Kind stillen, ist das Suchverhalten des Kindes zu unterstützten. Es wird sofort angelegt, insofern es nicht schon selbst die Brustwarze gefunden hat. Der Saugreiz regt die Milchproduktion an und das Neugeborene erhält die ersten Tropfen der sog. Vormilch.

> **Merke:** Neugeborene brauchen Unterstützung, um ihren Wärmehaushalt zu regulieren. Die Raumtemperatur sollte um 25 °C liegen, Zugluft ist strengstens zu vermeiden.

> **Merke:** Ist der Vater bei der Geburt dabei, sollte er auf jeden Fall, wenn er es nicht schon von selbst getan hat, unbedingt zu seinem Kind Kontakt aufnehmen, es auf den Arm nehmen. Damit sind die Voraussetzungen zu einer intensiveren Vater-Kind-Beziehung gegeben.

Abnabelung

- Sofortabnabelung, z. B. bei straffer Nabelschnurumschlingung und bei Rh-Unverträglichkeit,
- Frühabnabelung nach ca. 1 Min. bei noch pulsierender Nabelschnur,
- Spätabnabelung nach Auspulsieren der Nabelschnur. Hierbei erhält das Kind bis zu 30 ml Blut aus dem fetalen Plazentakreislauf.

Das endgültige Abnabeln erfolgt, bevor das Kind gemessen wird. Zum Abnabeln wird eine sterile Einmalklemme ca. 3 cm vom Hautansatz (Nabelring) angesetzt, die restliche Nabelschnur wird unter sterilen Bedingungen abgeschnitten und mit einer Mullkompresse umwickelt.

Reifezeichen erheben

Ein reifes neugeborenes Kind wird zwischen der 38. und 42. SSW geboren. Da die Schwangerschaftsdauer bzw. der errechnete Termin nicht immer exakt zu bestimmen sind, kann das Gestationsalter oft nur nach sichtbaren Reifezeichen am geborenen Kind bestimmt werden. Messbare und sichtbare Reifezeichen wie Gewicht, Länge und Kopfumfang sind dokumentationspflichtig und innerhalb der ersten Lebensstunde zu erheben.

> **Merke:** Das neugeborene Kind benötigt genauso wie die Mutter nach der Geburt Ruhe. Es darf erst einmal schlafen und sollte nicht unnötig geweckt werden, z. B. um es Besuchern zu zeigen. Es liegt warm eingehüllt in seinem Bett oder im Arm der Mutter.

Kontrollen

Die Neugeborenenperiode dauert vom Abnabeln bis zum 28. Lebenstag. Auf Folgendes achten:
- **regelmäßige Atmung** mit ca. 35–45 Atemzüge/Min.
- **stabile Kreislaufverhältnisse:** Herzfrequenz = 120–140 Schläge/Min., Blutdruck = 80/40–90/50 mmHg. In den ersten Stunden können noch leichte Unregelmäßigkeiten auftreten, die sich durch leichte livide Verfärbungen an Händen und Füßen und evtl. am Munddreieck zeigen.
- **Umstellung des Magen-Darm-Trakts:** Am ersten Tag spucken viele Kinder noch Fruchtwasser aufgrund des unzureichenden Verschlusses des Mageneinganges. Im Darm befindet sich eingedicktes Fruchtwasser (Kindspech, Mekonium), das innerhalb der ersten 24–36 Std. fast vollständig ausgeschieden wird.
- **Nieren:** Sie sind in ihrer Funktion noch eingeschränkt, sodass das Konzentrations- und Filtrationsvermögen noch gering ist. Wichtig ist eine Urinausscheidung innerhalb der ersten 24 Std.
- **Wärmeregulation** ist noch unzureichend. Daher sollte regelmäßig die Temperatur kontrolliert und ggf. für eine genügende Wärmehülle gesorgt werden.

- **Leber:** Sie ist in den ersten Tagen durch ihre Unreife nicht in der Lage, das vermehrt anfallende Bilirubin abzubauen. Die erhöhten Werte führen zur *Neugeborenengelbsucht* (Ikterus). Stärke und Dauer der Gelbsucht müssen beobachtet und ggf. durch Blutabnahmen die Höhe der Werte bestimmt werden.
- **Verhalten:** Es muss auf Trinkverhalten sowie häufiges Weinen, Unruhe, Zuckungen und Schreckhaftigkeit geachtet werden.

Nabelpflege

Die Nabelpflege erfolgt einmal täglich und wird in Kliniken unterschiedlich gehandhabt. Der Nabelrest trocknet normalerweise problemlos ein und fällt innerhalb von 5–8 Tagen ab. Er kann mit einer sterilen Gaze abgedeckt werden. Alle Abweichungen von der Norm müssen gemeldet und kontrolliert werden, um kein Risiko für das Leben und die Entwicklung des Kindes einzugehen.

10.5.2 Stillen

> **Merke:** Jede Mutter nimmt ihr Neugeborenes in die Arme und jedes Neugeborene findet instinktiv innerhalb der ersten Lebensstunde die Brust.

Muttermilch

Die Muttermilch verändert in den ersten Wochen ihre Zusammensetzung:
- **Kolostrum:** Vormilch vom 1.–5. Tag; Menge ca. 20 ml pro Tag
- **Übergangsmilch:** ca. vom 4.–6. Tag; Menge ca. 100 ml pro Tag
- **reife Frauenmilch:** ab dem 7. Tag; Menge ca. 500–1000 ml pro Tag

> **Merke:** Eine stillende Frau braucht etwa 80 kcal, um 100 ml Muttermilch zu produzieren. Als Faustregel gilt: Die Menge Milch, die in Milliliter abgegeben wird, muss in Kalorien zusätzlich aufgenommen werden. Der Kalorienbedarf einer stillenden Frau beträgt ca. 2500 kcal.

Den Milcheinschuss erleben die meisten Frauen als unangenehm bis schmerzhaft. Die Brüste fühlen sich hart, gespannt und oft sehr warm an. Die Körpertemperatur kann auf 38 °C ansteigen.

> **Merke:** Gegen Beschwerden können häufiges Anlegen und kühlende Umschläge (Quark) hilfreich sein. Nach 2 Tagen ist die unangenehmste Phase vorüber.

Stilltechniken

Anlegen

Damit das Stillen gelingt, sollte das Kind so angelegt werden, dass
- die Mutter bequem sitzt oder liegt mit dem Kind Bauch an Bauch,
- das Kind die Brust anschaut, ohne den Kopf drehen oder abwinkeln zu müssen,
- das Kind den Mund weit genug öffnet und die Brustwarze und einen Teil des Vorhofes in den Mund nimmt,
- das Kind anfängt zu saugen. Dieses erste Ansaugen ist für viele Frauen schmerzhaft, die Schmerzen lassen aber i.d.R. nach, wenn die Milch fließt.

Häufig kommt dem Anschein nach am 1. und 2. Tag nach der Geburt noch keine Milch. Es geht beim ersten Anlegen noch gar nicht so sehr um die Nahrungsaufnahme, sondern vielmehr um die Auslösung der Stillreflexe durch das Saugen des Kindes an der Brust.

Stilldauer und Rhythmus
Das Kind trinkt nach Bedarf in den ersten Tagen 7–8 Mahlzeiten. Bei einer Mahlzeit werden beide Brüste angeboten und im Wechsel rechts – links und links – rechts angelegt. Eine Stillmahlzeit dauert 10–20 Minuten pro Seite. Stilldauer und Rhythmus richten sich nach dem Bedarf des Kindes. Ein stilles und zufriedenes Kind, welches 2–4 Stunden schläft, mit einer normalen Gewichtsentwicklung (120–150 g/Woche) ist ein sicherer Beweis für eine ausreichende Milchmenge.

Brustpflege
Die Brust sollte einmal am Tag (nicht vor jedem Stillen) mit lauwarmem Wasser ohne Seifenzusätze gewaschen werden. Nach dem Stillen können Muttermilch und kindlicher Speichel an der Brustwarze trocknen, da der Speichel Immunglobuline enthält und der Milchzucker entzündungshemmend wirkt. Es gilt zu vermeiden, dass Brustwarzen durch zu langes oder falsches Anlegen wund werden.

10.5.3 Versorgung im Wochenbett
Das Wochenbett beginnt nach der Ausstoßung des Mutterkuchens und dauert 6–8 Wochen. Es wird unterschieden zwischen
- Frühwochenbett: 1.–10. Tag und
- Spätwochenbett: ab dem 11. Tag.

Das Wochenbett ist durch 5 Vorgänge gekennzeichnet:
- Aufbau der Mutter-Kind-Beziehung
- Einsetzen und Aufrechterhaltung der Milchbildung (Laktation)
- Rückbildung schwangerschafts- und geburtsbedingter Veränderungen
- Wundheilung, Wiederaufnahme der Ovarialtätigkeit

Die übliche Verweildauer nach normaler Geburt beträgt heute 3–5 Tage. Die Hebamme übernimmt die Erstversorgung der Frau bis 3 Std. nach der Geburt. Die ganzheitliche Pflege auf der Wöchnerinnenstation übernehmen die Pflegenden.

Überwachung der Mutter
- Allgemeinbefinden und Vitalzeichen, die Gebärmutter bzw. der Uterushöhenstand (Konsistenz, Nachwehen, Schmerzen),
- Wochenfluss (Menge, Farbe, Geruch), evtl. Geburtsverletzungen wie eine Naht oder ein Riss (Rötung, Schwellung, Hämatome), Beine (Ödeme, Varizen).

Gesundheitsberatung
Wesentliche Aspekte für ein erholsames Wochenbett sind viel Ruhe und Schlaf; dabei dient frühzeitiges Mobilisieren der Thromboseprophylaxe.

Ernährung
Um Reaktionen beim Kind zu vermeiden, ist es ratsam, blähende Speisen sowie Zitrusfrüchte und Säfte (Wundsein) mit Vorsicht zu genießen. Die Flüssigkeitszufuhr der Stillenden sollte um 2–3 l/Tag liegen.

Hygiene
Nach jedem Vorlagenwechsel (sechs- bis achtmal täglich) und vor jedem Stillen sollte sich die Mutter die Hände unbedingt gut waschen bzw. desinfizieren. Sie kann sofort duschen und sollte dies auch einmal täglich tun. Auf Seife und Intimwaschmittel kann im Scheidenbereich verzichtet werden. Nach jedem Toilettengang sollte die Vulva mit klarem Wasser oder Calendula-/Kamille-Lösung abgespült und mit einer neuen Vorlage abgetrocknet werden.

10.5 Versorgung des Neugeborenen

Blasentätigkeit

Durch Schwellungen und Risse ist das Wasserlassen unmittelbar nach der Geburt mit Brennen verbunden und nicht immer sofort möglich. Es ist aber in den ersten Tagen mit einer vermehrten Harnbildung zu rechnen, da die eingelagerten Wasserdepots ausgeschieden werden. Auf eine 3- bis 4-stündliche Blasenentleerung sollte geachtet werden, sie wirkt sich förderlich auf die Rückbildung des Uterus aus.

Darmentleerung

Am 3.–4. Tag sollte es zu einer Darmentleerung kommen. Mit einem Klistier bzw. einem milden Abführmittel kann nachgeholfen werden.

Rückbildung des Uterus

Man unterscheidet 3 Arten von Wochenbettwehen:
- **Dauerkontraktion:** Sie dient der Verhärtung des Uterus in den ersten 4–6 Stunden nach der Geburt.
- **Nachwehen:** Spontane rhythmische Kontraktionen, die 2–3 Tage dauern und anfänglich in kurzen und später in größeren Intervallen auftreten.
- **Reizwehen (Stillwehen):** Der Saugreiz des Kindes führt zur vermehrten Ausschüttung von Oxytocin, das seinerseits die Uteruskontraktion beim Stillen auslöst.

Wochenfluss (Lochien)

- Er ist in den ersten 2 Stunden sehr stark und blutig.
- Menge nimmt in den nächsten Tagen ab, bleibt aber stark blutig durchsetzt.
- In der 2. Woche durch Blutabbauprodukte bräunlich, wird allmählich gelb.
- In der 3. Woche durch überwiegende Beimengungen von Leukozyten weißlich.
- Er endet ca. 4–6 Wochen nach der Geburt.

Ab dem 3. Tag nach der Geburt ist die Gebärmutterhöhle mit Mikroorganismen der Vaginalflora besiedelt. Durch diesen Wundschutzwall (Leukozytenmigration) tritt i.d.R. keine Infektion auf.

Komplikationen im Wochenbett

Lochialstau

> **Definition:** Beim **Lochialstau** ist der Wochenbettfluss vermindert. Er tritt meistens zwischen dem 4. und 7. Wochenbetttag auf. Ursache für einen Stau kann sowohl ein Muttermundskrampf als auch die Verlegung des inneren Muttermundes durch ein Koagel oder durch Eihautreste sein.

Die ersten Anzeichen sind Stirnkopfschmerz und evtl. eine leichte Temperaturerhöhung, sowie ein schlechtes Allgemeinbefinden. Die Lochien fließen nur spärlich oder gar nicht und haben zudem einen auffälligen, sehr unangenehmen (fötiden) Geruch, der schon beim Betreten des Zimmers bemerkbar ist. Der Uterus ist relativ groß und weich (nicht gut kontrahiert) und ist zudem an den Uteruskanten schmerzempfindlich. Im Ultraschall ist das gestaute Sekret sichtbar.

Therapie. Als konservative Therapie eignen sich Senfmehlfußbäder, Bauchlage mit erhöhtem Becken auf feuchter Wärme oder Massagen am Uterus (wehenanregend). Reicht das nicht aus, besteht die weitere Behandlung in der Gabe von Spasmolytika und Kontraktionsmittel.

> **Merke:** Bei Wöchnerinnen mit
> - subfebrilen Temperaturen, übelriechenden Lochien,
> - weichem, vergrößertem, druckschmerzhaftem Uterus (Kantenschmerz) und
> - nur leichtem bis gar keinem Wochenfluss
>
> stets an eine Endometritis denken!

Pflegemaßnahmen. Wichtig ist es, auf regelmäßige Blasen- und Darmentleerung zu achten. Das Kind soll/kann weiterhin, möglichst nach Bedarf, angelegt werden, da sich das Stillen durch Oxytoxinausschüttung förderlich auf die Rückbildung der Gebärmutter auswirkt. Aus einem nicht behandelten Lochialstau kann sich eine Endometritis puerperalis (Entzündung der Gebärmutterschleimhaut) entwickeln. Wenn es sich bei den Keimen um virulente Keime handelt, die aktiv in das lebende Gewebe eindringen (obere Muskelschichten) entsteht die Endomyometriosis. Die Behandlung ist nahezu gleich wie bei einem Stau, allerdings sollten die Wöchnerinnen sich schonen, und außer zur Toilette das Aufstehen vermeiden, bis die Temperatur wieder normal ist.

Puerperalfieber

> **Definition:** **Puerperalfieber** (Kindbett- oder Wochenbettfieber) ist ein fieberhafter Krankheitsprozess im Wochenbett. Puerperalfieber entsteht durch Eindringen von Keimen in Geburtswunden (z. B. Geburtskanal oder Dammwunden, aber auch der Uterus selbst) in den Körper. Keime, die über den Blutweg kommen, führen zur Puerperalsepsis, einer gefährlichen Allgemeininfektion als schwersten Form des Kindbettfiebers.

Je nach Ausbreitung können subfebrile Temperaturen oder plötzliche Fieberzacken auftreten. Zudem ist der Uterus nicht entsprechend zurückgebildet und ist sehr druckempfindlich. Die Lochien sind übel riechend und die Wöchnerin klagt über Stirnkopfschmerz und Übelkeit. Insgesamt zeigt sich ein schweres Krankheitsbild mit hohem Fieber (über 39 °C) und täglich mehrfachen Schüttelfrösten und einem hohen Puls (über 130 spm).

Pflegemaßnahmen. Bei der dringend erforderlichen stationären Behandlung sind eine aufmerksame und gewissenhafte Kontrolle, Pflege und Dokumentation sehr wichtig.

Fieberhafter Milchstau

> **Definition:** Ein **fieberhafter Milchstau** tritt meistens am zweiten bis vierten Tag nach der Geburt auf und wird von vielen Frauen als schmerzhaft erlebt. Er wird oftmals durch die Einschränkung der Stillhäufigkeit und -dauer hervorgerufen. Die Körpertemperatur kann sich bis auf 38 °C erhöhen, ohne dass eine Infektion vorliegt.

Pflegemaßnahmen. Das Kind wird häufig und nach seinem Bedarf in unterschiedlichen Positionen angelegt. Quarkwickel oder kühlende Kompressen nach dem Stillen lassen die Beschwerden schnell und ohne Medikamente wieder abklingen. Bei einer rechtzeitigen und richtigen Behandlung ist die Prognose gut.

Mastitis puerperalis

> **Definition:** Bei der **Mastitis puerperalis** (Stauungsmastitis) entzündet sich die Brustdrüse der stillenden Frau, meist zwischen dem 8. und 16. Tag oder auch um den 28. Tag nach der Geburt. In 90% der Fälle wird diese Entzündung durch Staphylococcus aureus hervorgerufen.

Die Brust wird außen rot, heiß und sehr berührungsempfindlich. Die Wöchnerin klagt über ein grippeähnliches Krankheitsgefühl mit Puls- und Fieberanstieg und Schüttelfrost. Zu diesem Zeitpunkt ist der Prozess noch nicht infektiös und das Problem kann mit der Beseitigung des Hindernisses gelöst werden.

> **Gesundheitsförderung und Prävention:** Sowohl die Mutter als auch die Pflegenden müssen vor dem Stillen und dem Berühren der Brust ihre Hände desinfizieren. Dies ist in der Klinik eine unumgängliche Hygienemaßnahme zur Prophylaxe der Mastitis.

Pflegemaßnahmen. Hier stehen physikalische Maßnahmen im Vordergrund. Unterstützend wird vor dem Stillen, Abpumpen oder Ausstreichen der Brust eine warme Kompresse oder ein Kirschkernkissen auf die betroffene Brust gelegt. Nach dem Anlegen/Abpumpen habe Quarkwickel, kühlende Kompressen oder Kohlblattauflagen eine gute lindernde Wirkung. Bei allen Maßnahmen ist darauf zu achten, dass die Mamille und Areola (Brustwarze und -hof) ausgespart bleiben.

> **Merke:** Die physikalischen Maßnahmen bei der Mastitis puerperalis werden durch unbedingte Bettruhe unterstützt. Mit feuchten Auflagen/Wickeln sollte die Wöchnerin auf keinen Fall herumlaufen!

Eine medikamentöse Behandlung wird kontrovers diskutiert, es sollte aber weiter gestillt und durch Abpumpen noch zusätzlich unterstützt werden. Sollte nach 24 Stunden keine Besserung eintreten (Fieberrückgang, Schmerzlinderung) beginnt i.d.R. eine antibiotische Behandlung mit Weiterführung der oben beschriebenen physikalischen Maßnahmen.

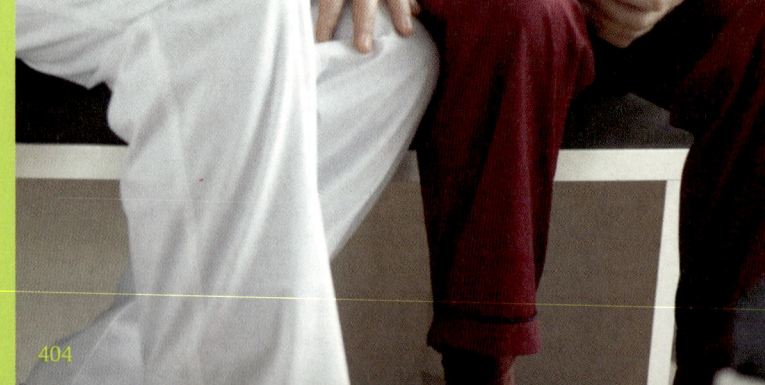

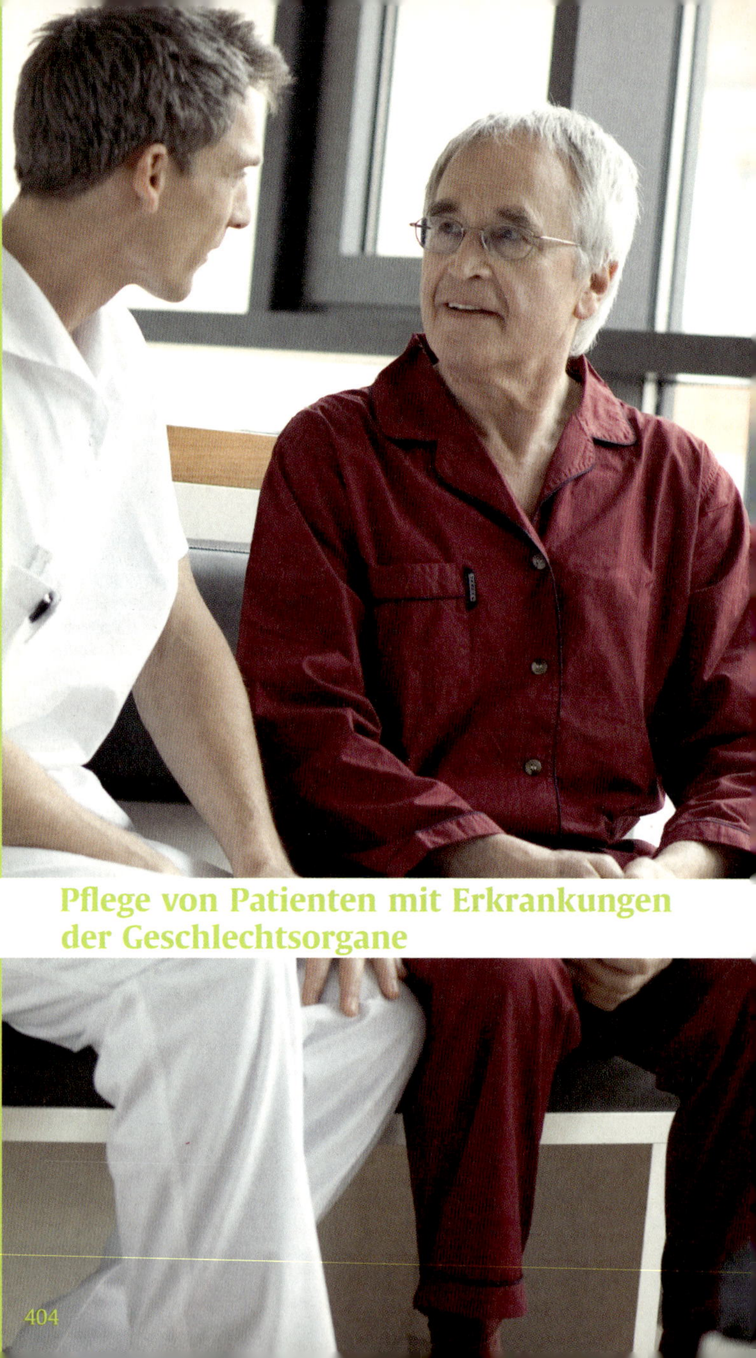

11 Pflege von Patienten mit Erkrankungen der Geschlechtsorgane

11.1 Uterusoperationen

11.1.1 Grundlagen

Die häufigsten Operationen – im Weiteren werden exemplarisch Abrasio uteri, Konisation sowie Hysterektomie vorgestellt – beziehen sich auf folgende OP-Indikationen:
- Abklärung und Therapie von Blutungsstörungen
- Ausschluss maligner Erkrankungen
- Uterusprolaps oder Gebärmuttersenkung (Descensus uteri)
- gutartige Tumoren, z. B. Polypen und Uterusmyome
- maligne Tumoren, z. B. Zervixkarzinom, Korpuskarzinom und Ovarialkarzinom

11.1.2 Pflege- und Behandlungsplan

Präoperative Vorbereitung

Die speziellen OP-Vorbereitungen bei gynäkologischen Eingriffen richten sich nach der vorgesehenen operationstechnischen Vorgehensweise (vaginal und/oder abdominal) und nach dem geplanten OP-Umfang.

OP-Gebiet vorbereiten

Soll eine laparoskopische OP-Methode zum Einsatz kommen, müssen die Schamhaare je nach individueller Behaarung gekürzt werden. Besteht eine Option für eine Operationserweiterung, wird vom unteren Rippenbogen über die gesamte Genitalregion bis zur Mitte der Oberschenkel rasiert. Vor einer Abrasio, Konisation oder vaginalen Hysterektomie wird in einigen Fällen auf Arztanordnung am Vorabend ein desinfizierendes Vaginaltherapeutikum verabreicht.

Nahrungsabbau und Darmreinigung

Ist eine Abrasio uteri, Konisation, laparoskopische, vaginale bzw. abdominale Hysterektomie geplant, erhält die Patientin bis 22:00 Uhr am Vorabend der OP normale Kost, danach bleibt sie nüchtern. Die Darmreinigung wird individuell und nach Planung des OP-Umfangs angeordnet. Für die erweiterte abdominale Hysterektomie wird die Patientin wie bei anderen ausgedehnten intrabdominellen Eingriffen vorbereitet:
- normale Kost bis zum Mittagessen am Vortag der OP
- am Vorabend Tee, Suppe oder Zwieback, Nahrungskarenz ab 22:00 Uhr
- Einlauf zur Darmreinigung, evtl. orthograde Darmspülung bei ausgedehntem Tumorbefall und geplanter Darmresektion

Psychische Begleitung

Die subjektive Einstellung und Reflektionsprozesse können in einem vertrauensvollen Gespräch im Rahmen der Pflegeanamnese thematisiert und erfasst werden.

Postoperative pflegerische Versorgung

Vaginale Wundversorgung

Zur Vorbeugung einer Nachblutung wird der Wundbereich oft durch eine intraoperativ eingelegte Scheidentamponade komprimiert. Die Vorlagen sollten daher nur minimale Blutspuren aufweisen. Die Tamponade wird häufig am 1. postoperativen Tag entfernt. Liegt keine Tamponade, sollte die Blutmenge eine Menstruationsblutung nicht übersteigen und abnehmend verlaufen. Die Pflegende kontrolliert die Vorlagen auf Blutungsstärke und dokumentiert die Ergebnisse.

11 Pflege von Patienten mit Erkrankungen der Geschlechtsorgane

> **Merke:** Da das Wundgebiet nicht direkt einsehbar ist, sind mögliche Komplikationen schwerer erkennbar. Schmerzen, Spannungszustände des Abdomens und Kreislaufveränderungen können z. B. auf eine innere Nachblutung oder Organperforation hinweisen (→ Arztinformation).

Spezielle Genitalhygiene

Die spezielle Genitalhygiene wird ein- bis zweimal täglich und nach jeder Stuhlausscheidung durchgeführt. Gründe hierfür sind:
- selbstständiges Waschen ist für die Frau zu schmerzhaft
- Infektionsprophylaxe bei verstärkter vaginaler Sekretion
- Steigerung des Wohlbefindens

Vorbereitung.
- Zeitpunkt der Spülung, Ziel und Vorgehensweise im Vorfeld absprechen.
- Zum Schutz der Intimsphäre Sichtschutz aufstellen. Mitpatientinnen bitten, das Zimmer wenn möglich zu verlassen.
- Patientin vor Unterkühlung oder Zugluft schützen.
- Materialien, die für die äußere Genitalspülung benötigt werden, zeigt Abb. 11.1.

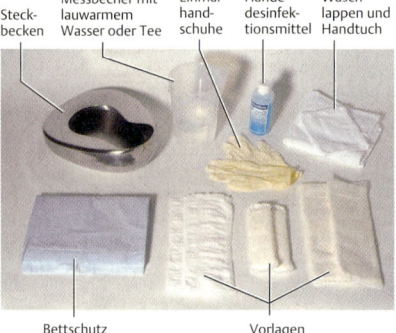

Abb. 11.1 Die Materialien zur äußeren Genitalspülung auf einen Blick.

Durchführung.
- Patientin in bequeme Rückenlage bringen, Bettschutz unterlegen und Vorlage entfernen.
- Steckbecken unterschieben und Patientin auffordern, Beine angewinkelt und gespreizt aufzustellen.
- Spülflüssigkeit über Oberschenkelinnenseiten, äußere Schamlippen und Damm gießen.

> **Praxistipp:** Prüfen Sie, ob die Temperatur der Spülflüssigkeit dem Wohlbefinden der Patientin entspricht, indem Sie der Patientin etwas davon über die Innenseite des Oberschenkels gießen.

- Schamlippen spreizen und Scheideneingang abspülen.
- Hartnäckige Verkrustungen von Sekret oder Blut vorsichtig abwaschen.
- Steckbecken entfernen, Genitalbereich behutsam trocken tupfen.
- Patientin wird neuer Vorlage und Einmalslip versorgen.

11.1 Uterusoperationen

Nachbereitung.
- bei Bedarf beim Ankleiden und Einnehmen der gewünschten Liegeposition unterstützen.
- Material entsorgen bzw. reinigen und desinfizieren.
- Zeitpunkt der Spülung, Zustand der Schleimhaut, Stärke der Sekretion und Befinden der Patientin dokumentieren.

Überwachung der Ausscheidung

Uterusoperationen können Verletzungen der harnableitenden Organe verursachen. Die meisten Patientinnen erhalten daher intraoperativ einen transurethralen Katheter, um mögliche Verletzungen frühzeitig über eine Urinveränderung zu erkennen. Je nach Operationsart und -ausmaß kann zusätzlich für wenige Tage ein suprapubischer Katheter gelegt werden. Der transurethrale Katheter wird i.d.R. noch im Operationssaal entfernt. Mögliche Blasenentleerungsstörungen nach einer Hysterektomie sowie adäquate Maßnahmen sind in Tab. 11.1 vorgestellt.

Tab. 11.1 Blasenentleerungsstörungen nach einer Hysterektomie.

Ursachen	Symptome	Maßnahmen
kurzzeitige Kompression der Urethra durch vaginale Tamponade	■ zunehmender Harndrang ■ starkes Druckgefühl in Vagina	■ Entfernung der Tamponade nach ärztlicher Rücksprache
Kompression und Lageveränderung von Urethra und Blasenhalsregion durch Ödem	■ zunehmender Harndrang ■ starkes Druckgefühl im Blasenbereich ■ zunehmende Schmerzen	■ Schmerzbehandlung ■ Überwachung der Urinausscheidung ■ Anlegen eines transurethralen oder suprapubischen Blasenkatheters
Irritation oder Verletzung des Plexus pelvicus (Nervenbahnen beidseits des Mastdarmes)	■ Inkontinenz ■ Restharnbildung	■ einige Wochen suprapubische Urinableitung ■ Blasentraining (S. 111)

Beckenbodenentlastung

Eine Druckentlastung des Beckenbodens erfolgt durch langsame und koordinierte Bewegungsabläufe z.B. über ein seitliches Herausrollen aus dem Bett oder ein Enbloc-Aufsetzen auf die Bettkante (S. 444). Auf die Benutzung des Bettbügels sollte wie bei der Frühgeburt verzichtet werden. Zur Stärkung der Beckenbodenmuskulatur ist nach abgeschlossener Wundheilung ein gezieltes Beckenbodentraining geeignet (S. 409).

Hormonelle Stabilisierung

In den Wechseljahren (Klimakterium) lässt die hormonelle Produktion der Eierstöcke allmählich nach. Symptome:
- Schweißausbrüche, Hitzewallungen, psychische Erregungszustände
- plötzliche Stimmungswechsel, Schlafstörungen

Wurden bei einer Karzinomerkrankung neben dem Uterus auch die Eierstöcke entfernt, wird damit die Bildung der Geschlechtshormone abrupt aufgehoben. Besonders Frauen, die sich noch nicht im Klimakterium befinden, können postoperativ über die oben aufgeführten Symptome klagen. Die Patientin wird dann mittels einer Hormonersatztherapie in Form von Pflastern oder Tabletten behandelt. Das Pflaster gibt dosiert weibliche Sexualhormone über die Haut ab und muss nach Herstellerangaben ausgetauscht werden. Eine orale Therapie erfordert eine tägliche Einnahme.

> **Praxistipp:** Schwitzt die Patientin stark, fördern kühle Abwaschungen und Kleiderwechsel das Wohlbefinden.

Begleitung bei maligner Tumordiagnose
Hat sich im Rahmen der operativen Therapie eine Karzinomerkrankung bestätigt, schließen sich je nach Tumorart und Metastasenbefall eine chemotherapeutische Behandlung und/oder eine Strahlentherapie an. Die behandelnden Ärzte informieren und beraten die betroffene Frau über die Weiterbehandlung. Den Pflegenden obliegt es, das Vertrauensverhältnis zu der betroffenen Patientin durch die Gestaltung einfühlsamer Gesprächssituationen zu intensivieren und sie im weiteren Prozess der Krisenverarbeitung und des Krankheitsverlaufs zu begleiten.

11.2 Descensus genitalis

11.2.1 Grundlagen

> **Definition:** Mit **Descensus genitalis** wird die Senkung der Gebärmutter und/oder Scheide bezeichnet. Hierbei kommt es durch eine Insuffizienz des Halteapparates des Uterus und nachlassender Beckenbodenstabilität zu einem Tiefertreten des Uterus in die Scheide.

Ursachen
- allgemeine Bindegewebsschwäche
- Geburten (z.B. schwere, langandauernde, viele oder schnell aufeinander folgende sowie vaginal operative Geburten, z.B. Saugglockenentbindung)
- ungenügende Rückbildungsgymnastik; Östrogenmangel in der Menopause; operative Eingriffe im kleinen Becken (z.B. Hysterektomie)
- schwere körperliche Arbeit; chronischer Husten; Adipositas

Symptome
- Senkungs- und Druckgefühl „ nach unten"
- Diffuse Unterbauchschmerzen und Rückenschmerzen durch Zug am Halteapparat
- Orgasmusprobleme; Schmerzen beim Geschlechtsverkehr; Urininkontinenz

Bereits bestehende Probleme mit der Urinausscheidung können sich bei der Ausbildung einer Zystozele (Vorwölbung der Blase in die Scheide) verstärken und zu Folgeproblemen führen, z.B.
- Harndrangsymptome, Harninkontinenz,
- Blasenentleerungsstörungen und evtl. damit verbundene Harnwegsinfektionen,
- Uterusprolaps mit Folgebeschwerden wie
  - rezidivierende Scheidenentzündungen, Ulzerationen der Portio und Scheide,
  - blutiger Fluor oder Blutungen.
- Defäkationsprobleme im Zusammenhang mit der Ausbildung einer Rektozele (Aussackung der Mastdarmvorderseite aufgrund einer Scheidenhinterwandschwäche)

> **Merke:** Ein unfreiwilliger Urinverlust beim Lachen, Husten, Niesen und Pressen ist häufig das erste Symptom, das auf eine Beckenbodenschwäche bei der Frau hinweist.

Diagnostik

Um festzustellen, ob eine Senkung vorliegt bzw. um deren Ausprägung einzuschätzen, wird bei der Spekulumeinstellung geprüft, ob die Portio im Liegen oder bei einem Pressversuch tiefer tritt. Wölbt sich die hintere und/oder vordere Scheidenwand vor, können Blase und Darm mitbeteiligt sein. Ausprägungsgrad und Beschwerdebild können weitere uro-gynäkologische Untersuchungen erfordern.

Therapie

Konservative Therapie.
- Beckenbodentraining ohne unterstützende Technik
- Beckenbodentraining mit unterstützender Technik (durch Vaginalkonen, Elektrostimulation, Biofeedback,)
- Hormontherapie mit Östrogen; Pessarbehandlung

> **Merke:** Beckenbodentraining ist die wichtigste Therapiesäule der konservativen Behandlung, mit deren Hilfe die Frau ihre Beschwerden selbst positiv beeinflussen kann.

Operative Therapie. Je nach Ausprägungsgrad der Uterussenkung kann eine Hysterektomie erforderlich sein. Liegt eine Harninkontinenz vor, kann zusätzlich eine Kolporrhaphie durchgeführt werden, bei der der Blasenboden angehoben und die vordere und/oder hintere Scheidenwand gerafft wird.

11.2.2 Pflege- und Behandlungsplan

Konservative Therapiemaßnahmen unterstützen

> **Merke:** Die Spannung der Beckenbodenmuskulatur hat einen direkten Einfluss auf die sexuelle Reaktions-, Erlebnis- und Orgasmusfähigkeit. Beckenbodenübungen können somit auch das sexuelle Erleben der Frauen verbessern.

Beckenbodentraining ohne unterstützende Technik

Hierbei gilt es, zunächst die Frau mithilfe spezieller Wahrnehmungsübungen für die eigene Beckenbodenmuskulatur zu sensibilisieren und diese mit gezielten Übungen zu kräftigen, um die Stützfunktion zu verbessern (Abb. 11.2).

Beckenbodentraining mit unterstützender Technik

Vaginalkonen. Hierbei handelt es sich um kleine Kegel aus Kunststoff, die zwischen 20 und 70 g wiegen. Nach dem Einführen in die Scheide muss die Frau den Beckenboden anspannen, um zu verhindern, dass die Konen durch ihr Eigengewicht aus der Scheide herausrutschen. Die Frau soll die Konen zweimal täglich 10–15 Min. tragen, d.h. versuchen, sie im Stehen zu halten. Sie beginnt mit der leichtesten Kone und steigert das Gewicht entsprechend ihrer sich entwickelnden Beckenbodenkraft.

Biofeedback. Hierzu wird vor den Übungen eine Elektrode, die mit dem Biofeedback-Gerät verbunden ist, wie ein Tampon in die Scheide eingeführt. Über ein visuelles oder akustisches Signal erhält die Frau während der Übungen eine Meldung, ob sie die richtigen Muskeln des Beckenbodens und mit welcher Intensität anspannt. Die Biofeedback-Methode wird zweimal täglich 15 Minuten durchgeführt.

11 Pflege von Patienten mit Erkrankungen der Geschlechtsorgane

Abb. 11.2 *Ziele und einige beispielhafte Übungsabfolgen für Beckenbodentraining.*

Beckenbodentraining ohne unterstützende Technik

Ziele:
- Wahrnehmung der Beckenbodenmuskulatur (Bild 1)
- Kräftigung der Beckenboden-, Bauch- und Rückenmuskulatur (Bild 2)
- Beherrschung der Beckenbodenmuskulatur in körperlich anstrengenden Alltagssituationen (Bild 3)

Wahrnehmen der äußeren Beckenbodenschicht. Dazu	Anregung der Beckenbodenspannung, Haltungsverbesserung	Entlastendes Bücken und Heben
• mit leicht gespreizten Beinen und Füßen in V-Stellung auf einen Stuhl mit fester Sitzfläche setzen • Großzehenballen und Fersen sanft in den Boden schieben • sitzt man aufrecht, spürt man diese Spannung aus den Füßen bis in die Sitzbeinhöcker • nun auf den Scheidenbereich konzentrieren und die Sitzbeine noch näher zueinander ziehen • aus dieser leichten Anspannung heraus den Oberkörper und Kopf weiter aufrichten, Schulterblätter runterziehen • die Übung wird richtig durchgeführt, wenn man spürt, dass außer der äußeren Beckenbodenschicht kein anderer Muskel der Oberschenkel- oder Gesäßmuskulatur mitbewegt wird	• schmalspurigen aufrechten Stand einnehmen • das Becken leicht nach vorne kippen • die Fersen zum Ballenstand anheben • die Knie etwas beugen und nach vorne schieben • schnelles Tippeln von einem Fuß auf den anderen mit kraftvollem Ballenabdruck • dabei die aufrechte Oberkörperhaltung beibehalten	• Füße hüftbreit aufstellen • der zu hebende Gegenstand befindet sich möglichst zwischen den Füßen • das Becken nach hinten schieben, als ob man sich auf einen Stuhl setzen möchte • die Knie beugen • damit der Atem nicht angehalten wird, beim Anheben sprechen, z.B „Hopp" sagen • beim Aufrichten das Becken wieder nach vorne schieben und die Knie wieder strecken

Allgemeine Beachtungspunkte:
- Blase vor den Übungen entleeren
- während der Übungen: Den Atem sanft und kontinuierlich fließen lassen. Um beim Anspannen den Atem nicht anzuhalten, kann es hilfreich sein, dabei zu summen oder zu singen.
- Häufigkeit der Übungen: 1–2 mal **wöchentlich** Teilnahme an einer Gruppenstunde, **täglich** 2 x 15 Minuten üben bzw. in den Alltag integrieren

Auch sportliche Aktivitäten, z.B. Yoga, Bauchtanz, Tai Chi und Pilates trainieren die Beckenbodenmuskulatur.
Bei diesen Sportarten geht die Konzentration auf die Körpermitte und unterstützt das Beibehalten einer Grundspannung. Gleichzeitig werden die Bauch-, Rücken-, Becken- und Gesäßmuskulatur einbezogen.

Elektrostimulation. Die Elektroden werden vaginal oder rektal eingeführt oder oberhalb der Symphyse auf die Haut geklebt. Über das verbundene Elektrostimulationsgerät kann die Stromstärke individuell eingestellt werden.

Hormontherapie. Bei einer Östrogenmangelsymptomatik (z.B. trockene Scheidenschleimhaut, vaginaler Juckreiz) und einer Kontinenzproblematik können Hormone lokal oder systemisch verabreicht werden. Häufig wird die lokale Verabreichung in Form von Suppositorien oder Salbe gewählt. Die Aufgabe der Pflegenden besteht darin, die Applikationstechnik und die Verhaltensmaßnahmen nach dem Einführen zu erklären. Vaginal verabreichte Suppositorien werden i.d.R. zur Nacht nach dem Zubettgehen appliziert, damit das Medikament seine Wirksamkeit optimal entfalten und nicht aus der Scheide herausfließen kann.

Scheidenpessar. Pessare werden entweder von der Frau selbst, der Pflegenden oder dem Gynäkologen in die Scheide eingelegt. Jedes Pessar muss der Größe der Scheide angepasst werden. Sofern keine Beschwerden vorliegen (Fluor, Schmerzen), müssen Schalen- und Ringpessare alle 3–4 Wochen und Würfelpessare alle 1–3 Tage ausgetauscht werden.

> Um ein Pessar leichter und schmerzfreier in die Scheide einzuführen, kann es vorher mit einer östrogenhaltigen Creme bestrichen werden (→ Arztanordnung).

Prä- und postoperative Pflege

Die Versorgung entspricht der Pflege nach Gebärmutteroperationen (S. 405).

11.3 Brustkrebs

11.3.1 Grundlagen

> **Definition:** Als **Brustkrebs** (Mammakarzinom) wird ein maligner Tumor der weiblichen Brust bezeichnet. Je nach Ursprungsort des Karzinoms werden unterschieden:
> - duktale Karzinomen (ca. 70–80%), von den Zellen der Milchgänge ausgehend
> - lobuläre Karzinomen (ca. 10–15%), von den Zellen des Drüsengewebes ausgehend
> - Sonderformen, z.B. Morbus Paget (Karzinom ausgehend von den mamillennahen Milchgängen), inflammatorisches Mammakarzinom (Ausbreitung eines duktalen Karzinoms mit Infiltration der Haut und Entzündungszeichen)
>
> In den westlichen Industrienationen ist das Mammakarzinom mit 32% die häufigste maligne Erkrankung der Frau; jede 8.–10. Frau wird wahrscheinlich im Laufe ihres Lebens an Brustkrebs erkranken. Bei den krebsbedingten Todesursachen rangiert Brustkrebs an erster Stelle. Auch ca. 1% der Männer ist von Brustkrebs betroffen.

Ursachen
Es werden folgende Einflussfaktoren diskutiert:
- genetische Disposition
- behandeltes Mammakarzinom der anderen Brust
- frühe Menarche und späte Menopause
- Kinderlosigkeit bzw. höheres Alter bei Erstgebärenden (> 35 J.)
- ansteigendes Risiko mit zunehmendem Alter
- Adipositas, Nikotinabusus

Lokalisation
Um einen genaueren Überblick über die Lokalisation eines Mammakarzinoms zu bekommen, wird die Brust in Quadranten eingeteilt. Am häufigsten entwickelt sich ein Mammakarzinom im oberen äußeren Quadranten.

Metastasierung
Das Mammakarzinom metastasiert lymphogen v.a. in die benachbarten axillären Lymphknoten und hämatogen in das Skelettsystem, die Pleura, Lunge, Leber und ins Gehirn. Zum Zeitpunkt der Diagnosestellung des Primärtumors wird bei über 50% der Frauen bereits eine Lymphknotenmetastasierung festgestellt.

Symptome
Das Leitsymptom des Mammakarzinoms ist der **einseitig tastbare, derbe, meist druckunempfindliche Knoten** in Brust oder Achselhöhle. Er ist manchmal mit der Haut verwachsen und nicht verschieblich. Weitere Symptome sind:
- Hauteinziehungen; „Orangenhaut" (grobporige Haut)
- Sekretabsonderungen aus der Brustwarze
- Retraktion (Einziehung) der Brustwarze
- neu aufgetretene Größendifferenz der Brüste; Rötung, Schwellung, Schuppungen und Juckreiz

Diagnostik
Der Schwerpunkt der Diagnostik liegt ganz besonders auf der Früherkennung:
- Inspektion der Brust und Tastuntersuchung
- Mammasonografie; Mammografie

Bei einem unklaren Befund bzw. bei einem Verdacht auf ein Mammakarzinom:
- Stanzbiopsie, Vakuumbiopsie
- offene Probeentnahme/Exzisionsbiopsie

Untersuchungen zur Bestimmung der Tumorausbreitung (Metastasierung):
- Skelettszintigramm, Röntgenaufnahmen des Thorax
- Oberbauchsonografie, Computertomografie

Therapie
Operative Verfahren. 70% der Frauen mit Mammakarzinom werden heute brusterhaltend operiert. Die häufigsten Operationsverfahren sind die Tumorektomie und die Quadrantenresektion. Treten später Rezidive auf, ist die Erhaltung der Brust meist nicht mehr möglich und es wird eine Mastektomie durchgeführt.

Adjuvante Verfahren.
- Radiologische Therapie, Chemotherapie
- Immuntherapie, Hormontherapie

Zur Hormontherapie bei Brustkrebs werden folgende Medikamente eingesetzt:
- Antiöstrogene (z.B. Tamoxifen)
- Gonadotropin-Releasing-Hormon-Agonisten (GnRH-Agonisten)
- Aromatase-Hemmer, Gestagene

11.3.2 Pflege- und Behandlungsplan

Präoperative Pflege

> **Merke:** Vor allem nach dem ärztlichen Aufklärungsgespräch benötigen die Frau und ihre Angehörigen evtl. einen Gesprächspartner, um sich auszutauschen, Gedanken zu ordnen und Entscheidungen z.B. zum OP-Verfahren zu reflektieren. Bereits ein aufmerksames Zuhören und das deutliche Interesse für die belastende Situation können für die Patientin unterstützend sein.

Allgemeine präoperative Vorbereitungsmaßnahmen sind wie auf S. 581 beschrieben durchzuführen. Zusätzlich wird die Patientin zu postoperativen Bewegungseinschränkungen und notwendigen prophylaktischen Maßnahmen (z.B. Pneumonieprophylaxe und Lymphödemprophylaxe) beraten.

Postoperative Pflege
Naht. Die Fäden werden zwischen dem 9. und 12. postoperativen Tag entfernt oder resorbieren sich von selbst. Vielfach wird nach dem ersten Verbandwechsel die offene Wundheilung bevorzugt. Aus dem Bedürfnis, die Wunde zu schützen, bevorzugen viele Patientinnen jedoch einen Pflasterverband bis zur Fadenentfernung.

Drainagen. Je nach Operationsausmaß liegen 1–3 Drainagen im Brust- und Achselbereich, um das Wundsekret abzuleiten. Abhängig von der Fördermenge werden die Drainagen des Brustbereichs zwischen dem 2. und 3. postoperativen Tag entfernt; die axillären Drainagen zwischen dem 4. und 7. Tag.

Wundgebiet. Das Operationsgebiet wird auf Entzündungszeichen und Schwellungen beobachtet und die Patientin zur Schmerzsituation befragt. Aufgrund der operativen Verletzung des axillären Lymphsystems und der dadurch bedingten Behinderung des Lymphabflusses können sich neben einer generellen Schwellung des OP-Gebietes Lymphzysten bilden, sog. Lymphozelen. Diese gehen i.d.R. spontan zurück – wenn nicht, werden sie durch eine Punktion entlastet.

Entlastung. Um das Wundgebiet z.B. beim An- und Auskleiden möglichst wenig durch ein Heben der Arme zu belasten, sollte die Patientin bis zur abgeschlossenen Wundheilung aufknöpfbare Kleidungsoberteile tragen. Die Pflegende unterstützt sie im Weiteren besonders
- bei der Körper- und Haarpflege,
- beim Richten der Mahlzeiten und
- bei einer bequemen Lagerung.

Narbenpflege. Nach abgeschlossener Wundheilung kann die Narbe mit pH-neutraler, unparfümierter Salbe oder Creme gepflegt werden. Um die Akzeptanz für den veränderten Brustbereich zu fördern, kann sich die Patientin auch selbst eincremen. Sie sollte darauf aufmerksam gemacht werden, dass sich die Brustseite noch geschwollen und hart anfühlen kann, dass das Gewebe während des Wundheilungsverlaufes jedoch zunehmend geschmeidiger wird.

> **Merke:** Durch die operative Verletzung von Nerven und durch die Schrumpfung der Narbe können die Frauen auch noch nach Wochen und Monaten folgende Symptome verspüren, die i.d.R. im Laufe der Zeit nachlassen:
> - Stiche, Brennen oder Jucken im Wundbereich
> - Taubheitsgefühle in der Achselhöhle
> - Empfindungsstörungen am Innenarm
> - Überempfindlichkeit von Hautbezirken

Lymphödemprophylaxe

Liegt die Patientin im Bett, sollte der Arm der operierten Seite zur Förderung des Lymphabflusses erhöht gelagert werden. Dabei wird der Arm der betroffenen Seite in leichter Abduktion so auf einem Kissen positioniert, dass die Hand auf Herzhöhe liegt, der Achselbereich nicht durchhängt und nicht unter Spannung steht. Um einer Hautmazeration vorzubeugen, wird eine trockene Kompresse in der Achselhöhle platziert.

Fehlhaltungsprophylaxe

Ziele der Prophylaxe sind die Erhaltung und Verbesserung der Mobilität im Schulter-Arm-Gelenk und eine Haltungsschulung. Bereits in den ersten postoperativen Tagen werden spezielle Übungen für die Beweglichkeit durchgeführt. Die Patientin hat eine bessere Kontrolle über die Übungen und ihre Körperhaltung, wenn sie diese vor einem Spiegel ausführt. Neben der Haltungsschulung kann die Arbeit vor dem Spiegel die Patientin unterstützen, sich wieder im Spiegel anzuschauen und sich mit den körperlichen Veränderungen auseinanderzusetzen.

> **Praxistipp:** Lassen Sie sich geeignete Übungen von der Physiotherapeutin zeigen. So können Sie die physiotherapeutischen Übungselemente bei allen Unterstützungsmaßnahmen einbeziehen.

Psychosoziale Begleitung

Die Pflegenden sind gefordert, eine Atmosphäre zu schaffen, in der die Frau evtl. unter Einbeziehung ihrer Bezugspersonen (z.B. Partner) ihre Vorstellungen, Fragen und ihre Gefühle ausdrücken kann.

Umgang mit dem veränderten Körperbild. Die Vorgehensweise beim Verbandwechsel sollte vorab mit der Patientin besprochen werden. Sie wird behutsam gefragt, ob sie die Narbe sehen möchte. Nach der Verbandablösung kann ihr ein Spiegel gereicht werden, mit dem sie die Operationswunde auch im Liegen besser anschauen kann. Es kann auch hilfreich sein, der Patientin zunächst eine Beschreibung der Wunde zu geben, um sie dann zu ermuntern, die Brustseite selbst zu betrachten.

Brustprothesen
Wurde nach einer Mastektomie intraoperativ kein plastisch-chirurgischer Wiederaufbau der Brust durchgeführt, kann die Frau eine äußere Brustprothese tragen.

Prothesenarten.
- Brustprothesen zur Erst- bzw. Dauerversorgung nach einer vollständigen Brustentfernung
- Teilstückprothesen für Frauen nach einer brusterhaltenden Operation
- spezielle BHs und Badeanzüge, in die Dauerversorgungsprothesen eingesetzt werden können

Eine individuelle Beratung kann durch eine Mitarbeiterin eines Sanitätshauses erfolgen. Den Umgang mit der Prothese aus eigener Erfahrung schildern am anschaulichsten betroffene Frauen aus einer Selbsthilfegruppe. Aufgabe der Pflege ist es, die Kontakte zu vermitteln.

11.4 Sekundäres Armlymphödem

11.4.1 Grundlagen

> **Definition:** Das **sekundäre Armlymphödem** ist eine einseitige, anfangs schmerzlose Schwellung des Armes der betroffenen Körperseite. Dabei ist der Abtransport der Lymphe aus der Extremität stark verringert.

Ursachen
Das sekundäre Armlymphödem kann sich nach der Behandlung eines Mammakarzinoms ausbilden, bei dem axilläre Lymphknoten entfernt und/oder der Brust- und Achselbereich bestrahlt wurden. Nach brusterhaltenden Operationsverfahren entwickelt sich bei ca. 20% der betroffenen Frauen ein Lymphödem, nach Mastektomien bei 30–40%. In Zukunft erhofft man sich durch neue Operationsverfahren (sog. Sentinel-Node-Dissektion-Verfahren,) eine Abnahme dieser Komplikation.

Symptome
- Spannungs- und Schweregefühl, Fremdkörpergefühl
- Schwellungen der Finger und des Armes
- glatte, gespannte (teigige) Haut, Blässe oder Rötungen
- Schmerzen in der Achselhöhle, die bis in die Finger ausstrahlen

Komplikationen
Die meisten Komplikationen entstehen, wenn sich das Ödem vergrößert oder durch Bindegewebseinlagerungen verhärtet (Fibrose). Die häufigsten Komplikationen sind:
- Erysipel
- vermehrte subkutane Eiweißeinlagerungen mit Formveränderungen des Armes
- Missempfindungen der Hand, z.B. häufiges Einschlafen
- Schwellungen der betroffenen Brustseite
- schmerzhafte Bewegungseinschränkungen

Therapie

Die entscheidende Therapie des Lymphödems ist die komplexe physikalische Entstauung = KPE

Die drei Säulen der KPE sind:
- manuelle Lymphdrainage
- spezielle Kompressionstherapie
- Bewegungstherapie

11.4.2 Pflege- und Behandlungsplan

Prophylaxe des Lymphödems

> **Merke:** Die Lymphödemprophylaxe gehört nach einer Brustkrebsbehandlung zu den wichtigen postoperativen Pflegemaßnahmen. Sie beginnt sofort nach der Operation und muss auch nach der Entlassung konsequent weitergeführt werden.

Entstauungsmaßnahmen

- Hochlagern des Arms (S. 413)
- Ausstreichungen und Muskelaktivität.
  - **Übung 1**: Mit der nicht betroffenen Hand streicht die Frau von den Fingern zum Oberarm leicht über die Haut hoch. Das Streichen geschieht mit der ganzen Hand, leichtem Hautkontakt und ohne Druck.
  - **Übung 2**: Die Frau hält den Arm gestreckt und schließt die Hand zur Faust, alle Armmuskeln werden angespannt. Die Spannung wird 3–4 Sek. gehalten, dann wird die Muskulatur wieder entspannt. Diese Pumpübungen werden fünf- bis zehnmal wiederholt.
- Physiotherapeutische Behandlung; Tragen eines Armstrumpfes
- Sportliche Aktivitäten

Weitere Maßnahmen.
- Arm der operierten Seite nicht zu lange herunterhängen lassen
- in die Mantel- bzw. Jackentasche greifen, um den Arm zu stützen
- Arm nach Belastungen immer wieder erhöht lagern
- Handtasche auf der nicht operierten Seite tragen
- keinen einengenden Schmuck oder zu enge Kleidung tragen – Einschnürungen vermeiden

Hautpflege

Die Haut soll sorgfältig mit einer ph-neutralen, unparfümierten Creme gepflegt werden. Auf hautreizende Substanzen wie parfümierte Cremes oder Deodorants sollte verzichtet werden.

> **Merke:** Da auch kleinste Bagatellverletzungen ein Armlymphödem auslösen können, muss die Haut bei Verletzungen sofort desinfiziert werden.

Verhalten im Alltag. Berufliche Tätigkeiten, die die betroffene Körperseite sehr belasten, sollten verändert werden. In Haushalt und Garten kann die Frau sich vor Verletzungen schützen, indem sie z.B. Handschuhe trägt, Topflappen benutzt und stechende Pflanzen meidet. Überwärmungen führen zur verstärkten Lymphbildung. Deshalb sollte die Frau besonders vorsichtig mit Wärme und Hitze (z.B. beim Bügeln, Kochen, Backen) umgehen. Auch physiotherapeutische Behandlungen wie

Heißluft und Fango können zur Überwärmung der Haut führen. Auf den Besuch in einem Solarium, Sonnenbäder und Urlaub in heißen Ländern sollte die brustoperierte Frau verzichten. Ebenso wirkt sich eine starke Kälteeinwirkung negativ auf die Durchblutung aus.

> **Merke:** Am gefährdeten Arm dürfen keine Blutdruckmessungen, Injektionen, Blut- und Blutzuckerabnahmen, Akupunkturen und klassische Knetmassagen durchgeführt werden.

Hautveränderungen. Bei jeglichen Veränderungen der Haut sollte unverzüglich ein Arzt aufgesucht werden, z.B. bei
- beginnenden Entzündungen am betroffenen Arm, Schwellungen und
- häufig wiederkehrenden Missempfindungen.

Gesundheitsberatung
Nach Unterweisung durch die Lymphtherapeuten unterstützen die Pflegenden die Betroffene beim korrekten Anlegen des Kompressionsverbandes und leiten sie zur selbstständigen Durchführung der Verbandtechnik an.

Kompressionsverband anlegen. Ein Kompressionsverband kann erst nach einer manuellen Lymphdrainage oder einer 15-minütigen Hochlagerung des Armes angelegt werden, da der Arm komplett entstaut sein sollte. Um Abschnürungen und Stauungen durch den Verband zu verhindern, wird er in mehreren Schichten wie folgt angelegt:
- Haut eincremen und dabei den Arm leicht herzwärts ausstreichen
- einen Trikotschlauchverband zum Hautschutz überziehen
- einzelne Finger mit einer dünnen, elastischen Binde wickeln
- den Arm spiralig mit einer Polsterbinde wickeln, um Abschnürungen zu vermeiden
- den gesamten Arm spiralig bis zur Achselhöhle mit einer Kurzzugbinde in drei Lagen gegenläufig wickeln

Zur Stabilisierung des erreichten Entstauungszustands sollte die Patientin zu Hause den Arm nachts weiterhin bandagieren und hochlegen. Da der Kompressionsverband durch sein Volumen Bewegung und Bekleidung sehr einschränkt, wird tagsüber das Tragen eines angepassten Kompressionsstrumpfs mit einem Kompressionshandschuh empfohlen.

11.5 Prostataerkrankungen

11.5.1 Grundlagen
Folgende Erkrankungen der Prostata sind bekannt:
- gutartige Prostatavergrößerung (benigne Prostatahyperplasie, BPH, auch Prostataadenom genannt) (> 30ml)
- Prostatakarzinom, entzündliche Veränderung der Prostata (akute und chronische Prostatitis)

Häufigkeit
- **Gutartige Prostatavergrößerung:** Häufigkeit nimmt im Alter zu (60% der Männer > 50 Jahre, 90% der Männer > 80 Jahre).
- **Prostatakarzinom:** häufigster Tumor des Mannes (Alter meist > 60 Jahre, 50000 Neuerkrankungen in Deutschland pro Jahr, 10000 Todesfälle pro Jahr).

11.5 Prostataerkrankungen

- **Entzündliche Veränderung:** Wahrscheinlichkeit, im Laufe des Lebens an einer Prostatitis zu erkranken, beträgt 15%.

Symptome

Die Erkrankungen der Prostata haben folgende mögliche Begleitsymptome gemeinsam: Ejakulationsstörungen, Hämaturie, Hämatospermie.

Gutartige Prostatavergrößerung

Die Symptome werden nach Schweregrad in 3 Stadien eingeteilt (nach Alken 1996).

Stadium I: Reizstadium. Abflussstörung wird durch die Blase kompensiert, sodass kein Restharn in der Blase verbleibt. Die Beschwerden beschränken sich lediglich auf eine Abschwächung des Harnstrahls, verzögerten Beginn der Blasenentleerung, erhöhte Miktionsfrequenz (Pollakisurie) und nächtliche Miktion (Nykturie).

Stadium II: Restharnstadium. Die Blase kann die Abflussbehinderung nicht mehr kompensieren. Nach der Blasenentleerung bleibt immer noch eine Restharnmenge von bis zu 100ml in der Blase. Auch alle Beschwerden des Reizstadiums treten auf. Zusätzlich kommen häufig Harnwegsinfekte, mögliche Blasensteinbildung und Dranginkontinenz hinzu.

Stadium III: Dekompensationsstadium. Es kommt zur Problematik der sog. Überlaufblase (Ischuria paradoxa). Es tritt das typische Bild der Harnstauungsnieren, mit fortschreitendem Verlust des Nierengewebes und mit nachfolgender Niereninsuffizienz bis hin zur Harnvergiftung (Urämie) auf.

Prostatakarzinom

- In Abhängigkeit des Tumorstadiums ist der Patient im Frühstadium i.d.R. symptomlos.
- Bei Tumorwachstum sind die Symptome mit denen der gutartigen Vergrößerung zu vergleichen.

Entzündliche Veränderung

- **akute Prostatitis:** meist Dammschmerzen, Prostataschmerzen bei Defäkation sowie Symptome wie Dysurie, schmerzhafte Miktion (Algurie) und Pollakisurie. Patient befindet sich oftmals in schlechtem Allgemeinzustand mit z.T. hohem Fieber und Schüttelfrost. Unbehandelt besteht die Gefahr einer Urosepsis.
- **chronische Prostatitis:** Beschwerdebild deutlich milder. Es besteht kein Fieber. Meist berichten die Patienten über Druckgefühl im Bereich des Dammes, unspezifische Unterbauchbeschwerden sowie Algurie oder Ejakulationsbeschwerden, die schon über einen langen Zeitraum, sogar über Jahre bestehen können.

Diagnostik

- digital rektale Untersuchung der Prostata
- bildgebende Verfahren:
  - transvesikale/transrektale Sonografie der Prostata
  - sonografische Restharnbestimmung, Sonografie der oberen Harnwege
  - fakultatives Ausscheidungsurogramm mit Röntgenkontrastmittel
- invasive diagnostische Verfahren:
  - sonografisch gesteuerte Prostatastanzbiopsie
  - fakultative diagnostische Harnblasenspiegelung (Urethrozystoskopie)
- Harnflussstrahlmessung (Uroflowmetrie)

PSA-Wert. Der PSA-Wert (**P**rostata-**S**pezifisches-**A**ntigen) wird im Serum festgestellt (normal: ≤ 4ng/ml):
- bei Prostatakarzinom meist erhöht (> 4ng/ml, Quotient freies/Gesamt-PSA < 10-14%)

- bei benigner Prostatahyperplasie oftmals auch erhöht (Korrelation zur Größe), allerdings Quotient freies/Gesamt-PSA meist > 14-20%)
- bei akuter Prostatitis meist deutlich erhöhte Werte

Tumorstaging. Bei Prostatakarzinom wird ein Tumorstaging (Umfelddiagnostik) mittels Skelettszintigrafie durchgeführt, bei fortgeschrittenen Tumorleiden eine Computertomografie des Abdomens.

Bakteriologie. Bei Prostatitis werden Urin, Prostatasekret, Ejakulat, ggf. Serum auf Bakterien untersucht.

Therapie

Gutartige Prostatavergrößerung

Medikamentös.
- pflanzliche Präparate (Phytotherapeutika)
- selektive α-Blocker zur Senkung des Blasenauslasswiderstandes
- 5α-Reduktase-Hemmer zur Verkleinerung des Prostatavolumens

Diese Medikamente haben Nebenwirkungen:
- durch Einnahme von α-Blockern kommt es zur retrograden Ejakulation (Samenerguss erfolgt in die Blase)
- durch Einnahme von 5α-Reduktase-Hemmern halbiert sich der PSA-Wert, d.h. unter Einnahme muss der im Blut gemessene PSA-Wert verdoppelt werden

Operativ.
- Prostatavolumen < 80ml: endoskopische transurethrale Prostataadenomresektion (TUR-P) mittels elektrischer Schlinge als Goldstandard
- Prostatavolumen > 80ml: offene transvesikale Prostataadenomektomie (Sectio alta)
- Weitere neuere Verfahren: HiFU, TUNA, Laser-Vaporisation, Thermoablation

Nebenwirkungen der Verfahren sind:
- Aus beiden OP-Verfahren resultiert die retrograde Ejakulation.
- Bei beiden OP-Verfahren besteht die Gefahr der Nachblutung und Koagelbildung in der Harnblase (Tamponade).
- Bei der TUR-P besteht das Risiko der Inkontinenz durch Verletzung des Blasenschließmuskels.
- Bei der TUR-P besteht die Gefahr der Ausbildung eines sog. **TUR-Syndroms**. Hierbei kommt es während der transurethralen Resektion zur Einschwemmung von elektrolytfreier Spülflüssigkeit in das Gefäßsystem. Insbesondere bei längerer OP-Dauer besteht die Gefahr der Hypervolämie mit Verdünnungshyponatriämie und Entgleisung des Elektrolythaushaltes. Ein Lungenödem oder Schock kann resultieren, sodass ggf. eine intensivmedizinische Überwachung bei TUR-Syndrom notwendig wird.

Prostatakarzinom

Kurativer Therapieansatz. Bei lokal begrenzten Tumorleiden ohne Metastasierung wird eine kurative Therapie gewählt:
- nicht operativ: Bestrahlung der Prostata. Nebenwirkungen: Neben akuten Beschwerden wie Strahlenzystitis besteht die Gefahr des unwillkürlichen Urinverlustes (Inkontinenz) und der fehlenden Gliedsteifigkeit (Impotenz).
- operativ:
  - offene radikale Prostatekomie
  - laparoskopische radikale Prostatektomie (sog. Schlüsselloch-Chirurgie)

Bei beiden Operationsverfahren wird die gesamte Prostata einschließlich der Samenblasen entfernt. Nebenwirkungen: Die Patienten sind nach der Operation un-

11.5 Prostataerkrankungen

fruchtbar. Es besteht die Gefahr der Inkontinenz (< 5% der Patienten), darüber hinaus droht in etwa 70-80% der Fälle die Impotenz.

Palliativer Therapieansatz

- **Hormontherapie:**
  - Hormonentzugstherapie mit LHRH- Analoga
  - Blockade der Hormonrezeptoren (Androgenblockade) mit Antiandrogenen
  - chirurgische Kastration (subkapsuläre Orchiektomie)
  - Nebenwirkungen: Antriebsschwäche, Hitzewallungen, Libidoverlust, Impotenz, Osteoporose (LH-RH-Analoga) und eine schmerzhafte Vergrößerung der Brustdrüsen (Gynäkomastie)
- **Chemotherapie** bei Hormonrefraktärität: Chemotherapie mit Doxetacel gilt als Ultima Ratio bei Fortschreiten der Erkrankung unter Hormonentzug.
- **Radiotherapie:** bei solitären Knochenmetastasen, metastatischen Knochenschmerzen oder metastatischer Knocheninstabilität
- **Palliative TUR-P:** Zur Wiederherstellung der Urinpassage wird eine transurethrale Prostataadenomresektion (TUR-P, s.o.) durchgeführt.

Prostatitis

- **Akute Prostatitis:**
  - konservativ (Bettruhe, Antibiose, Analgetika)
  - invasiv (ggf. suprapubische Blasenpunktion SPK-Anlage, bei Prostataabszess ggf. TUR-P zur Abszesseröffnung)
- **Chronische Prostatitis:**
  - Phytotherapeutika (bei abakterieller chronischer Prostatitis)
  - Langzeitantibiose (bei Keimnachweis); Analgetika

11.5.2 Pflege- und Behandlungsplan

Betreuung in der präoperativen Phase

Der Patient muss für die Operation alle notwendigen Informationen erhalten sowie über die weiteren notwendigen pflegerischen präoperativen Maßnahmen (z.B. Katheteranlage und/oder Intimrasur) aufgeklärt werden.

Betreuung in der postoperativen Phase

Patienten müssen zur Stabilisierung und zum Ausgleich des Elektrolythaushaltes intensivmedizinisch behandelt werden. Der Zeitpunkt der Verlegung auf eine periphere Station ohne engmaschige und apparative Überwachung wird klinikspezifisch und je nach klinischem Zustand des Patienten festgelegt.

Nachblutung und Koagelbildung

- Um eine möglichst frühzeitige und effektive Blutstillung zu erzielen, wird die Wundhöhle durch Aufblocken des Blockungsballon (bis zu 80 ml) des Spülkatheters komprimiert.
- Da es trotz Komprimierung nachbluten kann, erfolgt gleichzeitig eine kontinuierliche Spülung über den Spülkatheter mittels Schwerkraftinfusion, um Koagelbildung oder gar Harnblasentamponierung durch Blut zu vermeiden.
- Die meist blutige Spülung findet auch über den Spülkatheter (großlumiger zentraler Abflusskanal) den Weg nach extrakorporal.
- Falls bei verstärkter Koagelbildung die Tamponade droht, räumt der Arzt die Koagel manuell aus. Hierzu wird zunächst mit einer mit 50–100 ml NaCL gefüllten Blasenspritze durch zügige Instillation versucht, die Koagel aus dem Katheter in die Blase zurück zu transportieren, um diese dann durch kräftige Aspiration aus der Blase durch den Katheter in die Spritze zu befördern.

11 Pflege von Patienten mit Erkrankungen der Geschlechtsorgane

- Bei Versagen dieser Maßnahmen wird eine Ausräumung der Tamponade über einen Zystoskop-Schaft notwendig. Erfolgt dieser Eingriff in Narkose, kann gleichzeitig die Wundfläche inspiziert und mögliche Blutungsquellen gezielt elektrisch verschorft werden.

Spül-und Urinableitungssystem

Der Spülbeutel hängt i.d.R. an einem Infusionsständer. Die Spülflüssigkeit gelangt per Schwerkraft in die Blase. Über den zentralen Ablaufkanal des Katheters entleert sich die Spülflüssigkeit in einen geschlossenen Auffangbeutel, dessen Volumen dem Volumen des Spülbeutels entspricht. Das gesamte System ist geschlossen.

Nierenfunktion (Urinausscheidung)

Falls der Auffangbehälter der Spüllösung Markierungen aufweist, die nur grobe Schätzungen zulassen, muss die Flüssigkeit gewogen werden. Die tatsächliche Urinausfuhr ergibt sich aus der Differenz der gesamten Flüssigkeit minus der Spülmenge. Sollte die abgeleitete Flüssigkeit geringer sein als die Spülmenge, muss ein Abströmen der Flüssigkeit nach abdominell z.B. durch Verletzung der Harnblasenwand ausgeschlossen werden. Es muss umgehend ein Arzt informiert werden.

Entfernung von Wunddrainagen und Kathetern

Katheterentfernung

- Auf ärztliche Anordnung werden die Harnblasenkatheter entfernt.
- Nach TUR-P verbleibt der Katheter je nach Dauer der Blutung i.d.R. 3–5 Tage.
- Nach offener Adenomektomie muss aufgrund des transvesikalen OP-Zuganges der Katheter für etwa 6–10 Tage verbleiben.
- Nach Abklingen der Blutung erfolgt vor Entfernung des Katheters eine Dichtigkeitsprüfung der Blase durch eine Röntgen-Kontrastmittelfüllung der Blase (Zystogramm).
- Nach radikaler Prostatektomie dient der transurethrale Katheter nicht nur zur Urinableitung, sondern auch zur Schienung der Wundnaht zwischen Urethra und Blasenhals (Anastomose).
- 10–12 Tage nach der Operation vor Entfernung des Katheters wird die Anastomose auf Dichtigkeit durch ein Röntgen-Zystogramm überprüft.

> **Praxistipp:** Nach dem Entblocken des Ballons des Katheters verbleiben Wulstbildungen und Falten an der zuvor maximal gedehnten Ballonmembran. Daher ist es sinnvoll, eine Restfüllung von etwa 0,5–1 ml zu belassen, damit die Falten etwas elastischer sind. So können Verletzungen vermieden und dem Patienten zusätzliche Schmerzen erspart bleiben.

Entfernung von Wunddrainagen und Hautnahtmaterial

- Wunddrainagen werden je nach Sekretionsmenge 3–5 Tage nach OP entfernt.
- Hautnahtmaterial 10–11 Tage nach OP.

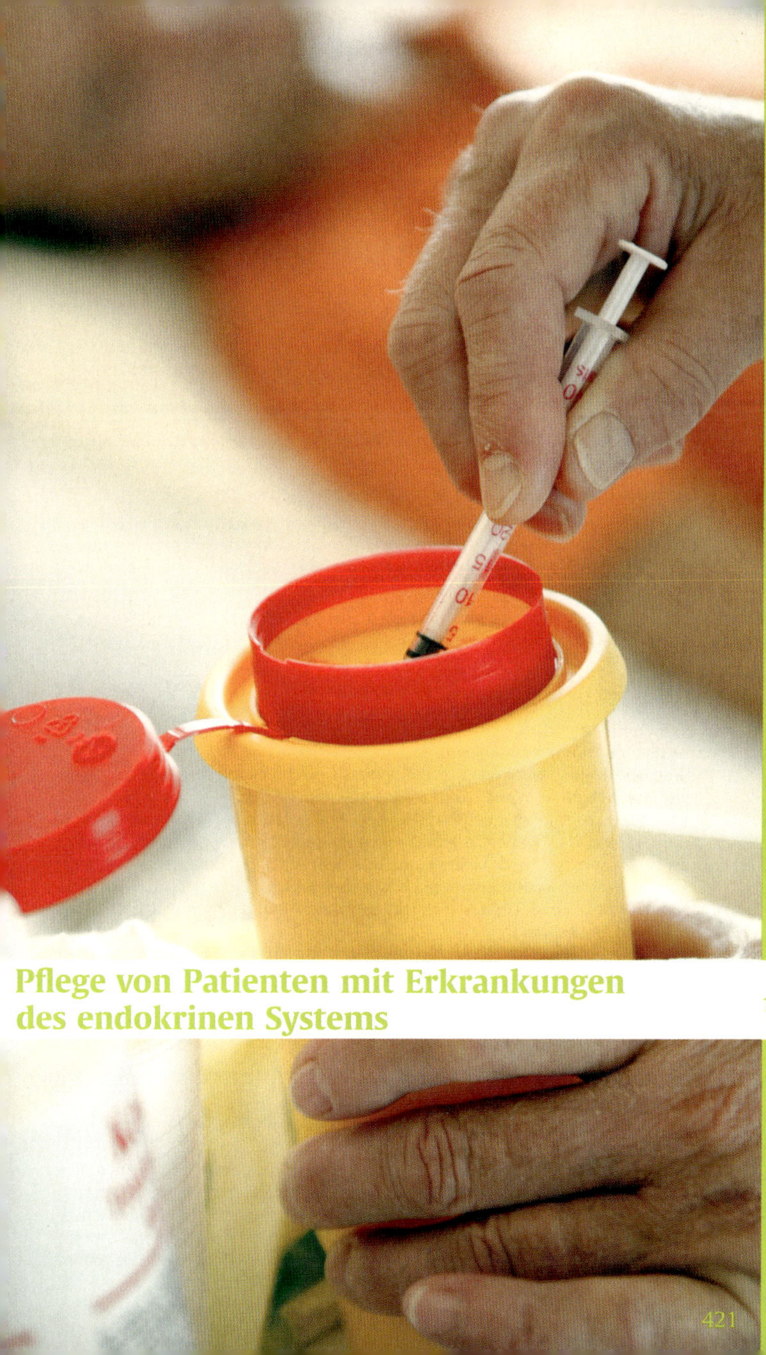

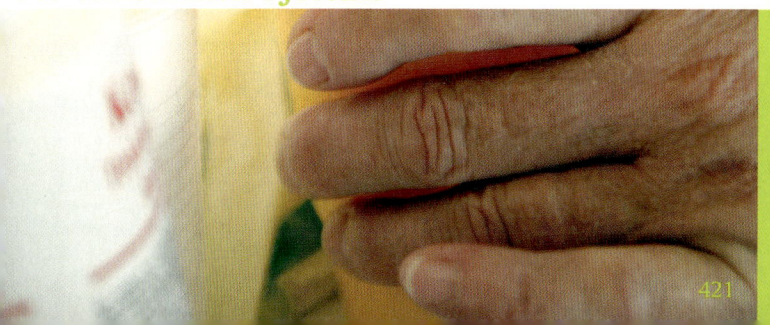

Pflege von Patienten mit Erkrankungen des endokrinen Systems

12

12 Pflege von Patienten mit Erkrankungen des endokrinen Systems

In diesem Kapitel werden aus dem großen Spektrum der Endokrinopathien zwei der am häufigsten vorkommenden Krankheitsbilder mit der adäquaten Pflege vorgestellt: Diabetes mellitus, Schilddrüsenerkrankungen.

12.1 Diabetes mellitus

12.1.1 Grundlagen

> **Definition:** Der Begriff Diabetes mellitus bezeichnet eine Störung des Kohlehydratstoffwechsels durch Insulinmangel oder verminderte Insulinempfindlichkeit. Die Folge ist eine Hyperglykämie (Überzuckerung des Blutes) im Nüchternzustand oder nach den Mahlzeiten. Man unterscheidet:
>
> **Diabetes Typ 1**: früher „jugendlicher" oder juveniler Diabetes genannt (etwa 10% der Diabetiker)
>
> **Diabetes Typ 2**: früher „Altersdiabetes" genannt (etwa 90%)
>
> Weitere, sekundäre Diabetesformen, z. B. im Rahmen einer chronischen Pankreatitis, sind selten. Eine Sonderform stellt der Gestationsdiabetes (Schwangerschaftsdiabetes) dar, bei dem sich während einer Schwangerschaft eine diabetische Stoffwechsellage entwickelt.

Ursachen

- Diabetes Typ 1 und Typ 2 haben verschiedene Ursachen mit lediglich einer gemeinsamen Folge: Blutzuckererhöhung.

Diabetes mellitus Typ 1
- Ist eine Autoimmunerkrankung
- Wenn sich Antikörper gegen körpereigenes Gewebe bilden wird eine sog. Autoimmunreaktion ausgelöst.
- Es bilden sich Antikörper gegen die Inselzellen des Pankreas (Autoimmuninsulitis) und die Insulin bildenden Inselzellen werden dadurch nach und nach zerstört.
- Zwischen dem Beginn der Erkrankung und dem Auftreten der ersten Symptome können Wochen, Monate oder auch Jahre vergehen.
- Sind etwa 80% der Zellen zerstört, tritt die Erkrankung mit ihren typischen Symptomen in Erscheinung.
- Es liegt von Anfang an ein echter (absoluter) Insulinmangel vor.
- Es wird angenommen, dass zusätzlich zu einer genetischen Veranlagung (Prädisposition) auch bestimmte Virusinfektionen zum Ausbruch der Krankheit beitragen.
- Genetik: Die Vererbung spielt eine etwas geringere Rolle als beim Diabetes Typ 2.

Diabetes mellitus Typ 2
- Die körpereigene Insulinproduktion bleibt erhalten.
- Der Körper bildet eine Insulinresistenz aus (Unempfindlichkeit der Körperzellen gegenüber Insulin).
- Begünstigt wird die Entwicklung der Insulinresistenz durch Adipositas, arterielle Hypertonie, Blutfetterhöhung (Hypercholesterinämie/Hypertriglyzeridämie).
- Glukosekonzentration im Blut steigt durch die zunehmende Unempfindlichkeit der Zellen gegenüber Insulin an und lässt dann auch den Insulinspiegel steigen.
- Anzahl der Insulinrezeptoren sinkt und die Unempfindlichkeit steigt weiter an.

12.1 Diabetes mellitus

- Es entwickelt sich ein sog. „relativer Insulinmangel": trotz Überangebot an Insulin kann die Blutglukose nicht in die Zellen befördert werden.
- Die Bauchspeicheldrüse arbeitet auf Hochtouren und die Inselzellen werden so stark belastet, dass sie nach einiger Zeit erschöpfen und die Insulinproduktion einstellen (Sekundärversagen).
- Mehr als 80 % der Diabetiker Typ 2 sind übergewichtig und die Adipositas (Fettsucht) gilt als der entscheidende Risikofaktor für die Entstehung des Diabetes.
- Genetik: Die sog. genetische Disposition ist beim Diabetes Typ 2 wesentlich höher.

Merke: Die pathologischen Stoffwechselveränderungen, die sich gegenseitig verstärken, werden auch als „Metabolisches Syndrom" (Hyperglykämie, Hypertonie, Fettstoffwechselstörung, Adipositas) bezeichnet.

Symptome

Diabetes mellitus Typ 1

- Beginn häufig im jugendlichen Alter.
- Rasche Entwicklung der Symptome nach Ausbruch der Erkrankung.
- Glukosurie, vermehrte Ausscheidung von Glukose im Urin.
- Polyurie durch die sog. osmotische Diurese. Die Folgen sind
  - vermehrtes Durstgefühl (Polydipsie), Flüssigkeits-/ Gewichtsverlust,
  - Störungen des Elektrolyt- und Flüssigkeitshaushalts,
  - Schwäche, Schwindel, Müdigkeit und Leistungsminderung.
- Schwere Exsikkose (Austrocknung) trotz hoher Trinkmenge.
- Nachfolgend oft Bewusstseinsstörungen bis hin zur kompletten Bewusstlosigkeit (ketoazidotisches Koma), welche bei ca. 25 % der Patienten auftritt (Erstmanifestationskoma), oft durch erhöhten Insulinbedarf, z. B. im Rahmen eines Infektes, ausgelöst.
- Auffälliger Azetongeruch des Bewusstlosen.

Diabetes mellitus Typ 2

- Meist langsame Ausprägung der Symptome über Monate oder Jahre.
- Häufig Zufallsdiagnose, z. B. im Rahmen einer Routineuntersuchung oder Operation.
- Gelegentlich geben bereits eingetretene diabetische Spätsymptome Hinweise.
- Oft klagen Patienten über unspezifische Symptome wie
  - wiederkehrende Harnwegsinfekte, Juckreiz, Pilzinfektionen,
  - allgemeine Schwäche und Leistungsknick.
- Später zeigen sich typische Diabetessymptome wie
  - Durst, Polyurie, Polydipsie, Gewichtsabnahme.
- Auftreten des hyperosmolaren Komas durch extreme Blutzuckererhöhungen, z. B. > 700 mg/dl, und damit vermehrter Harnglukoseausscheidung (Glukosurie) mit zu hohen Flüssigkeits- und Elektrolytverlusten sowie Exsikkose.

Diagnostik

Zur Diagnose eines Diabetes mellitus werden, neben den aufgetretenen typischen Symptomen, Nüchternblutzucker und Blutzuckerwerte nach einem Oralen-Glukose-Toleranz-Test (OGTT) gemäß den Kriterien der WHO herangezogen (Tab. 12.1).

Tab. 12.1 Diagnostische Kriterien des Diabetes mellitus.

Nüchternglukose		OGTT (2-Std.-Wert)	
mg/dl	mmol	mg/dl	mmol
Plasma, venös			
≥ 126	≥ 7,0	≥ 200	≥ 11,1
Vollblut, kapillar (hämolysiert)			
≥ 110	≥ 6,1	≥ 200	≥ 11,1

> **Praxistipp:** Folgende Bedingungen sind vor einer OGTT-Durchführung zu beachten:
> - keine akuten Erkrankungen
> - Tage vor der Blutentnahme kohlenhydratreiche Kost
> - Absetzen folgender Medikamente: Hormone, OAD, Thiazide, Kontrazeptiva!
> - 12 Std. vor Test: kein Kaffee, kein Nikotin, keine Nahrungsaufnahme

Die abnorme Nüchternglukose (Impaired Fasting Glucose = IFG), bzw. gestörte Glukosetoleranz (Impaired Glucose Tolerance = IGT) gibt Hinweise auf das Entstehen eines Diabetes und ist assoziiert mit dem Auftreten von Gefäßveränderungen. Die Bestimmungen können im Kapillarblut, im venösen Vollblut, im Plasma oder im Serum erfolgen und weisen z.T. hohe Differenzen auf (Serumwerte sind 10–20% höher als im venösen Vollblut, Tab. 12.2).

Tab. 12.2 Diagnosekriterien: abnorme Nüchternglukose, gestörte Glukosetoleranz.

Nüchternglukose		OGTT (2-Std.-Wert)	
mg/dl	mmol	mg/dl	mmol
Plasma, venös			
≥ 110 / < 126	≥ 5,6 / < 7,0	≥ 140 / < 200	≥ 7,8 / < 11,1
Vollblut, kapillar (hämolysiert)			
≥ 90 / < 110	≥ 5,0 / < 6,1	≥ 140 / < 200	≥ 7,8 / < 11,1

HbA$_{1c}$-Wert (glykolisiertes Hämoglobin). Normalerweise wird der HbA$_{1c}$ alle 3 Monate bestimmt und lässt retrograde Rückschlüsse auf Stoffwechseleinstellung zu. Bestimmung des HbA$_{1c}$ und täglicher Blutzuckwerte sind unerlässlich für therapeutische Entscheidungen. Falsche Werte können vorliegen bei einer verkürzten Erythrozytenlebensdauer, Hämoglobinopathien, Niereninsuffizienz.

12.1 Diabetes mellitus

Therapie

Diabetes mellitus Typ 1

Das Therapieziel ist ein normaler oder normnaher Blutzucker (Tab. 12.3), um mögliche diabetesbedingte Folgeerkrankungen zu vermeiden und akute Entgleisungen wie ketoazidotisches Koma oder Hypoglykämie zu verhindern (S. 429).

Tab. 12.3 Therapieziele Diabetes mellitus Typ 1.

	mg/dl	mmol/l
Nüchternblutzucker	< 100	< 5,5
postprandialer BZ (2 Std. nach dem Essen)	< 135	< 7,5
HbA$_{1c}$-Wert	< 6,5%	

Diabetes mellitus Typ 2

Maßnahmen zur Aktivierung der körperlichen Aktivitäten, Ernährungsumstellung und falls möglich eine Gewichtsreduktion werden eingeleitet und je nach Stadium der Erkrankung orale Antidiabetika (Tab. 12.4) und/oder Insulin verordnet. Begleiterkrankungen wie Hypertonus, Hyperlipidämie und Gerinnungsstörungen müssen medikamentös therapiert werden.

> **Merke:** Zielwerte in der Diabetesbehandlung allgemein sind:
> - BMI: 25–27 kg/mT
> - Blutdruck: < 130 / 85 mmHg
> - Cholesterin gesamt: < 200 mg/dl
> - LDL-Cholesterin: < 100 mg/dl
> - HDL-Cholesterin: > 40 mg/dl
> - Triglyzeride: < 150 mg/dl
> - HbA$_{1c}$: < 6,5–7,0 %
> - kein Nikotin
> - Niere: keine Albuminurie

Orale Antidiabetika im Überblick

Tab. 12.4 zeigt handelsübliche Medikamente zur Diabetesbehandlung.

12 Pflege von Patienten mit Erkrankungen des endokrinen Systems

Tab. 12.4 Handelsübliche Medikamente.

Wirkstoff	Handelsname	Wirkweise	Kontraindikationen	Nebenwirkungen	Einnahmezeitpunkt	Praxistipp
Acabose (Alphaglukosidasehemmer)	Glucobay	hemmt im Duodenum das Aufspalten in Disacharide / verzögert die Resorption von Glukose	Darmerkrankungen	Meteorismus / Flatulenz / Diarrhöen	zu Beginn der Mahlzeit	langsam beginnen
Metformin	Glucoday, Siofor	reduziert die nächtliche hepatische Glukoseproduktion / fördert die Empfindlichkeit der Zuckeraufnahme in die Muskelzellen / verzögert die Kohlenhydratresorption im Darm	hohes Alter / Nierenfunktionsstörung / COPD / Lebererkrankung / hoher Alkoholkonsum / Herzinsuffizienz / AVK	Bauchschmerzen / Blähungen, Diarrhö / Geschmacksbeeinträchtigungen / allergische Reaktionen	1 bis 3x tägl. / langsame Dosissteigerung	muss vor Operation abgesetzt werden oder vor Röntgenkonstrastmittelgabe
Sulfonylharnstoffe/ Glimepirid/ Glibenclamid	Amaryl, Euglucon N, Glurenorm, Novo-Norm, Starlix	wirken auf Restfunktion der β-Zellen / fördern die Insulinproduktion	höheres Lebensalter / Nierenindsuffizienz	Gefahr der Hypoglykämie !!	1x tägl. / 2x tägl. / 1 bis 3x tägl. vor den Hauptmahlzeiten	darf mittags nicht gegeben werden
Glitazone	Actos, Avandia	verbessern die Wirkung des körpereigenen Insulins an den Zielzellen	KHK / Osteoporose	Ödeme / Gewichtszunahme / Frakturneigung		nicht bei KHK, HI oder Osteoporose verabreichen

12.1 Diabetes mellitus

Neue Hormonpräparate im Überblick

Inzwischen wurden weitere stoffwechselregulierende Hormone entdeckt; eines der wichtigsten ist das Hormon Glucagon-like-Peptid (GLP-1). Dieses Hormon wird im Darm produziert, es wirkt sehr schnell und wird genauso schnell inaktiviert.

Tab. 12.5 *Übersichtstabelle neuer Hormonpräparate.*

Wirkstoff	Handelsname	Wirkweise	Nebenwirkungen	Applikation
Exenatide	Byetta	GLP-1 Hormon führt zur verzögerten Magenentleerung und schnelleren Insulinabgabe und hemmt das Hormon Glukagon	Übelkeit, Erbrechen	s.c. 2-mal tgl. mittels PEN
DPP-4 Inhibitor	Januvia	hemmt den Abbau von GLP-1	Übelkeit	1-mal tgl. 1 Tbl.

12.1.2 Insulintherapie und Insulininjektion

Die physiologische Insulinausschüttung wird mit verschiedenen Strategien nachgeahmt:
- **ICT**: **I**ntensivierte **C**onventionelle **T**herapie
- **CT**: **C**onventionelle **T**herapie
- **SIT**: **S**ublementäre **I**nsulin**T**herapie
- **BOT**: **B**asal-**O**rale-**T**herapie
- **CSII**: **C**ontinuierliche **S**ubcutane **I**nsulin-**I**nfusion (Insulinpumpe)

Für diese unterschiedlichen Therapien werden Insuline mit Substanzen und durch besondere Herstellungsverfahren aufbereitet, um schnellere und langsame Wirkungen herbeizuführen (Tab. 12.6).

Tab. 12.6 *Insulinarten und ihre Wirkzeit.*

Insulinart	Handelsname	Wirkeintritt	Wirkmaximum	Tipp
Normalinsulin	Huminsulin-Normal, Apidra, Actrapid	nach 30–40 Min.	2–3 Std.	
kurz wirkende Analoga-Insuline	Humalog, NovoRapid, Apidra	nach 15 Min.	1–2 Std.	
Misch- oder Kombinationsinsulin	Humalog Mix 30, Actraphane 30 u. 50; Combinsulin 30 u. 50	zwei Wirkgipfel nach 30 Min. und nach 4 Std.	1–3 Std. und 4–6 Std.	gut durchmischen, sonst unberechenbare Wirkung
länger wirkende NPH-Insuline	Huminsulin Basal, Protaphan	nach 2 Std.	8–12 Std.	gut durchmischen, sonst unberechenbare Wirkung
lang wirkende Analogainsuline	■ Levemir ■ Lantus		■ 12–16 Std. ■ 16–24 Std.	immer Nadeln wechseln

Die Dauer der Insulinwirkung richtet sich nach der injizierten Menge; die von der Industrie angegebene Zeit bezieht sich auf 40 IE Insulin. Wirkprofil und Wirkdauer sind individuell unterschiedlich. Einfach ausgedrückt: Viel Insulin wirkt lange!

Insulin-Pen

Es gibt Pens zum Wiederauffüllen mit Patrone und Pens als Einmalartikel für Menschen, die die Patronen selbst nicht wechseln können. Für Patienten, die verschiedene Insuline spritzen, gibt es zur schnelleren Orientierung und um eine Verwechslung zu vermeiden, verschieden farbige Injektionshilfen.

Praxistipp: Nach einem Wechsel der Patrone ist eine Funktionsprüfung durchzuführen: Pen mit der Nadel nach oben halten, 2 IE Insulin einstellen und Dosierknopf drücken – Insulin muss aus der Nadel austreten; falls nicht, Vorgang wiederholen.

Injektion

- eine dem subkutanen Fettgewebe entsprechend lange Nadel wählen.
- Insulin subkutan injizieren – eine Hautfalte bilden und die Nadel im 90°- oder im 45°-Winkel einstechen (S. 200).
- Versehentliche intramuskuläre Injektion führt zu schnellerem Anfluten des Insulins und zu Blutzuckerschwankungen.
- Damit sich das Insulin verteilt und nicht durch den Einstichkanal zurückläuft, nach erfolgter Injektion die Nadel noch kurz in der Haut belassen (bis 15 zählen). Alternativ die Nadel leicht abgewinkelt herausziehen, dann verschiebt/verschließt sich der Einstichkanal.

Praxistipp: Für die Anleitung des Patienten bei der ersten und zweiten Injektion sollte man am besten die kürzeste und dünnste Nadel nehmen. Die Patienten sind erstaunt über den kaum spürbaren Schmerz.

Injektionsareale
- Am besten geeignet: Bauchbereich, Außenseite der Oberschenkel und Gesäß.
- Der Bolus zu den Mahlzeiten ist in den Bauch (hier findet eine schnellere Resorption statt), das Basal-Insulin in den Oberschenkel oder das Gesäß zu injizieren.
- Unbedingt erforderlich ist es, die Spritzstellen zu wechseln, um Veränderungen des subkutanen Gewebes vorzubeugen.

Insulinlagerung
- zwischen 2–8°C, am besten im Kühlschrank
- Insulin darf weder gefrieren noch der direkten Sonneneinwirkung ausgesetzt sein.
- Insulin, im Anbruch und aktuell verwendet, wird bei Zimmertemperatur aufbewahrt. Den im Gebrauch befindlichen Insulinpen nicht in den Kühlschrank legen.

Blutzuckerschwankungen
Gründe für Blutzuckerschwankungen, Abfragehilfe:
- Ernährung abklären, Zeitpunkt der Insulininjektion erfragen
- Injektionsort auf Veränderungen abtasten, richtige Nadellänge?
- Spritz-Ess-Abstand unklar? Richtige Insulindosis pro BE?
- Neue Medikamente, z.B. Kortison? Akute Krankheit?
- Stress, v.a. bei Operationen? Infektionen, z.B. Ulkus?
- Korrekturfaktor falsch verwandt? PEN Funktion ok?
- Blutzuckermessgerät ok?
- Tagesablauf: erhöhte Bewegung, Sport, plötzliche Bettruhe?

12.1.3 Diabetes und Ernährung

Die Richtlinien der Fachgesellschaften (DGE, DDG) empfehlen eine Nahrungszusammensetzung von
- 50–55% Kohlenhydrate (1g hat 4kcal),
- 30% Fett (1g hat 9kcal),
- 15% Eiweiß (1g hat 4kcal).

Kohlenhydrate

Berechnungseinheiten. Eine BE/KH entspricht ca. 10 bis 12 g Kohlenhydraten. Beispiele:
- mittelgroße Kartoffel von 80g oder 2 Kroketten von 40g → 1 BE
- kleiner Apfel von 100g oder ½ Banane von 60g → 1 BE
- mittelgroßes Brötchen von 50g oder 1 Scheibe Brot (60g) → 2 BE
- Essteller große Pizza → 6 bis 8 BE

Eiweiß

Der tägliche Bedarf liegt bei 0,7–1,0g pro kg/Körpergewicht. Menschen mit Diabetes und/oder Hypertonie haben oft eine eingeschränkte Nierenfunktion und sollen sich an die Empfehlung halten.

> **Gesundheitsförderung und Prävention: Empfehlung Eiweißkonsum:** Körpergröße minus 100 mal 0,8 dient als Faustregel. Beispiel:
> Körpergröße 170 cm minus 100 = 70 × 0,8 = 56.
> 56 Gramm Eiweiß pro Tag können konsumiert werden.

Fette

Fette und v.a. versteckte Fette finden sich in Pommes frites, Kroketten, Bratwurst, Leberwurst, Sahne, Torten usw. Fettreiche Ernährung ist die häufigste Ursache für Übergewicht und Herz-Kreislauf-Erkrankungen.

> **Gesundheitsförderung und Prävention: Empfehlung Fettreduktion.** Wenn ein Patient mit Insulin behandelt wird, kommt es aufgrund der anabolen Insulinwirkung oft zu einer Gewichtszunahme. Hier gilt es, den Patienten gut zu beraten, ihn zu unterstützen und mit ihm die Kalorienbewertung und -aufnahme (fettreduziert) abzustimmen.

12.1.4 Diabetesbedingte Akutkomplikationen

Hypoglykämie

Blutzuckerwerte unter 50 mg/dl gelten als Unterzuckerung. Über die Stresshormone wird eine Warnkaskade abgerufen, Glukosemangelzeichen des Gehirns folgen:

- **adrenerge Zeichen:** Zittern, Schwitzen, Blässe, Unruhe, Herzklopfen, weiche Knie, Heißhunger
- **zerebrale Zeichen:** Pelzigkeitsgefühl um den Mund, Seh- und Sprachstörungen, Gleichgewichtsstörungen, Schwindel, Aggressivität, weinerliches Verhalten, Bewusstseinsstörungen, Bewusstseinsverlust, Krampfanfall

Die Folge dieser Kaskade kann bei jedem Patienten unterschiedlich verlaufen. Mit entscheidend ist, wie rasch der Blutzucker abfällt. Dies hängt u.a. ab von
- Höhe des Ausgangsblutzuckers,
- Schnelligkeit des Blutzuckerabfalls (z.B. durch Bewegung),
- gegenregulatorischen Vorgängen, bestehender autonomer Neuropathie.

Nächtliche Hypoglykämien äußern sich in morgendlichen Kopfschmerzen, Nachtschweiß, Angstträumen, unruhig/verwirrtem Erwachen. Zur Abklärung wird nachts zwischen 2–3-mal der Blutzucker gemessen.

Sofortmaßnahmen

Der Betroffene muss 4 Plättchen Traubenzucker, 8 Stück Würfelzucker, ein Glas Fruchtsaft, Cola o.ä. zu sich nehmen, danach noch eine oder zwei langsam resorbierbare BE/KH. Bei Bewusstlosigkeit den Patienten in stabile Seiten- oder Bauchlage bringen und Notruf auslösen. Entweder bekommt der Patient das Hormon Glukagon injiziert oder 40–20%ige Glukoselösung infundiert. Ziel ist ein Blutzucker um 200 mg/dl.

Folgemaßnahmen

Wichtig ist es, die Ursachen für die Unterzuckerung herauszufinden, z.B.:
- ausgelassene oder zu kleine, falsch berechnete Kohlenhydratmahlzeit (häufig bei älteren Menschen, verwirrten Patienten)
- zu langer Spritz-Ess-Abstand
- versehentliche Gabe einer zu hohen Insulindosis oder oraler Antidiabetika
- Ernährung und Veränderung der Medikation wurde perioperativ nicht angepasst
- versehentliches Verwechseln von Insulinen (schnell wirkendes mit langsamem)
- Änderung des Insulinbedarfs, z.B. von der Bettruhe zum Laufen
- Alkohol, Erbrechen, Diarrhö

Merke: Besonders unterzuckerungsgefährdet sind Patienten mit DMT1,
- die sehr ehrgeizige Blutzuckerziele anstreben,
- sehr häufig (oft nachts) niedrige Blutzuckerwerte (< 80 mg/dl bzw. 4,4 mmol/l) haben,
- sehr sorglos und ohne regelmäßige Blutzuckerselbstkontrolle Insulin injizieren,
- die bereits lange an Diabetes erkrankt sind und deshalb Hypoglykämien nicht mehr rechtzeitig selbst wahrnehmen können (autonome Neuropathie),
- an einer Polyneuropathie leiden,
- im letzten Jahr eine schwere Hypoglykämie hatten.

Hyperglykämie

Ketoazodotisches Koma

Aufgrund des Insulinmangels ist der Organismus gezwungen, durch andere Verfahren Glukose zu bilden (Glukoneogenese) und baut große Mengen von Eiweiß- und Fettreserven um. Dadurch entstehen pathologische Mengen an Ketonkörpern (Abbauprodukte der Lipolyse, die über die Niere und Lunge abgebaut werden). Sie führen zu einer Azidose des Blutes (Übersäuerung, wird gemessen über den pH-Wert des Blutes, Normalwert: 7,36–7,38).

Übelkeit, Erbrechen, Bauchschmerzen und starke Müdigkeit treten auf. Die Reflexe sind abgeschwächt oder fehlen, die Patienten sind ausgetrocknet. Es kommt zur Eintrübung und Bewusstlosigkeit mit tiefer Ein- und Ausatmung (Kußmaul'sche Atmung), um über die Atmung die Übersäuerung des Blutes abzuatmen (Azetongeruch). Diese eindeutigen Anzeichen bedürfen i.d.R. keiner weiteren diagnostischen Maßnahme als der sofortigen Bestimmung des Blutzuckers, des Azetons in Blut und Urin, des pH-Wertes, Serum-Kaliums und des HbA_{1c}.

Hyperosmolares Koma

Beim DMT2 verhindert eine Restproduktion von Insulin den massiven Fettabbau, es entstehen kaum Ketonkörper, eine Azidose tritt nur selten auf. Die Patienten verlieren viel Flüssigkeit durch die Glukosurie, sie sind exsikkiert – sichtbar an Haut und Schleimhäuten und Urin. Es kommt zur Elektrolytverschiebung mit Hypokaliämie, die zu Herzrhythmusstörungen führen kann. Symptome, die sich als Präkoma zeigen, sind: Müdigkeit, Schläfrigkeit, verwaschene Sprache, schlaffe Parese, fehlende Reflexe, neurologische Defizite. Die Diagnose wird durch die Anamnese und die Laborwerte gesichert.

Therapie für beide Komaformen

Stationäre Therapie und Überwachung der hyperglykämischen Entgleisung stehen im Mittelpunkt der Therapie. Wichtigste Maßnahme ist die sofortige Flüssigkeitssubstitution (1l/Std. NaCl 0,9% nach dem ZVD). Alle Patienten, gleich welchen Diabetestyps, werden auf der Intensivstation überwacht.

Überwachung 1. Tag.
- Blutdruck und Puls, Atmung: Monitoring auf der Intensiv-Station
- Herzrhythmus: EKG-Monitoring wegen Kaliumentgleisung und kardialer Situation
- Laborkontrolle (Kalium, Natrium, Blutzucker, pH-Wert): alle 30–60 Min., bei Stabilisierung alle 3 Std.
- ZVD-Messung:
  - ZVK < 4 → 1l/Std. Flüssigkeitszufuhr
  - ZVK 5–12 → ca. 0,5l/Std. Flüssigkeitszufuhr
  - ZVK > 12 → eher 0,3l/Std. Flüssigkeitszufuhr

Weitere Maßnahmen.
- Insulingabe (Bolus über Perfusor von 10IE Normalinsulin)
- Kaliumgabe (nach Serumkalium Substitution)
- Korrektur der Azidose (wenn der pH < 7,2)
- Engmaschige Laborkontrollen und Überwachung mit Bilanzierung (Dauerkatheter) durch Pflegende sind zwingend notwenig (Cave: Kammerflimmern).

Komplikationen. Schock und Azidose können ein Lungenödem bewirken. Bei Natriumbikarbonatgabe droht ein Hirnödem, bei Kaliumzufuhr Herzrhythmusstörungen. Das Coma diabeticum hat auch in der heutigen Zeit eine hohe Letalität.

Situation des Kranken. Allein durch das intravasale Auffüllen geht es dem Kranken besser: Die Nierenperfusion (Urin) funktioniert wieder. Durch die bessere Hirnperfusion sind die Kranken wieder ansprechbarer und wacher.

12.1.5 Diabetesbedingte Folgekomplikationen

Mikroangiopathien

Diabetische Retinopathie und Makulopathie

Diabetes Typ 1. Eine Retinopathie tritt vor der Pubertät selten auf. Bei einer Diabetesdauer von 15–20 Jahren entwickeln bis zu 50% der Patienten eine Retinopathie.

Diabetes Typ 2. Aufgrund der häufig späten Diagnosestellung eines Diabetes Typ 2 liegt bei einem Drittel der Patienten bei der Erstdiagnose Diabetes eine Retinopathie vor. Nach 15–20 Jahren ist bei bis zu 80% der Patienten eine Retinopathie nachweisbar. 25% der Patienten entwickeln eine Makulopathie.

Pflegemaßnahmen. Am wichtigsten ist die jährliche augenärztliche Untersuchung. Bei pathologischen Befunden alle 3 bis 6 Monate. Pflegende sollten den Patienten darauf hinweisen, dass die Pupillen „weit getropft werden" müssen, damit der Augenhintergrund bestmöglich befundet werden kann. Die aus dem Weittropfen (Mydriasis) resultierende Sehbeeinträchtigung bildet sich nach einer guten Stunde zurück. Patienten sollten zur Untersuchung gebracht und wieder abgeholt werden.

Therapie. Empfohlen werden eine normnahe Blutzuckereinstellung, Blutdrucksenkung unter 130/80 mmHg, Nikotinabstinenz und Fettstoffwechselnormalisierung. Lasertherapien und chirurgische Eingriffe wie das Entfernen des Glaskörpers und Silikonimplantationen kommen zum Einsatz.

> **Praxistipp:** Bei Patienten, mit Einblutungen am Augenhintergrund oder Netzhautablösung oder Lasertherapie, ist darauf zu achten, dass sich der intrazerebrale Druck nicht erhöht, z. B. bei der Defäkation. Sinnvoll ist eine Laxanziengabe.

Diabetische Nephropathie

Patienten mit diabetischer Nephropathie haben ein exzessives kardiovaskuläres Mortalitäts-Risiko. Um eine diabetische Nephropathie zu verhindern oder zu verlangsamen, sind die negativen Einflussfaktoren zu reduzieren. Angestrebt wird ein normotensiver Blutdruck (120–139/70–89 mmHg) und eine normnahe Butzuckereinstellung (Hasslacher et al 2007). Blutdrucksenkende Maßnahmen sind in Tab. 12.7 aufgeführt

Tab. 12.7 Blutdrucksenkende Maßnahmen.

Maßnahme	Wirkung	Anmerkungen
Bewegung/Sport	■ wirkt auf alle Muskeln ■ senkt den Blutzucker ■ normalisiert die Fette ■ trainiert Herz-Kreislauf-System	Hypoglykämie vorbeugen
Eiweißnormalisierung	■ Nieren werden weniger belastet	bei Nierenschädigung muss der Eiweißkonsum gesenkt werden
Gewichtsreduktion	■ Fett wird abgebaut und Muskeln aufgebaut ■ die Körpersilhouette verändert sich positiv (das Gewebe wird straffer)	weniger Insulin oft können die OAD abgesetzt werden
Autogenes Training/Entspannung	■ Blutdruck senkt sich	braucht täglich Zeit; muss geübt werden

Sprechen Sie mit dem Patienten über die regelmäßige Einnahme der Antihypertensiva, Anleitung zum Blutdruck-Selbst-Messen, Bewegung und Nichtrauchen.

Diabetische Polyneuropathien

Die Therapie besteht in einer stringenten Blutzuckereinstellung und ggf. zentralwirksamen Analgetika. Häufigste Nervenstörungen:
- autonome Neuropathie: meist Herz-Kreislauf-System, Magen-Darm-Trakt, Uro-Genital-Trakt
- symmetrische, senso-motorische Neuropathie: meist an den Füßen

Diabetisches Fußsyndrom

Ein diabetisches Fußsyndrom (DFS) entsteht bei beiden Diabetesformen. Bei der Entwicklung eines DFS wirken mehrere Faktoren zusammen:

- Mikrozirkulationsstörungen aufgrund der Mikroangiopathie
- periphere Durchblutungsstörungen aufgrund der Makroangiopathie (pAVK)
- Gefühlsstörungen/Empfindungslosigkeit gegenüber Druck und Verletzungen aufgrund der sensiblen Neuropathie
- trophische Hautstörungen aufgrund der autonomen Neuropathie (→ Hyperkeratose)
- Veränderungen des Bindegewebes und der Muskulatur aufgrund der motorischen Neuropathie (führen zur Veränderung der Fußstatik)

Therapie. Da sich die Behandlung des DFS vom durchblutungsgestörten Gangrän bei pAVK unterscheidet, sind in Tab. 12.8 die wichtigsten Unterschiede aufgeführt.

Tab. 12.8 Unterschiede zwischen der pAVK und diabetischer Neuropathie.

Arterielle Verschlusskrankheit	Diabetische Neuropathie (diabetisches Fußsyndrom)
Fußpulse nicht tastbar	Fußpulse gut tastbar (A. dorsalis pedis, A. tibialis posterior)
Zehen kalt, Unterschenkelhaut sieht blass und atrophisch aus oft fehlende Behaarung	Zehen warm, Fuß sieht gut durchblutet aus
Gangrän, oft an den Zehenspitzen (Akren)	Neuropathisches Ulkus, meistens unter dem Fußballen oder Ferse
Bewegungs- und Wundschmerzen	Ulkus ist schmerzunempfindlich

Die Therapie des DFS erfolgt nach Abklärung der Durchblutungssituation, ggf. wird erst eine Verbesserung der arteriellen Versorgung herbeiführt. Die Therapie eines diabetischen Ulkus ist eine langwierige, konservative Therapie mit folgenden Grundsätzen:

- Fuß/Extremität ruhig stellen (es darf nicht mehr auf das Ulkus getreten werden)
- Druck vermeiden, Blutzucker optimal einstellen (auf Insulin umstellen)
- Infektion nach Antibiogramm behandeln (MRSA-Kontamination beachten)
- Nekrosen abtragen, Granulation fördern

> **Praxistipp:** In Ihrer Einrichtung sollte der Expertenstandard „Chronische Wunden" eingeführt sein; erfahrene Kollegen können beratend zur Seite stehen.

Prävention

Bei der Einschätzung der Risiken steht das Erkennen von Anzeichen einer bestehenden diabetischen Neuropathie und/oder pAVK sowie die Beurteilung der Schuhe und des Fußzustandes (Hautzustand: Hornhaut, Blasen, Druckstellen, Läsionen, Deformitäten) im Vordergrund. In der Pflegeanamnese für Patienten mit Diabetes mellitus sollten daher diese Kriterien erhoben und idealerweise im Fußdokumentationsbogen der Deutschen Diabetes-Gesellschaft erfasst werden (http://www.ag-fuss-ddg.de).

Fuß- und Hautpflege

Die autonome Neuropathie macht die Haut trocken, spröde und rissig. Durch die herabgesetzte Schweißproduktion entsteht ein erhöhter transepidermaler Wasserverlust. Deshalb kommt dem Waschen und Pflegen besondere Bedeutung zu.

12 Pflege von Patienten mit Erkrankungen des endokrinen Systems

> **Praxistipp:** Generell ist bei der Körperpflege zu bedenken, dass die trockene Haut gepflegt wird und nicht durch unüberlegte pflegerische Maßnahmen belastet wird:
> - Wasser ohne rückfettende Zusätze trocknet die Haut aus
> - Seife und Syndets wirken entfettend (Duschgel entfettet die Haut noch stärker als Seife!)

Die Fußpflege, wenn der Patient oder die Angehörigen diese noch selber ausführen können, umfasst folgende Maßnahmen:
- Bei pAVK keine einschnürenden Socken oder Kompressionsbinden tragen, sie behindern den venösen Rückfluss und fördern Ödembildung.
- Patienten mit gestörtem Temperaturempfinden klagen oft über kalte Füße. Heizkissen und Wärmflaschen sind wegen der Verbrennungsgefahr tabu. Fußmassagen, weiche Socken, Fußsack oder wärmendes Plaid bewirken gefahrloses „Erwärmen".
- Füße täglich mit lauwarmem Wasser und rückfettenden Substanzen waschen.
- Fußbad nur einige Minuten lang, Haut weicht sonst zu sehr auf. Wegen der Gefühlsstörungen Temperatur durch Badethermometer überprüfen.
- Füße und Zehenzwischenräume mit weichem Handtuch gut abtrocknen, um einer Mykosis vorzubeugen.
- Füße mit feuchtigkeitsspendenden, harnstoffhaltigen Cremes eincremen.
- Nägel mit Feile kürzen, Hornhaut mit Natur-Bimsstein abtragen und glätten.
- Spitze Instrumente sind wegen Verletzungsgefahr verboten! Fußpflege sollte vom Podologen durchgeführt werden.

Rezidivprophylaxe

Fußkontrolle. Tägliche Kontrolle auf
- Fissuren, Rhagaden, Blasen, Wunden,
- Verletzungen durch Schuhwerk, Fremdkörper oder Einlagen,
- Verletzungen durch unsachgemäße Nagelpflege.

Fußübungen. Zur Erhaltung der Mobilität und Durchblutungsförderung sollte der Patient bzw. sein Angehöriger einfache gymnastische Fußübungen erlernen, die auch im Sitzen durchgeführt werden können.

> **Merke: Rezidivprophylaxe bedeutet:**
> - Befähigung zum Selbstmanagement (Patient, Angehörige)
> - tägliche Kontrolle der Füße mit intensiver Fuß- und Hautpflege
> - Mithilfe/Unterstützung durch Pflegepersonal, Podologen und Diabetesberater
> - normnahe Blutzuckereinstellung

Makroangiopathien

Faktoren, die die Makroangiopathie fördern, sind viszerale Adipositas, Insulinresistenz, Entzündung (subklinisch) und Frühschädigung der Gefäße (endotheliale Dysfunktion). Hypertonie, Dyslipoproteinämie, Hyperglykämie mit Hyperinsulinämie und Thrombozytenaggregation begünstigen die Ausbildung von Plaques. Problematisch ist, dass Patienten mit Nikotinkonsum und einer pAVK sowie weiteren Grundkrankheiten das Rauchen mit der Verschlusskrankheit und einer daraus resultierenden Amputationsgefahr nicht in Verbindung bringen.

12.2 Krankheiten der Thyreoidea (Schilddrüse)

Tab. 12.9 zeigt die wichtigsten Krankheiten der Thyreoidea.

Tab. 12.9 Überblick über die Schilddrüsenerkrankungen.

Bezeichnung	Formen	Therapie
Überfunktion		
Hyperthyreose	■ mit Struma ■ ohne Struma	■ Thyreostatika ■ Radiojodtherapie ■ Operation
Unterfunktion		
Hypothyreose	■ mit Struma ■ ohne Struma	■ Hormongabe (Euthyrox, L-Thyroxin)
vergrößerte Drüse ohne Funktionsstörung		
Euthyreose	■ Euthyreote/ blande Struma	■ OP, wenn es zu mechanischen Druckschäden kommt
Krebserkrankung		
Karzinom	■ malignes Struma	■ Operation

12.2.1 Hyperthyreose

Definition: Die **Hyperthyreose** ist eine Erkrankung der Schilddrüse, bei der diese zu viele Schilddrüsenhorme produziert, sodass im Blut ein erhöhter Thyroxinspiegel entsteht. Dies führt zur Erhöhung des Grundumsatzes in den Zellen.

Ursachen

Die häufigsten Ursachen für eine Hyperthyreose und ihre Auswirkungen sind in Tab. 12.10 zusammengefasst. Allen Überfunktionen ist die krankhaft gesteigerte Hormonproduktion gemeinsam.

Tab. 12.10 Klassifikation der Hyperthyreoseformen nach ihrer Ursache.

immunogen (z.B.M. Basedow)	nicht immunogen (z.B. autonomes Adenom)	entzündlich (z.B. Hashimoto-Thyreoiditis)
Verlauf der Erkrankung		
■ akut	■ länger, schleichend	■ akut oder langsam
Alter		
■ jünger	■ älter	■ jünger
Labor: Autoantikörper		
■ ja (TSH-R-AK)	■ nein	■ Antikörper Hashimoto-Thyreoiditis
Labor: Hormone TSH, T3, T4		
■ TSH↓, fT$_3$↑, fT$_4$↑	■ TSH↓, fT$_3$↑, fT$_4$↑	
Orbitopathie (Augenbefund)		
■ ja	■ nein	■ nein
Struma		
■ diffus	■ knotig	■ diffus
Jodmangel		
■ selten	■ meistens	■ oft mit Diabetes Typ 1

Symptome

- Bei einer Schilddrüsenüberfunktion läuft der Körper auf „Hochtouren", denn er wird durch die Hormone ständig angeregt:
  - erhöhter Blutdruck, Herzrasen oder Herzrhythmusstörungen, bei alten Menschen rasche Entwicklung einer Herzinsuffizienz oder Angina pectoris
  - innere Unruhe, Zittern, Schlaflosigkeit, häufiges Schwitzen, warme Haut
  - teils heftige Durchfälle, Gewichtsabnahme, ggf. erhöhte Blutzuckerwerte
- Schlimmstenfalls kommt es zur thyreotoxischen Krise. Diese maximale Stimulierung des Organismus führt in 30–50% der Fälle zum Tod durch Herzversagen.
- Beim Morbus Basedow entwickelt sich bei ca. 60% der Patienten zusätzlich eine endokrine Orbitopathie (die Augen treten hervor), die Folgen sind: verstärkter Tränenfluss, rote, brennende Augen, Sehstörungen (Doppelbilder).
- Nicht selten findet sich durch Bindegewebseinlagerung eine weiche Verdickung im Schienbeinbereich (prätibiales Ödem).

Komplikation: thyreotoxische Krise
- Tachykardie > 150/Min., Herzrhythmusstörungen
- hohes Fieber (> 41 °C), Adynamie, Durchfälle, Dehydratation
- verstärkter Tremor, Unruhe, Agitiertheit, Hyperkinesie
- Myopathie (Schwäche der proximalen Muskulatur und des Schultergürtels)
- Bewusstseinsstörungen bis hin zum Koma, Desorientierung

Eine thyreotoxische Krise ist ein lebensbedrohliches Krankheitsbild und wird wegen der hohen Letalität intensivmedizinisch und -pflegerisch versorgt. Die Lebensfunktionen müssen sofort stabilisiert werden: Therapie der Tachyarrhythmie, Senkung der Körpertemperatur, Substitution von Flüssigkeit und Elektrolyten, intravenöse Gabe von Thyreostatika und Antibiotika, Thromboembolieprophylaxe usw.

Diagnostik

Die Diagnose wird durch die Anamnese und die Palpation der Schilddrüse sowie durch Sonografie und Labordiagnostik gestellt. Aufgrund der Tachykardie und oft systolischer Hypertonie erfolgt die kardiologische Diagnostik. Labordiagnostisch finden sich hohe fT_4- und fT_3-Werte sowie ein supprimierter TSH-Wert. Meist finden sich TSH-Rezeptor-Autoantikörper (TRAK). Anti-TPO-Antikörper, gerichtet gegen das Enzym Peroxidase der Schilddrüsenzellen, können ebenfalls vorhanden sein, gelegentlich auch Autoantikörper gegen Thyreoglobulin, anti-TG.

Mit der Schilddrüsen-Szintigrafie werden Lage, Form, Größe und Vorliegen von heißen/kalten Knoten bestimmt:
- **kalter Knoten:** inaktives Gewebe, das kein Radionuklid speichert (z.B. Zyste, Verkalkung, Karzinom)
- **heißer Knoten:** überaktive Speicherung von Radionuklid, z.B. autonomes Adenom

Therapie und Pflegemaßnahmen

Die Pflege von Patienten mit einer Schilddrüsenüberfunktion erklärt sich aus dem hohen Grundumsatz:
- Kontrolle der Vitalzeichen, um thyreotoxische Krise rechtzeitig zu erkennen.
- Bei Unruhe und Schlafstörungen auf anregende Getränke (Kaffee, Tee) verzichten, eher Kräutertees mit beruhigender Wirkung.
- Bei starkem Gewichtsverlust durch Durchfälle Ernährungs-/Flüssigkeitsdefizit durch hochkalorische Nahrungsmittel und Flüssigkeitssubstitution ausgleichen.
- Bei Exophthalmus künstliche Tränenflüssigkeit oder Augentropfen nach Anordnung verabreichen, um Austrocknung zu vermeiden,

Medikamentöse Therapie mit Thyreostatika

Die Medikamente müssen wegen der besseren Resorption frühmorgens eingenommen werden. Dies sollte mit der Nachtwache besprochen werden. Ergänzend wird oft ein β-Rezeptoren-Blocker verordnet, der die Tachykardie herabsetzt und auch auf die Schilddrüsenhormone wirkt. Die Patienten müssen hinsichtlich der Nebenwirkungen und der regelmäßigen Einnahme der Medikamente beraten werden.

Radiojodtherapie

Kontraindikationen sind Schwangerschaft und Stillzeit. Peroral wird eine radioaktive Substanz (Iod-Isotop^{131}) gegeben, die sich mit einer Halbwertszeit von 8 Tagen nur in den Schilddrüsenfollikel speichert und die Zellen zerstört. Der Patient darf für die Zeit der Behandlung die Therapiestation nicht verlassen. Die Patienten sind i.d.R. mobil und versorgen sich selbst. Die Ausscheidungen, Waschwasser usw. sind kontaminiert und werden über eine getrennte Abwasserinstallation entsorgt. Da der Patient auch keinen Besuch empfangen darf, sind Gespräche und Beschäftigungsangebote eine zentrale pflegerische Aufgabe.

Nebenwirkungen. Häufigste Nebenwirkung ist die harmlose aber schmerzhafte Entzündungsreaktion der Schilddrüse. Weitaus unangenehmer ist eine Schwellauswirkung auf die Trachea; die Patienten klagen über Luftnot. Dem Patienten werden Kühlelemente angeboten, medikamentös wird ggf. Kortison angeordnet, sodass innerhalb weniger Tage die Beschwerden abklingen sollten.

> **Praxistipp:** Zum Selbstschutz sollten Pflegende körperlichen Abstand zum Patienten halten, Dosismesser tragen und kontrollieren lassen. Schwangere dürfen nicht auf einer Radiojodstation arbeiten.

Nachsorgeuntersuchungen. Die Pflegenden sollten darauf hinwirken, dass die Patienten die Nachuntersuchungen nach 3 und 6 Monate wahrnehmen, weil die vollständige therapeutische Wirkung erst dann eingetreten ist. Erst aus den Befunden der Nachsorge (Hormonbestimmung und Szintigrafie) ist der Erfolg der RJT zu beurteilen (liegt bei unkomplizierten Fällen bei 90%) bzw. eine mögliche weitere medikamentöse Substitution (in 10% der Fälle).

Operation – Strumektomie

Es wird eine subtotale Resektion durchgeführt. Im Anschluss wird der Patient eine Substitutionstherapie erhalten, die auch ein Rezidiv verhindern soll. Wenn die Ursache der Struma ein Jodmangel war, dann sollte der Patient Jod oral zuführen.

12.2.2 Hypothyreose

> **Definition:** Bei der Schilddrüsenunterfunktion zeigt sich ein Mangel an Thyroxin. Stoffwechsel, Wachstum und geistige Wachheit sind verlangsamt. Tritt diese Unterfunktion beim Säugling/Kleinkind auf kommt es zum Zwergwuchs und mangelnder Hirnentwicklung (Kretinismus).

Ursachen

- Früher wurde der sog. Kretinismus nicht selten durch eine angeborene unvollständige oder fehlende Schilddrüsenanlage verursacht.
- Heute ist dies absolut selten, da bei allen Neugeborenen schon wenige Tage nach der Geburt die Schilddrüsenfunktion untersucht wird.

- Häufigste Ursache der Schilddrüsenunterfunktion ist eine Schilddrüsenentzündung, die Hashimoto-Thyreoiditis, diese zählt zu den Autoimmunerkrankungen.
- Weitere Ursachen sind
  - operative Entfernung oder Strahlenbehandlung der Schilddrüse, z. B. als Therapie einer Schilddrüsenüberfunktion, wenn zu viel Schilddrüsengewebe entfernt oder zerstört wurde,
  - Medikamente (z. B. Lithium oder Thyreostatika),
  - Hypophyseninsuffizienz – eine Funktionsstörung der Hypophyse (sehr selten).

Symptome

- Die Unterfunktion der Schilddrüse macht sich durch eine Verlangsamung vieler Körperfunktionen bemerkbar:
  - Müdigkeit, Antriebslosigkeit, Erschöpfung, generelle Verlangsamung bis zu Wesensveränderungen, Desinteresse und depressiver Grundstimmung
  - blasse, teigige Haut, erhöhte Kälteempfindlichkeit, trockenes Haar
  - häufig Übergewicht, oft Verstopfung
  - verfrühte Arterienverkalkung (Arteriosklerose)
  - langsamer Pulsschlag bis zur Herzinsuffizienz (bei alten Menschen)
- Im Extremfall kann sich ein hypothyreotes Koma entwickeln. Diese massive Herabsetzung der Körperfunktionen hat eine hohe Sterblichkeitsrate, ist aber insgesamt sehr selten.

Diagnostik

- Bestimmung der Schilddrüsenwerte und Autoantikörper im Blut zum Nachweis der Hashimoto-Thyreoiditis.
- Schilddrüsenszintigrafie: Stoffwechselaktivität der Hormondrüse.
- Symptome der Schilddrüsenunterfunktion ähneln oft denen einer Depression (reaktive episodische depressive Störung).

Therapie und Pflegemaßnahmen

- lebenslange Substitution von L-Thyroxin. Einnahme: früh morgens und nüchtern
- regelmäßige Kontrolle von Puls und Blutdruck
- Patienten erhalten einen Behandlungspass mit Kontrollzeiten und einem Notfallplan; Angehörige einbeziehen, damit die Unterbrechung der Therapie ausgeschlossen wird
- Auf einen warmen Raum achten und Möglichkeiten zur Erwärmung anbieten (zusätzliche Bettdecke, angewärmte Kornkissen usw.).
- Dem Patienten stressreduzierende Maßnahmen sowie Vermeidung von Nikotin und Alkohol empfehlen.

12.2.3 Struma

> **Definition:** Jede sicht- oder tastbare Schilddrüse wird als Struma (Kropf) bezeichnet. Man unterscheidet die benignen Formen von einem selten vorkommenden karzinösen Wachstum der Schilddrüse, der Struma maligna. Häufigste Strumaform ist die blande oder euthyreote Struma bei normalem Hormonhaushalt aufgrund eines ernährungsbedingten Jodmangels. Bei einer Schilddrüsenüberfunktion entwickelt sich eine hyperthyreote bei einer Schilddrüsenunterfunktion eine hypothyreote Struma.

12.2 Krankheiten der Thyreoidea (Schilddrüse)

Symptome

Mechanische Symptome ergeben sich aufgrund der retrosternalen oder intrathorakalen Lage bzw. entstehendem Druck auf den Zungengrund. Patienten berichten über Druck-, Enge-, Kloßgefühl im Hals. Schluckstörungen, Dyspnoe, inspiratorischer Stridor, Einflussstauung und Heiserkeit können auftreten sowie Schmerzen bei Entzündungen.

Diagnostik

- klinische Symptome, Labor (Hormone, Bestimmung der Antikörper im Blut)
- Sonografie und Szintigrafie
- Strumaanamnese (Zeit, Dynamik des Wachstums, Schluckbeschwerden, Druckgefühl).
- Volumen wird sonografisch bestimmt, Ausmaß auch mittels Tracheazielaufnahme, Röntgen-Breischluck, Röntgen des Thorax.

Therapie

Da die Struma meist ein Symptom einer Schilddrüsenfehlfunktion ist, kommen die in den Abschnitten Hyper- und Hypothyreose beschriebenen Therapien sowie eine operative Entfernung der Struma (Strumektomie) zum Einsatz. Die Indikation zur Operation wird bei großer Knotenstruma, kaltem Knoten, Atemnot und Schluckbeschwerden, Sprachstörungen durch Kompression des Nervus recurrens, Einflussstauung gestellt.

Pflegemaßnahmen

Präoperative Pflege

- Befinden des Patienten (Appetit, Schlaf, Ausscheidung, Nervosität, Schwitzen)
- Vitalzeichen (insbes. Tachyarrthythmie), Halsumfang, Körpergewicht
- Hormonstatus (TSH, T_3/fT_3, T_4/fT_4)
- Blutbild wegen möglicher hämatotoxischer Nebenwirkungen der Medikamente

Zur präoperativen Vorbereitung bei SD- Operationen gehören folgende Maßnahmen:

- aus rechtlichen Gründen muss ein HNO-Konsil zur Beurteilung der Stimmbandfunktion (N. recurrens) erfolgen
- Laborbestimmungen, EKG, Röntgen-Thorax
- ggf. Rasur (vom Kinn bis hinter die Ohren, Hals, Brust bis zu den Mamillen)
- Haare zusammen binden, OP-Haube aufsetzen lassen
- ggf. Gebiss, Zungenpiercing herausnehmen und Schmuck ablegen

Postoperative Pflege

- Auf Atemstörungen achten (es können Schwellungen entstehen, Hinweis auf Blutungen).
- Verband auch im Nacken auf Nachblutungen kontrollieren.
- Regelmäßig Redonflasche bzw. Lasche auf vermehrte Blutmenge kontrollieren.
- Überwachungsbogen führen mit regelmäßiger Aufzeichnung der Vitalzeichen (RR-Abfall, Tachykardie, Tachypnoe, Stridor).
- Oberkörper 45° lagern oder bei stabilen Patienten höher, damit das Wundödem sich besser zurückbilden kann und das Wundsekret besser abfließt (Lagerung wirkt druckentlastend und schmerzlindernd).
- Hals durch kleines Kissen oder Nackenrolle unterstützen (entlastet den Kopf).
- Patienten anleiten, Seitwärtsbewegungen des Kopfes mit dem gesamten Oberkörper durchzuführen und ruckartige Körperbewegungen zu vermeiden.
- Patienten am Abend des OP-Tages mobilisieren.

12 Pflege von Patienten mit Erkrankungen des endokrinen Systems

- Bei der Körperpflege unterstützen, da Kopfbewegungen noch schmerzen und der Patient noch nicht mobil ist.
- Auf Aspirationsgefahr durch Gefahr des Verschluckens beim Trinken achten.
- Wenn keine Schluckbeschwerden auftreten, mit dem Kostaufbau beginnen (kein Zwieback usw. → keine Krümel!).
- Aufgrund schmerzbedingter Schonatmung Maßnahmen zur Pneumonieprophylaxe durchführen (S. 141).

Tab. 12.11 Komplikationen nach Schilddrüsen-OP.

Komplikationen	Symptome	Überwachungsparameter
Nachblutung nach innen	Stridor; Atemnot; Zunahme des Halsumfangs	auf Atmung (Geräusche) achten; Halsumfang messen; Puls, RR, Laborkontrolle Hb
Nachblutung nach außen	rasche Füllung der Redonflasche; durchgebluteter Verband; Schockzeichen	Redon-Drainage kontrollieren; Verband kontrollieren; Schockzeichen frühzeitig erkennen
Lähmung des Nervus recurrens durch intraoperative Verletzung, Wundödem oder Nachblutung	postoperative Zunahme der Heiserkeit; Sprechschwierigkeiten; Stimmlosigkeit; Atemnot	Heiserkeit beobachten (Zu-/Abnahme?); Stimmfähigkeit kontrollieren (Patienten auffordern, stimmhafte Wörter wie Amerika, Coca-Cola zu sprechen); Atmung kontrollieren
Hyperparathyreoidismus = Abfall des Parathormonspiegels (wegen Entfernung der Nebenschilddrüse)	Unbehagen, Nervosität; Angstgefühl; Kribbeln (Ameisenlaufen) perioral und an den Fingern (Parästhesien); tetanische Krämpfe mit Pfötchenstellung; Muskelzuckungen im Gesicht; Serumkalzium ist erniedrigt	gezielt beim Patienten sensible Störungen nachfragen; Finger- und Handstellung beobachten; Kalzium nach Anordnung substituieren

Postoperative Schmerzreduktion
- Patienten dazu anhalten, Kopf beim Aufstehen am eigenen Haarschopf zu halten
- kleines Kissen unter den Kopf legen → Überstrecken vermeiden
- Unterarme auf Kissen legen → Zug auf Halsmuskeln reduzieren
- gefaltetes Handtuch quer unter den Kopf legen, sodass der Patient die Handtuchenden selbst fassen und so seinen Kopf verlagern kann

Prävention bzw. Rezidivprophylaxe
- ausreichende Jodzufuhr: zweimal pro Woche Seefisch, jodiertes Speisesalz verwenden, mit Jodsalz gewürzte Lebensmittel sowie Milch und Milchprodukte in Speiseplan aufnehmen.
- regelmäßige Medikamenteneinnahme, um euthyreote Stoffwechsellage aufrechtzuerhalten.
- regelmäßige Kontrolle der Schilddrüsenhormone: anfangs im 6-Wochen-Abstand, später 1-mal jährlich bzw. beim Auftreten von Symptomen.

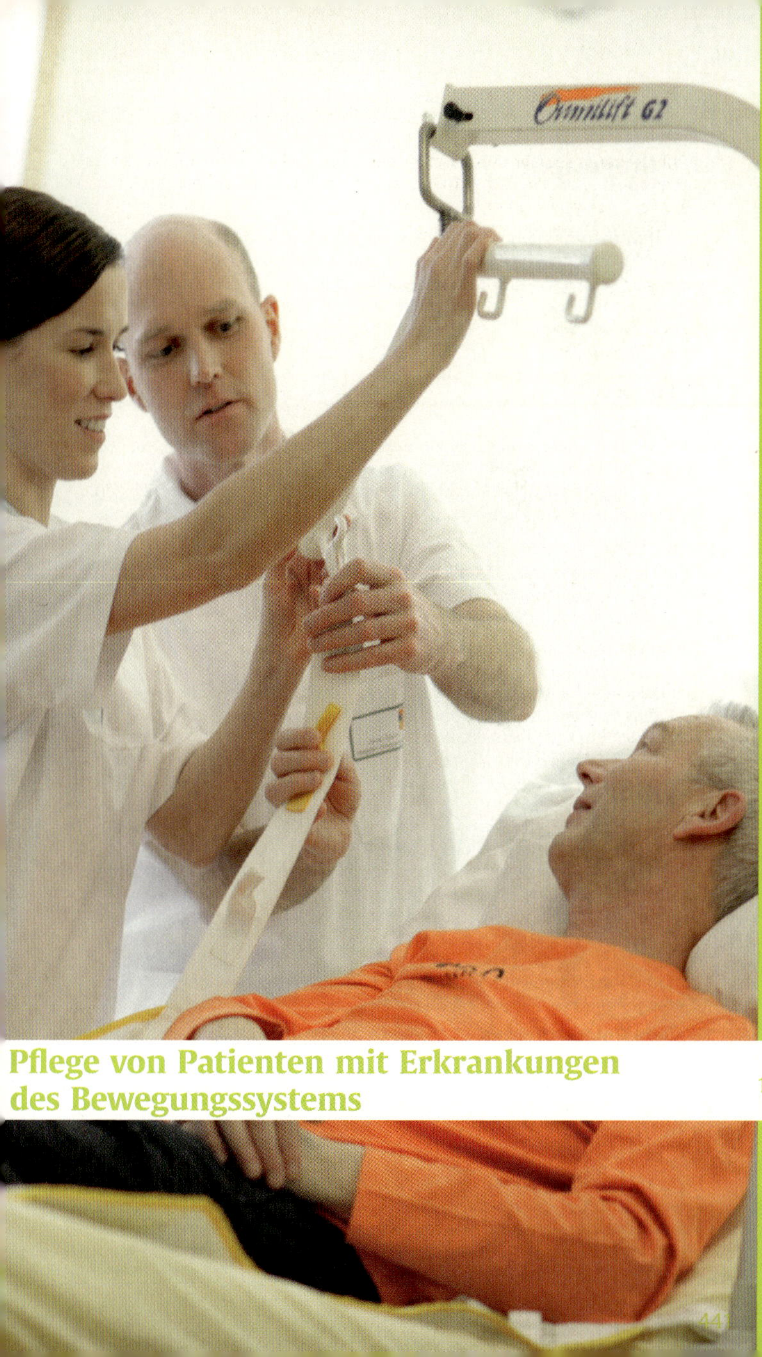

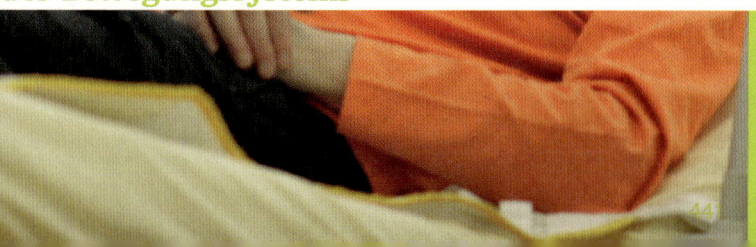

Pflege von Patienten mit Erkrankungen des Bewegungssystems

13

13 Pflege von Patienten mit Erkrankungen des Bewegungssystems

13.1 Osteoporose

13.1.1 Grundlagen

> **Definition:** Osteoporose ist eine weitverbreitete Knochenerkrankung, die durch den Verlust von Knochensubstanz gekennzeichnet ist. Kennzeichen sind eine verringerte Knochendichte und eine poröse Knochenstruktur. Der Knochen wird anfälliger für Brüche. In Deutschland leiden zurzeit 5–7 Millionen Menschen an Osteoporose.

Risikofaktoren

- Östrogenmangel
- bei Frauen: später Eintritt der Hormonproduktion, frühe Menopause, Ovarektomie ohne Hormonsubstitution
- Bewegungsmangel und Immobilität; Langzeitbehandlung mit Kortikoiden
- Fehlernährung, Untergewicht; Rauchen und Alkohol; familiäre Belastung

Klassifikation

Primäre Osteoporose. 95 % aller Betroffenen und besonders Frauen erkranken an der primären Osteoporose. Die primäre Osteoporose steht in engem Zusammenhang mit dem Alter, dem Hormon- und Kalziumstoffwechsel.

Sekundäre Osteoporose. Ist sehr viel seltener und betrifft auch Männer. Sekundäre Osteoporosen treten als Folge anderer Erkrankungen auf, z. B.
- entzündlich-rheumatische Erkrankungen, Schilddrüsenüberfunktion,
- Morbus Cushing, Hypogonadismus, Diabetes mellitus,
- maligne Tumoren, Alkoholismus,
- chronische Magen-Darm-Erkrankungen mit gestörter Kalzium- und Vitamin-D-Aufnahme.

Symptome

- chronischer und akuter Rückenschmerz
- mit zunehmender Deformierung entwickelt sich eine Kyphose der Wirbelsäule (Buckelbildung) und eine Verringerung der Körpergröße. Dies geht einher mit Muskelverspannungen, Atembeschwerden und Verdauungsbeschwerden

Diagnostik

- Laboruntersuchungen, Messung der Knochendichte (Osteodensitometrie)
- Röntgenuntersuchungen, Ultraschallmessung

Weitere Untersuchungen. Zur weiteren Abgrenzung von anderen Knochenprozessen werden Diagnoseverfahren wie Skelettszintigrafie, Computertomografie und NMR eingesetzt. Als letzte diagnostische Maßnahme wird eine Beckenkammbiopsie durchgeführt. Anamnese und körperliche Untersuchung klären Risikofaktoren und geben Hinweise auf sekundäre Osteoporose.

Therapie

Die sekundäre Osteoporose wird medikamentös oder ursächlich therapiert. Bei der primären Osteoporose ist eine kausale Therapie nicht bekannt. Ziel der Behandlung ist die Reduktion des Knochenabbaus und eine Senkung des Frakturrisikos. Aus diesem Grund werden Therapiekonzepte empfohlen, die auch präventiv wirken. Zu diesen Maßnahmen gehören:

- medikamentöse Therapie (Kalzium, Vitamin D, Östrogene, Biphosphonate, Calcitonin)
- Schmerztherapie, operative Therapie (Vertebroplastie)
- Krankengymnastik und Verhaltensrichtlinien

> **Merke:** Welche der zur Verfügung stehenden Medikamente oder Medikamentenkombinationen verordnet werden, hängt von der Knochendichte und dem Beschwerdebild des Patienten ab.

> **Gesundheitsförderung und Prävention:** Wichtige Verhaltensrichtlinien hinsichtlich Ernährung und körperlicher Aktivität sind:
> - ausreichende Kalziumzufuhr (z. B. Milchprodukte)
> - Verzicht auf Alkohol und Nikotin
> - Verzicht auf Phosphate (z. B. in Cola-Getränken und Wurst), die die Kalziumaufnahme verhindern
> - regelmäßiger Aufenthalt im Freien (10 Min. reichen schon aus!)
> - Gymnastik, Schwimmen, Wandern, leichte körperliche Arbeiten

13.1.2 Pflege- und Behandlungsplan

Überwachung der medikamentösen Therapie

Östrogene und Calcitonine

Bei der Behandlung mit Östrogenen muss die Pflegeperson besonders auf folgende Risiken achten:
- erhöhte Thrombosegefahr, Bluthochdruck
- erhöhte Brustkrebsgefahr, v. a. bei familiärer Belastung

Calcitonin als Injektionslösung muss s. c. verabreicht werden und wird oft begleitet von Übelkeit und Erbrechen. Der Wirkstoff steht auch als Nasenspray zur Verfügung. Von den meisten Patienten wird Calcitonin so besser vertragen. Nach einer entsprechenden pflegerischen Anleitung kann die Einnahme selbstständig durchgeführt werden.

Biphosphonate und Vitamin D

Medikamente, die zur Gruppe der Biphosphonate gehören, sollten nicht mit Nahrungsmitteln oder Getränken mit hohem Kalziumgehalt (z. B. Milchprodukten) eingenommen werden. Bettlägerige Patienten erhalten 800 I. E. Vitamin D pro Tag, weil die natürliche Bildung im Körper unter Sonnenbestrahlung fehlt. Die Pflegeperson verabreicht Vitamin D je nach ärztlicher Anordnung.

Schmerztherapie

Die Pflegeperson verabreicht dem Patienten die angeordnete Schmerzmedikation. Beobachtet sie Nebenwirkungen, muss sie dies in der Patientenakte dokumentieren und dem behandelnden Arzt mitteilen. Ein Schmerzprotokoll unterstützt dabei, die Schmerzart, -dauer, -intensität und -lokalisation zu definieren.
- **Lagerung:** bei Rückenschmerzen kann eine Stufenlagerung schmerzlindernd wirken. Beine z. B. auf einen Schaumstoffblock lagern, sodass Hüft- und Kniegelenk im 90°-Winkel gebeugt sind. Die Muskulatur wird entspannt, die Schmerzen damit gelindert.
- **Wärme- oder Kälteanwendungen:** Nach Rücksprache mit dem Arzt.

Unterstützung bei den ATL

Körperpflege

Je nach Einschränkung der Beweglichkeit wird der Patient am Waschbecken bei der Körperpflege unterstützt. Pflegerische Unterstützung ist notwendig, wo Schmerzen auftreten oder verschlimmert werden, z.B. beim Waschen der Beine oder beim An- und Ausziehen. Die Körperpflege im Bett sollte vermieden werden, weil die Immobilität zu weiteren Komplikationen führen kann.

Bewegung

Die Remobilisierung nach einer Frakturbehandlung dient nicht nur der Wiederherstellung der ursprünglichen Beweglichkeit, sondern verhindert einen weiteren Knochensubstanzverlust. Außerdem ist die medikamentöse Therapie ohne Bewegung weniger wirksam.

Übungsprogramm. Abb. 13.1 zeigt eine knochenschonende Technik vom Aufstehen aus dem Bett, die ein Patient mit Osteoporose im Rahmen des Übungsprogramms erlernt.

Abb. 13.1 Knochen- und wirbelsäulenschonende Aufstehtechnik. a „En-bloc-Drehen" von Oberkörper und Becken, um die Rotation der Wirbelsäule beim Aufstehen gering zu halten. b Entlastung der Wirbelsäule und Rückenmuskulatur durch Abgeben des Oberkörpergewichtes über den rechten Arm auf das Bett. c Langsames rückenschonendes Aufrichten des Oberkörpers durch Abstützen der Hände an der Bettkante.

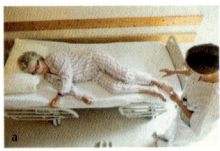 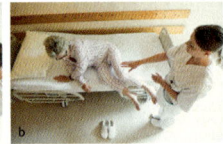 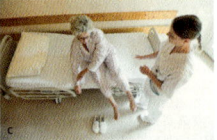

> **Merke:** Bewegung und die damit verbundene Belastung sind für die Knochen der wichtigste Aufbaureiz, um eine Fraktur poröser Knochen zu verhindern. Knochenschonende Bewegungen reduzieren die Schmerzen, die sonst beim Bewegen auftreten.

Ernährung

Den Patienten werden Nahrungstabellen mit kalziumreichen Lebensmitteln zur Verfügung gestellt, aus denen der Tagesbedarf ersichtlich wird. Ihm wird der Genuss von Seefisch empfohlen, weil darin Vitamin D enthalten ist.

> **Gesundheitsförderung und Prävention:** Es zeigt sich, dass ausreichende Bewegung in jungen Jahren den Aufbau der maximalen Knochenmasse bewirkt und dadurch Osteoporose vorbeugen kann. Für den Aufbau und Erhalt der Knochen müssen über die Nahrung täglich ca. 1500 mg Kalzium und ca. 1000 I.E. Vitamin D aufgenommen werden. „Kalziumräuber" wie Rauchen, Koffein, Alkohol und zuviel Zucker schaden dem Knochen.

Atmung

Pneumonieprophylaxe (S. 141):
- Triflow-Atemtrainer oder Giebelrohr
- Flanken- oder Bauchatmung
- atemstimulierende Einreibung (S. 47).

Vorbereitung auf die Entlassung

Senkung des Sturzrisikos

Maßnahmen und Hilfsmittel:
- Gehstock oder Rollator, geeignetes Schuhwerk
- ausreichende Beleuchtung (z.B. auf dem Weg zum Bad und auf Treppenstufen)
- Stolperfallen ausschalten (Kabel, Teppiche)
- Handläufe und Handgriffe, Toilettenerhöhung
- Einstiegshilfen für die Badewanne oder Duschsitze
- Kehrschaufeln mit verlängertem Griff, Greifzange, Schuhanzieher usw.
- spezielle Hüftprotektoren aus Kunststoff, Korsetts

13.2 Rheumatische und degenerative Gelenkerkrankungen

Definition: Mit dem Begriff „**Rheuma**" werden Schmerzzustände am Bewegungsapparat beschrieben. Rheuma verbindet Krankheiten völlig unterschiedlicher Genese miteinander (rheumatischer Formenkreis). Die einzige Gemeinsamkeit der unterschiedlichen Erkrankungen ist der Schmerz, der meist von einer Funktionseinschränkung begleitet wird. Nach Art und Lokalisation der Erkrankung werden unterschieden:
- entzündlich-rheumatische Gelenkerkrankungen
- degenerativ-rheumatische Gelenkerkrankungen
- rheumatische Weichteilerkrankungen

13.2.1 Entzündliche Gelenkerkrankungen

Definition: Zu den wichtigen entzündlichen rheumatischen Erkrankungen gehören **chronische Polyarthritis** (c.P.) und **Morbus Bechterew**.

Ursachen

Die Ursachen sind häufig unbekannt. Bei vielen Patienten liegt eine erbliche Disposition vor. Die erbliche Komponente lässt sich durch das Oberflächenantigen HLA B27 nachweisen. Es wird angenommen, dass die Erkrankung durch bakterielle Infektionen gestartet wird.

Krankheitsverlauf

1. Proliferative Phase. Im Frühstadium führt die Veränderung zu wiederkehrenden schmerzhaften Gelenkergussbildungen. Mit zunehmenden Veränderungen kommt es zur gelenknahen Osteoporose (S. 442).

2. Destruktive Phase. Die entzündliche Gelenkinnenhaut greift auf das Knorpelgewebe über. Es wird durch die aufliegende Gewebsschicht (Pannusgewebe) infiltrierend überwachsen.

3. Degenerative Phase. Durch die Überdehnung der Gelenkkapsel wird das Gelenk instabil (Schlottergelenk). Der Knochen wird von den Gelenkrändern her unterwandert.

4. Ausgebrannte Phase. Durch die Unterwanderung des Knochens wird das gesamte Gelenk zerstört. Der Prozess der Zerstörung kommt zum Stillstand, entzündliche Schübe sind nicht mehr zu erwarten. Das Gelenk ist deformiert oder knöchern versteift.

Diagnostik

- Anamnese und Palpation der Gelenke, Röntgenaufnahmen
- Labortests: BSG und Rheumafaktoren (antinukleäre Faktoren (ANF), HLA- Antigen-B27)
- Arthroskopie (Spiegelung des Gelenks mittels starrem Endoskop)

Therapie

Allgemeine Maßnahmen.
- Ruhe oder lokale Ruhigstellung befallener Gelenke im Schub
- Behandlung von Begleiterkrankungen (z. B. Anämien)
- gesunde Ernährung und psychische Stabilisierung

Medikamentöse Therapie. Im Frühstadium erhält der Patient Antiphlogistika (Medikamente mit entzündungshemmender Wirkung). Bei schnell fortschreitendem Verlauf werden sog. Basistherapeutika verabreicht (z. B. Chloroquin, D-Penicillamin und Immunsuppressiva).

Physikalische Therapie.
- Lagern der Gelenke, Kontrakturenprophylaxe (S. 60)
- im akuten Schub Kälteanwendungen
- Versorgen mit Hilfsmitteln, Selbsthilfeversorgung und Bäder

Operative Therapie. Sie steht dann im Vordergrund, wenn nur ein Gelenk krankhaft verändert ist. Durch Entfernung der Gelenkinnenhaut (Synovialektomie) wird der entzündliche Schub der Erkrankung unterbrochen. Bei Deformitäten werden Knochen mit Meißel oder Säge durchtrennt, um Fehlstellungen auszugleichen (Osteotomien). Bei sehr stark ausgeprägten Deformierungen kommen an Hand und Fuß gelenkversteifende Operationen (Arthrodese), an den großen Körpergelenken v. a. Gelenkersatzoperationen zum Einsatz.

13.2.2 Degenerative Gelenkerkrankungen

> **Definition:** Bei einer **degenerativen Gelenkerkrankung** handelt es sich um eine Entartung des Knochengewebes. Sie wird begleitet von einer sekundären Knochenläsion und entzündlich bedingter Schrumpfung der Gelenkkapsel. Die degenerative Gelenkerkrankung ist auch als **Arthrosis deformans** oder Arthrose bekannt.

Ursachen und Einteilung

- **primäre Arthrose:** Es liegt eine unbekannte Minderwertigkeit des Knorpelgewebes vor
- **sekundäre Arthrose:** verursacht durch
  - Über- bzw. Fehlbelastung, Traumen (z. B. Gelenkflächenfrakturen),
  - entzündliche Gelenkprozesse (c. P.), metabolische Erkrankungen (z. B. Gicht),
  - endokrine Erkrankungen (z. B. Hypothyreose, S. 437).

Symptome und Krankheitsverlauf

- **Stadium I:** Belastungsabhängige Schmerzen und Muskelverspannungen.
- **Stadium II:** Bewegungsschmerzen. Bei passiver Bewegung Schmerz direkt im kranken Gelenk, bei aktiver Bewegung in der Muskulatur. An den unteren Extremitäten ist ein Einlaufschmerz typisch. Er bildet sich nach einer kurzen Wegstrecke zurück.

13.2 Rheumatische und degenerative Gelenkerkrankungen

- **Stadium III:** Ruheschmerz. Betroffenes Gelenk versteift zunehmend. Durch Deformierung der Gelenkkörper kann es zu Achsenfehlstellungen und Instabilität des Gelenks mit begleitender Muskelatrophie kommen.

Diagnostik

Die Diagnosestellung erfolgt im Frühstadium mittels Anamnese und Tastbefund des Gelenks. Typisch ist die Angabe eines Anlaufschmerzes nach längerem Sitzen und Liegen, der beim Gehen abklingt. Zusätzlich kann bei aktivierter Arthrose ein Gelenkerguss ertastet werden. Erst im fortgeschrittenen Stadium können auf dem Röntgenbild degenerative Veränderungen nachgewiesen werden.

Therapie

- Ruhigstellung des Gelenks
- physikalische und krankengymnastische Maßnahmen
- orthetische Maßnahmen (z. B. Schuheinlagen)
- medikamentöse Therapie (z. B. Analgetika, Antiphlogistika)
- evtl. operative Maßnahmen (z. B. Gelenkersatz, -versteifung)

13.2.3 Pflege- und Behandlungsplan

Pflege in der Akut- und Anschlussphase

In der akuten Krankheitsphase ist es notwendig, dass der Patient von der Pflegeperson bei allen ATL unterstützt wird. Des Weiteren koordiniert sie die therapeutischen Maßnahmen.

Unterstützende Hilfsmittel

- spezielles Essbesteck, ergonomisch geformte Tassen oder Becher
- ergonomisch geformte Bürsten mit langem Stiel, spezielle Haarkämme
- spezielle Griffe (z. B. an Türen, Armaturen am Waschbecken)
- Toilettensitzerhöhungen, rutschfeste Duscheinlagen, Einstiegshilfen

> **Merke:** Vom Ergotherapeuten angefertigte Hilfsmittel, angepasste Orthesen und technische Hilfsmittel ermöglichen eine Verbesserung der Bewegungsmöglichkeiten.

Unterstützung bei den ATL

Kleidung. Ein Klett- oder Reißverschluss ist einer Knopfleiste vorzuziehen. Ein praktischer Strumpfanzieher unterstützt den Patienten. Wenn der Patient z. B. im Rahmen der Bewegungstherapie wieder am Tisch sitzen kann, sollte der Stuhl seitliche Armlehnen zum Abstützen besitzen. Seine Schuhe müssen gut sitzen und eine rutschfeste Sohle haben.

Hautpflege. Kortisonpräparate verursachen z. B. eine trockene, rissige und sehr dünne Haut. Die Wahl einer geeigneten Hautcreme richtet sich nach dem ermittelten Hauttyp, es können Wasser-in-Öl- oder Öl-in-Wasser-Emulsionen aufgetragen werden. Alkalifreie Seifen sind geeignet, weil sie den Säureschutzmantel der Haut nicht angreifen. Die Haut sollte sorgfältig und zugleich sanft abgetrocknet werden, um Hautschäden zu vermeiden.

> Schlecht erreichbare Hautpartien, z. B. zwischen deformierten Fingern oder Zehen lassen sich gut mit Watteträgern trocknen. Die Watteträger können evtl. auch mit einer Mullkompresse umwickelt werden.

13 Pflege von Patienten mit Erkrankungen des Bewegungssystems

Nagelpflege. Eine fachgerechte Nagelpflege sollte nur von einer speziell dafür ausgebildeten Fachkraft durchgeführt werden.

Mobilisation. Die Möglichkeiten der Lagerung sind ein Teil der Techniken zur Gelenkunterstützung. Mechanische Belastungen, wie sie z.B. beim Heben und Tragen oder beim Aufstehen aus dem Bett entstehen können, sollten vermieden werden. Rücken- und gelenkschonende Übungen werden von den Physiotherapeuten eingeübt. Eine reduzierte Gelenkbelastung führt zu geringeren Schmerzbelastungen.

Durchführung physikalischer Maßnahmen

Kälteanwendungen

Gelbeutel. Sie lassen sich gut an das erkrankte Gelenk anformen. Dabei werden Hand- und Fingergelenke max. 5 Min. und Knie- und Hüftgelenke mehrmals täglich max. 10–15 Min. gekühlt. Zu beachten ist, dass immer ein schützendes Leinentuch zwischen Haut und Kälteträger gebracht wird.

Gelwickel. Er sollte immer erst dann angewandt werden, wenn der Patient liegt. Die Dauer des Wickels beträgt max. ca. 20 Min. Die Wickelbehandlung wird tagsüber möglichst oft wiederholt. Falls der Patient den Wickel toleriert, kann er auch nachts angelegt bleiben.

Heilerde. Soll sie stark kühlen, muss Heilerde möglichst dick aufgetragen werden. Der Heilerdewickel verbleibt ca. 1–2 Std. am Patienten. Die Haut wird anschließend gut abgewaschen und mit einem pflanzlichen Hautpflegeöl eingecremt.

Wärmeanwendung

Wärme wirkt antiphlogistisch auf die chronische Entzündungsphase der rheumatoiden Arthritis. In Verbindung mit einer Übungsbehandlung wirkt Wärme positiv auf Gelenkkontrakturen.

Wickel, Teilbäder, Packungen. Der Wickel mit pflanzlichen Zusatzstoffen wird heiß aufgelegt und verbleibt ca. 20 Min. Anschließend werden die Gelenke mit einer pflanzlichen Rheumasalbe eingerieben, bis der Wirkstoff in die Haut eingezogen ist.

> **Praxistipp:** Ein altes Hausmittel ist die Anwendung eines heißen Kartoffelwickels. Er wirkt auch bei Arthrosen schmerzlindernd.

Stangerbad. Es bewirkt eine Schmerzlinderung und eine Durchblutungsförderung des gesamten Körpers. Es ist allerdings für den Patienten sehr kreislaufbelastend. Er sollte während des Bades von der Pflegeperson überwacht werden. Nach dem Bad wird ihm empfohlen, sich hinzulegen und auszuruhen.

Weitere Maßnahmen.
- temperaturansteigende Teilbäder, Packungen mit Peloiden, Heublumensack

Ernährungsberatung

Die Ernährung sollte ausreichend Nährstoffe, Vitamine, Antioxidanzien (z.B. Vitamin E), Spurenelemente und Kalzium enthalten. Patienten mit Übergewicht sollten sich kalorienbewusst ernähren, da auch eine übermäßige Gewichtsbelastung die Gelenke schädigt. Nahrungsmittel tierischer Herkunft enthalten Arachidonsäure. Sie soll entzündungsfördernde Botenstoffe bilden und sollte deshalb nicht oder nur in geringem Maße zu sich genommen werden. Bei entsprechender Eignung kann der Patient auch ein Heilfasten (freiwilliger Nahrungsverzicht) durchführen.

Flüssigkeitszufuhr

Bei gleichzeitiger Kortisongabe und entsprechender Disposition wird eine 24-Stunden-Bilanzierung (S. 106) durchgeführt. Eine ausreichende Flüssigkeitszufuhr beugt einer Ablagerung von Harnsäure in den Nieren und Harnwegen vor.

Diätformen

Durch die Kortisongabe kann sich ein steroidinduzierter Diabetes mellitus ausbilden, der eine Diabeteskost nach sich zieht. Bei Hyperurikämie wird eine purinarme bzw. purinfreie Diät empfohlen, um den Harnsäurespiegel zu senken. Die Patienten sollten Alkohol unbedingt meiden.

Medikamente

- **Kortison:** Einnahme dem physiologischen Produktionsrhythmus anpassen. Meist ist frühe Gabe gegen 7.00 Uhr indiziert, gleichzeitig kleine Mahlzeit reichen.
- **Nichtsteroidale Antirheumatika:** morgens nach dem Frühstück und abends vor dem Schlafengehen mit kleiner Mahlzeit, nicht unmittelbar vor dem Zubettgehen und nicht im Liegen, um Reizung der Speiseröhre durch möglichen Reflux zu vermeiden.
- **Antazida:** zwischen den Mahlzeiten, niemals zusammen mit anderen Arzneimitteln.

> **Gesundheitsförderung und Prävention:** Eine Ernährungsberatung ist von großer Bedeutung, um einen individuellen Kostplan erstellen zu können. Den Patienten werden wertvolle Tipps für die weitere Ernährung zu Hause vermittelt.

13.3 Erkrankungen der Bandscheiben

13.3.1 Grundlagen

> **Definition:** Bei einem **Bandscheibenvorfall** (auch Diskusprolaps, Diskushernie oder Bandscheibenprolaps genannt) verlagert sich das Gewebe des zentralen Gallertkerns (Nucleus pulposus) oder das Gewebe tritt durch Risse im äußeren Ring (Anulus fibrosus) aus.
>
> Ein Bandscheibenvorfall tritt am häufigsten auf
> - an der Lendenwirbelsäule (LWS – meistens zwischen L4/L5 oder L5/S1), nach Schätzungen 40 000 Patienten pro Jahr in Deutschland,
> - an der Halswirbelsäule (HWS – meistens zwischen C6 und C7).
>
> Die Brustwirbelsäule (BWS) ist sehr selten betroffen.

Klassifikation

Lage des Vorfalls

- medialer Bandscheibenvorfall → Gewebe tritt in Richtung Spinalkanal aus
- lateraler Bandscheibenvorfall → Gewebe tritt in die Zwischenwirbellöcher aus (laterale Vorfälle sind häufiger als mediale)
- medio-lateraler Bandscheibenvorfall → Gewebe tritt zwischen Zwischenwirbellöchern **und** Spinalkanal aus (häufigste Form)

Art und Größe des Vorfalls
- Vorfall ohne Besonderheiten
- Vorfall mit Absprengungen (Sequester): prolabierte (ausgetretene) Anteile haben keine Verbindung mehr zur Bandscheibe
- Massenvorfall: das Bandscheibenmaterial tritt in großer Menge aus

Ursachen
- vorgeschädigte Bandscheiben, mechanische Belastungen
- ungenügend ausgeprägte, verhärtete oder verkrampfte Muskulatur an Rücken und Bauch

Symptome

Allgemeine Symptome
Allgemeine Symptome eines Bandscheibenvorfalls sind Schmerzen, Fehlhaltungen, Parästhesien (Taubheitsgefühl)
- im Kopf- und Nackenbereich und den oberen Extremitäten (bei Schädigung der HWS),
- im Thoraxbereich (bei Schädigung der BWS),
- in der unteren Rückenpartie und den unteren Extremitäten (bei Schädigung der LWS).

Schmerzarten.
- starke, kontinuierliche oder rezidivierende Kreuzschmerzen. Ist die HWS betroffen, heftige Nackenschmerzen, die in Kopf und/oder Arme ausstrahlen.
- Lumbago („Hexenschuss")
- Ausstrahlende Schmerzen im Versorgungsgebiet eines Nervs, z.B. Nervus ischiaticus (Ischialgie): Schmerzen und Parästhesien strahlen in Gesäß und Oberschenkel aus, evtl. bis in den Unterschenkel und den Fuß.
- Schmerzen, die durch die Schon- oder Zwangshaltung auftreten.
- Lasegue-Zeichen: Beim passiven Anheben des im Kniegelenk gestreckten Beines werden die Nervenwurzeln zusätzlich angespannt, sodass sich der Schmerz im Gesäß und Oberschenkel charakteristischerweise verstärkt, meist einseitig bei medio-lateralen Vorfällen.

Schwerste Ausprägungen
- **Kaudasyndrom:**
  - heftige Schmerzen, Blasen- und Mastdarmstörungen
  - bei Männern Potenzstörung, Taubheitsgefühl in der Analregion und Innenseite der Oberschenkel (Reithosenanästhesie)
  - schlaffe Lähmung beider Beine

- **Konussyndrom:**
  - Blasen- und Mastdarmstörungen
  - Sensibilitätsstörungen, selten Lähmungen

> **Merke:** Bei Blasen- und Mastdarmstörungen in Verbindung mit Reithosenanästhesie immer an ein Kaudasyndrom denken (Info an den Arzt). Wegen der Möglichkeit irreversibler Schäden muss beim Kauda- bzw. Konussyndrom sofort operiert werden.

Komplikationen
- **Medio-laterale Vorfälle:** Schädigungen, die länger bestehen, können zu dauerhaften Beschwerden, v.a. Paresen (unvollständige Lähmungen), führen.

- **Mediale Vorfälle:** Zusätzlich zu dauerhaften Beschwerden besteht die Gefahr einer mehr oder weniger ausgedehnten Querschnittsymptomatik. Ein nicht oder zu spät operiertes Kaudasyndrom kann eine bleibende Blasenlähmung zur Folge haben.

Diagnostik

- klinisches Bild, körperliche Untersuchung
- Röntgen, Computertomografie, MRT

Differenzialdiagnosen

- Wirbelfrakturen, entzündliche oder degenerative Prozesse bei HWS-Beschwerden
- knöcherne Ursachen wie Spinalkanalstenosen, Wirbelgelenksblockaden, osteoporotische Frakturen oder Tumoren an der Wirbelsäule, Ileosakralgelenksarthrosen und psychosomatische Beschwerdebilder bei LWS-Beschwerden

Therapie

Konservative Behandlung

- Entlastung der Wirbelsäule (Muskulatur, Bandapparat, Bandscheiben)
- Schmerzbeseitigung
- Wiederherstellung von Beweglichkeit, Koordination und Kraft

Medikamentöse Therapie.
- Schmerzmittel mit entzündungshemmender Wirkung (nichtsteroidale Antiphlogistika, z.B. Diclofenac)
- muskelentspannende Medikamente (z.B. Musaril, Diazepam)
- allgemeine Schmerzmittel (z.B. Paracetamol), Lokalanästhetika

Physikalische Therapie.
- Bettruhe in akuter Schmerzphase, Entlastungs- oder Stufenbettlagerung
- lokale Wärme (Fango, Aconit-Öl- oder Arnika-Wickel)
- Kälteanwendungen, Massagen, Elektrotherapie
- Hydrotherapie, lokale Salbenanwendung

> **Merke:** Die Physiotherapie ist von zentraler Bedeutung. Nach der akuten Schmerzphase ist ein systematisches regelmäßiges Aufbau- und Entspannungstraining für Rücken- und Bauchmuskulatur angezeigt.

Der weitere Behandlungsverlauf der konservativen Therapie beinhaltet:
- langsame Mobilisation unter Anleitung, Stufenbettlagerung reduzieren
- Rücken- und Bauchmuskulatur stärken, Bewegungsübungen durchführen
- Medikamente reduzieren, auf orale Applikation umstellen
- physikalische Maßnahmen reduzieren oder umstellen, Entlassungsmanagement.

Operative Behandlung

Patienten mit einem nachgewiesenen Bandscheibenvorfall müssen operiert werden, wenn
- ausgeprägte Paresen akut einsetzen (Lähmung z.B. des Zehenhebers),
- Schmerzen plötzlich wieder verschwinden und gleichzeitig Lähmungserscheinungen auftreten,
- Schmerzen anhalten und leichte Ausfallerscheinungen trotz konsequent durchgeführter konservativer Therapie auftreten,
- ein Konus- bzw. Kaudasyndrom besteht.

Die Art des Eingriffs ist abhängig von der Lokalisation des Vorfalls, vom Zustand des Anulus fibrosus und von weiteren Befunden (z.B. einer Spinalkanalstenose). Operationsansätze:

- Entfernung/Auflösung der Anteile der Bandscheibe, die den Nerv komprimieren
- Entfernung/Auflösung der gesamten Bandscheibe
- diverse Techniken zur Stabilisierung der Wirbelsäule (Interponate = künstliche Elemente im LWS-Bereich, Knochenspäne oder Knochenzement im HWS-Bereich)

13.3.2 Pflege- und Behandlungsplan

Präoperative Vorbereitung

- **Bewegung:** Patient wird angeleitet beim
  - Umgang mit dem Steckbecken in Seitenlage,
  - rückenschonenden Bewegen im Bett und
  - En-bloc-Aufstehen (Abb. 13.1).
- **Lagerung:** Lagerungskissen anbieten. Meist bringt der Patient eigene Kissen mit.
- **OP-Vorbereitung:** Rasur erfolgt kurz vor OP, ist abhängig von der Operationstechnik. Viele HWS-Bandscheibenvorfälle werden mikrochirurgisch von vorn operiert (allgemeine Operationsmaßnahmen, S. 581).

Postoperative Versorgung

Operationstag

Es gelten die allgemeinen postoperativen Maßnahmen, z. B. Prophylaxen, Vitalzeichenkontrolle und Infusionsüberwachung (S. 586).

Lagerung. Je nach Arztanordnung und durchgeführter OP kann der Frischoperierte postoperativ für einige Stunden auf den Rücken gelagert werden, um die Wunde zu komprimieren. Zur Entlastung des Rückens werden die Knie mit Lagerungskissen unterstützt. Gegen Abend kann eine Lageveränderung erfolgen, indem der Patient sich mittels erlernter En-bloc-Technik in die Seitenlage rollt. Die Pflegeperson unterstützt ihn dabei und stützt seinen Rücken und das oben liegende Bein mit einem Kissen ab. Bei zervikalen Vorfällen werden Kopf und Schultern in Zentralstellung auf einem großen Kissen gelagert.

Überwachung.
- Motorik und Sensibilität überprüfen (HWS: Arme, LWS/BWS: Beine)
- Lage der Hilfsmittel zur externen Stabilisierung der Wirbelsäule, z. B. Zervikalstütze, kontrollieren
- Blasen- und Mastdarmfunktion überwachen
- Verbände und Redons kontrollieren (Nachblutungsgefahr), Redon gut abpolstern (Dekubitusgefahr)

> **Merke:** Die Blasenfunktion ist ein wichtiger postoperativer Parameter (Überwachungsmerkmal) zur Früherkennung von Nachblutungen im OP-Gebiet. Unter anderem deswegen erhalten die Patienten prä- oder intraoperativ keinen transurethralen Dauerkatheter.

Pflege in den Folgetagen
- **Körperpflege:** Grundpflege nach Arztanordnung anfangs im Bett in Rücken- bzw. Seitenlage durchführen. Je nach Zustand und Ressourcen unterstützen.

> **Praxistipp:** Prinzipiell sollte der Patient eher stehen als sitzen, d. h. die Grundpflege möglichst stehend am Waschbecken durchführen.

- **Bewegung:**
  - Mobilisation i.d.R. am ersten postoperativen Tag (unter Anleitung der Physiotherapeuten) beginnen. En-bloc-Methode favorisieren (s. Abb. 13.1). Bewegungen beim Aufstehen, Hinlegen und Drehen immer gleichmäßig und in einem Zug.
  - Patient sollte sich nicht überfordern und nur kurze Strecken zurückgelegen, häufiger Ruhepausen im Bett einlegen. Je nach Allgemeinzustand Anforderung steigern.
  - Patient sollte noch keine Treppen steigen.
  - Patient empfehlen, auch im Stehen zu essen. Hilfsmittel stehen zur Verfügung.

> **Gesundheitsförderung und Prävention:** Evtl. verwendete Zervikalstützen, die zur Entlastung und Immobilisierung dienen, sollten spätestens nach zwei Wochen abtrainiert werden, weil sich die Muskulatur der HWS ansonsten daran gewöhnt.

- **OP-Wunde:** Sekret in Redon-Drainagen auf Menge und Farbe hin prüfen, Redonflasche auf Sog hin beobachten, bei Bedarf wechseln. Der behandelnde Arzt zieht die Drainagen üblicherweise nach 24 Stunden.

> **Merke:** Fließt Liquor (Liquor cerebrospinalis = Gehirn-Rückenmark-Flüssigkeit) in die Redon-Drainage, wird der Sog entfernt und die Redonflasche dauerhaft belüftet. Der Arzt muss informiert werden.

- **Krankenbeobachtung:** Schmerzangaben des Patienten, motorische Schwäche und Taubheitsgefühle.
- **Ausscheidung:** Darmausscheidung wird medikamentös unterstützt, um ein übermäßiges Pressen zu verhindern.
- **Physiotherapie:**
  - Rücken- und Bauchmuskulaturtraining, Rückenschule,
  - Entspannungsgruppen, Bewegungsbad, manuelle Therapie.

Entlassungsberatung

> **Gesundheitsförderung und Prävention:** Der Patient wird über Aktivitäten informiert, die er zumindest eine Zeit lang nicht ausüben sollte:
>
> - in den ersten Tagen: **kein** Treppensteigen
> - in den ersten Wochen: **keine** Seitenlage oder erhöhtes Kopfteil
> - mehrere Wochen: **kein** längeres Sitzen und längeres Stehen
> - bis zu 3 Monate: **kein** Heben von über 5–10 kg Gewicht (ärztliche Empfehlung beachten)
> - bis zu 6 Monate: **keine** wirbelsäulenbelastenden Sportarten

13.4 Frakturen

13.4.1 Grundlagen

> **Definition:** Eine **Fraktur** (lat.) ist ein Knochenbruch. Die Bruchstücke (Fragmente) sind durch den Bruchspalt (Frakturlinie) voneinander getrennt

13 Pflege von Patienten mit Erkrankungen des Bewegungssystems

Symptome
- **Sichere Zeichen:**
  - Fehlstellungen, abnorme Beweglichkeit, hör- und tastbares Knochenreiben (Krepitation)
  - evtl. sichtbare Knochenteile bei einer offenen Fraktur
- **Unsichere Zeichen:**
  - Bewegungseinschränkung, Schmerzen
  - Schwellung und Hämatome

Einteilung der Frakturen
Unvollständige Frakturen:
- Fissur → es bildet sich ein Riss im Knochen
- Infraktion → es bildet sich ein Spalt im Knochen
- kindliche Grünholzfraktur → die Kortikalis bricht teilweise oder vollständig

Die Frakturen lassen sich auf verschiedene Arten einteilen:
- nach Entstehung der Fraktur
- nach Hautbeschaffenheit
- nach Anzahl der Fragmente
- nach Verlauf der Frakturlinie

Diagnostik
Bei jedem Frakturverdacht muss ein Röntgenbild in 2 Ebenen angefertigt werden. Ist eine sichere oder vollständige Diagnose nicht möglich, werden weitere Untersuchungsmethoden eingesetzt, z. B.:
- Computertomografie, Knochenszintigrafie, Kernspintomografie

Zusätzlich wird in der klinischen Untersuchung immer die Durchblutung, Motorik und Sensibilität im Frakturbereich geprüft, um Begleitverletzungen an Nerven und Gefäßen auszuschließen.

Therapie
Nach der Erstversorgung am Unfallort gelten in der Behandlung von Frakturen die 3 R-Grundsätze:
1. **R**eposition (Einrichten der Fraktur)
2. konservative oder operative **R**etention (Ruhigstellen)
3. **R**ehabilitation (Wiederherstellen)

Operative Retention
- **Indikationen:**
  - offene Frakturen, Gelenkfrakturen
  - Frakturen, die sich nicht geschlossen reponieren lassen
  - Frakturen mit Nerven- und Gefäßverletzungen

> **Definition: Osteosynthesen** bezeichnen ein operatives Verfahren zur Stabilisierung der Fraktur und sollten innerhalb der ersten 6–8 Stunden nach dem Unfall durchgeführt werden.

- Die feste Verbindung der Bruchteile für die gesamte Dauer des Heilungsprozesses ermöglicht eine frühfunktionelle und schmerzfreie Übungsbehandlung.
- Mit Schrauben, Drähten, Nägeln oder Platten wird die Fraktur versorgt. Je nach Stabilität wird unterschieden zwischen lagerungs-, übungs- und belastungsstabilen Fixierungssystemen.

13.4 Frakturen

Tab. 13.1 Vor- und Nachteile der konservativen und operativen Frakturbehandlung (nach Paetz 2000).

Gipsbehandlung	Extension	Osteosynthese
Reposition		
nicht exakt möglich	nicht exakt möglich	anatomisch korrekte Reposition
Ruhigstellung		
absolute Ruhigstellung nicht möglich	absolute Ruhigstellung nicht möglich	absolute Ruhigstellung
Mobilisation		
mithilfe von Gehstützen früh möglich	keine Mobilisation möglich, Patient ist bettlägerig	Frühmobilisation an Gehstützen oder Vollbelastung früh möglich
Infektionsrisiko		
keins, da Fraktur geschlossen bleibt	gering, nur im Bereich der Nageldurchtrittsstelle	Infektion des gesamten Knochens möglich
Weichteilkontrolle		
nicht möglich	gut möglich	gut möglich (besonders wichtig bei offenen Frakturen)
Thromboserisiko		
bei Gips an den unteren Extremitäten erheblich	aufgrund der Bettlägerigkeit erheblich	bei Frühmobilisation gering
spezielle Vorteile		
meist ambulante Therapie möglich	keine Sekundärverletzung durch Muskelzug	■ oft keine Gipsbehandlung nötig ■ Fraktur ist früh übungsstabil
spezielle Nachteile		
■ Druckschäden durch schlecht gepolsterten Gips ■ bei langer Gipsbehandlung Muskelatrophien und Gelenkversteifungen	■ Druckschäden durch schlechte Lagerung ■ bei zu hohem Zug Gefahr der Frakturlokalisation ■ Gefahr Achsenfehlstellung/Spitzfuß bei falscher Lagerung ■ Komplikationen durch Bettlägerigkeit	■ Narkoserisiko ■ meist zweiter Eingriff zur Entfernung des Osteosynthesematerials notwendig ■ Gefahr der Metalllockerung ■ Gefahr der intraoperativen Schädigung anatomischer Strukturen

Rehabilitation

Dem Patienten werden geeignete und auf ihn abgestimmte krankengymnastische Übungen verordnet, die
- das nicht betroffene Körperteil mit einbeziehen,
- Funktionsverluste während der Ruhigstellung vermeiden,
- helfen, die volle Beweglichkeit und Funktion nach abgeschlossener Frakturheilung wiederzuerlangen.

Frakturheilung

Zur ungestörten Frakturheilung sind folgende Bedingungen zu erfüllen:
- inniger Kontakt der Fragmente, ununterbrochene Ruhigstellung
- ausreichende Durchblutung, Infektionsfreiheit

Primäre Frakturheilung. Unter idealen Bedingungen, die zumeist bei osteosynthetischer Versorgung gegeben sind, wird der Bruchspalt durch direkt einsprossende Zellen des Knochens (Osteoblasten) überbrückt und verzahnt. Es entsteht voll belastbares Knochengewebe ohne Kallusbildung.

Sekundäre Frakturheilung. Sind nicht alle der Voraussetzungen zur Heilung des Knochens gegeben, kann es zu vielfältigen Komplikationen kommen (Tab. 13.2).

Tab. 13.2 Komplikationen der Bruchheilung und deren Ursachen.

Komplikation	Ursachen
Ostitis/Osteomyelitis	■ durch Bakterien entstandene Knochen- bzw. Knochenmarksentzündung
Pseudarthrose	■ Falschgelenkbildung ■ Ausbleiben der knöchernen Heilung
ischämische Kontrakturen: ■ Kompartmentsyndrom ■ Volkmannkontraktur	■ Muskelschädigung durch Durchblutungsstörungen infolge massiver Drucksteigerung in den Muskellogen ■ Beugefehlstellung des Handgelenks (Klauenhand) durch geschädigte Arterien und Nerven im Unterarm
Frakturkrankheit (Sudeck-Syndrom)	■ dystrophische Knochen- und Weichteilschäden mit neurologischen Ausfällen
Fettembolie	■ Einschwemmung von Fetttropfen in die Blutbahn, die zum Verschluss von Blutgefäßen führen (besonders in der Lunge)

13.4.2 Pflege- und Behandlungsplan

Pflege bei osteosynthetischer Frakturbehandlung

Operationsvorbereitung

Grundsätzlich gelten auch bei einer akut auftretenden Operationsindikation die allgemeinen Operationsvorbereitungen (S. 581). Wenn die Operation sofort durchgeführt werden muss, kann keine Nahrungskarenz und Darmentleerung mehr stattfinden. In jedem Fall sollte dem Patienten die Möglichkeit gegeben werden, seine Blase zu entleeren. Wenn mit einem großen Blutverlust gerechnet werden muss, sollten ausreichend Blutkonserven bereitgestellt werden. Bei geplanten Operationen (z. B. bei einer Hüft-Endoprothese) kann der Patient unter bestimmten Bedingungen präoperativ Eigenblut spenden, was ihm intra- oder postoperativ wieder verabreicht werden kann.

Postoperative Versorgung

Allgemeine pflegerische Aufgaben s. S. 586. Zu den besonderen pflegerischen Schwerpunkten gehören
- Lagerung, Mobilisation, Schmerzbehandlung,
- Wund- und Drainagenversorgung.

Lagerung

Um postoperative Schwellungen durch einen venösen Rückstau zu vermeiden, wird das betroffene Körperteil leicht hochgelagert. Es gelten die Anordnungen des Operateurs über Art und Dauer der Schienenlagerung. In der Regel wird die betroffene Extremität 4–7 Tage auf einer Lagerungsschiene oder einem Kissen ruhig gestellt. Die Lage der Schiene und der Sitz der Extremität in der Schiene (und ggf. die Polsterung) sind regelmäßig zu kontrollieren. Regelmäßig werden Durchblutung, Sensibilität und Beweglichkeit der Finger bzw. Zehen der betroffenen Extremität durch die Pflegeperson kontrolliert.

> **Praxistipp:** Leiten Sie den Patienten nach Einschätzung seiner Fähigkeiten und seines Kooperationswillens an, die korrekte Lage auf der Schiene selbst zu kontrollieren.

Lagerung der oberen Extremitäten. Zur Ruhigstellung (z. B. nach einer Humerusfraktur) wird der Arm nach vorn auf ein oder mehrere Kissen gelagert. Der Oberarm wird um ca. 60° von der Mittellinie weggeführt (abduziert), das Ellenbogengelenk in ca. 90° Mittelstellung gebeugt.

Lagerung der unteren Extremitäten. Vor allem bei Schenkelhalsfrakturen ist auf die Luxationsprophylaxe zu achten. Das Bein wird flach in einer Schiene oder auf ein Kissen gelagert, dabei liegt der Fuß gerade in der Schiene. Zur Spitzfußprophylaxe sollte der Fuß am Ende der Schiene anliegen. Um Dekubitusgeschwüre zu vermeiden, ist auf Weich- oder Hohllagerung der Ferse zu achten. Zur Unterstützung und um eine Überstreckung des Kniegelenks zu vermeiden, wird ein kleines, flaches Kissen in die Kniekehle gelegt. Beim Aufsetzen des Oberkörpers sollte die Hüfte nur leicht gebeugt werden. Zwischen den Beinen befindet sich ein weiteres oder ein spezielles Keilkissen, um unerwünschte Bewegungen eines Körperteils zur Mittellinie (Adduktion) zu vermeiden. Eine Abduktion > 20–30° über die Mittellinie sollte verhindert werden.

> **Praxistipp:** Stellen Sie Nachttisch, Getränke, Telefon und Klingelanlage in erreichbare Nähe, damit sich der Patient beim Drehen und Beugen des Oberkörpers nicht in eine luxationsbegünstigende Lage begibt.

Mobilisation

Da die meisten Osteosynthesen mindestens eine Übungsstabilität erlauben, wird eine frühzeitige Mobilisation angestrebt. Die Entscheidung über die Übungs- oder Belastungsstabilität findet immer erst **nach** der postoperativen Röntgenkontrolle und durch den Arzt statt. Vorher darf keine Mobilisation oder Bewegung vorgenommen werden.

> **Praxistipp:** Beim Mobilisieren eines Patienten mit Frakturbehandlung der unteren Extremität kann die Pflegeperson den eigenen Fuß unter den des Patienten stellen. Damit kann sie eine versehentliche Belastung „erspüren".

Mobilisation bei Frakturen der oberen Extremitäten Die Mobilisation kann i. d. R. noch am OP-Tag stattfinden. Je nach Kreislaufsituation ist das Stehen vor dem Bett oder ein kurzes Aufstehen (z. B. zur Toilette) mit Unterstützung und in Begleitung möglich.

Mobilisation bei Frakturen der unteren Extremitäten. Die erste Mobilisation kann i. d. R. am ersten postoperativen Tag stattfinden. Bei bestimmten Bewegungen besteht Luxationsgefahr, deshalb gelten folgende Regeln:
- Drehen und Aufstehen über die operierte Seite
- Überkreuzen der Beine beim Aufstehen und Sitzen vermeiden
- optimale Sitzposition in 90°-Hüftbeugung durch Sitzerhöhung
- tiefe Sitzposition vermeiden

Die Pflegeperson hält und stabilisiert das operierte Bein. Der Patient wird dazu angehalten, die gesunden Extremitäten regelmäßig zu bewegen, evtl. unter Anleitung der Physiotherapeuten. Diese stellen auch geeignete Hilfsmittel wie Unterarmgeh-

13 Pflege von Patienten mit Erkrankungen des Bewegungssystems

stützen, Rollstuhl und Rollator zur Verfügung und üben das Gehen. Nach ärztlicher Anordnung und Einweisung durch den Physiotherapeuten ist die Motorschiene zur passiven Bewegung des Kniegelenks eine geeignete Mobilisationsform. Bevor sie in ein anderes Bett gelegt wird, ist sie z.B. mit 70% Alkohol zur Desinfektion abzuwischen. Die Übungen erfolgen i.d.R. 2-mal täglich. Der Beugungsgrad wird der Schmerzsituation des Patienten angepasst täglich gesteigert.

Schmerzbehandlung
In den ersten postoperativen Tagen nach einer Osteosynthese leidet der Patient unter starken Schmerzen. Je nach Anordnung des Arztes erhält er Schmerzmittel oral, als Injektion oder Infusion bzw. kontinuierlich über eine PCA-Schmerzpumpe. Besonders wichtig ist, dass der Patient zu Beginn der Mobilisationsmaßnahmen schmerzfrei ist, um aktiv an den Bewegungsübungen teilnehmen zu können.

Wund- und Drainagenversorgung
Um Blutungen frühzeitig zu erkennen, werden Wunde und Drainagen in engen zeitlichen Abständen kontrolliert. Die Pflegeperson achtet darauf, dass der Verband korrekt sitzt, nicht einschnürt oder Falten wirft. Der erste Verbandwechsel erfolgt unter aseptischen Bedingungen ebenfalls nach Anordnung des Arztes. Je nach OP-Art liegen 1–3 Wunddrainagen. Von der Pflegeperson werden Fördermenge und Sog kontrolliert, abhängig davon werden die Drainagen am 2.–3. postoperativen Tag nach Anordnung des Arztes entfernt. Alle Beobachtungen werden sorgfältig dokumentiert.

Versorgung nach den ATL
ATL werden ausführlich ab S. 44 beschrieben. Patienten mit Frakturen der oberen Extremitäten benötigen Hilfestellungen bei der Zubereitung der Mahlzeiten, z.B. Brötchen aufschneiden, Flaschen und Portionsverpackungen öffnen.

> **Praxistipp:** Beim **Anziehen** sollte erst das operierte Körperteil angezogen werden, beim **Ausziehen** erst das gesunde Körperteil.

Patienten mit Frakturen der unteren Extremität müssen u.U. ein Steckbecken oder eine Urinflasche benutzen. Bei Patienten mit Hüftendoprothesen oder Femurschaftfrakturen muss das Steckbecken von der nichtoperierten Seite aus unter das Becken platziert werden. Eine Hilfe zum schmerzärmeren Unterstecken oder Entfernen des Steckbeckens kann eine Erhöhung des Trochanter major auf der gegenüberliegenden Seite sein.

Entlassungsvorbereitung
- Patient mit erforderlichen Hilfsmitteln wie Unterarmgehstützen, Toilettensitzerhöhung oder Rollstuhl und Toilettenstuhl versorgen.
- Bestehen längerfristige Einschränkungen in der selbstständigen Versorgung, können vom Sozialdienst entsprechende Veränderungen in der Wohnung eingeleitet und ein ambulanter Pflegedienst engagiert werden.
- endoprothetische Versorgung: häufig Anschlussheilbehandlung (AHB)
- Im Krankenhaus begonnene Maßnahmen wie Narbenpflege, Krankengymnastik oder Lymphdrainagen sollten weitergeführt werden.

Pflege bei Fixateur externe
Vor allem ein Fixateur externe an der unteren Extremität schränkt die Beweglichkeit stark ein. Deshalb sind Thrombose-, Dekubitus-, Pneumonie- und Obstipationsprophylaxe wichtige pflegerische Aufgaben (s. dort). Weitere pflegerische Aufgaben sind die postoperative Überwachung und die Entlassungsvorbereitung.

13.4 Frakturen

Postoperative Überwachung
- regelmäßig Durchblutungs-, Sensibilitäts- und Beweglichkeitskontrollen
- Veränderungen der Hautfarbe (livide bis blass) weisen auf schwellungsbedingte Gefäßkompression oder -verletzung hin.
- Behandelnden Arzt informieren, wenn Ein- bzw. Austrittsstelle der Nägel blutet.
- Patient darauf hinweisen, dass er jede Veränderung im Wundbereich (z.B. Taubheitsgefühl, Kribbeln, Schmerzen) mitteilen soll.
- Korrekten Sitz und Stabilität des Fixateurs kontrolliert der Arzt.

Lagerung
- Extremität in Schaumstoffschiene hochlagern, um Ödemabfluss zu unterstützen.
- Wadenbeinköpfchen besonders gut abpolstern → Gefahr lagerungsbedingter Schädigung des Nervus peronaeus.
- Gelkühlkissen können zur Schmerzlinderung und als abschwellende Maßnahme eingesetzt werden, 15 Min. nicht überschreiten (sonst Kälteschäden).

Wundversorgung
Für die Wundversorgung gelten die aseptischen Regeln des Verbandwechsels (S. 180). Die sog. Pintrack-Infektion (Pin=Stift, Track=Weg) kann zur Lockerung und damit zur Instabilität führen. Bei fortschreitender Infektion droht die Bohrlochosteomyelitis.
- **Offene Wundbehandlung:** Eintrittsstellen und Wunde mit geeignetem Wundantiseptikum (z.B. Lavanid) desinfizieren, äußere Metallteile mit alkoholischem Hautantiseptikum absprühen. Bei sauberen und trockenen Wundverhältnissen ist es möglich, die Extremität mit lauwarmer, steriler Ringerlösung zu spülen und den Wundbereich mit sterilen Kompressen zu trocknen.
- **Geschlossene Wundbehandlung:** Eintrittsstellen nach Desinfektion mit Schlitzkompressen abdecken und mit Binde fixieren.

Entlassungsvorbereitung
Zum Schutz vor Verletzungen können spezielle Plastikkappen auf die Schraubenenden gesteckt werden. Dem Patienten kann zusätzlich gezeigt werden, wie er bei alltäglichen Verrichtungen (z.B. beim An- und Auskleiden, bei der Körperpflege und im Schlaf) Verletzungen vermeiden kann. Er wird darüber informiert, dass sich die Metallteile bei starker Sonneneinstrahlung erwärmen. Bei Beschwerden sollte der Patient umgehend den Arzt aufsuchen. Nach dem Entfernen der Pins werden die Wundlöcher steril verbunden. Später reicht ein Pflaster aus.

Pflege bei Extensionsbehandlung
Pflegerische Hilfe benötigt der Patient bei der Körperpflege, beim An- und Auskleiden, bei der Nahrungsaufnahme und bei den Ausscheidungen.

Lagerung
- Bett mit hochstellbarem Fußende → Körpergewicht des Patienten wirkt als Gegenzug.
- Frakturiertes Bein auf Lagerungsschiene oder Kissen lagern. Weitere Kissen oder Polster zum Halt des unverletzten Beines.
- Darauf achten, dass die verletze Extremität achsengerecht gelagert ist.
- Fibulaköpfchen zur Verhinderung einer Peroneuslähmung druckfrei lagern.
- Fersen hohl lagern, Spitzfußprophylaxe durchführen.
- **Bettwäschewechsel:** bei Extension der unteren Extremität erfordert 2–3 Pflegepersonen. Beim Anheben des Patienten hat eine Pflegeperson darauf zu achten, dass der Patient und die Lagerungsschiene gleichzeitig angehoben werden.

13 Pflege von Patienten mit Erkrankungen des Bewegungssystems

Extensionsgestänge
- Über variable Extensionsgestänge, die am Fußende des Bettes befestigt sind, wird ein Seilzug über Rollen mit Gewichten belastet.
- Zuggewicht wird vom Arzt angegeben, beträgt ca. 10–15% des Körpergewichts.
- Gewichte müssen frei hängen, Zugschnüre nicht durch Bettdecke belasten.
- Eine am Extensionsgestänge angebrachte Horizontalstange kann die Bettdecke halten.
- Bei Beförderung (z.B. zur regelmäßigen Röntgenuntersuchung) muss das Gewicht gehalten werden, damit es nicht gegen das Bettende schlägt. Abschließend Position des Seilzugs und der Extensionsgewichte kontrollieren.

Komplikationen vermeiden
Lange Bettlägerigkeit verursacht Sekundärerkrankungen wie Dekubitus, Thrombose, Kontrakturen und Obstipation. Die Pflegeperson leitet gezielt pflegerische Maßnahmen nach individueller Risikoeinschätzung ein. Physiotherapie und medikamentöse Thrombosepropylaxe gehören zur begleitenden Behandlung.

Pflegerische Überwachung
- Durchblutung, Sensibilität und Beweglichkeit der Zehen bzw. Finger kontrollieren.
- Angeordnete Schmerzmittel verabreichen, Wirksamkeit überprüfen.
- Durchtrittsstellen der Extensionsnägel auf Entzündungszeichen beobachten
- Haut auf Spannungsblasen inspizieren.

Ruhigstellende Stützverbände
Der Stützverband, der aus Gips oder Kunststoff besteht, stellt sowohl die Fraktur als auch die benachbarten Gelenke ruhig. Die Extremität wird in Funktionsstellung fixiert, um die negativen Folgen im Falle einer Versteifung gering zu halten und eine Gebrauchsfähigkeit im Verband zu ermöglichen. Die Behandlung dauert bis zum knöchernen Ausbau der Fraktur. Zur Auswahl stehen Gipsstützverbände und synthetische Stützverbände (Cast).

Praxistipp: Wegen der Verklebungs- und Allergiegefahr immer mit Einmalhandschuhen arbeiten, Kleidung schützen. Raue Oberfläche des Verbandes kann mit dünnem Nylonstrumpf oder Schlauchmull abgedeckt werden.

Hautschutzmaßnahmen
Nach Inspektion der Haut werden bestehende Wunden desinfiziert und mit einer sterilen Auflage versorgt. An der einzugipsenden Extremität wird ein Schlauchverband (z.B. Tg-Verband, Stülpa) angebracht. Der faltenfreie Unterzug aus Schlauchmull ist hautfreundlich und gewährleistet den Feuchtigkeits- und Wärmeaustausch. Er verhindert
- Festkleben von Körperhaaren mit dem Stützverband,
- Juckreiz unter dem Verband, Verrutschen der Polsterwatte,
- Kontakt mit der Polsterwatte (Dermatitisgefahr).

An beiden Enden sollte der Schlauchmull ca. 5 cm länger als der Gips sein, um durch späteres Umschlagen ein Randpolster bilden zu können.

Polsterung
- **Gezielte Polsterung:** Zum Schutz vor Druck- und Scheuerschäden im Bereich oberflächlich verlaufender Nervenbahnen oder Knochenvorsprüngen ohne ausreichende Weichteildeckung. Sie besteht aus speziell anmodellierten Polsterstücken aus Filz oder Schaumgummi.

13.4 Frakturen

- **Zirkuläre Polsterung:** aus Verbandwatte (zunehmend aus synthetischem Material), wird von distal nach proximal gewickelt, einzelne Polstertouren überlappen um die Hälfte. Um ein Polster am Rand des Stützverbandes zu erhalten, Verbandwatte um 5–10cm verlängern und abschließend umschlagen. An besonders druckgefährdeten Stellen wie Ferse oder Ellenbogen zusätzliche Polsterstücke auflegen.
- **Krepppapier/Schaumstoffbinden:** Eine Lage Krepppapier zur zusätzlichen Fixierung. Sie sind wasserabweisend imprägniert, schützen die Polsterwatte vor Feuchtigkeit.

Gipsbinden und Gipslonguetten

Gipsbinden sind gerollt und eignen sich für die zirkuläre Anlage eines Stützverbandes. Gipslonguetten sind gelegt bzw. gefaltet. Sie werden für Gipskonstruktionen verwendet, wenn Biege- und Druckkräften entgegengewirkt werden muss, wie das bei Extremitätenfrakturen der Fall ist. Die synthetischen Stützverbände stehen ebenfalls als Binde oder Longuette zur Verfügung.

Arbeitsregeln

1. Zügiges Arbeiten. Die schnelle Abbindezeit von etwa 5 Min. erfordert eine strukturierte Ablauforganisation. Alle erforderlichen Materialien müssen vorab sorgfältig bereitgelegt werden.

2. Sauberes Tauchwasser. Die Tauchwassertemperatur beeinflusst die Abbindezeit und damit die Verarbeitungszeit des Gipses. I.d.R. beträgt die Wassertemperatur 20–25°C. Zu warmes Tauchwasser (ca. 35°C) kann zu Wärmeschäden an der Haut führen. Tauchwasser regelmäßig wechseln, damit die Abbindezeit durch Gipsreste nicht verkürzt wird. Technik des Tauchvorgangs ist abhängig davon, ob Binden oder Longuetten verarbeitet werden.

3. Richtiges Anlegen. Gipsbinde flach und ohne Zug auf das entsprechende Körperteil abrollen und mit der flachen Hand anmodellieren, Falten glätten. Mit der letzten Gipsbinde Unterpolsterung umschlagen → Randpolster, das oben und unten die scharfen Randkanten verdeckt. Für eine Gipsschiene glatt gezogene Longuette auf gepolsterte Körperstelle legen. Eine nasse Mullbinde fixiert die Schiene zunächst. Vor dem Abhärten Randkanten vom Körper weg abrunden. Mullbinde nach dem Aushärten durch elastische Binde ersetzen.

4. Vollständiges Austrocknen. Nach 5–10 Min. ist der Gips abgebunden und damit nicht mehr verformbar. Solange Extremität ruhig halten. Vollständige Austrocknung dauert je nach Dicke des Gipses 24–36 Std. In dieser Zeit Gips nicht belasten. Zur Information des nachbehandelnden Arztes können einige Daten auf dem Gips notiert werden, z.B. Datum des Anlegens.

Stützverband – Vorbereitung und Lagerung

- Patient wird durch Arzt über Art und Dauer der Ruhigstellung informiert. Er trifft auch die Entscheidung über eine evtl. Schmerzmittelgabe oder Kurznarkose.
- Pflegeperson hilft Patienten beim Ausziehen. Nagellack und Fingerringe entfernen, um Endglieder auf Schwellung und mangelnde Durchblutung beobachten zu können.
- Patient auf geeignete Lagerbänkchen oder Polsterkissen lagern.
- Fixation endet i.d.R. 2 Querfinger breit vor Ellenbeuge, Achselhöhle, Leiste und Kniekehle, um die Bewegungsfreiheit des folgenden Gelenkes nicht einzuschränken.

Spalten des Gipses und Nachbereitung

Ein Stützverband, der nach einer frischen Fraktur oder nach einer Operation angelegt wurde, muss nach dem Aushärten gespalten werden. Als abschwellende Maßnahme sollte bei Fixation die betreffende Extremität frühzeitig hochgelagert werden. Das kann durch Hochstellen der Bettenden, Schienenlagerung, Keile oder Kissen ermöglicht werden. Auch trockene Kälte wirkt abschwellend.

Während des Aushärtens sollte der Gipsverband immer möglichst flächig und gleichmäßig aufliegen. Damit die Feuchtigkeit verdunsten kann, werden Gipsverbände nicht zugedeckt und die Einmalunterlage als Bettschutz wird häufig gewechselt. Bei sehr großen Gipsverbänden ist der Patient vor Auskühlung zu schützen.

> **Merke:** Heben Sie den frischen Gips nur mit den flachen Händen. Vermeiden Sie Fingerabdrücke auf dem Gips, sie führen zu Druck auf dem darunter liegenden Gewebe.

Beobachten des Patienten

- Durchblutung, Sensibilität, Beweglichkeit der Zehen und Finger regelmäßig überprüfen.
- Patient sollte jede Auffälligkeit wie Schmerzen, Gefühllosigkeit, Kribbeln oder Spannungsgefühl sofort weitergeben.
- Bei Schmerzen klären, ob es sich um einen Wund-, Fraktur- oder Druckschmerz durch einen zu engen Gips handelt.
- Ein zu lockerer Gips gewährleistet nicht ausreichend die Ruhigstellung. Deshalb muss u.U. nach dem Abschwellen ein neuer Gips angelegt werden.
- **Komplikationen:**
  - Venenthrombose, Druckschäden
  - Durchblutungsstörungen, Kontrakturen

Entfernen des Stützverbandes

Röntgenkontrollen geben Auskunft über den Heilungsprozess der Fraktur. Zirkuläre Gipsverbände werden mit der oszillierenden Gipsfräse entfernt. Der stabilere Kunststoffverband muss von zwei Seiten zur Schale geschnitten werden, um die Extremität herauszuheben.

> **Praxistipp:** Machen Sie den Patienten auf das Geräusch und die evtl. Wärmeentwicklung aufmerksam.

Nach dem Aufsägen wird der Gips mit dem Gipsspreizer oder dem Rabenschnabel aufgebrochen. Restliche Polsterschichten werden mit der Verbandschere aufgetrennt, so kann der Stützverband vollständig entfernt werden.

Ruhigstellende elastische Verbände

Die angelegten Verbände werden während der Behandlung nicht abgenommen, deshalb müssen gefährdete Hautstellen (z.B. Achsel oder die Brust bei Frauen) geschützt werden. Haut darf nicht auf Haut liegen, ein Schutz aus Mullkompressen, evtl. mit Polsterwatte, ist erforderlich.

- **Rucksackverband:** bei Klavikulafrakturen, besteht aus mit Watte gepolstertem Schlauchverband, der wie Rucksackriemen angelegt wird und die Schultern nach hinten zieht (Abb. 13.2a).
- **Desaultverband:** stellt Schultergelenk und Oberarm ruhig, besteht aus schulterbreitem Schlauchmull und wird mit Pflaster fixiert oder es wird ein Fertigverband

mit Klettverschlüssen angelegt. Der betroffene Arm ruht in gebeugter Stellung vor dem Körper (Abb. 13.2b).
- **Gilchristverband:** bei Oberarmschaftfrakturen oder Verletzungen im Bereich des Schultergürtels. Ein Schlauchverband von 3–4-facher Armlänge oder ein Fertigverband mit Klettverschlüssen fixiert den betroffenen Arm in gebeugter Stellung vor dem Oberkörper (Abb. 13.2c).
- **Dachziegelverband:** z. B. bei Zehenfrakturen durch das schichtweise Übereinanderkleben von Pflasterstreifen angelegt.

Abb. 13.2 a *Rucksackverband,* ***b*** *Desaultverband,* ***c*** *Gilchristverband.*

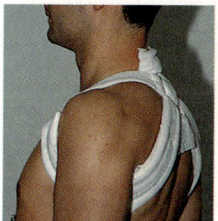 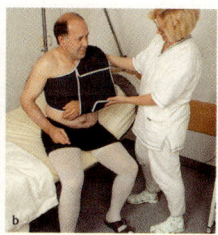 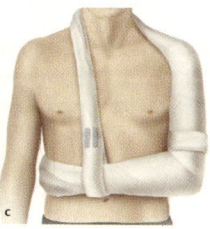

Unterstützung bei den ATL
- **Körperpflege:** Gips unbedingt trocken halten. Kunststoffstützverbände sind nicht empfindlich beim Kontakt mit Wasser. Spezielle Plastikbeutel, die den Verband wasserdicht verschließen, ermöglichen dem Patienten zu duschen.
- **Kleiden:** Zweckmäßige Kleidung, z. B. mit seitlichen Reißverschlüssen oder leichte Änderungen, und anfängliche Hilfestellung ermöglichen dem Patienten bald mehr Selbstständigkeit.
- **Lagerung und Mobilisation:**
  - Kissen und Schienen unterstützen im Bett den Stützverband.
  - Erste Mobilisation nach vollständigem Aushärten des Gipses mit Begleitung und Unterstützung.
  - Korrekten Umgang mit Hilfsmitteln erklären.
  - Übergroßer Strumpf wärmt und sorgt für ausreichende Durchblutung.
  - Bei Rumpfgipsen benötigt der Patient Hilfe beim Anlegen des Gipskorsetts (2 Gipsschalen werden mit Klettverschlüssen fixiert). Hat er das Korsett an, ist der Patient mobil.
- **Essen und Trinken:** Bei Frakturen der oberen Extremität evtl. bei der Zubereitung der Mahlzeiten unterstützen, z. B. Fleisch schneiden oder Brötchen schmieren.

13.5 Amputationen

13.5.1 Grundlagen

> **Definition:** Unter einer **Amputation** wird die vollständige Entfernung eines Körperteils verstanden. Sie erfolgt als therapeutische Maßnahme (geplante Amputation) oder nach schweren gewaltsamen Einwirkungen als traumatische Amputation.

13 Pflege von Patienten mit Erkrankungen des Bewegungssystems

Geplante Amputation
Bei manchen Erkrankungen ist es trotz aufwendigster therapeutischer Bemühungen nicht möglich, das erkrankte Körperteil zu erhalten. Solche Erkrankungen können sein:
- Durchblutungsstörungen bei Arteriosklerose oder Diabetes mellitus
- maligne Tumoren, Infektionen, angeborene Missbildungen (selten)

Traumatische Amputation
In manchen Fällen ist es möglich, das abgetrennte Körperteil (Amputat) zu replantieren. Voraussetzungen:
- glatte Amputationsränder (keine ausgedehnten Weichteilzerstörungen)
- saubere Wundverhältnisse, gesunde Durchblutungssituation
- schnelles Handeln und korrekter Umgang mit dem Amputat

> **Merke:** Grundsätzlich kann niemals am Unfallort entschieden werden, ob eine Replantation möglich ist oder nicht. Das Amputat muss gezielt gesucht werden. Es ist nach dem Auffinden so zu behandeln, als werde es replantiert.

- **Verhalten am Unfallort:** betroffene Extremität zur Blutstillung nicht abbinden, mit einem (möglichst) sterilen Verband komprimieren und hochgelagern.
- **Versorgung des Amputats:** steril in Kompressen verpacken, in saubere Plastiktüte legen. Diese in eine zweite Tüte legen, die mit Wasser-Eis-Gemisch gefüllt ist. → Haltbarkeitsverlängerung.

> **Merke:** Auf keinen Fall sollte das abgetrennte Körperteil direkt mit Wasser oder Eis in Berührung kommen. Das verpackte Amputat wird schnellstens gemeinsam mit dem Patienten in das Krankenhaus gebracht.

Gelingt die Replantation nicht, ist das Ziel aller Bemühungen ein sauberer prothesengängiger Amputationsstumpf ohne Wundinfektion.

Komplikationen
- Nachblutungen, Wundheilungsstörungen und -infektionen
- Kontrakturen, Stumpfödeme
- Hauterkrankungen im Stumpfbereich (bakteriell oder pilzbedingt, z. B. Kontaktdermatitis, Follikulitis und Furunkel
- Hauttumoren und Prothesenrandknoten
- Stumpfschmerzen und Phantombeschwerden.

> **Gesundheitsförderung und Prävention:** Mittlerweile ist bekannt, dass das Risiko an Phantombeschwerden zu leiden erhöht ist, wenn der Patient bereits vor der Amputation starke Schmerzen hatte. Im Gehirn manifestierte sich dieser Schmerz als „schmerzgeladene Gedächtnisspur" (Striebel 1999). Wirksamste Therapie gegen Phantomschmerzen ist also die lückenlose Schmerztherapie in der prä- und postoperativen Phase!

Schmerztherapie nach Amputationen
- Schmerzmittel, Antikonvulsiva, Muskelrelaxanzien
- schmerzdistanzierende Antidepressiva, Calcitonin

Weitere Maßnahmen sind:
- therapeutische Lokalanästhesie
- Nervenblockaden, auch als kontinuierliche Periduralblockade mit Katheter
- TENS (transkutane elektrische Nervenstimulation)
- peridurale Rückenmarkstimulationen
- Akupunktur, Entspannungstechniken, lokale Kältebehandlungen/Wechselbäder
- psychologische bzw. psychotherapeutische Behandlung bei langwierigen Phantomschmerzen

13.5.2 Pflege- und Behandlungsplan

Operationsvorbereitung

Allgemeine Operationsvorbereitungen siehe S. 581. Im Aufnahmegespräch können Kontakte zu sozialen Diensten geknüpft werden, wenn es um die Klärung von Fragen in beruflicher oder finanzieller Hinsicht geht.

Präoperatives Training. Patienten mit Beinamputation können schon vor der Operation den Umgang mit Unterarmgehstützen lernen. Der gezielte Aufbau von Muskelgruppen erleichtert die vermehrte Beanspruchung und vermeidet Muskelkater.

> **Merke:** Alle vorbereitenden Maßnahmen müssen die besondere psychische Situation des Patienten berücksichtigen.

Postoperative Maßnahmen

Allgemeine Maßnahmen der postoperativen Phase siehe S. 586. Zur Gewährleistung eines komplikationslosen Genesungsverlaufs stehen folgende speziellen Schwerpunkte im Vordergrund.

Überwachung auf Nachblutungen

Der Verband und die Drainagen sind gezielt zu kontrollieren. Wegen der Verstopfungsgefahr der Saugdrainagen ist die Sogkontrolle besonders wichtig.

Notfallmaßnahme. Um bei einer spontanen Nachblutung schnell reagieren zu können, in Patientennähe einen Abbindeschlauch deponieren. Alle an der Behandlung Beteiligten müssen wissen, wo sich dieser befindet und wie er angewendet wird.

Stumpfgips. Wurde zur Verhinderung eines postoperativen Ödems intraoperativ ein Stumpfgips angelegt, ist die Überwachung des Wundgebiets erschwert. Nachblutungen können nicht frühzeitig erkannt werden. Deshalb muss bei übermäßigen Schmerzen, ansteigenden Temperaturen oder wenn Wundsekret durch den Verband dringt, der Arzt informiert werden, der die weiteren Maßnahmen anordnet. Der Gips wird nach 12–14 Tagen entfernt.

Lagerung des Stumpfs – Entlasten des Wundgebietes

Um einem Wundödem vorzubeugen, wird das Stumpfende in den ersten 24 Stunden auf ein kleines Kissen und hochgelagert. Bei ausgedehnten Schwellungen wird der Stumpf noch länger stundenweise 30° hochgelagert.

> **Merke:** Bei Patienten mit gestörter Durchblutung (AVK) wird das Stumpfende horizontal oder tiefer gelagert und nicht hoch.

13 Pflege von Patienten mit Erkrankungen des Bewegungssystems

Vermeiden von Kontrakturen
Beugekontrakturen in der Hüfte (nach Oberschenkelamputationen) und im Knie (nach Unterschenkelamputationen) erschweren das Aufrichten des Oberkörpers und die Gewichtsübernahme auf die Prothese. Deshalb wird das betroffene Körperteil **gestreckt** gelagert.

- **Lagerung bei Oberschenkelamputation:**
  - Im Liegen Hüftgelenk in Nullstellung, Stumpf flach und gestreckt lagern.
  - Korrekte Lagerung im Rollstuhl durch entsprechende Hilfsmittel gewährleisten.
  - Patient sollte nur kurzzeitig am Bettrand sitzen.
  - Zur Streckung des Stumpfs sollte der Patient zeitweise auf dem Bauch liegen.
- **Lagerung bei Unterschenkelamputation:**
  - Zusätzliche Streckung, wenn der Stumpf mit einem Sandsäckchen beschwert wird.
- **Lagerung bei Fingeramputationen:**
  - Fingerstumpf wird geschient, befindet sich damit in Streckstellung.

Unterstützung bei den ATL und Mobilisation
- Frühzeitige Mobilisation am 1. oder 2. postoperativen Tag verringert das Dekubitusrisiko sowie die Gefahr einer Thrombose oder Pneumonie und stabilisiert den Kreislauf.
- Patient mit Amputation an oberer Extremität benötigt Hilfe bei Körperpflege und Essen.
- Patient mit Amputation der unteren Extremität benötigt Hilfe bei Veränderung seiner Körperlage.
- Unterstützt von zwei Pflegepersonen wird der Patient für kurze Zeit aufgerichtet und vor das Bett gestellt. Ausmaß und Dauer der Mobilisation hängen von mehreren Faktoren ab, z. B.
  - Einschränkung, Schmerzsituation, körperliche Verfassung.

> **Praxistipp:** Eine Dauerversorgung mit einem Rollstuhl wird nicht angestrebt. Die Unbeweglichkeit und Bewegungseinschränkung im Hüft- und Kniegelenk wird dadurch gefördert und ein späteres Gehen evtl. unmöglich gemacht.

Wundbehandlung
- **Verbandwechsel** (aseptisch, S. 180):
  - Zeitpunkt bestimmt der Arzt
  - Patient sieht das erste Mal seinen Amputationsstumpf, er benötigt einfühlsame Unterstützung.
- **Grenzzonenamputation:** bei pAVK (S. 313)
  - Amputation im Zehen- oder Fußbereich erfolgt als Gangränabtragung im Übergang zwischen noch durchblutetem und gangränösem Gewebe.
  - Wunde ist nicht durch Naht verschlossen, sondern heilt sekundär durch Granulation.
  - Art und Häufigkeit des Verbandwechsels bestimmt der Arzt.

Wickeln des Stumpfs
Um Abschnürungen zu vermeiden, wird mit Kurzzugbinden in Achtertouren gewickelt. Begonnen wird an der Stumpfspitze, weiter wird mit abnehmendem Druck zum Körper hin gewickelt. Der diagonale Zug bestimmt die Formung des Stumpfes. Zur besseren Fixierung und um das Verrutschen zu vermeiden, wird das nächste höhere Gelenk mit eingebunden. An Stellen mit geringer Weichteildeckung oder

13.5 Amputationen

Knochenvorsprüngen sollten Stumpfkissen aus Schaumgummi oder Rollenwatte eingewickelt werden.

> **Praxistipp:** Die Binde darf nicht zu straff angelegt werden, um einem druckbedingten Schwund der Stumpfmuskulatur vorzubeugen. Beim Wickeln des Oberschenkelstumpfes muss darauf geachtet werden, dass der Stumpf in Streckstellung gewickelt wird. Deshalb ist es empfehlenswert, den Stumpf im Stehen zu wickeln.

Der Stumpf wird so lange gewickelt, bis er vollständig abgeschwollen ist. Wenn der Patient das Wickeln erlernt hat, kann er dessen Durchführung selbst übernehmen.

Stumpfhygiene

- Stumpf sorgfältig inspizieren: Stumpfhaut, Hautdurchblutung und Narbe.
- Tägliches kurzes Waschen mit warmem Wasser und milder Seife.
- Haut darf nicht aufgeweicht werden, muss sehr sorgfältig abgetrocknet werden.
- Neigt ein Patient zu starker Schweißabsonderung, kann der Stumpf durch Abwaschungen oder Stumpfbäder mit Salbeitee behandelt werden.

> **Praxistipp:** Ein Handspiegel hilft dem Patienten, seinen Stumpf besser zu sehen. Nach einer behutsamen Anleitung kann er selbstständig die Haut am Stumpf auf Veränderungen beobachten.

Abhärtungsmaßnahmen. Nach abgeschlossener Wundheilung kann mit Abhärtungsmaßnahmen begonnen werden. Der Patient wird über die Bedeutung dieser Maßnahmen aufgeklärt und frühzeitig in die Durchführung einbezogen:
- nach dem Waschen kräftig abfrottieren
- Stumpfhaut nach dem Waschen weich bürsten
- Luft und Licht einwirken lassen
- durchblutungsfördernde kaltwarme Wechselbäder
- Narbenpflege mit pH-neutraler Salbe
- Stumpfbewegungen in Materialien wie Sand, Erbsen, spezieller Knetmasse

Schmerzbehandlung

Maßnahmen zur Analgesie werden nach ärztlicher Anweisung durchgeführt. Ein enger Kontakt zum Patienten und eine gute Beobachtungsgabe werden dabei von den Pflegepersonen erwartet. Auch im Hinblick auf den Phantomschmerz ist der frühzeitige Therapiebeginn entscheidend für den Erfolg.

Prothesenanpassung

6–12 Monate nach der Amputation hat der Stumpf seine endgültige Form. Dann kann vom Orthopädiemechaniker eine individuelle Dauerprothese angepasst werden.

> **Merke:** Jede Art der Prothesenversorgung erfordert unbedingt eine Schulung und Begleitung des Prothesenträgers durch Physio- oder Ergotherapeuten, um die Möglichkeiten aber auch die Grenzen aufzuzeigen.

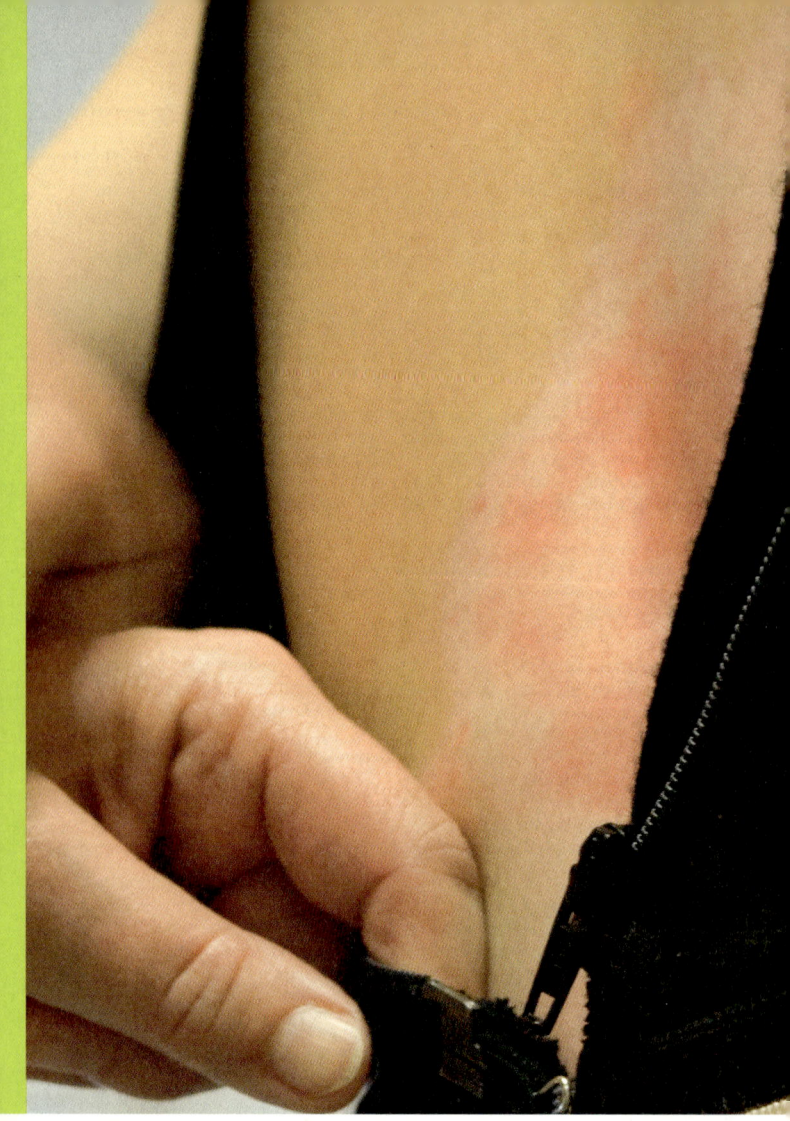

14 Pflege von Patienten mit Erkrankungen der Haut

14.1 Ekzemerkrankungen

14.1.1 Grundlagen

> **Definition:** Unter **Ekzem** versteht man eine Gruppe von entzündlichen Hauterkrankungen, und zwar sowohl akute Ekzeme/Dermatitis und chronische Ekzeme. Häufig wird der Begriff **Dermatitis** synonym verwendet. Im deutschen Raum wird i.d.R. unterschieden zwischen
> - akuter Kontaktdermatitis,
> - seborrhoischem Ekzem (beruhend auf vermehrtem Talgfluss mit zusätzlicher Pilzinfektion; wird hier nicht näher beschrieben),
> - chronischem Kontaktekzem (kumulativ-toxisch oder allergisch bedingt),
> - atopischem Ekzem.
>
> Etwa 15–21% aller Patienten mit Hauterkrankungen leiden unter Ekzemerkrankungen.

Für die Beschreibung von Hautveränderungen bei Erkrankungen der Haut im Allgemeinen sowie bei Ekzemerkrankungen im Besonderen sind Grundkenntnisse der unterschiedlichen Hautveränderungen (Tab. 14.1) sowie der dermatologischen Therapie unabdingbar.

Tab. 14.1 Bezeichnung krankhafter Hautveränderungen.

Primäreffloreszenzen (unmittelbar durch die Erkrankung verursacht)	Sekundäreffloreszenzen (entstehen im Anschluss an eine primäre Effloreszenz)
■ **Makula**: reine Farbveränderung, die nicht tastbar ist ■ **Urtica** (Quaddel): über das Hautniveau erhaben und meist hellrot ■ **Papula**: über das Hautniveau erhabenes Knötchen durch Substanzvermehrung in der Epidermis oder Dermis ■ **Nodulus**: größeres Knötchen ■ **Nodus**: großer Knoten ■ **Tumor** (Geschwulst): Knoten oder Knötchen beliebiger Größe (keine Aussage über Gut- oder Bösartigkeit) ■ **Vesikula**: kleine, in der Epidermis gelegene, mit Flüssigkeit gefüllte Hohlräume; größere Blasen werden als Bulla bezeichnet. ■ **Pustula**: mit Eiter gefüllter Hohlraum	■ **Erosio** (Erosion): oberflächlicher Gewebedefekt ■ **Exkoriatio** (Abschürfung): tieferer Gewebedefekt mit Verletzung des Papillarkörpers ■ **Rhagade** (Schrunde), **Fissur** (Hautriss): spaltförmiger Einriss durch Elastizitätsverlust und Überdehnung ■ **Crusta** (Kruste): besteht aus eingetrocknetem Serum, ggf. mit Blutbeimengung ■ **Ulkus** (Geschwür): tiefreichender Gewebedefekt ■ **Cikatrix** (Narbe): entsteht bei Defektheilung ■ **Squama** (Schuppe): Hautbestandteile, die sich lösen (lassen) ■ **Hyperkeratose**: pathologische Verhornung ■ **Atrophie**: Gewebeminderung ■ **Nekrose**: besteht aus abgestorbenem Gewebe

Externa

Dies sind Zubereitungen für die topische (örtlich, lokal) Therapie ohne spezielle Wirkstoffe:
- **Wässrige Lösungen:** wirken als feuchte Umschläge oder Verbände durch Verdunstungskälte kühlend und haben damit abschwellende, antientzündliche und juckreizlindernde Eigenschaften. Durch Zusatz von Antiseptika sind sie z.B. bei infektiösen Hauterkrankungen geeignet; zugesetzte Alkohole erhöhen den Kühleffekt durch Verdunstungskälte.

- **Fette:** Vaseline oder Paraffin bilden einen Film auf der Hautoberfläche, der Schutz vor hydrophilen (wasserlöslichen) Stoffen bildet. Sie lassen sich mit Wasser nicht abwaschen, wirken hautaufweichend und fördern die Penetration von Arzneimitteln. Sie wirken der Feuchtigkeits- und Wärmeabgabe entgegen.
- **Öle:** werden insbesondere als Badezusätze verwendet, die der Rückfettung der ausgetrockneten Haut dienen.
- **Puder:** Feststoffe, die die Hautoberfläche vergrößern und damit durch Verdunstungskälte kühlend, antientzündlich und austrocknend wirken. In Abhängigkeit vom Feststoff können sie Sekret aufnehmen.
- **Schüttelmixturen:** Suspensionen aus Feststoff und Flüssigkeit, müssen vor Gebrauch geschüttelt werden. Nach Auftragen mit Pinsel verdunstet die Flüssigkeit durch die große Oberfläche des Feststoffs. Dies entzieht der Haut Wärme und Feuchtigkeit; übrig bleibt eine fest haftende Puderschicht.
- **Pasten:** bestehen aus Fett und pulverförmigen Bestandteilen und wirken kühlend, sekretaufsaugend und hautschützend. Je höher der Anteil der Pulverbestandteile, desto härter ist die Paste. Eine harte Zinkpaste eignet sich z.B. zur Abdeckung von Ulkusrändern, um Kontakt der Haut mit Ulkustherapeutika zu verhindern. Weiche Pasten wirken stärker antientzündlich und fettend, der Wärmestau ist geringer.
- **Salben:** Mischung unterschiedlicher Fette. Sie erweichen Keratosen, haben okklusive (verschließende) Effekte, die zu Sekret- und Wärmestau führen können und sind i.d.R. schlecht abwaschbar.
- **Cremes:** Emulsionen vom Typ Öl-in-Wasser ohne Deckwirkung. Wasser verdunstet und wirkt entzündungshemmend und je nach Anteil mehr oder weniger stark kühlend.

14.1.2 Pflege- und Behandlungsplan

Zur topischen Therapie anleiten

- Patienten vermitteln, dass im akuten Stadium Umschläge hilfreich sind.
- Leinenläppchen in kühle Antiseptika-Lösungen tauchen, auswringen, auf betroffene Areale auflegen und wiederholt befeuchten.
- Im späteren Stadium sind zunächst fettarme, kühlende Cremes hilfreich.
- Salben nur bei im Vordergrund stehender trockener Haut und Schuppung.
- Mehrfaches Eincremen pro Tag ist i.d.R. günstiger als einmalige Therapie mit zu fettreichen Lokaltherapeutika.
- Patienten muss meist die Angst vor der Anwendung von Kortikosteroiden genommen werden (Steroidphobie).

Gesundheitsberatung

- In Gesprächen lassen sich Stress auslösende Situationen abklären; ggf. muss darauf hingewirkt werden, dass Patienten professionelle psychologische Betreuung akzeptieren.
- Informationen über andere auslösende Faktoren wie Schwitzen oder Juckreizerzeugung durch Schafwolle auf der Haut müssen vermittelt werden.
- Im Gespräch ist zu klären, ob der Patient unter subjektiven Nahrungsmittelunverträglichkeiten leidet.
- Abzuklären ist daneben die Allergienbelastung im häuslichen Milieu.

14.2 Psoriasis

14.2.1 Grundlagen

> **Definition:** Die **Psoriasis vulgaris** (Schuppenflechte) ist eine entzündliche Hauterkrankung mit akutem exanthematischem oder chronisch-stationärem Verlauf bei genetischer Prädisposition. Die Psoriasis ist eine häufige Erkrankung mit einer Morbidität von 1–2%.

Ursachen

- Autoimmunerkrankung, deren Allergene bislang nicht bekannt sind.
- Provokationsfaktoren sind: bakterielle Infektionen (insbesondere Tonsillitis mit β-hämolysierenden Streptokokken der Gruppe A), Medikamente wie Betablocker und Lithium, Alkohol, Stress aber auch Schädigung der Epidermis durch z. B. Kratzen oder Sonnenbrand.

Symptome

Klinisch bestehen erythematosquamöse Plaques (rötlich-geschuppte, plattenähnliche Hautveränderung) besonders an den Streckseiten der Gelenke und der Kopfhaut. Auch Rumpf und Gehörgänge sind häufig betroffen. Die Herde jucken meist nicht. Besondere Manifestationsorte sind die Finger- und Fußnägel. Auch intertriginöse Bereiche (Achseln, Genitalbereich, Bauchnabel, Analfalte) können gerötet sein.

Diagnostik und Therapie

Die Diagnose lässt sich i. d. R. aufgrund des klinischen Befundes stellen.

Zur Behandlung können zunächst abschuppende Externa zur Anwendung kommen. Verwendet wird meist Salizylsäure in Vaseline (Cave: Bei großflächiger Anwendung Systemwirkung durch Resorption, insbesondere Vergiftungen bei Kindern möglich).

- topische **Glukokortikoide** wirken antientzündlich, haben aber keinen Dauereffekt.
- **Vitamin-D**-ähnliche Substanzen (z. B. Calcipotriol) wirken anti-proliferativ und topisch immunsuppressiv.
- topische **Vitamin-A-Säure**-ähnliche Substanzen wirken ebenfalls anti-proliferativ.
- **Cignolin** zeigt eine gute Wirkung bei längerfristiger Therapie, wird aber nur noch selten angewendet. Die Substanz riecht unangenehm und verfärbt Kleidung und selbst Badewanne und Dusche.
- **UV-Therapien**, insbesondere UVB und PUVA (Photochemotherapie).
- **Fumarsäureester** beeinflussen die T-Zell-Aktivierung.
- **MTX** (Methotrexat) und **Ciclosporin** als Zytostatika bei schweren Formen
- **Biologicals** sind spezielle Antikörper und Proteine, die sich gegen Entzündungszellen oder spezielle Zytokine richten.

14.2.2 Pflege- und Behandlungsplan

Nach Ablösen der Schuppung mittels Salizylvaseline (Salizylsäure in Vaseline album) wird eine UV-Behandlung begonnen. Topisch wird Calcipotriol und Glukokortikoid über 14 Tage verwendet. Die Kopfhaut wird mit Salizylsäure in einer abwaschbaren Salbengrundlage entschuppt, im Weiteren mit einer Calcipotriolhaltigen Lösung therapiert.

Zur angepassten Hautpflege anleiten

- Nach Baden oder Duschen Haut mit weichem Handtuch vorsichtig abtrocknen → zusätzliche Reizung vermeiden.

- Hautpflegepräparate auftragen, z. B. harnstoffhaltige Externa. Zu fettige Salben können ungünstig wirken; wichtig ist Auswahl eines verträglichen und als angenehm empfundenen Präparates.
- Schuppen durch Keratolytika (salizylsäurehaltige Externa) ablösen. Die mechanische Schuppenablösung mit Bürste, Bimsstein usw. strikt unterlassen.
- Auch Schuppung im Bereich der Kopfhaut mit keratinolytischen Externa ablösen und mit speziellen Shampoos auswaschen.
- Behandlung der Haut mit Externa prinzipiell nach UV-Therapie.
- Haut auf Haut und Feuchtigkeit in intertriginösen Bereichen verstärkt Schuppenflechte. Patient zum Einlegen von Leinenläppchen anleiten.
- Haut in Umgebung des Afters nach dem Stuhlgang intensiv reinigen, Zinkpaste kann zum Hautschutz aufgetragen werden.
- Sitzbäder mit Gerbstoffen wirken entzündungshemmend.

Gesundheitsberatung

- Patient über juckreizverstärkende Faktoren (Stress, Alkohol und mechanische Hautreizung) und Kontakt mit hautreizenden Substanzen informieren.
- Lindernd können spezielle Externa, die z. B. Menthol, Polidocanol oder Harnstoff enthalten, oder gelegentlich kühles/kaltes Duschen wirken.
- Auch Entspannungstechniken können hilfreich sein.
- Information über Auslösung von Schuppenflechte durch Reizung (Köbner-Phänomen) ist unerlässlich. Sowohl mechanische Reizung, z. B. durch Kratzen aber auch Sonnenbrand, Verbrennungen, usw. können Psoriasisherde auslösen.

14.3 Erysipel (Wundrose)

14.3.1 Grundlagen

> **Definition:** Das **Erysipel** ist eine meist durch β-hämolysierende Streptokokken ausgelöste akute, flächenhafte Infektion der Haut.

Ursachen
Dazu gehören Krankheitsgefühl, Schüttelfrost und Fieber. Die Bakterien können in die Haut durch Verletzungen aber auch Mazerationen im Bereich der Zehenzwischenräume bei Fußpilz eintreten.

Symptome
Typischerweise kommt es einseitig am Bein oder im Gesicht zu einer rasch auftretenden, scharf begrenzten, flammenden Rötung. Die Haut ist überwärmt und druckschmerzhaft, insbesondere an den Extremitäten tritt ein deutliches Ödem auf. Das betroffene Hautareal kann sich sehr rasch vergrößern, Bläschen, größere Blasen und auch Nekrosen können auftreten. Der Patient fühlt sich abgeschlagen und krank und hat Fieber.

Komplikationen
Bei chronisch-rezidivierendem Verlauf muss mit Lymphödemen gerechnet werden. Als Streptokokkenfolgeerkrankungen sind insbesondere Nierenentzündungen (Poststreptokokken-Nephritis) sowie Entzündungen am Herzen (Endokarditis und Perikarditis) zu nennen.

Diagnostik und Therapie
Eine Abstrichdiagnostik ist nicht hilfreich, da die sich in der Haut ausbreitenden Bakterien nicht erfasst werden. Eine hochdosierte intravenöse Antibiotikabehandlung (z. B. Penicillin, Cephalosporin, ggf. auch Makrolide oder Clindamycin) ist unerlässlich. Topisch werden zunächst antiseptische Umschläge angewendet. Weitere Maßnahmen sind Bettruhe und Ruhigstellung des betroffenen Körperabschnitts, bei Erysipel im Gesicht Sprechverbot und flüssige Kost sowie die Sanierung von Eintrittspforten. Bei einem Ödem nach Abheilung der akuten Phase Lymphdrainage und Kompressionsverband.

14.3.2 Pflege- und Behandlungsplan
- Anleitung des Patienten zur Durchführung antiseptischer Umschläge
- regelmäßige Kontrolle der Ausbreitung der Hautentzündung, ggf. Markierung des Randes
- Rückstellung und ggf. Hochlagerung der betroffenen Körperpartie
- Kontrolle von Temperatur und Kreislaufparametern
- nach Abklingen der Infektion ggf. Anlegen von Kompressionsverbänden
- Behandlung der Eintrittspforte, z. B. Versorgung der Zehenzwischenräume mit einem Antimykotikum

> **Merke:** Infolge kleiner Verletzungen können Bakterien in die Haut eindringen und eine akute Entzündung der Haut auslösen. Auf Sanierung der Eintrittspforte muss geachtet werden, ein Lymphödem kann Folge eines chronisch-rezidivierenden Erysipels sein.

14.4 Verbrennungen

14.4.1 Grundlagen

> **Definition:** Bei einer **Verbrennung** führen thermische, elektrische oder chemische Unfälle zu Verletzungen der Haut. Eine Schädigung der Haut geschieht bei einer Temperatur von mehr als 52 °C. Im Weltunfallgeschehen steht die Brandverletzung an 3. Stelle. Die Dunkelziffer, meist mit Bagatellverletzungen, ist relativ hoch. Hospitalisiert wird in etwa eine schwere Verbrennung pro 20 000 Einwohner.

Ursachen
Ursachen für die Verletzungen sind Flammenverbrennungen, Verbrühungen, Explosionen, Kontaktverbrennungen (Herdplatte), elektrische und chemische Verbrennungen.

Symptome
Als Symptome werden hier die Tiefe und das Ausmaß/die Schwere der Verbrennung, die Verbrennungskrankheit sowie ein etwaiges Inhalationstrauma erfasst.

Verbrennungstiefe
Bisher gibt es kein zuverlässiges Verfahren, um die Verbrennungstiefe zu messen. Deshalb erfolgt die Einschätzung durch das geschulte Auge. Ihre Symptome und Merkmale sind in Tab. 14.2 aufgeführt.

Tab. 14.2 Symptome und Merkmale der Verbrennungstiefe

Verbrennungsgrad	Symptomatik	Lokalisation	Besonderheit
Grad 1	Rötung, Sonnenbrand, Schwellung durch reaktives Ödem	obere Epidermis	schmerzhaft
Grad 2a	Rötung, Blasenbildung, feuchter Wundgrund	Epidermis, teils Corium	sehr schmerzhaft
Grade 2b	Blasen zerrissen, weißlicher Wundgrund	Epidermis, teils Corium	weniger schmerzhaft, Haare und Nägel bleiben fest
Grad 3	Nekrose, weißgrauer Wundgrund, lederartig	Epidermis und Corium zerstört	schmerzfrei, Haare und Nägel fallen aus

Merke: Drittgradige Verbrennungen sind schmerzfrei!

Verbrennungsausmaß und -schwere

Das Ausmaß einer Verbrennung wird mit der Neuner-Regel nach Wallace berechnet. Ein betroffener Arm nimmt z. B. 9 % ein, der Rücken z. B. ebenso wie ein Bein jeweils zweimal 9, also 18 %. Eine einfache Regel für den Laien am Unfallort ist die 1-%-Regel. Die Handfläche des Verletzten (nicht die Eigene!) entspricht einem Prozent der Körperoberfläche.

Die Verbrennungsschwere wird nach dem Verbrennungsindex berechnet. Dabei werden verschiedenen Parametern (z. B. Alter, verbrannte Körperoberfläche, Verbrennungstiefe) Punktwerte zugeordnet. Die Summe der Punkte lässt Aussagen über die Prognose zu; je höher die Summe, desto höher das Sterblichkeitsrisiko.

Verbrennungskrankheit

Gekennzeichnet ist die Verbrennungskrankheit durch einen typischen Verlauf in 3 Phasen.

1. Verbrennungsschock. Über die Verbrennungswunde verliert der Körper am 1.–3. Tag Flüssigkeiten (Exsudat). Zusätzlich verdunstet mehr Wasser über die verbrannte Haut (Evaporation). Daneben treten Wasser, Elektrolyte und Plasmaeiweiß aus dem Blut-Gefäß-System in das umgebende Gewebe über. Das so entstehende Verbrennungsödem befällt nicht nur die Verletzungsareale, sondern den gesamten Körper und alle Organe. Die Folge ist ein hoher Flüssigkeitsverlust, der unbehandelt zu einem Volumenmangelschock führt.

2. Resorptionsphase. Nach frühestens 24 Std. stoppt der massive Flüssigkeitsverlust und das Ödem wird – medikamentös durch Diuretika unterstützt – rückresorbiert. Die Flüssigkeitszufuhr gegenüber dem ersten Tag wird deutlich reduziert. Es erfolgt eine Flüssigkeitsbilanzierung, bei der die Evaporation und das Exsudat mit berechnet werden müssen. Das fehlende Eiweiß und die Elektrolyte, die über die Wunde weiter verlorengehen, müssen ersetzt werden. Diese Phase dauert vom 2. bis zum 8. Tag.

3. Verbrennungskrankheit. Diese dauert ca. vom 8. Tag bis zur Wundheilung. Wache Patienten fühlen sich kraftlos, antriebsarm, appetitlos und haben ein ausgeprägtes Krankheitsgefühl. Klinisch erkennt man eine Tachykardie, gesteigerte Ventilation, vermehrten Sauerstoffverbrauch, Fieber und Gewichtsabnahme. Ursache ist ein gesteigerter Stoffwechsel, der bei allen Brandverletzten eintritt. Der Körper versucht mit diesem Hypermetabolismus den Wärmeverlust auszugleichen. Eine andere Ursache ist die erhöhte Katecholaminausschüttung, die bei ausgeprägten Verbrennungsverletzungen nachgewiesen wurde.

> **Merke:** Eine Verbrennungswunde wird unweigerlich mit Keimen besiedelt und Infektionen treten auf. Da die Immunabwehr bei Brandverletzten gesenkt ist, können diese Infektionen bis zur Sepsis führen. Diese ist immer noch eine der häufigsten Todesursachen in der Verbrennungsbehandlung.

Inhalationstrauma

Der Verdacht eines Inhalationstraumas liegt immer vor bei:
- Verbrennungsunfall in geschlossenen Räumen
- Gesichtsverbrennungen, Heiserkeit
- Ruß im Nasen-Rachenraum (versengte Nasenhaare)

Schon bei Verdacht auf Inhalationstrauma ist die frühzeitige Intubation das Mittel der Wahl. Neben der Gefahr eines toxischen Lungenödems besteht zusätzlich die Gefahr, dass sich wie an der Verbrennungswunde ein Ödem bildet und somit eine spätere Intubation nur unter Schwierigkeiten möglich ist. Die Prognose eines Schwerstbrandverletzten mit Inhalationstrauma verschlechtert sich gravierend.

> **Merke:** Ein Brandverletzter ist primär ansprechbar. Bewusstlosigkeit spricht immer für eine Rauchgasvergiftung oder eine Begleitverletzung (z.B. Schädelhirntrauma)!

Therapie

Erstversorgung

Erste-Hilfe-Maßnahmen durch den Laien.
- brennende Kleidung mit Decken, Kleidungsstücken oder durch Wälzen auf dem Boden löschen
- Verletzten aus dem Gefahrenbereich ziehen
- Feuerwehr, Rettungsdienst alarmieren
- schwelende Kleidung mit Wasser löschen, Kleidung entfernen
- auf der Haut klebende Kleidung belassen
- sofortiges Kühlen mit lauwarmem Wasser zur Schmerztherapie – nicht bei großflächiger Verbrennung oder bewusstlosen Patienten. Gefahr der Unterkühlung!
- zum Transport Wunden steril abdecken

Erstversorgung durch den Notarzt.
- Legen großlumiger venöser Zugänge
- Gabe von Elektrolytlösung oder Ringerlaktat
- Analgosedierung, frühzeitige Intubation
- steriles Abdecken von Wunden

Die Volumentherapie richtet sich heute fast einheitlich nach der **Baxter-Formel**. Für Erwachsene gilt:

4 ml Ringerlaktat × % verbrannte Körperoberfläche (VKOF) × kg Körpergewicht.

Davon wird die Hälfte in den ersten 8 Stunden gegeben, der Rest in den nachfolgenden 16 Stunden. Für einen 80 kg schweren Patienten mit 60% verbrannter KOF bedeutet dies 19 200 ml Ringerlaktat in den ersten 24 Stunden.

Stationäre Erstversorgung. In den Zentren werden die Patienten in einem speziellen Aufnahmeraum erstversorgt. Dieser Raum hat eine Duschmöglichkeit für den Patienten, ist klimatisiert und hat eine Raumtemperatur von 30–35 °C. Hier wird unter sterilen Kautelen gearbeitet. Zur Erstversorgung in einem Brandverletztenzentrum gehören folgende Maßnahmen:

- Sicherung von Atmung und Kreislauf, Weiterführung der Analgosedierung
- Festlegung von Verbrennungsausmaß und -tiefe
- Berechnung des Flüssigkeitsbedarfs, Anlage eines Blasenkatheters
- Abstriche aller Verbrennungsareale zum Bakteriennachweis
- Reinigung und Desinfektion des gesamten Körpers mit Rasur und Abtragung der Verbrennungsblasen, Wunddebridement
- evtl. Escharotomie (Entlastungsschnitte durch Durchtrennung der Nekrose)
- Wundverband, evtl. Bronchoskopie zum Ausschluss eines Inhalationstraumas
- kontinuierliche Überwachung: Kreislaufsituation, Atmung, Urinausscheidung
- Tetanusprophylaxe

> **Merke:** Da drittgradige Verbrennungen sich nicht mehr dehnen, können durch das entstehende Verbrennungsödem die arterielle Blutversorgung bzw. (bei drittgradigen Verbrennungen des Thorax) die Atmung stark beeinträchtigt sein. Zur Entlastung führt hier die Escharotomie (Entlastungsschnitte durch den Verbrennungsschorf).

Verbrennungsbehandlung

Zur lokalen Behandlung der Verbrennungswunde gehören Nekrosenabtragung und Wundverschluss. Tab. 14.3 gibt Aufschluss über Behandlungsmöglichkeiten und die ungefähre Dauer der Wundheilung.

Tab. 14.3 Behandlungsmöglichkeiten von Verbrennungen.

Verbrennungsgrad	Behandlung	Abheilung
Grad 1	kühlende Gels oder Lotionen	spontan, nach ca. 3 Tagen ohne Narben
Grad 2a	Silbersulfadiazinsalbe, Fettgaze, Suprathel	nach ca. 7–10 Tagen spontan, ohne Narben
Grad 2b	Silbersulfadiazinsalbe, Suprathel, Fettgaze	unter Narbenbildung nach ca. 2–3 Wochen, evtl. ist eine Hauttransplantation nötig
Grad 3	Silbersulfadiazinsalbe, später Fettgaze mit und ohne Wirkstoffe	immer mit Narbenbildung, Defektverschluss nur mit Hauttransplantation möglich

14.4.2 Pflege- und Behandlungsplan

Zu einem therapeutischem Team in einem Verbrennungszentrum gehören Chirurgen, Intensivmediziner, Krankenpflegepersonal, Physiotherapeuten, Ergotherapeuten, Psychologen, Seelsorger und Angehörige. Zu den Aufgaben der Pflege gehören:

Isolation

Auf einer Brandverletztenstation liegt der Patient in einem Einzelzimmer (Box) isoliert. Dies darf nur durch eine Schleuse und nur mit sterilem Kittel, Haube, Mundschutz und sterilen Handschuhen betreten werden. Die Boxentemperatur liegt meist bei 30–35 °C und einer Luftfeuchtigkeit von ca. 45 %.

14.4 Verbrennungen

Wundversorgung

Unter OP-Bedingungen dauert der tägliche Verbandwechsel unter Umständen zwei Stunden und mehr. Schritte:

- alten Verband entfernen, Wunde mit antiseptischen Lösungen säubern
- Nekrosen und Krusten abtragen und Wunde beurteilen
- Gaze- bzw. Salbenverbände auftragen

Da der Verbandwechsel schmerzbedingt eine hohe Belastung darstellen kann, ist für eine ausreichende Analgosedierung zu sorgen. Schmerzlos verläuft der Verbandwechsel bei Verbrennungen 2. Grades mit der Wundauflage **Suprathel**, da diese mit einer abdeckenden Fettgaze auf der Wunde verbleibt und nur die äußeren Mullkompressen gewechselt werden. Nach ca. 10–21 Tagen löst sich das Suprathel; die Wunde darunter ist verheilt.

Ernährung

Bei dem erhöhten Energiebedarf des Brandverletzten ist immer eine Kombination aus parenteraler, enteraler und später oraler Ernährung notwendig. Nahrung sollte kalorien- und eiweißreich sein. Zusätzlich werden Vitamine und Spurenelemente verabreicht. Der Patient wird täglich gewogen. Schmerzen, Angst und Frieren erhöhen den Kalorienverbrauch des Kranken. Eine geplante Pflege mit ausreichender Analgesie, warmer Umgebung sowie Vermeidung unnötiger Schmerzen und Ängste sind Prioritäten in der Brandverletztenpflege.

Infektionskontrolle

Der Brandverletzte ist ausgesprochen infektanfällig. Er ist gefährdet durch die eigenen Keime aus dem Gastrointestinaltrakt, den oberen Luftwegen, der unverbrannten Haut und den behaarten Körperteilen. Ein weiteres Problem sind die Hospitalkeime, die ihren Weg vor allem über das Personal zu ihm finden. Die Verbrennungswunde bildet einen idealen Nährboden (Wärme, Feuchte) für das Keimwachstum. Es gilt, sämtliche Hygienevorschriften streng zu beachten.

Lagerung und Mobilisation

Die Lagerung am ersten Behandlungstag ist auf die Ödemausbildung ausgerichtet. Alle verletzten Extremitäten werden hochgelagert; bei Gesichtsverbrennung wird der Patient sitzend gelagert. Liegt der Verletzte zu lange auf seinen Wundflächen, kommt es zu einer Minderperfusion, Schmerzen und zu direktem Kontakt mit Wundsekreten. Dies bedeutet Wundheilungsstörungen und Infektionsgefahr.

Für die Weichlagerung gibt es spezielle Betten, Luftkissen- und Glaskugelbetten. Diese Betten werden individuell eingesetzt, z.B. bei Rückenverbrennungen und nach Transplantationen. Sie bieten neben dem Effekt der Weichlagerung auch den Effekt der Wundaustrocknung. Sobald die Genesung fortschreitet, ist die frühzeitige Mobilisation anzustreben.

Kontrakturenprophylaxe und Narbenbehandlung

Bei spontan heilenden tieferen Verbrennungen und allen transplantierten Arealen entstehen Narben. Diese Narben schrumpfen, sodass gesunde Hautpartien der Umgebung verzogen werden und die Bewegung eingeschränkt wird. Die Physiotherapeuten, aber auch Ergotherapeuten und Pflegende arbeiten von Anfang an gegen den Narbenzug, um eine möglichst hohe Beweglichkeit der Gelenke zu erhalten. Narben neigen auch zur Hypertrophie (überschießende Gewebebildung). Druck verändert die Narbe, hält sie geschmeidiger und flacher.

Sobald die Wunden verheilt sind, wird dem Brandverletzten eine maßangefertigte Kompressionsbandage angelegt, die möglichst 24 Stunden getragen werden sollte. Dies ist so lange nötig, bis das Narbenwachstum nach ca. 1–2 Jahren abgeschlossen ist.

Psychologische Betreuung

Intakte Haut bedeutet für den Menschen nicht nur Integrität, physischen und psychischen Schutz, sondern auch ungestörte Abgrenzung von der Umwelt. Beim Schwerstbrandverletzten verstärken seelische und soziale Einflüsse die ausgeprägten Schmerzerlebnisse; er hat Angst zu sterben und entstellt zu sein. Die frühe und regelmäßige psychologische und psychotherapeutische Behandlung von Brandverletzten bildet einen wesentlichen Faktor zur Vorsorge seelischer und sozialer Langzeitschäden.

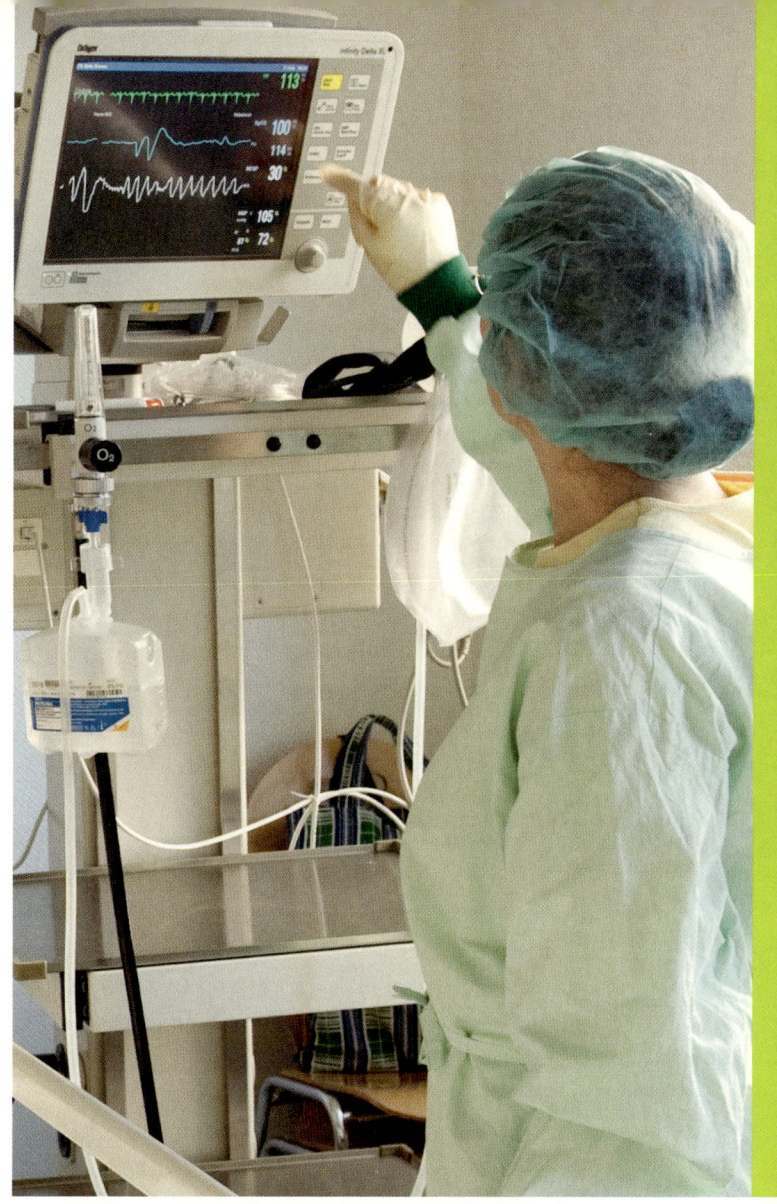

Pflege von Patienten mit Infektionskrankheiten

15 Pflege von Patienten mit Infektionskrankheiten

15.1 HIV/AIDS

15.1.1 Grundlagen

> **Defintion:** HIV ist die Abkürzung für die englische Bezeichnung „**Human Immunodeficiency Virus**" (dt.: menschliches Immunschwäche-Virus). HIV wurde erstmals 1983 in den USA als Verursacher der Immunschwäche AIDS nachgewiesen. AIDS kürzt die englische Bezeichnung „**Acquired Immuno-Deficiency Syndrom**" ab (dt.: erworbenes Immunschwäche-Syndrom). Von AIDS wird gesprochen, wenn ein HIV-positiver Mensch bestimmte Erkrankungen (S. 482) entwickelt, die auf eine HIV bedingte Immunschwäche zurückzuführen sind.

Übertragungswege und Prävention

- ungeschützter Sexualverkehr, Gebrauch von infizierten Kanülen
- Schwangerschaft, Geburt und Stillen, Blutkonserven, Nadelstichverletzungen

Wichtige Präventionsmaßnahmen sind:
- Diagnostik und Therapie von HIV und anderen Geschlechtskrankheiten
- safer Sex, männliche Zirkumzision, Postexpositionsprophylaxe
- Kaiserschnittentbindung und Stillverzicht bei HIV-Infektion der Mutter
- sterile Injektionskanülen, Sicherheit von Blutprodukten
- Hygienemaßnahmen in der Gesundheitsversorgung

> **Gesundheitsförderung und Prävention:** Eine effiziente HIV-Therapie und männliche Zirkumzision bieten keinen vollständigen Schutz vor einer HIV-Übertragung, und sollten daher nicht als Ersatz für safer Sex, sondern als zusätzliche Präventionsmaßnahme betrachtet werden.

Diagnostik und Verlaufskontrolle

Eine HIV-Infektion wird mit HIV-Antikörper-Tests im Serum nachgewiesen:
- **1. Blutabnahme:** Suchtest mit HIV-ELISA (Enzyme Linked Immunoabsorbent Assay,) oder mit dem HIV-Schnelltest, bei positivem Befund Kontrolle durch Bestätigungstest (Westernblot-Test)
- **2. Blutabnahme:** bei positivem Bestätigungstest zum Ausschluss von Verwechslungen

Zur Verlaufskontrolle der HIV-Infektion werden die CD4-Zellzahl und die Viruslast regelmäßig bestimmt.

> **Merke:** Jeder Patient muss vorab darüber informiert sein, dass er auf HIV getestet wird. Ergebnisse von HIV-Tests sollten nie allein auf der Basis eines positiven Suchtests und möglichst nur von Ärzten mitgeteilt werden. Bei negativem Testergebnis ist immer daran zu denken, dass erst 3–12 Wochen nach der Infektion Antikörper im Blutserum nachweisbar sind (Serokonversion).

Therapie

Die Einteilung der HIV Infektion von der US-amerikanische Gesundheitsbehörde CDC (Center of Disease Control) kategorisiert die Stadien nach Symptomkategorien und nach CD4-Zellzahlen (Tab. 15.1).

15.1 HIV/AIDS

Tab. 15.1 CDC-Klassifikation (nach Hoffmann et al 2007).

CD4-Zellen/µl	klinische Kategorie A (symptomlos)	klinische Kategorie B (Symptome, kein AIDS)	klinische Kategorie C (AIDS)
Kategorie 1: > 500	A1	B1	C1
Kategorie 2: 200–499	A2	B2	C2
Kategorie 3: < 200	A3	B3	C3

Therapieempfehlungen richten sich nach dem jeweiligen Krankheitsstadium. Beim Auftreten von HIV-assoziierten Symptomen oder einem Abfall der CD4-Zellen unter 350/µl wird eine antiretrovirale Therapie (ART) empfohlen. Fällt die CD4-Zellzahl unter 200/µl, ist die mögliche Prophylaxe von opportunistischen Infektionen von Bedeutung, und zwar auch dann, wenn bereits eine ART durchgeführt wird. Bei AIDS-definierenden Erkankungen sollte so schnell wie möglich, wenn noch nicht geschehen, mit einer ART begonnen werden.

> **Praxistipp:** Laborwerte sind nur Anhaltspunkte. Die Entscheidung für den Beginn einer antiretroviralen Therapie liegt immer beim Patienten. Der Erfolg ist maßgeblich von der regelmäßigen Medikamenteneinnahme (Adherence) abhängig. Wegen der hohen Mutationsfähigkeit des HIV kann unregelmäßige Medikamenteneinnahme rasch zu Resistenzen führen. Dadurch werden zukünftige Behandlungsoptionen eingeschränkt. Pflegende können helfen, Nebenwirkungen und Schwierigkeiten bei der Einnahme einer ART zu erkennen und den Patienten bei der Medikamentenverabreichung unterstützen.

Antiretrovirale Therapie (ART)

Derzeit stehen 4 Substanzklassen zur Verfügung, die viruseigene Enzyme hemmen und unterschiedliche Schritte der HIV-Vermehrung blockieren:
- Fusionsinhibitoren hemmen die Fusion
- Nukleosidale/Nichtnukleosidale Reverse Transkriptase Inhibitoren (NRTI/NNRTI) hemmen die reverse Transkription
- Integrase Inhibitoren hemmen die Integration
- Protease Inhibitoren (PI) hemmen die Maturation (Reifung)

Die heute übliche ART beinhaltet die gleichzeitige Gabe von mindestens 3 Wirkstoffen aus einer oder mehreren Substanzklassen.

Nebenwirkungen.
- Diarrhö und Übelkeit, periphere Polyneuropathie, Anämien
- allergische Reaktionen (manchmal lebensbedrohlich), Leberfunktionsstörungen
- Nierensteine und Pankreatitis, Alpträume und Schlafstörungen
- Wesensveränderungen, Depression oder Psychosen
- Lipodystrophie-Syndrom geht einher mit
  - dünnen Extremitäten, Zunahme des Brust- und Bauchumfangs, Verlust des Wangenfettes, manchmal auch Vollmondgesicht und Büffelnacken. Diese äußerliche Stigmatisierung wird häufig begleitet von Stoffwechselstörungen.

15.1.2 Pflege- und Behandlungsplan

Pflegemaßnahmen bei symtpomatischer HIV-Infektion (Stadium B)

> **Praxistipp:** Erfahrungsgemäß müssen Sie den Patienten konkret nach Veränderungen fragen. Oft denken sich die Patienten nichts dabei, wenn Kleinigkeiten auftreten, z. B. Hautpilz zwischen den Zehen.

Um Symptome wie Hautveränderungen, Soor, Gewichtsverlust, Fieber oder Durchfall frühzeitig zu erkennen, sind folgende pflegerische Maßnahmen von besonderer Bedeutung.

Hautkontrolle. Auf Hautveränderungen und Hautläsionen achten. Besonders häufig treten Hautpilze, Herpes simplex und Feigwarzen auf (auch im Intim- und Analbereich). Herpeserkrankungen werden je nach Anordnung lokal oder systemisch mit Aciclovir behandelt. Die Wundheilung der durch Herpes simplex hervorgerufenen Ulzerationen im Analbereich kann zusätzlich durch ein Eichenrindensitzbad einmal täglich unterstützt werden. Gründe für bestehenden Juckreiz bzw. wahrgenommene Kratzspuren sind abzuklären.

Kontrolle der Mundhöhle. Auch kleine Veränderungen oder Läsionen der Mundschleimhaut sind zu behandeln. Eine äußerst gründliche Mundpflege und Reinigung der Zahnzwischenräume sollte zur Gewohnheit werden, um die Besiedelung von Krankheitserregern möglichst zu vermeiden. Der Patient sollte sich über die Mundpflege auch ausführlich beim Zahnarzt beraten lassen.

Gewichtskontrolle. Eine regelmäßige Kontrolle des Körpergewichts ist notwendig, um einer plötzlichen Gewichtsveränderung entgegenzuwirken.

Temperaturkontrolle. Haben die Pflegeperson oder der Patient den Verdacht, dass die Körpertemperatur ansteigt, wird sie kontrolliert.

Stuhlkontrolle. Das Stuhlverhalten des Patienten wird abgeklärt (Diarrhö, Obstipation), um frühzeitig Medikamentennebenwirkungen oder Verschlechterungen des Allgemeinzustandes wahrzunehmen.

Pflegemaßnahmen bei AIDS (Stadium C)

Das Vollbild AIDS ist durch das Auftreten bestimmter AIDS- definierender Erkrankungen gekennzeichnet. Dazu gehören z.B. schwere Infektionserkrankungen (opportunistische Infektionen), bestimmte Malignome (Krebserkrankungen), ausgeprägte ungewollte Gewichtsabnahme (Wasting-Syndrom), und neurologische Erkrankungen, z.B. die HIV-Enzephalopathie.

Opportunistische Infektionen

- Durch Erreger hervorgerufen, die dem gesunden Menschen nichts anhaben, den Immungeschwächten aber krank machen.
- Wichtigste opportunistische Erregern: Pneumocystis carinii (Pneumocystis carnii Pneumonie, PCP), Toxoplasma Gondii, Zytomegalieviren (CMV).
- Weitere Erreger: Candida albicans mit Befall der Speise- oder Luftröhre, Herpes simplex mit generalisiertem Befall, Papova-Viren, die Erreger der progressiven multifokalen Leukenzephalopathie, Histoplasmose oder Kryptokokken außerhalb der Lunge, tuberkulöse oder atypische Mykobakterien, Mikro- oder Kryptosporidien beim Darmbefall.

> **Merke:** Patienten mit einer CD4-Zellzahl ≤ 200 µl sollten eine Primärprophylaxe (z.B. Cotrim forte) erhalten, welche gleichzeitig der Toxoplasmose und der PCP vorbeugt. Da eine unbehandelte CMV-Retinitis sehr rasch zur Erblindung führen kann, sind halb- bis vierteljährliche augenärztliche Kontrollen ratsam.

> **Praxistipp:** Schlagen Sie unbedingt zur speziellen Pflege der Erkrankungen, die bei HIV-Patienten auftreten können, und den sich daraus ergebenden Pflegeproblemen im jeweiligen Kapitel dieses Buches nach.

Besondere Anforderungen an die Pflege

> **Praxistipp:** Profitieren Sie vom Wissensstand der Patienten und stehen Sie dazu, wenn Sie etwas nicht wissen. Nur so können Sie das Vertrauen der Patienten gewinnen bzw. behalten.

Situation des Patienten. Bei neu an AIDS erkrankten Patienten kommt neben der Auseinandersetzung mit einer lebensbedrohlichen Erkrankung gleichzeitig oft die Auseinandersetzung mit der Diagnose hinzu. Mehr als die Hälfte der Patienten, die heute noch an AIDS erkranken, wissen nichts von ihrer HIV-Infektion. Die übrigen führten meist aus verschiedenen Gründen nicht rechtzeitig eine ART durch. Hier sind neben Pflegespezialisten auch Pflegeuniversalisten gefragt, die ihre Fähigkeiten zur Beobachtung, ihr Einschätzungsvermögen und ihre Möglichkeiten ausschöpfen, interdisziplinär zu arbeiten.

Berufsrisiko einer HIV-Infektion. Das persönliche Risiko einer beruflichen Infektionskrankheit wird minimiert, wenn gezielt die allgemein gültigen Hygieneschutzmaßnahmen angewandt und der direkte Kontakt zu Körperflüssigkeiten (z.B. durch das Tragen von Handschuhen) vermieden wird.

> **Merke:** Das größte Risiko für berufliche Infektionskrankheiten ist Hektik bei der Arbeit und Unachtsamkeit.

Sollte sich eine Pflegeperson an infizierten Kanülen stechen oder ungeschützt mit infizierten Körperflüssigkeiten in Kontakt kommen, sollte sie sich an die Empfehlungen der Deutschen und Österreichischen AIDS Gesellschaft halten (Abb. 15.1).

> **Gesundheitsförderung und Prävention:** Falls die HIV-Infektion des Patienten zwar wahrscheinlich, jedoch nicht sicher ist, sollte ein HIV-Schnelltest erfolgen (Aufklärung, Einwilligung erforderlich!), der innerhalb weniger Stunden Klarheit bringen kann, sodass ggf. eine HIV-Postexpositionsprophylaxe durchgeführt werden kann.

Pflegende sollten nicht nur wissen, wie sie sich vor einer Ansteckung schützen können, sie müssen auch ihre alltäglichen pflegerischen Handlungen perfekt beherrschen. Pflegepersonen sollen sich sicher fühlen bei den Verrichtungen im Zusammenhang mit HIV-positiven Patienten, damit die Beziehung nicht von Angst überschattet ist. Patienten spüren, wenn eine von Angst gehemmte Pflegeperson auf sie zukommt.

15 Pflege von Patienten mit Infektionskrankheiten

Isolationsmaßnahmen. HIV-positive oder an AIDS erkrankte Patienten müssen nur isoliert werden, wenn sie an infektiösen Sekundärerkrankungen leiden. Dann werden Hygienemaßnahmen notwendig, wie sie bei infektiösen Patienten durchgeführt werden müssen (S. 485). Sind keine infektiösen Sekundärerkrankungen aufgetreten, kann der Patient z.B. im Mehrbettzimmer liegen und seine Wäsche wird normal versorgt. An AIDS Verstorbene dürfen dann auch normal aufgebahrt werden.

15.2 Clostridium-difficile-assoziierte Diarrhö (CDAD)

15.2.1 Grundlagen

Clostridium-difficile-assoziierte Erkrankungen sind im Krankenhaus ein zunehmendes Problem, insbesondere bei der Betreuung schwerkranker und alter Menschen.

> **Definition: CDAD** (Clostridium difficile–assoziierte Diarrhö) ist eine mit Clostridium difficile (CD) verbundene Durchfallerkrankung. Sie wird durch direkten und indirekten Kontakt übertragen. Clostridium difficile ist Hauptverursacher der Antibiotika-assoziierten Kolitis (Dickdarmentzündung bei Antibiotikatherapie). CD ist ein anaerobes, d.h. ausschließlich unter Luftabschluss, existierendes Stäbchenbakterium. Der in Luft oder in fließendem Wasser vorkommende Sauerstoff ist für CD giftig. Um an der Luft zu überleben, verkapselt sich CD zu Sporen und ist resistent gegen Sauerstoff und Trockenheit.

Ursachen

C. difficile gehört zur Normalbesiedlung des menschlichen Darms, von Tieren und der Umwelt. Es findet sich im Darm

- von Erwachsenen zwischen 2–5% physiologisch,
- bei ca. 16–35% der Krankenhauspatienten als asymptomatische Kolonisation.

Neben zwei Endotoxin-produzierenden Stämmen existiert seit kurzem auch in Deutschland ein hoch virulenter C.-difficile-Stamm (Bezeichnung Ribotyp 027).

> **Merke:** Die Verbindung der nosokomial erworbenen CDAD mit einer vorausgehenden Antibiotika-Therapie ist eindeutig belegt. Durch Antibiose sterben viele der physiologisch im Darm lebenden Mikroben ab, Clostridien füllen schnell die entstandene Lücke aus.

Risikofaktoren

- langfristige und häufig aufeinander folgende Antibiosen
- Alter (> 65 Jahre), Dauer des Krankenhausaufenthaltes
- Sondenernährung, Schwere der Grunderkrankung (Intensivtherapie)

Die Mehrzahl der bei Aufnahme positiven Patienten bleibt ohne weiteren Befund. Demgegenüber entwickeln aber bis zu 70% der Patienten, die den Keim im Krankenhaus erwerben, eine symptomatische C.-difficile-assoziierte Diarrhö.

Symptome

Clostridium-difficile-assoziierte Erkrankungen stellen sich in sehr unterschiedlichen Ausprägungsformen dar. Sie reichen vom Unterbauchschmerz bis hin zur lebensbedrohlichen Kolitis (Dickdarmentzündung):

15.2 Clostridium-difficile-assoziierte Diarrhö (CDAD)

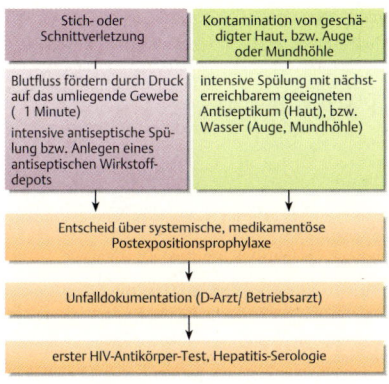

Abb. 15.1 Sofortmaßnahmen bei HIV-Exposition. Maßnahmen nach Stich- oder Schnittverletzung bzw. nach Kontamination von geschädigter Haut bzw. Schleimhaut mit HIV nach den Deutsch-Österreichische Empfehlungen (DAIG u. OEAIG 2008).

Die zu verwendenden Antiseptika sollten mindestens eine „begrenzt viruzide" Wirksamkeit aufweisen bzw. eine nachgewiesene Wirksamkeit gegen HIV. Geeignete Wirkstoffe sind z.B. Ethanol-basierte Kombination mit PVP-Jod wie Betaseptic o.a..
Situationsabhängig muss entschieden werden, ob die Antiseptik in der vorgeschlagenen Form auch gegen HBV und HCV gerichtet sein soll.

- Einige Patienten klagen über akute wässrige Diarrhö mit krampfartigen Unterbauchschmerzen und erhöhter Temperatur.
- Bei anderen Patienten zeigen sich daneben sehr starke, manchmal blutig–schleimige Durchfälle. Sie können zur Austrocknung (Dehydration) und Eiweißverlust (Hypoproteinämie) führen. Hinzu können Appetitlosigkeit und Schwindel kommen.
- Andere Patienten bilden charakteristische Pseudomembranen aus bis hin zu einer Kolitis, ggf. mit lebensbedrohlichem Ileus (Darmverschluss), toxischem Megakolon (starke Ausdehnung des Kolons) mit Gefahr der Darmwandperforation und anschließender Sepsis.

Diagnostik

- klinisches Bild (akute wässrige Durchfälle oder toxisches Megakolon)
- positiver Labornachweis der C.-difficile-Toxine im Stuhl oder C. difficile in der Stuhlkultur
- endoskopischer Nachweis einer pseudomembranösen Kolitis
- Nachweis typischer Entzündungszeichen in Gewebsproben (histologisch)

Therapie

Als Standardbehandlung der CDAD wird nach Absetzen einer anderweitigen antibiotischen Therapie, als Erstmaßnahme Metronidazol oder als Reserveantibiotikum Vancomycin oral verabreicht.

15.2.2 Pflege- und Behandlungsplan

Pflegerische Maßnahmen zur Infektionsprävention

Das pflegerische Management von CDAD-Fällen in der Klinik umfasst
- Kontaktisolierung der betroffenen Patienten sowie
- korrekte Standardhygiene mit Dekontamination der Patientenumgebung (Tab. 15.2).

15 Pflege von Patienten mit Infektionskrankheiten

Tab. 15.2 Infektionsprävention bei Infektionen durch C. difficile.

Prävention	Anmerkungen
mitarbeiterbezogene Maßnahmen	
Schutzkittel/-schürze tragen bei Möglichkeit der Kontamination der Arbeitskleidung (Kontakt mit Körperflüssigkeiten, Sekreten, Ausscheidungen, Betten des Patienten, Kontakt mit kontaminierten Körperarealen)	bei üblichen Pflegetätigkeiten wegen der stärkeren Kontamination des Patientenumfeldes
Kittel im Patientenzimmer mit der Außenseite nach außen aufhängen	Arbeitskleidung soll nicht kontaminiert werden
Schutzhandschuhe bei jedem Patientenkontakt (Ausscheidungen, Körperflüssigkeiten, Sekrete, Kontakt mit kontaminierten Körperarealen)	sofort nach Benutzen die schmutzigen Handschuhe ohne Kontamination der Hände ausziehen und sorgfältig entsorgen
Händedesinfektion bei allen infektionsgefährdenden Tätigkeiten in der üblichen Weise	die Verbreitung anderer vegetativer Mikroben muss verhütet werden
Händewaschung vor dem Umgang mit Nahrungsmitteln (Sondennahrung, Essen verteilen und reichen)	C. difficile wird fäkal-oral übertragen, die Sporenform von C. difficile wird nicht durch alkoholische Händedesinfektion inaktiviert! Daher wird hier ausnahmsweise die Waschung mit Wasser und Seife vorgezogen.
patientenbezogene Maßnahmen	
Unterbringung: ■ Einzelzimmer bei inkontinenten Patienten oder bei unzureichender Patientenhygiene ■ Mehrbettzimmer bei mäßiger Symptomatik möglich, jedoch nicht mit immunsupprimierten und Patienten mit Antibiotikatherapie	Zimmer kennzeichnen, Besucher müssen sich bei Pflegenden anmelden und eingewiesen werden
eigenes WC/ Toilettenstuhl	während der Dauer des Durchfalls; täglich sorgfältige desinfizierende Reinigung, einschließlich der Sitzflächenunterseite
Patienten in die sorgfältige Händewaschung einweisen	z.B. nach WC-Benutzung
patientenbezogene Pflegematerialien mit direktem Kontakt zum Patienten (Steckbecken, Urinflasche, Thermometer, EKG-Elektroden, Stethoskop usw.)	■ Fähigkeit von C. difficile, äußerst umweltresistente Sporen zu bilden mit Überlebensfähigkeit über Monate in der Stationsumgebung. ■ Einmalhüllen für Thermometer benutzen
Flächen (von Fußboden, Handkontaktflächen, Bettgestell, Nachtschrank, Türgriffe u.a.) werden mit sporozidem Desinfektionsmittel desinfiziert (wirkt gegen Sporen)	alternativ ist auch gründliche Reinigung angebracht, da Sporen mit üblichen Desinfektionsmitteln nicht inaktiviert werden
sichtbare Verunreinigungen (Kontaminationen durch Ausscheidungen, Sekreten, Blut) müssen sofort desinfizierend gereinigt werden	es ist kein Warten auf den Reinigungsdienst angebracht!
Müll und Bettwäsche in der üblichen Weise entsorgen	Bettwäsche vorsichtig abziehen, um Sporenverbreitung zu verhindern
Dauer dieser Vorbeugemaßnahmen	■ Abschluss nach Sistieren der Durchfälle für mehr als 48 Std. ■ keine Kontrolluntersuchungen vornehmen, da sich häufig asymptomatische Ausscheidung zeigt

Tab. 15.2 (Fortsetzung)

Prävention	Anmerkungen
Schlussdesinfektion	■ nach Abschluss der Isolierung durchführen ■ alle Flächendesinfektionsarbeiten mit einem sporoziden Desinfektionsmittel auf Peressigsäure-Basis und Schutzhandschuhen ausführen

Besonderer Hautschutz

Bei häufigen und heftigen Durchfällen ist ein spezieller Hautschutz und eine sorgfältige Hautpflege angebracht. Ziel ist es, den Säureschutzmantel zu erhalten. Nur die schonendste Form der Analreinigung ist hier zu empfehlen, z.B. mit natürlicher Vaseline. Hautschutzfilme, z.B. Cavilon-Film, erreichen eine Schutzwirkung von 2–3 Tagen. Sie werden auf die gründlich gereinigte und trockene Haut aufgebracht.

15.3 Meningitis

15.3.1 Grundlagen

Definition: Eine **Meningitis** ist eine Entzündung der weichen Häute des Gehirns und Rückenmarks.

Ursachen

- Bakterien und Viren (u.a. Masern-Virus, Varizella-Zoster-Virus, FSME), seltener Pilze und andere Pathogene
- Virale Meningitiden haben im Vergleich zu den bakteriellen Meningitiden fast immer einen leichteren Verlauf mit vollständiger Genesung.
- Akute bakterielle Meningitis (Entzündung von Pia mater und Arachnoidea) wird meist durch Streptococcus pneumoniae (Pneumokokken) und Neisseria meningitidis (Meningokokken) verursacht.

Übertragungswege

Meningitiden werden über verschiedene Wege übertragen (Tab. 15.3).

Tab. 15.3 Erreger und Infektionswege der Meningitis.

Erreger (Beispiele)	Infektionswege	Erkrankung
Neisseria meningitidis	Keimausbreitung über Blutgefäße, z.B. Pneumonie, bakterielle Endokarditis	bakterielle Meningitis
Paramyxovirus (Mumps)		virale Meningitis
Streptococcus pneumoniae	direkt von benachbarten Organen (z.B. Otitis media, Hirnabszess)	Pneumokokken-Meningitis
Staphylococcus aureus, Pseudomonas aeruginosa	von außen, z.B. bei liegendem Shunt, periduraler Anästhesie, offenem Schädel-Hirn-Trauma	eitrige Meningoenzephalitis (auf das Gehirn übergreifende Meningitis)

Symptome

Nach einer kurzen Phase unspezifischer Symptome (Erbrechen, Krankheitsgefühl, Muskelschmerzen und hohem Fieber >39°C mit Schüttelfrost) bildet sich das meningeale Syndrom aus. Kennzeichen:

- unerträgliche Kopfschmerzen, Lichtempfindlichkeit (Fotophobie),
- ausgeprägte Reizbarkeit bis hin zur Bettflucht (Berührungsempfindlichkeit),
- Bewusstseinseintrübung bis zum Koma, Meningismus (Nackensteifigkeit)

Komplikationen
- Septikämien mit hämorrhagischem Hautausschlag (Petechien, Waterhouse-Friderichsen-Syndrom (Blutungen in Gehirn und Nebennieren)
- Letalität liegt bei 5–30%, die Rate bleibender Schäden (Epilepsie, Hörverlust, Lähmungen u.a.) bei 20%

Diagnostik
- klinisch-neurologische Befundzeichen, Antigennachweis, Keimnachweis im Blut
- Schädel-CT zur Identifizierung einer möglichen Infektionsquelle (z.B. Sinusitis oder Mastoiditis) und Nachweis intrakranieller Komplikationen, z.B. Hirnschwellung (Hirnödem)
- Keimnachweis im Liquor

Therapie
Nachdem das Untersuchungsmaterial (Blut, Liquor) entnommen wurde, wird sofort hoch dosiert Penicillin i.v. verabreicht und auftretende Komplikationen behandelt.

> **Merke:** Der Verdacht auf eine bakterielle Meningitis erfordert die rasche Einleitung einer antibiotischen Therapie.

> **Gesundheitsförderung und Prävention:** Präventive Maßnahmen sind:
> - Impfung von Risikogruppen und (Pilger-)Reisenden in epidemische Länder des „Meningitisgürtels" (z.B. Mekka) sowie bei gehäuften Erkrankungen (Cluster)
> - antibiotische Prophylaxe für Personen, die bis zu 10 Tage (Inkubationszeit!) vor Erkrankungsbeginn enge („Kuss"-)Kontakte, zum Erkrankten hatten und medizinisch-pflegerische Mitarbeiter nach möglicher Tröpfcheninfektion (z.B. nach Reanimation, Intubation, endotrachealem Absaugen ohne Mund-Nasen-Schutz)
>
> Meldepflicht (§ 6 IfSG) besteht bei Verdacht zur Umgebungsprävention sowie bei Erkrankung und Tod.

15.3.2 Pflege- und Behandlungsplan
Da zerebrale und systemische Komplikationen, die in der Akutphase der Erkrankung auftreten können, häufig mit einem ungünstigen klinischen Verlauf verbunden sind, erfordert der Patient mit dieser akuten Infektionskrankheit eine intensivpflegerische Betreuung.

Isolierungsmaßnahmen
Patienten mit Verdacht auf Meningitis werden bis zu 24 Std. nach Therapiebeginn im Einzelzimmer isoliert. Danach ist keine spezielle Hygiene mehr notwendig, die über die Standardhygiene hinausgeht. Außerhalb des Körpers sterben die Keime rasch ab. Mitarbeiter schützen sich in dieser Zeit vor Tröpfcheninfektion und tragen einen Mund-Nasenschutz.

Kontrolle der Symptome

- Bewusstseinslage (Gefahr der Aspiration), Reaktion auf Ansprache
- Kopfschmerz, Nackensteife, erhöhter intrakranieller Druck (Hirndruckzeichen an Pupillenweite)
- evtl. epileptischer Anfall

Ebenso kontrolliert werden die durch die Sepsis veränderten Kreislaufverhältnisse:
- Vitalfunktionen (Blutdruck, Puls, Temperatur)
- Hautbeobachtung auf Petechien

Intensivpflegerische Betreuung

Besonders berücksichtigt werden:
- **Licht- und Geräuschempfindlichkeit**: leicht abgedunkeltes Zimmer, ruhige Atmosphäre
- **erhöhter Hirndruck**: Evtl. als hirndrucksenkende Maßnahme Oberkörperhochlagerung (30°)
- **Hyperthermie**: erfrischende Waschung mit entsprechenden Pflegezusätzen senkt die Temperatur.
- **Berührungsempfindlichkeit**: Bei allen Maßnahmen der Dekubitus- und Kontrakturenpropylaxe, beim Lagern und anderen präventiven Maßnahmen Körper ruhig und sanft anfassen. Das gilt auch bei diagnostischen Maßnahmen, z.B. einer Liquorpunktion und bei der Therapie.

15.4 Atemwegs-Tuberkulose

15.4.1 Grundlagen

> **Definition:** Die **Tuberkulose (Tbc)** ist eine generalisierte oder auf ein Organ begrenzte Infektionserkrankung, am häufigsten durch Mycobacterium tuberculosis ausgelöst. Unterschieden wird die pulmonale Tbc von der extrapulmonalen Form, die andere Organsysteme (z.B. Niere, Knochen oder Lymphknoten) betrifft.
>
> **Pulmonale Tbc:**
> 1. geschlossene Tbc (kann nur klinisch oder histologisch gesichert werden),
> 2. offene Tbc (der Tuberkuloseherd hat direkten Anschluss an die Bronchien, sodass Mikroben durch Husten übertragen und direkt nachgewiesen werden können).

Ursachen

Die Ansteckung erfolgt durch aerogene Infektion als Folge einer Inhalation kleinster Tröpfchenkerne mit M. tuberculosis bis in die Alveolen. Selten sind perkutane Kontaminationen mikrobenhaltigen Materials (Urin, Abszesseiter) auf Haut- oder Schleimhautläsionen bzw. nach Stichverletzung.

Die Inkubationszeit kann Wochen bis ca. 6 Monate betragen. Einer Infektion folgt nicht zwingend eine akute Erkrankung. Nur etwa 5–10% der Infizierten erkranken an Tbc, betroffen sind v.a. Menschen mit geschwächtem Immunsystem.

Symptome

Die eigentliche Infektion verläuft gewöhnlich symptomlos und wird, wenn überhaupt, meist zufällig entdeckt. Die Tbc-Mikroben siedeln sich in der Lunge an.

15 Pflege von Patienten mit Infektionskrankheiten

Nach Jahren oder Jahrzehnten ist eine Reaktivierung latenter Herde möglich. Diese ist u.a. abhängig von
- der Virulenz der Keime, der Infektionsdosis, der Abwehrlage und
- dem Alter des Infizierten.

Die reaktivierten Mykobakterien führen häufig zu einer entzündlichen Reaktion im Bereich der Lungenspitze mit zunächst eher unspezifischen Symptomen wie
- subfebriler Temperatur, Nachtschweiß, Inappetenz,
- Husten (meist trocken) und Leistungsschwäche.

Meistens kommt es zu einer Zerstörung von Lungengewebe und zur Bildung einer Kaverne (geschlossene Tbc). Gewinnt diese Anschluss ans Bronchialsystem, wird der Patient infektiös (offene Tbc). Der Auswurf beim Husten wird produktiver und blutig.

Diagnostik

- intrakutaner Tuberkulinhauttest (Mendel-Mantoux-Test)
- seit wenigen Jahren der sog. γ-Interferon-Test
- Röntgendiagnostik

Untersuchungsmethoden zur Verlaufsbeurteilung sind bakteriologische Diagnostik (Mikroskopie, Kultur, Nukleinsäurenachweis) aus Sputum, Urin, Bronchialsekret, Magensaft u.a.

Therapie

Üblich ist eine Kombination von verschiedenen Tuberkulostatika. Die Medikamente haben eine Vielzahl von Nebenwirkungen (Tab. 15.4), sodass die Patienten genau beobachtet werden müssen.

Tab. 15.4 Antituberkulotika und ihre Nebenwirkungen.

	Rifampicin	Isoniazid	Pyrazinamid	Streptomycin	Ethambutol
Schwindel	⊗	⊗	⊗	⊗	⊗
Allergien	⊗	⊗		⊗	⊗
Leberschäden	⊗	⊗	⊗		
Nierenschäden				⊗	
Polyneuropathie/Krämpfe		⊗			
Thrombopenie/Blutungsgefahr	⊗				
hämolytische Anämie	⊗	⊗			
Harnsäureretention/Gelenkschmerzen			⊗		
Hautexanthem/Fotosensibilisierung			⊗		
Hörminderung				⊗	
eingeschränktes Gesichtsfeld und Sehvermögen					⊗

Nach 2–6 Wochen sind die Patienten nicht mehr infektiös. Die Medikamente müssen aber in wechselnden Kombinationen mindestens über 6 Monate eingenommen werden, bei Therapie einer multiresistenten Tuberkulose (MDR-TB) über mindestens 21 Monate.

> **Gesundheitsförderung und Prävention:** Das höchste berufliche Tbc-Risiko besteht für Pflegende in der Altenpflege, Pulmologie und Thoraxchirurgie. Tbc-Infektionskontrollmaßnahmen durch den Betriebsarzt sind möglich.
>
> Meldepflicht besteht nach § 6.1 Infektionsschutzgesetz bei Erkrankung und Tod.

15.4.2 Pflege- und Behandlungsplan

Maßnahmen zur Infektionsprophylaxe

Dispositionsprophylaxe

- Säuglinge, Kleinkinder, ältere Menschen, Patienten mit Diabetes mellitus, in Dialysebehandlung, immunsuppressiver Therapie u.a. haben ein höheres Erkrankungsrisiko.
- Untergewichtige Menschen (durch Armut, Alkoholismus, maligne Tumoren) sind stärker infektionsgefährdet.
- Durch Förderung hygienischer und positiver Lebensbedingungen soll das Infektionsrisiko möglichst gering gehalten werden.
- Eine Maßnahme zur Umgebungsgestaltung ist z.B. die häufige Raumlufterneuerung, indem das Patientenzimmer bei geschlossener Zimmertür gelüftet wird.

Expositionsprophylaxe

- Isolierung (nur bei offener Lungentuberkulose!), Hygieneprinzip der Distanzierung beachten
- als Mund-Nasen-Schutz eine Partikelmaske der Schutzstufe FFP2 tragen (besonders beim Umgang mit mikrobenhaltigen Körpersekreten)
- Patienten zu Hustenetikette („cough etiquette") anhalten, d.h. den Patienten auffordern, beim Husten den Mund mit einem Papiertaschentuch zu bedecken
- Bezugspflege (begrenzte Zahl an Mitarbeitern, die das Isolierzimmer betreten)
- Ist eine Einzelzimmer-Isolation nicht möglich, müssen Patienten mit identischem Resistenzmuster zusammen betreut werden (Gruppenisolierung).

16 Pflege von Patienten mit Erkrankungen des ZNS

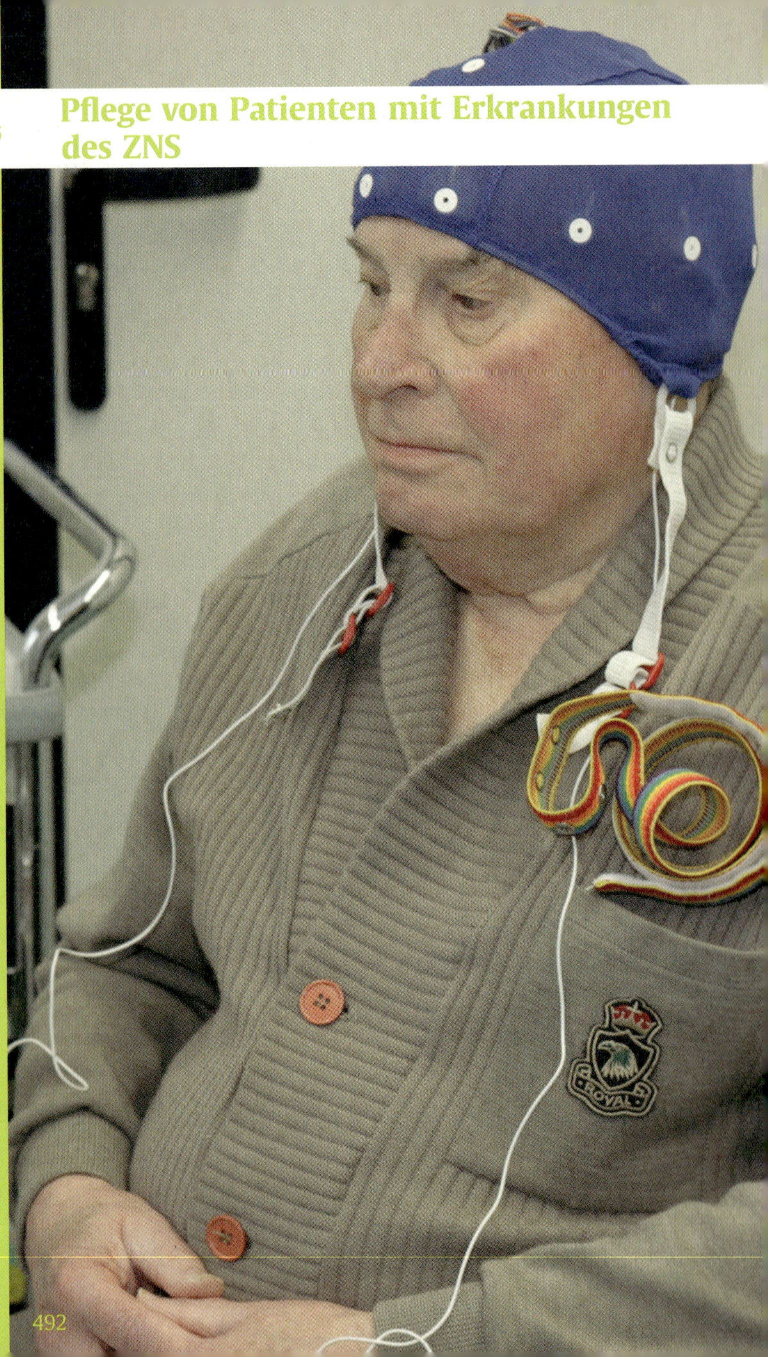

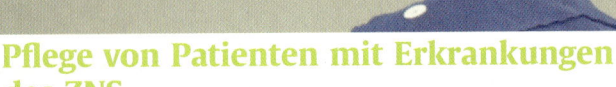

16.1 Erworbene Hirnschädigungen

16.1.1 Grundlagen

Durchblutungsstörungen des Gehirns/Hirninfarkt

> **Definition:** Beim **Hirninfarkt** ist ein hirnversorgendes Gefäß verschlossen. Dadurch wird Gehirngewebe mit irreversiblen neurologischen Ausfällen zerstört. Synonyme: ischämischer Hirninfarkt, zerebrale Ischämie, Schlaganfall, Hirnschlag.

Ursachen und Risikofaktoren

- Ursache ist eine plötzliche Durchblutungsstörung des Gehirns als Folge
    - einer mangelnden Durchblutung bedingt durch Thrombose, Embolie und hämodynamische Entgleisung (70–80% der Fälle) oder
    - einer Hirnblutung (20–25% der Fälle).
- Wichtigster Risikofaktor für einen Hirninfarkt ist der Bluthochdruck (Hypertonie), gefolgt vom Diabetes mellitus, dem Rauchen und dem Vorhofflimmern (Herzrhythmusstörungen).

Ausmaß der Schädigung

Das Ausmaß der Schädigung ist abhängig von
- Größe des thromboisierten Gefäßes, Größe des Hirnödems,
- Ausmaß der Blutung, Zeitdauer der Schädigung.

Symptome

> Frühe, plötzlich auftretende Warnzeichen können sein:
> - Schwäche oder Gefühlstörungen, besonders im Gesicht oder Arm
> - Probleme beim Sprechen oder dabei, gesprochene Worte zu verstehen
> - Sehstörungen, v.a. nur auf einem Auge
> - Schwindel, Gangunsicherheit, sehr heftige Kopfschmerzen

Man unterscheidet Störungen der körperlichen, geistigen und psychischen Funktionen. Die Symptome, die nach einem Hirninfarkt auftreten können, werden ausführlich im Pflege- und Behandlungsplan ab S. 496 beschrieben.

Therapie

Sichern der Vitalfunktionen.
- Blutdrucksenkung bei Werten systolisch ≥ 200 mmHg, ansonsten in den ersten Tagen keine entsprechenden Maßnahmen, Normalisierung von Körpertemperatur und Blutzuckerspiegel,
- Sicherung der Atmungsfunktion (bei häufigen Schluck- und Atemantriebsstörungen), teilweise nur durch Beatmung im künstlichen Koma möglich,
- Behandlung einer Gehirnschwellung (Hirnödem) durch Hochlagern des Oberkörpers (um ca. 30°),
- Thromboseprophylaxe mit Heparinspritzen, frühzeitige Anlage einer Magensonde bei Schluckstörungen.

Wiedereröffnen des Hirnarterienverschlusses. Über eine Thrombolyse ist es u.U. möglich, den Gefäßverschluss mit Medikamenten aufzulösen und so die Blutversorgung des Gehirns wiederherzustellen. Leider ist diese Therapie komplikationsreich und nur innerhalb der ersten drei Stunden nach Beginn der neurologischen

Ausfälle wirkungsvoll. Sie wird in speziellen Zentren durchgeführt, den sogenannten Stroke Units. Ist auf der vom Hirninfarkt betroffenen Seite die Halsschlagader hochgradig verengt (Karotisstenose), wird diese angiografisch oder in einer Operation beseitigt.

Neurologische Rehabilitation und spezielle Pflege. Mit den speziellen Pflege- und Lagerungsmaßnahmen sollen Komplikationen verhindert werden (S. 496). Auch die neurologische Rehabilitation beginnt sofort am Krankenbett. Sie umfasst die Physiotherapie mit Bewegungsübungen, Logopädie und Ergotherapie.

Blutungen des Gehirns

Epidurale Blutung (EDH)

Blutung oberhalb der Dura Mater. Sie wird häufig durch ein Unfallereignis verursacht und verläuft dramatisch. Nach kurzer Bewusstlosigkeit kann es nach einem freien Intervall zur erneuten Eintrübung kommen. Da es sich um eine arterielle Blutung handelt, kommt es rasch zu einer Hirnkompression. Nach sofortiger neurochirurgischer Behandlung durch eine Entlastungsoperation kann dieses Ereignis in wenigen Tagen folgenlos ausheilen.

Subdurales Hämatom (SDH)

Bluterguss zwischen den Hirnhäuten der Dura Mater und der Arachnoidea, häufig durch ein Sturzereignis ausgelöst. Die Blutung entwickelt sich langsam, sodass der Verlauf sich über mehrere Wochen erstrecken kann. Durch eine operative Entlastung können sehr gute Ergebnisse erzielt werden.

Subarachnoidalblutung (SAB)

Akut auftretende Blutung im Bereich der Arachnoidea. Sie entsteht häufig durch ein geplatztes Aneurysma (Gefäßaussackung) seltener durch ein Trauma und kann bei hoher Ausprägung in eine intrazerebrale Massenblutung (ICB) übergehen. Symptom einer SAB ist ein charakteristischer plötzlich, heftig auftretender, vernichtender Kopfschmerz mit evtl. verbundener Nackensteifigkeit. Nach wenigen Minuten bis zu einigen Stunden kann es zur Bewusstseinseintrübung kommen. Wird die Blutungsquelle frühzeitig entdeckt, kann die Blutung ausgeräumt und/oder das Aneurysma geklippt werden. Dazu wird ein Metallklipp an den intakten Ast des Gefäßes gesetzt. Besteht die Blutung schon einige Tage, kommt es zu Verengungen der intrakraniellen Gefäße (Vasospasmen), die eine erforderliche Operation zu diesem Zeitpunkt nicht erlauben. Der Patient wird auf der Intensivstation überwacht und evtl. eine Hemikraniektomie zur Entlastung durchgeführt.

Hirntumoren

Hirneigene Geschwülste werden unterschieden in gutartige und bösartige Tumoren. Des Weiteren bilden sich im Gehirn nicht selten Metastasen von Tumoren anderer Lokalisation im Körper (Brust, Lunge, Prostata usw.). Die Lokalisation und Größe des Tumors entscheidet über die Möglichkeiten und das Ausmaß einer Operation. Unmittelbar davon hängen die weiteren Folgen ab.

Schädel-Hirn-Traumen (SHT)

Schädel-Hirn-Traumen werden nach ihrer Dauer und Ausprägung ihrer Symptome in 4 Schweregrade unterteilt (Tab. 16.1).

16.1 Erworbene Hirnschädigungen

Tab. 16.1 Einteilung der Schädel Hirntraumen in 4 Grade.

Schweregrad	Dauer der Bewusstlosigkeit	weitere Symptome
leichtes SHT (Grad I)	nicht vorhanden oder nur Sekunden bis Minuten	- Erinnerungslücke - alle Symptome wie Übelkeit, Erbrechen, Schwindel, Kopfschmerz verschwinden innerhalb von 5 Tagen
mittelschweres SHT (Grad II)	einige Minuten (fortschreitend oder mit freiem Intervall)	- nachweisbare hirnorganische Schäden - Symptome bilden sich innerhalb von 30 Tagen zurück
schweres SHT (Grad III)	mehrere Stunden (6–24 Std.)	- nachweisbare Schäden am Gehirn - teilweise schwere neurologische Störungen (Reststörungen können auch nach Rehabilitation verbleiben)
schwerstes SHT (Grad IV)	über Tage und Wochen	- schwerste neurologische Störungen, die sich nur z.T. rehabilitieren lassen

Bei der Erst- und Verlaufsuntersuchung der Patienten hat sich die Glasgow-Koma-Skala (Glasgow-Coma-Score, GCS) bewährt (Tab. 16.2).

Tab. 16.2 Die Bewertung der Bewusstseinslage erfolgt nach der Glasgow- Koma- Skala

Zu bewertende Reaktion	Beobachtete Reaktion	Punktzahl
Öffnen der Augen	spontan	4
	auf Ansprache	3
	auf Schmerzreize	2
	fehlt	1
verbale Reaktion	orientiert	5
	verwirrt	4
	einzelne Worte	3
	Laute	2
	fehlt	1
motorische Reaktion	folgt Aufforderungen	6
	gezielte Schmerzreaktion	5
	ungezielte Schmerzreaktion	4
	Beugemechanismus	3
	Streckmechanismus	2
	fehlt	1
Bewertung:		
13–15 Punkte: leichtes Schädel-Hirn-Trauma		
9–12 Punkte: mittelschweres Schädel-Hirn-Trauma		
3–8 Punkte: schweres Schädel-Hirn-Trauma		

Hypoxien

Definition: Hypoxie ist eine akute Unterbrechung der Sauerstoffzufuhr zum Gehirn z.B. durch einen akuten Herz-Kreislauf-Stillstand, Strangulationen oder Ertrinken. Nach einer Minute ohne Sauerstoff kann es zur Bewusstlosigkeit kommen. Ist das Gehirn über 5 Min. nicht mit Sauerstoff versorgt, kommt es zu irreversiblen Schäden des Gehirns.

Patienten nach schweren hypoxischen Hirnschäden kommen nach der Akutbehandlung zur Rehabilitation. Im Vordergrund der Behandlung stehen die oft extremen Erhöhungen des Muskeltonus zur Erhaltung der Beweglichkeit. Wird das Bewusstsein wieder erlangt, bleiben häufig wesentliche psychische Auffälligkeiten bestehen.

16.1.2 Pflege- und Behandlungsplan

Pflegerische Maßnahmen im akuten Stadium

- Überwachung und Regulierung der Vitalwerte (RR, Puls und Temperatur), Blutgase sowie des Blutzuckers stehen zunächst im Vordergrund.
- Überprüfung der Bewusstseinslage zur Einschätzung der Verschlechterung.
- Vermeiden von Hirndruck durch 30° Oberkörperhochlagerung, durch A-Lagerung (S. 501) schon z.T. erreicht.
- Berührungen des Patienten klar und deutlich, Bewegungsübergänge langsam durchführen.
- Bei schlechten Blutgaswerten Sauerstoffzufuhr oder Beatmung mit entsprechend intensivmedizinischer Versorgung.
- Im akuten Stadium erfolgt die Flüssigkeitsaufnahme zunächst über zentralen Zugang (Schluckstörungen müssen abgeklärt werden).
- Eine kontrollierte Bilanzierung ist notwendig, um den evtl. erhöhten Blutdruck sowie den Hirndruck nicht weiter zu verstärken.

Symptomorientierte Pflege nach dem Bobath-Konzept

Neurophysiologische Störungen

Assoziierte Reaktionen/Spastik. Auf der hemiplegischen Seite kommt es im frühen Stadium zur schlaffen Lähmung, Arm und Bein können nicht oder nur unzureichend bewegt werden. Im weiteren Verlauf kann es, insbesondere bei Bewegungen des Patienten, zu unkontrollierten Tonuserhöhungen bis hin zur Spastizität auf der betroffenen Seite kommen. Derartige Muskelanspannungen machen ebenfalls kontrollierte Aktivitäten unmöglich.

Störungen der Sensibilität.
- **Taubheitsgefühl:** Patienten bemerken keine Berührungen, Kälte/Wärme, keine harten oder spitzen Gegenstände. Sie müssen besonders geschützt werden.
- **Missempfindungen:** können sich äußern als Kribbeln oder Stechen. Berührungen werden nur sehr schwach wahrgenommen, oder minimale Berührungen schon als Schmerz empfunden.
- **Unkoordinierte Bewegungsabläufe:** zeitliches Zusammenspiel der einzelnen Muskelgruppen ist gestört und kann Bewegungen abgehakt und unkoordiniert aussehen lassen.

Störungen der Aufmerksamkeit. Bei ca. 80% der Patienten nach einem Schlaganfall bzw. einer Hirnblutung kommt es zu Störungen der Aufmerksamkeit (Sturm 1997, van Zomern et al. 1984). Die Störungen betreffen:
- geteilte Aufmerksamkeit (Möglichkeit, 2 oder mehr Reize wahrzunehmen)
- selektive Aufmerksamkeit (Möglichkeit, andere Reize zu filtern und sich nur auf eine Maßnahme zu konzentrieren)
- Dauer der Aufmerksamkeit (Möglichkeit, sich z.B. beim Frühstück auf das Essen zu konzentrieren und nicht vorher in der Aufmerksamkeit einzubrechen)

Bei Pflegemaßnahmen muss auf Folgendes geachtet werden:
- Für eine angemessene Umgebung sorgen während der Pflege und den Mahlzeiten (z.B. allein am Tisch/im Zimmer oder mit einem ruhigen Patienten zusammen).

16.1 Erworbene Hirnschädigungen

- Beim Waschen nicht das Waschwasser ununterbrochen laufen lassen (lenkt ab!).
- Nicht so viele Gegenstände in der Umgebung stehen haben, z.B. am Waschbecken Cremetöpfe, Fön, Waschlotion usw.
- Während der Pflege nicht viel sprechen, kurze klare Anweisungen geben.

Apraxie

> **Definition:** Unter **Apraxie** versteht man die Schwierigkeit, mit Gegenständen zu hantieren und eine angepasste Bewegung für eine bestimmte Situation auszuwählen. Des Weiteren kann eine Unfähigkeit bestehen, Tätigkeiten ihrer Reihenfolge entsprechend auszuführen. Diese Störung tritt meist bei linkshirnigen Infarkten auf, also bei einer Hemiplegie auf der rechten Seite.

Hier ist das Einfühlungsvermögen und die Geduld der Pflegenden und Angehörigen gefragt. Zunächst sollten Pflegesequenzen ausgewählt werden, die für den Kranken von Bedeutung sind und dann täglich geübt werden. Kleine Handlungssequenzen sollten den Beginn der therapeutischen Pflege darstellen. Sprechen, Erklären und Zeigen der anstehenden Maßnahme hilft dem Betroffenen in dieser Situation nicht weiter. Behutsames Führen ermöglicht Bewegungslernen und fördert die Wahrnehmung.

Agnosie

> **Definition: Agnosie** bedeutet die Unfähigkeit, Gegenstände in ihrer Funktion zu erkennen.

Der Kranke hat möglicherweise keinerlei Einschränkungen im motorischen Bereich, nimmt aber seine Zahnbürste, um sich die Haare zu kämmen. Oder er versucht, mit dem Löffel sein Brot zu schmieren. Die Abgrenzung zur Apraxie ist nicht immer eindeutig. Zur Agnosie gehört auch das Phänomen der Anosognosie (griech. nosos = Krankheit), das nicht Wahrnehmen der eigenen Erkrankung. Der Kranke erlebt sich nicht als krank, auch wenn deutliche körperliche Beeinträchtigungen vorliegen. Die Anosognosie ist häufig ein Bestandteil des Neglektphänomens (s.u.).

Die Pflege führt auch hier den Kranken in seinen Alltagsaktivitäten und unterstützt ihn bei der richtigen Auswahl der Gegenstände.

Räumliche Störungen

> **Definition:** Bei den **räumlichen Störungen** liegen Störungen in Bezug auf die dreidimensionale Welt vor. Der eigene Körper oder auch Objekte können nicht in räumliche Beziehung gebracht werden.

Bei Störungen der visuell-räumlichen Wahrnehmung können Distanzen, Größenverhältnisse und Winkel nicht richtig eingeschätzt werden. Beispiele:
- Der eigene Körper kann nicht in Bezug zum Objekt gebracht werden, z.B. wird der Arm beim Ankleiden in den Halsausschnitt gebracht.
- Die Wahrnehmung der eigenen Körperlängsachse ist gestört, d.h. Patienten drücken sich zur kranken Seite hin (Pusher Syndrom, s.u.).

Neglektphänomen

> **Definition:** Ein **Neglekt** (engl. to neglect=vernachlässigen, nicht beachten) bezeichnet die Vernachlässigung einer Raum- und/ oder Körperhälfte, ohne dass primär motorische oder sensorische Ursachen vorliegen.

Der Neglekt kann alle Modalitäten betreffen. So kann sich das Nichtbeachten einer Seite auf den visuellen, akustischen, motorischen, somatosensorischen und/oder den Bereich der mentalen Repräsentation (Erinnerung und Vorstellung) beziehen. Das Neglektsyndrom kann sich beziehen auf den eigenen Körper (body neglect), den Greifraum (ca. eine Armlänge um den eigenen Körper) oder den fernen Außenraum.

Pflegetherapeutische Maßnahmen.
- Erst wenn Patient Krankheitsbewusstsein entwickelt und Aufmerksamkeit zur vernachlässigten Seite wenden kann, Nachtschrank auf mehr betroffene Seite stellen.
- Dann auch pflegerische Maßnahmen von der mehr betroffenen Seite durchführen.
- Im ausgeprägten Stadium ist Kontaktaufnahme über weniger betroffene Seite sinnvoll.
- Gelingt es, den Blick des Patienten aufzunehmen und kann er in der Folge zur Körpermitte geführt werden, ist dies als Erfolg zu werten.

> Die Lenkung zur mehr betroffenen Seite kann nicht erzwungen werden. Die Klingel gehört unbedingt auf die weniger betroffene Seite.

- Körperpflege je nach Stadium des Neglekts in unterschiedlichen Ausgangspositionen
- Ist Neglekt sehr ausgeprägt, hat sich A-Lagerung (S. 501) oder Seitenlagerung auf mehr betroffener Seite bewährt. Auch wenn in dieser Position die Körperpflege vollständig von der Pflege übernommen wird, hat sie einen hohen pflegetherapeutischen Wert. Durch körpereigenen Druck und Bewegungen während der Körperpflege und dem An- und Auskleiden wird die Wahrnehmung gefördert.
- Bei geringerer Ausprägung des Neglekts (Kopf kann bis zur Mitte gebracht werden) und ausreichender Rumpfstabilität kann die Körperpflege des Oberkörpers am Waschbecken im Sitz durchgeführt werden. Der Transfer in den Stuhl findet zunächst über die weniger betroffene Seite statt (S. 502).

Pusher-Syndrom

> **Definition:** Das **Pusher-Syndrom** bezeichnet Patienten, die sich aktiv zur mehr betroffenen Seite stoßen. Diese Symptome können im Liegen, im Sitzen und im Stehen auftreten. Der Gleichgewichtsverlust wird nicht bemerkt, häufig geschieht dies, ohne jegliche Angst vor dem Fallen.

- Patient sollte zunächst nur für kurze Zeit im Rollstuhl/Stuhl sitzen.
- Verstärkt sich im Sitzen das Drücken, sollte eine stabilere Position gefunden werden.
- Basis für den Sitz wird geschaffen durch eine symmetrische Position des Beckens.

16.1 Erworbene Hirnschädigungen

- Pflegende sitzt auf der weniger betroffenen Seite des Patienten, um den Rumpf und die Aufmerksamkeit zur weniger betroffenen Seite zu bringen.
- Patient bekommt Orientierungspunkte auf der weniger betroffenen Seite, z. B. einen Tisch, auf den der bessere Arm abgelegt werden kann.
- Transfer wird über die weniger betroffene Seite durchgeführt, so wird die Bewegungsmöglichkeit zur weniger betroffenen Seite verbessert.
- Patient in die Bewegungsrichtung locken, durch verbale Ansprache und durch deutliche Orientierungspunkte.
- Pflegeplanung unbedingt einhalten, da es sonst zu einer Verstärkung des Drückens kommen kann.

Aphasie

> **Definition: Aphasien** sind zentrale Sprachstörungen nach bereits vollzogenem Spracherwerb. Sie betreffen nicht nur das Sprechen, sondern auch das Verstehen, Lesen, Schreiben und die nonverbale Kommunikation.

Man unterscheidet verschiedene Formen:
- motorische Sprachstörungen (Broca Aphasie)
- sensorische Sprachstörungen (Wernicke Aphasie)
- globale Aphasie

Störungen im Mund- und Gesichtsbereich

- Faszialisparese auf betroffener oder weniger betroffenen Seite. Kennzeichen: herabhängender Mundwinkel, herabhängendes Auge. Augenlid kann vielleicht nicht geschlossen werden und muss mit geeigneten Salben und Uhrglasverband versorgt werden (Schutz vor Austrocknen).
- Bedingt durch die Faszialisparese, aber auch unabhängig davon, können einzelne Sequenzen des Schluckens gestört sein. Eine Absprache mit der Logopädie ist hier angezeigt.
- Ist das Schlucken nicht beeinträchtigt, so kann der Patient evtl. ohne Unterstützung essen, eine gute Sitzposition ist als Voraussetzung jedoch unabdingbar (s. Sitz, S. 501)!

Schmerzhafte Schulter

- stechender oder bohrender Schmerz, zunächst bei Bewegungen des Arms, später auch in Ruhe
- entsteht durch unsachgemäßen Umgang mit dem betroffenen Arm durch die Pflege oder bei Unruhe durch den Patienten selbst

Pflegetherapeutische Maßnahmen.
- Armgewichte abnehmen, um Zug zu vermeiden:
  - in Rückenlage durch die A-Lage (S. 501)
  - in Seitenlage ist das Kissen nur unter dem Kopf, der Oberarm liegt auf der Matratze, der Unterarm wird ggf. unterlagert
  - im Sitz liegt ein Kissen unter dem mehr betroffenen Arm oder unter beiden Armen oder ein Rollstuhltisch
- den Arm immer körpernah anfassen und wenig bewegen
- beim Ankleiden das Armgewicht abnehmen und zunächst den mehr betroffenen Arm in das Kleidungsstück einführen

Schmerzhafte Hüfte
- Häufig ist das betroffene Bein in Rückenlage in starker Außenrotation (Außendrehung) und im Knie gebeugt. Wird das Bein nun von der Pflege aufgestellt, kommt es zu Einklemmungen und/oder Verletzungen von Strukturen.
- Deswegen ist es wichtig, das betroffene Bein vor jeder Bewegung in eine günstige Ausgangsposition zu bringen. Dazu den Oberschenkel mit beiden Händen umfassen und nach innen drehen, sodass das Bein wieder gerade liegt. Eine Hand hält den Oberschenkel in dieser Position, die andere Hand geht an den Fuß, um das Bein aufzustellen.

Gesichtsfeldausfälle
- entstehen durch Unterbrechung der Sehbahnen, sind nicht mit dem Neglekt zu verwechseln
- Betroffene können dies durch Drehen des Kopfes kompensieren, was der Neglektpatient nicht kann

Bewusstseinsstörungen
- treten in der Akutphase unmittelbar nach Hirninfarkt in Form von komatösen Zuständen auf
- später folgt die Phase der Somnolenz, in der der Patient für kurze Zeit erweckbar ist
- Auch im späteren Verlauf der Rehabilitation kann der Bewusstseinszustand des Patienten noch auf kurze Wachphasen beschränkt sein.
- Veränderung der Bewusstseinslage gibt immer Anlass zur Sorge über eine Verschlechterung und ist dem Arzt unverzüglich mitzuteilen.
- Es kann zu einem Reinfarkt, einer Nachblutung oder zur Ausbildung eines Hydrozephalus (Stauung des Liquors im Gehirn) kommen.

Inkontinenz
- Urin- und Stuhlinkontinenz sind keine unmittelbaren Folgeerscheinungen
- In der Akutphase werden die Patienten aufgrund notwendiger Flüssigkeitsbilanzierung mit einem transurethralen Dauerkatheter versorgt. Dieser sollte so schnell wie möglich wieder gezogen werden, da es sonst zu Blasenentzündungen und dauerhaften Schäden in der Harnröhre und Blase kommt.
- Liegt eine neurogene Blasenentleerungsstörung vor (meist erhöhte Restharnbildung) so kann mittels Einmalkatheterismus als erste Wahl, oder durch die Anlage eines suprapubischen Fistelkatheters das Blasentraining weiter durchgeführt werden.
- Auf regelmäßige Darmentleerung muss unbedingt geachtet werden, da es durch starkes Pressen zu einer weiteren Steigerung des Blutdrucks und letztendlich auch zu einer Nachblutung kommen kann.

16.1.3 Aktivierende pflegetherapeutische Maßnahmen nach dem Bobath-Konzept
Bei allen pflegerischen Maßnahmen sind die neuropsychologischen Störungen mit einzubeziehen.

ATL Sich bewegen

Angepasste Rückenlage – A-Lagerung
Die Durchführung der A-Lagerung bei einer teilaktiven Patientin zeigt Abb. 16.1 und Abb. 16.2

16.1 Erworbene Hirnschädigungen

Abb. 16.1 *A-Lagerung bei teilaktiver Patientin.* **a** *Die Pflegende nimmt das Kopfkissen und zieht es etwas schräg unter die weniger betroffene Seite der Patientin (die Spitze des Kissens bleibt unter dem Kopf liegen).* **b** *Die Patientin soll nun den Kopf wieder auf die Brust nehmen und zur anderen Seite schauen. Die Pflegende unterstützt den Schultergürtel und bringt ein zweites Kissen unter die mehr betroffene Seite, sodass die Kissen unter dem Kopf übereinander liegen.*

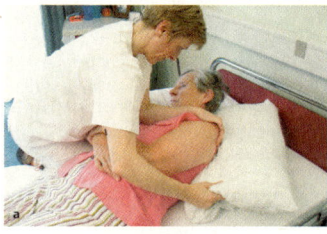
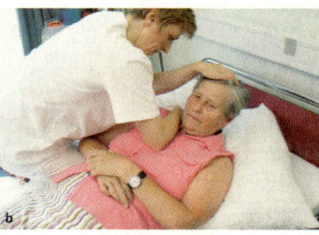

Abb. 16.2 *A-Lagerung bei teilaktiver Patientin.* **a** *Um die Position des Beckens zu korrigieren, werden beide Beine aufgestellt. Die Pflegende führt die Hände an das Gesäß oder eine Hand auf den Bauch. Dabei darf das Becken der Patientin nicht in die Höhe schießen.* **b** *Evtl. legt sie noch ein Kissen unter den Trochanter des mehr betroffenen Beins.*

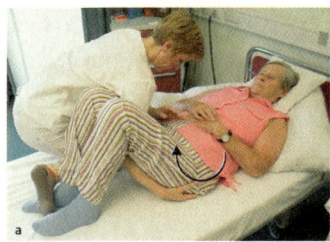
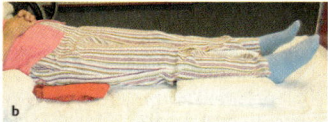

Becken und Oberkörper zur Seite bewegen

Die Ausgangsposition ist die A-Lagerung, beide Beine werden aufgestellt. Die Pflegende geht in die Position, beide Hände sind am Gesäß des Patienten. Durch Gewichtsverlagerung der Pflegenden nach hinten unterstützt sie den Patienten beim Anheben des Beckens und kann es zur Seite begleiten. Der Oberkörper wird über eine Rotationsbewegung zur Seite bewegt.

Drehen und Positionieren auf die Seite

Beim Drehen auf die Seite liegt das besondere Augenmerk auf dem mehr betroffenen Arm und Bein.

> **Merke:** Es sollten immer beide Beine angestellt werden, da es durch das Drehen über ein schlaffes, mehr betroffenes Bein zu Verletzungen im Hüftgelenk kommen kann.

Das Kissen der A-Lagerung an der mehr betroffenen Seite wird nach oben geschoben, sodass ausreichend Platz für die Schulter während der Drehung vorhanden ist. Der Kopf wird mit reichlich Kissen unterlagert, um das Gewicht auf die mehr betroffene Schulter zu reduzieren.

Position in Seitenlage. Bevor die Beine vereinzelt werden, für ausreichend Stabilität im Rumpf durch ein gerolltes Handtuch unter Rücken und Becken sorgen. Weiterer Verlauf:
- Kleines Kissen oder Handtuch stabilisierend unter den Bauch legen.
- Gefaltete Decke von der Brust beginnend vor den Patienten legen, darauf findet zunächst das oben liegende Bein gebeugt einen Platz.
- Unteres Bein etwas in Streckung bewegen bis das Ende des Bewegungsausmaßes gespürt wird, dann das Bein wieder wenige Zentimeter in Beugung zurück bewegen.
- Lagerungsmaterial dicht an den Körper bringen, um möglichst viel Auflagefläche zu bieten (dadurch werden Schmerzen und unerwünschter Tonusaufbau verhindert).
- Kopf deutlich unterlagern und höher als in Verlängerung der Wirbelsäule legen.
- Kissen an beiden Enden in den Nacken ziehen zur Unterstützung der Halswirbelsäule.
- Zur Kontrolle der Schulterlage Patient bitten, seinen Kopf anzuheben (möglich bei teilaktiven Patienten).
- Oberarm sollte möglichst nah am Körper liegen, Unterarm kann in unterschiedlichen Positionen seinen Platz finden. Außenrotation des Armes (Ellbeuge zeigt zur Decke) ist vorrangig!
- Wird die Streckung des Armes nicht erreicht, entsprechend Lagerungsmaterial unterlegen bis der Unterarm und die Hand die Unterstützungsfläche annehmen können.
- In Seitenlagerung darf kein Kissen unter Ellbogen oder Oberarm liegen.
- Schultergürtel und Becken liegen auf einer Höhe, d.h. liegt das Becken in 90°, so liegt auch der Schultergürtel in 90°. Liegt jedoch das Becken etwas weiter zurück, wird auch der Schultergürtel weiter zurückgelagert.
- Die unten liegende, mehr betroffene Schulter wird so positioniert, dass sie nicht auf dem Oberarmkopf und nicht auf der Schulterblattgräte liegt. Wird der Schultergürtel zu weit herausgeholt, kommt es zur Dehnung der Muskulatur.

Stabiler Sitz im Bett
- Patient möglichst hoch Richtung Kopfende bewegen.
- Beine mit Decke oder Kissen unterlagern.
- Patient über die Rotation zum Sitzen bringen.
- Lange Decke in Höhe des Lendenwirbelbereichs hinter den Patienten legen, bei guter Rumpfstabilität reicht ein Kissen.
- Kopfteil hochstellen, ein Kopfkissen unterstützt bei Bedarf den Kopf.
- Decke an beiden Seiten aufrollen und deutlich an den Rumpf bringen (so bietet sie Stabilität für den Oberkörper).
- Arme an den Ellbogen unterstützen. Druck kann durch ein Handtuch von den Fersen genommen werden.
- Zur Spitzfußprophylaxe Kissen oder Decke vor die Fußsohlen legen. Reagiert der Patient mit Erhöhung des Muskeltonus, Lagerungsmaterial an den Füßen wieder entfernen.

Transfer in den Stuhl

> **Merke:** Der Transfer über den Stand bedeutet, dass der Patient Schritte machen muss. Andernfalls kommt es zur Verdrehung der Füße mit Abknicken des Sprunggelenks des mehr betroffenen Beins. Stehen ist absolut wichtig für Patienten. Der Transfer über den Stand ist jedoch eine hohe Anforderung für den Patienten und die Pflegende.

16.1 Erworbene Hirnschädigungen

Voraussetzung für einen Transfer über die Füße ist mindestens ein stabiler Fuß mit Beweglichkeit im Sprunggelenk.

Beispiel 1 für teilaktive Patienten:
- Rollstuhl möglichst im rechten Winkel an das Bett stellen, Seitenteil abnehmen.
- Handtuch/kleines Kissen füllt Lücke zwischen Rollstuhl und Bett.
- Pflegende sitzt neben dem Patienten. Sie unterstützt das mehr betroffene Bein am Knie. Die zweite Hand ist am Gesäß des Patienten oder umfasst den Rumpf.
- Patient bringt den Oberkörper weit vor, sodass das Gesäß frei wird und in kleinen Schritten zur Seite versetzt werden kann.
- Pflegende stabilisiert während des Transfers das Bein, indem die Hand Richtung Boden drückt.
- Fußstellung wird zwischen den Teilschritten kontrolliert und ggf. korrigiert.
- Der mehr betroffene Arm ist neben dem Körper oder wird vom Patienten gehalten.

Beispiel 2 für Patienten mit Hemiplegie und etwas Teilaktivität oder für beidseits betroffene Patienten. Die Vorbereitungen sind wie in Beispiel 1 beschrieben:
- Pflegende steht vor dem Patienten und stabilisiert ein Knie mit ihren Knien.
- Beide Hände der Pflegenden sind am Thorax und bewegen den Rumpf in Aufrichtung und nach vorne (Abb. 16.3).

Abb. 16.3 Tiefer Transfer. **a** *Die Pflegende verlagert mit geradem Rücken ihr Gewicht so weit nach hinten unten, dass das Gesäß des Patienten sich wenige Millimeter von der Unterlage löst und zur Seite bewegt werden kann.* **b** *Bei beidseits betroffenen Patienten ist die zweite Pflegende am Gesäß und bewegt es zur Seite.*

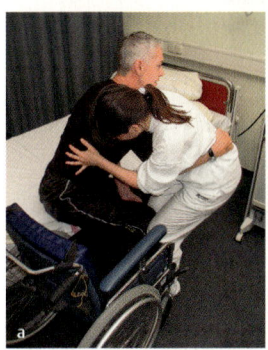
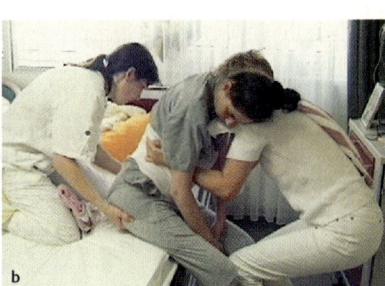

> **Merke:** Der Oberkörper des Patienten muss ausreichend weit nach vorn gebracht werden, dann kommt das Gewicht auf die Füße und das Gesäß wird frei für die Bewegung.

Stehen
- Zum Aufstehen steht die Pflegende vor oder seitlich des Patienten.
- Benötigt der Patient noch mehr Hilfestellung, so steht die Pflegende vor dem Patienten und sichert das betroffene Knie.
- Beide Füße müssen mit gesamter Fußsohle Bodenkontakt haben.
- Beide Hände gehen an den Thorax und leiten die Bewegung über den zentralen Schlüsselpunkt ein.

- Darauf achten, dass der Patient zunächst mit dem Oberkörper nach vorne kommt, um das Gewicht auf die Füße zu bringen (Abb. 16.4a).
- Pflegende stabilisiert das mehr betroffene Bein und bringt es beim Bewegungsübergang mit in die Streckung.

Eine weitere Möglichkeit, den Patienten in den Stand zu unterstützen, bietet sich bei Patienten mit mehr Aktivität und gutem Gleichgewicht an (Abb. 16.4b).

Abb. 16.4 *Aufstehen.* **a** *Die Pflegende stabilisiert das mehr betroffene Bein und bringt es in Streckung.* **b** *Bei Patienten mit mehr Aktivität steht die Pflegende auf der mehr betroffenen Seite und stabilisiert das mehr betroffene Bein. Zusätzlich unterstützt sie die Bewegung am Gesäß oder seitlich am Thorax.*

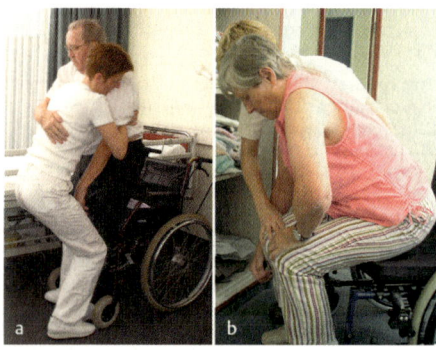

Sitzen
- Sitzfläche ausreichend stabil und nicht nach hinten geneigt.
- Armlehnen geben dem Patienten Sicherheit und können vielleicht benötigte Kissen halten. Stuhl ist dem Rollstuhl i.d.R. vorzuziehen.
- Bleibt der Patient im Rollstuhl sitzen, Fußstützen unbedingt entfernen.
- Wird Aktivität gewünscht, auf eine aufrechte Position des Patienten achten.
- Gesäß des Patienten möglichst weit nach hinten bringen.
- Becken aufrichten, kann in dieser Position mit Handtuchrolle unterstützt werden.
- Rumpf muss sich im Schwerkraftfeld halten können entweder durch eigene Muskulatur oder durch stabilisierende Faktoren von außen (Kissen/Decke, rechts und links an den Rumpf gebracht).
- Mehr betroffener Arm muss das Armgewicht abgeben können, Oberarm ist möglichst nah am Körper. Arm wird neben dem Rumpf positioniert, auf Kissen oder Rollstuhltisch.
- Mehr betroffene Hand etwas höher lagern, sodass das Handgelenk nach oben gebeugt ist (Dorsalextension).
- Vor dem Einleiten von Bewegungen Gelenkpositionen auf der mehr betroffenen Seite beachten, um Sekundärschäden wie schmerzhafte Schulter (S. 499) und Hüfte (S. 500) zu verhindern.

ATL Sich waschen und kleiden
Körperpflege im Bett
- Im frühen Stadium nach zentraler Hirnschädigung wird der Patient vorwiegend im Bett gewaschen und angekleidet.
- Beim Sitz im Bett (s. S. 502) kann der Betroffene die Sequenz mit seinen Augen verfolgen, auch wenn noch keine eigene Aktivität abzurufen ist.

16.1 Erworbene Hirnschädigungen

- Pflegende können den Patienten bei allen Handlungen mit einbeziehen und ihn auffordern, den Waschlappen zu übernehmen oder den Arm durch das T-Shirt zu stecken.
- Waschen des Unterkörpers kann in Seitenlage auf der mehr betroffenen Seite erfolgen. Der Patient wird im Rücken ausreichend stabilisiert, sodass er bei eigener Aktivität nicht gleich auf den Rücken rollt.
- Betroffener Arm liegt wie bei den Lagerungen beschrieben und ist somit im Sichtfeld des Betroffenen.
- Genitalbereich kann vom Patienten selbst gewaschen werden und wird nur übernommen, wenn der Patient aus motorischen oder neuropsychologischen Gründen absolut keine Möglichkeit dazu hat.
- Wird der Unterkörper in Rückenlage versorgt, so ist dies die ungünstigste Position, da der Patient weder etwas sehen, noch aktiv sein kann. Ist sie dennoch aus wichtigen Gründen erforderlich, so ist der Patient in eine A-Lagerung zu bringen (S. 501).

Körperpflege am Waschbecken

- Voraussetzung: Patient kann frei sitzen oder wird durch ausreichendes Lagerungsmaterial so stabilisiert, dass die Arme frei sind.
- Fußstützen vor dem Waschbecken entfernen, um aktivere Sitzposition zu erreichen.
- Mehr betroffenen Arm auf Kissen lagern.
- Pflegende steht auf mehr betroffener Seite (Ausnahme Pusherpatienten, S. 498). Sie unterstützt den Patienten, wenn er in seiner Bewegung verharrt, nicht weiter weiß oder mit seinem weniger betroffenen Arm Körperstellen nicht erreichen kann.

> **Merke:** Auf korrektes Handling des mehr betroffenen Armes ist unbedingt zu achten.

ATL Kommunizieren

Pflegemaßnahmen bei Menschen mit Sprachstörungen sind:
- Mit dem Patienten sprechen und nicht über ihn.
- Keine Wörter vorsprechen oder wiederholen lassen, da dies zu keinem positiven Lerneffekt führt.
- Das Gesprochene durch Mimik und Gestik unterstützen.
- Nicht schnell das Thema wechseln.
- Fragen stellen, die mit ja oder nein beantwortet werden können.
- „Normal", aber langsam mit den Betroffenen sprechen, nicht im Telegrammstil oder in der Kindersprache.
- In angemessener Lautstärke sprechen (Aphasiker sind nicht automatisch schwerhörig!).
- Kein Verstehen heucheln, sondern nachfragen und abklären.
- Nicht ins Wort fallen und Pausen ertragen.

ATL Essen und Trinken

> **Merke:** Patienten mit einer Faszialisparese und /oder Schluckstörungen müssen vor dem Hinlegen den Mund ausspülen. Im Mund verbliebene Nahrungsreste gelangen sonst in den Rachen und in die Luftröhre: **Aspirationsgefahr!**

Anlage einer PEG. Können Patienten aufgrund starker Schluckstörungen keine Nahrung und Flüssigkeit zu sich nehmen, ist kurzfristig eine Magensonde zu legen. Ist abzusehen, dass der Patient über einen längeren Zeitraum über die Sonde ernährt wird, so ist eine PEG anzulegen (Perkutane-Endoskopische-Gastrostomie). Ist der Schluckvorgang intakt und der Patient hat einen fehlenden Antrieb für Essen und Trinken, so kann die Pflegende die Nahrungsaufnahme üben.

Pflegetherapeutische Maßnahmen

Pflegemaßnahmen bei Menschen mit Schluckstörungen sind:
- Korrekte Sitzposition (aufrechter, leicht nach vorn gebeugter Oberköper), Kopfhaltung leicht nach vorn gebeugt (erleichtert das Schlucken und verhindert Aspirationen).
- Gibt es keine Möglichkeit, den Patienten in den Stuhl zu mobilisieren, so ist auch im Bett auf eine korrekte Sitzposition zu achten (S. 502).
- Pflegende sitzt in Kopfhöhe dem Patienten gegenüber (steht sie, bewirkt dies eine Überstreckung des Kopfes).
- Zahnprothese einsetzen, möglichst auch in der Nacht, um Deformierungen des Kiefers zu verhindern.
- Liegen Sensibilitätsstörungen vor, auf eine langsame und kontrollierte Nahrungsaufnahme achten.
- Patienten evtl. an das Kauen und Schlucken erinnern.
- Beim Verbleib von Speiseresten in der Wangentasche, den Patienten auffordern, mit dem eigenen Finger oder der Zunge zu spüren.
- Auswahl der Speisen beachten, kein Gemüse oder Fleisch wählen, das „Fäden" zieht (frischer Spinat, Rindfleisch usw.).
- Getränke, Suppen evtl. andicken.

Dem Patienten ist nach der Nahrungsaufnahme ausreichend Zeit zu geben, seinen Mund zu reinigen. Mundspülung vor dem Waschbecken anbieten. Noch verbliebene Nahrungsreste können mit der Zahnbürste aus der Wangentasche entfernt werden.

16.2 Querschnittlähmung

16.2.1 Grundlagen

> **Definition:** Bei einer **Querschnittlähmung** handelt es sich um eine Schädigung des Rückenmarks und/oder der im Wirbelkanal verlaufenden Nervenwurzeln. Sie ergibt sich aus einer Kontinuitätsunterbrechung der aufsteigenden und absteigenden Bahnen.

Formen

Je nach Lokalisation der Rückenmarkschädigung wird unterschieden zwischen:
- **Paraplegie** (Lähmungen der unteren Extremitäten durch eine Schädigung im Brust- oder Lendenmarkbereich)
- **Tetraplegie** (Lähmung aller 4 Gliedmaßen durch eine Schädigung im Halsmarkbereich)

Die Lähmungshöhe wird durch das noch letzte intakte Rückenmarkssegment definiert. Je nachdem, ob das Rückenmark vollständig oder nur teilweise geschädigt wurde, unterscheidet man zwischen kompletter und inkompletter Tetra- und Paraplegie.

Symptome

- motorische Lähmungen (Verlust oder Störung der willkürlichen Muskelbewegung)
- sensible/sensorische Lähmungen (Verlust oder Störung der Oberflächen-, Schmerz- und Tiefensensibilität sowie des Temperaturempfindens)
- vegetative Lähmungen (Verlust oder Störung der Funktion von Harnblase, Enddarm, Geschlechtsorganen und Gefäßmuskulatur)

Spinaler Schock

Die plötzliche Unterbrechung der kortikalen Bahnen des Rückenmarks führen zum sogenannten „Spinalen Schock". Kennzeichen:

- schlaffe Lähmung der Muskulatur, schlaffe Lähmung der Blase
- Magen-Darm-Atonie, Reflexausfall, Störungen der Thermoregulation
- fehlende Gefäßkontrolle mit hypotonen Kreislaufregulationsstörungen

Häufigkeit und Ursachen

70% aller erworbenen Querschnittlähmungen sind traumatisch bedingt, nur 30% sind auf nichttraumatische Ursachen zurückzuführen. Die notwendige Krankenhausbehandlung dauert im Durchschnitt zwischen 4–6 Monaten, in Einzelfällen sogar länger. Neben der medizinischen Behandlung findet eine umfassende Vorbereitung zur Wiedereingliederung statt.

Diagnostik

- Erhebung der Unfallanamnese, klinische Untersuchungen
- bildgebende Verfahren (Röntgen, CT, MRT, wenn keine knöcherne Einengung des Spinalkanales vorliegt)
- neurologische Untersuchung mit Überprüfung der Reflexe

Therapie

Liegt eine Einengung des Rückenmarks durch z. B. Knochensplitter, verschobene Wirbelkörper oder Bandscheiben vor, sollte rasch eine Entlastungsoperation durchgeführt werden. Nach der Reposition werden die Wirbelkörper mit einem internen Fixateur stabilisiert. Konservative Behandlungen werden nur noch sehr selten durchgeführt. Die Liegezeit wird durch den operativen Eingriff von etwa 10 Wochen auf wenige Tage reduziert.

> **Merke:** Die Operation kann die Einengung im Rückenmark beheben und die Wirbelsäule stabilisieren. Sie hat aber keinen Einfluss auf die Regenerationsfähigkeit der Nerven, kann also eine vorhandene neurologische Schädigung nicht beheben. Weiter umstritten ist die Effektivität der direkten posttraumatischen Kortisongabe (Methylprednisolon), um eine Ödembildung im Rückenmark zu reduzieren und damit die Chancen einer Erholung des Rückenmarkes zu verbessern.

16.2.2 Pflege und Behandlungsplan

Sofortmaßnahmen. Vor der operativen Stabilisierung liegt ein pflegerischer Schwerpunkt in der fachgerechten Lagerung und Umlagerung. Jede abrupte Bewegung und Abknickung der Wirbelsäule muss vermieden werden. Jeder Drehvorgang muss mit 2–3 Hilfspersonen erfolgen, die die Wirbelsäule stabilisieren. Bei Verdacht auf eine Halswirbelverletzung wird der Kopf des Verletzten unter leichter Streckung achsengerecht gehalten. Die Kleidung muss häufig aufgeschnitten werden, da beim Ausziehen die Wirbelsäule verdreht werden kann.

Psychische Situation des Patienten. Hilfreich zur Bewältigung der Krisensituation können folgende Interventionen sein:
- Patienten umfassend über Diagnose und Therapie informieren
- Patienten bei Pflegehandlungen integrieren und mit ihm absprechen
- feste Bezugspersonen stellen, gemeinsame Teilziele erarbeiten
- Perspektiven aufzeigen, klare Tagesstruktur festlegen

Aufrechterhaltung und Verbesserung der Atmung

Die Atemfunktion bei querschnittgelähmten Menschen ist von der Lähmungshöhe abhängig. Zervikale und hohe thorakale Läsionen führen zu einer Einschränkung der Atem- bzw. Atemhilfsmuskulatur, bis hin zur reinen Zwerchfellatmung (C4). Frischverletzte Patienten sollten deshalb über diskontinuierliches Weaning vom Beatmungsgerät abtrainiert werden, da sich die noch vorhandene Atemmuskulatur ansonsten erschöpft. Die Dauer der Spontanatmung wird dabei langsam und kontinuierlich gesteigert. In der Zwischenzeit wird suffizient beatmet. Aufgrund mangelnder oder eingeschränkter Interkostalatmung verringert sich die Belüftung der Lungen, die Sekretbildung kann sich verstärken. Ist ein selbstständiges Abhusten nicht möglich, kann dies mit einer speziellen Abhusthilfe ausgeglichen werden.

Beobachtungskriterien.
- **Ventilation:** Interkostalatmung und/oder Zwerchfellatmung vorhanden?
- **Reinigungsfähigkeit:** Kann Sekret abgehustet werden?
- **Gasaustausch:** Atemzugvolumen/O_2 Sättigung

Pflegemaßnahmen.
- regelmäßige Umlagerungen, Bauch- oder 135°-Lagerung (S. 58)
- Mobilisierung in den Rollstuhl
- Sekretlösende Maßnahmen:
  - Inhalationen (S. 153)
  - Abhusthilfe, ggf. regelmäßiges Absaugen (S. 268)

Zur Verbesserung des Gasaustauschs kann in den ersten Tagen bis Wochen bei Tetraplegikern eine temporäre O_2-Gabe notwendig sein.

Aufrechterhaltung und Verbesserung des Kreislaufs

Besonders während des spinalen Schocks ist bei Hochgelähmten eine ausgeprägte Bradykardie zu beobachten. Eine Herzfrequenz zwischen 40–50 Schlägen pro Minute ist nicht selten. Ursachen sind eine gestörte sympathische Innervation und ein verstärkter Vagotonus. Die Behandlung ist symptomatisch. Monitoring ist während der ersten Tage bis Wochen meistens notwendig.
- Beobachtungskriterien: Herzfrequenz, Blutdruck und Schwindel
- Kreislauftraining durchführen, Beaufsichtigung/Pflegebereitschaft sicherstellen
- elastischen Bauchgurt anlegen, Kompressionsstrümpfe anziehen
- Bei Kreislaufkrise: Kopftieflage durch Kippen des Rollstuhls, Beine hochlegen

Dekubitusprophylaxe

- nach wie vor die bei weitem häufigste Komplikation bei Querschnittlähmung
- besonders gefährdet: Sakrum, Trochanter, Fersen, Hinterkopf (Cave: Halskrawatte)
- Für alle Lagerungsmöglichkeiten maximale Liegezeit ermitteln (z.B. Rückenlage 4 Std., Seitenlage rechts 3 Std., Bauchlagerung 6 Std.).
- Nach jedem Lagerungswechsel Haut kontrollieren, Liegezeit ggf. neu festgelegt.
- Patienten können Hautkontrolle mithilfe eines Spiegels selbstständig durchführen.

16.2 Querschnittlähmung

> **Merke:** Mit Weichlagerungsmatratzen (z.B. viskoelastische Schaumstoffe), Wechseldruck- oder Luftstromtherapiematratzen kann die Liegezeit erhöht werden. Sie ersetzen jedoch eine Umlagerung nicht! Fieber oder verstärktes Schwitzen erfordert eine sofortige Verkürzung der Liegezeit.

Sitzen im Rollstuhl.
- Nach jeder Sitzbelastung ist Überprüfung der Haut notwendig.
- Entsprechend der Hautsituation kann die Sitzzeit nach und nach gesteigert werden.
- Wichtig ist regelmäßige Druckentlastung durch Hochstützen und Gewichtsverlagerung.
- Sitzkissen mit druckentlastenden Eigenschaften (Oberflächenvergrößerung) können Sitzzeit deutlich erhöhen.
- Rollstuhl so aussuchen und einstellen, dass auch Oberschenkel große Auflagefläche haben.
- Trotz aller prophylaktischen Maßnahmen, kann die Druckbelastung der Haut zu bleibenden Rötungen führen. Dies erfordert sofortige komplette Hautentlastung der geröteten Körperregion und kann deshalb auch Bettruhe zur Folge haben (z.B. Rötung am Sitzbein). Die erste kurze Belastung darf erst nach vollständigem Verblassen der Rötung wieder erfolgen!

ATL Sich bewegen (Mobilität und Lagerung)

Bewegung/Lagerung im Bett
- Neben gängigen Seitenlagerungen können auch 135°- und Bauchlagerung eingeübt werden (sorgen für besonders gute Belüftung der Lunge).
- Bauchlage wirkt spastiklindernd, erreicht eine optimale Entlastung der Haut und erzeugt eine 0°-Stellung im Hüftgelenk (Kontrakturprophylaxe, S. 60).
- Alle Bewegungen im Bett sowie Transfers erfolgen nach kinästhetischen Aspekten (S. 50).

Therapeutische Schulter- und Armlagerung bei Tetraplegie

> **Merke:** Nach allen Umlagerungen muss der Humeruskopf zentriert gelagert werden. Bei einer Umlagerung der Arme muss deshalb der gesamte Oberarm gedreht werden. Beim Aufrichten und bei einem Transfer darf der Patient nie an den Armen gezogen werden!

Armlagerungen bei Tetraplegikern sind:
- abwechselnde Lagerung der Arme in Supination und Pronation
- regelmäßige Lagerung des Ellbogengelenks in Streckung (Vermeidung von Beugekontrakturen)
- abschwellende Hochlagerungen bei Ödembildung in den Händen

Funktionshand bei Tetraplegie
Bei Tetraplegie kann – je nach Ausmaß der Lähmung – die Muskelfunktion sämtlicher Finger und des Daumens ausfallen. Innerhalb weniger Monate kommt es dann zu Atrophien und Verkürzungen dieser Muskeln. Damit die Hände weiter funktionell einsetzbar sind, wird eine sog. Funktionshand ausgebildet.
- Finger werden mit Pflasterstreifen in Faustschluss geklebt, das Handgelenk sollte überwiegend in Dorsalextension gelagert werden (Abb. 16.5).
- Das Öffnen der Hand beim Waschen, Eincremen oder anderen Pflegemaßnahmen darf nur unter Handgelenksbeugung erfolgen.

Abb. 16.5 Kleben einer Funktionshand.

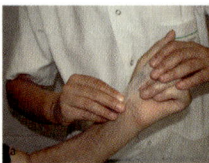 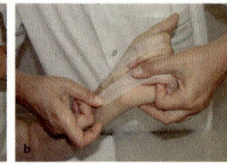 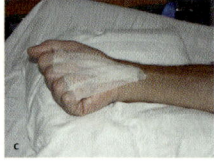

- Bei aktiver Funktionshand kann durch aktive Handgelenksstreckung (Dorsalextension) ein passiver Faustschluss erzielt werden. Eine Handgelenksbeugung (Palmarflexion) bewirkt eine Öffnung der Hand.
- Bei passiver Funktionshand (Lähmung C5/C6) wird diese Funktion durch „Trickbewegungen" erreicht: Eine Supination erreicht passiv einen Faustschluss, eine Pronation eine passive Öffnung der Hand.

Transfer
Bei Tetraplegikern kann ein Knietransfer, ein Transfer mit Rutschbrett oder mittels Patientenlifter durchgeführt werden. Bei Paraplegikern wird zunächst ein Transfer mit Rutschbrett eingeübt. Je nach Trainingserfolg kann dann auf einen freien Stütztransfer übergegangen werden. Im Rahmen der medizinischen Behandlung werden die Transfers ins Bett, den Duschstuhlsitz, auf die Toilette, in die Badewanne sowie ins Auto eingeübt. Paraplegiker können diese meistens selbstständig durchführen, Tetraplegiker benötigen je nach Lähmungshöhe Unterstützung.

ATL Sich waschen und kleiden
Das Selbsthilfetraining bei Körperpflege, An- und Auskleiden und ggf. Nahrungsaufnahme wird in enger Zusammenarbeit mit Physio- und Ergotherapeuten durchgeführt. In interdisziplinären Teambesprechungen wird das Selbsthilfetraining abgesprochen. Benötigte Hilfsmittel werden häufig speziell für die Patienten angefertigt.

Blasenentleerung
Bei Eintritt der Lähmung befindet sich die Blase in einer Schockphase. Ohne sofortige Intervention besteht die Gefahr einer Überlaufinkontinenz. Als erste Maßnahme empfiehlt sich daher die Anlage einer suprapubischen Dauerableitung (S. 212).

Einmalkatheterismus
Nach einigen Tagen kann durch das Abklemmen des Katheters überprüft werden, ob Füllungsgefühl vorhanden und willkürliche Miktion möglich ist. Liegen beide Funktionen nicht oder nur unzureichend vor, sollte die Blase baldmöglichst mittels Einmalkatheterismus entleert werden (S. 209). Dazu muss zunächst das Ausfuhrverhalten beobachtet werden, um die Katheterzeiten festzulegen. In der Regel wird mit einem 4-stdl. Rhythmus begonnen. Häufig müssen die Zeiten an das Ausscheidungsverhalten angepasst werden. Patienten mit vorhandenem Füllungsgefühl können häufig „auf Druck" katheterisiert werden. Die einzelnen Kathetermengen sollen maximal 400 ml betragen, um eine Überdehnung der Blase zu vermeiden. Die Gesamtausscheidung pro Tag sollte beim Einmalkatheterismus 2000 ml nicht überschreiten. Der intermittierende Katheterismus wird zunächst von der Pflege durchgeführt. Patienten mit vorhandener Handfunktion werden zur selbstständigen Durchführung des Einmalkatheterismus angeleitet.

Um die Druckverhältnisse der spastischen Blase zu reduzieren, werden Anticholinergika verabreicht. Alternativ werden die Medikamente intravesikal verabreicht oder in den Blasenmuskel eingespritzt (Botox). Aktuell werden Neurostimulationsgeräte in der Schockphase implantiert, um die Ausbildung einer Reflexblase zu verhindern. Darüber hinaus gibt es noch operative Methoden zur Ruhigstellung der Blase.

Pflegemaßnahmen
- Beobachtung: Blasenfüllungsgefühl, Miktionsvermögen/Restharnbildung, Harninkontinenz
- Assistenz bei Anlage eines suprapubischen Katheters (S. 212)
- Beobachtung der Ein und Ausfuhr
- Beginn des sterilen Einmalkatheterimus, Anleitung zum Selbstkatheterismus

Darmentleerung
Zu Beginn des spinalen Schocks kommt es zur Magen-Darmatonie mit der Gefahr eines Ileus oder Subileus. Diese Situation kann ausgesprochen kritisch werden, da ein geblähtes Abdomen bei Patienten mit überwiegender Zwerchfellatmung zu Ateminsuffizienz führen kann. Eine regelmäßige Überprüfung der Darmgeräusche bis zur ersten Darmentleerung ist wichtig. Liegen Darmgeräusche vor, sollten umgehend Abführmittel verabreicht werden, um nach deren Einwirkzeit mit rektalen Laxanzien einen Stuhlabgang zu provozieren. Danach wird ein geregelter Abführrhythmus (z.B. ein- oder zweitägig) angestrebt.

Pflegemaßnahmen
- Beobachtung: Darmgeräusche, Stuhldrang/Füllung des Rektums, Schließmuskelfunktion, Bauchpresse
- Durch vorsichtiges digitales Nachtasten (sog. Ampullencheck) kann überprüft werden, ob sich Stuhlgang im Enddarm befindet.
- Techniken zur Darmentleerung sind (S. 120):
  - digitales Ausräumen, Verabreichung von Suppositorien
  - digitale Stimulation oder CO_2 –Zäpfchen, die über einen Dehnungsreiz eine reflektorische Darmentleerung auslösen (bei reflexivem Darm)
  - anale Irrigation

> Medikamente sollten nach Möglichkeit nicht rektal verabreicht werden, da sie eine unwillkürliche Darmentleerung auslösen können. Darmrohre sollten wegen der Gefahr einer Druckschädigung nicht länger als 20 Min. verbleiben! Die Verwendung von Bettpfannen ist aufgrund der Druckgefährdung ausgeschlossen.

Im Rahmen des Selbsthilfetrainings erlernen Patienten die Maßnahmen zur Darmentleerung. Um eine regelmäßige Darmentleerung zu erreichen, ist es hilfreich, die Essenszeiten regelmäßig einzuhalten. Abführende oder stopfende Nahrungsmittel können gezielt zur Stuhlregulation eingesetzt werden.

ATL Körpertemperatur regulieren
Erhöhte Körpertemperatur kann lediglich ein Ausdruck peripherer Überwärmung sein. Betroffen davon sind Patienten mit Tetraplegie und hoher Paraplegie. Ursache einer Hyperthermie können körperliche Anstrengung, physikalische Maßnahmen, Sonneneinwirkung oder eine warme Decke sein. Mit dem Aufdecken der Beine, Herabsetzen der Außentemperatur, kühlenden Umschlägen, Luftventilation und ausreichender Flüssigkeitszufuhr kann die Hyperthermie behandelt werden. Eine Kopfbedeckung sollte bei direkter Sonnebestrahlung getragen werden (Sonnenstich!).

> Wärmflaschen oder Heizdecken dürfen aufgrund der Verbrennungsgefahr nicht eingesetzt werden!

16.2.3 Potenzielle Komplikationen

Schmerzen
Akuter Schmerz. Bei Patienten mit traumatischen Verletzungen werden Basismedikamente zur Schmerzreduktion eingesetzt. Manchmal ist es notwendig, vor der Mobilisierung zusätzlich schnell wirksame Medikamente zu verabreichen.

Chronischer Schmerz. Besonders Menschen mit inkompletten Lähmungen leiden häufig unter neuropathischen Schmerzen („Missempfindungen"). Patienten klagen über Brennen, Stechen, Kribbeln und Krämpfe in den gelähmten Bereichen. Diese Schmerzen sind schwer zu behandeln und erfordern die Behandlung durch speziell ausgebildete Schmerzärzte.

Hyperreflexie
Besondere Komplikation nach Abklingen des spinalen Schocks (Lähmung oberhalb Th 6). Symptome:
- rasender Kopfschmerz, RR > 180 mmHg (systolisch)
- Patient kann nicht mehr flach liegen

Ausgelöst werden kann sie durch banale Situationen wie volle Blase oder verstopfter Blasenkatheter. Auch digitales Ausräumen, Einläufe Entzündungen sowie Druckgeschwüre oder Verbrennungen können eine Hyperreflexie auslösen.

Spastik
Nach Abklingen des spinalen Schocks (S. 507) kommt es bei Patienten mit einer Lähmung oberhalb des Rückenmarksegments L2 häufig zu einer Spastik. Eine Behandlung ist nicht immer notwendig. Sie sorgt für die Erhaltung der Muskulatur und neben ästhetischen Vorteilen kann dadurch auch das Dekubitusrisiko verringert werden.

Behindert die Spastik jedoch die Verrichtungen des Alltags oder ist das Sturzrisiko zu hoch, wird die Spastik behandelt:
- medikamentöse Therapie, Elektrostimulation
- Spastik lindernde Lagerung (Bauchlage/Froschlagerung)
- spezielle Dehnlagerungen (S. 147), Bewegungstraining
- Stehtraining, Wärmeanwendungen (Bäder, Sauna)

Thrombose
Querschnittgelähmte Menschen sind Hochrisikopatienten und werden in der Akutbehandlung medikamentös mit Antikoagulanzien behandelt. Erste Anzeichen einer Thrombose (Rötung, Schwellung, Schmerz) können von den Patienten nicht wahrgenommen werden! Daher ist eine genaue Inspektion der Haut erforderlich. Rückflussfördernde Maßnahmen sind:
- Ausstreichen der Beine beim Waschen
- aktives und passives Erzeugen der Muskelpumpe (Durchbewegen/Motomed)
- Anlegen von Kompressionsstrümpfen (S. 53)

16.3 Multiple Sklerose

16.3.1 Grundlagen

> **Definition:** Die **Multiple Sklerose (MS)** ist eine Autoimmunerkrankung. Genetische, demografische, infektiöse, geografische und umweltbedingte Faktoren spielen eine Rolle.

16.3 Multiple Sklerose

Häufigkeit und Risikofaktoren

Die MS ist die häufigste neurologische Erkrankung des frühen Erwachsenenalters. Sie manifestiert sich im Alter zwischen 20 und 40 Jahren. Sie befällt weltweit ca. 1,2 Millionen Menschen, in Deutschland ca. 120000–140000. Frauen sind zweimal häufiger betroffen als Männer, bestimmte ethnische Gruppen wie Asiaten und Schwarze erkranken kaum an MS. Sie tritt eher in Gebieten auf, die ein gemäßigtes Klima haben und wirtschaftlich gut entwickelt sind (z.B. Europa, USA, Kanada).

Ursachen

Die eigentliche Ursache ist unbekannt. Heutzutage erklärt man die Pathophysiologie der MS folgendermaßen: Aktivierte T-Lymphozyten können die Blut-Hirn-Schranke überwinden. Wenn sie dort ein bestimmtes Antigen finden, lösen sie eine Entzündungsreaktion aus und greifen überwiegend die Markscheide der Nerven an. Es werden allerdings auch früh im Krankheitsverlauf die Nervenzellen selbst zerstört. Diese Läsionen sind im gesamten Zentralennervensystem zu finden, am häufigsten im Sehnerv, dem Rückenmark, Hirnstamm, Kleinhirn und der periventrikulären weißen Substanz. Hierdurch erklärt sich auch das sehr heterogene klinische Bild der MS.

Symptome

Die Erkrankung differiert stark und verläuft besonders bei jungen Patienten in Schüben. Zwischen den Schüben können die Beschwerden völlig oder nur teilweise abklingen. V.a. bei älteren Patienten verläuft die Erkrankung chronisch fortschreitend. Folgende Symptome treten häufig zu Beginn der Krankheit auf:

Sehstörungen. Drei Viertel aller Patienten sind hiervon betroffen. Oft handelt es sich um eine einseitige Entzündung des Sehnervs. Die Schmerzen verstärken sich bei Bewegungen des Augapfels. Die Patienten sehen alles wie durch einen Schleier oder wie im Nebel. Manchmal kommt es auch zu einem Gesichtsfeldausfall. Wenn es sich um einen zentralen Feldausfall handelt, können die Betroffenen z.B. keine Druckschrift mehr lesen. Die Sehstörungen bilden sich meist nach Abklingen der Entzündung wieder zurück.

Muskellähmung. Ebenso häufig wie Sehstörungen. Folgen sind Schwäche in Armen und Beinen; Muskeln sind oft steif. Die Lähmung beginnt meist in einem Bein, kann aber auch eine ganze Körperseite betreffen.

Empfindungsstörungen. Häufig zählt dazu Taubheitsgefühl, Kribbeln, Schmerzen und verminderte Empfindsamkeit der Haut. Diese Gefühlsstörungen können am ganzen Körper auftauchen. Manchmal verspüren die MS-Patienten beim Vorbeugen des Kopfes einen blitzartigen Schlag entlang der Wirbelsäule.

Weitere Symptome. Viele Patienten klagen über Müdigkeit, Schwindel und Sprachstörungen. Bei einigen kommen Blasenschwäche, Verstopfung oder andere Störungen der Harnwege und Verdauungsorgane hinzu. Bei längerem Verlauf der Erkrankung können die Patienten unter Depressionen und Angststörungen leiden.

Diagnostik

Mittels einer MRT-Untersuchung des Gehirns kann man die krankhaft veränderten Entzündungsherde schon frühzeitig nachweisen. Für die Diagnostik der Multiplen Sklerose sind nicht nur die akuten Beschwerden wichtig. Auch im Vorfeld aufgetretene Symptome des zentralen Nervensystems (ZNS), die scheinbar mit der jetzigen Symptomatik nicht in Zusammenhang stehen, müssen berücksichtigt werden.

Neurologische Untersuchungen können Störungen und Funktionsausfälle identifizieren und den Erkrankungsherden im ZNS zuordnen. Mittels neurophysiologischer Untersuchungen versucht man die Demyelinisierungsherde im Gehirn nachzuweisen:

16 Pflege von Patienten mit Erkrankungen des ZNS

- **Messung von visuell evozierten Potenzialen (VEP):** zeigt die Zeit an, die das Hirn benötigt, um über das Auge aufgenommene Informationen zu verarbeiten.
- **Messung von motorisch evozierten Potenzialen (MEP):** reizt bestimmte Hirnregionen magnetisch.
- **Messung von somatosensibel evozierten Potenzialen (SEP):** reizt bestimmte Nerven elektrisch.

Findet man bei einer Untersuchung des Gehirnwassers (Liquors) eine erhöhte Zellzahl oder sind bestimmte Antikörper und Eiweiße erhöht, ist dies ein Hinweis auf eine entzündliche Erkrankung des Zentralnervensystems.

Therapie

Therapie bei akuten Schüben. Dosierte Glukokortikoide (z.B. Kortison) werden über mehrere Tage verabreicht, um die Entzündung zu unterdrücken. Bei einem sehr schweren Schub kann eine Plasmapharese (Blutwäsche) erfolgen.

Therapie zur Schubprophylaxe. Es werden Medikamente verabreicht, die das Immunsystem beeinflussen und so Häufigkeit und Schwere der Schübe lindern können. Dazu gehören Interferone, Glatirameracetat, Azathioprin und intravenöse Immunglobuline (IVIG). → Kalal faktoren

Therapie der Symptome. Antidepressiva, Schmerzmittel, muskelentspannende Medikamenten und Antiepileptika bei Krampfanfällen. Physiotherapie und regelmäßige sportliche Betätigung. Psychosoziale Begleitung. Erlernen von Entspannungstechniken.

16.3.2 Pflege- und Behandlungsplan

Die pflegerische Unterstützung reicht von kleinen Handreichungen bis zu einer vollständigen pflegerischen Versorgung bei Tetraplegie.

> **Praxistipp:** Konkrete Kenntnisse aus den Konzepten Bobath (S. 500), Kinästhetik (S. 50) und basaler Stimulation sind für Pflegende bei der Versorgung von MS-Patienten sehr hilfreich.

Hilfe bei der Diagnosestellung

Die Patienten sind zum Zeitpunkt der Diagnosestellung in den meisten Fällen in der Lage, sich körperlich selbst zu versorgen. Der pflegerische Schwerpunkt liegt auf der psychosozialen Ebene. Patienten benötigen Gespräche mit Pflegenden, die sich mit der Krankheit auskennen. Ein Patientenratgeber kann hilfreich sein. Der Besuch einer Selbsthilfegruppe zur Krankheitsverarbeitung und -bewältigung kann auch in dieser Phase für MS-Patienten schon sehr hilfreich sein.

ATL Ausscheiden

Viele Patienten haben schon in der frühen Phase der Erkrankung eine Blasenentleerungsstörung. Später ist sowohl eine Inkontinenz als auch ein Harnverhalt mit Restharnbildung möglich. Pflegerisches Ziel ist es, Komplikationen vorzubeugen. Mögliche Maßnahmen sind: Beckenbodentraining, Blasentraining (regelmäßige Toilettengänge ermöglichen), „Triggern", regelmäßiges Fremdkatheterisieren, Anleitung zu intermittierenden Selbstkatheterisieren, Pflege eines suprapubischen Katheters.

Zusätzlich kann eine Temperaturerhöhung im Rahmen eines Infekts zu einer Zunahme bereits vorhandener neurologischer Ausfälle führen. Die Symptomatik bildet sich mit abklingendem Fieber wieder zurück, ist also kein neuer Schub. Mögliche Ursachen für Harnwegsinfekte bei MS-Patienten sind: ständig vorhandene Restharnmengen, liegender transuretraler Dauerkatheter, nicht steriles Einmalkatheterisieren.

ATL Sich waschen und kleiden

Auch bei schwer eingeschränkten MS-Patienten ist die Mobilisation und somit die Körperpflege am Waschbecken anzustreben. Hierbei ist die Haltung des Patienten im Stuhl entscheidend für seine Bewegungsfähigkeit. Einen positiven Einfluss auf die Ataxie hat eine ruhige, stressfreie Pflegesituation.

Bei der Körperpflege ist zu beachten, dass viele MS-Patienten aufgrund von Sensibilitätsstörungen Berührung als unangenehm empfinden. Das kann eine vorhandene Spastik verstärken. Allerdings verschlimmert das Vermeiden von Berührung auf Dauer die Situation, denn durch „Nichtanfassen" verliert das Gehirn mit der Zeit die Fähigkeit, Berührungen korrekt zu verarbeiten.

Praxistipp: Das entsprechende Körperteil des Patienten immer mit der ganzen Hand fassen und unterstützen. Diese Berührung ist angenehmer als der Druck der Fingerspitzen. Leicht über die Haut des Patienten zu streichen muss vermieden werden.

Merke: Ein Vollbad mit zu warmem Wasser ist zu vermeiden, da es zu einer Verschlechterung der bestehenden Lähmungen führen kann.

ATL Sich bewegen

Pflegende haben die Aufgabe, Bewegung zu fördern, damit verlorengegangene Funktionen nicht verlernt werden und Sekundärschäden wie Kontrakturen, Gelenkschäden oder Verkürzung der Muskulatur nicht auftreten.

- Gelenke so lagern, dass sich zugehörige Muskulatur in entspannter Position befindet.
- Für schwer betroffene MS-Patienten ist der Transfer vom Bett in den Rollstuhl nicht ohne Hilfe möglich. Schon das Aufsetzen an die Bettkante kann verschiedene Symptome auslösen.
- Unangenehm empfinden die Patienten einen Drehschwindel, der durch Kopfbewegungen ausgelöst werden kann.
- Durch Vorbeugen des Oberkörpers des Patienten wird evtl. eine „einschießende" Spastik der Beine positiv beeinflusst.
- Auch Fußkontakt mit kaltem Fußboden kann eine Spastik auslösen. Um das zu vermeiden, die Schuhe schon im Bett anziehen. Außerdem kann es zu einer rhythmischen Bewegung eines Beines bei Bodenkontakt kommen.

Praxistipp: Beim Bodenkontakt kann der Pflegende den Patienten auffordern, zu versuchen, diese Bewegung kognitiv zu beeinflussen. Hilfreich ist es auch, das Bein noch mal hochzuheben und anders zu positionieren.

- Gezielte Reize an den Füßen haben unmittelbaren Einfluss auf den Aufmerksamkeitsgrad des Patienten. Sie ermöglichen es ihm, sich besser in seinem Körper zu orientieren. Das kann als Vorbereitung für einen Transfer hilfreich sein, da der Fußboden besser wahrgenommen wird.

Praxistipp: Bewegung der Fußknochenreihen eines Fußes gegeneinander: Mit einer Hand wird die Fußinnenseite stabil berührt. Die andere Hand bewegt die Fußknochenreihen einzeln nacheinander. Es soll eine deutliche Druckinformation sein, darf aber keinen Schmerz verursachen. Diese Aktion ist in Kombination mit dem Waschen der Füße möglich. Im Idealfall führt es zu einer verbesserten Stehfähigkeit des Patienten.

ATL Essen und Trinken

Die Aufgabe der Pflege ist es, dafür zu sorgen, dass der Patient ausreichend Flüssigkeit zu sich nimmt. Im späteren Verlauf einer MS kann es auch zu einer Schluckstörung verbunden mit der Gefahr der Aspiration und einer Aspirationspneumonie kommen (S. 93) Zur Einnahme der Mahlzeiten sollte der Patient in einer aufrechten Sitzposition, den Kopf leicht nach vorn gebeugt, gelagert sein. Flüssigkeiten werden, wenn notwendig, angedickt.

ATL Sich sicher fühlen

In einem akuten Schub erhalten MS-Patienten Kortison i.v. Das kann zu einer Blutzuckererhöhung, zu Schlaflosigkeit und einer erhöhten Infektanfälligkeit führen.

Merke: Bei Patienten mit einem vorbestehenden Diabetes mellitus sind häufigere Blutzuckerkontrollen notwendig. Eine regelmäßige Kontrolle der Körpertemperatur ist notwendig, um einen eventuell auftretenden Infekt frühzeitig zu erkennen.

16.4 Morbus Parkinson

16.4.1 Grundlagen

Die **Parkinson-Krankheit** (lat.: Morbus Parkinson) wurde im Jahre 1817 von dem englischen Arzt James Parkinson beschrieben, dessen Namen die Erkrankung heute trägt. Das Parkinson-Syndrom oder die Parkinson-Krankheit ist eine Erkrankung der Basalganglien, die die unwillkürlichen Bewegungen steuern.

Häufigkeit

Die Parkinson-Krankheit gehört zu den häufigsten neurologischen Erkrankungen. In Deutschland leben ca. 150000–200000 Patienten, die Zahl der Neuerkrankungen liegt jährlich bei ca. 15000. Beide Geschlechter sind etwa gleichmäßig betroffen. Die Krankheit tritt i.A. nach dem 60. Lebensjahr auf, 10% der Patienten sind beim Auftreten der ersten Symptome jünger als 40 Jahre. Die Erkrankungswahrscheinlichkeit steigt mit zunehmendem Alter.

Ursachen

- Bestimmte Hirnzellen – vor allem im Bereich der Substantia nigra – sterben ab.
- Durch das Absterben der Dopamin produzierenden Zellen der Substantia nigra kommt es zu Dopaminmangel.
- Genaue Ursache des Absterbens der Dopamin produzierenden Zellen ist unbekannt.

16.4 Morbus Parkinson

- Parkinson wird sehr selten vererbt. In einem solchen Fall tritt die Erkrankung bereits bei jüngeren Patienten – oft vor dem 40. Lebensjahr (juveniler Parkinson) – auf.

Symptome

- Können sich sehr langsam entwickeln, Verlauf und Ausprägung variieren individuell stark.
- Oft wird die engste Umgebung lange vor dem Patienten selbst auf seine Beschwerden aufmerksam.
- Die Einteilung erfolgt in Stadien (Tab. 16.4).
- Im Anfangsstadium sind die Beschwerden oft unklar:
  - Schmerzen in der Arm-Schulter-Region durch Muskelsteifigkeit
  - depressive Verstimmung, allgemeine Müdigkeit, Verstopfung
  - allgemeine Unruhe, manchmal Persönlichkeitsveränderungen
- Ein bis zwei Jahre darauf folgen die typischen Störungen des willkürlichen Bewegungsablaufes, Hauptsymptome sind
  - **Rigor**: Starre der Muskulatur,
  - **Akinesie**: Bewegungslosigkeit, Hypokinese
  - **Tremor**: Zittern der Hände und Arme im entspannten Zustand, auch „Pillendrehen" oder „Münzenzählen" genannt.
- Weitere Symptome sind:
  - feinmotorische Bewegungen fallen schwerer
  - Handschrift wird kleiner und schlecht lesbar
  - einmal begonnene Bewegungsabläufe können Patienten immer schlechter kontrollieren
  - Gehen ist nur noch in kleinen Schritten möglich
  - beim Gehen ist der Oberkörper tief nach vorne gebeugt, Arme schwingen immer weniger mit
  - Gesichtsmimik ist eingeschränkt und die Gesichtshaut ölig
  - Stimme wird leiser und monoton, Speichelfluss ist erhöht
- Andere Gehirnfunktionen wie Bewusstsein, Aufmerksamkeit, Intelligenz und Gedächtnis sind meist nicht betroffen.
- Nur in 20% der Fälle kommt es im Verlauf der Erkrankung zu Demenz.
- Akinetische Krise ist ein lebensbedrohlicher Zustand:
  - Bewegungsblockaden halten lange an.
  - Oft wirken in diesem Stadium Parkinson bekämpfende Tabletten nicht.

Tab. 16.3 Stadien des Morbus Parkinson nach Hoehn und Yahr.

Stadium	Symptome
0	keine klinischen Anzeichen einer Erkrankung
1	einseitige Symptomatik ohne oder allenfalls mit geringer Behinderung
2	leichte beidseitige Symptomatik, keine Gleichgewichtsstörungen
3	geringe bis mäßige Behinderung mit leichter Haltungsinstabilität, Arbeitsfähigkeit (in Abhängigkeit vom Beruf) noch erhalten
4	Vollbild mit starker Behinderung, der Patient kann aber noch ohne Hilfe gehen und stehen
5	der Patient ist an Rollstuhl oder Bett gebunden und auf Hilfe Dritter angewiesen

Diagnostik

- meist klinisch, d.h. aufgrund der Symptome, insbesondere in der Frühphase schwierig
- Diagnose gilt als gesichert, wenn 2 der 3 Kardinalsymptome vorliegen.
- Weiteres Kriterium ist eine Reduktion der Symptome auf Gabe von L-Dopa oder Dopamin-Agonisten (L-Dopa-Test, Apomorphin-Test).
- In fraglichen Fällen kann der Dopamin-Mangel im Gehirn durch die Positronen-Emissions-Tomografie (L-Dopa-PET) nachgewiesen oder der sog. Dopamin-Transporter durch DaTSCAN-SPECT dargestellt werden.

Therapie

- Nichtmedikamentöse Therapie zur Erhaltung der Selbstständigkeit des Patienten im Alltag:
    - Mittels Physiotherapie und Ergotherapie sollen vor allem die motorischen Symptome verbessert werden.
    - Bei bettlägerigen Patienten müssen auch Folgekomplikationen wie Muskelverkürzung (Kontrakturen) oder Pneumonie bedacht und behandelt werden.
    - Auf eine ausreichende Nahrungs- und Flüssigkeitszufuhr muss geachtet werden (oft essen und trinken die Patienten wenig, weil ihnen die motorischen Abläufe schwer fallen und sie sich vor häufigem Wasserlassen fürchten).
- Medikamentöse Therapie
    - wird erst eingesetzt, wenn der Patient beruflich, sozial oder alltagsrelevant bedeutend behindert ist,
    - Wirkstoffe und Medikamentengruppen sind: L-DOPA (z.B. Levdopa), Dopaminagonisten (z.B. Bromocriptin), MAO-Hemmer (z.B. Selegin), COMT-Hemmer (z.B. Tolcapon), Anticholinergika (z.B. Biperiden) und NMDA-Antagonisten (z.B. Amantadin).
    - beseitigt meist nicht alle Symptome, kann diese aber lindern.
- Implantation von Stimulationselektroden ins Gehirn:
    - Wird selten durchgeführt, erfolgt ausschließlich bei ansonsten gesundheitlich vergleichsweise stabilen Patienten.

16.4.2 Pflege- und Behandlungsplan

Psychosoziale Unterstützung

Ausführliche, geduldige Gespräche sind notwendig, damit der Patient die notwendigen Pflegemaßnahmen versteht. Das Fehlen der nonverbalen Kommunikation, die Sprachstörung, reduzierte Mimik und Gestik (Pokergesicht) und die extreme psychische Verlangsamung des Patienten (Bradyphrenie) erschweren Gespräche. Infolge der fortgeschrittenen Krankheit sind die Patienten i.A. nicht in der Lage, zwei verschiedene Aufgaben gleichzeitig zu bewältigen.

> **Praxistipp:** Überfordern Sie Parkinson-Patienten nicht, erteilen Sie kurze und eindeutige Aufgabenstellungen. Vermeiden Sie jegliche Hast und Eile, diese wirken sich eher negativ aus!

Hilfe zur Selbsthilfe. Ein wichtiges Pflegeziel ist, die Selbstständigkeit des Patienten zu erhalten und zu fördern (aktivierende Pflege). Die Patienten sollten auf die Existenz der örtlichen Regionalgruppen der deutschen Parkinson Vereinigung e.V. aufmerksam gemacht werden!

Tagesstruktur und Beschäftigung.
- Aufstehen zur gleichen Tageszeit, regelmäßige Mahlzeiten
- pünktliche Medikamenteneinnahme, Einhalten der Therapiezeiten

> **Gesundheitsförderung und Prävention:** Regelmäßige Krankengymnastik und soziale Aktivitäten wirken dem Fortschreiten der Parkinson-Krankheit entgegen.

Umgebung gestalten
- Räumliche Enge fördert die Starthemmungen und dadurch die Fallneigung. Evtl. Möbelstücke wegräumen.
- Die zu bewältigenden Wege sollten kurz, dem Patienten gut vertraut, in der Nacht beleuchtet und mit Festhaltemöglichkeiten versehen sein. Haltegriffe sind auch im Bad, neben der Toilette, in der Dusche und neben dem Waschbecken notwendig.
- Ein großer oder schwenkbarer Spiegel erleichtert die Morgentoilette, ein großer Spiegel im Zimmer ermöglicht die Haltungskorrektur.
- Höher montierte WC-Becken oder Toilettensitzerhöhungen helfen beim selbstständigen Aufsuchen der Toilette.
- Türschwellen und andere Stolperfallen, z. B. Teppiche, elektrische Leitungen quer durch das Zimmer, sind zu vermeiden.
- Patienten fällt es leichter, aus einem harten Armlehnstuhl aufzustehen als aus einem weichen Stuhl ohne Lehne.
- Das Bett sollte höhenverstellbar sein. Spezielle Aufrichte-Vorrichtungen („Bettgalgen") ermöglichen das Aufstehen, das Drehen und den Lagewechsel im Bett.
- Evtl. ist ein Bettgitter notwendig, um zu verhindern, dass Patienten aus dem Bett fallen.
- Die Matratze darf nicht zu weich sein, sodass die Patienten einsinken.
- Seidene Bettwäsche fördert die Beweglichkeit und wirkt schmerzreduzierend.
- Eine zu schwere Bettdecke schränkt die Beweglichkeit ein und führt zu Wärmestau.

ATL Sich waschen und kleiden

Kleidung auswählen
- Schweißdurchlässige, leichtere Kleidung ist zu bevorzugen.
- Bei starkem Schwitzen muss die Kleidung auch tagsüber öfter gewechselt werden. Bei Schweißausbrüchen in der Nacht müssen Nachthemd und oft auch die Bettwäsche mehrfach gewechselt werden.

An- und Auskleidehilfe
Beim An- und Ausziehen soll der Patient so viel wie möglich selbst machen:
- Kleidungstücke mit Reißverschluss oder mit Klettverschluss erleichtern das Anziehen.
- Festes Schuhwerk mit rutschfesten Sohlen fördert die Gangsicherheit.
- Schuhe ohne Schnürsenkel sind einfacher anzuziehen, insbesondere mit einem langen Schuhlöffel.
- Mit einem Greifarm lassen sich Strümpfe einfacher hochziehen.

Körperpflege
Auch bei der täglichen Körperpflege sollte dem Patienten nur so viel Hilfeleistung gegeben werden, wie unbedingt nötig:

- Ein geeigneter Duschstuhl, Haltegriffe, elektrische Zahnbürste, Elektrorasierer, Bürste mit langem Griff erhalten die Selbstständigkeit.
- Auch stark unbewegliche Patienten sollten möglichst nicht im Bett gewaschen werden, sondern im Duschstuhl sitzend.

> **Praxistipp: Frühmorgendliche Akinese.** Wird dem Patienten die erste L-Dopa-Dosis noch im Bett, ca. eine ¾ Stunde vor dem Aufstehen, verabreicht, erleichtert dies die Morgentoilette.

Hautpflege

Wegen des übermäßigen Schwitzens besteht eine erhöhte Gefahr von Hautpilzinfektionen. Die Körperhygiene ist bei inkontinenten Patienten besonders wichtig. Maßnahmen sind:
- gründliche Intimhygiene und Abtrocknen (evtl. mit Fön)
- häufige Haarwäsche, evtl. mit medizinischen Spezialmitteln (wegen der Schuppenbildung)
- kontrollierte Mundpflege (verhindert Zahnfleischentzündungen und Mundgeruch und beugt einer Soor-Infektion vor)

> **Praxistipp:** Infolge der erhöhten Talgproduktion entstehen Hautentzündungen mit Schuppen- und Aknebildung. Regelmäßiges Waschen mit Spezialmitteln kann in diesen Fällen helfen. Einige Patienten klagen über eine ausgeprägte Trockenheit der Haut, überwiegend an den unteren Extremitäten. Bei Hauttrockenheit sind pH-neutrale Salben, Ölbäder und Verzicht auf Seife angebracht.

ATL Essen und Trinken

Spezielle Gegenstände erleichtern die Nahrungsaufnahme:
- eine große Serviette, um die Kleidung zu schonen
- ein scharfes Messer und Besteck mit Moosgummi-Griff
- Antirutschmatte, Teller mit erhöhtem Rand
- stabiles Glas, dieses nur halb füllen und evtl. Strohhalm bereitlegen

Nahrungszubereitung und -aufnahme

Es ist wichtig, dass der Kranke genügend Zeit zum Essen hat. Eine Pflegeperson ist in der Nähe, die ggf. das Essen mundgerecht schneidet oder bei Missgeschicklichkeiten bzw. beim Verschlucken sofort eingreift. Evtl. muss das Essen noch mal warm gemacht werden. Viele Patienten können mundgerechte, kleingeschnittene oder passierte Nahrung allein zu sich nehmen. Bei schwerkranken Parkinson-Patienten ist eine ausreichende Nahrungsaufnahme nur zu erreichen, wenn die Nahrung durch eine Pflegeperson verabreicht wird. Das häufige Verschlucken beim Essen ist ein Alarmzeichen und erhöht die Gefahr der Erstickung und der Aspirationspneumonie. Nach dem Essen ist eine Mundhygiene durchzuführen. Durch regelmäßige Gewichtskontrollen lässt sich einschätzen, ob der Patient ausreichend isst.

Flüssigkeitsaufnahme

Täglich sollen mindestens 2–3 l Flüssigkeit getrunken werden. Austrocknung kann zu Verschlechterung der Symptome, zu Obstipation, zu Verwirrtheit und sogar zu einer akinetischen Krise führen, insbesondere bei hohen Temperaturen im Sommer.

16.4 Morbus Parkinson

> **Merke:** Häufig sind Ein- und Ausfuhrkontrollen notwendig, wobei auch übermäßiges Schwitzen der Patienten zu berücksichtigen ist. Bei einer negativen Bilanz erhält der Patient ggf. Infusionen.

Ernährungsrichtlinien

Zu empfehlen ist eine leichte, abwechslungsreiche, vitamin- und ballaststoffreiche Nahrung mit ausreichender Trinkmenge. Die Portionen sollen eher kleiner sein, den Magen nicht belasten, die Mahlzeiten sollen häufiger gereicht werden.

Eiweiß-Akinese. L-Dopa-Präparate müssen eine halbe Stunde vor oder anderthalb Stunden nach einer eiweißreichen Nahrungsaufnahme eingenommen werden. L-Dopa-haltige Medikamente dürfen nicht mit Milch oder Joghurt eingenommen werden. Bei der Aufspaltung von Eiweiß im Verdauungstrakt entstehen Aminosäuren, die die Aufnahme und dadurch die Wirkung von L-Dopa (selbst auch eine Aminosäure) verhindern.

ATL Ausscheiden

Häufig leiden die Patienten unter nächtlichem Harndrang. Hilfsmittel (Toilettenstuhl neben dem Bett, Urinflasche in Zugriffnähe, Urinal-Kondome, Medikamente) können Erleichterung bringen. Inkontinente Patienten sind mit Inkontinenz-Höschen bzw. Windeln zu versorgen. Die Ausscheidungen müssen kontrolliert werden, um rechtzeitig einen totalen Harnverhalt oder einen Darmverschluss zu verhindern. Richtige Ernährung (Ballaststoffe, eingelegtes Obst, Müsli), ausreichende Flüssigkeitsmenge und evtl. makromolekulare Trinklösungen können der Darmträgheit (Obstipation) entgegenwirken.

ATL Sich bewegen

Die Verbesserung der selbstständigen Bewegungsabläufe ist vorrangig Aufgabe einer gezielten Physiotherapie. Pflegende sollten diese Übungen im Alltag ständig weiterführen bzw. umsetzen. So lange wie nur möglich soll vermieden werden, dass der Patient rollstuhlpflichtig wird.

Aufstehen aus dem Stuhl. Der Patient rutscht langsam mit dem Gesäß nach vorn an die Stuhlkante, zieht die Füße nach hinten, beugt den Oberkörper nach vorn, stützt sich mit den Händen ab, holt Schwung und steht so auf.

Gehen. Wenn der Patient steht, drückt er die Knie durch, bleibt eine Weile stehen und geht erst dann los:
- Beim Gehen auf Schrittlänge achten, um Trippelschritte zu verhindern.
- Richtiges Abrollen (Aufsetzen der Ferse zuerst) verhindert Trippelschritte und ermöglicht einen harmonischen und sicheren Gang.
- Beim Umdrehen während des Gehens dem Patienten zeigen, dass er nicht eng, mehrschrittig auf der Stelle drehen soll, sondern einen kleinen Bogen geht.
- **Hilfsmittel:** optische Reize auf dem Fußboden (Querstreifen, Schachbrettmusterung), Rhythmus und Musik, Reichen einer Hand, Gehwagen, Unterarmwagen

Unterstützung bei Freezing

Der Patient ist nicht in der Lage, den ersten Schritt zu machen. Er scheint wie eingefroren (freezing). Bewegungsempfehlung:
- einen Schritt zur Seite machen (Ausfallschritt) und sofort weitergehen
- Arme hochreißen (Storchengang)
- auf der Stelle treten und Gehvorgang sofort weiterführen
- eigenen Fuß quer zum Patienten stellen und ihn bitten, darüber zu steigen
- hinter den Patienten stellen und seinen Körper abwechselnd nach links und rechts bewegen

Reizgebung.
- Stock umgekehrt halten und darüber treten
- nicht die Türschwelle, den Rahmen oder den eigenen Fuß anschauen, sondern das Ziel
- Selbstkommandos (1 – 2 – 3, rechts – links) oder ein Schlag auf den Oberschenkel als Starthilfe (evtl. Marschmusik oder ein Taktgeber im ipod)
- spezieller Freezing-Gehstock (per Tastendruck kommt ein farbiger Querstreifen unten aus dem Stock, der Patient tritt über diesen Streifen und lässt den Knopf los)

ATL Wach sein und schlafen

Die nächtliche Akinese quält viele Patienten. Sie betrifft auch Patienten, die tagsüber einigermaßen gut beweglich sind. Das starre Liegen im Bett kann dazu führen, dass der Patient häufig klingelt und bittet, seine Lage im Bett zu verändern. Er klagt über Schmerzen, ein brennendes Gefühl im ganzen Körper, ineffektiven Harndrang oder diffuses Schwitzen. Physikalische Maßnahmen (Spaziergang vor dem Schlafengehen, Sedativ-Bad) und „Schlafrituale" (Musik hören, lesen) können hilfreich sein.

Medikamentengabe

Einnahmezeiten. Der Parkinson-Patient erhält im fortgeschrittenen Stadium eine medikamentöse Kombinationstherapie, die evtl. aus 4 – 5 Parkinsonmitteln besteht. Die Einzeldosen sind selten ganze Tabletten und werden oft in engen zeitlichen Abständen, evtl. 7- bis 10-mal täglich gegeben. Um Schwankungen der Medikamentenwirkung zu vermeiden, ist die pünktliche Einnahme unvermeidlich. Auch kleine Verspätungen können dazu führen, dass der Patient in eine lange unbewegliche Phase („off") rutscht.

Dosierung. Hilfreich sind sog. Mehrfachtimer, die auf die Einnahmezeit mit Piepston aufmerksam machen. Herkömmliche Medikamentendöschen sind für die Aufnahme der Tagesration nicht geeignet, spezielle Mehrfach-Dosiereinrichtungen sind notwendig.

Medikamente richten. Aufgrund des Medikamentenplans wird die Medikation für den ganzen Tag im voraus (am Vorabend oder nachts) zusammengestellt. Pro Patient sind bis zu 10 Becherchen mit der Medikation zu füllen, die Einzeldosen sind unterschiedlich, die Tabletten müssen geteilt werden.

Medikamente verabreichen. Bei Patienten mit leichterem Krankheitsbild wird die Tagesration auf das Zimmer gebracht. Patienten mit hochgradiger Akinese oder mit psychischen Störungen sind nicht in der Lage, die Medikamente selbstständig einzunehmen, sodass die Medikamente bei jeder Einnahme pünktlich ins Zimmer gebracht und dort verabreicht werden. Kontrolle und genügend Flüssigkeit verhindern, dass die Tabletten noch Stunden später im Mund zu finden sind und so nicht wirken.

Krankenbeobachtung und Dokumentation

Die L-Dopa-Therapie führt in späteren Stadien zu Schwankungen der Beweglichkeit, Überbewegungen, Halluzinationen und Psychosen. Die Pflegenden haben die Aufgabe, diese Veränderungen zu beobachten und aufzuzeichnen. In fortgeschrittenen Fällen wird der motorische Zustand sogar stündlich registriert. Werden die psychischen Entgleisungen (z. B. Albträume) frühzeitig bemerkt, kann der Ausbruch der Psychose evtl. noch verhindert werden. Beobachtet und aufgezeichnet werden sollen
- Überbewegungen, Muskelkrämpfe, nächtliche Störungen und
- vegetative Probleme (RR-Abfall, Wärmestau, Austrocknung, Ausscheidungsprobleme usw.).

16.5 Zerebraler Krampfanfall/Epilepsie

16.5.1 Grundlagen

> **Definition:** Ein einmaliger Krampfanfall ist keine Krankheit. Erst wenn sich die Anfälle wiederholen und keine anderen erkennbaren Ursachen wie Synkopen oder Intoxikationen vorliegen, ist der Begriff **Epilepsie** (griech.: Fallsucht) gerechtfertigt. Diese Anfälle gehen mit anfallsartigen (paroxymalen) Spontanentladungen zentraler Neurone einher.

Häufigkeit

Jeder Mensch kann einen epileptischen Anfall bekommen, 4–5% der Bevölkerung haben Gelegenheitsanfälle aufgrund spezifischer Reizungen. Etwa eine halbe Million Menschen, d.h. 0,7% der Bevölkerung, sind in Deutschland von einer Epilepsie betroffen. Die Epilepsie ist nach der Migräne die häufigste neurologische Erkrankung, bei Kindern sogar die häufigste.

Ursachen

- Bei 50% der Betroffenen ist die Ursache der Anfälle unbekannt (kryptogene, idiopathische, endogene, genuine Anfälle).
- Hirntraumata: z.B. Hirninfarkt oder -blutung, Schädel-Hirn-Traumata, Entzündungen wie Enzephalitis, Narben von Operationen, Tumoren, Gefäßmissbildungen wie Aneurysmen, Angiomen oder perinatale Hirnschäden
- Äußerliche Auslöser:
  - Schlafmangel, Flackerlicht, Unterzuckerung, hohes Fieber, Menstruation
  - Alkoholkonsum, Medikamente, bestimmte Drogen
  - Weglassen von Antiepileptika; Angst und negativer Stress

Arten und Symptome

Befallene Hirnregion und Fehlfunktionsumfang bestimmen die Symptome. Je mehr Regionen betroffen sind, desto auffälliger sind die Symptome. Allerdings sind die Symptome niemals gleich und nicht vorhersehbar. Die Medizin nutzt unterschiedliche Arten der Kategorisierung epileptischer Anfälle.

Fokale Anfälle. Nur ein Teil des Gehirns ist betroffen:

- motorische Symptome wie Drehbewegungen der Hände, sensible Symptome wie Kribbeln in den Händen
- sensorische Symptome wie Geschmacks- und Geruchshalluzinationen, Übelkeit, Blässe und Schwitzen

Die Anfälle können sich durch eine sog. Aura, eine Art „erstauntes Innehalten" ankündigen. Langjährige Epileptiker können lernen, die Aura als Vorstufe eines Anfalls zu erkennen und entsprechend zu reagieren. Bei einfachen fokalen Anfällen kommt es selten zu Bewusstseinsstörung, bei den komplexen hingegen schon. Symptome eines komplexen Anfalls sind etwa Automatismen wie Kauen oder Schmatzen, zielloses Umherwandern und Übersprungshandlungen.

Generalisierte Anfälle. Betreffen das gesamte Gehirn, gehen mit deutlicher Bewusstseinstrübung oder Bewusstlosigkeit, oft auch mit Muskelzuckungen einher. Weitere Symptome sind:

- Sekunden andauernde Bewusstseinsstörungen (Absencen)
- **myoklonische Anfälle:** sind Teil der kategorischen Einteilung „Impulsiv-Petit-Mal" und sind charakterisiert durch rasch ausladende Bewegungen, Wegwerfen von Gegenständen und Sturz.

- **tonisch-klonische Anfälle:** sind Teil der kategorischen Einteilung „Grand-Mal" und verlaufen wie folgt:
  - Sekunden andauernde Verkrampfung (tonisch), Patient beißt sich auf die Zunge oder nässt ein
  - drei- bis vierminütige Zuckphase (klonisch), bei der etwa der Speichel im Mund zu Schaum geschlagen wird, Ende des Anfalls mit einer mehrminütigen Schlafphase
  - Patienten haben später oft keine Erinnerung an das zuvor Erlebte
- **atonische Anfälle:** sind gekennzeichnet durch einen Sturz nach Erschlaffung (Tonusverlust) der Muskulatur.

Diagnostik

- Blutuntersuchungen (CK, Laktat)
- EEG ohne Provokationsmethoden (direkt nach dem Anfall bzw. 12 bis max. 24 Std. danach)
- EEG mit Provokationsmethoden (z.B. Hyperventilation, Schlafentzug, intermittierende Lichtimpulse oder Provokationsmedikamente)
- Langzeit-EEG (über 24 Std.) bzw. Schlaf-EEG (über Nacht)
- Computertomografie, Kernspintomografie
- evtl. weitere Untersuchungen (z.B. Angiografie der Hirngefäße)

Therapie

- Bei erstmaligen Anfällen wird nach den Ursachen geforscht und evtl. symptomatisch behandelt (OP, spezifische Bestrahlung).
- Nach operativen Eingriffen kann eine medikamentöse Therapie für eine längere Zeit verordnet werden, nach einigen Monaten oder Jahren unter EEG-Kontrolle abgesetzt werden.
- Besteht prognostisch eine Wiederholung der Anfälle oder ist die Ursache unbekannt, wird die Krampfbereitschaft durch Antiepileptika (Antikonvulsiva) herabgesetzt (Tab. 16.5).

Tab. 16.4 Antiepileptika (Antikonvulsiva) und ihre Nebenwirkungen.

Wirkstoff	Handelsname (Beispiele)	unerwünschte Arzneimittelwirkungen
Carbamazepin	Tegretal, Timonil	Schwindel, Diplopie (Doppelsehen), Nystagmus (Augenzittern), Tremor, Ataxie, allergische Hautreaktion, Vigilanzstörung, Leukopenie
Clonazepam	Rivotril	Nystagmus, Ataxie, vermehrte Speichelsekretion (Hypersalivation), vermehrte Bronchialsekretion
Lamotrigin	Lamictal	Schwindel, Diplopie, Ataxie, allergische Hautreaktion, Kopfschmerzen, Vigilanzstörung
Phenobarbital	Lepinal, Luminal	Schwindel, Nystagmus, Ataxie, Vomitus (Erbrechen), Vigilanzstörungen, Dupuytren-Kontraktur, Athralgien
Phenytoin	Phenhydan, Phenytoin, Zentropil	Schwindel, Diplopie, Nystagmus, Tremor, Ataxie, Hyperkinesen, Nausea (Übelkeit und Brechreiz), Gingivahyperplasie (Wucherung des Zahnfleischs), allergische Hautreaktion, Neutro- und Thrombopenie, Osteopathie, Polyneuropathie, Hypertrichose (krankhaft vermehrte Körperbehaarung)
Primidon	Myelepsinum	Schwindel, Nystagmus, Ataxie, Vomitus, Vigilanzstörung, Impotenz
Valproinsäure	Convulex, Ergenyl chrono, Orfiril	Tremor, Gewichtszunahme, Haarausfall, Hepatose, Gerinnungsstörungen

> **Merke:** Werden die Medikamente plötzlich abgesetzt, besteht die Gefahr verstärkter Krampfbereitschaft und eines Status epilepticus. Die Medikamentendosis sollte deshalb stufenweise reduziert werden.

Status epilepticus. Während eines Status epilepticus ist das Gehirn mit Sauerstoff unterversorgt, sodass nach ärztlicher Anordnung Sauerstoff gegeben wird. Die Pflegeassistenz besteht in zügiger Vorbereitung von angeordneten Antiepileptika (z. B. Diazepam oder Phenytoin i.v. in entsprechender Verdünnung per Infusion). Versagen die üblichen medizinischen Notfallmaßnahmen, sind die Patienten im Status epilepticus intensiv- und ggf. beatmungspflichtig.

16.5.2 Pflege- und Behandlungsplan

Anfallsbeobachtung und Dokumentation

Selten besteht für Pflegende die Möglichkeit, einen zerebralen Krampfanfall von Beginn an zu beobachten. Pflegende sollten daher beim Anfall anwesende Personen eingehend befragen und ihre Aussagen dokumentieren (Beobachtungen bezüglich des Verhaltens im Vorfeld des Anfalls, während des Anfalls und danach). Dabei kann evtl. eine Checkliste hilfreich sein.

Notfallmaßnahmen während eines Anfalls

- Anfallssymptome beobachten, beim Patienten bleiben
- zweite Pflegende sollte Patient vor Blicken anderer Patienten abschirmen und Arzt informieren
- Droht der Patient zu stürzen, lässt man ihn sanft zu Boden gleiten (dabei insbesondere Verletzungen am Kopf vermeiden und etwas Weiches unter den Kopf legen).

Ist der Patient bereits gestürzt und krampft, sind folgende Maßnahmen zu ergreifen:

- Gegenstände aus der Umgebung entfernen, Kopf schützen
- Patienten niemals an den tonisch-klonischen Krampfbewegungen hindern (durch das Festhalten können Distorsionen und Frakturen entstehen)
- beengende Kleidung lockern
- falls möglich, Patient jetzt schon seitlich lagern (Aspirationsprophylaxe)
- bei Zyanose Sauerstoff verabreichen, falls möglich, Assistenz bei i.v.-Zugang für Medikamente
- evtl. reicht auch Verabreichung einer verordneten Rektal-Phiole (z. B. Diazepam)
- Blutzucker kontrollieren (Ausschluss einer Hypoglykämie)
- ist die Zahnreihe noch offen, evtl. einen weichen Gegenstand bzw. einen Guedel-Tubus einführen, damit die Zunge nicht zurückfällt und die Atmung behindert

> **Merke:** Auf gar keinen Fall darf bei geschlossener Zahnreihe versucht werden, beim krampfenden Patienten den Kiefer zu öffnen, denn es besteht eine große Verletzungsgefahr für beide Seiten. Sind Zahnprothesen locker und in Rachenrichtung gefallen, muss der Patient mit ärztlicher Hilfe zur Entfernung relaxiert werden.

Vigilanzkontrolle. Bewusstseinslage während des Anfalls kontinuierlich kontrollieren (auch in Abgrenzung zu Nichtgrand-mal-Anfällen). Der Patient wird, wenn möglich, aufgefordert, einfache Merkworte zu wiederholen (z. B. Baum, Frau, Auto): Falls er diese Worte nach dem Anfall wiederholen kann, hat er nicht vollständig das Bewusstsein verloren.

Pflegemaßnahmen nach dem Anfall

- Patient wird, falls er auf dem Boden liegt, so lange liegen gelassen, bis Krämpfe nachlassen.
- Patienten zur Aspirationsprophylaxe in stabile Seitenlage bringen (30°-Oberkörperhochlagerung wie beim SHT 1. Grades).
- Gepolsterte Bettschutzseiten anbringen.
- Platzwunden lediglich mit einer sterilen Kompresse abdecken (später fachgerechte chirurgische Versorgung und diagnostische Maßnahmen).
- Art des Aufwachens, Dämmerzustands oder Dauer des Nachschlafes beobachten und dokumentieren.
- Bei Inkontinenz Körperpflege mit Wäschewechsel durchführen.
- Bei Verletzung der Zunge oder der Wangeninnentaschen medizinische Erstversorgung oder Mundspülungen anbieten.
- Bei Kopfschmerzen (nach Grand-mal-Anfällen wegen eines Hirnödems möglich) Stirn z.B. mit Pfefferminzöl einreiben.
- Patient erklären, dass evtl. Muskelkater durch die starken Muskelkontraktionen während des Anfalls entstehen kann.
- Schmerzmittel nur nach ärztlicher Anordnung verabreichen.

Pflege von Patienten mit psychiatrischen Erkrankungen

17

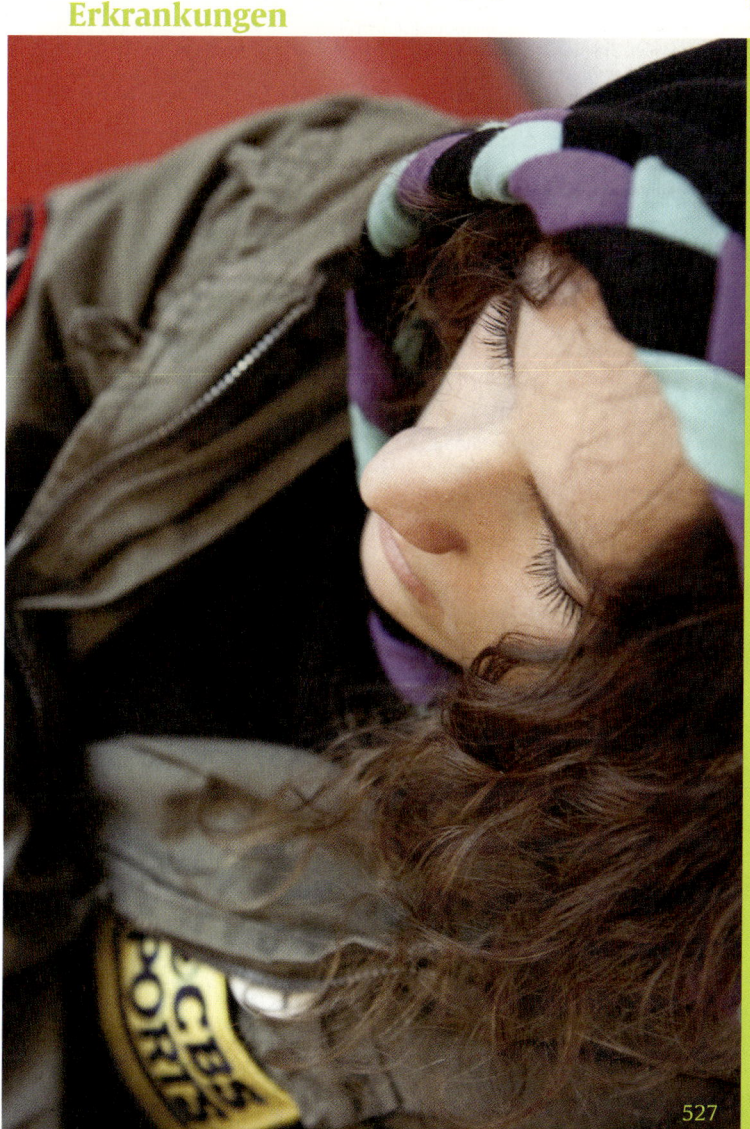

17 Pflege von Patienten mit psychiatrischen Erkrankungen

17.1 Psychose – Beispiel Schizophrenie

17.1.1 Grundlagen

> **Definition:** Unter dem Begriff „Psychose" fasst man schwerwiegende psychische Störungen zusammen, deren auffälligstes Merkmal ein Verlust des Realitätsbezuges ist. Charakteristisch sind das Erleben von Wahnvorstellungen und Halluzinationen (Schizophrenie oder kognitive Psychose) sowie dauerhafte depressive oder manische Phasen (affektive Psychosen).

Beispielhaft wird im Folgenden auf die Pflege von Menschen mit Diagnose Schizophrenie eingegangen.

Häufigkeit

Die Krankheit betrifft ca. 1% der Bevölkerung, unabhängig davon, ob es sich um eine Industrienation oder ein Entwicklungsland, oder ob es sich um Menschen verschiedener ethnischer Zugehörigkeit handelt. Bei 75% der Menschen mit Schizophrenie liegt der Erkrankungsbeginn zwischen 17 und 25 Jahren. Ein Drittel der Betroffenen erkrankt einmal und dann nicht wieder, ein weiteres Drittel erkrankt in Krisen erneut und ein Drittel ist wiederholt krank bzw. über längere Zeit, mit einem Verlust sozialer und intellektueller Fähigkeiten.

Ursachen

Störung des dopaminabhängigen Systems. Durch ein Ungleichgewicht in der Dopaminwirkung ist die Informationsverarbeitung im Gehirn gestört. Es kann zu Über- oder Unteraktivierungen einzelner Areale kommen.

Sonstige Ursachen der Schizophrenie. Eine genetische Ursache mit Veränderungen der Rezeptoren wird vermutet, da Schizophrenien familiär gehäuft auftreten. Daneben werden bei dieser sog. multifaktoriellen Genese auch diskutiert:
- hypoxische Zustände im Mutterleib oder als Kleinkind, emotionale Traumata
- früherer Drogenkonsum (v.a. Haschisch und LSD), sozialer Stress
- Ernährungsstörungen, Infektionen der Mutter während der Schwangerschaft

Symptome und Diagnostik

Die Erkrankten zeigen oft schon Jahre vor dem Eintritt in den Wahn Vorbotensymptome wie soziale Zurückgezogenheit, Kontaktstörungen, bizarren Lebenswandel oder auch Alkoholabusus. Viele der Patienten können sich selbst nicht als krank erkennen. Grundsymptome der Schizophrenie sind:
- Assoziationsstörung: Denkzerfahrenheit, Gedankenlockerung
- Affektstörung: affektive Verflachung, unpassende Stimmung
- Ambivalenz, Entscheidungsunfähigkeit, schizophrener Autismus: abgeschottet sein von der Welt
- Depersonalisationsphänomen (Störungen der eigenen persönlichen Wahrnehmung)

Daneben treten z.B. auf:
- Halluzinationen: optische, akustische, gustatorische („alles bitter, alles vergiftet"), olfaktorische („es riecht nach Gas"), taktile (Leibhalluzinationen; z.B. Ungeziefer auf der Haut).
- Ich-Störungen:
  - Gedankeneingebung („andere steuern mich")
  - Gedankenentzug („andere profitieren von meinem Wissen")

17.1 Psychose – Beispiel Schizophrenie

- Gedankenausbreitung („alle wissen, was ich denke")
- Willensbeeinflussung („ich bin Werkzeug der anderen")

- Wahn: Der Patient zieht formal-logische, in sich stimmige, jedoch völlig falsche Schlüsse aus einer Situation. Der Verfolgungswahn, bei dem sich der Erkrankte ständig bedroht fühlt, herrscht vor. Zudem können auftreten:
  - Größenwahn, Beeinflussungswahn, hypochondrischer Wahn („mein Körper ist entstellt")
  - sexueller Wahn (fehlerhafte Selbsteinschätzung, man sei sexuell abartig usw.)
  - politischer Wahn („ich habe eine Mission")
  - nihilistischer Wahn („ich bin tot")
  - religiöser Wahn („ich bin auserwählt")

Suizidalität kann auftreten, wenn imperative Stimmen dies befehlen oder der Patient dem Druck der Ängste nicht mehr Stand hält. Auch andere, nicht suizidale Situationen sind bedrohlich: Stromleitungen werden herausgerissen, im Winter verlässt der Patient die Wohnung nackt usw. Andere Personen können durch wahnhafte Verkennung gefährdet werden. Die psychische Integrität Dritter kann auch durch Stalking oder verbale Angriffe in Mitleidenschaft gezogen werden.

Die Diagnose erfolgt durch eine psychiatrische Exploration. Die paranoide Schizophrenie muss gemäß der ICD-10 mindestens über einen Monat durchgängig vorliegen, nach dem DSM-IV mindestens über sechs Monate, oder wiederholt aufgetreten sein. Die Symptome werden in verschiedene Klassen eingeteilt, von denen eine Mindestzahl beim Patienten diagnostiziert werden muss.

Therapie

- Hauptsächlich medikamentös durch antipsychotisch wirksame Neuroleptika. Sämtliche am Markt erhältlichen Antipsychotika wirken zumindest teilweise als Dopaminrezeptorantagonisten.
- Moderne Neuroleptika wie Amisulprid (z.B. Solian) werden als Atypika bezeichnet, da sie sich durch eine gezieltere Wirkung in ihren Nebenwirkungen erheblich unterscheiden.
- Bei schwierigen Verläufen kann, wenn andere Medikamente nicht ausreichend wirkten, Clozapin (z.B. Leponex) verordnet werden. Wegen der selten auftretenden, jedoch gefährlichen, Agranulozytosen sind hier Blutbildkontrollen unerlässlich.
- Treten extrapyramidal-motorische Symtome (EPMS) wie zitternde Beine, Starre, Zungenkrämpfe auf, wird ein Gegenmittel wie Biperiden (z.B. Akineton retard) verordnet.
- Selten tritt das maligne neuroleptische Syndrom als gefürchtete Nebenwirkung auf, das dringend intensivmedizinischer Behandlung bedarf.
- Neben der medikamentösen Therapie in der Akutsituation wird, wenn der Wahn ausreichend zurückgegangen ist, die Aufmerksamkeits- und Gedächtnisleistung durch Ergotherapie gesteigert.

17.1.2 Aufgaben der Pflege

- Pflegende sind im stationären Setting z.B. mit der Ausgabe der Medikamente betraut und müssen häufig auch die Einnahme der Medikamente kontrollieren.
- Pflegenden kommt aber auch die Aufgabe zu, über die Wirkung von Medikamenten aufzuklären oder im Rahmen von Psychoedukation über Chancen und Risiken der Einnahme zu sprechen.
- Mit Gesprächen können Pflegende dazu beitragen, gemeinsam mit dem Betroffenen die Motivation für eine dauerhafte Einnahme der Medikamente zu klären.

- Ob ein Mensch langfristig Medikamente einnimmt oder nicht, hängt weniger von Wirkung und Nebenwirkung, als vielmehr vom Vertrauen ab, welches der Patient zum Arzt, zur Pflegeperson und zum Behandlungsteam hat.
- Psychopharmaka sind aber immer nur ein Teil der Behandlung. Sie können helfen, z. B. vor Reizüberflutung zu schützen. Der Heilungsprozess muss aber ebenso mit einem gewandelten Selbstverständnis bzw. einem neuen Lebenskonzept einhergehen, um dauerhaft wirksam zu sein.

Merke: Medikamente dürfen nicht heimlich ins Essen gemischt werden!

17.2 Affektive Erkrankungen – Beispiel Depression

17.2.1 Grundlagen

Definition: Als „**affektive Erkrankungen**" bezeichnet man eine Gruppe von seelischen Erkrankungen, bei denen der betroffene Mensch unter willentlich nicht beeinflussbaren Schwankungen der Gestimmtheit in die eine oder andere Richtung leidet.

Der Begriff „Depression" ist Gegenstand des allgemeinen Sprachgebrauchs und meint zunächst lediglich gedrückte Stimmung. Niedergedrückte Stimmung an sich ist nichts Krankhaftes, sondern ist vielmehr Teil des menschlichen Gefühlslebens. Sie kann z. B. als nachvollziehbare Reaktion auf den Verlust eines nahe stehenden Menschen oder im Rahmen einer Beziehungskrise in der Partnerschaft auftreten und einen wichtigen Teil der Trauerreaktion darstellen. Auf der anderen Seite gibt es auch krankhafte Verläufe, welche medizinischer und pflegerischer Behandlung bedürfen (**Major Depression**).

Häufigkeit

Das Risiko, während des Lebens einmal an einer Major Depression zu erkranken liegt bei Männern bei 7–12%, bei Frauen 20–30%. Bleibt die Erkrankung unbehandelt, dann dauert sie 6–24 Monate. Die Prognose der depressiven Erkrankung ist günstig, in den meisten Fällen kommt es zu einer kompletten Remission. Der relativ guten Prognose steht der oft lebensbedrohliche Charakter dieser Erkrankung gegenüber. Depression ist zudem eine der Hauptursachen für Suizide. Goodwin und Jamison (1990) schätzen, dass ca. 15–20% der Menschen in depressiven Krisen Selbstmord begehen. Allerdings wird nur ein geringer Prozentsatz von Menschen mit depressiven Erkrankungen in psychiatrischen Kliniken behandelt.

Ursachen

- genetische Faktoren, Persönlichkeitsmerkmale, aktuelle psychosoziale Belastungen
- hirnorganische Faktoren, körperliche, medikamentöse und krankheitsbedingte Faktoren
- Suchterkrankungen (Alkoholismus, Abhängigkeit von Psychostimulanzien)
- Lichtmangel (mitverantwortlich für die saisonal abhängige Depression während der dunklen Jahreszeit. Diese geht einher mit Appetitsteigerung und Gewichtszunahme verbunden mit einem vermehrten Schlafbedürfnis)

17.2 Affektive Erkrankungen – Beispiel Depression

Risikofaktoren

- depressive Episoden in der Vergangenheit
- Familienmitglieder, die auch depressive Krankheitsphasen erlebt haben
- Suizidversuche in der Vorgeschichte
- Geschlechterverteilung: Frauen erkranken häufiger als Männer
- kritische Phase direkt nach der Geburt eines Kindes („Wochenbettdepression")
- wenig soziale Kontakte/Unterstützung, belastende Lebensereignisse
- sexueller Missbrauch in der Vorgeschichte, Substanzmittelmissbrauch

Symptome und Diagnostik

Die Klassifizierung nach ICD-10 zeigt Tab. 17.1.

Tab. 17.1 Klassifizierung der Depression nach ICD-10.

	Charakterisierung
F32.0	leichte depressive Episode (der Patient fühlt sich krank und sucht ärztliche Hilfe, kann aber seinen beruflichen und privaten Pflichten noch gerecht werden)
F32.1	mittelgradige depressive Episode (berufliche oder häusliche Anforderungen können nicht mehr bewältigt werden)
F32.2	schwere depressive Episode ohne psychotische Symptome (der Patient bedarf ständiger Betreuung. Eine Klinik-Behandlung wird notwendig, wenn das nicht gewährleistet ist)
F32.3	schwere depressive Episode mit psychotischen Symptomen (wie F.32.2, verbunden mit Wahngedanken, z.B. absurden Schuldgefühlen, Krankheitsbefürchtungen, Verarmungswahn u.a.)

DSM-IV-TR. Folgt man den Kriterien des DSM-IV-TR, dann müssen mindestens fünf der folgenden Einschränkungen vorhanden sein, damit die Kriterien für eine Major Depression erfüllt sind:

- depressive Stimmung an fast allen Tagen, für die meiste Zeit des Tages
- deutlich vermindertes Interesse oder Freude an allen oder fast allen Aktivitäten an fast allen Tagen
- deutlicher Gewichtsverlust ohne Diät oder deutliche Gewichtszunahme
- Schlaflosigkeit oder vermehrter Schlaf an fast allen Tagen
- psychomotorische Unruhe oder Verlangsamung an fast allen Tagen
- Müdigkeit oder Energieverlust an fast allen Tagen
- Gefühle von Wertlosigkeit oder übermäßige oder unangemessene Schuldgefühle an fast allen Tagen
- verminderte Fähigkeit zu denken oder sich zu konzentrieren oder verringerte Entscheidungsfähigkeit an fast allen Tagen
- wiederkehrende Gedanken an den Tod, wiederkehrende Suizidvorstellungen ohne genauen Plan, tatsächlicher Suizidversuch, Planung eines Suizidversuches

> **Merke:** Abzugrenzen davon ist die dysthyme Störung, die in vielerlei Hinsicht mit der depressiven Episode vergleichbar ist, deren Symptome aber schwächer sind.

Therapie

Über 80% der Menschen mit depressiven Krisen werden im ambulanten Setting versorgt. Im klinischen Setting sind eher schwerere Verläufe anzutreffen. Neben psychotherapeutischen Maßnahmen kommen je nach Schwere des Verlaufes psychopharmakologische Therapien zum Einsatz.

17.2.2 Aufgaben der Pflege

Neben der therapeutischen Beziehungsgestaltung als Grundvoraussetzung für eine erfolgreiche Versorgung gibt es drei Bereiche, in denen Pflege eine besondere Bedeutung zukommt:
- Erkennen von Frühwarnzeichen
- psychoedukative Strategien einschließlich der Förderung des „Selbstmanagements"
- Identifikation und Prävention von Suizid

> **Merke:** Bei der Pflege von Menschen mit Depressionen ist es besonders wichtig, eine Balance zwischen Über- und Unterforderung zu halten. Das gilt für die Patienten genauso wie für Pflegende, andere Therapeuten oder Angehörige.

Pflegediagnosen.
- Gefahr der Gewalttätigkeit gegen sich und andere
- ungelöstes Trauern, Störung des Selbstwertgefühls
- soziale Isolation/beeinträchtigte soziale Interaktion/soziale Isolation
- Machtlosigkeit, beeinträchtigte Denkprozesse
- Mangelernährung, Schlafstörung
- unwirksames Coping (Umgehen mit Herausforderungen)

17.3 Suizid

17.3.1 Grundlagen

Häufigkeit

Mitte der 1970er Jahre haben sich in Deutschland jährlich rund 20 000 Menschen suizidiert. Derzeit hat sich diese Zahl mehr als halbiert, 2006 lag sie erstmals unter 10 000. Das Durchschnittsalter liegt bei ca. 55 Jahren. Die Suizidrate bei Frauen ist deutlich geringer als bei Männern. Die höchste Suizidrate haben die über 80-Jährigen. Ahrens (1996) beschreibt das Suizidrisiko bei psychisch erkrankten Menschen als 15- bis 30-fach höher als das der Allgemeinbevölkerung. Menschen mit folgenden psychiatrischen Diagnosen sind am stärksten gefährdet:
- depressive Störung, Alkoholabhängigkeit
- Schizophrenie, Persönlichkeitsstörung
- Angst- und Panikerkrankungen

Ursachen

- **Krisenmodell:** Suizidalität als Eskalation einer psychosozial belastenden Situation. Die Endstrecke einer belastenden Situation kann mit einer emotionalen oder Verhaltensstörung einhergehen.
- **Krankheitsmodell:** Suizidalität im Zusammenspiel mit einer psychiatrischen Erkrankung.
- **Präsuizidales Syndrom:** multifaktorielles Geschehen. Häufig fühlen sich Betroffene alleingelassen bzw. einsam und ziehen sich aus Sozialbeziehungen zurück. Aggressionen gegen Mitmenschen im Umfeld, die nicht ausgelebt werden, können sich anstauen. Schlussendlich richten die Betroffenen die angestauten Aggressionen gegen ihre eigene Person.

Therapie

In der Akutsituation besteht für den Arzt die Möglichkeit, den Patienten medikamentös zu unterstützen. Ziel der medikamentösen Unterstützung ist die Dämpfung des Handlungsdrucks, Sedierung und Anxiolyse. Ergebnis der Medikation soll Entspannung und emotionale Distanzierung sein. Neben der pharmakologischen Therapie der Grunderkrankung und der Medikation zur Entlastung in der Krisensituation sollte sich immer eine Psychotherapie und Soziotherapie anschließen.

Begleiterscheinungen/Nebenwirkungen. Das gesamte pflegerische und therapeutische Setting einer psychiatrischen Behandlung kann beim Patienten Hospitalisierungsschäden, Überforderungssituationen, Unruhe, Reizüberflutung oder Nähe-Distanzprobleme auslösen. Die Behandlung mit Psychopharmaka kann die Suizidalität des Patienten sehr unterschiedlich beeinflussen. Antriebssteigernde Antidepressiva können Suizidalität verschlimmern oder gar auslösen. Neuroleptika generieren u. U. „pharmakogene" Depressionen oder verstärken die innere Unruhe und Getriebenheit. Dämpfende, sedierende Medikamente können die vorhandene Suizidneigung verschleiern.

> **Merke:** Es gibt kein Medikament gegen Suizidalität. Es gibt nur eine unterstützende Medikamentenbehandlung. Prävention, Patientenbeobachtung, Wirkungen und Nebenwirkungen der unterschiedlichen Therapien zu beobachten ist eine der Kernaufgaben der Pflegenden.

17.3.2 Aufgaben der Pflege

Fachkompetenz erlangt die Pflegefachkraft durch Ausbildung, durch fachbezogene Fort- und Weiterbildung, durch persönliches Interesse und nicht zuletzt durch Berufserfahrung. Traditionelle pflegerische Attribute wie wertfreies Zuhören können, Empathie, Versorgen, Halten, Tragen oder Schützen sind wirksame Diagnose- wie auch Interventionsinstrumente.

Beispiel: Pflegediagnose Suizidgefahr

Assessment

- Risikofaktoren, die durch das Verhalten begründet sind (z.B. bekannte Suizidversuche, Anhäufen von Medikamenten)
- Risikofaktoren die aus verbalen Äußerungen (z.B. Suizidäußerungen) herleitbar sind
- Risikofaktoren, die situationsbezogen vorhanden sind (z.B. Waffen oder Gifte im direkten Umfeld)
- Risikofaktoren, die psychologisch zu begründen sind (z.B. Menschen mit psychiatrischen Krankheitsbildern)
- Risikofaktoren, die altersabhängig sind (z.B. ältere Menschen, junge männliche Erwachsene)
- Risikofaktoren, die durch körperliche Veränderungen zu begründen sind (z.B. Menschen mit chronischen Schmerzen, Menschen, die eine lange Leidensperiode vor sich haben)
- Risikofaktoren, die durch soziale Probleme begründet sind (z.B. Beziehungsprobleme, Hoffnungslosigkeit)

Interventionen

- Achten auf Äußerungen und Verhalten, die auf geplanten Suizidversuch hinweisen.
- Direkte Kommunikation mit dem Patienten, ob er auf die Gedanken auch Taten folgen lässt.
- Ausführliche Krisengespräche mit dem Angebot engmaschiger Begleitung.
- Bei fehlender Absprachefähigkeit: Überprüfung, ob freiheitsbeschränkende Maßnahmen angewendet werden müssen (konstante Einzelbetreuung, geschlossene Station, Fixierung).
- Häufige Gesprächskontakte zur Abklärung von Suizidalität und Bündnisfähigkeit.
- Informationsaustausch aller Beteiligten im multiprofessionellen Team.
- Gemeinsame Planung und engmaschige Überwachung der Interventionsmaßnahmen im multiprofessionellen Team.
- Bis zum Eintreffen und zur Entscheidung des Arztes entsprechende Sicherungsmaßnahmen treffen.
- Bei allen Maßnahmen gesetzliche Bestimmungen beachten.

> **Merke:** Es ist wichtig, viel Zeit mit dem Patienten zu verbringen!

17.4 Abhängigkeitserkrankungen – Beispiel Alkoholabhängigkeit

17.4.1 Grundlagen

> **Definition:** Die WHO hat 1967 den Begriff Sucht durch Abhängigkeit ersetzt. Sie definiert Abhängigkeit als „einen seelischen, eventuell auch körperlichen Zustand, der dadurch charakterisiert ist, dass ein dringendes Verlangen oder unbezwingbares Bedürfnis besteht, sich die entsprechende Substanz fortgesetzt und periodisch zuzuführen." Es gibt vier verschiedene Unterscheidungsmerkmale.
>
> 1. körperliche Abhängigkeit
> 2. seelische Abhängigkeit
> 3. stoffgebundene Abhängigkeit
> 4. nichtstoffgebundene Abhängigkeit
>
> Die Arten der Abhängigkeit können in Verbindung miteinander oder einzeln auftreten.

Häufigkeit

9,5 Millionen Menschen in Deutschland betreiben einen riskanten Alkoholkonsum. Die Zahl der alkoholabhängigen Menschen beläuft sich auf ca. 1,3 Millionen. Mindestens 42 000 Menschen sterben jedes Jahr an den Folgen ihres Alkoholmissbrauchs oder ihrer -abhängigkeit. Die volkswirtschaftlichen Kosten betragen für Deutschland jährlich 20 Milliarden Euro.

17.4 Abhängigkeitserkrankungen – Beispiel Alkoholabhängigkeit

Ursachen

Die Ursachen für eine Abhängigkeitserkrankung sind multifaktoriell. Genetische, psychologische und soziale Faktoren spielen eine große Rolle. Familiäre Vorbilder oder eine geringe Frustrationstoleranz können z. B. einen Einfluss auf die Entstehung von Abhängigkeitserkrankungen haben. Weitere Einflussgrößen können negativ assoziierte Lebensumstände sein, z. B. Arbeitslosigkeit. Ebenso muss die Verfügbarkeit und das Suchtpotenzial von Stoffgruppen berücksichtigt werden.

Diagnostik und Symptome

Unterschieden wird bei den Störungen durch Alkohol in drei Kategorien: Intoxikation, Missbrauch, Abhängigkeit.

Alkoholintoxikationen zeigen sich durch kurz nach dem Konsum auftretende physische und/oder psychische Auffälligkeiten oder Verhaltensveränderungen. Symptome können sein:

- aggressives Verhalten, Affektlabilität
- beeinträchtigtes Urteilsvermögen, Gang- und Koordinationsstörungen
- Nystagmus, Gedächtnisstörungen, Stupor, Koma

Die körperliche Abhängigkeit von Alkohol zeigt sich durch eine Toleranzentwicklung und das Eintreten von Entzugssymptomen einige Stunden nach dem letzten Konsum von Alkohol.

ICD-10. Laut ICD-10 ist der Missbrauch von Alkohol dann gegeben, wenn es in der Folge von Alkoholintoxikationen zu Schädigungen der physischen und psychischen Gesundheit kommt.

DSM-IV-TR. Nach DSM-IV-TR wird der Missbrauchsbegriff noch weiter gefasst. Dort wird Alkoholmissbrauch definiert als „ein unangepasstes Muster von Substanzgebrauch, welches in klinisch bedeutsamer Weise zu Beeinträchtigungen oder Leiden führt" (Saß et al 1996).

Therapie

1. **Kontaktaufnahme** mit dem Hilfesystem.
2. **Körperliche Entgiftung:** Mögliche Komplikationen können zerebrale Krampfanfälle, Delirium tremens, Halluzinationen, Bluthochdruck und Tachykardien sein. Die Komplikationen und Begleitsymptomatiken können medikamentös gelindert werden. Die Entgiftungsbehandlung von Alkohol ist nach ca. 10 Tagen abgeschlossen, falls es sich nicht um den Mischkonsum mehrerer Substanzen gehandelt hat. Eine wichtige kommunikative Aufgabe ist die Motivation des Patienten, nach der körperlichen Entgiftung eine Entwöhnungsbehandlung anzuschließen.
3. **Entwöhnungsbehandlung:** Settings sind vielfältig: ambulante Rehabilitation, stationäre und teilstationäre Angebote, betreutes Wohnen.
4. **Nachsorge:** Neben Selbsthilfegruppen gibt es professionelle Beratungsstellen als Anlaufstelle.

17.4.2 Aufgaben der Pflege

Häufige Alkoholfolgeerkrankungen sind: Lebererkrankungen, gastrointestinale Erkrankungen, alkoholische Kardiomyopathie, Pankreatitis, Stoffwechselstörungen und neurologische Folgeerkrankungen. Die Pflege verläuft, genau wie die Therapie, integrierend und individuell.

Pflegediagnosen.
- Gefahr einer Körperschädigung, unwirksames Verleugnen
- unwirksames Coping, Mangelernährung
- Störung des Selbstwertgefühls, Wissensdefizit

Änderung der Haltung

Wenn der Patient keine Hoffnung mehr hat, sollte die Pflege die Hoffnung auf Gesundung tragen, bis der Betroffene die kritische Phase überwunden hat. Gerade bei Patienten, die in regelmäßigen und kurzen Intervallen zur stationären Aufnahme kommen, sollte das Ziel sein, die Psyche und den Körper zu schonen und zu pflegen.

Interventionen

Motivation Interviewing (M.I.)

Konzept zur Lösung ambivalenter Einstellungen gegenüber Verhaltensänderungen. Das M.I. basiert auf 4 Kriterien:

1. Akzeptanz des Patienten
2. Beleuchten von Vor- und Nachteilen einer Verhaltensänderung
3. Mit dem und nicht gegen den Widerstand arbeiten
4. Hoffnung stärken, dass Verhaltensveränderungen geschafft werden können

Um an diesen Kriterien zu arbeiten, werden u.a. die drei folgenden Methoden der klientenzentrierten Gesprächsführung angewandt:

- aktives Zuhören (das Gehörte in eigenen Worten wiederholen)
- Wertschätzung vermitteln (unterstützendes Verhalten)
- offene Fragen stellen (Fragen, die nicht mit Ja oder Nein zu beantworten sind)

17.5 Demenzielle Erkrankungen

17.5.1 Grundlagen

> **Definition:** Die **Demenzen** gehen mit einem i.d.R. fortschreitenden Abbau sog. höherer geistiger Fähigkeiten einher wie
>
> - dem Erinnerungs- und Orientierungsvermögen,
> - dem Denk- und Urteilsvermögen, dem Sprachvermögen.
>
> Der fortschreitende Abbau ist somit mehr als eine Gedächtnisstörung. Verändert sind auch
>
> - Verhalten, emotionale Kontrolle und Persönlichkeit.

Häufigkeit und Einteilung

Gegenwärtig leben in Deutschland mehr als eine Million Demenzkranke. Jährlich ist mit rd. 280000 Neuerkrankungen zu rechnen. Nach Vorausberechnungen der Bevölkerungsentwicklung wird sich voraussichtlich die Zahl der Erkrankten bis zum Jahr 2050 auf rd. 2,5 Millionen erhöhen. Schätzungen zufolge werden 60% der Erkrankten durch ihre Angehörigen zu Hause betreut. Zirka 60% der Bewohner, die in stationären Altenheimen leben, sind an Demenz erkrankt (BMG 2006).

Schweregrade

Häufig wird eine Unterteilung der Demenzen in leichte, mittelgradige und schwere Beeinträchtigungen bzw. Stadien vorgenommen. Aus diesem Grund werden in der Tab. 17.2 drei Einschätzungssysteme nebeneinander gestellt.

Tab. 17.2 *Einteilung einer Demenz in Schweregrade (nach Wächtler 2003).*

ICD 10	GDS	MMSE	Störungsbereich	Symptome/Ausmaß der Beeinträchtigung
leichte kognitive Beeinträchtigung („mild cognitive impairment")				<ul><li>subjektives Klagen über Gedächtnisstörung</li><li>keine objektiven Leistungseinbußen</li><li>mögliche depressive Symptome</li><li>keine Einschränkung im Alltag</li></ul>
leicht	2–3	18–24	kognitiv	<ul><li>Abnahme von Gedächtnis, Denkvermögen und Informationsverarbeitung</li><li>Lernen, Wortfinden und Benennen ist erschwert</li></ul>
			Alltag	<ul><li>Selbstversorgung ist noch möglich</li><li>komplizierte Aufgaben fallen zunehmend schwer</li></ul>
			nichtkognitiv	<ul><li>emotionale Gereiztheit</li><li>weniger belastbar</li><li>depressive Symptome können auftreten</li></ul>
mittel	4–5	10–17	kognitiv	<ul><li>alle neuen Informationen werden nur noch kurz behalten</li><li>Dinge des täglichen Lebens werden vergessen</li><li>räumliche Orientierungsstörungen</li><li>die Sprache wird einfacher</li></ul>
			Alltag	<ul><li>Selbstversorgung ist stark eingeschränkt</li><li>es werden nur noch einfach Tätigkeiten durchgeführt</li></ul>
			nichtkognitiv	<ul><li>chronobiologische Störungen</li><li>Unruhe, umherirren</li><li>Angst</li><li>Abwehrverhalten</li><li>Wahnstörungen</li><li>Harninkontinenz</li></ul>
schwer	6–7	< 10	kognitiv	<ul><li>neue Informationen werden nicht behalten</li><li>Verwandte nicht erkannt</li><li>räumliche Orientierung ist verloren</li><li>zunehmend weniger Sprache</li></ul>
			Alltag	<ul><li>überwiegende Betreuung und Pflege notwendig</li><li>erforderliche Selbstpflege geht verloren</li></ul>
			nichtkognitiv	<ul><li>Schluckstörungen</li><li>Inkontinenz</li><li>Bettlägerigkeit</li><li>Unruhe</li><li>chronobiologische Störungen</li><li>Enthemmung ist möglich</li></ul>

Demenzformen

Zu unterscheiden ist zwischen den primären Demenzen und den sekundären Demenzen. Bei den primären Demenzen haben die Veränderungen ihren Ursprung im Gehirn selber, bei den sekundären ist das Gehirn im Rahmen einer anderen Erkrankung mitbeteiligt. In der Fachliteratur werden über 100 verschiedene Erkrankungen aufgeführt, die zu einer Demenz führen können.

Alzheimer-Demenz

Die Demenz vom Alzheimer-Typ (DAT) ist ein langsam fortschreitender degenerativer Prozess mit einer vermutlichen Dauer von 20–30 Jahren. Die Diagnose wird erst im Verlauf beim Auftreten der ersten Symptome gestellt. Von diesem Zeitpunkt beträgt die Dauer der Alzheimer-Krankheit ca. 5–8 Jahre bis zum Tode (Wallesch u. Förstl 2005). Die zeitlichen Verläufe schwanken jedoch individuell sehr stark und hängen u.a. auch davon ab, in welchem Alter die Diagnose gestellt wird. So kann ein 60-Jähriger mit der Erkrankung durchaus 20 Jahre leben, während ein 85-Jähriger eine wesentlich kürzere Lebenserwartung hat.

Vaskuläre Demenzen

> **Definition:** Als „vaskuläre Demenz" bezeichnet man alle demenziellen Syndrome, die auf Erkrankungen der Hirngefäße basieren. Die häufigste Ursache für eine vaskuläre Demenz ist die Hypertonie.

Meistens werden vaskuläre Demenzen in drei Gruppen unterteilt:
- subkortikal vaskuläre Enzephalopathien wie den Morbus Binswanger
- Multiinfarktdemenz (MID)
- Einzelinfarkte

Weitere Demenzformen
- Frontotemporale Degeneration (FTD)
- Demenz bei Morbus Parkinson
- Demenz mit Lewy-Körperchen
- Demenz bei Chorea Huntington
- Demenz bei Normaldruckhydrozephalus

Symptomatische Demenzen

Ein kleiner Teil der demenziellen Erkrankungen sind behandelbar und weitgehend reversibel, sie werden oft symptomatische Demenzen genannt. Symptomatische Demenzen können folgende Ursachen haben:
- Tumoren, subdurale Hämatome, Epilepsie
- Entzugsdelir, Schilddrüsenerkrankungen, Enzephalitis
- Diabetes mellitus (als Ursache für eine vaskuläre Demenz)
- Nebennierenerkrankungen wie Morbus Cushing
- Dialysedemenz, Lebererkrankungen

Symptome

Nach ICD-10 müssen die Symptome mindestens sechs Monate bestehen. Andere Krankheitsbilder wie die Depression, das Delir, angeborene Intelligenzminderungen oder ein organisches amnestisches Syndrom müssen als Differenzialdiagnosen ausgeschlossen werden. Symptome einer Demenz sind:
- Abnahme des Gedächtnisses mit beträchtlicher Beeinträchtigung der Funktionsfähigkeit im täglichen Leben.
- Die Störung betrifft zunächst typischerweise die Aufnahme, das Speichern und die Wiedergabe neuer Informationen.
- In späteren Stadien der Krankheit ist auch das Altgedächtnis betroffen.
- Das Denkvermögen und die Urteilsfähigkeit sind vermindert.
- Sprache, Handeln oder Erkennen sind gestört.

- Die emotionale Kontrolle ist verschlechtert.
- Sozialverhalten und die Persönlichkeit sind verändert.
- Bewusstseinstrübung ist nicht vorhanden.

Trotz dieser zur Diagnosefindung geforderten gemeinsamen Symptome kann der Verlauf der Demenzen sehr unterschiedlich sein. Dies betrifft sowohl den individuellen Verlauf einer Demenzform als auch den Verlauf der zahlreichen verschiedenen Formen der Demenz.

> **Merke:** Die Demenz ist weit mehr als nur eine Gedächtnisstörung. Vielmehr betrifft sie die Orientierung ebenso wie das Denken, das Urteilen, die Sprache, das Handeln und das emotionale Erleben des erkrankten Menschen.

Diagnostik

- Eigenanamnese und Fremdanamnese, psychopathologischer Befund
- körperliche Untersuchung, neurologische Untersuchung
- testpsychologische Untersuchung, Laborparameter
- Untersuchung der kardialen Funktion (z.B. EKG)
- Elektroenzephalogramm, kraniales Computertomogramm (CCT)
- ggf. Magnet-Resonanz-Tomografie (MRT)

Medikamentöse Therapie

Eine kausale Behandlung der Demenzen ist in absehbarer Zeit nicht in Sicht. Zur Verfügung stehen unterschiedliche Wirkstoffe wie Acetylcholinesterasehemmer, die in einem Teil der Fälle das Fortschreiten der Alzheimerdemenz verzögern können oder die Halluzinationen oder Wahnsymptome z.B. bei der Parkinsondemenz oder Lewy-Körperchen-Demenz bessern helfen.

17.5.2 Pflegerische Zugänge bei demenziellen Symptomen

Desorientierung

Im Verlauf der Erkrankung verliert der Betroffene die Möglichkeit, sich zum Ort, zur Zeit, zur Situation und zu sich selbst zu orientieren (Hampel et al 2003). Der Erkrankte versucht, sich in seiner Welt zurechtzufinden. Da er sich jung fühlt, kann er aus seiner Sicht nicht in einem Seniorenheim leben, und vermutet eben, es sei ein Hotel oder Krankenhaus. Wird dieser Mensch mit der Realität konfrontiert, kann dies einem Angriff auf die Integrität der Person gleich kommen. Die daraus resultierenden Reaktionen können Rückzug, Aggression oder Verzweiflung sein.

Maßnahmen

Ziel der Pflege muss es sein, die Orientierung so gut und so lange wie möglich, in allen Bereichen zu unterstützen und zu ermöglichen. Hat der Betroffene eine andere Vorstellung von Zeit, Ort und Situation als wir, wird diese nicht korrigiert. Die Person bekommt Hinweise in seinem Umfeld, die ihm helfen, sich zurechtzufinden und zu orientieren. Diese Hinweise können vielfältig sein und sich auf verschiedene Lebensbereiche beziehen:

- Räumliche Orientierungshilfen einsetzen (Symbole, Kalender, jahreszeitliche Gestaltung, Wegweiser).
- Zimmer oder Bett durch persönliche Gegenstände vertrauter machen.
- Aus der Biografie bekannte Musik und Lieder bieten Vertrautheit.
- Gewohnte Speisen können am Geschmack wiedererkannt werden.
- Tagesablauf verlässlich gestalten.
- Betreuenden Personenkreis überschaubar halten.

Umfeld

Insgesamt soll das Umfeld für einen demenziell Erkrankten
- sicher sein (Gegenstände wie Desinfektions- und Reinigungsmittel oder schädliche Zimmerpflanzen aber auch Barrieren wie Kabel und Teppiche auf dem Boden entfernen),
- hell sein (300–500 Lux auf Augenhöhe, möglichst schattenfrei, nicht blendend),
- freundliche und nicht zu dunkle Farben enthalten, Anregung geben und die Orientierung erleichtern,
- biografieorientiert sein (Patient kann Dinge in seinem Umfeld von „früher" wiedererkennen),
- auch bei fortgeschrittener Erkrankung genügend akustische, gustatorische, olfaktorische, taktile und optische Reize anbieten.

Gedächtnisstörungen

Ein Mensch mit Demenz, dem Erinnerungen, Begriffe und Zusammenhänge fehlen, versucht über eine lange Zeit die inhaltlichen Lücken zu füllen. Hierdurch können kuriose Situationen oder Gespräche entstehen, die von Außenstehenden nur schwer nachvollzogen werden können. In manchen Fällen kann eine Wahnbildung entstehen. Der Patient weiß nicht mehr, wohin er seine Tasche gelegt hat und verdächtigt nun Angehörige oder Pflegende, diese entwendet zu haben.

Maßnahmen

Möglichkeiten, den Gedächtnisverlust zu beeinflussen:
- Denk- und Gedächtnistraining: Fähigkeiten und Möglichkeiten des Betroffenen anpassen, Unter- aber auch Überforderung vermeiden.
- Förderung der geistigen Mobilität im Alltag: Bei der Körperpflege z.B. die Dinge ansprechen und aufzählen, die zum Waschen benötigt werden.
- Sprichwörter, alte Lieder oder bekannte Gegenstände zur Anregung verwenden (Schmidt-Hackenberg 1999).
- Bei weit fortgeschrittener Demenz können bekannte Düfte oder Lieder Erinnerungen und die damit verbundenen Emotionen hervorrufen.

> **Praxistipp:** Der Betroffene profitiert, wenn er *nicht* auf Vergessenes angesprochen und korrigiert wird, sondern behutsam Gedächtnisprobleme übergangen werden und Gewusstes aufgegriffen und gestärkt wird. Wahnsymptome wie Bestehlung oder Verarmung werden nicht korrigiert sondern interessiert aufgegriffen und eher übergangen. Sicherer fühlt sich der Betroffene in dem, was früher war. Daher sollten sich die Gesprächsinhalte und ggf. die Gestaltung der Umgebung auf diese Zeit beziehen (Bowlby Sifton 2008).

Kommunikation

Im Verlauf der Demenz verändert sich Wortflüssigkeit und Wortfindung. Bei fortgeschrittener Erkrankung wird der verbale Informationsgehalt immer geringer und der Satzbau kann so gestört sein, dass ein Gespräch kaum noch möglich ist. Im weiteren Fortschreiten werden die Betroffenen oft wortlos (Aphasie). Dies führt nicht selten dazu, dass Pflegende ebenfalls sprachlos werden, da sie häufig der Meinung sind, der verstummte Mensch mit Demenz verstehe sie ja sowieso nicht mehr. Für den Betroffenen bedeutet die Veränderung, immer weniger an Gesprächen beteiligt zu sein. Kommunikation kann immer weniger verfolgt werden und zunehmend treten Probleme bei logischem Denken auf, das kann zur Isolation führen.

17.5 Demenzielle Erkrankungen

Validation

> **Definition:** Kommunikatives Verfahren, das wertschätzend auf die andersartige Sicht und Erlebensweise des Patienten eingeht. Im Zentrum stehen die Gefühle und Antriebe des Patienten (Richard 2001).

Im Fall der Betroffenen, die ihre Kinder sucht, wird nicht versucht zu erklären, wo die Kinder jetzt sind und wie alt sie sind. Die Situation als Mutter und die ausgedrückte Angst werden aufgenommen und angesprochen. Das Ziel ist es, die Person zu verstehen und sich auf sie einlassen zu können.

Allgemeine Hilfen in der Kommunikation mit Demenzkranken sind (Sachweh 2008a, b):
- Sprechen Sie mit demenzkranken Personen nicht lauter, sondern deutlicher und wenden Sie ihnen beim Reden das Gesicht zu.
- Sprechen Sie kurze, einfache Sätze.
- Das Absenken der Stimme (Flüstern) beruhigt aufgeregte und ängstliche Personen.
- Wollen Sie zügig vorankommen, müssen Sie im Umgang mit Demenzkranken effektiv langsamer werden und „gefühlt" in Zeitlupe arbeiten.
- Nähern Sie sich ihnen von vorne und am besten auf gleicher Augenhöhe.
- Bereiten Sie die Betroffenen sowohl verbal als auch pantomimisch darauf vor, wenn sie Pflegetätigkeiten an ihrem nackten Körper ausführen wollen.
- Machen Sie sich bewusst, dass man nicht selten schlecht gelaunt und kritisch aussieht, wenn man sich auf seine Arbeit konzentriert.
- Versuchen Sie, Ihre Muskeln zu lockern und Ihre Mimik zu „entknittern", bevor Sie einer demenzkranken Person gegenübertreten.
- Nehmen Sie sich nach ärgerlichen und stressigen Situationen eine kurze Auszeit, bevor Sie sich einem Betroffenen nähern, damit ihre Anspannung sich nicht überträgt.
- Vermeiden Sie ein aufgesetztes Lächeln – das durchschauen demenzkranke Personen nicht nur, es macht sie auch misstrauisch und unkooperativ.

Beispiel: Die Person kann Handlungen missverstehen. Wenn z. B. mit dem Waschhandschuh das Gesicht einer Person berührt wird, um den Mund abzuwischen, kann diese sich angegriffen fühlen, weil die Bewegung als Ohrfeige missgedeutet wird. Diese nonverbalen Missverständnisse spielen bei fortschreitender Demenz eine große Rolle.

Apraxie

Sie hat für den Betroffenen und das Umfeld gravierende Auswirkungen, da z. B. die Fähigkeit, sich an- oder auszukleiden verloren geht. Bei diesen Tätigkeiten entsteht ein „heilloses Durcheinander". Kleidungsstücke werden in der falschen Reihenfolge angezogen oder beim Essen wird die Vor-, Haupt- und Nachspeise miteinander vermengt. Der Betroffene selbst kann durch diese Situation frustriert sein, manchmal wird dieses Gefühl jedoch durch unsinnige Korrekturen von Pflegepersonen verstärkt.

Betroffenen sollte nur die Hilfe angeboten werden, die er benötigt. Kompensiert werden allein die Leistungen, die er nicht mehr selber ausführen kann. Oft hilft über lange Zeit: komplexe Handlungen kleinschrittig anzubieten, also Kleidungsstück für Kleidungsstück anzureichen oder beim Essen immer nur einen Teller und einen Teil des Bestecks zur Verfügung zu stellen.

17 Pflege von Patienten mit psychiatrischen Erkrankungen

> **Merke:** In keinem Fall darf der Betroffene mit seiner Unfähigkeit konfrontiert werden, da dies sein Selbstwertgefühl noch weiter beeinträchtigen kann.

Deprivation

Die Funktionsfähigkeit der Sinnesorgane lässt mit dem Alter nach. Zudem können sich bei vorgeschrittener Demenz Personen oft nicht mehr aktiv ausreichend viele Reize zuführen. Immobile Menschen sind meist darauf angewiesen, dass ihnen diese Reize passiv zukommen.

> **Definition: Deprivation** beschreibt den Zustand des Mangels. Fehlen sensorische Außenreize wie Farben, Geräusche, Gerüche usw. spricht man von einer sensorischen Deprivation.

Isolation und Reizarmut führt vor allem bei älteren Menschen zur Deprivation. Dieses Erleben kann zu Veränderungen führen wie (Buchholz u. Schürenberg 2005)
- Regression, Erregungszustände, Verfolgungsideen,
- Halluzinationen, Illusionen/Trugbilder.

Ernährung

Bei Menschen mit Demenz kann es zu unzureichender Nahrungs- oder Flüssigkeitsaufnahme kommen. Dies kann verursacht sein durch
- eine veränderte Sättigungsregulation,
- eine schlechtere Darmresorption,
- durch Gedächtnisstörungen,
- durch die Desorientierung und Antriebsstörung.

Starke Unruhe und Wandern können durch den hohen Kalorienverbrauch ebenfalls zu Unterernährung führen.

Maßnahmen

- Zustand der natürlichen oder künstlichen Zähne überprüfen, da Beeinträchtigungen der Kau- oder Schluckfähigkeit zu reduzierter Nahrungsaufnahme führen.
- Bei Wahrnehmungs- und Aufmerksamkeitsstörungen Nahrungsmittel verwenden, die farblich ansprechend sind und den Patienten neugierig machen (Waldmeister-, Kirsch- oder Orangensaft).
- Nach Möglichkeit Wunschkost anbieten, Süßspeisen gehören zu den Vorlieben vieler demenziell Erkrankter.
- Ist das Essen mit Messer und Gabel nicht mehr möglich, Fingerfood anbieten (Biedermann 2004). Nahrungsmittel, die mit den Händen gefasst werden können, können gut im Gehen gegessen werden (Eat by Walking).

10 Verhaltensregeln bei Demenz

1. Informieren sie sich gut über die Krankheit und die beobachtbaren Symptome.
2. Respektieren sie das Anderssein und die Person.
3. Denken sie daran, dass sich die Erkrankung permanent verändert, alle Strategien, die heute gelten, müssen in Wochen nicht mehr stimmen.
4. Vermeiden sie Über- oder Unterforderung.
5. Seien sie in ihren Tätigkeiten verlässlich.
6. Vermeiden sie Kritik an der Person.
7. Anschuldigen nicht auf sich beziehen, sehen sie die Verunsicherung der Person.
8. Sorgen sie für Sicherheit im Umfeld (Brandgefahr, Verlaufen u.a.).
9. Sprechen sie langsame, einfache und kurze Sätze.
10. Sorgen sie für ausreichend Abwechselung und Bewegung.

Pflege von Patienten mit Schmerzen 18

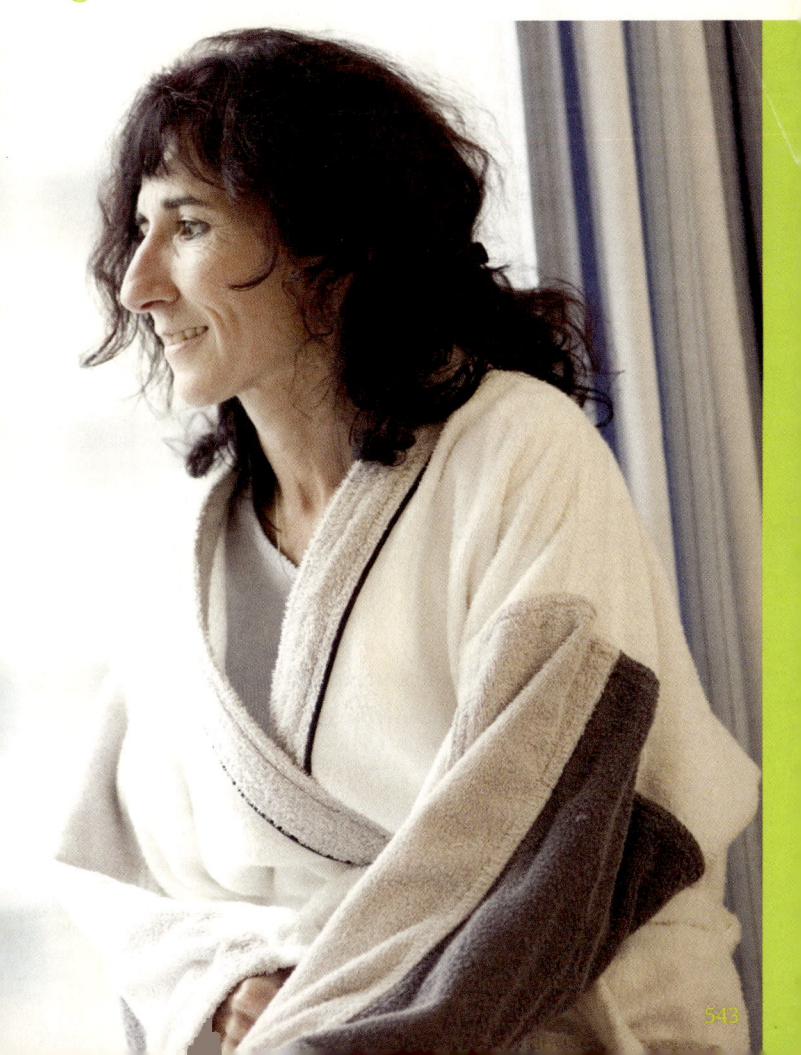

18.1.1 Grundlagen

> **Definition:** „Schmerz ist ein unangenehmes Sinnes- und Gefühlserlebnis, das mit aktueller oder potenzieller Gewebsschädigung verknüpft ist oder mit Begriffen einer solchen Schädigung beschrieben wird." (IASP 1976)
>
> „Schmerz ist das, was der Betroffene über die Schmerzen mitteilt, sie sind vorhanden, wenn der Patient mit Schmerzen sagt, dass er Schmerzen hat." (McCaffery 1997)

Einteilung

- Entstehungsort (Rücken, Bein, Kopf usw.)
- Entstehungsursache (postoperative Schmerzen, Tumorschmerzen, durch Erkrankungen bedingte Schmerzen)
- Zeitdauer (akuter Schmerz, chronischer Schmerz)
- Pathogenese (Nozizeptorschmerz, neuropathischer Schmerz)
- durch psychische Mechanismen (mit)bedingte Schmerzen

Einfluss des Schmerzes

Werden Schmerzen nicht ausreichend behandelt, können viele Aktivitäten unseres Lebens beeinträchtigt werden. Abb. 18.1 zeigt mögliche Einflüsse des Schmerzes auf unser körperliches, psychisches, soziales wie auch geistiges Wohlbefinden.

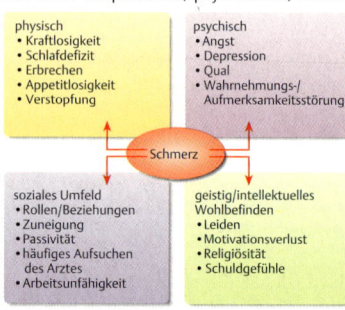

Abb. 18.1 Multidimensionalität des Schmerzes. Die verschiedenen Einflüsse des Schmerzes auf die Patienten.

18.1.2 Erfassung der Schmerzintensität

Schmerzerfassungsskalen zur Selbsteinschätzung

Verschiedene Skalen zur Erfassung von Schmerzen zeigt Abb. 18.2

Zu beachtende Hinweise. Alle genannten Skalen gelten als zuverlässig für die Schmerzmessung bei Patienten, die die Schmerzen selber einschätzen können. Es ist sinnvoll, in einer Institution nur eine bis maximal zwei Skalen zu verwenden, damit einheitliche Beurteilungskriterien zugrunde gelegt werden. Da Bewegungen oft eine schmerzverstärkende Wirkung haben, sollte neben dem Ruhe- auch immer der Bewegungsschmerz erfasst werden. Ziel ist die Vermeidung von Schonhaltungen des Patienten. Häufig führen Patienten aufgrund von Schmerzen bestimmte Bewegungen nicht durch, verharren in bestimmten Körperpositionen oder atmen nicht ausreichend durch. Treten diese Probleme auf, so bestehen eine erhöhte Dekubitus- und Pneumoniegefahr für den Patienten.

Abb. 18.2 *Verschiedene Skalen zur Erfassung von Schmerzen*

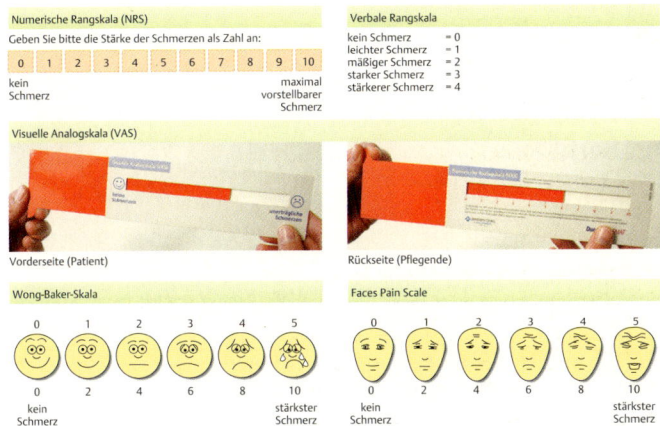

Schmerztagebücher. In diesen Büchern können der Schmerz und schmerzbedingte Probleme (z.B. Schlafprobleme, Appetitverlust, Verdauungsprobleme), aber auch Auswirkungen auf die Aktivitäten des täglichen Lebens über einen bestimmten Zeitraum (meist 14 Tage) erfasst und dokumentiert werden.

Schmerzerfassung bei speziellen Patientengruppen

Schwieriger ist die Schmerzeinschätzung bei speziellen Patientengruppen, z.B.
- Betagte und hochbetagte Menschen, Drogenabhängige
- Patienten mit kognitiven Einschränkungen (z.B. demenziell erkrankte Menschen)
- Patienten mit psychischen Erkrankungen und nichtdeutschsprechende Patienten

Für diese Patientengruppen können z.T. spezielle Skalen zur Selbsteinschätzung genutzt werden. Hier haben sich vor allem Gesichterskalen bewährt. Ist aber keine ausreichende verbale Kommunikation möglich, müssen Skalen zur Fremdeinschätzung benutzt werden (z.B. Beurteilung von Schmerzen bei Demenz, BESD). Problematisch bleibt, dass auch die Erfassung mittels dieser Skalen keine endgültige Sicherheit bringt, da einzelne Zeichen auch durch andere Ursachen einer Demenzerkrankung bedingt sein können.

Schmerzerfassung bei Kindern

Die bekannteste Skala und das einzige im deutschsprachigen Raum entwickelte Instrument ist die sog. KUSS-Skala (kindliche Unbehagens- und Schmerzskala), die für Säuglinge im reifen Neugeborenenalter bis zum 4. Lebensjahr verwendet werden kann (Abb. 18.3). Ab einem Alter von zweieinhalb Jahren kann teilweise bereits eine Selbsteinschätzung durch das betroffene Kind mit einfachen Rangskalen erfolgen. Hier wird häufig mit Bildern gearbeitet, die z.B. verschieden gefüllte Wasserbecher zeigen und die Stärke der Schmerzen darstellen sollen. Kinder im Vorschulalter können bereits mit Gesichter-Skalen die Stärke ihrer Schmerzen aufzeigen (s. Abb. 18.2). Kinder im Schulalter können mit abstrakteren Skalen Auskunft über ihre Schmerzen geben, sodass hier auch die NRS, VRS oder die VAS angewendet werden können (s. Abb. 18.2).

18 Pflege von Patienten mit Schmerzen

KUSS-Skala		
Beobachtung	Bewertung	Punkte
Weinen	gar nicht	0
	Stöhnen, Jammern	1
	Wimmern, Schreien	2
Gesichtsausdruck	entspannt, lächelnd	0
	Mund verzerrt	1
	Mund und Augen grimassieren	2
Rumpfhaltung	neutral	0
	unsteht	1
	aufbäumend, krümmend	2
Beinhaltung	neutral	0
	strampelnd, tretend	1
	an den Körper gezogen	2
motorische Unruhe	nicht vorhanden	0
	mäßig	1
	ruhelos	2

Abb. 18.3 *KUSS-Skala.*

18.1.3 Schmerztherapie

Medikamentöse Schmerztherapie

Man unterscheidet folgende Medikamentengruppen:
- Nichtopioide
- mittelpotente Opioide, starke Opioide
- Koanalgetika, Begleitmedikamente

Die Medikamentengruppen wurden von der Weltgesundheitsorganisation (WHO) in ein Stufenschema gebracht, dass primär für die Therapie von Tumorschmerzen entwickelt und für die Behandlung dieser Schmerzen validiert wurde (Abb. 18.4). Mittlerweile wird dieses Grundprinzip der Analgetikaanwendung für chronische Tumorschmerzen wie auch akute und chronische Nichttumorschmerzen genutzt.

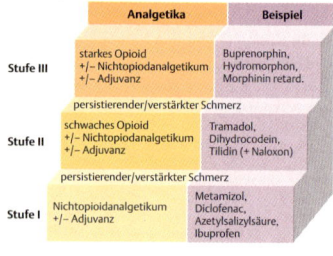

Abb. 18.4 *Der WHO-Dreistufenplan zur Schmerztherapie (WHO 1996).*

Regeln der medikamentösen Schmerztherapie

- Kenntnis des WHO-Stufenschemas und die Möglichkeiten der Medikamentenwahl
- Analgetikagabe nach festem Zeitschema und die Möglichkeit von Zusatzmedikationen
- Bevorzugung nichtinvasiver Applikationen wie die Gabe über den Mund. Je schonender das Verfahren ist, umso kooperativer ist der Patient gegenüber der Einnahme des Medikamentes
- Kennen der Wirkungsweise der verwendeten Analgetika und deren Nebenwirkungen (Durchführungsverantwortung)

Verfahrensregelung.
- Benennung und Erreichbarkeit der für die Schmerztherapie zuständigen Ärzte
- Benennung der unterschiedlichen, einrichtungsintern eingesetzten Behandlungsschemata (z.B. eingriffs- oder erkrankungsspezifische Basis- und Bedarfsmedikation)
- Aussagen zur Schmerzprävention vor schmerzhaften Prozeduren (pflegerische Maßnahmen wie das Aufstehen, therapeutische oder diagnostische Maßnahmen wie Punktionen, Entfernen von Drainagen)
- Anwendung von Empfehlungen und Verfahrensregelungen der medizinischen/pflegerischen Fachgesellschaften (z.B. Deutsche Gesellschaft zum Studium des Schmerzes, Deutsche Gesellschaft für Palliativmedizin, Deutsches Netzwerk zur Qualitätsentwicklung in der Pflege)

Therapiestandards. Die Therapiestandards sollten Interventionsgrenzen beinhalten. Diese schreiben fest, bei welcher Schmerzintensität spätestens eine medikamentöse Schmerztherapie eingeleitet oder die bereits bestehende Behandlung angepasst wird. Der Nationale Expertenstandard Schmerzmanagement in der Pflege (DNQP 2005) hat diesen Grenzwert bei 3/10 analog der Numerischen Rang Skala fixiert. Dies ist sinnvoll, da es ab 4/10 der NRS zu Komplikationen wie Bewegungs- und Schlafstörungen, Appetitverlust und Störungen in der sozialen Interaktion kommen kann.

18.1.4 Medikamentöse Schmerztherapie von chronischen Schmerzen

Grundregeln:
- Einsatz von möglichst nichtinvasiven Applikationsformen
- Festlegung von regelmäßigen Medikamenteneinnahmen
- Ermittlung einer individuellen Dosierung, kontrollierte Dosisanpassung
- effektive Prophylaxe/Behandlung von Nebenwirkungen der Schmerztherapie
- konsequenter Einsatz von Koanalgetika,
- Festlegung einer definierten Zusatzmedikation im Bedarfsfall
- regelmäßiger Patientenkontakt zur Kontrolle von Wirkung und Nebenwirkung

Nichtopioidanalgetika

Nichtopioidanalgetika (Tab. 18.1) sind Wirkstoffe mit unterschiedlichen Strukturmerkmalen, die ihre Wirkung in der Hemmung der Prostaglandinsynthese entfalten.

Tab. 18.1 Übersicht über verschiedene Nichtopioidanalgetika.

Wirkung	Dosierung	Nebenwirkungen	Bemerkungen
Azetylsalizylsäure (ASS)			
gute analgetische und antipyretische Wirkung	Einzeldosen sollen 500 (–1000) mg alle 4 Std. nicht übersteigen.	Trotz der breiten Anwendung von ASS ist mit erheblichen Nebenwirkungen zu rechnen: Magen-Darm-Bereich (Ulzera, Blutungen, starke Schmerzen), Blutungsneigung und Thrombozytopenie, Bronchospasmus und Asthma.	Wenn Nebenwirkungen oder Kontraindikationen bekannt sind, ist der Einsatz von ASS nicht mehr möglich. Insgesamt ist ASS für eine Dauertherapie meist nicht geeignet.

Tab. 18.1 (Fortsetzung)

Wirkung	Dosierung	Nebenwirkungen	Bemerkungen
Ibuprofen			
Die antiphlogistische Wirkung ist stärker ausgeprägt als bei ASS, die analgetische und antipyretische Wirkung eher schwächer.	Einzeldosen liegen bei 200–800 mg alle 8 Std., die Tageshöchstdosis liegt bei 2400mg.	Die Risiken und Nebenwirkungen sind prinzipiell vergleichbar mit ASS, treten aber deutlich seltener auf. Allerdings ist auf eine ausreichende Nierenfunktion zu achten.	Eins der meist verwendeten Schmerzmittel aus der Reihe der NSAR (nichtsteriodale Antirheumatika). Das Risiko von Ulzera und Blutungen im Magen-Darm-Bereich wird bei Dauertherapie mit NSAR und vorhandenen weiteren Risikofaktoren durch die zusätzliche Gabe eines Protonenpumpen-Inhibitors (PPI), meist Omeprazol, reduziert.
Naproxen			
Die Wirkungen sind dem Ibuprofen sehr ähnlich.	Einzeldosen liegen bei 250–500 mg alle 8-12 Std. (max. 1250 mg pro Tag).	Die Nebenwirkungen und Risiken sind dem Ibuprofen sehr ähnlich.	Naproxen ist ebenfalls ein relativ häufig verwendetes Schmerzmittel aus der Reihe der NSAR.
Diclofenac			
hohe antiphlogistische und eher geringe analgetische und antipyretische Wirkung	Die Einzelgaben liegen bei 50 (–100) mg alle 6–8 Std., wobei die Tageshöchstdosis von 150 mg nicht überschritten werden darf.	Risiken und Nebenwirkungen sind vergleichbar denen anderer NSAR, wobei das Auftreten von starken Magen-Darm-Beschwerden für Diclofenac eher typisch ist.	Eine Langzeittherapie hängt von der individuellen Verträglichkeit ab. Zur Prophylaxe von Magen-Darm-Ulzerationen kann neben den PPIs auch Misoprostol verwendet werden. Beides liegt in der fixen Kombination Arthotec (Diclofenac + 0,2 mg Misoprostol) vor. Ein Misoprostol-Monopräparat zur Kombination mit einem anderen NSAR ist nicht mehr im Handel (ehemals Cytotec 200). Misoprostol-bedingte Nebenwirkungen sind Diarrhö, Übelkeit, Bauchschmerzen.
Indometacin			
überwiegend antiphlogistische Wirkungen	Die Einzeldosis liegt bei 25 (–50) mg alle 6–8 Std. (max. 200 mg pro Tag).	Die Verträglichkeit ist eher schlecht und Indometacin damit für eine Dauertherapie meist nicht geeignet.	

18 Pflege von Patienten mit Schmerzen

Tab. 18.1 *(Fortsetzung)*

Wirkung	Dosierung	Nebenwirkungen	Bemerkungen
Paracetamol			
geringe analgetische und keine antiphlogistische Wirkung. Ausgeprägt und dafür bekannt ist die antipyretische Wirkung.	Die Einzeldosis liegt bei 500 (–1000) mg alle 4 Std. Die Tageshöchstdosis von 4000 mg darf nicht überschritten werden.	Die Verträglichkeit, insbesondere im Magen-Darm-Bereich ist gut. Die Ausbildung von gravierenden Leber- und Nierenschäden, insbesondere bei hohen Dosen, ist als besonderes Risiko bei einer Paracetamol-Behandlung zu berücksichtigen.	Eine orale Schmerztherapie allein mit Paracetamol ist meist nicht ausreichend, allerdings sind Kombinationen z.B. mit Codein, ASS oder Tramadol analgetisch deutlich wirksamer. Für die parenterale Applikation steht Paracetamol als Kurzinfusion zur Verfügung (Indikation postoperative Schmerzen). In dieser Darreichungsform wirkt Paracetamol deutlich stärker analgetisch und ist damit mit anderen Opioidanalgetika vergleichbar.
Metamizol (Novaminsulfon)			
Metamizol ist ein starkes und effektives Analgetikum. Der antiphlogistische und antipyretische Wirkanteil ist eher kleiner. Besonders geeignet bei viszeralen und kolikartigen Schmerzen und bei Knochenschmerzen. Ausgeprägt ist zudem die gute spasmolytische Wirkung auf die glatte Muskulatur von Gallenblase, Ureter und Darm.	Die Einzeldosis liegt bei 500– 1000 mg alle 4 Std. (max. 3000 mg pro Tag).	Die Verträglichkeit von oral eingenommenen Metamizol ist meist gut, Nebenwirkungen im Magen-Darm-Bereich sind kaum zu erwarten. Bei intravenöser Gabe ist mit anaphylaktischen Reaktionen zu rechnen. Deshalb muss die Injektion sehr langsam und unter strenger Kontrolle durchgeführt werden. Gefürchtet ist die schwerwiegende Komplikation einer Agranulozytose, deren Häufigkeit mit 1 auf 2–4 Mio. Applikationen geschätzt wird. Wegen dieser potenziell lebensbedrohenden Nebenwirkung ist Metamizol dann indiziert, wenn andere, vergleichbare Analgetika nicht indiziert bzw. nicht ausreichend wirksam waren. Aus diesem Grund ist auch auf bestehende Kontraindikationen zu achten, z.B. bekannte Allergie auf Pyrazole, Leukopenie, Granulopenie. Treten Unverträglichkeiten auf, muss Metamizol sofort abgesetzt werden.	Vorteilhaft ist, dass Metamizol in vielen verschiedenen Arzneiformen zur Verfügung steht (Tabletten, Brausetablette, Tropfen, Zäpfchen, Ampulle, Infusionslösungskonzentrat).

Tab. 18.1 (Fortsetzung)

COX2-Hemmer (selektive Cyclooxygenase-2-Hemmer)

Wirkung	Dosierung	Nebenwirkungen	Bemerkungen
Diese seit Ende der Neunziger Jahren verfügbaren neuen, selektiven NSAR hatten zunächst den Anspruch die klassischen NSAR wie Diclofenac oder Ibuprofen zu ersetzen. Mit der selektiven COX2-Hemmung sollte, im Gegensatz zu der unselektiven COX1 und -2-Hemmung der klassischen NSAR, die Verträglichkeit verbessert und das Magen-Darm-Risiko (Blutungen, Ulzera) vermindert werden. Nach aktuellem Stand sind aus dieser Gruppe derzeit Celecoxib (Celebrex), Parecoxib (Dynastat) und Etoricoxib (Arcoxia) im Handel. Einige COX2-Hemmer sind allerdings schon relativ kurz nach Markteinführung wieder aus dem Handel genommen worden (Vioxx, Bextra oder Prexige).		Auslöser der spektakulären Marktrücknahmen war das Auftreten von erheblichen kardiovaskulären Nebenwirkungen (Herzinfarkt, Schlaganfall, Thrombosen) und Leberfunktionsstörungen. Der zunächst angenommene Vorteil der besseren Magen-Darm-Verträglichkeit ist teilweise nur bei kurz- und mittellanger Therapie feststellbar. Je länger die Behandlung dauerte (> 1 Jahr) desto vergleichbarer war das Risiko von erheblichen Magen-Darm-Unverträglichkeiten. Die zusätzlichen Risiken für Herz-Kreislauf und Leber sind jedoch auch bei kurzzeitigen Behandlungen gegeben.	Da die derzeit zugelassenen „Coxibe" nur über sehr eng definierte Indikationen verfügen, ist ein breiter Einsatz nahezu unmöglich und nicht gerechtfertigt. Die Anwendung außerhalb von zugelassenen Indikationen muss sehr kritisch betrachtet werden.

Flupirtin

Wirkung	Dosierung	Nebenwirkungen	Bemerkungen
anderes Wirkprinzip (neuronaler K+-Kanalöffner) als die NSAR. Es liegen analgetische, muskelrelaxierende und neuroprotektive Wirkmechanismen vor. Der besondere Wirkansatz mit verschiedenen Angriffspunkten gibt Flupirtin einen hohen Stellenwert bei der Behandlung von Rückenschmerzen und chronischen Schmerzen.	Die Einzeldosis liegt bei 100 (–200) mg alle 4-6 Std. (max. 600 mg pro Tag). Die Tageshöchstdosis für über 65-Jährige liegt bei 300mg. Eine Flupirtin-Retardtablette mit 400 mg einmal täglich ist somit für Ältere nicht geeignet.	Als Nebenwirkungen sind Sedierung, Schwindel, Sehstörungen, Übelkeit, Verstopfung, Hautreaktionen zu beachten.	Es besteht keine Gefahr von Abhängigkeit, von Magen-Darm-Ulzera oder erhöhter Blutungsneigung. Allerdings besteht eine relevante dosisabhängige Lebertoxizität und die Gefahr der Kumulation bei älteren Patienten (> 65) bzw. bei Patienten mit Nieren- und Leberfunktionsstörungen.

Tab. 18.1 (Fortsetzung)

Wirkung	Dosierung	Nebenwirkungen	Bemerkungen
Tolperison			
gute analgetische Wirkung mit zusätzlichen muskelrelaxierenden Eigenschaften. Das Wirkprinzip ist eine selektive Natriumkanalblockade. Daraus leitet sich die ausgeprägte relaxierende Wirkung im Bewegungsapparat, bei Spastiken und bei neuropathischen Schmerzen ab.	Die Einzeldosis beträgt 50 (-150) mg alle 8 Std. (max. 450 mg pro Tag).	Wie bei Flupirtin besteht kein Suchtpotential, kein Risiko für Magen-Darm-Ulzera und keine kardialen Risiken. Besonders zu Therapiebeginn ist jedoch mit Müdigkeit und Hemmung der motorischen Aktivität zu rechnen.	Die eigentliche Wirkung setzt oftmals erst nach einigen Tagen oder Wochen ein, was den Patienten bei Behandlungsbeginn vermittelt werden muss.

> Für alle Nichtopioidanalgetika gilt, dass Nebenwirkungen dosis- und zeitabhängig sind. Folglich ist bei Erreichen der Maximaldosis die Verträglichkeit zunehmend schlechter. Aus diesem Grund verbietet sich auch die Kombination zweier NSAR; die Unverträglichkeit würde gesteigert werden.

Opioidanalgetika

Für die Praxis ist die Unterscheidung in schwach wirkende (Tab. 18.2) und stark wirkende Opioidanalgetika (Tab. 18.3) hilfreich.

Tab. 18.2 Übersicht über verschiedene schwach wirkende Opioidanalgetika.

Wirkung	Dosierung	Nebenwirkungen	Bemerkungen
Tramadol			
Tramadol hat für ein Opioid eine relative geringe analgetische Wirkung. Für mittelstarke Schmerzen ist Tramadol i.d.R. geeignet.	Die orale Einzeldosis von 100 (-200mg) alle 8 (-12) Stunden soll nicht überschritten werden (max. 600 mg pro Tag). Vorteilhaft ist, das Tramadol in vielen Darreichungsformen (Tropfen, Kapseln, Tabletten, Zäpfchen, Injektionslösung) und Dosierungen zur Verfügung steht.	Typisch sind die Nebenwirkungen wie Übelkeit und Erbrechen, Schwitzen, Kreislaufbeschwerden. Um eine bessere Verträglichkeit zu erreichen, sollte eine Langzeitbehandlung ausschließlich mit retardierten Tramadol-Tabletten durchgeführt werden.	Eines der meist verwendeten schwachwirksamen Opioide. Eine Dosissteigerung hat oft keine Wirkungssteigerung sondern meist nur die Verstärkung von Nebenwirkungen zur Folge. Ein Wechsel auf eine wirksamere Substanz wäre dann erforderlich.

Tab. 18.2 *(Fortsetzung)*

Wirkung	Dosierung	Nebenwirkungen	Bemerkungen
Tilidin/Naloxon			
Als Analgetikum hat Tilidin/Naloxon eine vergleichbare Stärke wie Tramadol.	Auch hier ist bei Dauertherapie unbedingt die retardierte Form zu verwenden. Bei schnellem Wirkeintritt (Tropfen) ist mit einer starken Euphorisierung zu rechnen. Die Wirkdauer ist mit 2 Std. relativ kurz. Die Einzelgabe soll 100 (–200) mg als Retardtablette (alle 8–12 Std.) nicht überschreiten (max. 600 mg pro Tag).	Bei nicht ausreichender Wirksamkeit ist bei Dosiserhöhung mit einer schlechteren Verträglichkeit zu rechnen. Bei Absetzen von Tilidin/Naloxon sind Entzugssymptome möglich. Sinnvoll ist ein Ausschleichen durch Dosisreduktion auch bei Verwendung von Retardformen.	Tilidin ist immer nur zusammen mit Naloxon, einem Opiatantagonisten, im Verhältnis 100 mg/8 mg als Kombinationsarzneimittel verfügbar. Naloxon soll die missbräuchliche Verwendung des Tilidins verhindern, da Naloxon bei Opiatabhängigen eine Entzugssymptomatik auslösen kann, z.B. bei missbräuchlicher Injektion der Tilidin-Tropflösung. Zunehmend ist aber festzustellen, das hochdosierte Tilidin/Naloxon-Tropfen trotzdem missbräuchlich verwendet werden.
Codein			
Codein selbst hat keine analgetische Wirksamkeit. Im Organismus wird Codein zu der eigentlich aktiven Substanz (Morphin) verstoffwechselt. Da aber Umfang und Geschwindigkeit der enzymatischen Morphin-Bildung sehr unterschiedlich sein können, ist keine sichere analgetische Wirkung möglich.		Als typische Nebenwirkung ist mit starker Obstipation zu rechnen.	Codein zeigt in Kombination mit z.B. Paracetamol eine ausreichende analgetische Wirkung. Dazu kommt die codein-typische antitussive Wirkung. Diese Kombination hat dadurch eine gewisse Berechtigung.
Dihydrocodein (DHC)			
hat eine stärkere analgetische Wirksamkeit als Codein selbst.	DHC ist nur als Retardtablette verfügbar, was den Einsatz bei Akutschmerzen ausschließt (Wirkbeginn nach 2–4 Std.). Die Einzeldosis liegt bei 60 (–120 mg) alle 8 (–12Std.).	DHC ist auch in der Retardform wenig gut verträglich (Obstipation, Übelkeit, Atemdepression, Halluzinationen).	

Starkwirkende Opioidanalgetika

Als Leitsubstanz der starkwirkenden Opioide hat Morphin, eine natürliches Alkaloid des Schlafmohns (Papaver somniferum), eine sehr lange Geschichte als Schmerzmittel.

Tab. 18.3 *Übersicht über verschiedene stark wirkende Opioidanalgetika.*

Wirkung	Dosierung	Nebenwirkungen	Bemerkungen
Morphin			
Morphin hat eine starke analgetische Wirksamkeit. Im Vergleich zu anderen Opioiden hat Morphin eine große therapeutische Breite. Die Resorption und die Verstoffwechselung von Morphin sind sehr unterschiedlich und patientenindividuell, so kommt es durchaus zu unterschiedlichen Wirkungen und Verträglichkeiten bei gleichen Dosierungen.	Abhängig von der Darreichungsform ist ein schneller Wirkeintritt (Tropfen oder Injektion) oder eine kontinuierliche Therapie mit Retardformen möglich. Darüber hinaus kann Morphin auch peridual und intrathekal appliziert werden. Bei diesen Applikationswegen sind kleinste mg-Mengen Morphin pro 24 Std. hocheffektiv. Akute Schmerzen können mit Morphin sehr gut „titriert" werden. Dabei werden i.v. oder s.c. zunächst 3–5–10 mg appliziert und die entsprechende analgetische Wirkung abgewartet. Bei nicht ausreichender Wirkung kann aufdosiert werden. Nach Feststellung des Morphinbedarfs kann diese Menge dann als Dauertherapie gegeben werden.	Die Nebenwirkungen sind vergleichbar mit denen anderer starkwirksamer Opioide: Sedierung, Übelkeit, Erbrechen, Atemdepression, Obstipation, Hautreaktionen, Schwitzen, Miktionsbeschwerden. Eine Begleittherapie zur Behandlung der typischen und zu erwartenden Nebenwirkungen ist obligat.	Mit Morphin ist eine orale, sehr individuelle Langzeittherapie möglich. Ein Wechsel des Präparates kann bei einzelnen Patienten zu Wirkungsveränderungen führen. Eine Maximaldosis pro Tag ist für Morphin nicht gegeben, die Tagesdosis in einer Dauertherapie kann sehr unterschiedlich sein und richtet sich ausschließlich nach der analgetischen Wirksamkeit und Verträglichkeit. Die orale Morphintherapie ist bei entsprechender Wirksamkeit und Verträglichkeit Therapie der ersten Wahl. Bei ausbleibendem Erfolg kann ein anderes Opioid erprobt werden.

18 Pflege von Patienten mit Schmerzen

Tab. 18.3 *(Fortsetzung)*

Wirkung	Dosierung	Nebenwirkungen	Bemerkungen
Oxycodon			
Oxycodon ist ein enger Verwandter des Morphins, hat aber als wesentlichen Vorteil die konstantere und verlässlichere Bioverfügbarkeit (Aufnahme und Verstoffwechselung). Zusätzlich zeigt Oxycodon eine längere Wirkdauer und hat anders als Morphin keine Gefahr der Akkumulation von wirksamen Metaboliten. Ähnlich wie Morphin hat Oxycodon eine gute Steuerbarkeit und einen schnellen Wirkeintritt.	Die Einzeldosis bei Behandlungsbeginn soll bei 2 x 5 mg oder 2 x 10 mg pro Tag liegen. Wie bei Morphin auch sind bei Oxycodon sehr hohe Dosierungen denkbar, immer abhängig von Wirkung und Nebenwirkungen.	Die Nebenwirkungen sind vergleichbar mit denen anderer Opioide. Oxycodon in der fixen Kombination mit Naloxon, einem Opiatantagonisten, soll die opiattypische Obstipation reduzieren und somit eine bessere Verträglichkeit bewirken. Angenommen wird, das Naloxon im Darm die Opiatrezeptoren besetzt, die somit nicht mehr von Oxycodon besetzt werden können. Auf eine Obstipationsprophylaxe kann aber dennoch nicht verzichtet werden.	Zunächst war Oxycodon nur als Retardtablette verfügbar. Neu ist die Oxycodon-Kapsel mit rascher Freisetzung zur Akutbehandlung von Schmerzspitzen. Die Retardtablette birgt das Risiko, das, wenn die Tablette zerteilt oder zermörsert werden sollte, die gesamte Wirkstoffmenge sofort freigesetzt wird und resorbiert werden kann. Dadurch ist es bereits zu erheblichen und toxischen Überdosierungen mit Todesfolge gekommen. Die beschriebenen positiven pharmakologischen Eigenschaften von Oxycodon führen dazu, dass diese Substanz zunehmend als Mittel der ersten Wahl angesehen werden kann.
Hydromorphon			
Hydromorphon hat ebenfalls eine große strukturelle Ähnlichkeit mit Morphin. Die pharmakologischen Vorteile gegenüber dem Morphin sind vergleichbar mit Oxycodon.		Als möglicher Vorteil kann eine bessere Verträglichkeit im Vergleich zu Morphin im Einzelfall feststellbar sein. Ansonsten gelten die Aussagen zum Oxycodon auch für Hydromorphon.	Hydromorphon ist in verschiedenen retardierten Formen (Palladon, Jurnista) und in einer schnellfreisetzenden Form verfügbar. Zusätzlich stehen auch verschiedene Injektionslösungen zur Verfügung. Dies ermöglicht die Dauertherapie sowie die Behandlung von Schmerzspitzen.

Tab. 18.3 *(Fortsetzung)*

Wirkung	Dosierung	Nebenwirkungen	Bemerkungen
Buprenorphin			
sehr starke analgetische Wirkung	Aufgrund seiner speziellen Rezeptorwirkung hat Buprenorphin aber eine Maximaldosis (2–4 mg/Tag), die nicht überschritten werden darf, da sonst die starke analgetische Wirkung sich wieder abschwächt („Ceilingeffekt"). Buprenophin kann als Injektion i.v. oder s.c. appliziert werden. Eine intrathekale (in den Liquorraum) Applikation ist nicht möglich! Die orale Gabe erfolgt mit einer Sublingualtablette. Die Resorption über die Mund- und Zungenschleimhaut ist erforderlich, da die Resorption über den Darm zu einem überdurchschnittlichen Abbau der Substanz in der ersten Leberpassage führt (hoher „First-pass-Effekt"). Als dritter Applikationsweg stehen auch Buprenorphin-Pflaster (Transtec, Norspan) zur Verfügung. Diese Pflaster können bei einer Dauertherapie effektiv und für den Patienten komfortabel sein.	Zusätzlich zu den typischen Opioidnebenwirkungen sind bei Pflastern noch lokale Reaktionen wie Hautreizungen möglich.	Da Buprenorphin nicht nur Opiatrezeptor aktivierende Eigenschaften, sondern auch eine Rezeptor antagonistische Wirkung hat, kann eine Überdosierung nicht mit Naloxon behandelt werden. Dies ist besonders bei der durch Überdosierung ausgelösten Atemdepression problematisch. Außerdem ist es nicht möglich, bei Bedarf andere Opioide (z.B. Morphin als reiner Agonist) zu verabreichen. Durch die antagonistische Wirkkomponente von Buprenorphin würde es zu Schmerzen und Entzugssymptomen kommen können. Sofern unterschiedliche Schmerzintensitäten vorliegen, ist eine Pflastertherapie oft nicht geeignet. Zudem bestehen zusätzliche Risiken bei einer Therapie mit hochwirksamen Opioiden per Pflaster (S. 556).

18 Pflege von Patienten mit Schmerzen

Tab. 18.3 *(Fortsetzung)*

Wirkung	Dosierung	Nebenwirkungen	Bemerkungen
Fentanyl			
Fentanyl ist ein wesentlicher Teil der Basismedikation zur Narkose in der Anästhesie und Intensivmedizin. Für die Schmerztherapie stehen verschiedene, andere Formen zur Verfügung.	Fentanyl-Pflaster werden bei der Behandlung chronischer und konstanter Schmerzen verwendet. Um unter einer Behandlung mit Fentanyl-Pflastern eine Bedarfsmedikation mit Fentanyl durchzuführen gibt es so genannte Fentanyl-Lollys (Actiq). Dies sind fentanylhaltige Lutschtabletten, die in die Wangentasche gelegt werden und der Wirkstoff über die Mundschleimhaut resorbiert wird. Der Wirkungseintritt erfolgt innerhalb weniger Minuten.	Nachteilig sind der langsame Wirkeintritt (ca. 12 Std.), die geringe Steuerbarkeit und die lange Auswaschphase von 12–24 Std. nach Pflasterentfernung. Bei falscher Anwendung kann es zu erheblichem Überdosierungen mit Atemlähmung kommen, wenn z.B. die pflasterbeklebte Hautstelle deutlich über Körpertemperatur erwärmt ist und somit eine stark beschleunigte Wirkstofffreisetzung erfolgt (Fieber, Heizkissen!). Inwieweit die typischen Opioid-Nebenwirkungen bei einer Pflasterapplikation gleich stark oder weniger stark ausgeprägt sind, ist meist individuell und patientenabhängig. Grundsätzlich ist eine gut eingestellte Dauertherapie mit relativ geringen Nebenwirkungen möglich, unabhängig von der Applikationsart.	Der Pflasterwechsel sollte nach 72 Std. erfolgen, im Einzelfall kann auch ein Wechselintervall von 48 Stunden erforderlich sein. Die Hautstelle, auf die das Pflaster geklebt wird, muss für Betreuende oder Pflegende gut erkennbar sein. Nicht selten sind Pflaster übersehen worden und das Neukleben von Pflastern führte zu Überdosierungen. Anders als beim Buprenorphin kann bei einer Behandlung mit Fentanyl(-Pflastern) bei Bedarf auch Morphin gegeben werden, z.B. in Tropfenform bei Schmerzspitzen.
Piritramid			
starke analgetische Wirkung mit relativ schnellen Wirkungseintritt	Bei einer intravenösen Schmerztherapie kann Piritramid auch mittels PCA-Pumpen (patientenkontrollierte Analgesie, s.o.) appliziert werden. Hier kann der Patient nach festgelegten Rhythmen zusätzliche Bolusgaben abrufen, sofern die kontinuierliche Dosis bei Schmerzspitzen nicht ausreicht. Prinzipiell ist diese Pumpenapplikation auch ambulant möglich.		Piritramid ist fast ausschließlich in der postoperativen Schmerzbehandlung i.v. oder s.c. gebräuchlich. Hierfür ist es meist Mittel der ersten Wahl.

Tab. 18.3 (Fortsetzung)

Wirkung	Dosierung	Nebenwirkungen	Bemerkungen
Pethidin			
starke analgetische Wirkung		Nebenwirkungen sind stärker ausgeprägt als bei den anderen Opioiden: Atemdepression, Sedierung, Schwindel, Verwirrtheit.	Pethidin kann zur Akutbehandlung von Schmerzen eingesetzt werden. Eine Langzeittherapie ist nicht sinnvoll und potenzielle Nebenwirkungen geben Pethidin den Status des Mittels der 2. oder 3. Wahl.
Methadon			
Levomethadon hat eine starke analgetische Wirkung. Wesentlicher Unterschied zwischen Levomethadon (L-Methadon) und DL-Methadon (als Razemat) ist, das nur die L-Form analgetisch wirksam ist. Somit entsprechen 5 mg Levomethadon 10 mg DL-Methadon in seiner analgetischen Potenz. Dieser Unterschied ist bei einem Wechsel der Methadon-Zubereitungen zwingend zu beachten!	Anders als bei der Schmerztherapie wird Methadon, i. d. R. als DL-Methadon, als Substitutionsmedikament Opiatabhängiger eingesetzt. Hier sind die Vorteile von Methadon: orale Einnahmemöglichkeit, keine Atemdepression und Einmalgabe pro Tag. Nach einigen Tagen werden hierbei gleichmäßige Blutspiegel erreicht, sodass diese Behandlung langfristig erfolgen kann.		Im Vergleich zu Morphin zeigt Levomethadon einen rascheren Wirkeintritt und keine Atemdepression. Die Dauer der analgetischen Wirkung ist im Vergleich zu Morphin(-tropfen) verlängert. Nachteilig sind die stark schwankende Metabolisierung und Ausscheidung. Für eine orale Dauerschmerztherapie ist Levomethadon nicht gut geeignet.

Tab. 18.4 Äquivalente Morphindosen bei verschiedenen Applikationswegen.

Applikationsweg	Dosierung
oral	30mg
rektal	15–30mg
subkutan	15 mg (Anflutzeit 20–30 Min.)
intravenös	10 mg (Anflutzeit 5–10 Min.)
peridural	1mg
intraspinal	0,1mg

Tab. 18.5 Äquivalenzdosen Fentanyl/Morphin.

Morphin p.o. (mg/24 Std.)	Morphin i.m. (mg/24 Std.)	Fentanyl i.v. (mg/24 Std.)	Fentanyl TTS (µg/Std.)
bis 30	bis 10	0,3	12,5
bis 90	10–22	0,6	25
bis 150	23–37	1,2	50
bis 210	38–52	1,8	75
bis 270	53–67	2,4	100

Tab. 18.6 Wirkäquivalente Dosierungen verschiedener Opioide.

Opioid	Dosierung
Morphin p.o.	10 mg
Oxycodon p.o.	5 mg
Hydromorphon p.o.	2 mg
L-Methadon p.o.	3 mg
Buprenorphin s.l.	0,2 mg
Piritramid s.c.	15 mg
Pethidin	80 mg
Dihydrocodein p.o.	60 mg
Tilidin/Naloxon p.o	100 mg
Tramadol p.o.	100 mg
Codein p.o.	100 mg

Koanalgetika

Kortikoide
- wichtigste Gruppe mit antiphlogistischen und antiödematösen Wirkungen
- Bei vielen chronischen Schmerzen aufgrund von Tumoren, Nervenläsionen oder Ödemen sinnvoll und effektiv.
- Zusatzmedikation sollte nur über wenige Tage bis Wochen durchgeführt werden. Meist wird Dexamethason verordnet (rein glukokortikoide Wirkung, relativ lange Wirkdauer).
- Kontraindikationen beachten: Infektionen, Magen-Darm-Ulzera, Diabetes, Osteoporose.
- typischen Kortikoid-Nebenwirkungen: Nebennierensuppression, Magen-Darm-Ulzera, Osteoporose.
- gleichzeitige Gabe von NSAR vermeiden, um Risiko von Magen-Darm-Ulzera zu begrenzen.
- In der akuten Situation ist die i.v.-Applikation vorteilhaft. Daran schließt sich eine orale Erhaltungsdosis an, die am Ende der Behandlung langsam ausgeschlichen wird.

Trizyklische Antidepressiva
- typische Vertreter: Amitryptilin, Doxepin, Imipramin, Clomipramin, Nortriptylin.
- Die unterschiedlichen psychogenen Wirkungen der einzelnen Substanzen können je nach individueller Gegebenheit die Therapie unterstützen.
- Um die typischen Nebenwirkungen (Kreislaufdysregulation, Obstipation, Schwindel, Mundtrockenheit) möglichst zu vermeiden, langsam einschleichend dosieren.

Antikonvulsiva
- wesentliche Bausteine einer Therapie von chronischen neuropathischen Schmerzen
- am längsten verwendete Substanz ist Carbamazepin, Gabapentin und Pregabalin sind in den letzten Jahren dazugekommen.
- Einsatzgebiet ist breit, alle Formen von neuropathischen Schmerzen, Neuralgien, Phantomschmerzen und diverse Tumorschmerzen sind in Kombination behandelbar.
- werden langsam einschleichend dosiert

18 Pflege von Patienten mit Schmerzen

- Limitierend ist oft die Verträglichkeit. Insbesondere Müdigkeit, Schwindel, Übelkeit können die Akzeptanz mindern und den Therapieerfolg gefährden.
- Mit Carbamazepin oder Gabapentin wird i.d.R. als Standardsubstanzen begonnen. Bei fehlendem Erfolg oder schlechter Verträglichkeit kann auf Pregabalin (Lyrica) gewechselt werden.

Neuroleptika

- Zunehmend seltener bei chronischen Schmerzen eingesetzt, sofern nicht primäre Symptome für die Behandlung mit Neuroleptika vorliegen.
- Grund dafür ist die relativ schlechte Verträglichkeit vieler Neuroleptika (Mundtrockenheit, Obstipation, Miktionsstörungen, Verwirrtheit, extrapyramidale Störungen).
- Einsatz von niedrigdosiertem Haloperidol ist unter dem Aspekt der antiemetischen (den Brechreiz mindernden) Wirkung möglich.
- Patienten mit starker Unruhe und Angst könnten von Levomepromazin oder Prometazin profitieren.

Muskelrelaxanzien

- Zur Behandlung von Rückenschmerzen.
- Tetrazepam, ein Benzodiazepin, wird pro Einzelgabe mit 25–50 (–100) mg dosiert (max. 200–400 mg pro Tag). Wesentliche Nebenwirkung ist Sedierung.
- Tolperison, ein selektiver Natriumkanalblocker, wird meist dreimal täglich 50 mg gegeben.

Bisphosphonate

- zunehmende Bedeutung bei der Behandlung von Knochenschmerzen (z.B. Osteoporose, Knochenmetastasen, Hyperkalziämie, Multiples Myelom).
- typische Nebenwirkung einer Infusionstherapie: grippeähnliche Symptome wie Fieber und Schüttelfrost, Muskel- und Gelenkschmerzen, Herz-Kreislauf-Probleme, Übelkeit und Erbrechen.
- Substanzspezifisch für eine orale Bisphosphonat-Gabe ist, dass die Bioverfügbarkeit außerordentlich gering ist (2–3%).
- Einnahmehinweise für die Tabletteneinnahme sind strikt zu beachten: 30 Min. vor und nach der Einnahme kein Essen oder Trinken, 30 Min. nach Einnahme nicht hinlegen.

Behandlung von analgetikabedingten Nebenwirkungen

Obstipation

- Behandlung mit Opioidanalgetika muss mit prophylaktischer Laxanziengabe einhergehen.
- Mittel der Wahl für eine Dauertherapie sind stuhlaufweichende Mittel wie Macrogol und Laktulose.
  - Wirkeintritt bei Macrogol-Gabe mit 24–48 Std. etwas verzögert. Vorteil ist, dass bei Einnahme bereits mind. 125ml pro Beutel getrunken werden müssen (bis 5 Btl/Tag) und das keine Blähungen zu erwarten sind.
  - Einnahme von Laktulose ist fast immer mit starken Blähungen verbunden. Wirkeintritt ist mit 6–8 Std. schneller als bei Macrogol.
- Sofern eine zusätzliche abführende Behandlung erforderlich ist, kann diese mit Bisacodyl oder Natriumpicosulfat durchgeführt werden.
  - Bisacodyl (oral) wird meist abends eingenommen, da der Wirkeintritt mit ca. 10 Std. deutlich verzögert ist. Bisacodyl-Zäpfchen wirken jedoch deutlich schneller (Wirkeintritt ca. 30 Min.).
  - Wirkung von Natriumpicosulfat nach ca. 2–3 Std.

- Gleitmittel wie Parafinöl können alternativ zu den stuhlaufweichenden Mitteln und interventionell gegeben werden. Wirkeintritt ist verzögert (ca. 12 Std.) und Dauertherapie kann zu verminderter Aufnahme von fettlöslichen Vitaminen im Darm führen.
- Zum schnellen Abführen können auch Klistiere oder Einläufe appliziert werden.

> **Gesundheitsförderung und Prävention:** Um mit möglichst wenig Laxanzien auszukommen, gehören zur Obstipationsprophylaxe grundsätzlich die ballaststoffreiche Ernährung und reichliches Trinken.

Übelkeit und Erbrechen

Anders als bei der Obstipation kann damit gerechnet werden, dass innerhalb von 2–4 Wochen diese Nebenwirkungen deutlich nachlassen und nicht dauerhaft behandlungsbedürftig sind.

Zunächst ist bei Opioidgabe die Gabe eines Antiemetikums notwendig. Typischerweise wird hier MCP (Metoclopramid), Dimenhydrinat, Domperidon oder ein 5-HT3-Antagonist wie Ondansetron oder Granisetron verwendet. Sofern dies nicht ausreichend effektiv ist, kann mit niedrigdosiertem Haloperidol oder Dexamethason ergänzt werden.

Magen-Darm-Ulzera

Die gastrointestinale Toxizität der NSAR macht bei Vorliegen von Risikofaktoren (Alter, bereits erlebte Magenblutungen oder Ulzera) und bei einer Dauertherapie die zusätzliche Gabe von Protonenpumpen-Inhibitoren (PPI) notwendig. Leitsubstanz dieser Gruppe ist Omeprazol. Überwiegend ist eine Einmalgabe abends (wegen der besseren Verträglichkeit) ausreichend.

18.1.5 Nichtmedikamentöse Schmerztherapie – Pflegemaßnahmen

- peripher wirkende Maßnahmen wie
  - Kältetherapie, Wärmetherapie, Massage
  - Transkutane Elektrische Nerven Stimulation (TENS)
  - Angebote der Basalen Stimulation, Lagerung

- zentral wirkende Maßnahmen wie
  - Ablenkung, Entspannungsübungen
  - Imagination, visuelle Reize, Aromatherapie

Prinzipien der Pflege und Therapie onkologischer Patienten

19

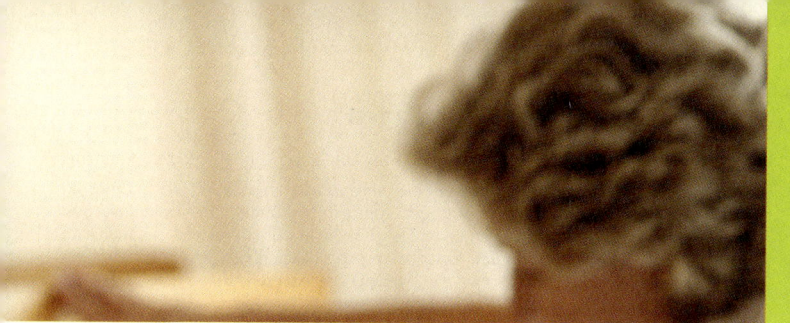

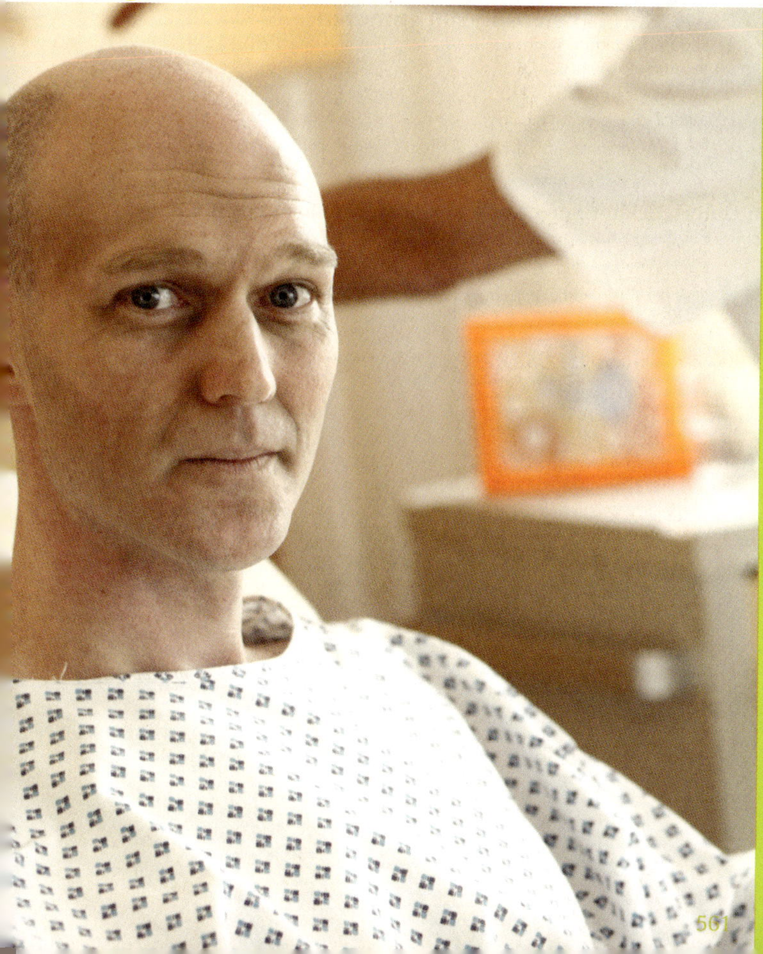

19.1 Onkologische Grundlagen

> **Definition:** Die **Onkologie** ist die Lehre von der Entstehung, der Diagnostik und der Behandlung von bösartigen Tumorerkrankungen. Die Onkologie beschäftigt sich mit bösartigen Erkrankungen, die in allen Bereichen des menschlichen Körpers auftreten und somit alle medizinischen Fachbereiche betreffen können, z. B. die Gynäkologie, die Urologie, die Viszeralchirugie u. a.
>
> Die **Hämatoonkologie** ist ein Teilgebiet der inneren Medizin, welches sich speziell auf bösartige Tumoren des blutbildenden und lymphatischen Systems sowie die Behandlung mit Zytostatika konzentriert.

19.1.1 Kategorisierung von Tumoren

Tumoren können nach ihrem Wachstums- und Ausbreitungsverhalten eingeteilt werden (Tab. 19.1).

> **Merke:** Durch die deutliche Abgrenzung zum Nachbargewebe bestehen für gutartige Tumoren i. d. R. gute Möglichkeiten der operativen Entfernung.

Unterscheidungsmerkmale benigner und maligner Tumoren

Für die Einstufung eines Tumors als gut- oder bösartig werden ganz bestimmte Unterscheidungsmerkmale festgelegt (Tab. 19.1).

Tab. 19.1 Unterscheidungsmerkmale benigner und maligner Tumoren.

Kriterien	benigner Tumor	maligner Tumor
Wachstum	langsam, verdrängend, nicht zerstörend, tritt nicht in Blutgefäße ein	schnell, invasiv
Ausbreitung	lokalisiert	infiltrierend mit Zerstörung der Nachbargewebe, Ausstreuung von Tochterzellen
Abgrenzung zum gesunden Gewebe	exakte Tumorgrenzen (z. B. Hülle, Kapsel), bleibt gegen Umgebung verschiebbar	unklare bis keine Tumorbegrenzung, wächst in das umgebende Gewebe, dringt in Blutgefäße ein, oft nicht verschiebbar, mit Nachbargeweben verbacken
Differenzierung (Ausreifung)	gut differenziert, vollständige ausgereifte Zellen erkennbar, homologes Gewebe	viele atypische Zellen, unreife Zellen
Zellveränderungen	Zellen sind reif und differenziert, geringe mitotische Aktivität, keine oder wenige Zellveränderungen	Zellen sind unreif und undifferenziert, hohe mitotische Aktivität, viele Zellveränderungen, hohe Mutationsrate
Verlauf	langsamer Verlauf, kaum Symptome, da sie ihre ursprüngliche Funktion nicht verlieren, keine Metastasen, i. d. R. Heilung nach Entfernung	kurzer Verlauf, häufig Rezidive, Metastasen, häufig letaler Verlauf

19.1 Onkologische Grundlagen

> **Merke:** Maligne Tumoren unterscheiden sich von benignen Tumoren durch 3 Kennzeichen. Sie wachsen:
> - infiltrierend (überschreiten Gewebegrenzen, wachsen in Nachbargewebe ein)
> - destruierend (zerstören das benachbarte Gewebe)
> - metastasierend (setzen über Blut- und Lymphgefäße Tochterzellen ab)

Sowohl die gutartigen als auch die bösartigen Tumoren werden nach ihrer Herkunft (Gewebe) weiter differenziert (Tab. 19.2).

Tab. 19.2 Beispiele für benigne und maligne Tumoren.

Muttergewebe	benigner Tumor	maligner Tumor
Bindegewebe	Fibrom	Fibrosarkom
Fettgewebe	Lipom	Liposarkom
Knorpelgewebe	Chondrom	Chondrosarkom
Knochengewebe	Osteom	Osteosarkom
Glatte Muskulatur	Leiomyom	Leiomyosarkom
Quergestreifte Muskulatur	Rhabdomyom	Rhabdomyosarkom
Gefäßgewebe	Angiom	Angiosarkom
Nervengewebe	Gliom	malignes Glioblastom

Einteilung maligner Tumoren

- Karzinome
  - Plattenepithelkarzinom: entsteht aus der verhornten und unverhornten (Schleim-) Haut
  - Adenokarzinom: entsteht aus dem Drüsenepithel
  - Siegelringkarzinom: entdifferenzierte Form des Adenokarzinoms
  - Urothelkarzinom: entsteht aus der unverhornten Epithelschicht der ableitenden Harnwege
  - undifferenzierte Karzinome, sonstige
- Sarkome
- neuroendokrine Tumoren (z.B. Phäochromozytom)
- Hämatologische Tumoren (Leukämien und Lymphome)
- Embryonale Tumoren (z.B. Wilmstumor, Neuroblastom)
- Mischformen (z.B. Karzinosarkom)

19 Prinzipien der Pflege und Therapie onkologischer Patienten

Ursachen maligner Entartung
Beispiele für exogene Karzinogene gibt Tab. 19.3.

Tab. 19.3 Beispiele für exogene Karzinogene.

Karzinogen	assoziierte Erkrankungen
Genussmittel	
Alkohol	Leberzellkarzinom, Kopf- und Halstumoren, Karzinome des Magen-Darm-Trakts
Tabak	Bronchialkarzinom, Kopf- und Halstumoren, Blasenkarzinom
industrielle Schadstoffe und Umweltbelastung	
Asbest	Bronchialkarzinom
UV-Licht (Sonnenlicht, UV-B)	Hauttumoren, Melanom
ionisierende Strahlung	verschiedene solide Tumoren, Leukämien
Medikamente	
Zytostatika	akute myeloische Leukämie
synthetische Östrogene	Endometriumkarzinom
Bakterien, Pilze, Viren	
Humanes Papillomvirus (HPV)	Gebärmutterhals-, Peniskarzinom
chronische Hepatitis B, C	Leberzellkarzinom
HIV	Lymphome, Kaposi-Sarkom
Helicobacter pylori	Magenkarzinom

19.1.2 Tumordiagnostik

Anamnese und körperliche Untersuchung
Anamnese.
- persönliche Anamnese und Familienanamnese (z.B. Krebserkrankungen in der Familie)
- Anamnese des Allgemeinbefindens (z.B. Gewichtsabnahme, Appetit)
- Risikoanamnese (z.B. Rauchen, Alkohol)

Körperliche Ganzuntersuchung.
- Beurteilung des Ernährungszustandes
- Inspektion: Haut, Haare, Lymphknoten, Mund- und Rachenbereich
- Auskultation der Lunge
- Abdomenabtastung, rektale Untersuchungen (Prostata)
- neurologische Untersuchungen
- Inspektion und Palpation (Brust, Genitale)

Untersuchungsmethoden in der Tumordiagnostik
Die Diagnose „Krebs" kann nur anhand einer Zell- oder Gewebeprobe gesichert werden. Zu weiteren wichtigen und aussagekräftigen Untersuchungsmethoden zählen verschiedene Laboruntersuchungen, bildgebende Verfahren sowie endoskopische Untersuchungen (Tab. 19.4).

Tab. 19.4 Wichtige laborchemische und apparative Untersuchungen in der Tumordiagnostik.

Untersuchungstechnik	Zielorgan/Zielregion
Blut- und Zelluntersuchungen	
hämatologische Parameter: - Zellzählung (Erythrozyten, Leukozyten, Thrombozyten) - Differentialblutbild - Hämoglobin - Blutkörperchensenkungsgeschwindigkeit (BKS) biochemische Parameter: - Enzyme - Serumproteine - Tumormarker	Blut
molekularbiologische und molekulargenetische Untersuchungen	Zelle
bildgebende Verfahren	
Röntgenuntersuchungen (ohne und mit Kontrastmittel)	Lunge, Skelett, Brust, Harnwege, Gefäßdarstellung
Computertomografie (CT)	Schädel, Skelett, Gehirn, Kopf-Hals- Bereich, Thorax, Pankreas, Niere, Lymphknoten, Oberbauch
Magnetresonanztomografie (MRT)	Gehirn/ZNS, Kopf-Hals-Bereich, Thorax, Abdomen, Becken, Extremitäten/ Weichteile
Sonografie	Abdomen, Schilddrüse, Niere, kl. Becken, Brustdrüse
Szintigrafie	Skelett, Schilddrüse
Positronenemissionstomografie (PET)	Schilddrüse, Abdomen, Lunge
endoskopische Techniken	
Bronchoskopie	Bronchien
Ösophago- Gastro- Duodenoskopie (ÖGD)	Ösophagus, Magen, Duodenum
Koloskopie	Darm
Rektoskopie	Enddarm
Zytoskopie	Harnblase
Mediastionoskopie	Mittelfellraum (Raum zwischen den Lungen)
Thorakoskopie	Thorax
Laparoskopie	Abdomen

19.1.3 Tumorbehandlung

Therapieziele

- kurative Behandlung
- Überlebenszeit verlängernde Therapie
- palliative Behandlung, supportive Behandlung
- symptomatische Therapiemaßnahmen

Behandlungsmöglichkeiten

- Tumorchirurgie, Radiotherapie (Bestrahlung)
- medikamentöse Behandlung (einschließlich Chemotherapie, Hormontherapie, Zytokintherapie, Antikörpertherapie)
- Allogene Knochenmark- und Blutstammzelltransplantation

19 Prinzipien der Pflege und Therapie onkologischer Patienten

> **Definition:** Unter einer **adjuvanten Therapie** versteht man die Anwendung weiterer Therapieverfahren im Anschluss an die Operation. Durch Chemo- und/oder Strahlentherapie sollen im Körper verbliebene Tumorzellen zerstört werden, um einen Rückfall (Rezidiv) oder eine Metastasierung zu vermeiden.
>
> Die **präoperative (neoadjuvante)** Therapie bezeichnet die Anwendung von Chemo- und/oder Radiotherapie vor der Operation. Dadurch soll die Tumorgröße reduziert werden, um die operative Entfernung zu erleichtern. Im Körper versprengte Tumorzellen sollen vernichtet werden, bevor eine weitere Ausbreitung stattfinden kann.

19.2 Pflege bei therapiebedingten Nebenwirkungen

Die verschiedenen zur Therapie eingesetzten Zytostatika und die Strahlentherapie können viele Nebenwirkungen hervorrufen, die wichtigsten sind:
- Übelkeit und Erbrechen (Nausea und Emesis)
- Haarausfall (Alopezie)
- Mund- und Schleimhautveränderungen (Mukositis)
- Blutbildveränderungen (Knochenmarkdepression)
- Ernährungsstörungen

19.2.1 Übelkeit und Erbrechen

Nach Chemotherapie

Bei der Behandlung mit Zytostatika treten Übelkeit und Erbrechen häufig gemeinsam auf, können aber auch einzeln auftreten. Länger anhaltend können sie dazu führen, dass Therapien sowohl von Patienten als auch von den behandelnden Ärzten abgebrochen werden müssen. Dazu können gehören:
- Flüssigkeitsverlust und Dehydration, Elektrolytverschiebungen (K^+, Cl^-)
- Appetitlosigkeit und Gewichtsverlust, Schwäche
- Aspirationspneumonie
- Verletzung des Gastrointestinaltraktes (Mallory-Weiss-Syndrom)
- verlängerter Krankenhausaufenthalt, soziale Isolation

Formen des Erbrechens.
- akutes Erbrechen: innerhalb der ersten 24 Std. nach Chemotherapie
- verzögertes Erbrechen: später als 24 Std. (meist nach 2–4 Tagen) nach Chemotherapie
- antizipatorisches Erbrechen: psychisch bedingtes, erlerntes Erbrechen, welches erst nach einer 1. Therapie auftritt (Auslöser sind bestimmte Situationen, die an die letzte Therapie erinnern)

Einflussfaktoren.
- Zytostatikum (hohes emetogenes Potenzial > 90% bis minimal emetogenes Potenzial < 10%)
- Kombinationschemotherapie (mehrere Zytostatika verstärken das Emesis-Risiko)
- Dosis und Häufigkeit
- Art und Applikationsgeschwindigkeit der Verabreichung

Prädisponierende Faktoren sind:
- Frauen, junge Menschen < 50 Jahre und alte Menschen
- Alkoholkonsum in der Vorgeschichte
- Vorerfahrung mit früherer Chemotherapie, Schwangerschaftsübelkeit
- Angst, innere Abwehrhaltung, genetische Neigung

Nach Radiotherapie

Die akute Form von Übelkeit und Erbrechen ist typisch bei Radiotherapie, die antizipatorische Form kommt nur selten vor. Das emetogene Potenzial ist abhängig von
- Bestrahlungsort (z. B. Oberbauch oder Beckenregion, Tab. 19.5),
- bestrahltem Volumen, Fraktionierung, Einzel- und Gesamtdosis,
- im Bestrahlungsfeld liegenden Organen und
- individuellen Risikofaktoren der Patienten.

Tab. 19.5 Emetogenes Potenzial der Bestrahlungstherapie abhängig vom Bestrahlungsort (GlaxoSmithKline, o. J.).

Hoch	Mittel	gering
- Ganzkörperbestrahlung - obere Halbkörperbestrahlung - total nodale Bestrahlung - untere Abschnittsbestrahlung (abdominelles Bad)	- untere Halbkörperbestrahlung - Bestrahlung des oberen Abdomen - Bestrahlung untere Thoraxregion - Beckenbestrahlung	- Bestrahlung Kopf und Hals - Bestrahlung Extremitäten

Merke: Je größer die Strahlendosis und das Volumen des bestrahlten Gewebes sind, desto größer ist das Risiko, Übelkeit und Erbrechen zu entwickeln.

Pflegemaßnahmen

Unterstützung und Fördern des allgemeinen Wohlbefindens
- für eine bequeme Position sorgen, Ruhebedürfnis berücksichtigen
- frische Luft ermöglichen, Wärme vermeiden
- Atmosphäre im Zimmer gestalten (Licht, Gerüche, Intimsphäre)
- für eine ruhige entspannte Umgebung sorgen
- Hilfsmittel für die Sicherheit in Reichweite stellen (Nierenschale, Zellstoff, Wasser usw.)
- bei Auftreten eines metallischen/sauren Geschmacks bei Chemotherapie, Pastillen mit starkem Geschmack anbieten (Eukalyptus)
- nach ambulanter Therapie ggf. nötige Maßnahmen absprechen
- Eiswürfel zum Lutschen anbieten
- Gerüche der Pflegenden vermindern (rauchende Pflegende, aufdringliches Parfüm, Schweißgeruch)
- wärmende Fußbäder (Rosmarin eher morgens, Lavendel eher abends)
- feucht-warme Kompresse (evtl. mit Kamillentee) auf den Oberbauch legen
- bei zusätzlichen Bauchkrämpfen: Gänsefingerkrautkissen oder warmes Kirschkernsäckchen
- wärmende Fuß-/Beineinreibungen

Unterstützende Maßnahmen bei Erbrechen
- Patienten während des Erbrechens nicht allein lassen
- Patienten bei Übelkeit aufrecht sitzen lassen
- frische Luft, kühle Kompressen, kühle Getränke anbieten
- bei Würgen/Erbrechen das Zimmer nach Quellen unangenehmer Düfte kontrollieren (Essen, Parfüm u. a.)
- Hilfsmittel (Schale, Beutel, Tücher) in Reichweite stellen
- auf angenehme Raumtemperatur achten, Lärm vermeiden
- Patienten gegen Mitpatienten abschirmen, Tür schließen

- evtl. Zahnprothesen entfernen, ggf. Magenablaufsonde legen
- Erbrochenes sofort entsorgen, Mundspülungen anbieten
- ggf. Wäschewechsel und lüften
- nach Erbrechen den Patienten Hände und Gesicht erfrischen lassen

Empfehlungen zur Ernährung
- Wunschkost wenn möglich (Diätassistentin einbeziehen)
- nur essen, wenn man Lust hat
- kleine Mahlzeiten anbieten, kalte Speisen werden besser toleriert
- Kartoffeln, Knäckebrot, Toast werden besser vertragen
- stark riechendes Essen meiden
- süße, fette, stark gesalzene/gebratene Speisen vermeiden
- Appetit mit sauren Speisen oder sauren Bonbons anregen
- gekühlte Getränke anbieten (Cola, Tee, Limonade)
- sprudelnde kalte Getränke, z.B. Gingerale (Ingwer hat eine positive Wirkung) empfehlen
- Tee von Ingwer oder Pfefferminze oder Pfefferminzblätter und Kamillenblüten zu gleichen Teilen gemischt anbieten
- einen kleinen Schluck Zitronensaft anbieten
- Essen erst servieren, wenn der Patient es wünscht
- **kein** Lieblingsessen während der Therapieübelkeit (Konditionierung) mitbringen lassen
- Essen in entspannter Atmosphäre und evtl. in Gesellschaft ermöglichen
- langsam essen und gründlich kauen lassen
- Mahlzeiten nicht im Zimmer stehen lassen

Weitere Maßnahmen
- Ablenkung durch Musik, Lesen oder Fernsehen
- Entspannungstechniken anbieten und einüben:
  - entspannende Atemtechniken
  - Progressive Muskelentspannung (nach Jakobson)
  - gelenkte Imaginationen, Maltherapie
  - autogenes Training, Phantasiereisen, Massage
- Aromatherapie (Pfefferminze, Ingwer, Kardamom, Patchouli, Krause Minze)

> **Merke:** Eine sorgfältige Anamnese, eine physische Untersuchung und ein Gespräch mit dem Patienten müssen **vor der Aromatherapie** erfolgen. Den Patienten immer einen Geruchstest machen lassen. Ätherische Öle unbedingt selbst austesten.

Medikamentöse Maßnahmen

> **Merke:** Es ist besonders wichtig, prophylaktisch vor Beginn der Chemotherapie Medikamente gegen Übelkeit und Erbrechen einzunehmen.

Folgende allgemeine Empfehlungen gelten bei antiemetischer Therapie:
- Aufklärung des Patienten über unerwünschte Chemotherapiewirkungen.
- Hinweis auf die Möglichkeit der gestaffelten Antiemese (also ein eindeutiger Hinweis darauf, dass eine Steigerung der antiemetischen Therapie bei Bedarf möglich ist).
- Prophylaktische Gabe des Antiemetikums.

19.2 Pflege bei therapiebedingten Nebenwirkungen

- Ausreichende Dosierung der Antiemetika.
- Individuelle Einstellung nach Stufenschema mit Kombination wirksamer Einzelsubstanzen (Tab. 19.6).

Tab. 19.6 Stufenschema der Antiemese (NCCN).

emetogenes Risiko	Akuttherapie Tag 1	Anschlusstherapie p.o. Tag 2-3
hoch (>90%) (z.B. Cisplatin, Cyclophosphamid >1500mg/m^2	5-HT3-Antagonist (Setron) + 125 mg Aprepitant + 12 mg Dexamethason	80 mg Aprepitant + 8 mg Dexamethason
mäßig hoch (30-90%) (z.B. Carboplatin, Antrazykline)	5-HT3-Antagonist (Setron) + Dexamethason, ggf. Aprepitant	5-HT3-Antagonist (Setron) oder Metoclopramid (MCP) + Dexamethason, ggf. Dexamethason allein
mittel (10-30%) (z.B. Gemcitabine, Methotrexat)	5-HT3-Antagonist (Setron), bzw. andere Antiemetika	keine
niedrig (<10%) (z.B. Vinorelbin)	keine	keine

> **Merke:** Die bestmögliche Prophylaxe gegen akutes und verzögertes Erbrechen ist die beste Vorgehensweise, um **antizipatorisches Erbrechen** zu verhindern. Denn Prophylaxe ist besser als Therapie (Multinational Association for Supportive Care in Cancer 2005).

19.2.2 Therapiebedingter Haarausfall (Alopezie)

Schweregrad.
- Art und Dosierung des Zytostatikums
- Therapieplan und Applikationsart, Kombination der Zytostatika
- verabreichte Strahlendosis, Art der Strahlentherapie
- Empfindlichkeit der bestrahlten Kopfhaut
- patientenbezogenen Faktoren:
  - ältere Menschen neigen eher zu Haarausfall
  - schlechter Allgemein-/Ernährungszustand
  - Menschen mit schütterem Haarwuchs oder dünnem Haar leiden eher unter Haarausfall
  - dauergewelltes, gefärbtes und strapaziertes Haar begünstigt Haarausfall
  - individuelle Verträglichkeit

> **Merke:** Bei hochdosierter Kopfbestrahlung (z.B. Hirntumoren) werden die Haarfollikel möglicherweise irreversibel geschädigt, d.h. es erfolgt kein Haarwachstum mehr.

Pflegerische Maßnahmen

Die Pflegenden geben den Patienten ausführliche Informationen über:
- prognostizierte Reversibilität
- chronologischen Ablauf des Haarausfalls:
  - Haarverlust setzt meist 10–28 Tage nach Verabreichung der ersten Chemotherapiedosis ein
  - erneutes Haarwachstum kann schon unter fortgesetzter Therapie erfolgen, i.A. ca. 2–4 Wochen nach Abschluss der Chemotherapie

- Der Patient kann von diesem Zeitpunkt damit rechnen, nach ca. drei Monaten ohne Perücke auszukommen
- nach niedriger Bestrahlung beginnt das Haarwachstum ca. 6 Monate nach Bestrahlungsende
- nach hochdosierter Bestrahlung können die Haarfollikel irreversibel geschädigt sein (Arzt muss diese Information geben)
- Abhängigkeit des Schweregrades der Alopezie vom Medikament, Dosierung, Applikationsart

Sie informieren den Patienten darüber, dass
- das Haar langsam oder büschelweise ausfallen kann,
- dass alle Körperhaare betroffen sein können,
- dass sich das neu gewachsene Haar oft in Farbe und Beschaffenheit unterscheidet.

Sie empfehlen dem Patienten
- sich einen pflegeleichten Haarschnitt schneiden zu lassen,
- frühzeitig eine Perücke zu beantragen (Rezept vom Arzt ausstellen lassen, Frisör informieren, Kontakt zur Krankenkasse)
- sich auf andere Kopfbedeckungen einzustellen (HAD- Tücher, Capies, Kopftücher u.a.),
- nasses Haar trocken zu tupfen, nicht zu fönen, milde Shampoos und weiche Haarbürsten zu benutzen, Dauerwellen und Haarefärben zu vermeiden,
- Kopfhaut vor Kälte, Hitze und direkter Sonnenbestrahlung zu schützen,
- Kopfhaut bei Bestrahlung geschmeidig zu halten (Hailo F, Bepanthen Augen- und Nasensalbe),
- Sonnenbrille bei Verlust von Augenwimpern zu tragen (Schutz vor intensivem Licht und Staub),
- kosmetische Möglichkeiten zu nutzen (Kosmetikseminare der DKMS-Life).

19.2.3 Therapiebedingte Mund- und Schleimhautveränderungen (Mukositis)

Stomatitis

Die oralen Schleimhautveränderungen
- erschweren die Nahrungs- und Flüssigkeitsaufnahme,
- fördern die Appetitlosigkeit durch Geschmacksveränderungen und Schmerzen,
- reduzieren den Speiseplan auf wenige Nahrungsmittel und
- erschweren das Sprechen und führen zum sozialen Rückzug der Betroffenen.

Symptome.
- Rötung, Beläge, Aphthen, Schwellungen
- Rhagaden (schmerzhafte Einrisse an den Mundwinkeln)
- Geschmacksveränderungen, Schluckstörungen
- leichte bis starke Schmerzen, Ulzerationen
- Mundtrockenheit (Xerostomie), Lippenbläschen, Zahnfleischbluten

Die World Health Organisation (WHO) unterscheidet bei der oralen Mukositis 5 Schweregrade:
- **Grad 0**: keine Symptome
- **Grad 1**: Rötungen, Wundsein, keine Ulzera
- **Grad 2**: Rötungen, Erosionen, kleine Ulzera, feste Speisen möglich
- **Grad 3**: Rötungen, Ulzerationen, Flüssignahrung erforderlich
- **Grad 4**: Stomatitis ist so ausgeprägt, dass eine parenterale Ernährung erforderlich ist

19.2 Pflege bei therapiebedingten Nebenwirkungen

Pflegerische Maßnahmen und Empfehlungen zur Mundpflege

- Patienten informieren, Mund täglich mit Taschenlampe inspizieren
- auf sorgfältige Mundhygiene achten, auf scharf gewürzte, gesalzene, geräucherte Speisen verzichten
- auf Nikotin, Alkohol und Kaffee verzichten oder einschränken
- gekühlte Speisen anbieten (Eiswürfel zum Lutschen)
- mechanische, physikalische und chemische Stressoren meiden
- für ausreichende Flüssigkeitszufuhr (zweieinhalb Liter pro Tag bei Erwachsenen) sorgen
- eine ausgewogene Ernährung anstreben; bei Bedarf Schmerztherapie verabreichen
- Speichelfluss bei intakter Mukosa mit Kaugummis, sauren Bonbons, sauren Tees, gehackten Kräutern anregen
- Mundschleimhaut feucht halten (künstlicher Speichel, Zerstäuber mit gewünschter Flüssigkeit)

> **Praxistipp:** Gefrorene Ananasstücke (Papain) wirken abschwellend und entzündungshemmend.

> **Merke:** Patienten mit einer Xerostomie (Mundtrockenheit) sind Risikopatienten für eine orale Mukositis, Infektionen der Mundhöhle, Karies und Parodontose.

Sorgfältige Mundhygiene. Die Zahnreinigung erfolgt mit weicher Zahnbürste nach den Mahlzeiten. Mundspülungen werden nach den Mahlzeiten und zwischendurch durchgeführt. Mundspülungen sollten die Schleimhaut nicht reizen und alkoholfrei, für den Patienten wohlschmeckend, leicht verfügbar und kostengünstig sein. Zur Lippenpflege werden Bepanthen Augen- und Nasensalbe sowie Vaseline verwendet. Mundspüllösungen sind z. B.:

- Stomatitislösung (antiseptisch, fungistatisch, granulationsfördernd)
- Kamillelösung (entzündungshemmend)
- Subcutin N-Lösung (schmerzlindernd)
- Chlorhexamed Forte 0,2% (antiseptisch)
- Bepanthenlösung (unterstützt die Wundheilung)
- NaCl 0,9% (reinigend, granulationsfördernd)
- Bepanthen- Thesit 1% (wundheilend, schmerzlindernd)

Tees zur therapeutischen Mundpflege sind in Tab. 19.7 zusammengefasst.

Anpassung der Pflegemaßnahmen

Wenn Beschwerden auftreten oder zunehmen, sollten folgende Maßnahmen geändert werden:

- Mundspülhäufigkeit steigern (6–8-mal pro Tag)
- bei der Mundspüllösung von Tee zu Stomatitislösung wechseln
- Zähneputzen bei Blutungen unterlassen
- Ernährung und Speisen an die Bedürfnisse des Patienten anpassen (Milchshakes, Pudding, Milchsuppen u. a.)
- von enteraler auf parenterale Ernährung umstellen
- gezielte Schmerzeinschätzung und Schmerzmedikation (nach WHO- Stufenkonzept)

Tab. 19.7 Auswahl von Tees zur therapeutischen Mundpflege.

Indikation	Wirkung	Durchführung
Kamillentee		
bei Entzündungen des Zahnfleisches und der Schleimhaut	entzündungshemmend, antibakteriell, beruhigend und schmerzlindernd	1–2 Teelöffel mit 150 ml kochendem Wasser übergießen, 10 Min. ziehen lassen und absieden
Salbeitee		
bei Entzündungen im Mund- und Rachenraum, bei Tumorwachstum oder Tumorzerfall im Mund-Rachenraum	antibakteriell, fungistatisch, virostatisch, adstringierend, austrocknend durch Gerbstoffe	1½ Teelöffel geschnittene Blätter mit kochendem Wasser übergießen, 3 Min. ziehen lassen und absieden
Thymiantee		
bei Entzündungen des Mund- und Rachenraumes und zur unterstützenden Behandlung bei Soor und Mundgeruch	durchblutungsfördernd, antibakteriell, fungizid, desodorierend	1½ Teelöffel Thymian mit kochendem Wasser übergießen, 10 Min. ziehen lassen und absieden
Ringelblumentee		
bei Entzündungen des Mund- und Rachenraumes	desinfizierend, adstringierend, abwehrsteigernd	1 Teelöffel auf 150 ml Wasser, Aufguss 5–10 Min. ziehen lassen und absieden
Malventee		
bei Entzündungen des Mund- und Rachenraumes	schmerzlindernd, entzündungshemmend und heilend	3–4 Teel. getrocknete Blüten oder Blätter mit 200 ml kochendem Wasser übergießen, 10 Min. ziehen lassen, 3–4 Tassen pro Tag
Reisschleim		
zur Behandlung schmerzhafter Prozesse in Rachen und Speiseröhre		▪ 30 ml Xylocain 4% ▪ 8 mg Fortecortin ▪ 300 ml Reisschleim (aus Milch und Reisflocken)

> **Merke:** Das oberste Ziel ist, die enterale Nahrungs- und Flüssigkeitsaufnahme so lange wie es geht aufrecht zu erhalten, da Essen und Trinken zu den wichtigsten Reinigungsmechanismen des Mund- und Rachenraumes zählen.

19.2.4 Therapiebedingte Diarrhö

Der Wasser- und Elektrolytverlust führt zu Symptomen und klinischen Befunden, die in Tab. 19.8 zusammengefasst sind

Pflegemaßnahmen

- Informationen an Patienten und Angehörige:
    - hinsichtlich des Auftretens einer Diarrhö
    - dass eine verzögerte Diarrhö bei Gabe des Zytostatikums Irinotecan nach 2–4 Tagen auftreten kann
    - über Folgen und Auswirkungen, über Medikamente und Interventionen

19.2 Pflege bei therapiebedingten Nebenwirkungen

Tab. 19.8 *Symptome der Diarrhö und klinische Befunde.*

Verlust von	subjektive Symptome	klinische/laborchemische Befunde
Wasser	■ Durst ■ Müdigkeit ■ Schwäche	■ verminderter Hautturgor ■ trockene Schleimhäute ■ Tachykardie ■ Oligurie ■ Gesamteiweiß ↑ ■ Hämotokrit ↑
Natrium	■ Wadenkrämpfe ■ Kopfschmerzen ■ Bewusstseinsstörungen	■ inkonstante Elektrolytverschiebungen
Kalium	■ Muskelschwäche	■ Herzrhythmusstörungen
Bikarbonat	■ Allgemeinzustand ↓ ■ Dyspnoe durch kompensatorisch verstärkte Atemarbeit	■ Hypotonie ■ Lethargie ■ kompensierte Azidose
Kohlenhydrate/Proteine	■ Schwäche ■ Verstärkung des Krankheitsgefühls	■ Gewichtsabnahme ■ Zeichen des katabolen Stoffwechsels

- gute Patientenbeobachtung:
  - Stuhlgang (Häufigkeit, Konsistenz, Farbe, Beimengungen, Volumen)
  - Schmerzen, Krämpfe, Zeitpunkt der Schmerzen
  - klinische Zeichen eines Volumenmangels, Zustand der Haut im Analbereich
- ausreichende Flüssigkeits- und Elektrolytzufuhr
- sorgfältige Analhygiene:
  - Vermeidung von Verletzungen; Wundprophylaxe mit fetthaltigen Salben
  - sanfte Pflege (weiches Toilettenpapier, pH-neutrale Seife)
  - Vorsicht mit Suppositorien, keine rektale Temperaturmessung
- angepasste Ernährung
  - leicht, fett-, milchzucker- und ballaststoffarm
  - kleine Mahlzeiten; Fencheltee, schwarzer Tee
- Medikamentengabe nach Anordnung

19.2.5 Therapiebedingte Blutbildungsstörungen

> **Definition:** Die **Knochenmarkdepression** (syn. **Myelosuppression**) ist die Schädigung des Knochenmarks, die mit der Verminderung aller zellulären Anteile der Blutbildung einhergeht. Eine Knochenmarkschädigung ist häufige Nebenwirkung von Zytostatika- und Radiotherapien. Bei sehr schwerer Schädigung im Rahmen einer Knochenmarktransplantation (KMT) oder peripherer Stammzelltransplantation (PBSZT) spricht man häufiger von der **Knochenmarkaplasie** als von der Knochenmarkdepression.

Im Rahmen zytostatischer Chemotherapien kommt es relativ häufig zur Einschränkung der Knochenmarkfunktion und dadurch zu einer unterschiedlich ausgeprägten Beeinflussung des peripheren Blutbildes. Die Folgen sind
- Leukozytopenie, Thrombozytopenie, Anämie.

19 Prinzipien der Pflege und Therapie onkologischer Patienten

Leukozytopenie

> **Definition:** Leukozytopenie (syn. **Leukopenie**) bezeichnet eine Verminderung der Gesamtleukozytenzahl (Granulozyten, Lymphozyten, Monozyten) unter 4000/µl. Dieser Wert ist unabhängig von Alter und Geschlecht. Unterschieden werden:
> - **Granulozytopenie** (syn. **Neutropenie**): Verminderung der Granulozyten auf unter 1500/µl. Betroffen sind v. a. die neutrophilen Granulozyten, die den weitaus größten Anteil der Granulozyten ausmachen (die Neutropenie ist die häufigste Form der Leukozytopenie)
> - **Agranulozytose:** Leukozytopenie unter 1000/µl mit weitgehendem oder völligem Fehlen der Granulozyten im peripheren Blut
> - **Lymphozytopenie:** Verminderung der Lymphozyten unter 1000/µl im peripheren Blut bei Patienten mit Infektionskrankheiten, Morbus-Hodgkin-Lymphomen und bei fortgeschrittener HIV-Erkrankung

Die Leukozytopenie ist i. d. R. Folge einer Chemo- und/oder Radiotherapie. Sie kann aber auch durch den Tumor selber bedingt sein (z. B. akute Leukämie, myeloplastisches Syndrom MDS, aplastisches Syndrom), oder in seltenen Fällen durch allergische oder toxische Reaktionen auf bestimmte Medikamente oder durch virale Infektionen ausgelöst werden. Bei der Leukozytopenie können alle Leukozyten oder nur bestimmte Unterformen verringert sein. Sie kann isoliert oder in Kombination mit einer Anämie und/oder Thrombozytopenie auftreten.

Symptome und Komplikationen einer Infektion bei Neutropenie

Da die Neutrophilen ca. zwei Drittel der Leukozyten ausmachen, steigt das Infektionsrisiko bei Granulozytenwerten unter 1000/µl merklich an. Patienten mit einer länger als 10 Tage anhaltenden schweren Neutropenie (< 100 Neutrophile/µl) entwickeln in mehr als 80 % der Fälle Infektionen.

> **Merke:** Das Risiko einer Infektion wird entscheidend durch das Ausmaß und die Dauer der Neutropenie bestimmt.

Symptome.
- Anfangs grippeähnlich: erhöhte Körpertemperatur (> 38 °C), Schüttelfrost, Kopfschmerzen, Halsschmerzen, Gelenkbeschwerden, Appetitlosigkeit und Übelkeit.
- Im weiteren Verlauf können Tonsillitis, Otitis media, Mukositis des Verdauungstraktes und/oder Urogenitaltraktes folgen.
- Bei lang andauernderden Neutropenien: häufig pulmonale Infektionen, durch intensive Antibiotikatherapien auch zu Pilzinfektionen (Candida albicans, Aspergillus).

Sepsis. Die größte Gefahr ist die Entstehung einer Sepsis. Die Überschwemmung des Organismus mit Giftstoffen, die von den Erregern freigesetzt werden, bewirkt schließlich einen Schockzustand. Sie kann zum Tod des Patienten führen.

> **Merke:** Eine akute febrile Leukopenie ist immer ein medizinischer Notfall!

19.2 Pflege bei therapiebedingten Nebenwirkungen

Medizinische Maßnahmen bei Neutropenie

- prophylaktische Antibiotikagabe bei Leukozytenwerten < 1000/µl und bei Hochdosistherapie ab Beginn der Zytostatikatherapie erwägen.
- Bei ersten Anzeichen einer Infektion sofortige Gabe von Antibiotika, bevor Kulturresultate und Resistenzbestimmungen vorliegen.
- Antimykotische Prophylaxe (z. B. Ampho-Moronal) bei Leukozytenwerten < 1000/µl, bei Hochdosistherapie ab Beginn der Zytostatikagabe.
- Antivirale Prophylaxe nur nach allogener Transplantation, ansonsten antivirale Therapie bei Auftreten von Virusinfektionen.
- Prophylaktische Gabe hämatopoetischer Wachstumsfaktoren (G-CSF) bei hoher Wahrscheinlichkeit infektiöser Komplikationen während der Neutropenie.
- Täglich Blutbildkontrollen durchführen.
- Blutkulturen und Resistenzbestimmungen bei Fieber > 38 °C anlegen.
- Symptomatische Maßnahmen durchführen.

Pflegerische Maßnahmen bei Neutropenie

- täglich Haut- und Schleimhautbereiche, alle Kathetereintrittsstellen inspizieren
- Beschwerden beim neutropenischen Patienten beachten:
  - erhöhte Körpertemperatur (> 38 °C) mit oder ohne Schüttelfrost
  - Schmerzen, Juckreiz, Druckempfindlichkeit
  - Diarrhöen, Husten und Atemnot
  - Schmerzen beim Wasserlassen oder häufiges Wasserlassen

- täglich Vitalparameter (Temperatur, Blutdruck, Puls) erfassen
- bei Verbands- und Zuleitungswechsel hygienisch arbeiten (alle 48 Std. außer, wenn Verbände durchfeuchtet sind, dann häufiger)
- bei der Portpflege aseptisch arbeiten
- Hautpflege mit neutraler Creme oder Lotion auf Wasser-Öl- Basis
- beim Patienten auf Körperhygiene achten:
  - regelmäßige Mundpflege, Nägelschneiden vermeiden
  - sorgfältige perineale Hygiene nach jedem Toilettengang (Intimpflege, Händewaschen)
  - täglich Wäschewechsel (möglichst Baumwolle tragen)
  - Badeschuhe beim Duschen tragen (Schutz vor Fußpilz)
  - Körperpflege mit (Einmal)- Waschlappen

- unnötige invasive Eingriffe vermeiden
- Patienten zum regelmäßigen Atemtraining auffordern
- Besucher auf Infektionsanzeichen überprüfen

Thrombozytopenie

> **Definition:** Die **Thrombozytopenie** (syn. **Thrombopenie**) ist die Verminderung von Thrombozyten, die mit einer erhöhten Blutungsneigung einhergeht. Bereits bei Thrombozytenzahlen von < 150 000/µl spricht man von einer Thrombozytopenie. Die Blutungsbereitschaft steigt mit abnehmender Thrombozytenzahl, wobei sie sich bei Thrombozytenwerten <30 000/µl beträchtlich verstärkt.

Symptome

Häufig auftretende Blutungen sind:
- rezidivierende Nasen- oder Zahnfleischblutungen
- Petechien, oft primär an den unteren Extremitäten
- flächenhafte Hautblutungen (Hämatome), intrazerebrale Blutungen
- Blutungen des Gastrointestinaltraktes, Urogenitaltraktes, Atemtraktes

- Blutungen von Wunden mit verlängerter Blutungszeit bei invasiven Eingriffen
- Blutungen aus Einstichstellen, z.B. nach venöser oder kapillärer Blutentnahme

Medizinische Maßnahmen

Im Allgemeinen werden Patienten mit Thrombozytenwerten < 20000/µl symptomatisch mit Thrombozytentransfusionen (TK) behandelt. Dies umfasst:
- regelmäßige Kontrolle der Thrombozytenwerte
- Thrombozytentransfusion (bei niedrigen Thrombozyten und/oder bei Blutungszeichen)
- diagnostische Maßnahmen bei auftretenden Symptomen, z.B. Gastroskopie, CT, MRT
- Verabreichung gerinnungshemmender Medikamente (z.B. Anvitoff)

Pflegerische Maßnahmen

Mögliche Zeichen einer ausgeprägten Blutung sind z.B. Tachykardie und Hypotonie; bei intrazerebraler Blutung kann es zu Vigilanzveränderungen kommen.

Maßnahmen bei Nasenbluten.
- Coldpack in den Nacken legen, Kopf nach vorne beugen
- Nasenflügel zusammendrücken, Nasentropfen (z.B. Nasivin) verabreichen
- ggf. Nasentamponade anlegen, befeuchtet mit blutungsstillenden Medikamenten (z.B. Anvitoff)

Maßnahmen bei Blutungen im Magen-Darm-Trakt.
- Symptome wie Teerstuhl, blutiges Erbrechen beachten, Vitalzeichenkontrolle
- Medikamente nach Anordnung des Arztes verabreichen (z.B. Pantozol)

Maßnahmen bei Hautblutungen.
- Druckverband bei stark blutenden Wunden anlegen
- Coldpacks verwenden (Vasokonstriktion)

Anämie

> **Definition:** Die **Anämie** ist ein Abfall der Erythrozyten, des Hämoglobins und des Hämatokrits. Nach den Leitlinien der EORTC (European Organisation for Research on Treatment of Cancer) wird eine Anämie als Abfall des Hämoglobin(Hb)-Spiegels < 12g/dl definiert. Umgangssprachlich wird die Anämie auch als Blutarmut bezeichnet.

Sie ist die häufigste hämatologische Komplikation bei onkologischen Patienten. Die Ursachen können bei Tumorpatienten sowohl tumor- als auch therapiebedingt sein. Formen:
- Anämie durch erhöhten Blutverlust
- Anämie durch verminderte Erythropoese (z.B. Eisenmangelanämie)
- aplastische Anämie (Knochenmarksinsuffizienz mit Störung aller 3 Zellreihen der Blutbildung)
- Anämie infolge eines erhöhten Erythrozytenabbaus (z.B. Sichelzellanämie)

Symptome
- Haut- und Schleimhautblässe, Tachykardie (Herzrasen)
- Kurzatmigkeit, Schwäche, Kopfschmerzen, Müdigkeit (Fatigue), Antriebslosigkeit
- Schwindel, Benommenheit, orthostatische Regulationsstörungen, Übelkeit
- Sehstörungen (z.B. Flimmern), verminderte Leistungsfähigkeit
- Libidoverlust, schwache oder aussetzende Menstruationsblutung, Sturzneigung

19.2 Pflege bei therapiebedingten Nebenwirkungen

Medizinische Maßnahmen

Sie hängen von der Höhe des Hämoglobinwertes und auftretenden Symptomen ab. Es ist wichtig,
- die Ursache der Anämie abzuklären, regelmäßige tägliche Blutbildkontrollen durchzuführen,
- die Transfusion von Erythrozyten je nach Wert bzw. Symptomatik anzuordnen (i.d.R. bei Hb- Wert < 8,0g/dl) und ggf. Wachstumsfaktoren zu verabreichen (z.B. Erythropoetin).

Pflegerische Maßnahmen

- über Symptome der Anämie aufklären, Hilfestellungen geben
- für ausreichend Erholungsphasen sorgen, Aktivitäten priorisieren
- langsam aufstehen, ggf. Mobilisation unterstützen
- ausreichend Flüssigkeit zuführen, Vitalzeichen kontrollieren
- Hilfsmittel für die Klinik und zuhause beantragen (z.B. Rollator)
- Wohnraum anpassen, um Stürze zu vermeiden, Krankenhausumgebung sicher gestalten
- bei Erythrozytentransfusionen den Patienten nach Transfusionsvorschriften überwachen

> **Merke:** Die subjektiven Empfindungen des Patienten müssen in der Planung der Pflegemaßnahmen stets berücksichtigt werden.

19.2.6 Therapiebedingte Ernährungsstörungen

Gesundheitsförderung und Prävention: Tipps für eine leicht verdauliche Vollwertkost:

- abwechslungsreiches Essen, mehrere kleine Mahlzeiten
- reichlich Gemüse (gekocht, Gemüsesaft)
- regelmäßig Obst (Zitrusfrüchte, Schälobst)
- keine Nüsse, Vollkornprodukte bevorzugen
- Milchprodukte, Frischkäse, milde Käsesorten, pflanzliche Fette (Öle)
- reichlich trinken, blähende Lebensmittel meiden
- gut kauen und langsam essen, Alkohol in Maßen

Maßnahmen bei Ernährungsstörungen

Ernährung bei Kachexie

- schmackhafte, optisch ansprechende, dem Patientenwunsch entsprechende hochkalorische Nähr- und wirkstoffreiche Kost anbieten
- individuelle Nahrungsaversion (z.B. Fleisch) berücksichtigen
- veränderte Geschmacksempfindung beachten, Wunschkost anbieten
- viele kleine kalorienreiche Mahlzeiten anbieten
- pflanzliches Eiweiß bevorzugen, Pflanzenöle und Margarine einsetzen
- Pudding, Quark und Joghurtspeisen mit Sahne oder Eiscreme anreichern
- zur Kalorienanreicherung Maltodextrin oder Honig einsetzen
- Röststoffe und Kurzgebratenes anbieten (regen den Appetit an
- Mehlschwitze und kalorienreiche Gemüse- und Bratensauce zubereiten
- energiereiche Brotaufstriche auf pflanzlicher Basis anbieten
- panierte bzw. frittierte Speisen zubereiten

19 Prinzipien der Pflege und Therapie onkologischer Patienten

- Snacks und Süßigkeiten für zwischendurch anbieten
- Fertigprodukte mit 3,5 % Milch oder Sahne zubereiten
- Kräcker, kandierte Früchte, Nüsse, Trockenobst usw. verzehren (nicht bei Patienten mit Aplasie!)
- Eiweißkonzentrate, Sojabohnengranulate, Pepsinwein anbieten

Appetitlosigkeit (Anorexie)
- immer dann essen, wenn man Lust und Appetit hat
- Lieblingsspeisen aussuchen, stark riechende Speisen vermeiden
- häufige und kleine Mahlzeiten anbieten: Zubereitung des Essens variieren
- gehaltvoll frühstücken, zwischen den Mahlzeiten und nicht während des Essens trinken
- kalorienreiche Naschereien bereithalten, kühle Milchmixgetränke anbieten
- Speisen appetitlich anrichten
- Appetit anregende Getränke (Sherry, Tees aus Wermut, Schafgarbe, Salbei) 10 Min. vor dem Essen trinken
- für Ablenkung beim Essen sorgen, in Gesellschaft essen, körperliche Bewegung
- ggf. medikamentöse Therapie mit Gestagenen, Kortikosteroiden, Cannabinoiden

Verändertes Geschmack- und Geruchsempfinden
- Nahrungsmittel im Hinblick auf geschmackliche Akzeptanz berücksichtigen
- starke Essensgerüche vermeiden (Abdeckungen der Speisen vor dem Auftragen entfernen)
- neutrale Lebensmittel auswählen (Brot, Kartoffeln, Teigwaren, Reis)
- wenn Fleisch zu bitter schmeckt, andere eiweißreiche Nahrungsmittel wählen
- Speisen mit Kräutern, Kräutersalz Gewürzen und Saucen abschmecken
- Kaugummi zwischen den Mahlzeiten kauen
- saure Nahrungsmittel und Getränke anbieten, da sie den Schleim im Mund etwas lösen und so das Geschmacksempfinden verbessern

Völlegefühl und Blähungen (Tenesmen)
- Tees wie Pfefferminze, Kamille, Fenchel, Kümmel anbieten (lindern leichtere Beschwerden).
- Küchenkräuter und Gewürze wie Basilikum, Bohnenkraut, Dill, Liebstöckel, Koriander, Thymian, Anis, Wachholderbeeren und Zimt einsetzen.
- Keine einengende Kleidung tragen und mit leicht erhöhtem Kopf schlafen.
- Langsam essen und gut kauen, mehrere kleine Mahlzeiten.
- Auf blähende Nahrungsmittel verzichten (Kohl, Zwiebeln).
- Wärmflasche oder feuchte Wärme anbieten.
- Patienten zum Bewegen auffordern.

Verstopfung (Obstipation)
- ballaststoffreiche Nahrungsmittel (Vollkornprodukte) essen
- viel Flüssigkeit trinken, mind. 1,5–2,0 Liter täglich
- für Bewegung sorgen (bei Bettlägerigkeit können leichte Muskelspannungs- und Entspannungsübungen anregend wirken)

Verschiedene Naturprodukte haben eine leicht abführende Wirkung (Vorsicht bei Patienten mit Aplasie!):
- Most, Traubensaft, Feigensaft, Pflaumensaft
- über Nacht eingeweichtes Trockenobst
- evtl. morgens auf nüchternen Magen ein Glas warmes Wasser oder Kaffee

Mundtrockenheit (Xerostomie)

- wasserhaltige Nahrungsmittel (Obst, Suppen), 2-stündlich Mund spülen
- lauwarmer oder kalter Kamillen-, Salbei-, Thymian- oder Kräutermischtee, lauwarmes Wasser mit einer Prise Salz, gehackte Kräuter
- Zahnpasta und Mundwasser nach dem Zähneputzen gründlich wegspülen
- immer etwas lutschen (z. B. Zitronenbonbons, Eiswürfel)
- reichlich Saucen zu den Speisen servieren
- täglich die Lippen mit dünner Schicht Vaseline eincremen

Kau- und Schluckbeschwerden (Dysphagie)

- feste, bröselige oder trockene Speisen meiden
- kleingeschnittenes, Weichgekochtes oder Püriertes bevorzugen
- ideal sind weiche, milde Nahrungsmittel wie Milchsuppen, Cremesuppen, weicher Käse, Joghurts, cremiger Quark, pürierte Kost, gekochte Salate
- Gerichte lauwarm servieren
- sehr heiße, stark gesalzene oder geräucherte Lebensmitteln, saure Früchte und Säfte, alkoholische oder kohlensäurehaltige Getränke meiden
- evtl. mit Strohalm trinken, dickflüssige Getränke bevorzugen
- evtl. flüssige Lebensmittel andicken mit „Thicken Up" oder „Thick und Easy"

20 Perioperative Pflege

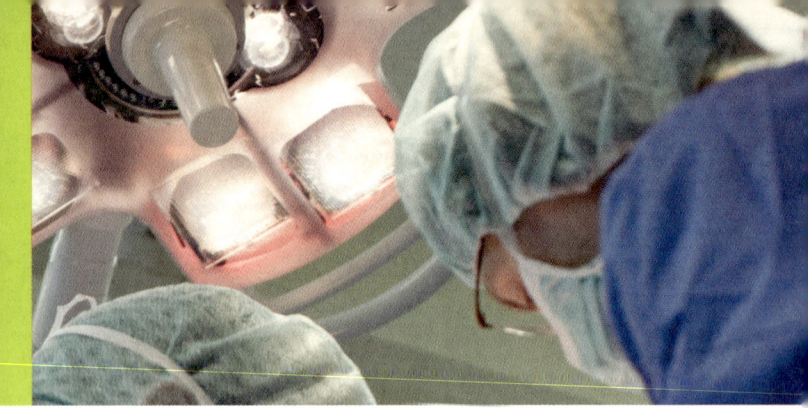

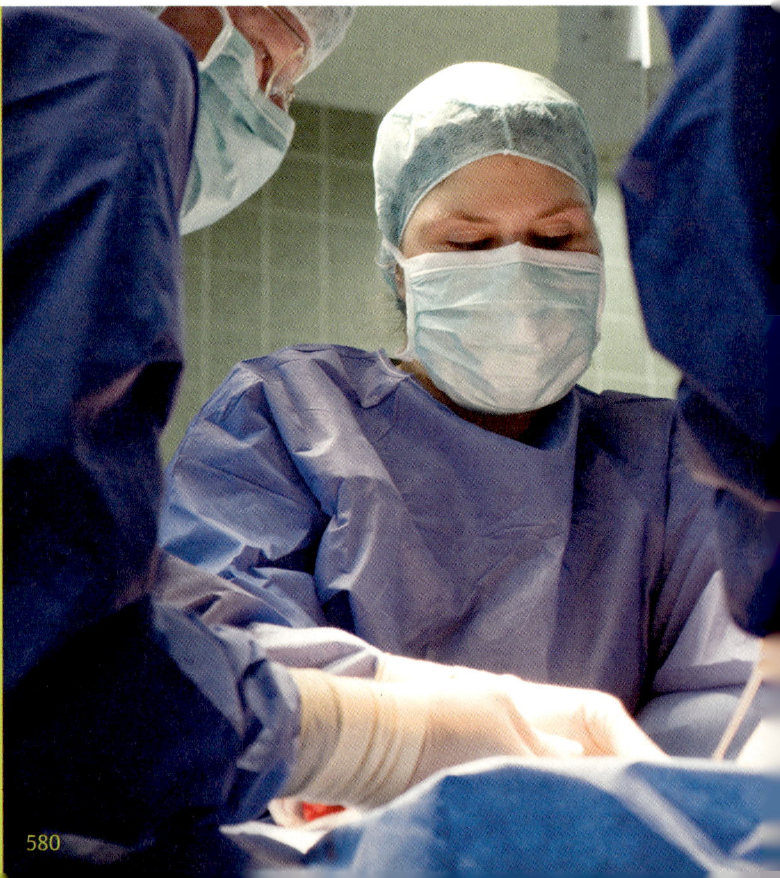

20.1 Pflege in der präoperativen Phase

> **Definition:** Unter **perioperativer Pflege** versteht man die Vernetzung von Pflegetätigkeiten in den Phasen vor-, während und nach einer Operation (Pflegeprozess orientierte Versorgung des Patienten prä-, intra- und postoperativ).

20.1 Pflege in der präoperativen Phase

20.1.1 Anamnese

Schwerpunkte der Patientenanamnese sind:
- Herz-Kreislauf-Erkrankungen (z.B. Herzinsuffizienz, Rhythmusstörungen, Klappenvitien, Hypertonus)
- Lungenerkrankungen (z.B. Asthma bronchiale, COPD, Fibrose, Nikotinabusus, Husten, Dyspnoe, Auswurf, Infekte)
- Nierenerkrankungen (z.B. Einschränkung der Nierenfunktion); Lebererkrankungen (z.B. Leberzirrhose)
- neurologische Erkrankungen (z.B. zerebrales Krampfleiden, Apoplex, Insult)
- Stoffwechselerkrankungen (z.B. Diabetes mellitus, hormonelle Dysregulationen)
- Allergien und Unverträglichkeiten; Medikamenteneinnahme
- Konsumgewohnheiten (z.B. Nikotin- und Alkoholabusus)

In den Vorbereitungs- und Aufklärungsgesprächen, die i.d.R. bereits geplant vor dem eigentlichen OP-Termin in der sog. Prämedikationsambulanz der Anästhesie stattfinden, wird das individuelle, auf den Patienten und die Operation bezogene Narkoseverfahren und die damit verbundenen Besonderheiten besprochen. Aus den Informationen ergibt sich eine Risikoklassifizierung nach ASA (American Society of Anesthesiologists) für den geplanten Eingriff und es lassen sich ggf. erweiterte Maßnahmen für die Phase nach der Operation ableiten.

Risikoklassifikation nach ASA

> **Definition:** Die **ASA-Klassifikation** ist ein in der Anästhesiologie bekanntes Schema zur Einteilung von Patienten in verschiedene Gruppen, bezogen auf den körperlichen Gesundheitszustand, Einschränkungen, Vorerkrankungen und Allgemeinzustand.
> Nachteil: Subjektivität der Beurteilung (unterschiedliche Einschätzung bei mehreren Untersuchern möglich).

Tab. 20.1 Klassifikation nach ASA.

ASA I	gesunder Patient
ASA II	Patient mit leichter Allgemeinerkrankung ohne Leistungseinschränkung
ASA III	Patient mit schwerer Allgemeinerkrankung und Leistungseinschränkung
ASA IV	Patient mit schwerer, lebensbedrohlicher Allgemeinerkrankung
ASA V	moribunder Patient, der auch ohne Operation voraussichtlich nicht überleben wird (morbibund = dem Tod nahe, auch als präfinal bezeichnet)
ASA VI	hirntoter Patient mit Freigabe zur Organexplantation (Organentnahme zu Spenderzwecken)

20.1.2 Vorbereitung am Vortag

Wird der Patient bereits vor dem eigentlichen OP-Termin stationär im Krankenhaus aufgenommen, gehört die Überprüfung der Patientenunterlagen auf Vollständigkeit am Vortag zu den organisatorischen Hauptaufgaben, um unnötige und kostenintensive Wartezeiten im OP zu vermeiden. Gut bewährt hat sich der Einsatz von Checklisten, auf denen die einzelnen Punkte zur Vorbereitung abgehakt und überprüfbar dokumentiert werden können.

Bei geplanten Operationen wird der Patient entweder in einer zentralen Anästhesieambulanz durch den Anästhesisten für die Narkose aufgeklärt (Prämedikationsgespräch) oder die Prämedikationsvisite erfolgt am Vortag der Operation direkt auf der Station. Die durch den Anästhesisten verordnete Medikation zur Nacht soll angstlösend (Anxiolyse) und schlafbahnend sein.

Haarentfernung im Operationsgebiet. Ist eine Haarentfernung für die Durchführung der Operation notwendig, erfolgt diese als Kürzung der Körperhaare oder als chemische Enthaarung (cave: Unverträglichkeitreaktionen auf Inhaltsstoffe). Die mechanische Haarentfernung erfolgt erst unmittelbar vor der Operation durch einen Elektrorasierer. Ziel ist es, eine Keimbesiedlung der verursachten Mikroläsionen zu minimieren und einer möglichen postoperativen Wundinfektion vorzubeugen.

> **Gesundheitsförderung und Prävention:** Das Ausmaß der Haarentfernung sollte bei geplanten Operationen bereits auf dem Vorweg mit dem Operateur und dem Patienten besprochen werden, da besonders Bart- und Kopfhaarentfernung einen großen Eingriff in die Persönlichkeit darstellen. Eine Ausnahme bilden Augenbrauen und Augenwimpern, die nicht entfernt werden.

> **Merke:** Die Durchführung einer präoperativen Haarentfernung erfolgt nur bei operationstechnischer Notwendigkeit. Die präoperative „scharfe" Rasur (Einmalrasierer, Rasiermesser) als Standardverfahren ist obsolet! Bei mechanischer Haarentfernung werden Elektrorasiergeräte verwendet.

20.1.3 Vorbereitung am OP-Tag

Am Morgen sollte sich der Patient in Ruhe auf die OP vorbereiten und die Gelegenheit zu persönlichen Hygieneritualen haben können, bevor nach Gabe einer Prämedikation Bettruhe zu halten ist. Der Patient hat Nahrungskarenz und erhält eine spezielle OP-Kleidung. Unnötige Phasen, in denen der Patient unbekleidet und unbedeckt „präsentiert" wird (gilt generell!) sind zu vermeiden. Es sollten geeignete Konfektionsgrößen bereitgestellt werden.

> **Merke:** Sollte der Patient nicht zum geplanten Zeitpunkt in den OP abgerufen werden oder wird der Eingriff aus organisatorischen Gründen verschoben, ist eine Information wichtig (Patient und Station), da die Wartezeit stressbehaftet ist.

Präoperative Nüchternheit

Empfehlungen der DGAI

Aktuelle Empfehlungen zur präoperativen Nüchternheit der Deutschen Gesellschaft für Anästhesie und Intensivmedizin (DGAI) bei elektiven Eingriffen:

- Trinken klarer Flüssigkeiten bis 2 Stunden vor Narkoseeinleitung (angemessene Menge: 1-2 Gläser)
- Stillen von Neugeborenen bis 4 Stunden vor Anästhesiebeginn
- feste Nahrung in Form einer leichten, kleinen Mahlzeit bis 6 Stunden vorher möglich.
- Dauermedikation oder Einnahme oraler Prämedikationsmedikamente mit **einem Schluck Wasser** bis zu 1 Stunde vor Narkosebeginn

Als einschränkende Kontraindikationen für dieses Nüchternheitskonzept gelten u.a.

- Notfalloperationen, Ileus, Adipositas permagna
- Refluxsymptomatiken, schwierige Atemwege

Hier sollte die klassische 6-stündige Karenzzeit eingehalten werden (außer bei Notfalloperationen).

20.2 Pflege in der intraoperativen Phase

20.2.1 Grundlagen

Je nach Abfolge im Programm wird der Patient i.d.R. aus dem OP von der Bettenstation abgerufen und in Begleitung von geschultem Personal/Krankentransportdienst und mit vollständigen Unterlagen und Befunden in den OP gefahren und dort an das Fachpersonal übergeben.

Bewährt haben sich sog. Checklisten, die eine Übersichtsinformation über die Unterlagen darstellen sowie ergänzende organisatorische Zusatzinformationen bieten (z.B. Hinweis auf die postoperative Station, vorhandene Blutkonserven usw.).

Hygieneanforderungen zur Prävention postoperativer Wundinfektionen

Patienteneigene Risikofaktoren.

- Begleiterkrankungen, maligne Grunderkrankungen
- bestehende Infektionen an der zu operierenden Körperstelle/Extremität
- alimentäre Ausnahmesituationen (Kachexie, Adipositas)
- Besiedlung mit Staphylococcus aureus, immunsuppressive Therapie

Perioperative Risikofaktoren.

- Krankenhausverweildauer, mangelnde Asepsis
- unsachgemässe Haarentfernung (Mikroläsionen, Schnittverletzungen)
- unsachgemässe präoperative Antiseptik (Hautreinigung, Hautdesinfektion)
- unkritische perioperative Antibiotikaprophylaxe
- intraoperative Störung der Thermoregulation (Auskühlung)
- unsachgemässe postoperative Wundversorgung (z.B. Verbandwechsel, Drainagen)

> **Merke:** Die Anforderungen zur Erkennung, Erfassung und Prävention nosokomialer Infektionen sind im Infektionsschutzgesetz (IfSG) verankert. Krankenhausinterne Maßnahmen zur Prävention postoperativer Wundinfektionen müssen regelmäßig überprüft werden.
>
> „Für die Prävention postoperativer Infektionen im Operationsgebiet und die „Anforderungen der Hygiene bei Operationen und anderen invasiven Eingriffen" gelten Empfehlungen der Kommission für Krankenhaushygiene und Infektionsprävention am Robert-Koch-Institut (RKI) (http://www.rki.de).

Spezielle Hygieneanforderungen im OP-und Anästhesiebereich

Die wichtigsten Gesetze, Richtlinien und Verordnungen im OP- und Anästhesiebereich sind:
- Infektionsschutzgesetz, Medizinproduktegesetz, Medizinbetreiberverordnung
- Abfallbeseitigungsgesetz, Trinkwasserverordnung
- Unfallverhütungsvorschrift für das Gesundheitswesen
- Richtlinie für Krankenhaushygiene und Infektionsprävention des Robert-Koch-Instituts (RKI)

Um das nosokomiale Infektionsrisiko zu minimieren, kommen verschiedene Maßnahmen zur Anwendung.

Bereichskleidung

Zu den Hauptvermeidungsstrategien zählt die Nutzung von spezieller, farbig gekennzeichneter Bereichskleidung. Diese Schutzkleidung soll das Personal schützen, aber auch Übertragungswege von außen erschweren. Zur Bereichskleidung zählen auch ein Haarschutz, der den Haarbereich (auch den Bart) vollständig umschließen muss sowie das Tragen eines Mund-Nasen-Schutzes. In den OP-Bereichen werden geeignete, maschinell zu reinigende Schuhe, bereitgestellt.

Verhaltensregeln

- geschlossene Türen, Personenanzahl im OP-Saal beschränken
- Aufwirbeln von Luft durch unnötiges Herumlaufen vermeiden
- Abdecken ohne „Wedeln" mit den Abdeckmaterialien
- korrektes Tragen der Bereichskleidung

> **Merke:** Die Bereichskleidung darf ausschließlich in den ausgewiesenen Bereichen getragen werden. Der Mund-Nasen-Schutz muss regelhaft gewechselt werden. Ein durchfeuchteter Mundschutz hat keinerlei Barrierefunktion mehr!

Händehygiene

Eine der wichtigsten Maßnahmen zur Vermeidung von nosokomialen Infektionen und als effektivste Maßnahme zum Eigenschutz ist die regelmäßige Händedesinfektion und das Tragen von Schutzhandschuhen. Man unterscheidet die hygienische und die chirurgische Händedesinfektion. (S. 37)

Handschuhe

Während der Operation werden sterile Handschuhe getragen. Oftmals werden doppelte Handschuhe getragen, die zwar nicht das Verletzungsrisiko vor Schnitt- und Stichverletzungen vermindern, jedoch das Kontaminationsrisiko bei oberflächlicher Beschädigung des äußeren Handschuhs reduzieren.

> **Merke:** Bei allen Arbeiten, bei denen Kontakt mit kontaminierten Körperflüssigkeiten des Patienten möglich ist oder bei Reinigungsarbeiten müssen Schutzhandschuhe getragen werden.

Patienten mit Begleitinfektionen im OP – Beispiel MRSA

Um das Übertragungsrisiko auf andere Patienten zu minimieren, werden Patienten mit MRSA möglichst am Ende des OP-Programms an letzter Stelle im Saal operiert, um nach der Operation ausreichend Zeit für wirksame Reinigungsmaßnahmen zu gewährleisten.

Der effektivste Schutz liegt dabei in der regelmäßigen Händedesinfektion und in diszipliniertem Verhalten. Der Kontaminationsweg erfolgt über direkten Kontakt, z. B. Nutzung von Umlagerungshilfen ohne Reinigung, Körperkontakt mit dem Patienten, z. B. beim Umlagern ohne Wechsel der Bereichskleidung.

Patienten mit multiresistenten Erregern müssen auch in der gesamten perioperativen Phase isoliert werden und sind unter Umgehung des Aufwachraumes in die nachsorgende Organisationseinheit zu verlegen.

Einschleusung des Patienten in den OP. Je nach technischer Ausstattung erfolgt die Umlagerung des Patienten von der unreinen (Bettseite) auf die reine (OP-Tisch) Seite. Werden Umlagerungshilfen/Schleuseneinrichtungen genutzt, sind diese ebenfalls nach jedem Patientenkontakt sorgfältig aufzubereiten (Wischdesinfektion). Der Patient bekommt einen Haarschutz bevor er in den Einleitungsbereich begleitet wird.

20.2.2 Übernahme des Patienten in den OP

> **Definition:** Wartezonen werden als **Holding Area, P**eri**o**perative **B**ehandlungs**e**inheit (= POBE) bezeichnet. Hier warten Patienten im Bett und in räumlicher Nähe zum OP unter fachlicher Aufsicht und können ggf. bereits für die OP und Anästhesie vorbereitet werden.

Eckpunkte

- Begrüßung, persönliche Vorstellung
- Informationen über den Zustand durch die Übergabe sammeln
- Prüfung der Unterlagen auf Vollständigkeit
- Patientenvorbereitung kontrollieren (letzte Nahrungsaufnahme, wann letzte Zigarette geraucht, Schmuck, Zahnersatz)
- Bedarf an Lagerungshilfsmitteln abfragen
- Wärmemanagement in der Einleitung beginnen
- Patienten nach Einschleusen in den OP nicht mehr ohne Aufsicht lassen!

20.2.3 Aufgabenschwerpunkte des Anästhesie- und OP-Funktionsdienstes

Man unterscheidet Aufgaben, die fachspezifisch jeweils einer Berufsgruppe zuzuordnen sind und Aufgaben, bei denen sich fachübergreifend die Berufsgruppen im Funktionsdienst gegenseitig unterstützen können (Tab. 20.2).

20 Perioperative Pflege

Tab. 20.2 Berufsgruppenbezogene Kerntätigkeiten und übergreifende Unterstützungsmöglichkeiten der Funktionsdienste im OP und Anästhesiebereich.

Beispiele für Kernaufgaben OP-Funktionsdienst	Beispiele für Kernaufgaben Anästhesie-Funktionsdienst	Beispiele für gegenseitige Unterstützungsbereiche
■ Instrumentieren ■ Richten steriler Instrumentiertische ■ Bedienung spezieller Medizintechnik ■ Versorgung von Untersuchungsmaterial (z.B. Schnellschnitt) ■ fachgerechte Instrumentenentsorgung ■ Zählkontrolle OP-Textilien ■ fachliche Einarbeitung neuer Mitarbeiter ■ OP-Dokumentation	■ Narkosevorbereitung ■ Assistenz bei der Ein- und Ausleitung, Überwachung während der Narkose ■ Notfallmanagement ■ Schmerzmanagement ■ Umgang mit BTM ■ fachgerechte Entsorgung und Aufbereitung von Anästhesiezubehör ■ fachliche Einarbeitung neuer Mitarbeiter ■ AN-Dokumentation	■ Patientenmanagement ■ Ein- und Ausschleusen ■ Anlage Blasenverweilkatheter ■ Unterstützung der Patientenlagerung bei Regionalverfahren ■ Anschließen Sauger ■ Anlage Neutralelektrode ■ steriles Anreichen ■ allgemeine Dokumentation im Prozessablauf (Zeiten) ■ Abruf Operateure ■ Hol- und Bringdienste ■ Patiententransporte

Anästhesieverfahren

Die unterschiedlichen Anästhesieverfahren zeigt Abb. 20.1.

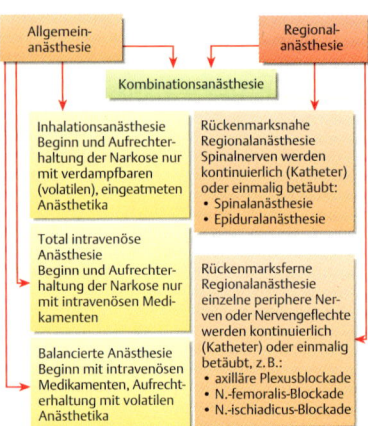

Abb. 20.1 Übersicht über die verschiedenen Anästhesieverfahren.

20.3 Pflege in der postoperativen Phase

20.3.1 Patientenüberwachung

Zur allgemeinen Patientenüberwachung gehören die Kontrolle von
■ Bewusstsein (Vigilanz), Atmung, Herz-Kreislauf-Situation,
■ Temperatur, Ausscheidung und
■ Zustandskontrolle von Verbänden, Drainagen und Ableitungen.

Die Werte werden in einem Überwachungsprotokoll dokumentiert. Je nach vorangegangener Operation/Anästhesie erfolgt die Überwachung invasiv und/oder nichtinvasiv mit Unterstützung medizintechnischer Geräte.

20.3.2 Weitere pflegerische Maßnahmen

- möglichst frühzeitige Mobilisation des Patienten
- Verabreichung von oraler Flüssigkeit nach Anordnung
- Unterstützung bei allen Aktivitäten des täglichen Lebens
- postoperatives Schmerzmanagement (S. 43)
- Beratung und Schulung im Umgang mit der Erkrankung
- Sicherstellung einer Versorgung mit Hilfsmitteln oder Verlegung in eine weiter betreuende Versorgungseinheit wie Rehabilitationskliniken usw. (Beratungs- und Vermittlungsfunktion)

20.3.3 Verlegung des Patienten

- Abholung des Patienten nach OP erfolgt durch zwei Personen, eine davon muss examinierte Pflegekraft sein oder Qualifikation als Rettungsassistent aufweisen.
- Rückverlegung des Patienten erfolgt nach mündlicher Übergabe und Dokumentation des aktuellen Status bei Abholung (Überleitungsbogen) sowie der ärztlichen Freigabe („Abschreibung").
- Auf Station werden angeordnete Überwachungsmaßnahmen weitergeführt und dokumentiert.

Verlegungskriterien.
- ausreichende Spontanatmung, stabile Herz-Kreislauf-Verhältnisse
- klares Bewusstsein, ausreichende Schutzreflexe
- Normothermie, adäquate Schmerztherapie

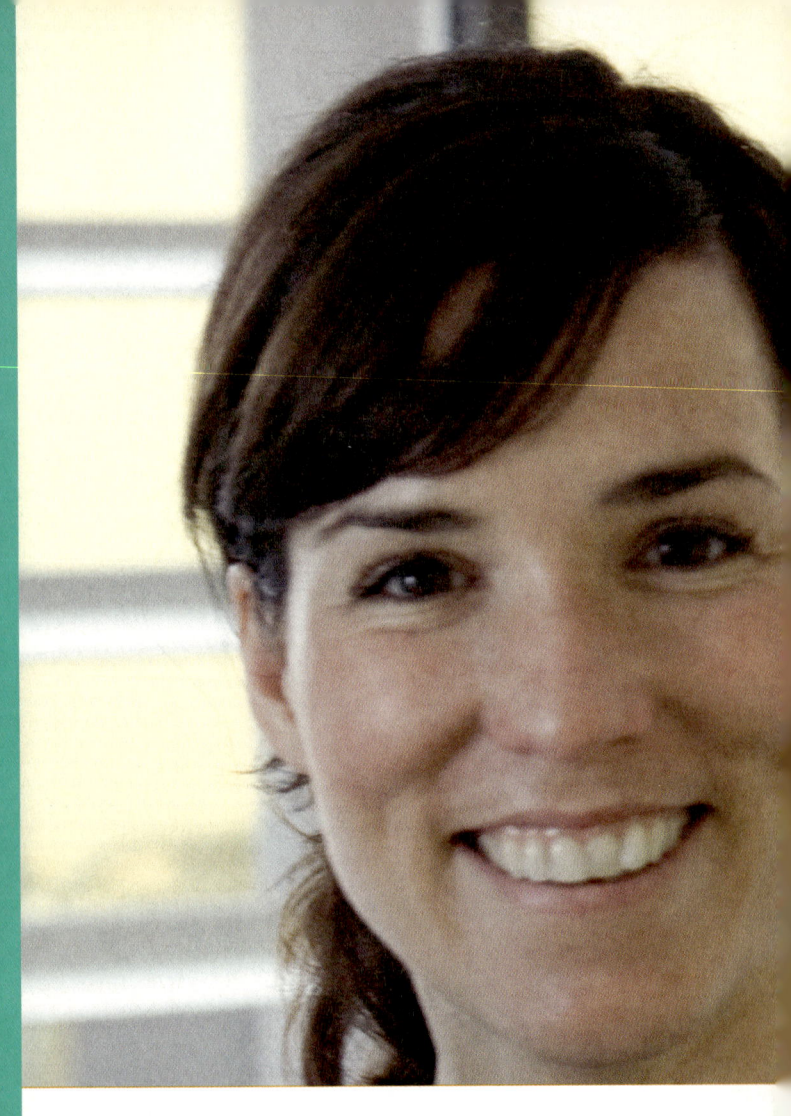

Anhang

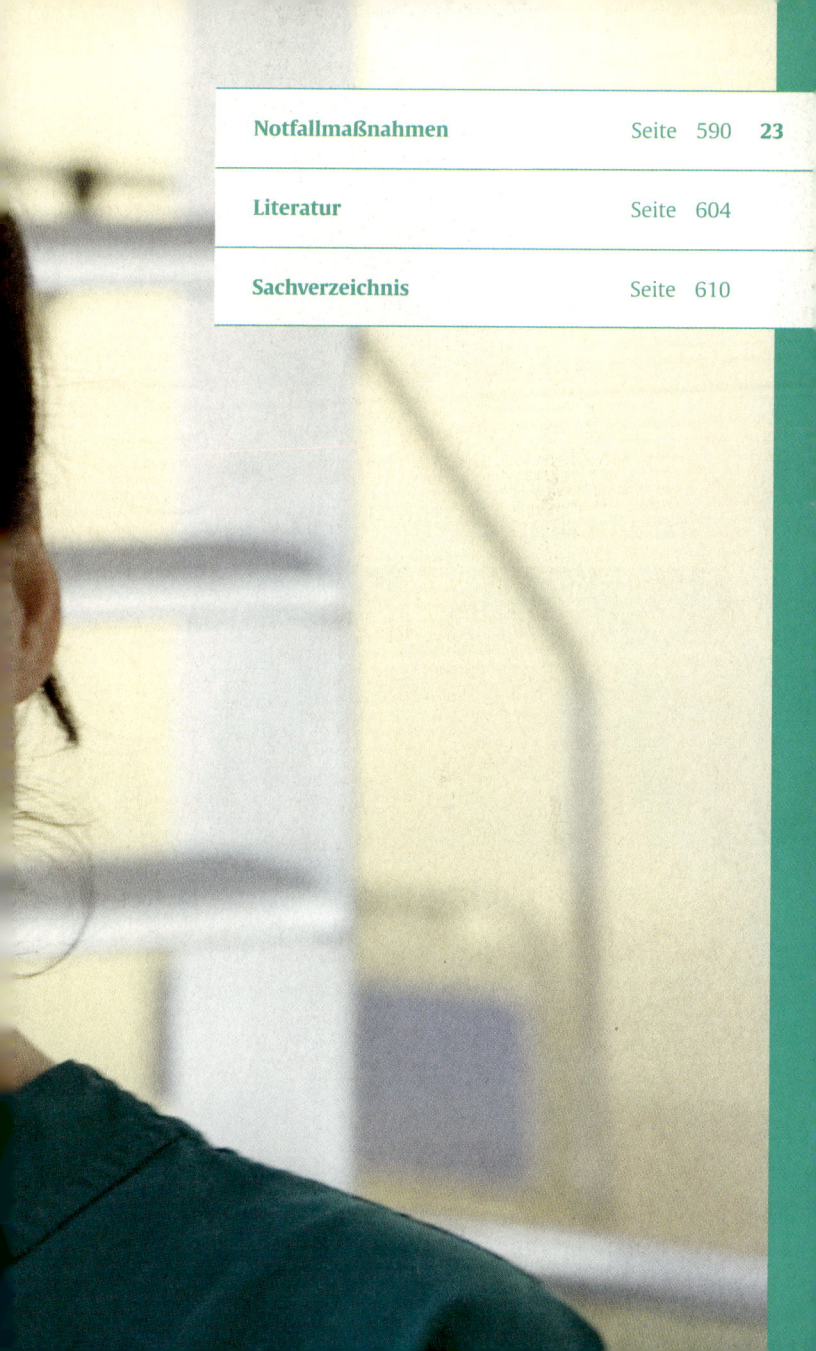

Notfallmaßnahmen	Seite 590	**23**
Literatur	Seite 604	
Sachverzeichnis	Seite 610	

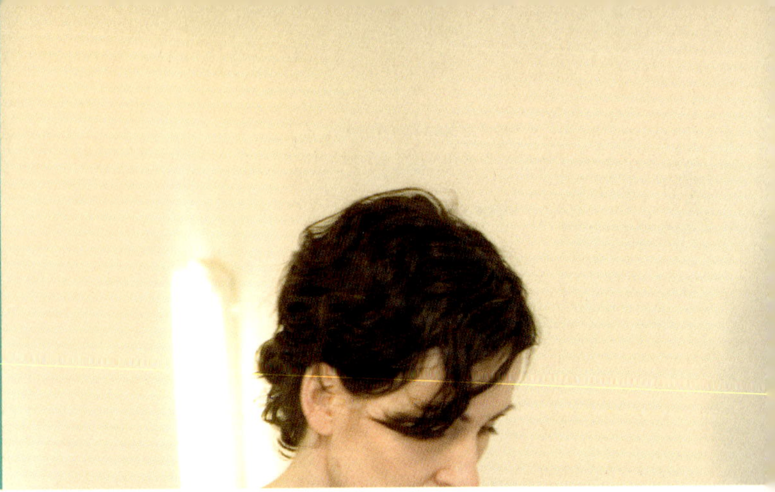

21 Notfallmaßnahmen

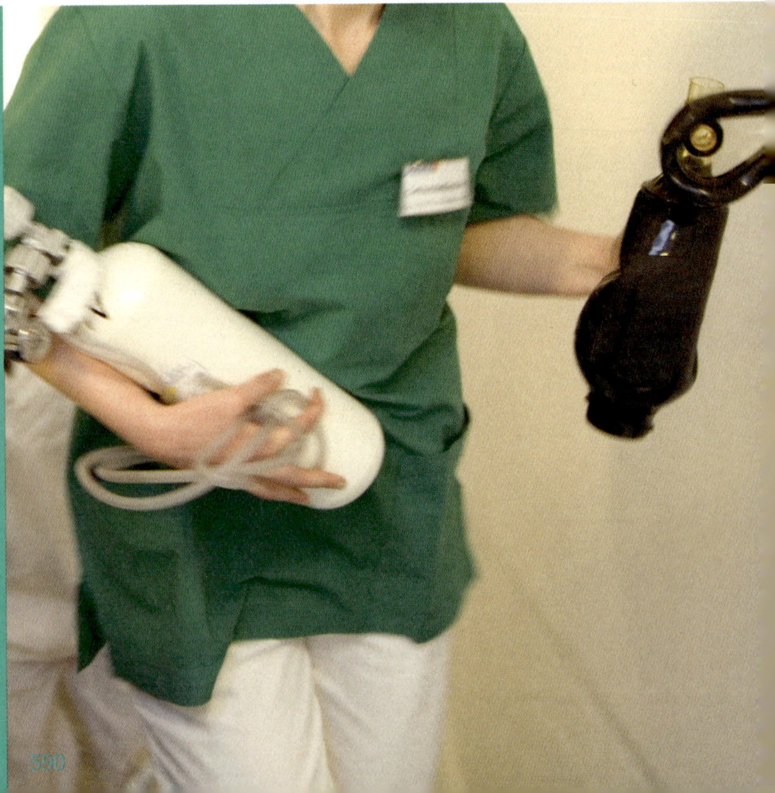

> **Definition:** Ein **Notfall** ist eine plötzlich eintretende Situation, die Leben vernichten bzw. bleibende gesundheitliche Schäden mit sich bringen kann. Verursacht wird er durch Einfluss von außen (z. B. Unfall) oder von innen (z. B. Komplikation im Rahmen einer Erkrankung).

An erster Stelle bei einem Notfall steht Kontrolle des Bewusstseins (S. 595), Sicherstellen der Atmung (S. 591), Überprüfen von Blutdruck (S. 158) und Puls (S. 155) und ggf. Reanimation (S. 594).

21.1 Sicherstellen der Atmung

21.1.1 Grundlagen

> **Definition:** Dazu zählen alle Maßnahmen zur Befreiung und Freihaltung der oberen Atemwege. Dazu können auch die Tracheotomie und das Einlegen eines Endotrachealtubus gehören.

Indikationen und Ziele

- Bewusstseinsstörungen, Bewusstlosigkeit, Lähmungen
- kurzer operativer Eingriff, Einleitung der Anästhesie
- Sicherstellen einer ausreichenden Sauerstoffversorgung

21.1.2 Umsetzung

- Welche Maßnahmen zur Sicherung der Atmung erforderlich sind, hängt von der individuellen Situation des Patienten ab. Möglich sind z. B.
  - manuelles Ausräumen und Absaugen des Mund- und Rachenraums,
  - Überstrecken des Halses, Einlegen eines Oropharyngealtubus,
  - Beutel-Maske-Beatmung.

Manuelles Ausräumen des Mund-Rachen-Raums

- z. B. zur Entfernung von Erbrochenem, Blutkoageln oder Fremdkörpern
- Dabei wird der Mund-Rachen-Raum mit der Hand (manuell) ausgeräumt:
  - Mundkeil zum Beißschutz einlegen.
  - Die Spitzen einer Zange sicher mit einem Kugeltupfer umhüllen.
  - Mit der Zange oder nur mit Zeige- und Mittelfinger Mundhöhle leeren.
- Bei nicht bewusstlosen Patienten kann durch die Reizung am Zungengrund ein Würgen oder Erbrechen ausgelöst werden.

Überstrecken des Halses

- Eine Hand liegt am Haaransatz des Patienten, die andere Hand umgreift das Kinn und hebt den Unterkiefer an.
- Nun bewegen beide Hände den Kopf nackenwärts.

Einlegen eines Oropharyngealtubus

- Der Tubus wird v. a. bei Patienten mit zurückgefallenem Zungengrund eingesetzt, um eine Luftbrücke in den Rachenraum zu schaffen.
- Oropharyngealtubus in der richtigen Größe auswählen (Tab. 21.1): Tubuslänge = Entfernung zwischen Ohrläppchen und Mundwinkel:

- Bei zu großen Tuben wird der Kehldeckel auf den Kehlkopfeingang gedrückt und der Luftstrom behindert.
- Bei zu kleinen Tuben wird der Zungengrund gegen die Rachenhinterwand gedrückt und der Rachenraum verlegt.
- Mund mit dem Esmarch-Handgriff öffnen und Tubus mit der Krümmung auf der Zunge liegend bis zur Mitte der Mundhöhle einführen (Öffnung des Tubus zeigt zum Gaumen).
- Durch Drehung um 180° legt sich die Tubuskrümmung der Zungenform an und der Tubus wird vorsichtig weitergeschoben, bis die Gummiplatte an den Lippen abschließt.

Tab. 21.1 Verschiedene Größenangaben und entsprechender Altersbereich für Oropharyngeal Tuben.

Altersbereich	Größe	ISO	mm
Frühgeborene	000	3	9,0×31,0
Neugeborene	00	4	10,0×38,0
Kleinkinder	0	5	13,5×54,5
Kinder	1	6	13,5×62,3
Jugendliche	2	7	16,0×67,0
Frauen	3	8	18,0×82,0
Männer	4	9	22,0×93,7
	5	10	21,0×99,0
	6	12	22,0×118,7

Beutel-Maske-Beatmung

- Voraussetzungen für eine effektive Beutel-Maske-Beatmung sind das
  - Freimachen und Freihalten der Atemwege,
  - Überstrecken des Halses,
  - Einlegen eines Oropharyngealtubus.

Material und Vorbereitung

- Oropharyngealtubus, Beatmungsmaske, Beatmungsbeutel.
- Hände desinfizieren, benötigte Gegenstände auf desinfizierter Arbeitsfläche richten und auf Funktionsfähigkeit und Vollständigkeit prüfen.
- Wichtig ist die korrekte Größe der Maske, z.B. für Erwachsene, Kinder, Jugendliche und Säuglinge.
- Patientenbett auf rückenschonende Arbeitshöhe bringen und Patient flach lagern.

Durchführung

- Maske mit gleichmäßigem Druck auf die Maskenbasis und die Maskenspitze über Mund und Nase aufsetzen:
  - Mit Daumen und Zeigefinger einer Hand festhalten (C-Griff) (Abb. 21.1).
  - Zum korrekten Aufsetzen der Maske am besten hinter dem Patienten stehen.
  - Augen des Beatmeten sollten geschlossen sein, um Verletzungen vorzubeugen.
- Mit Mittel-, Ring- und Kleinfinger den Unterkiefer umfassen und anheben, alle Finger dieser Hand halten den Hals überstreckt.
- Mit der anderen Hand den mit der Maske verbundenen Beatmungsbeutel umgreifen und zur Beatmung (Inspiration) zusammendrücken

- Die im Beutel befindliche Luft strömt über Ventil und Maske in die Lungen des Patienten.
- Nach jedem Zusammendrücken des Beutels die Finger lösen, sodass sich der Beutel selbsttätig wieder mit Luft füllt.
- Durch zu starke Kompression des Beutels wird die Luft mit zu großem Druck verabreicht und gelangt über die Speiseröhre in den Magen (Aspirationsgefahr!). Daher unbedingt auf korrekten Beatmungsdruck (ca. 20 mbar) achten.
- Beatmung solange wiederholen, bis sich die Spontanatmung wieder einstellt oder der Arzt andere Maßnahmen (z. B. maschinelle Beatmung) veranlasst.
- Während der Maßnahme sind die Vitalfunktionen zu kontrollieren.

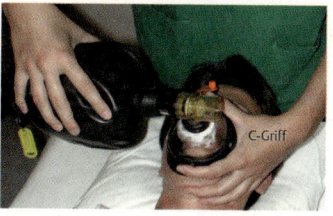

Abb. 21.1 Beutel-Maske-Beatmung. C-Griff – die Maske wird mit Daumen und Zeigefinger einer Hand festgehalten.

Nachsorge

- Solange beim Patienten bleiben, bis alle Schutzreflexe vorhanden sind.
- Materialien sachgerecht ver- bzw. entsorgen (z. B. Beatmungsbeutel desinfizieren).
- Abschließend Hände desinfizieren und Maßnahme dokumentieren.

21.2 Stabile Seitenlagerung

21.2.1 Grundlagen

> **Definition:** Die **stabile Seitenlagerung** ist eine Lagerung, welche bei bewusstlosen bzw. bewusstseinsgetrübten Personen im Notfall angewandt wird.

Indikationen und Ziele

- Bewusstlosigkeit, Ausnahme: bewusstlose Patienten mit Halswirbelsäulenverletzung, Querschnittslähmung
- Vermeiden einer Aspiration, Freihalten der Atemwege

21.2.2 Umsetzung

- Patient zunächst in Rückenlage bringen. Lagerung in Linksseitenlage:
  - Linken Arm seitlich an Körper heranführen und etwas unter das Gesäß schieben (Abb. 21.2a).
  - Linkes Bein aufstellen und durch Gegendrücken mit dem eigenen Körper am Umfallen hindern.
  - Mit je einer Hand an der rechten Schulter und am Becken des Patienten anfassen und ihn vorsichtig auf die linke Seite drehen (Abb. 21.2b).
  - Linken Arm am Ellbogengelenk nach hinten bewegen, dabei kippt die Schulter des Patienten etwas nach vorne (Abb. 21.2c).

21 Notfallmaßnahmen

Abb. 21.2 Stabile Seitenlagerung. Beispiel der Lagerung eines Patienten auf der linken Seite.

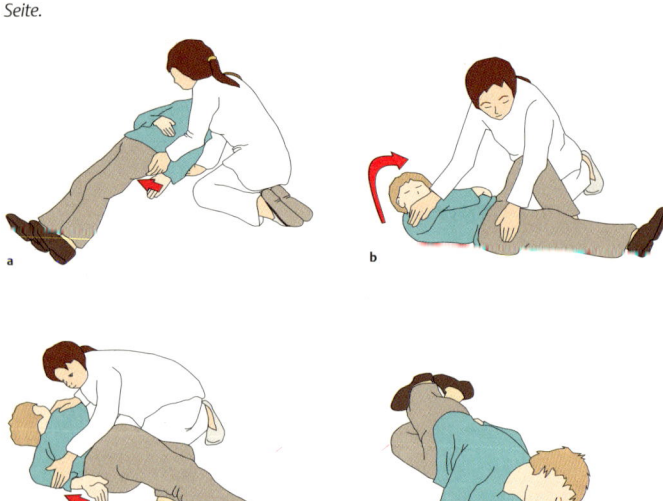

- Hals vorsichtig überstrecken und rechte Hand des Patienten unter sein Kinn schieben (Abb. 21.2d), das rechte Bein liegt gestreckt über dem angewinkelten linken Bein.
- Während der stabilen Seitenlage Vitalfunktionen des Patienten überprüfen und Atmung ständig überwachen!

21.3 Kardiopulmonale Reanimation

21.3.1 Grundlagen

> **Definition:** Die **kardiopulmonale Reanimation** beinhaltet alle lebensrettenden Maßnahmen, die bei Eintreten eines Herz-Kreislauf-Stillstand ergriffen werden.

Im Folgenden sollen die Maßnahmen bei Erwachsenen und Kindern über 8 Jahren beschrieben werden.

Indikationen

- Indikation für eine kardiopulmonale Reanimation ist der Herz-Kreislauf-Stillstand (S. 595).
- Der Herz-Kreislauf-Stillstand kann z. B. verursacht werden durch
  - Herzinfarkt, massiven Blutverlust (z. B. Schock),
  - Intoxikation (z. B. Schlafmittelvergiftung),
  - Ventilationsstörung (z. B. Lungenembolie).

21.3 Kardiopulmonale Reanimation

> **Definition: Herz-Kreislauf-Stillstand:** Patient atmet nicht und der Puls (A. carotis communis oder A. femoralis) ist nicht messbar. Dies führt zu einer Sauerstoffunterversorgung der Zellen, die Gehirnzellen sind bereits nach 4–6 Min. irreversibel geschädigt. Der Zeitraum, in dem die Maßnahmen zur Reanimation ergriffen werden, wird als klinischer Tod bezeichnet. Dies ist der Zeitpunkt vor dem Eintreten des biologischen Todes.

- **Symptome des Herz-Kreislauf-Stillstands**:
  - Pulslosigkeit, Bewusstlosigkeit
  - Atemstillstand (Schnappatmung), nur wenn Atemstillstand nicht primäre Ursache ist
  - Hautfarbe (graublau), teilweise Änderung der Zyanose in graue fahle Hautfarbe bei primärem Atemstillstand
  - Atemstörung (Schnappatmung), Pupillenveränderungen (lichtstarr)
  - klinischer Tod nach Kreislaufstillstand: Eingetretener Zustand mit Pulslosigkeit, Bewusstlosigkeit, Atemstillstand, graublaue Verfärbung der Haut und Schleimhäute.

Prinzip

- Bei der Durchführung der kardiopulmonale Reanimation wird unterschieden zwischen
  - **lebensrettenden Sofortmaßnahmen** (Basic Life Support – BLS) (S. 309) wie Bewusstsein überprüfen, Freihalten der Atemwege, Beatmung und Herzdruckmassage.
  - **erweiterten Sofortmaßnahmen** (Advanced Life Support – ALS) (S. 310) wie EKG und medikamentöse Behandlung bei Kammerflattern, Kammerflimmern oder Kammertachykardie.

21.3.2 Umsetzung

- Wichtig ist es, Ruhe zu bewahren.
- Zunächst wird die Bewusstseinslage des Patienten geprüft:
  - Patienten ansprechen bzw. berühren, leicht schütteln.
  - Erfolgt keine Reaktion ggf. den Patienten kneifen, um über die Auslösung des Schmerzreizes zu prüfen, ob Bewusstseinsstörung vorliegt.
  - Beobachtungen für Glasgow-Koma-Skala (S. 495) festhalten.
- Reagiert der Patient nicht, Atmung überprüfen:
  - Atemgeräusche, Heben und Senken des Brustkorbs
  - Hautfarbe des Patienten (zyanotisch)
- Liegt ein Atemstillstand vor, Puls prüfen:
  - Wechselseitig, an beiden Karotisarterien für jeweils 10 Sek.
- Nun den Notruf auslösen und unverzüglich mit den Basismaßnahmen beginnen:
  - **Phone first**: Bei bewusstlosen Erwachsenen zuerst den Arzt alarmieren und dann mit den Wiederbelebungsmaßnahmen beginnen.
  - **Phone fast**: Bei Kindern unter 8 Jahren zuerst beatmen und dann den Notruf absetzen.

Atemspende

- Vor Beginn der Atemspende Mund- und Rachenraum inspizieren, evtl. manuell ausräumen (S. 591), Hals überstrecken.
- Zweimal Atemspende durchführen.
- Mund-zu-Nase-Beatmung:

- Eine Hand an das Kinn des Patienten legen und mit dem Daumen den Mund durch Druck der Unterlippe gegen die Oberlippe abdichten (Hals dabei nach hinten überstreckt halten).
- 12- bis 15-mal/Min. über die Nase des Patienten Luft einblasen (der Mund des Patienten muss dabei verschlossen sein).
- Während der passiven Ausatemphase Brustkorb auf Bewegungen beobachten und auf Atemgeräusche achten.

■ Mund-zu-Mund-Beatmung:
- Mit Daumen und Zeigefinger Nase des Patienten verschließen (Hals dabei nach hinten überstreckt halten).
- 12- bis 15-mal/Min. über den Mund des Patienten Luft einblasen (Nase des Patienten muss dabei verschlossen sein).
- Während der passiven Ausatemphase Brustkorb auf Bewegungen beobachten und auf Atemgeräusche achten.

■ Vorgang so lange wiederholen, bis der Patient wieder ausreichend spontan atmet oder die Beatmung auf Anweisung eines Arztes beendet bzw. mit einer Herzdruckmassage kombiniert werden soll.

Herzdruckmassage (Kardiokompression)

■ Je nach Situation kann die Herz-Lungen-Wiederbelebung (HLW) alleine (Ein-Helfer-Methode) oder mit einem anderen Helfer (Zwei-Helfer-Methode) erfolgen.
■ Die Reanimation wird immer in folgendem Rhythmus durchgeführt:

30 Thoraxkompressionen – 2 Beatmungen.

■ Sind genügend Pflegende vorhanden gilt:
- Erfahrene Kräfte sind am Patienten und führen die Maßnahmen der Basisreanimation (Herzdruckmassage und Beatmung) durch.
- Unerfahrene Kräfte sind nicht am Patienten. Sie holen z. B. den Defibrillator und den Notfallwagen und lesen die Patientendiagnosen vor.

■ Die Aufgabenverteilung erfolgt nach folgendem Muster:
- Betroffenen auf eine harte Unterlage legen (im Bett Bettbrett unterlegen!) und Oberkörper freimachen (beschriebenes Verfahren gilt nur für den nicht intubierten Patienten).
- Platz schaffen.
- Druckpunkt aufsuchen: Dazu an der Seite des Betroffenen knien, unteres Brustbeinende und Rippenbogen aufsuchen (der Druckpunkt befindet sich auf der unteren Sternumhälfte)(Abb. 21.3a).
- Handballen auf den ermittelten Druckpunkt aufsetzen. Zweiten Handballen auf Handrücken der ersten Hand setzen und Finger ineinander verschränken.
- Arme ganz durchstrecken, Druck senkrecht auf den Druckpunkt durch Gewichtsverlagerung des Oberkörpers über die gestreckten Arme ausüben (Abb. 21.3b).
- 30 Thoraxkompressionen mit einer Frequenz von ca. 100/Min. durchführen.
- Anschließend Patienten 2-mal beatmen. Währenddessen Thoraxkompression pausieren.

■ Nach 4 Zyklen folgt eine weitere Atem- und Pulskontrolle, je nach Ergebnis wird weiter gehandelt:
- Karotispuls ist nicht tastbar: Reanimation fortsetzen und erweiterte Maßnahmen (ALS) wie Defibrillation, Intubation und Gabe von Medikamenten einleiten.

21.3 Kardiopulmonale Reanimation

- Karotispuls ist tastbar, es fehlt jedoch die Spontanatmung: Herzdruckmassage beenden, Atemspende bzw. Beatmung fortsetzen unter ständiger Kontrolle von Puls und Atmung.
- Karotispuls ist tastbar, ausreichende Atmung, aber bestehende Bewusstlosigkeit: stabile Seitenlagerung durchführen (S. 594) und ständig Puls und Atmung kontrollieren.
- Karotispuls ist tastbar, ausreichende Eigenatmung und Wiedererlangung des Bewusstseins: Patienten zum Liegenbleiben veranlassen, ständig Puls, Atmung und Bewusstseinslage kontrollieren.

- Voraussetzungen zur Beendigung der Herz-Lungen-Wiederbelebung sind:
  - tastbarer Puls am Hals ohne Ausübung der Herzdruckmassage
  - Einsetzen der Atmung, Spontanbewegungen
  - Anordnung durch einen Arzt
- Nach einer Reanimation sollte immer ein Nachgespräch stattfinden:
  - Was ist gut gelaufen? Wo haben sich Schwächen gezeigt?
  - Was sollte geübt oder zumindest gut durchgedacht werden?

Abb. 21.3 Herzdruckmassage. **a** Der Druckpunkt befindet sich auf der unteren Sternumhälfte. **b** Druck senkrecht durch Gewichtsverlagerung des Oberkörpers über die gestreckten Arme ausüben.

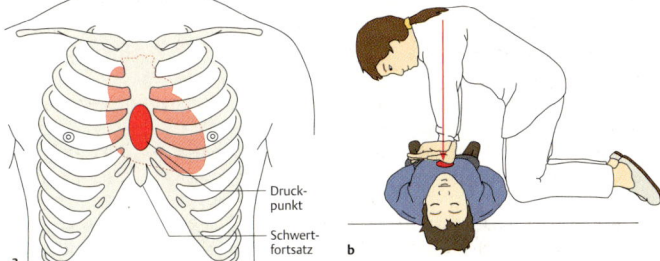

Assistenz des Arztes bei Herz-Lungen-Wiederbelebung

Material

- Notfallkoffer, Blutdruckapparat und Stethoskop
- EKG-Gerät, Defibrillator, Pulsoximeter
- Intubationsbesteck mit Laryngoskop (verschiedene Spatel), Magillzange, Führungsstab, Blockerspritze, Klemme, Endotrachealtuben (verschiedene Größen)
- Oropharyngealtuben (verschiedene Größen)
- Beatmungsbeutel mit Reservoir
- Sauerstoffanschluss, evtl. Sauerstoffflasche, Fühler zur Messung der Sauerstoffsättigung
- Beatmungsgerät, Absauggerät

Durchführung

- Die Pflegende assistiert dem Arzt mit:
  - Elektrokardiogramm anlegen.
  - Defibrillator richten und einsatzbereit halten z. B. bei Kammerflimmern (S. 598).
  - Infusion richten.
  - Intubationsbesteck richten und Arzt assistieren.
  - 100% Sauerstoffinsufflation (ca. 10 l pro Min.) über das Reservoir des Beatmungsbeutels, Sauerstoffsättigung überprüfen.

- Medikamente nach Arztverordnung aufziehen.
- Ggf. Materialien zum Legen eines zentralen Venenkatheters richten und Arzt assistieren.
- Ist der Patient endotracheal intubiert, können Beatmung (ca. 12–15/Min.) und Herzdruckmassage (ca. 60–80/Min.) unabhängig voneinander durchgeführt werden.
- Ansonsten erfolgt die kardiopulmonale Reanimation wie oben beschrieben.

Nachsorge
- Nach erfolgreicher Reanimation:
  - Monitoring anschließen, Alarmgrenzen einstellen und regelmäßig die Vitalzeichen des Patienten überwachen.
  - Infusionen bzw. Medikamente nach Arztanordnung richten bzw. verabreichen.
  - Patienten nicht alleine lassen bzw. in Sichtweite bleiben und Rufanlage in Reichweite bringen.
  - Patienten darauf hinweisen, sich bei Veränderungen (z. B: Kreislaufschwäche, Unwohlsein, Atemnot) sofort zu melden.
  - Ggf. dem Patienten Gelegenheit zum Gespräch geben.
  - Vorbereitende Maßnahmen für ggf. folgende diagnostische Maßnahmen treffen.
  - Notfallprotokoll ausfüllen und alle Maßnahmen dokumentieren.

21.4 Defibrillation

21.4.1 Grundlagen

> **Definition:** Die **Defibrillation** ist eine Notfallmaßnahme zur Normalisierung des Herzrhythmus.

- Defibrillationen dürfen nur von speziell ausgebildeten und befugten Personen durchgeführt werden.

Indikationen
- Herzrhythmusstörungen wie Kammerflimmern oder –flattern

Prinzip
- Bei der Defibrillation werden Elektroden oder Paddels auf den Brustkorb des Patienten aufgebracht.
- Diese werden so platziert, dass beim Auslösen des starken Stromstoßes dieser durch das Herz strömt.

21.4.2 Umsetzung
- Im Rahmen der Defibrillation werden benötigt:
  - Notfallwagen, aufgeladener Defibrillator, Elektrodengel, Monitoring
- Patient flach auf dem Rücken lagern und Oberkörper freimachen. Elektromedizinische Geräte (z.B. Hörgeräte), die keinen Defibrillationsschutz haben, entfernen.
- Beide Elektroden mit Elektrodengel bestreichen und Energiestufe nach Arztanordnung einstellen (Faustregel: 3 Joule/kg Körpergewicht). Bei der Defibrillation von Säuglingen und Kleinkindern nur vom Hersteller empfohlene Elektroden mit Energiereduzierung verwenden!

Tab. 21.2 Richtwerte für die Energiemenge bei der Defibrillation.

Patient	Energiemenge
Säugling	50–100 Joule
Kind	100–200 Joule
Erwachsener	200–400 Joule
1 Joule = 1 Wattsekunde.	

- Über die Elektroden wird ein EKG abgeleitet, das am Monitor zu sehen ist.
- Die Schockauslösung wird nach Arztverordnung auf synchron oder asynchron eingestellt:
  - synchron = Schockauslösung erfolgt synchron zur R-Zacke
  - asynchron = Schockauslösung erfolgt sofort, wenn das Gerät im EKG keine R-Zacke erkennt
- Defibrillator auf die gewählte Energiestufe hochladen (Signalton und Kontrollleuchte zeigen an, wenn das Gerät einsatzbereit ist).
- Elektroden fest aufsetzen:
  - eine Elektrode unter dem rechten Schlüsselbein (Herzbasis)
  - die andere seitlich unter der linken Brustwarze (Herzspitze)
- Vor der Defibrillation werden alle Maßnahmen der Reanimation am Patienten unterbrochen und der Hinweis gegeben: **„Vorsicht Defibrillation!"**:
  - Alle Helfer müssen zurücktreten.
  - Weder der Patient, noch sein Bett, noch die mit ihm in Verbindung stehenden Systeme dürfen berührt werden (sonst sind Schädigungen des Helfers möglich).
  - Elektroschock durch Druckschalter an den Elektroden auslösen.
- Erfolg der Elektrodefibrillation wird durch das Elektrokardiogramm kontrolliert:
  - Einige Sekunden nach dem Schock abwarten.
  - Maßnahme ggf. wiederholen, wenn z. B. Kammerflimmern weiter besteht.
- Bei erfolgreicher Reanimation weitere Maßnahmen ergreifen, z. B.:
  - Patienten auf die Intensivpflegestation verlegen (eine kontinuierliche Kreislaufüberwachung muss gewährleistet sein).
  - Evtl. vorbereitende Maßnahmen für diagnostische Maßnahmen treffen.
- Abschließend Defibrillator reinigen, desinfizieren und wieder aufladen. Materialien sachgerecht entsorgen.

21.5 Intoxikation

21.5.1 Grundlagen

> **Definition:** Bei einer **Vergiftung** wird ein Stoff vom Körper aufgenommen und gelangt in die Blutbahn. Man unterscheidet
> - Vergiftungen mit Selbsttötungsabsicht (Suizid) und
> - Vergiftungen durch ein Versehen (akzidentell).

Symptome

Wegen der Vielzahl von Giftstoffen ist es schwierig, spezifische Symptome zu beschreiben. Es gibt jedoch charakteristische Erscheinungen, die den Verdacht einer Vergiftung erhärten können:

- akute Störung im Magen-Darm-Trakt, auffälliger Mundgeruch
- Störungen des Herzrhythmus, der Temperaturregulierung, der Vigilanz
- Hautveränderungen, Störungen im Nervensystem

Diagnostik und notärztliche Sofortmaßnahmen

- Ruhe bewahren, bewusstlose Personen sofort notärztlich versorgen.
- Patienten auf oben genannte Leitsymptome und Umgebung gründlich untersuchen (auffällige Flüssigkeiten, Tablettenschachteln usw. aufbewahren).
- Patienten und/oder Angehörige bzw. die Person, die den Patienten gefunden hat, befragen.

Schnelltests und Analysen
Zur Erhärtung eines Vergiftungsverdachts können verschiedene Tests durchgeführt werden. Diese dienen dazu einen Vergiftungsverdacht zu erhärten und sind keine Diagnoseinstrumente. Es muss unbedingt Rücksprache mit einer Beratungsstelle für Vergiftungen gehalten werden.
- Schnelltests: für die direkte Verwendung am Bett
- Semiquantitative Analysen: Nachweis über chemische Reaktion in Blut, Urin oder Schweiß
- Quantitative Analysen: Stoffe können direkt bestimmt werden, hoher technischer Aufwand

Therapie

- Elimination (Substanz aus dem Körper entfernen)
- Adsorption (Substanz binden und die Aufnahme ins Blut verhindern)
- Neutralisation (Substanz wirkungslos machen)

> **Merke:** Auch bei dem Verdacht, es könne sich um eine Vergiftung handeln, erst bei einer Beratungsstelle für Vergiftungen informieren, dann handeln! Beim Anruf folgende Informationen bereithalten:
> - **Wer** (Größe, Gewicht, Alter, Geschlecht) ist betroffen?
> - **Was** (Art, Aussehen, Name, Inhalt des Stoffes) wurde genommen?
> - **Wie viel** wurde genommen?
> - **Wie** gelangte der Stoff an/in den Körper (verschluckt, gespritzt, inhaliert)?
> - **Wann** wurde der Stoff genommen?
> - **Welche** Beschwerden (Übelkeit, Schmerzen, Atemnot, Aussehen usw.) treten auf?
> - **Wo** ist der Betroffene zu erreichen (Rückfragen, Notarzt)?

Antidotbehandlung
Für einige Substanzen gibt es ein Gegenmittel (Antidot). Dessen Einsatz muss wegen der strengen Indikation sehr genau überlegt werden. Es ist vor dem Einsatz absolut notwendig, Informationen der Beratungsstelle einzuholen.

21.5.2 Aufgaben der Pflege

Prophylaxe und Krankenbeobachtung bei der Notaufnahme

- Selbstschutz beachten bei Kontaktgiften: Schutzhandschuhe tragen!
- Komplikationen vorbeugen und erkennen (gastrointestinale Störungen: Übelkeit, Erbrechen und Durchfall, auch in Kombination mit Einnässen). Da sie bei vielen Vergiftungen auftreten, immer eine Probe der Ausscheidungen zum Substanznachweis aufbewahren.

21.5 Intoxikation

> **Merke:** Verschmutzte oder beschädigte Kleidung ist für evtl. kriminaltechnische Untersuchungen aufzubewahren.

- Bewusstseinslage kontrollieren mit Bewusstseinsskalen (z.B. Glasgow-Koma-Skala, S. 495), Beurteilung der Pupillen.
- Engmaschige Kontrolle der Husten- und Schluckreflexe, bei fehlenden oder unklaren Schutzreflexen Intubation, um eine Aspiration mit nachfolgender Aspirationspneumonie zu vermeiden.
- Umgang mit Suizidpatienten: Akutphase ist meist geprägt durch hohe emotionale Belastung; Aggression nach außen, gegen die eigene Person oder völliger Rückzug möglich. Patient niemals unbeaufsichtigt lassen.

> **Merke:** Im weiteren Verlauf ist es für den Patienten wichtig, sich wieder persönlich, zeitlich und örtlich orientieren zu können. Deshalb muss sein Umfeld so klar wie möglich strukturiert werden.

Giftentfernung vor der Resorption
Magenspülung

> **Merke:** Vor der Magenspülung müssen zum Schutz des Patienten Materialien für eine evtl. notwendige Intubation bereitgestellt werden. Bei schwachen oder fehlenden Schutzreflexen (Husten, Würgen) oder Ateminsuffizienz muss der Patient vor Beginn der Magenspülung zwingend intubiert werden.

Material.
- Wasser abweisender Schutzkittel, Handschuhe (ggf. Schutzbrille)
- zwei 10-l-Eimer und ein 500-ml-Messgefäß
- Beißring, Blasenspritze, großlumiger Magenschlauch
- ca. 1m durchsichtiger Plastikschlauch mit gleichem Durchmesser wie Magenschlauch
- 1 Trichter mit ca. 300ml und Ansatz passend zum Durchmesser des Schlauchs
- Verbindungsstück zwischen Magen- und Plastikschlauch
- 2 Laborgefäße zum Aufbewahren der Spüllösung für das Labor
- Gel oder Spray (um Magenschlauch gleitfähig zu machen)

> **Praxistipp:** Alternativ stehen auch bereits vorgefertigte Spülsysteme zur Verfügung.

Vorbereitung. Hat die Beratungsstelle für Vergiftungen die Magenspülung für notwendig eingestuft, muss sie zur Sicherheit des Patienten durchgeführt werden. Bei unruhigen Patienten ist die Gabe eines beruhigenden Medikaments (Sedativum) zu erwägen. Die Wachheit des Patienten ist vor Beginn der Magenspülung sorgfältig zu prüfen.

Durchführung.
- Schutzkittel, Handschuhe und ggf. Schutzbrille anziehen.
- Eimer mit 10l lauwarmem Wasser füllen.
- Patient in Seitenlage und leichte Kopftieflage (ca. 15°) bringen.
- Großlumigen Magenschlauch mit Xylocain-Gel bestreichen und oral durch den Beißring einführen.

21 Notfallmaßnahmen

- Lage mittels Insufflation von Luft und gleichzeitigem Abhören des Epigastriums kontrollieren.
- Magenschlauch, Verbindungsschlauch und Trichter miteinander verbinden.
- Mageninhalt durch Tiefhalten des Trichters in den Eimer entleeren.
- Probe des Mageninhalts in ein Probengefäß abfüllen.
- Trichter knapp unter Magenhöhe halten, mit ca. 200–300 ml Wasser füllen und durch Anheben des Trichters leicht über Magenhöhe **fast** leer laufen lassen.
- Durch erneutes Tiefhalten das Wasser in den Trichter zurücklaufen lassen und in einen Eimer ableiten.

> **Merke:** Der Trichter darf nie ganz leer werden, damit keine Luft in den Magen gelangt. Dabei müssen die eingelaufene und die abgeleitete Wassermenge gleich groß sein. Der Vorgang ist so oft zu wiederholen, bis mind. 15–20 l Spülmenge erreicht sind (bei Alkylphosphat- und Paraquat-Intoxikationen mind. 100l).

Nachsorge.
- Magenschlauch abklemmen, ziehen und Beißring entfernen.
- Patient auf den Rücken drehen und in eine leicht sitzende Position bringen.
- Komplikationen, die während der Giftelimination auftreten, s. Tab. 21.3.

Tab. 21.3 *Komplikationen bei primärer Giftelimination.*

Komplikation	Ursache	Maßnahme
Patient ist unkooperativ	■ Angst, Unsicherheit, Verwirrtheit ■ Wirkung der Giftsubstanz	■ je nach Ursache Orientierung des Patienten fördern, Sicherheit vermitteln, Aufklärung verbessern
Schwindel, Ohnmacht	■ Erbrechen reizt N. Vagus	■ Patienten sichern, Puls und Blutdruck prüfen ■ Atropingabe durch den Arzt
Patient verliert das Bewusstsein	■ Schock ■ Wirkung der Giftsubstanz ■ Flüssigkeitsverlust (Durchfall)	■ Patienten flach auf den Rücken legen, Kreislaufkontrolle, Flüssigkeitsgabe intravenös ■ evtl. Schutzintubation und weitere Intensivmaßnahmen nach Anordnung
Patient kann Kohle nicht schlucken (Brechreiz)	■ Ablehnen der Maßnahme ■ Angst, Verwirrtheit ■ übler Geschmack der Kohle	■ Aufklärung verbessern ■ Sicherheit vermitteln ■ Kohle über eine Magensonde verabreichen
Patient würgt und/oder erbricht die Kohle	■ zu große Flüssigkeitsmenge zum Aufschwemmen der Kohle verwendet ■ zu schnelles Verabreichen der Kohle ■ Patient ist aufgeregt	■ Patienten aufsetzen ■ Kohle in weniger Wasser aufschwemmen ■ Kohle über einen längeren Zeitraum verabreichen ■ Ruhe und Sicherheit vermitteln, evtl. Medikamente verabreichen (nach Anordnung/Beratung durch Giftinformationszentrale)

21.5 Intoxikation

Kohlegabe

Im Anschluss an die Magenspülung erhält der Patient Medizinalkohle. 50g Kohlepulver werden in 400ml Wasser aufgeschwemmt. Die Kohle wird dem Patienten zu trinken gegeben (auf Brechreiz achten!) oder über eine Magensonde mit einer Blasenspritze in kleinen Mengen (50ml) verabreicht. Die Kohlegabe erfolgt über die Dauer von 10 Min.

Forcierte Diarrhö

Um die Kohle mit der gebundenen Substanz rasch aus dem Darm zu entfernen, sollte der Patient als Abführmittel ein Glas Wasser mit Glaubersalz trinken. Bei liegender Magensonde werden 250ml Sorbit-Lösung über 30 Min. durch die Sonde gegeben. Setzt nach ca. 2 Std. kein Stuhlgang ein, wird ein hoher Einlauf durchgeführt. Dafür kann ebenfalls Sorbit-Lösung verwendet werden.

> **Merke:** Wegen des evtl. hohen Flüssigkeitsverlusts bei der forcierten Diarrhö sind eine strenge Bilanzierung mit ausreichender Flüssigkeitszufuhr und eine engmaschige Überwachung des Kreislaufs notwendig.

Spezielle Maßnahmen

Bei einer Verunreinigung der Haut mit Kontaktgiften (z.B. E 605) ist evtl. eine Ganzkörperwäsche notwendig. Hier besonders auf den Eigenschutz achten (Schutzkittel mit langen Ärmeln und Handschuhe).

Soll auf Empfehlung der Beratungsstelle bei Vergiftungen eine Hyperventilation durchgeführt werden, ist eine kontrollierte Beatmung notwendig.

Giftentfernung nach der Resorption

Der Patient erhält Elektrolytlösungen, bis die Blutwerte nicht mehr kritisch sind. Ferner stehen extrakorporale Verfahren zur Verfügung:
- Dialyse (wasserlösliche Substanzen werden entfernt)
- Hämoperfusion (Substanzen werden durch direkten Kontakt von Blut an Kohle gebunden)
- MARS-Therapie (Substanz wird über Humanalbumin als Trägersubstanz an Kohle und Harz gebunden)
- Plasmaseparation (Blutplasma mit der darin enthaltenen Substanz wird ausgetauscht)

Literatur

Quellenangaben

Abrams P, Cardozo L, Fall M et al. The standardisation of terminology of lower urinary tract function: report from the standardisation sub-committee of the International Continence Society. Neurourology and Urodynamics 2002; 21: 167–178.

Ahrens B. Mortalität und Suizidalität bei psychischen Störungen. In: Freyberger HJ, Stieglitz RD, Hrsg. Kompendium der Psychiatrie und Psychotherapie. Basel-Freiburg-Paris: Karger; 1996

Apostolidis P. Schweiß. In: Lauber A, Schmalstieg P, Hrsg. Wahrnehmen und Beobachten. 2. Aufl. Stuttgart: Thieme; 2007

Arbeitskreis Schmerz und Alter. Beurteilung von Schmerzen bei Demenz (28.08.2008). Online im Internet: http://www.dgss.org/fileadmin/user_upload/ak_alter_2007.doc. Stand: 2.10.2008.

Bals R, Vogelmeier C. Lungen und Atmung. In: Siegenthaler W, Blum HE, Hrsg. Klinische Pathophysiologie. 9. Aufl. Stuttgart: Thieme; 2006

Bartoszek G. Mikrolagerung versus schräge Seitenlagerung, Pflegerischer Zeit-, Personal- und Materialaufwand zur Dekubitusprävention. Unveröffentlichte Masterarbeit an der Universität Witten-Herdecke. 2006

Bauersfeld (Achilles) S, Fröhlich A. Das Klinik-Kommunikationsbuch. Pforzheim: INCAP; 2007

Biedermann M. Essen als basale Stimulation, 2. Aufl. Hannover: Vincentz; 2004

Bieker C, Diekmann N, Grünewald M, Schlummer, U. Die neuen ERC-Leitlinien zur kardiopulmonalen Reanimation 2005. intensiv 2006; 14: 172–180.

Bowlby Sifton C. Das Demenz-Buch. Bern: Huber; 2008

Braun M. Anatomische, physiologische und physikalische Aspekte der Dekubitusentstehung. In: Bienstein C, Schröder G, Braun M, Neander K-D. Dekubitus. Stuttgart: Thieme; 1997

Brieskorn-Zinke M. Gesundheitsförderung in der Pflege. Ein Lehr- und Lernbuch zur Gesundheit, 3. Aufl. Stuttgart: Kohlhammer; 2006

Clemens KE, Klaschik E. Diagnostik und Therapie der Atemnot in der Palliativmedizin. Z Palliativmed 2007; 8: 141–154

Clemens KE, Klaschik E. Übelkeit, Erbrechen und Obstipation in der palliativen Situation. Dtsch Arztebl 2007; 104: A-269–278

DAIG, OEAIG. Postexpositionelle Prophylaxe der HIV-Infektion. Deutsch-Österreichische Empfehlungen 2008. Online im Internet: http://www.daignet.de

Daschner F u. a. No routine surface disinfection. Am J Infect Control 2004; 32 : 513–515

Defloor T, Grypdonck M. Sitting Posture and prevention of pressure sore. Applied Nursing Reasearch. 1999; 3: 140

Defloor T. The risk of pressure sores: a conceptual scheme. Journal of Clinical Nursing 1999; 2: 206

Deutsche Gesellschaft für Geriatrie: Leitlinien, Harninkontinenz. Euro J Ger Supplement 2005; 7: 1–44

Literatur

Deutsches Netzwerk für Qualitätsentwicklung in der Pflege (DNQP). Expertenstandard Dekubitusprophylaxe in der Pflege. Fachhochschule Osnabrück 2004. Online im Internet: http://www.dnqp.de Stand: 12.02.2008

Deutsches Netzwerk für Qualitätsentwicklung in der Pflege (DNQP). Die Pflege von Menschen mit chronischen Wunden. Fachhochschule Osnabrück 2007. Online im Internet: http://www.dnqp.de; Stand 12.02.2008

Deutsches Netzwerk für Qualitätsentwicklung in der Pflege, Hrsg. Expertenstandard – Förderung der Harnkontinenz in der Pflege. Entwicklung – Konsentierung – Implementierung. Osnabrück: Schriftenreihe des DNQP; 2007

Deutsches Netzwerk für Qualitätsentwicklung in der Pflege (DNQP). Expertenstandard Sturzprophylaxe in der Pflege. Osnabrück: DNQP; 2005

Deutsches Netzwerk zur Qualitätsentwicklung in der Pflege (DNQP). Expertenstandard Schmerzmanagement in der Pflege. Osnabrück; 2005

Diesing P. Prüf- und Bewertungsmethoden für Antidekubitus-Systeme. Dissertation der Technischen Universität Berlin. Online im Internet: http://www.berlincert.de/downloads/dissertation_diesing.pdf; Stand: 12.01.2008)

Dilling H et al. Internationale Klassifikation psychischer Störungen, ICD-10 Kapitel V (F). 2. Aufl. Bern: Huber; 2004

Fiedler C, Devrient H, Schrödter M. DRGs und Pflege, nicht Taten, sondern Daten zählen. Die Dokumentation pflegerelevanter Nebendiagnosen in den Pflegeberichten. Die Schwester – der Pfleger 2005; 3: 208–211

Fischer R. Prävention und Rehabilitation. In: Lauber A, Schmalstieg P. Prävention und Rehabilitation. 2. Aufl. Stuttgart: Thieme; 2007

Fischer T et al Die „Serial Trial Intervention" (STI) Gezielter Umgang mit herausforderndem Verhalten bei Menschen mit Demenz. Pflegezeitschrift 2007; 60 (7): 370–373

Fröhlich A. Der somatische Dialog. In: Behinderte in Familie, Schule und Gesellschaft 1982; 4: 15–20

Gelfand JA et al. Veränderungen der Körpertemperatur. In: Schmailzl KG, Hrsg. Harrisons Innere Medizin, Bd. 1. 13. Aufl. Berlin: Blackwell Wiss.; 1995

Georg J, Frowein M, Hrsg. Pflegelexikon. 2. Aufl. Bern: Hans Huber; 2001

Gerlach U, Wagner H, Wirth W. Innere Medizin für Pflegeberufe. 6. Aufl. Stuttgart: Thieme; 2006

Gesetzliche Krankenversicherung. Sozialgesetzbuch (SGB) Fünftes Buch (V), § 33, § 139. Online im Internet: www.sozialgestzbuch-bundessozialhilfegesetz.de/_buch/sgb_v.htm

Giasson M et al. L'Effet du Toucher Therapeutic sur les Personnes atteintes de Démence de Type Alzheimer à un Stade avancé. Quebec; 1999

Goerke K. Taschenatlas der Geburtshilfe. Stuttgart: Thieme; 2006

Goodwin FK, Jamison KR. Manic-Depressive Illness. Oxford-New York: Oxford University Press; 1990

Gordon M. Handbuch Pflegediagnosen. Wiesbaden: Ullstein Medical; 1998

Greten HG. Innere Medizin. 12. Aufl. Stuttgart: Thieme; 2005

Grünewald M. Der Krankenpflegeprozess. Bildungszentrum für Kompetenzentwicklung im Gesundheitswesen. Düsseldorf: Universitätsklinikum Düsseldorf; 2004

1.1 Quellenangaben

Grützner C. ATL Sich waschen und kleiden. In: Kellnhauser E. et al. Hrsg. Thiemes Pflege, 10. Aufl. Stuttgart: Thieme; 2004

Hampel H et al, Hrsg. Alzheimer Demenz, Klinische Verläufe, diagnostische Möglichkeiten, moderne Therapiestrategien. Stuttgart: Wissenschaftliche Verlagsgesellschaft; 2003

Hoffmann H, Rockstroh J, Kamps BS. HIV.NET. Wuppertal: Steinhäuser; 2007. Online im Internet: http://www.hiv.net/2010/buch.htm

Hokenbecker E, Sanders B, Schuldt E, Verlass B. Entwicklung eines „Clinical Pathway in der Urologie am Beispiel eines Patienten mit Prostata-Karzinom unter besonderer Berücksichtigung eines Case Management-Verfahrens und der Anleitung von Schülern sowie neuer Mitarbeiter" an der St. Barbara-Klinik Hamm-Heessen. Münster: Fachhochschule Münster; 2004

Hurrelmann K, Klotz T, Haisch J, Hrsg. Lehrbuch Prävention und Gesundheitsförderung. Bern: Hans Huber; 2004

Hurrelmann K. Gesundheitssoziologie. Eine Einführung in sozialwissenschaftliche Theorien von Krankheitsprävention und Gesundheitsförderung. 6. Aufl. Weinheim: Juventa; 2006

Jacobs P. Delegation – mehr als eine Frage der Ärzteentlastung. Die Schwester – Der Pfleger 2007b; 46: 970–974

Just HM. Mikrobiologische Untersuchungen. Krankenhaushygiene up2date 2006; 1: 133-152

Kappstein I. Nosokomiale Infektionen. 2. Aufl. München: Zuckschwerdt; 2002

Kappstein I. Nosokomiale Infektionen. 3. Aufl. München: Zuckschwerdt; 2004

Kirschnick O. Pflegetechniken von A–Z. 3. Aufl. Stuttgart: Thieme; 2008

Klein-Tarolli E, Textor G. Bewegtes „Lagern". Positions-Unterstützung nach Esther Klein-Tarolli: Anregungen für die Praxis. 4. Aufl. Dorsten: Verlag Zimmermann; 2007

Kovach C et al. Effects of the Serial Trial Intervention on Discomfort and Behavior of Nursing Home Residents with Dementia. American Journal of Alzheimer's Disease & Other Dementias 2006; 21 (3): 147–155

Kuschinsky G, Lüllmann H, Mohr, K. Kurzes Lehrbuch der Pharmakologie und Toxikologie.
Stuttgart: Thieme; 1993

Lebert B, Siggemann P. Gesundheitspflege und Gesundheitsförderung. In: Kellnhauser E et al., Hrsg. Thiemes Pflege. 10. Aufl. Stuttgart: Thieme; 2007

Lexikon der Krankheiten und Untersuchungen. 2. Aufl. Stuttgart: Thieme; 2008

Lindner UK. Schnellinterpretation des EKG. Berlin: Springer; 1999/2004

Manthey M. The Practice of Primary Nursing. Oxford: Blackwell Science Ltd; 1980

Manthous CA et al. Effect of cooling on oxygen consumption in febrile critically ill patients. American Journal of Critical Care 1995; 151: 10

Masters W, Johnsson V. Liebe und Sexualität. Berlin: Ullstein; 1990

Masuhr, Karl F. und Neumann, Marianne: Duale Reihe Neurologie. 5. Auflage, Thieme: 2005.

McCaffery M, Beebe A, Latham J, Osterbrink J, Hrsg. Schmerz, Handbuch für die Pflegepraxis. Wiesbaden: Ullstein Mosby; 1997

Literatur

MDS – Medizinischer Dienst der Spitzenverbände der Krankenkassen e.V.. Grundsatzstellungnahme Pflegeprozess und Dokumentation – Handlungsempfehlungen zur Professionalisierung und Qualitätssicherung in der Pflege. Essen: MDS; 2005

Medizinisches Wissensnetzwerkes „evidence.de". Dekubitusprävention. Evidenzbasierte Leitlinie des Wissensnetzwerkes „evidence.de" der Universität Witten/Herdecke. Online im Internet: http://www.evidence.de/Leitlinien/leitlinien.html; Stand 12.2.2008

Mitteilung der Kommission für Krankenhaushygiene und Infektionsprävention am RKI. Händehygiene. Bundesgesundheitsbl. – Gesundheitsforsch – Gesundheitsschutz 2000; 43; 230-233

Neander K-D et al. Thrombose. Grundlagen – Prophylaxe – Therapie. Berlin/Wiesbaden: Ullstein Mosby; 1997

Nydahl P, Bartoszek G. Basale Stimulation – Neue Wege in der Pflege Schwerstkranker. 4. Aufl. Berlin: Ullstein Mosby; 2003

Paetz B, Benzinger-König B. Chirurgie für Pflegeberufe. 20. Aufl. Stuttgart: Thieme; 2004

Präoperatives Nüchternheitsgebot bei elektiven Eingriffen; Stellungnahme der deutschen Gesellschaft für Anästhesiologie und Intensivmedizin (DGAI) und des Berufsverbandes Deutscher Anästhesisten (BDA) vom 16.10.2004

Probst M. Stuhlinkontinenz. Kontinenz aktuell. 2007; 6

Sachweh S. Kein Buch mit sieben Siegeln. Lerneinheit 1: Menschen mit Demenz im Krankenhaus. CNE 2008b; 4: 11–16

Sachweh S. Spurenlesen im Sprachdschungel. Kommunikation und Verständigung mit Demenzkranken Menschen. Bern: Huber; 2008a

Satir V. Selbstwert und Kommunikation. München: Pfeiffer; 1990

Schewior-Popp S, Sitzmann F, Ullrich L, Hrsg. Thiemes Pflege. 11. Aufl. Stuttgart: Thieme; 2008

Schippers AD. Angewandte Pflegeforschung – Pimary Nursing. PrInterNet 2007; 08/06: Online-Ausgabe 643 am 01.02.2008

Schmidt-Hackenberg U. Geh´ mach dein Fenster auf! Vortrag im Altenzentrum St. Josef: leben und arbeiten mit Verwirrten. 1999

Schmieder RE. Leitlinien 2007 der Europäischen Gesellschaften für Hypertonie und Kardiologie – Was hat sich geändert? Dtsch med Wochenschr 2007; 132: 2463–2466

Schmitt S. Erklärungsbedürftige Applikationsformen. Applikation von Medikamente über Ernährungssonden. Teil 5. Die Schwester/Der Pfleger 2000; 1: 22

Schmitt S. Erklärungsbedürftige Applikationsformen. Applikation von Medikamente über Ernährungssonden. Teil 6. Die Schwester/Der Pfleger 2000; 2: 118

Scholz N. Ernährung bei Krebserkrankung. Hilfestellungen, Tipps und Empfehlungen. 3.Aufl. GlaxoSmithKline; 2004

Schreier M, Bartholomeyczik S. Mangelernährung bei alten und pflegebedürftigen Menschen. Hannover: Schlütersche; 2004

Schröder G. Sich bewegen. In: Kellnhauser et al. Hrsg. THIEMEs Pflege. 10. Aufl. Stuttgart: Thieme; 2004

1.1 Quellenangaben

Simon E. Wärmehaushalt und Temperaturregulation. In: Schmidt RF, Thews G, Hrsg. Physiologie des Menschen. 26. Aufl. Berlin: Springer; 1995

Sitzmann F. Hygiene notes. Bern: Huber; 2008

Sitzmann F. Mit wachen Sinnen wahrnehmen und beobachten, Teil 2. Baunatal: RECOM; 1996

Sitzmann F. Reden, wie einem der Schnabel gewachsen ist? Plädoyer für eine Sprachkultur in Pflege, Medizin und Gesellschaft. In: Schnell M, Abt-Zegelin A. Sprache und Pflege. 2. Aufl. Bern: Huber; 2005

Sitzmann F. Tot – und was dann? Verstorbene verabschieden und aufbahren. Hospizratgeber der IGSL. Bingen; 1999

Striebel HW. Therapie chronischer Schmerzen. 3. Aufl. Stuttgart: Schattauer; 1999

Wächtler C. Demenzen. 2. Aufl. Stuttgart: Thieme; 2003

Wallesch CW, Förstl H. Demenzen. Stuttgart: Thieme; 2003

Wezler N. Stuhlinkontinenz, Ursachen, Diagnostik und Therapie. Schulungsunterlagen. Unveröffentlicht; 2008

World Health Organisation. Ottawa-Charta zur Gesundheitsförderung; 1986, Regionalbüro für Europa. http://www.euro.who.int/AboutWHO/Policy/20010827_2?language=German, besucht am: 10.04.2008

Sachverzeichnis

A

Abdomen-Röntgen 227
Abhängigkeitserkrankung 534ff
Abhärtung, nach Amputation 467
Abhusten 150f
Ableitung, Bekleiden 84
Abnabelung 398
Absaugen
- Definition 267
- endotracheales 269f
- nasales/orales 268
- Sekretentleerung 154f
Absaugkatheter 269
Absaugsystem
- geschlossenes 269f
- Pneumonieprävention 143
Absaugung, endotracheale 143
Abszesspunktat 190
Abteilung 5
Abtrocknen 71
Abwehr, verminderte 141
Acabose 426
ACE-Hemmer 277
Adam-Stokes-Anfall 158
Adrenalin 312
Affektive Erkrankung 530ff
Agglutinationstest 224
Agnosie 497
Agranulozytose 574
AIDS 480ff
- Berufsrisiko 483
- CDC-Klassifikation 480f
- als Karzinogen 564
- Pflegemaßnahme 482
- Sofortmaßnahmen 485
- symptomatische 482
Akinese, frühmorgendliche 520
Aktivitäten des täglichen Lebens s. ATL
A-Lagerung 58
- Atemförderung 147
Alanin-Aminotransferase (ALT) 226
Alkohol
- als Karzinogen 564
- Kontinenzgefährdung 110
Alkoholabhängigkeit 534ff
- Pflegeaufgaben 535f
Allotransplantation 337
Alopezie 569f
Alphaglukosidasehemmer 426
Altershaut 85
Alzheimer-Demenz 538

Amiodaron 312
Amputation 463ff
Amputatversorgung 464
Analgetika 559f
Analoga-Insulines 427
Anämie 576f
Anästhesie-Funktionsdienst 585f
Anästhesie-OP-Unterstützungsbereich, gegenseitiger 586
Anästhesieverfahren 586
Anfall
- atonischer 524
- fokaler 523
- generalisierter 523
- myoklonischer 523
- tonisch-klonischer 524
Angina pectoris 275
- instabile 275
- stabile 275
- Therapie 276f
Angina-pectoris-Anfall 278
Angiografie 228
Anordnungsverantwortung 30
Anorexie 578
Antazida 352
- Gelenkerkrankung, entzündliche 449
Antiarrhythmika 300f
- Nebenwirkungen 302
Antiasthmatika 253
Antibiose 327
Antibiotika 352
Anticholinergika 253
Antidepressiva, trizyklische 558
Antidiabetika, orale 426
Antidotbehandlung 600
Antiemese-Stufenschema (NCCN) 569
Antiemetikatherapie 568f
Antiepileptika 524
Antikonvulsiva 558f
Antikörpernachweis 224
Antiretrovirale Therapie (ART), HIV/AIDS 481
Antirheumatika, nichtsteroidale 449
Antituberkulotika 490
Anurie 103
Anus, Waschen im Bett 73
Aphasie 499
Aphthen 78
Apnoe 138
Appetit 90
Appetitlosigkeit 578
- Unterstützung 90

Apraxie 497
- Demenz 541f
Arbeitsgeräusch 266
Arme, Waschen im Bett 73
Armlagerung 509
Armlymphödem, sekundäres 414f
Aromatherapie 568
Arrhythmia absoluta 299
Arrhythmie, absolute 158
Arteria brachialis 280
- femoralis 281
- radialis 280
Arterienverschluss, akuter 315ff
- Pflege 317
- Therapie 316
Arthrose 446
Arzneimittelumgang, sicherer 177ff
Arzneimittelgesetz 35
ASA-Klassifikation 581
Asbest, als Karzinogen 564
Aspartat-Aminotransferase (AST) 226
Aspiration
- Hilfe 95f
- Vermeidung 155
Aspirationsgefahr 505
Assistent
- operationstechnischer (OTA) 3
- Physician 3f
Asthma 251
- bronchiale 251ff
- Peak-Flow-Messung 254f
- Selbstkontrolle 254f
Asystolie 298
- Pulsfrequenz 157
Aszites 374
Aszitespunktion 192f
AT1-Antagonisten 277
Atelektasenprophylaxe 141ff
Atemfrequenz
- normale 136f
- Veränderung 137f
Atemgeräusch 140
Atemhilfe
- Atemfluss-(flow-)orientierte 153
- manuelle/apparative 151ff
- volumenorientierte 153
Atemnot 139f
- akute 155
- Intervention, professionelle 155
Atemqualität 138
Atemrhythmus-Veränderung 135f

Sachverzeichnis

Atemspende 595f
Atemstillstand 138
Atemtechnik bei Inhalation 154
Atemtherapie 144ff
– Anleitung 255f
Atemtiefe 138
Atemoperation 306f
Atemtraining 142
Atemvolumen 138f
Atemwegs-Tuberkulose 489ff
– Prophylaxe 491
Atemzugvolumen 138
ATL (Aktivitäten des täglichen Lebens)
– nach Amputation 466
– Frakturbehandlung, osteosynthetische 458
– Gelenkerkrankung, entzündliche 447
– Gipsverband 463
– Herzinfarkt 286
– Herzinsuffizienz 295f
– Herzoperation 307
– Herzrhythmusstörung 302
– Hirnschädigung 500ff
– Morbus Parkinson 519ff
– Multiple Sklerose 514ff
– Osteoporose 444
– Querschnittslähmung 509ff
Atmung
– Ernährung, enterale 100
– erste, Neugeborenes 397
– Gestationshypertonie 391
– Herzinsuffizienz 293
– Herzoperation 306
– meningische 136
– Neugeborenes 397f
– Nierentransplantation 339
– Osteoporose 444
– Querschnittslähmung 508
– Sicherstellung im Notfall 591
– Veränderung beim Sterben 172
Atrophie 469
Atropin 312
Aufgaben, ärztliche, Delegation 30
Aufgabenübertragung 30
Aufhängung, Thoraxdrainage 266
Aufklärung 28
Aufmerksamkeitsstörung 496f
Augenmedikamente 81f
Augenpflege 81ff
Augensalbe 82
Augenspülung 83
Augentropfen 82
Ausatemtechnik 145f

Ausglühen 38
Auskochen 38
Ausräumen, digitales 120f
Ausscheidung
– Herzinfarkt 286
– Herzinsuffizienz 296
– Herzoperation 306f
– Morbus Parkinson 521
– Multiple Sklerose 514f
– Prostataoperation 420
– Tokolyse 386
– Uterusoperation 407
Austreibungsphase, Geburt 397
Auswurf-Beurteilung 140f
AV-Block 298
Azetylsalizylsäure (ASS) 547
– Angina pectoris 277
Azidoseatmung 136

B

Badeöl 69
Bakterien-Nachweis in Blutkultur 224
Bakteriurie 326
Ballondarmrohr 124
Bandscheibenerkrankung 449ff
Bandscheibenvorfall 449f
– Entlassungsberatung 453
– Komplikation 450f
– Pflege 452f
– Therapie 451f
Basic life support 309
Basisformular Pflegedokumentation 20
Bauch-Waschen im Bett 73
Bauchatmung 145
Baucheinreibung 120
Bauchhöhlenspiegelung 244f
Bauchlage
– Kontaktatmung 146
– Kontrakturenprophylaxe 61
Bauchschmerz 119
Bauchspeicheldrüsenerkrankung 378ff
Baxter-Formel 475
Beatmung 270ff
Beatmungsbeutel 144
Beckenbodenentlastung 407
Beckenbodenschwäche 108, 408
Beckenbodentraining 112, 409f
Beckenkammbiopsie 193ff
Beckenkammpunktion 193ff
Bedside-Test 207
Behandlung 4
Behandlungspfade 26

Beine-Waschen im Bett 73
Belastungs-EKG 233
Belastungsinkontinenz 110
Benzodiazepin-Analoga 49
Benzodiazepine 49
Bepanthen-Lösung 5% 79
Bereichskleidung 584
Bereichspflege 13
Berufsgruppen 4
Berührungsempfindlichkeit 489
Berührung, therapeutische 170
Bestrahlungstherapie 567
Betarezeptorenblocker
– Angina pectoris 277
– Herzrhythmusstörung 300
– Wirkung/Nebenwirkung 278
Betäubungsmittel 178f
– Aufbewahrung 35
Betäubungsmittelbuch 178
Betäubungsmittelgesetz 35
Betäubungsmittelverschreibungsverordnung 35
Betreuer
– Fixierung 31f
– Unterbringung 31
Betreuungsvoraussetzung 31
Betreuungsrecht 31f
Betreuungsverfügung 171
Bettgitter, Anbringen 34
Bettstrickleiter 387
Bettwäschewechsel 459
Beutel-Maske-Beatmung 592f
Bewegen, passives 62
Bewegung
– Bandscheibenvorfall 453
– Darmerkrankung, chronisch-entzündliche 358
– Herzinsuffizienz 295f
– Hirnschädigung 500ff
– Morbus Parkinson 521
– Multiple Sklerose 515f
– Osteoporose 444
Bewegungsablauf, unkoordinierter 496
Bewegungsfunktion, eingeschränkte 108
Bewegungsübung
– aktiv-assistive 62f
– aktive 62
– Ausführung 62f
– resistive 62
Bewusstsein 45
– Herzoperation 307
– Nierentransplantation 339
– beim Sterben 172

611

Sachverzeichnis

Bewusstseinslage
- Bewertung 495
- Enzephalopathie, hepatische 373
- Herzinsuffizienz 294

Bewusstseinsstörung 500
Bezugspflege 13f
Bigeminus 300
Bikarbonatverlust 573
Bildungsbereich, interner 10
Bilirubinurie 104
Binde, elastische 180f
Bindegewebsveränderung 66
Biofeedback 409
Biologicals 471
Biopsie 191ff
Biopsiematerial 190
Biot-Atmung 136
Biphosphonate 443
Bisphosphonate 559
Blähung 578
Blasenentleerung 510
Blasenentleerungsstörung 407
Blasenkatheterismus 209ff
Blasenpunktionsurin 189
Blasenspasmolytika 110
Blasensprung, vorzeitiger 384
- Erkennen 387
Blasentraining 111
Blasenverweilkatheter 113
- Entfernen 213f
- suprapubischer 212f
- Wechsel 213
Blässe 65
Blasser drill 111
Bleistiftstuhl 363
Blockierung, sinuatriale 298
Blutabnahme, kapillare 226f
Blutbild 221f
- großes 222
- kleines 222
- rotes 222
Blutbildungsstörung, Antitumortherapie-bedingte 573ff
Blutdruck
- Beurteilung 158ff
- Herzinsuffizienz 293
- hoher 48
- Messtechnik 161ff
- beim Sterben 172
Blutdruckmessung
- arterielle 240f
- auskultatorische 161
- Fehlerquellen 162
- indirekte 161
- invasive 239ff
Blutdruckschwankung, physiologische 159

Blutdruckstufen 288
Blutdruckwerte 158f
Blutgasanalyse (BGA) 223
Blutgerinnungsparameter 223
Bluthochdruck 288
Blutkultur 184f
- Bakteriennachweis 224
- Pilznachweis 224
Bluttransfusion 206
Blutuntersuchung 221ff
Blutzucker 226f
Blutzuckerschwankung 428
Blutzusammensetzung 221
Bobath-Konzept 496
- aktivierende 500ff
- systemorientierte 496ff
Borken im Mund 77
Braden-Skala 56
Bradykardie 156f
Bradypnoe 137
Bronchialsekret-Entfernung aus Atemwege 151
Bronchialtumor 256f
Bronchitis
- akute 249
- chronische 250
Bronchoskopie 237f
Brust-Waschen im Bett 73
Brustatmung 145
Brustkrebs 411ff
- Begleitung, psychosoziale 413f
Brustpflege 400
Brustprothese 414
Brustwandableitung 234f
Brustwarzenhärtung 388
Buprenorphin 555
- Dosierung, äquivalente 558
Bypass, koronarer 304
Bypasschirurgie, minimalinvasive 304

C

Ca^{2+}-Kanal-Blockade 300
Calcineurininhibitor 341
Calcitonin 443
Carbamazepin 524
Chemotherapie, Nebenwirkung 566
Cheyne-Stokes-Atmung 136
Chlorhexamed-Lösung 79
Choleozystografie 228
Cholezystektomie 376f
Chylothorax 262
Ciclosporin 471
Cignolin 471
Cikatrix 469
Clinical Pathways 26
Clonazepam 524

Clostridium-difficile-assoziierte Diarrhö (CDAD) 484ff
Codein 552
- Dosierung, äquivalente 558
Colitis ulcerosa 356ff
Computertomografie (CT) 228
Couplet 300
COX2-Hemmer 550
Creme 470
- hydrophile 88
- lipophile 88
Crista-Biopsie 193ff
Critical Pathways 26
Crusta 469
Cyclooxygenase-2-Hemmer 550

D

Dachziegelverband 463
Dampf, strömender 38
Dampfsterilisation 40
Darmeinlauf 121ff
Darmentleerung
- Querschnittslähmung 511
- Wochenbett 401
Darmerkrankung, chronisch-entzündliche 356ff
Darmgeräusch 365
Darmreinigung
- Dickdarmkarzinom 364
- Uterusoperation 405
Darmspülung 121ff
- orthograde 124
Darmsterilisation 374
Darmtätigkeit 365
Darmverschluss 359f
Datendokumentation 15
Defäkation 113
Defibrillation 598f
- Energiemenge 599
Dehnlage, einfache 147
Dekubitus-Prädilektionsstellen 57
Dekubitusprophylaxe 55ff
- Ernährung 59
- Hautpflege 60
- Hilfsmittel, druckreduzierende 60
- Maßnahmen 57ff
- Querschnittslähmung 508f
- Verschlusskrankheit, periphere arterielle 315
Dekubitusrisiko 56
- Einschätzung 57
Dekubitusrisikofaktoren 56
Dekubitusstadien (EPUAP) 55
Dekubitusulzera 55

Sachverzeichnis

Delegation
- ärztliche Aufgaben 30
- ärztliche Tätigkeit 3f
- Verantwortungsbereiche 30

Demenz 536
- Formen 537f
- Kommunikation 540f
- Schweregrade 536f
- symptomatische 538
- Symptome 538f
- Therapie, medikamentöse 539
- Umfeldgestaltung 540
- Validation 541
- vaskuläre 538
- Verhaltensregeln 542

Demenzielle Erkrankung 536ff

Depression 530ff
- Klassifizierung 531
- Pflege 532
- Risikofaktoren 531

Deprivation 542
Dermatitis 469
Desaultverband 462f
Descensus genitalis 408ff

Desinfektion
- chemische 39f
- Diarrhö, Clostridium-difficile-assoziierte 486f
- physikalische 38f
- Schutzhandschuhe 164
- mit Strahlen 38f
- thermo-chemische 39

Desinfektionsverfahren 38ff
Desinfektionswirkstoffe, chemische 40
Desorientierung 539

Diabetes mellitus 422ff
- Diagnostik 423f
- Ernährung 429
- Folgekomplikation 431ff
- Komplikation 429ff
- Multiple Sklerose 516
- Symptome 423
- Therapie 425
- Typ 1 422
- Typ 2 422
- Ursache 422f

Diagnosis Related Groups (DRG) 24f
Diagnostik 4
Dialog, somatischer 167
Dialysat, Endotoxin-kontaminiertes 336

Dialyse 332ff
- Kreislaufkontrolle 335
- Nachsorge 335
- Pflege 334ff

Dialyseflüssigkeit 335f
Dialyseshunt 339

Diarrhö 118f
- Clostridium-difficile-assoziierte (CDAD) 484ff
- Ernährung, enterale 99
- forcierte 603
- Hautschutz 487
- Infektionsprävention 485ff
- Risikofaktoren 484
- Therapie 485
- therapiebedingte 572f

Diät
- Gelenkerkrankung, entzündliche 449
- Ulcus pepticum 352

Dickdarmerkrankung 361ff
Dickdarmkarzinom 363f
Dickdarmpolypen 362f
Diclofenac 548
Differenzialblutbild 222
Digitalis 293
Digitalthermometer 127f
Dihydrocodein (DHC) 552
- Dosierung, äquivalente 558

Diuretika 110
Divertikulitis 361
Divertikulose 361

DMS-IV-TR
- Abhängigkeitserkrankung 535
- Depression 531

DNGG 253

Dokumentation
- Abänderung 29
- DRG-Richtlinien 25
- Inhalt 29
- Mängel 29
- Pflege 19f, 28f
- Pflegeprozess 15
- Umfang 29
- Verantwortlicher 29
- Zeitpunkt 29
- Zweck 29

Dopaminabhängiges System, Störung 528
DPP-4-Inhibitor 427

Drainage
- autogene 256
- Brustkrebs 412
- Dickdarmkarzinom 365
- Frakturbehandlung, osteosynthetische 458
- Herzoperation 306
- Magenkarzinom 355
- Nierentransplantation 340
- Ösophagusresektion 350
- Prostataoperation 420

Dranginkontinenz 110
Drehdehnlage 147
DRG (Diagnosis Related Groups) 24f

DRG-Klassifizierungsschema 24
DRG-Struktur 24
DRG-System 24ff
- Dokumentationsrichtlinien 25
- Pflege 25

DRG-Vergütungssystem 24
Drittgeheimnis 34
Druckentlastung, im Sitzen 59
Druckinfusion 204
Dumping-Syndrom 355
Duodenalsaft 189
Durchfall s. Diarrhö
Durchführungsverantwortung 30
Dysphagie 579
Dyspnoe 139f
- exspiratorische 140
- inspiratorische 140
- beim Sterben 173

Dyssomnie 45f

E

Echokardiografie 232
Einatemtechnik 145
Einlegemethode, Desinfektion, chemische 39
Einmalkatheterismus 510f
Einmalkatheterurin 189
Einreibemethode 37f
Einreibung, atemstimulierende 47f
Einschleusung 585
Einwilligung 27f
Einwilligungsfähigkeit 27f
Eiter 190
Eiweiß 429
Eiweiß-Akinese 521
Eklampsie 390
- Pflege 392f
- Sofortmaßnahmen 393

Ekzem 469
Ekzemerkrankung 469ff
Elektrokardiogramm 233ff
Elektrolyte
- Blutuntersuchung 224
- routinemäßig bestimmte 225

Elektrostimulation 410
Elektrotherapie 301
ELISA-Antikörpernachweis 224
Eltern-Kind-Beziehung 395
Embolie, arterielle 315
Empfindungsstörung 513
En-Bloc-Mobilisation 387
Entfiebern, kritisches 131
Entgiftung, körperliche 535
Entkleiden, Waschen im Bett 73

613

Sachverzeichnis

Entleerungszeiten
- festgelegte 112
- individuelle 112

Entstauung
- Armlymphödem 415
- komplexe physikalische (KPE) 415

Entwöhnungsbehandlung 535

Entzündungsparameter, unspezifische 223

Enzephalopathie, hepatische 373

Epilepsie 523 ff

Erbrechen 91 ff
- nach Analgetika 560
- antiziparotisches 569
- Beobachtungskriterien 92
- Formen 91
- Tumortherapie 566 ff

Erfrierung 129
- Sofortmaßnahmen 132

Ergebnisqualität 6

Ergotherapie 166
- Gelenkerkrankung, entzündliche 447

Erkrankung, affektive 530 ff

Ernährung
- Appetitlosigkeit 578
- Blähung 578
- Darmerkrankung, chronisch-entzündliche 358
- Dekubitusprophylaxe 59
- Demenz 542
- Diabetes mellitus 429
- Dickdarmkarzinom 364
- enterale 98 ff
- Enzephalopathie, hepatische 373
- Gelenkerkrankung, entzündliche 448 f
- Geruchsempfinden, verändertes 578
- Geschmacksempfinden, verändertes 578
- Glomerulonephritis, akute 330
- Herzinfarkt 286
- Kachexie 577 f
- Kaubeschwerden 579
- künstliche 96
- Magenkarzinom 355
- Mundtrockenheit 579
- Obstipation 578
- Ösophagitis 345
- Ösophagusresektion 350
- Osteoporose 444
- Pankreatitis, akute 380
- Pneumonieprävention 142
- Schluckbeschwerden 579
- Schwangerschaftsverlauf 388

- Sonde, transnasale 96 ff
- Stomaversorgung 371
- Tumortherapie 568
- Ulkuskrankheit 353
- Verbrennung 477
- Völlegefühl 578
- Wochenbett 400

Ernährungssonde 214 ff

Ernährungsstörung, Antitumortherapie-bedingte 577 ff

Eröffnungsphase, Geburt 397

Erosio 469

Erwärmung 129

Erysipel 472 f

Essen 89 ff

Ethambutol 490

Euthyreose 435

Exenatide 427

Exitus 173 ff

Exkoriatio 469

Expektoration 140

Expertenstandard 20

Extension 455

Extensionsbehandlung 459 f

Extensionsgestänge 460

Extrasystole 157 f, 298 f
- Formen 300
- supraventrikuläre 298
- Therapie 301
- ventrikuläre 298

Extremitätenableitung 234

Extubation 270 f

F

Faces-Pain Scale 545
Fachbereiche 4 f
Fahrlässigkeit 28
Fehlhaltungsprophylaxe 413
Fentanyl 556
- Äquivalenzdosen 557
Fette
- Diabetes mellitus 429
- Hautbehandlung 470
Fettembolie 456
Fettgaze 476
Fettstoffwechsel
- Blutuntersuchung 225
- Parameter 225
Fieber 130 ff
- Sofortmaßnahmen 132
- Symptome 133
- Therapie zur Senkung 134
Fieberabfall 131
- Symptome 133
Fieberanstieg 130
- Symptome 133
Fieberdelir 132
Fieberhöhe 131
- Symptome 133
Fieberkrampf 132
Fiebertypen 131

Fieberverlauf 130 f
- Typen 132
Fissur 469
Fixateur externe 458 f
- Überwachung 459
Fixierung
- Betreuter 31 f
- Patient 34
Flupirtin 550
Flüssigkeitsaufnahme
- Morbus Parkinson 520 f
- Nierentransplantation 339
Flüssigkeitsbilanz 106
Flüssigkeitshaushalt
- Blutuntersuchung 224
- Gestationshypertonie 391 f
- Harnwegsinfektion 327
- Herzinsuffizienz 293 f
- Herzoperation 306
Flüssigkeitsspiegel 266
Flüssigseife 68
Flutter 256
Fortbewegen 50 ff
- im Liegen 50
- im Sitzen 50 f
- im Stehen 51
Fortbildungsverpflichtung 9
Fraktur 453 ff
- Rehabilitation 455
Frakturbehandlung, osteosynthetische 456 ff
Frakturheilung 455 f
Frakturkrankheit 456
Frakturretention, operative 454 f
Frauenmilch, reife 399
Freezing 521
Freiheitsberaubung 34
Freilagerung 57
Frühdumping 356
Frühgeburt, drohende 384 ff
Frühmobilisation 287
Fumarsäureester 471
Fundusvarizen 345
Funktionshand 509 f
Funktionspflege 12
Füße, kalte 48
Fußpflege 433 f
Fußsyndrom, diabetisches 433 f

G

Gähnen 145
Galle 189
Gallenkolik 376
Gallensteine 374 ff
Gamma-Glutamyl-Transferase (γ-GT) 226
Gangschulung 63
Ganzkörperbad 74

Sachverzeichnis

Ganzkörperwaschung, therapeutische 70f
Gastrektomie, totale 354
Gastrointestinaltrakt-Probenentnahme 189f
Gastroskopie 238f
Gebärmutterhals-Schonung 387
Geburt 397
Gedächtnisstörung 540
Gefäßerkrankung, venöse 317ff
Gefäßpunktion
– arterielle 191f
– venöse 198f
Geheimnis 33
Gehhilfe 63
Gehirnblutung, epidurale (EDH) 494
Gehirn-Durchblutungsstörung 493
Gehtraining 314
Gelenkbewegung, passive 62
Gelenkerkrankung
– degenerative 446ff
– entzündliche 445f
– rheumatische/degenerative 445ff
Genitalhygiene 406
Genitalspülung, äußere 406
Geräuschempfindlichkeit 489
Gerinnungsstatus 222f
Geruchsempfinden, verändertes 578
Gesäß-Waschen im Bett 73
Gesäßmuskel- Injektion 201f
Gesäßspalte-Waschen im Bett 73
Geschmacksempfinden, verändertes 578
Gesicht-Waschen im Bett 73
Gesichtsbereich-Störung 499
Gesichtsfeldausfall 500
Gestationshypertonie 389
– Therapie 390f
Gesundheitsberatung
– Armlymphödem 416
– Dickdarmkarzinom 366
– Glomerulonephritis, akute 330
– Harnwegsinfektion 327
– Hauterkrankung 470
– Herzschrittmacher 303
– Nierentransplantation 340
– Ösophaguskompressionssonde 348
– Pankreatitis, chronische 382
– Psoriasis 472
– Wochenbett 400f
Gesundheitsförderung
– Darmerkrankung, chronisch-entzündliche 359
– Glomerulonephritis, akute 330
– Harnsteinleiden 324
– Harnwegsinfektion 328
– Herzoperation 307
– Magenkarzinom 356
– Ulkuskrankheit 353
Gesundheitswesen 22
Giftelimination, primäre 602
Giftentfernung 601ff
– nach Resorption 603
– vor Resorption 601ff
Gilchristverband 463
Gipsbehandlung 455
Gipsbinde 461
Gipslonguette 461
Gipsverband-Spalten 462
Glasgow-Koma-Skala 495
Glibenclamid 426
Glimepirid 426
Glitazone 426
Glomerulonephritis, akute 328ff
Glukokortikoide 253
– Psoriasis 471
Glukosebelastungstest 225
Glukosetoleranz, gestörte 424
Glutamat-Oxalazetat-Transaminase (GOT) 226
Glutamat-Pyruvat-Transaminase (GPT) 226
Granulozytopenie 574
Grenzzonenamputation 466
Gummibauch 379

H

H_1-Antihistaminika 49
H_2-Rezeptor-Antagonisten 352
Haarausfall, Antitumortherapie-bedingter 569f
Haare
– Veränderung 66
– Waschen im Bett 73
Haarentfernung 582
Haarpflege, im Bett 84
Haemoccult-Test 189f
Haftungsrecht 28
Halbmondlage 147
Hals
– Überstrecken 591
– Waschen im Bett 73
Haltungsänderung 536

Hämatom, subdurales (SDH) 494
Hämatothorax 262
Hämaturie 326
Hämodiafiltration 333
Hämodialyse 333
Hämofiltration 333
Hämoglobin, glykolisiertes 424
Hämorrhoiden 366f
Händedesinfektion
– chirurgische 37f
– Diarrhö, Clostridium-difficile-assoziierte 486
– hygienische 37
Händehygiene
– Diarrhö, Clostridium-difficile-assoziierte 486
– OP-Bereich 584
– Pneumonieprävention 142
– professionelle 164
Handschuhe, OP-Bereich 584f
Harnblasenkatheterisierung 107
Harnblasenkapazität 104
Harnblasenoperation 331
Harnblasenreizstoffe 110
Harnkontinenz-Förderung 107ff
Harnleiteroperation 331
Harnleiterschienung 324
Harnmenge 102f
Harnretention, chronische 110
Harnröhrenoperation 331
Harnsäure, Senkung 323
Harnsteinbildung 322
Harnsteinkolik 322
Harnsteinleiden 322ff
– Blutanalyse 323
– Diagnostik 323
– Pflege 324f
Harnstoff 226
Harnverhalt 103
Harnwegsinfekt, akuter symptomatischer 108
Harnwegsinfektion 325ff
– nosokomiale 328
– Pflege 327f
– Symptome 326
Hauptdiagnosen (MDCs) 24
Haut
– pergamentartige dünne 85
– sebostatische 65
– veränderte 86
– Veränderung beim Sterben 172
Hautanhangsorgane 65ff
Hautblutung 576

Sachverzeichnis

Hauterkrankung 470
Hautfarbe
– Körpertemperatur 126
– Veränderung 65
Hautfeuchtigkeit 65
Hautirritation, mechanische 370
Hautkonsistenz 126
Hautmischtyp 85
Hautpflege 84
– Armlymphödem 415f
– Dekubitusprophylaxe 60
– Diabetes mellitus 433f
– Diarrhö 119
– Gelenkerkrankung, entzündliche 447
– Morbus Parkinson 520
– Psoriasis 471f
– Typen-abhängige 85
Hautpflegemittel 87f
Hautschutz
– Diarrhö, Clostridium-difficile-assoziierte 487
– Extensionsbehandlung 460
Hautstruktur-Veränderung 66
Hauttumor 469
Hautturgor-Veränderung 65
Hauttyp
– seborrhoischer 85
– sebostatischer 85
Hautveränderung, krankhafte 469
Hautwärme 126
HbA$_{1c}$-Wert 424
Hebe-Senkeinlauf 124
Heimdialyse 334
Heimlich-Griff 96
Helicobacter pylori 564
HELLP-Syndrom 390
Hepatitis
– chronische 564
– Dialyse 336
Hernie, parastomale 371
Herzdruckmassage 596f
Herzinfarkt 282ff
– Diagnostik 283
– Gefahr 278f
– Pflege 284ff
– Therapie 283
Herzinfarktschmerz 282
Herzinsuffizienz 291ff
Herzkatheterisierung
– Entlassungsberatung 280
– Überwachung 280f
– Vorbereitung 279
Herzklappenfehler 304f
Herzkrankheit, koronare 275ff
Herz-Kreislauf-Funktion
– Herzoperation 306

– Nierentransplantation 338
– Tokolyse 386
Herz-Kreislauf-Stillstand 595
– akuter 308ff
– Symptome 309
– Therapie 309ff
– Ursachen 308
Herz-Lungen-Wiederbelebung 597f
Herzmuskelinfarkt 282ff
Herzoperation 303ff
– Aktivitäten des täglichen Lebens 307
– Pflege 305ff
– Rasur 306
– Überwachung, postoperative 306f
Herzrhythmusstörung 296ff
– bradykarde 297, 301
– Diagnostik 297
– tachykarde 298f, 301
– Therapie 300f
– Therapieüberwachung 301f
– Ursache 297
Herzschrittmacherimplantation 302f
Herzstillstand
– asystolischer 308
– tachysystolischer 308
Herzszintigrafie 229
Hexoral-Lösung 79
Hibernation 129
Hirnarterienverschluss 493f
Hirndruck, erhöhter 489
Hirninfarkt 493
Hirnschädigung
– Aspirationsgefahr 505
– erworbene 493ff
– Inkontinenz 500
– Pflege, symptomorientierte nach Bobath-Konzept 496ff
Hirntumor 494
Hitze
– feuchte 38
– trockene 38
Hitzekollaps 132
Hitzekrampf 132
Hitzesynkope 132
Hitzschlag 132
HIV-Infektion 480ff
– Berufsrisiko 483
– CDC-Klassifikation 480f
– als Karzinogen 564
– Pflegemaßnahme 482
– Sofortmaßnahmen 485
– symptomatische 482
Holding Area 585
Home-made-Kost 96
Hormonpräparate, antidiabetische 427

Hormonstabilisierung 407f
Hormontherapie 410
Hüfte, schmerzhafte 500
Husten, unproduktiver 151
Hydrokolloidverband-Wechsel 184
Hydromorphon 554
– Dosierung, äquivalente 558
Hydrotherapie 48
Hygiene
– Absaugen, endotracheales 269
– Anästhesiebereich 584f
– Ernährung, enterale 98
– Nahrungsaufnahme 89
– OP-Bereich 584f
– Prävention postoperativer Wundinfektion 583f
– nach dem Tod 175
– Wochenbett 400
Hyperglykämie 430f
Hyperhidrosis 134f
Hyperkeratose 469
Hyperosmolares Koma 431
Hyperparathyreoidismus 440
Hyperreflexie 512
Hypertensive Krise 290f
Hypertensiver Notfall 290f
Hyperthermie 130
– maligne 132
– Meningitis 489
– Sofortmaßnahmen 132
Hyperthyreose 435ff
– Ursache 435
Hypertonie 159, 288ff
– Behandlung, medikamentöse 290
– Diagnostik 289
– essenzielle 288
– primäre 288
– sekundäre 288
– temporäre 288
– Therapie 289f
Hyperventilation 136
Hypoglykämie 429f
Hypothermie 129
– Sofortmaßnahmen 132
Hypothyreose 435
– Therapie 438
– Ursache 437f
Hypotonie 159f
Hypoxie 495f
Hysterektomie s. Uterusoperation

I

Ibuprofen 548
Igelball 151
Ikterus 65
I-Lagerung 148

Sachverzeichnis

Ileus 359f
Immobilisationsgrad, verbandsbedingter 179
Immunsuppressive Therapie 341
Indometacin 548
Infektion
– blutübertragbare 336
– Neutropenie 574
– nosokomiale 141ff, 163
– opportunistische 482
Infektionsgefährdung 163
Infektionskontrolle 477
Infektionsparameter, unspezifische 223
Infektionsprophylaxe 491
Infektionsschutz 341f
Infektionsschutzgesetz 35
Infrarot-Ohrthermometer 128
Infrarot-Sensoren 128
Infusion 203ff
– pumpengesteuerte 204, 206
– schwerkraftgesteuerte 204f
Infusionspumpe 204
– in Betrieb nehmen 206
Infusionstropfgeschwindigkeit 205
Infusomat 206
Inhalation 144
Inhalationsgerät 153f
Inhalationstherapie 153f
Inhalationstrauma 475
Inhalationszusatz 153
Injektion 199ff
– Delegation 30
– Einteilung 199
– intrakutane 200
– intramuskuläre 201ff
– Oberschenkel 202f
– subkutane 200f
– ventrogluteale nach v. Hochstetter 201f
Inkontinenz 102
– extraurethrale 111
– Hautpflege 86
– Hirnschädigung 500
– unkategorisierbare 111
Inspirationskapazität 139
Insuffizienz, chronisch venöse (CVI) 317ff
Insulininjektion 428
Insulinlagerung 428
Insulin-Pen 428
Insulintherapie 427ff
Interessenwahrung 34
Intertrigo, Hautpflege 86
Intimbereich, Waschen 69
– im Bett 73
Intimhygiene 328

Intimität 170f
Intimsphäre 170f
Intoxikation 599ff
Islam, Körperpflege 89
Iso-Kreatininkinase (CK-MB) 226
Isolation
– HIV-Infektion 484
– Meningitis 488
– Verbrennung 476
Isolierung 41
Isoniazid 490
Isotransplantation 337

J

Jodmangel 436
Juckreiz 86
Judentum, Körperpflege 89

K

Kaiserschnitt 393
– Erholung 394
– Narkoseverfahren 394
Kaiserschnittentbindung 393ff
Kalium-Verabreichung 302
Kaliumverlust 573
Kältetherapie 48
– Gelenkerkrankung, entzündliche 448
Kalziumantagonisten 277
Kamille 80
Kamillentee 572
Kammerflattern 299
Kammerflimmern 282, 299
Kammertachykardie, paroxysmale 299
Kanüle, arterielle 241f
Kardiogener Schock 284, 291
Kardiokompression 596f
Karzinogene, exogene 564
Karzinom, kolorektale 363
Katheter 209ff
– Entfernung 420
– Harnblase 107
– suprapubischer 213
– transurethraler 213
Katheterpflege 336
Katheterurin, transurethral oder suprapubisch 188f
Katheterwechsel 213f
Kaubeschwerden 579
Kaudasyndrom 450
Keimzahl, infektrelevante 188
Kernspintomografie 230f
Ketoazidotisches Koma 430f
Kinästhetik 50ff
Kinder, Schmerzerfassung 545
Kindspech 113

5/6 Kissenbett 58f
K$^+$-Kanal-Blockade 300
Klappenvitium 304f
Kleiden
– Herzinsuffizienz 296
– Morbus Parkinson 519
– bei Zu-/Ableitungen 84
Klinik-Kommunikationsbuch 168
Klistier 121ff
Knochenmarkaplasie 573
Knochenmarkdepression 573
Knochen-Röntgen 227
Knochenszintigrafie 229
Koagelbildung 419
Koanalgetika 558f
Koffein 110
Kohlegabe 603
Kohlenhydrate 429
Kohlenhydratverlust 573
Kolonkontrasteinlauf 228, 242f
Koloskopie 243f
Kolostrum 399
Koma
– hyperosmolares 431
– ketoazidotisches 430f
Kombinationsinsulin 427
Kommunikation
– basale 167
– Demenz 540f
– Hirnschädigung 505
Kommunikationshilfen, alternative 168f
Kommunizieren 167ff
Kompartmentsyndrom 456
Kompetenz 9f
Kompresse 213
Kompressionsverband 54f
– Armlymphödem 416
Kondomurinal 112
Kontaktatmung 146
Kontaktekzem
– allergisches 370
– toxisches 370
Kontinenzförderung 111ff
Kontinenzgefährdung 108ff
Kontraktur 60
– ischämische 456
– Vermeidung nach Amputation 465f
Kontrakturenprophylaxe 60ff
– Verbrennung 477
Konussyndrom 450
Koordinationsfähigkeit 45
Koronare Herzkrankheit
  s. Herzkrankheit, koronare
Korotkoff-Geräusch 162
Körpergewicht 293f
Körperinspektion 306

Sachverzeichnis

Körperpflege 68ff
– Diabetes mellitus 433f
– Enzephalopathie, hepatische 373
– Herzinfarkt 286
– Hirnschädigung 504f
– Kultur-abhängige 89
– Morbus Parkinson 519f
– Multiple Sklerose 515
– Pankreatitis, akute 380
– Schwangerschaftsverlauf 388
Körpertemperatur 126ff
– Abweichung 128
– Herzinfarkt 286
– Messen 127ff
– Nierentransplantation 339
– Querschnittslähmung 511
– reduzierte, beim Sterben 172
– Veränderung 129ff
Kortikoide 558
Kortison 449
Kost, flüssige 93
Kostaufbau 350
Krampfanfall, zerebraler 523ff
– Beobachtung 525
– Pflege danach 526
Krankenbeobachtung
– Notaufnahme 600f
– Pflegeprozess 15
– Verschlusskrankheit, periphere arterielle 315
Krankenhaus
– Arbeitsfeld 4f
– Definition 4
Krankenhausinfektion 163
Krankheitserreger 223
Kräutertee 47
Kreatinin 226
Kreislauf
– Gestationshypertonie 391
– Neugeborenes 398
– Querschnittslähmung 508
Kreislaufkollaps 160f
Krepppapier 461
Krise
– hypertensive 290f
– thyreotoxische 436
Kristallbildung 371
Kunsttherapie 166f
Kurzzugbinde 180
Kussmaulatmung 136
KUSS-Skala 546
Kutschersitz 255

L

Laborparameter, pflegerisch relevante 221ff

Lagerung
– atemfördernde 146ff
– Bauchlage 61
– Blutkultur 185
– Darmeinlauf 123
– Darmspülung 123
– Dickdarmkarzinom 365
– Druck-reduzierende 57
– Fingeramputation 466
– Fixateur externe 459
– Frakturbehandlung, osteosynthetische 457
– Herzinfarkt 286
– unter Herzniveau 315
– Klistier 123
– Kontrakturenprophylaxe 61
– Magenkarzinom 355
– Nahrungsaufnahme 89
– Oberschenkelamputation 466
– Ösophagusresektion 350
– Pleurapunktion 263
– Pneumonieprävention 143
– Querschnittslähmung 509
– Rückenlage 61
– Schutzhandschuhe 165
– Seitenlage 61
– Stumpf 465f
– Stützverband 461
– nach dem Tod 174f
– Unterschenkelamputation 466
– Verbrennung 477
– beim Waschen im Bett 72f
30°-Lagerung 58
135°-Lagerung 58
Lagerungshilfsmittel, druckreduzierende 60
Laktat 226
Laktatdehydrogenase (LDH) 226
Laktoseintoleranz 356
Lamotrigin 524
Langzeit-EKG 233
Langzeitnitrate 276
Langzugbinde 180
Laparoskopie 244f
Latexallergie 165
Leber, Neugeborenes 399
Lebertransplantation 377f
Leberzirrhose 372f
Leistungsbereiche 5
Leukopenie 574
Leukozytopenie 574f
Leukozyturie 326
Lichtempfindlichkeit 489
Lidocain 312
Liegen, Fortbewegen 50f

Linksherzinsuffizienz 284, 291f
Linksherzkatheterisierung 279ff
Linton-Nachlas-Sonde 347
Lipase 226
Lippen-Veränderung 66
Lippenbremse, dosierte 145
Liquor 185f
– lumbal entnommen 197
Lochialstau 401f
Lochien 401
Lösung
– alkoholische 87
– ölige 87
– wässrige 469
Lücke, auskultatorische 162
Lumbalpunktion 195ff
Lungenembolie 260
Lungenerkrankung, chronisch obstruktive (COPD) 250f
Lungenfassungsvermögen 138f
Lungenödem 294f
Lungentumor 256f
Lungenventilation 144ff
Lungenvolumen 138f
Lymphödem 415f
Lymphödemprophylaxe 413
Lymphozytopenie 574
Lysetherapie 285

M

Magen-Darm-Passage 227
Magen-Darm-Trakt-Blutung 576
Magen-Darm-Trakt-Umstellung 398
Magen-Darm-Ulzera 560
Magenentleerungsstörung 99
Magenkarzinom 353ff
– Pflege 354ff
Magensonde 214ff
– Magenkarzinom 355
– nasale 214f
– Ösophagusresektion 350
Magenspülung 601f
Major Depression 530
Makroangiopathie, diabetische 434
Makrohämaturie 104
Makula 469
Makulopathie 431f
Malventee 572
Mastitis puerperalis 403
Maximumthermometer 127f
Medikament
– pflanzliches 49
– Sondenapplikation 101

Sachverzeichnis

Medizinproduktegesetz 35f
Mekonium 113
Meldepflicht, Infektionsschutzgesetz 35
Meningitis 487ff
– Erreger 487
– Isolation 488
– Übertragungswege 487
Metamizol 549
Metastasierung 411
Metformin 426
Methadon 557
– Dosierung, äquivalente 558
Methotrexat (MTX) 471
Mikroangiopathie, diabetische 431f
Mikrolagerung 59
Miktionshäufigkeit 102
Milchstau, fieberhafter 402
β-Mimetika, kurz-/langwirkende 253
Mischinsulin 427
Mitarbeiterkompetenz 9f
Mittelstrahlurin 187f
Mittelzugbinde 180
Mobilisation
– nach Amputation 466
– Frakturbehandlung, osteosynthetische 457f
– Gefäßerkrankung, venöse 320
– Herzinfarkt 287
– Nierentransplantation 340
– Ösophagusresektion 350
– Pankreatitis, akute 381
– Unterstützung 63f
– Verbrennung 477
Mobilisationsstufen 287
Monitoring
– Herzrhythmusstörung 301
– mikrobiologisches 184
Montelukast 253
Morbus Crohn 356ff
– Symptome 357
Morbus Parkinson 516ff
– Dokumentation 522
– Freezing 521
– Krankenbeobachtung 522
– Medikamentengabe 522
– Psychosoziale Unterstützung 518f
– Reizgebung 522
– Stadien nach Hoehn und Yahr 517
– Therapie 518
– Umgebungsgestaltung 519
– Wach/Schlaf-Rhythmus 522

Morphin 553
– Applikationswege 557
– Äquivalenzdosen 557
– Dosierung, äquivalente 558
Motivation Interviewing 536
Motorik 45
Mukositis, Antitumortherapiebedingte 570ff
Multiple Sklerose (MS) 512ff
– Diagnostik 513f
– Therapie 514
Mund öffnen 90
Mundveränderung 66
Mundbereich-Störung 499
Mundhöhlenveränderung 77f
Mundhygiene 571
Mundpflege
– Antitumortherapie 571
– Patient, beatmeter 270
– Pneumonieprävention 142
– therapeutische 572
– Unterstützung 75f
Mundpflegemittel 79f
Mund-Rachen-Raum 591
Mundschleimhaut
– trockene 77
– Veränderung 66
– Antitumortherapiebedingte 570ff
Mundtrockenheit 579
Musiktherapie 166
Muskellähmung 513
Muskelrelaxanzien 559
Mutterkontakt 397f
Myelosuppression 573
Mykose 370
Myoglobin 226
Myokardinfarkt 282ff

N

Nabelpflege 399
Nachblutung 419
Nachgeburtsphase 397
Nacken-Waschen im Bett 73
Nagelveränderung 66
Nahrung
– Appetitlosigkeit 90
– Körpertemperatur 127
Nahrungsabbau 405
Nahrungsaufnahme
– Führen 90
– Harnsteinleiden 324f
– Herzinsuffizienz 296
– Herzoperation 307
– Hirnschädigung 505f
– Morbus Parkinson 520f
– Multiple Sklerose 516
– Nierentransplantation 339

– Schluckstörung 95
Na^+-Kanal-Blockade 300
Naloxon 552
– Dosierung, äquivalente 558
Naproxen 548
Narbenbehandlung 477
Nasenveränderung 67
Nasenbluten 576
Nasenenge, therapeutische 145
Nasensonde 149
Natriumbikarbonat 312
Natriumverlust 573
Neglektphänomen 498
Nekrose 469
Nephrolitholapaxie, perkutane (PCNL) 324
Nephropathie, diabetische 432
Nephrotisches Syndrom 329
Nervus-recurrens-Lähmung 440
Netzschlauchverband 181
Neugeborenenversorgung 395, 397ff
Neuroleptika 559
Neurophysiologische Störung 496f
Neutropenie 574
Nichtopioidanalgetika 547ff
Nieren, Neugeborenes 398
Nierenersatzverfahren 333
Nierenfunktion 420
Nierenoperation 330f
Nierenspende 337
Nierenszintigrafie 229
Nierentransplantation 337ff
– Entlassung 342
– Therapie 341
Nitrate
– Angina pectoris 276
– Überwachung 277
Nitrolingual-Spray 276
Nodulus 469
Nodus 469
Normalinsulin 427
Notfall
– Definition 591
– hypertensiver 290f
Notfallmaßnahmen 590ff
Notfallmedikamente 311
Notruf 595
Novaminsulfon 549
NPH-Insulin, länger wirkendes 427
Nüchternglukose, abnormale 424
Nüchternheit, präoperative 583
Nuklearmedizin 229f

619

Sachverzeichnis

Numerische Rangskala (NRS) 545
NYHA-Kriterien 292
Nykturie 102
– Herzinsuffizienz 294

O

Oberschenkelinjektion 202f
Obstipation 117f
– nach Analgetika 559f
– Antitumortherapiebedingte 578
– Ernährung, enterale 99
– harnkontinenzgefährdende 108
– schwere 120f
Ödeme 294
Ohrenpflege 83
Öl
– ätherisches 47
– Hautbehandlung 470
– Sekretverflüssigung 150
Oligoanurie 102
Oligurie 102
Onkologie 562ff
OP-Anästhesie-Unterstützungsbereich, gegenseitiger 586
Operation
– Patientenübernahme 585
– urologische 330ff
Operationsbereich
– Anästhesie-Unterstützungsbereich, gegenseitiger 586
– Funktionsdienst 585f
Operationsvorbereitung
– OP-Tag 582f
– Vortag 582
Opioidanalgetika 551ff
– schwach wirkende 551ff
– starkwirkende 553ff
Opioide 110
Oraler Glukose-Toleranz-Test (OGTT) 424f
Orbitopathie 436
Organisationsebene 21
Organparameter 225f
Orientierung, beim Sterben 172
Oropharyngealtubus 591f
Orthopnoe 139
Ösophagitis 344f
Ösophaguserkrankung 344ff
Ösophaguskarzinom 348
Ösophaguskompressionssonde 346ff
Ösophagusresektion 349f
Ösophagusvarizen 345ff
Osteomyelitis 456
Osteoporose 442ff
Osteosynthese 454f

Ostitis 456
Östrogene
– Osteoporose 443
– synthetische, als Karzinogen 564
Oxycodon 554
– Dosierung, äquivalente 558

P

Packung 448
Pankreatitis
– akute 378ff
– chronische 381f
Papillomvirus, humanes 564
Papula 469
Paracetamol 549
Paraplegie 506
Parasiten-Nachweis, mikroskopischer 223
Parasomnie 45
Paravasation 332
Parkinson-Krankheit s. Morbus Parkinson
Paste 87, 470
Patient
– beatmeter 270ff
– tracheotomierter 271
Patientenaufklärung 28
Patienteneinwilligung 27f
Patientenfixierung 34
Patientenmobilisation 146
Patientenübernahme 585
Patientenüberwachung, postoperative 586f
Patientenverfügung 171
Patientenverlegung 587
Peak-Flow-Messung 254f
Peak-Flow-Meter 254f
– Messfehler 255
PEG-Sonde 216
PEP-Atmung 255
Perfusor 206
Perikard-Flüssigkeit 186
Peritonealdialyse 333
Peritoneal-Flüssigkeit 186
PESR-Schema 16
Pethidin 557
– Dosierung, äquivalente 558
Pflege
– Durchführung 18
– funktionelle 12
– intraoperative 583ff
– Maßnahmenplanung 18
– perioperative 581ff
– postoperative 586f
Pflegeanamnese 15
Pflegediagnose 16
Pflegedokumentation 28f
– Basisformular 20
– Regeln 19f
Pflegeerfolg, Maßstab 17

Pflegeevaluation 18f
Pflegeproblem 16
Pflegeprozess 15ff
Pflegestandards 20f
Pflegesysteme 12ff
Pflegeüberleitung 22
Pflegeziele 17
Pfropfpräeklampsie 389
Phenobarbital 524
Phenytoin 524
Phlebografie 228
Phlebothrombose 317ff
Phonationskanüle 272
pH-Wert
– Stuhlausscheidung 117
– Urin 105
Physician Assistent 3f
Piktogramm 169
Pilze-Nachweis in Blutkultur 224
Piritramid 556
– Dosierung, äquivalente 558
Pleuraerguss 261f
– Atmungsunterstützung 262f
– Pleurapunktion 262ff
– Therapie 262
Pleura-Flüssigkeit 186
Pleurapunktion 262ff
Pneumonie 257ff
– Atmungsunterstützung 259
– atypische 257
– Symptome 258
– Therapie 259
– typische 257
Pneumonieprävention 141ff
Pneumothorax 264f
– geschlossener 264
– offener 264
Pollakisurie 102
Polsterung
– gezielte 460
– zirkuläre 461
Polymerasekettenreaktion (PCR) 224
Polyneuropathie, diabetische 432
Polypektomie 363
Polyposis, familliäre adenomatöse 362
Polyurie 103
Positionsveränderung, atemfördernde 146
Positronen-Emissions-Tomografie (PET) 230
Postthrombotisches Syndrom 317ff
Potenziale
– motorisch evozierte (MEP) 514

Sachverzeichnis

- somatosensibel evozierte (SEP) 514
- visuell evozierte (VEP) 514

Pouchanlage 370
Präeklampsie 389
- Pflege, entlastende 392
- Therapie 391
Präsuizidales Syndrom 532
Primäreffloreszenz 469
Primary Nursing (PN) 14
Primidon 524
Probenentnahme
- Gastrointestinaltrakt 189f
- mikrobiologische 184
Prophylaxe
- Infektion 163
- - nosokomiale 141ff
- Ösophagusresektion 350
- Pankreatitis, akute 380
- pflegerische 141ff
Prostataerkrankung 416ff
Prostatakarzinom 416
- Therapie 418f
- Tumorstaging 418
Prostataoperation 419
- Nierenfunktion 420
Prostata-Spezifisches-Antigen (PSA) 417f
Prostataveränderung, entzündliche 417
Prostatavergrößerung, gutartige 416, 418
Prostatitis 417
- Therapie 419
Proteine 330
Proteinverlust 573
Prothesenanpassung 467
Protonenpumpenhemmer 352
Prozessqualität 6
Pruritus 86
PSA (Prostata-Spezifisches-Antigen) 417f
Pseudoarthrose 456
Psoriasis 471
Psychose 528ff
6-P-Symptome 316
Puder 87, 470
Puerperalfieber 402
Puls
- Herzinsuffizienz 293
- beim Sterben 172
Pulsdefizit 157
Pulsfrequenz 156
- Adam-Stokes-Anfall 158
- Geschlecht 156
- Lebensalter 156
Pulsmessen, manuelles 155
Pulsoximetrie 223, 235f
Pulsqualität 158
Pulsrhythmus 157
Pulsveränderung 156ff

Punktat 190f
Punktion 191ff
- Dialyse 334f
Pupillenreaktion 45
Pusher-Syndrom 498f
Pustula 469
Pyelonephritis 325
Pyothorax 262
Pyrazinamid 490
Pyurie 104

Q

QM-System (QMS) 8
Qualitätsebenen 6
Qualitätsmanagement (QM) 6ff
- Instrumente 7, 9
Qualitätsmanagementsystem (QMS) 8
Qualitätssicherung 6
- Maßnahmen 6f
Querschnittslähmung 506ff
- Komplikation, potenzielle 512
- Psychische Situation 508
- Sofortmaßnahme 507

R

Rachenabstrich 186
Radiojodtherapie 437
Radiotherapie 567
Rangskala Schmerzerfassung 545
Rasselatmung 173
Rauchen 352
R-auf-T-Phänomen 300
Räumliche Störung 497
RC Cornet 256, 152
Reaktionsvermögen 45
Reanimation, kardiopulmonale (CPR) 310ff, 594ff
Rechtfertigungsgrund, Fixierung 34
Rechtsherzinsuffizienz 292
Reflexe 45
5-R-Regel
- Arzneimittelumgang, sicherer 177
- Augenmedikamente 81
6-F-Regel 375
Registrierung, freiwillige 9
Rehabilitation, neurologische 494
Reifezeichen, Neugeborenes 398
Reisschleim 572
Reizgebung 522
Reperfusionstherapie 283
Reservevolumen
- exspiratorisches 138
- inspiratorisches 138

Residualkapazität, funktionelle 139
Residualvolumen 138
Resistogramm 326
Respirationstrakt 186f
Restharn 104
Restharnbestimmung 111
Retinopathie, diabetische 431f
Retraktion 371
Rhagade 469
- im Mund 78
Rheuma 445
Rheumatische Gelenkerkrankung 445ff
Rifampicin 490
Ringelblumentee 572
Risikomanagement 7
- Instrumente 7
Rivalta-Probe 261
Rollstuhl 63f
Röntgendiagnostik 227f
Röntgenverordnung 36
Rückbildung 395
Rücken
- Klopfung 151
- Waschen im Bett 73
Rückenlage
- angepasste 500f
- Kontaktatmung 146
- Kontrakturenprophylaxe 61
Rückenmassage 151
Rucksackverband 462
Ruhe-EKG 233f

S

Salbe 87, 470
Salbei 80
Salbeitee 572
Sauerstoffanfeuchtung 144
Sauerstoffbrille, nasale 149
Sauerstoffflasche 148
Sauerstoffmaske 149f
Sauerstoffverabreichung 148ff
- Hilfsmittel 149
Sauerstoffversorgung
- Herzinfarkt 284
- zentrale 148
Sauerstoffvorrat 149
Säurestarre 323
Schädel-Hirn-Trauma (SHT) 494f
Schamgefühl 169
Schaukeleinlauf 124
Schaumstoffbinde 461
Scheidenpessar 410
Scheiden-pH 386f
Schilddrüsenerkrankung 435ff
Schilddrüsenkarzinom 435

621

Sachverzeichnis

Schilddrüsenknoten, kalter/heißer 436
Schilddrüsenoperation 440
Schilddrüsenszintigrafie 229
Schilddrüsenüberfunktion 435
Schilddrüsenunterfunktion 435
Schilling-Test 230
Schinkelgang 387
Schizophrenie 528ff
– Pflege 529f
– Symptome 528f
– Therapie 529
Schlaf 295
Schlafanamnese 46
Schlafapnoe-Syndrom 46
Schlafförderung 47ff
Schlafmangel 46
Schlafprotokoll 46
Schlafstörung 45f
– Einflussfaktoren 47
– Folgen 46
– krankheitsbedingte 46
– Unterstützung 46f
Schlauchmullverband 181
Schleim, intrabronchialer 151ff
Schleimhautveränderung
– Antitumortherapiebedingte 570ff
– beim Sterben 172
Schluckanbahnung 94f
Schluckbeschwerden 579
Schlucksequenz, Störung 93ff
Schluckstörung
– Hirnschädigung 506
– Sicherheitsregeln 95
Schlucktraining 94f
Schmerz
– Bandscheibenvorfall 450
– chronischer 547ff
– Definition 544
– Einfluss 544
– Einteilung 544
– hustenbedingter 150
– Pneumonieprävention 144
– Querschnittslähmung 512
– beim Sterben 172
Schmerzbehandlung
– Amputation 467
– Frakturbehandlung, osteosynthetische 458
Schmerzerfassungsskala 544f
Schmerzfreiheit 285
Schmerzintensität 544ff
Schmerztagebuch 545
Schmerztherapie 546ff
– Amputation 464f
– Gefäßerkrankung, venöse 320
– Kaiserschnitt 394
– medikamentöse 546ff
– nichtmedikamentöse 560
– Nierentransplantation 340
– Operation, urologische 331
– Osteoporose 443
– Pankreatitis, akute 380
– Schilddrüsenoperation 440
Schnappatmung 135
Schnelltest 600
Schnüffeln 145
Schock
– kardiogener 284, 291
– spinaler 507
Schockprophylaxe 380
Schrittmacher
– passagerer 302f
– permanenter 303
Schubprophylaxe 514
Schulter, schmerzhafte 499
Schulterlagerung 509
Schüttelfrost 132
Schüttelmixtur 470
Schutzfilmbildner 352
Schutzhandschuhe
– Umgang 164f
– Unverträglichkeit 165
Schutzisolierung 41
Schwangerschaft 388ff
Schwangerschaftsverlauf 386ff
Schweigepflicht 33f
– Entbindung 34
Schweiß 134
Schweißsekretion 134ff
– veränderte 134f
Schwenkeinlauf 124
Schwerhörigkeit 167f
Sedativa 110
Sehbehinderung 168
Sehstörung 513
Seife 68
Seitenlage
– Hirnschädigung 502
– Kontrakturenprophylaxe 61
Seitenlagerung, stabile 593f
Sekretansammlung 150ff
Sekretentleerung 154f
Sektio
– primäre 393
– sekundäre 393f
Sekundäreffloreszenz 469
Selbsteinschätzung 15
Selbsthilfe
– Morbus Parkinson 518f
– Stomaversorgung 371
Sengstaken-Blakemore-Sonde 347
Sensibilität 45
Sensibilitätsstörung 496
Sepsis 574
Serothorax 262
Seufzer-Atmung 136
Shunt 333, 335
Shuntpflege 336
Silbersulfadiazinsalbe 476
Sinusbradykardie 298
Sinustachykardie 299
Sitz, stabiler 502
Sitzen
– Druckentlastung 59
– Fortbewegen 50f
– Hirnschädigung 504
– im Rollstuhl 509
SMI-Atemtrainer 152
Sofortmaßnahmen, lebensrettende 310
Sonde 214ff
– Medikamentenapplikation 101
– transnasale, Ernährung 96ff
Sondenkost 96
– Applikationsart 97
Sondenverstopfung 99
Sonnenstich 132
Soor 78
Spannungspneumothorax 264
Spastik 512
Spätdumping 356
Spätgestose 388
Speiseröhre 100
Spinaler Schock 507
Spirometrie 236f
Spontanpneumothorax 264
Sprache 45
Sprechkanüle 272
Spritzenpumpe 204
– in Betrieb nehmen 206
Sprühen 40
Sputum
– Beurteilung 140f
– Probenentnahme 186
– Umgang 141
Squama 469
Standard
– Ebene 20f
– interner 21
– Organisationsebene 21
– Pflege 20f
Standard-EKG 233
Standardhygiene 36ff
– Maßnahmen 37
Stangerbad 448
Stationen 5
– multidisziplinäre 5

Sachverzeichnis

Status epilepticus 525
Steckbecken 119f
Stehen
– Fortbewegen 51
– Hirnschädigung 503f
Stentimplantation 350
Sterben 171
– Symptome, körperliche 171ff
Sterilisation 40
Sternuminstabilität 306
Stillberatung 395f
Stilldauer 400
Stillen 399f
Stillrhythmus 400
Stilltechnik 399f
Stimmungstief, postnatales 395
Stimulation
– basale 72
– fazio-orale 94f
Stoma 368ff
Stomaplatte 369
Stomaprolaps 371
Stomatherapie 364
Stomatitis 78
– Antitumortherapiebedingte 570
Stomaversorgung 368ff
– Komplikation 370f
– postoperative 370
Stoßwellenlithotripsie, extrakorporale (ESWL) 324
Strahlendesinfektion 38f
Strahlenschutz 36
Strahlenschutzverordnung 36
Strahlung, ionisierende 564
Streptomycin 490
Stress 352
Stressinkontinenz 110
Strömungsgeschwindigkeit, venöse 52
Strukturqualität 6
Struma 438ff
– Hyperthyreose 436
Strumektomie 437
Stuhlausscheidung
– Beimengung 116
– Darmerkrankung, chronisch-entzündliche 358
– Form 114
– Geruch 115
– Häufigkeit 114
– Konsistenz 114
– Menge 115
– Pflegemaßnahmen 119ff
– pH-Wert 117
– Tokolyse 386
Stuhlbeobachtungskriterien 113ff
Stuhlentleerung, normale 117

Stuhlfärbung 113
Stuhlgang 113
Stuhlkontinenz 124
– Ausmaß 125
– Behandlung 126
– Förderung 124ff
– Ursachen 125
Stuhlprobe 189
Stuhltransfer 502f
Stuhluntersuchung 189f
Stumpfgips 465
Stumpfhygiene 467
Stumpfwickeln 466f
Sturz 64
Sturzprophylaxe 64
Sturzrisiko-Senkung 445
Stützverband 461f
– Entfernen 462
– ruhigstellender 460
Subarachnoidalblutung (SAB) 494
Subkategorien 25
Sucht 534
Sudeck-Syndrom 456
Suizid 175, 532ff
Suizidgefahr 533f
Sulfonylharnstoffe 426
Suprathel 476f
Syndet 69
Syndrom
– der abführenden Schlinge 356
– der zuführenden Schlinge 356
Synovial-Flüssigkeit 186

T

Tabak 564
Tachykardie
– paroxysmale 156
– Pulsfrequenz 156
– supraventrikuläre paroxysmale 299
– ventrikuläre 299
Tachypnoe 137
Tätigkeit, ärztliche, Delegation 3f
Taubheitsgefühl 496
Teilbad 448
Tenesmen 578
Testament 32
– 3-Zeugen 33
– eigenhändiges 32
– notarielles 32f
Testierfähigkeit 32
Tetraplegie 506
Theophylline, lang-/kurzwirkende 253
Thermometer, elektrisches 127f
Thermotherapie 48
Thoraxdrainage 265ff

– Aufhängung 266
– Entfernen 267
– Legen 265f
– Überwachen 266f
Thoraxkompression 596
Thorax-Röntgen 227
Thoraxschublehre 220
Thrombolysetherapie 285
Thrombopenie 575
Thrombophlebitis 317ff
– Pflege 320
Thrombose 52
– arterielle 315
– Querschnittslähmung 512
Thromboseprophylaxe 52ff
– Herzinsuffizienz 295
– physikalische 52f
Thromboseprophylaxestrümpfe, medizinische 52f
Thrombozytopenie 575f
Thymian 80
Thymiantee 572
Thyreoide-Erkrankung 435ff
Thyreostatika 437
Thyreotoxische Krise 436
Tilidin 552
– Dosierung, äquivalente 558
Titerbestimmung 224
T-Lagerung 58
– Atemförderung 148
Tod
– Einstellung, persönliche 171
– klinischer 173
– plötzlicher 175
Todeseintritt 173ff
Todeszeichen 174
Toilettengang, angebotener 112
Toilettenstuhl 120
Tokolyse 385f
– Stoffwechsel 386
Tolperison 551
Total Quality Management (TQM) 8
Totalkapazität 139
Tracheakanüle
– mit Cuff 272
– ohne Cuff 272
– Entfernen 273
– Umgang 272f
Tracheakanülenfixierung 273
Tracheakanülenreinigung 273
Tracheakanülenwechsel 273
Trachealsekret 187
Tracheostoma 271

623

Sachverzeichnis

Trachetomie 144
Training, präoperatives 465
Tramadol 551
– Dosierung, äquivalente 558
Transfer
– Hirnschädigung 502f
– Querschnittslähmung 510
Transfusion 206ff
– Pflegemaßnahmen 207f
Transfusionsreaktion, hämolytische 208f
Transpiration 134ff
Trauer 175
Trinken 89ff
Trinkmenge
– Beschränkung bei Herzinsuffizienz 294
– Harnsteinleiden 324f
Trinkprobleme 91
Trinkstoßtherapie 323
Triplet 300
Tropfgeschwindigkeit 205
Tuberkulose 489
– pulmonale 489
Tubusimplantation 350
Tumor
– benigner vs. maligner 562f
– maligner 563f
Tumorbehandlung 565f
Tumordiagnose, maligne 408
Tumordiagnostik 564f
Tumorkategorisierung 562ff
TUR-Syndrom 418

U

Übelkeit
– nach Analgetika 560
– Tumortherapie 566ff
Übergangsmilch 399
Übernahmeverantwortung 30
Ulcus cruris 317, 319
Ulcus duodeni 351
Ulcus pepticum 351f
Ulcus ventriculi 351
Ulkus 469
Ulkustherapeutika 352
Ultraschall 230
Ulzera, offene 190
Umkehrisolation 341
Umlagerung 57
Unruhe, motorische 48
Unterbringung 32
– Betreuer 31
Unterkühlung 132
Ureterendoskopie (URS) 324
Urethritis 325
Uricult-Test 188

Urin 102ff
– Aussehen 104
– Farbe 104
– Geruch 105
– Gewicht, spezifisches 105
– pH-Wert 105
Urinableiter, externer 112f
Urinanalyse 323
Urinausscheidung 102ff
– Dickdarmkarzinom 365
– Nierentransplantation 339f
– Operation, urologische 331f
– Pflege 106f
– Tokolyse 386
Urindiagnostik 106
Urinflasche 106f
Uringewinnung 187ff
Urininkontinenz 110f
Urin-pH-Anhebung 323
Urografie 228
Urolithiasis 322ff
Urosepsis 327
Urtica 469
Uterusoperation 405ff
Uterusrückbildung 401
UV-Licht 564
UV-Therapie 471

V

Vaginalkonen 409
Validation 541
Valproinsäure 524
Varikosis 318ff
– Pflege 320
Vario-Resistance-Pressure (VRP1)-Gerät mit „Flutterventil" 152
Varizen 317ff
Vasopressin 312
VATI-Lagerung 147f
Vena-cava-Kompressionssyndrom 387f
Venendruck, zentraler (ZDV)
– Bewertung 220
– Messung 219f
Venenkatheter, zentraler (ZVK) 217ff
Venenthrombose, tiefe (TVT) 320
Venenverweilkatheter, zentraler 294
Ventilpneumothorax 264
Verbale Rangskala 545
Verband 179ff
– Anlegen 180f
– Entfernen 183f
– ruhigstellender elastischer 462f
Verbandwechsel 180
– Amputation 466

– Blasenverweilkatheter, suprapubischer 212f
– Intervalle 183
– Thoraxdrainage 267
– Wunde, aseptische 181f
– – septische 182f
Verbrennen 38
Verbrennung 473ff
– Betreuung, psychologische 478
– Erstversorgung 475f
Verbrennungsbehandlung 476
Verbrennungskrankheit 474f
Verbrennungsschock 474
Verbrennungstiefe 473f
Verbrennungswunde 475
Vergiftung 599
Verhaltensregeln im OP-Bereich 584
Verlegungskriterien 587
Verschlucken 95f
Verschlusskrankheit
– arterielle, vs. Nephropathie, diabetische 318
– periphere arterielle (pAVK) 313ff
Versorgungsketten im Gesundheitswesen 22
Versorgungspfade 26f
– Darstellung 26f
– Inhalte 27
– Vorteile 27
Verstopfung s. Obstipation
Vertretung bei Patienteneinwilligung 27f
Vesikula 469
Vibramat 151
Vigilanzkontrolle 525
Vitalkapazität 139
Vitamin D
– Osteoporose 443
– Psoriasis 471
Vitamin-A-Säure 471
V-Lagerung 58
– Atemförderung 147
Volkmannkontraktur 456
Vollatmung 147
Vollblutuntersuchung 221ff
Völlegefühl 578
Vorhofflattern 299
Vorhofflimmern 299
Vorhoftachykardie, paroxysmale 299
Vorsatz 28
Vorsorgevollmacht 171

W

Wachheit 295
Wachzustand 45
Wärmeregulation 398

Sachverzeichnis

Wärmetherapie 48
- Gelenkerkrankung, entzündliche 448
Waschen 68ff
- im Bett 72ff
- Herzinsuffizienz 296
- Schutzkleidung 72
- am Waschbecken 69f
Waschung
- Blasenverweilkatheter 213
- Dialyse 334f
- nach dem Tod 174
Waschzusätze 68f
Wasser 68
Wasserhaushalt 224
Wasserstoffperoxid (H_2O_2) 3 %-Lösung 80
Wassertemperatur
- Ganzkörperwaschung 70
- Waschen im Bett 73
Wasserverlust 573
Wechsellagerung 57
Wehen, vorzeitige 384
Weichlagerung 57
WHO-Dreistufenplan zur Schmerztherapie 546
Wickel 448
- Stumpf nach Amputation 466f

Wisch-Methode 39
Wischrichtung 369
Wochenbett 400ff
- Komplikation 401ff
- Überwachung der Mutter 400
Wochenfluss 401
Wong-Baker-Skala 545
Wundbehandlung
- Magenkarzinom 355
- okklusive 183f
Wunddesinfektion 182
Wunde
- aseptische 181f
- septische 182f
Wundinfektion, postoperative 583f
Wundrose 472f
Wundsekret 190f
Wundversorgung
- Amputation 466
- Bandscheibenvorfall 453
- Brustkrebs 412f
- Fixateur externe 459
- Frakturbehandlung, osteosynthetische 458
- Magenkarzinom 355
- Nierentransplantation 340
- okklusive 183f

- Prostataoperation 420
- Ulcus cruris 320
- Uterusoperation 405f
- Verbrennung 477

X
Xenotransplantation 337
Xerostomie 579

Z
Zähne 66
Zähneputzen 74f
Zahnfleischveränderung 66
Zahnprothesenpflege 76ff
Zervixinsuffizienz 384
Zervixreife, vorzeitige 384
3-Zeugen-Testament 33
Zitronenstäbchen 79
Zuckerstoffwechsel
- Blutuntersuchung 225
- Parameter 225
Zuleitung, Bekleiden 84
Zunge, trockene 77
Zungenbelag 77
Zyanose 65
Zystitis 325
Zytostatika 564